CAMPBELL-WALSH UROLOGY

坎贝尔-沃尔什泌尿外科学

第11版
Eleventh Edition

第6卷　男科学与性医学

原　著　者　Alan J. Wein
　　　　　　Louis R. Kavoussi
　　　　　　Alan W. Partin
　　　　　　Craig A. Peters
总　主　审　郭应禄
总主编译　夏术阶　纪志刚
分卷主审　刘继红　黄翼然
分卷主编译　李　铮　潘　峰
　　　　　　李宏军　赵升田

河南科学技术出版社
·郑州·

内容提要

　　《坎贝尔-沃尔什泌尿外科学》是国际公认的泌尿外科学"圣经"与"金标准"，是泌尿外科学界最权威的"必备"经典著作。本书内容极其丰富，从基础到临床，从宏观概念到具体操作细节，均做了详细叙述，并全面反映本学科领域的最新研究进展及相关信息，是青年医师成才和从事本领域基础与临床研究人员的必读书，更是临床医师解决疑难病诊治的指导教材，也是本学科教师进一步了解学科最新发展、编写教材的重要参考书。本书第 11 版中文版的面世必将为泌尿外科医师培训，以及进一步提高我国泌尿外科水平起到积极的推动作用。

　　本卷为第 6 卷，男科学与性医学，分 23 章，内容包括男性生殖系统外科、男性不育、勃起功能障碍、女性性功能及性功能障碍、睾丸肿瘤、阴茎肿瘤、尿道肿瘤、性传播疾病、外生殖器皮肤病等。

图书在版编目（CIP）数据

　　坎贝尔-沃尔什泌尿外科学. 第 6 卷，男科学与性医学/（美）艾伦·J. 维恩等主编；夏术阶等主编译. —11 版. —郑州：河南科学技术出版社，2020.6（2022.6 重印）
　　ISBN 978-7-5349-9689-4

　　Ⅰ.①坎⋯　Ⅱ.①艾⋯ ②夏⋯　Ⅲ.①泌尿外科学②男科学③性医学　Ⅳ.①R69

中国版本图书馆 CIP 数据核字（2019）第 202260 号

出版发行：河南科学技术出版社
　　　　　北京名医世纪文化传媒有限公司
　　　　　地址：北京市丰台区万丰路 316 号万开基地 B 座 115 室　　邮编：100161
　　　　　电话：010-63863186　010-63863168
策划编辑：曲秋莲　孟凡辉
文字编辑：郭春喜　杨永岐
责任审读：周晓洲
责任校对：龚利霞
封面设计：吴朝洪
版式设计：崔刚工作室
责任印制：程晋荣
印　　刷：河南瑞之光印刷股份有限公司
经　　销：全国新华书店、医学书店、网店
开　　本：889 mm×1194 mm　1/16　　印张：43.25　　字数：1224 千字
版　　次：2020 年 6 月第 1 版　　2022 年 6 月第 2 次印刷
定　　价：510.00 元

如发现印、装质量问题，影响阅读，请与出版社联系并调换

Elsevier(Singapore) Pte Ltd.
3 Killiney Road，
♯08-01 Winsland House I，
Singapore 239519
Tel：(65) 6349-0200；Fax：(65) 6733-1817

Volume 6 of the translation of CAMPBELL-WALSH UROLOGY, ELEVENTH EDITION by ALAN J. WEIN，LOUIS R. KAVOUSSI, ALAN W. PARTIN and CRAIG A. PETERS was undertaken by Henan Science & Technology Press and is published by arrangement with Elsevier(Singapore)Pte Ltd.

CAMPBELL-WALSH UROLOGY, ELEVENTH EDITION by ALAN J. WEIN，LOUIS R. KAVOUSSI, ALAN W. PARTIN and CRAIG A. PETERS 由河南科学技术出版社进行翻译，并根据河南科学技术出版社与爱思唯尔(新加坡)私人有限公司的协议约定出版。

《坎贝尔-沃尔什泌尿外科学》(第11版)(夏术阶　纪志刚　译)

ISBN：978-7-5349-9689-4

Printed in China by Henan Science & Technology Press under special arrangement with Elsevier(Singapore) Pte Ltd. This edition is authorized for sale in the People's Republic of China only，excluding Hong Kong SAR，Macau SAR and Taiwan. Unauthorized export of this edition is a violation of the contract.

著作权合同登记号：豫著许可备字-2019-A-0028

出版说明

每隔 4 年左右,就会有这样一群充满热情的精英汇聚一堂,共同开展这项艰巨的任务——更新不久前编写的泌尿外科学金标准教科书。1 周或稍久,一个计划便应运而生,每个章节的作者都是公认的整个泌尿外科领域的权威专家。同样,这群精英和他们修订的这个版本也不例外。

我们四人对于能参与这项自 1954 年第 1 版《坎贝尔-沃尔什泌尿外科学》(当时简称《泌尿外科学》,由 51 人共同完成,共有 3 卷、2356 页、1148 幅插图)出版开始延续至今的传统事业感到非常荣幸。感谢我们的同仁和朋友,他们承担了重新编写我们这个版本的共 156 章的艰巨任务,感谢他们对自己专业知识及时间和精力的无私贡献。

在对各个章节的作者表示感谢之余,我们想把这一版本献给我们一直钦佩、学习的泌尿外科导师,他们在教育和临床等领域的成就是我们追求的楷模,希望他们能为参与编写第 11 版"金标准教科书"的工作感到自豪。最后,最应该感谢的是我们的家人,特别是我们的妻子和孩子们,他们在本版本的准备过程中始终处于"最前线"。他们应该得到的不仅是奖章或本书的复制本。因此,感谢 Noele、Nolan、Julianne、Nick、Rebecca、Dree、Vicky、Topper、David、Dane、Michael、Kathy、Jessica、Lauren 和 Ryan 的耐心、理解和一直以来的支持。好消息是,直到编写下一版本前,你们可以有几年时间不用处在"最前线"状态。

代表全体主编

Alan J. Wein

Louis R. Kavoussi

Alan W. Partin

Craig A. Peters

审译者名单

总 主 审　郭应禄

总 主 编 译　夏术阶　纪志刚

分 卷 主 审　刘继红　黄翼然

分 卷 主 编 译　李　铮　潘　峰　李宏军　赵升田

分卷副主编译　李彦锋　田　龙　张贤生　孟　彦
　　　　　　　赵志刚　赵福军　陈向锋　王　瑞

编译者名单

北京大学第一医院

郭应禄

上海交通大学附属第一人民医院

夏术阶　李　铮　李　朋　陈慧兴　赵福军　姜辰一
田汝辉　陈辉熔　黄煜华　党　宏　智二磊

中国医学科学院北京协和医院

纪志刚　李宏军　张建中　蔡忠林

华中科技大学同济医学院附属同济医院

刘继红　王　涛　阮亚俊　李　浩　汪道琦　宋靖宇

上海交通大学医学院附属仁济医院

陈向锋　平　萍　马　逸　邹沙沙　黄翼然

华中科技大学同济医学院附属协和医院

潘　峰　向　帆　陈宏翔　张　颂

山东省立医院

赵升田　袁明振

陆军特色医学中心

李彦锋

首都医科大学附属北京朝阳医院

田　龙　韩　虎　雷洪恩

安徽医科大学第一附属医院

张贤生

山东大学第二医院

孟　彦　肖志英　郭立强　解孝帅

广州医科大学附属第一医院

赵志刚

郑州大学附属第一医院

王　瑞　张卫星　吕坤龙　李　腾　贾东辉

浙江大学医学院附属第一医院

金晓东　张　炎　何　宁　黄　伟　吴宏坤　刘家信

王非凡

南方医科大学珠江医院

毛向明

江苏省苏北人民医院

刘凯峰

上海交通大学医学院附属国际和平妇幼保健院

谢　冲

上海交通大学附属第六人民医院

宋鲁杰

上海市第十人民医院

郭三维

兰州大学第二医院

王志平　董治龙

西北妇女儿童医院（陕西省妇幼保健院）

周　梁

广州医学院附属第三医院

安　庚

原著者名单

Paul Abrams, MD, FRCS
Professor of Urology
Bristol Urological Institute
Southmead Hospital
Bristol, United Kingdom

Mark C. Adams, MD, FAAP
Professor of Urologic Surgery
Department of Urology
Division of Pediatric Urology
Monroe Carell Jr. Children's Hospital at
  Vanderbilt
Nashville, Tennessee

**Hashim U. Ahmed, PhD, FRCS (Urol),
BM, BCh, BA (Hons)**
MRC Clinician Scientist and Reader in
  Urology
Division of Surgery and Interventional
  Science
University College London;
Honorary Consultant Urological Surgeon
University College London Hospitals NHS
  Foundation Trust
London, United Kingdom

Mohamad E. Allaf, MD
Buerger Family Scholar
Associate Professor of Urology, Oncology,
  and Biomedical Engineering
Director of Minimally Invasive and
  Robotic Surgery
Department of Urology
James Buchanan Brady Urological Institute
Johns Hopkins University School of
  Medicine
Baltimore, Maryland

Karl-Erik Andersson, MD, PhD
Professor
Aarhus Institute for Advanced Studies
Aarhus University
Aarhus, Jutland, Denmark;
Professor
Wake Forest Institute for Regenerative
  Medicine
Wake Forest University School of Medicine
Winston-Salem, North Carolina

**Sero Andonian, MD, MSc, FRCS(C),
FACS**
Associate Professor
Division of Urology
Department of Surgery
McGill University
Montreal, Quebec, Canada

Jennifer Tash Anger, MD, MPH
Associate Professor
Department of Surgery
Cedars-Sinai Medical Center;
Adjunct Assistant Professor
Urology
University of California, Los Angeles
Los Angeles, California

Kenneth W. Angermeier, MD
Associate Professor
Glickman Urological and Kidney Institute
Cleveland Clinic
Cleveland, Ohio

Emmanuel S. Antonarakis, MD
Associate Professor of Oncology
Sidney Kimmel Comprehensive Cancer
  Center
Johns Hopkins University
Baltimore, Maryland

Jodi A. Antonelli, MD
Assistant Professor
Department of Urology
University of Texas Southwestern Medical
  Center
Dallas, Texas

Anthony Atala, MD
Director, Wake Forest Institute for
  Regenerative Medicine
William H. Boyce Professor and Chair
Department of Urology
Wake Forest School of Medicine
Winston-Salem, North Carolina

Paul F. Austin, MD
Professor
Division of Urologic Surgery
Washington University School of Medicine
  in St. Louis
St. Louis, Missouri

Gopal H. Badlani, MD, FACS
Professor and Vice Chair
Department of Urology
Wake Forest University Baptist Medical
  Center
Winston-Salem, North Carolina

**Darius J. Bägli, MDCM, FRCSC, FAAP,
FACS**
Professor of Surgery and Physiology
Division of Urology, Departments of
  Surgery and Physiology
University of Toronto;
Senior Attending Urologist, Associate
  Surgeon-in-Chief, Senior Associate
  Scientist
Division of Urology, Department of
  Surgery, Division of Developmental and
  Stem Cell Biology
Sick Kids Hospital and Research Institute
Toronto, Ontario, Canada

Daniel A. Barocas, MD, MPH, FACS
Assistant Professor
Department of Urologic Surgery
Vanderbilt University Medical Center
Nashville, Tennessee

Julia Spencer Barthold, MD
Associate Chief
Surgery/Urology
Nemours/Alfred I. duPont Hospital for
  Children
Wilmington, Delaware;
Professor
Departments of Urology and Pediatrics
Sidney Kimmel Medical College of
  Thomas Jefferson University
Philadelphia, Pennsylvania

Stuart B. Bauer, MD
Professor of Surgery (Urology)
Harvard Medical School;
Senior Associate in Urology
Department of Urology
Boston Children's Hospital
Boston, Massachusetts

Mitchell C. Benson, MD
Department of Urology
New York-Presbyterian Hospital/Columbia
  University Medical Center
New York, New York;

Brian M. Benway, MD
Director, Comprehensive Kidney Stone
  Program
Urology Academic Practice
Cedars-Sinai Medical Center
Los Angeles, California

Jonathan Bergman, MD, MPH
Assistant Professor
Departments of Urology and Family
  Medicine
David Geffen School of Medicine at UCLA;
Veterans Health Affairs, Greater Los
  Angeles
Los Angeles, California

Sara L. Best, MD
Assistant Professor
Department of Urology
University of Wisconsin School of
  Medicine and Public Health
Madison, Wisconsin

Sam B. Bhayani, MD, MS
Professor of Surgery, Urology
Department of Surgery
Washington University School of Medicine
  in St. Louis;
Vice President, Chief Medical Officer
Barnes West Hospital
St. Louis, Missouri

Lori A. Birder, PhD
Professor of Medicine and Pharmacology
Medicine-Renal Electrolyte Division
University of Pittsburgh School of
  Medicine
Pittsburgh, Pennsylvania

Jay T. Bishoff, MD, FACS
Director, Intermountain Urological
  Institute
Intermountain Health Care
Salt Lake City, Utah

Brian G. Blackburn, MD
Clinical Associate Professor
Department of Internal Medicine/
  Infectious Diseases and Geographic
  Medicine
Stanford University School of Medicine
Stanford, California

Jeremy Matthew Blumberg, MD
Chief of Urology
Harbor-UCLA Medical Center;
Assistant Professor of Urology
David Geffen School of Medicine at UCLA
Los Angeles, California

Michael L. Blute, Sr., MD
Chief, Department of Urology
Walter S. Kerr, Jr., Professor of Urology
Massachusetts General Hospital/Harvard
  Medical School
Boston, Massachusetts

Timothy B. Boone, MD, PhD
Professor and Chair
Department of Urology
Houston Methodist Hospital and Research
  Institute
Houston, Texas;
Professor
Department of Urology
Weill Medical College of Cornell
  University
New York, New York

Stephen A. Boorjian, MD
Professor of Urology
Department of Urology
Mayo Clinic
Rochester, Minnesota

Joseph G. Borer, MD
Associate Professor of Surgery (Urology)
Harvard Medical School;
Reconstructive Urologic Surgery Chair
Director, Neurourology and Urodynamics
Director, Bladder Exstrophy Program
Department of Urology
Boston Children's Hospital
Boston, Massachusetts

Charles B. Brendler, MD
Co-Director, John and Carol Walter Center
  for Urological Health
Department of Surgery
Division of Urology
NorthShore University HealthSystem
Evanston, Illinois;
Senior Clinician Educator
Department of Surgery
Division of Urology
University of Chicago Pritzker School of
  Medicine
Chicago, Illinois

Gregory A. Broderick, MD
Professor of Urology
Mayo Clinic College of Medicine
Program Director, Urology Residency
  Program
Mayo Clinic
Jacksonville, Florida

James D. Brooks, MD
Keith and Jan Hurlbut Professor
Chief of Urologic Oncology
Department of Urology
Stanford University
Stanford, California

Benjamin M. Brucker, MD
Assistant Professor
Urology and Obstetrics & Gynecology
NYU Langone Medical Center
New York, New York

Kathryn L. Burgio, PhD
Professor of Medicine
Department of Medicine
Division of Gerontology, Geriatrics, and
  Palliative Care
University of Alabama at Birmingham;
Associate Director for Research
Birmingham/Atlanta Geriatric Research,
  Education, and Clinical Center
Birmingham VA Medical Center
Birmingham, Alabama

Arthur L. Burnett II, MD, MBA, FACS
Patrick C. Walsh Distinguished Professor
  of Urology
Department of Urology
Johns Hopkins University School of
  Medicine
Baltimore, Maryland

Nicol Corbin Bush, MD, MSCS
Co-Director, PARC Urology
Dallas, Texas

Jeffrey A. Cadeddu, MD
Professor of Urology and Radiology
Department of Urology
University of Texas Southwestern Medical
  Center
Dallas, Texas

Anthony A. Caldamone, MD, MMS, FAAP,
FACS
Professor of Surgery (Urology)
Division of Urology
Section of Pediatric Urology
Warren Alpert Medical School of Brown
  University;
Chief of Pediatric Urology
Division of Pediatric Urology
Hasbro Children's Hospital
Providence, Rhode Island

Steven C. Campbell, MD, PhD
Professor of Surgery
Department of Urology
Glickman Urological and Kidney Institute
Cleveland Clinic
Cleveland, Ohio

Douglas A. Canning, MD
Professor of Urology (Surgery)
Perelman School of Medicine
University of Pennsylvania;
Chief, Division of Urology
The Children's Hospital of Philadelphia
Philadelphia, Pennsylvania

Michael A. Carducci, MD
AEGON Professor in Prostate Cancer
  Research
Sidney Kimmel Comprehensive Cancer
  Center
Johns Hopkins University
Baltimore, Maryland

Peter R. Carroll, MD, MPH
Professor and Chair
Ken and Donna Derr–Chevron
  Distinguished Professor
Department of Urology
University of California, San Francisco
San Francisco, California

Herbert Ballentine Carter, MD
Professor of Urology and Oncology
Department of Urology
James Buchanan Brady Urological Institute
Johns Hopkins School of Medicine
Baltimore, Maryland

Clint K. Cary, MD, MPH
Assistant Professor
Department of Urology
Indiana University
Indianapolis, Indiana

Pasquale Casale, MD
Professor
Department of Urology
Columbia University Medical Center;
Chief, Pediatric Urology
Morgan Stanley Children's Hospital of
    New York-Presbyterian
New York, New York

William J. Catalona, MD
Professor
Department of Urology
Northwestern University Feinberg School
    of Medicine
Chicago, Illinois

Frank A. Celigoj, MD
Male Infertility/Andrology Fellow
Department of Urology
University of Virginia
Charlottesville, Virginia

Toby C. Chai, MD
Vice Chair of Research
Department of Urology
Yale School of Medicine;
Co-Director of Female Pelvic Medicine and
    Reconstructive Surgery Program
Department of Urology
Yale New Haven Hospital
New Haven, Connecticut

Alicia H. Chang, MD, MS
Instructor
Department of Internal Medicine/
    Infectious Diseases and Geographic
    Medicine
Stanford University School of Medicine
Stanford, California;
Medical Consultant
Los Angeles County Tuberculosis Control
    Program
Los Angeles County Department of Public
    Health
Los Angeles, California

Christopher R. Chapple, MD, FRCS
(Urol)
Professor and Consultant Urologist
Department of Urology
The Royal Hallamshire Hospital
Sheffield Teaching Hospitals
Sheffield, South Yorkshire, United
    Kingdom

Mang L. Chen, MD
Assistant Professor
Department of Urology
University of Pittsburgh
Pittsburgh, Pennsylvania

Ronald C. Chen, MD, MPH
Associate Professor
Department of Radiation Oncology
University of North Carolina at Chapel
    Hill
Chapel Hill, North Carolina

Benjamin I. Chung, MD
Assistant Professor
Department of Urology
Stanford University School of Medicine
Stanford, California

Michael J. Conlin, MD, MCR
Associate Professor of Urology
Portland VA Medical Center
Portland, Oregon

Christopher S. Cooper, MD, FAAP, FACS
Professor
Department of Urology
University of Iowa;
Associate Dean, Student Affairs and
    Curriculum
University of Iowa Carver College of
    Medicine
Iowa City, Iowa

Raymond A. Costabile, MD
Jay Y. Gillenwater Professor of Urology
Department of Urology
University of Virginia
Charlottesville, Virginia

Paul L. Crispen, MD
Assistant Professor
Department of Urology
University of Florida
Gainesville, Florida

Juanita M. Crook, MD, FRCPC
Professor
Division of Radiation Oncology
University of British Columbia, Okanagan;
Radiation Oncologist
Center for the Southern Interior
British Columbia Cancer Agency
Kelowna, British Columbia, Canada

Douglas M. Dahl, MD, FACS
Associate Professor of Surgery
Harvard Medical School;
Chief, Division of Urologic Oncology
Department of Urology
Massachusetts General Hospital
Boston, Massachusetts

Marc Arnaldo Dall'Era, MD
Associate Professor
Department of Urology
University of California, Davis
Sacramento, California

Anthony V. D'Amico, MD, PhD
Eleanor Theresa Walters Distinguished
    Professor and Chief of Genitourinary
    Radiation Oncology
Department of Radiation Oncology
Brigham and Women's Hospital and
    Dana-Farber Cancer Institute
Boston, Massachusetts

Siamak Daneshmand, MD
Professor of Urology (Clinical Scholar)
Institute of Urology
University of Southern California
Los Angeles, California

Shubha De, MD, FRCPC
Assistant Professor
University of Alberta
Edmonton, Alberta, Canada

Jean J. M. C. H. de la Rosette, MD, PhD
Professor and Chairman
Department of Urology
AMC University Hospital
Amsterdam, Netherlands

Dirk J. M. K. De Ridder, MD, PhD
Professor
Department of Urology
University Hospitals KU Leuven
Leuven, Belgium

G. Joel DeCastro, MD, MPH
Assistant Professor of Urology
Department of Urology
New York-Presbyterian Hospital/Columbia
    University Medical Center
New York, New York

Michael C. Degen, MD, MA
Clinical Assistant
Department of Urology
Hackensack University Medical Center
Hackensack, New Jersey

Sevag Demirjian, MD
Assistant Professor
Cleveland Clinic Lerner College of
    Medicine
Department of Nephrology and
    Hypertension
Cleveland Clinic
Cleveland, Ohio

Francisco Tibor Dénes, MD, PhD
Associate Professor
Division of Urology
Chief, Pediatric Urology
University of São Paulo Medical School
Hospital das Clínicas
São Paulo, Brazil

John D. Denstedt, MD, FRCSC, FACS
Professor of Urology
Chairman of the Department of Surgery
Western University
London, Ontario, Canada

Theodore L. DeWeese, MD, MPH
Professor and Chair
Radiation Oncology and Molecular
    Radiation Sciences
Johns Hopkins University School of
    Medicine
Baltimore, Maryland

David Andrew Diamond, MD
Urologist-in-Chief
Department of Urology
Boston Children's Hospital;
Professor of Surgery (Urology)
Department of Surgery
Harvard Medical School
Boston, Massachusetts

Colin P. N. Dinney, MD
Chairman and Professor
Department of Urology
The University of Texas MD Anderson
  Cancer Center
Houston, Texas

Roger R. Dmochowski, MD, MMHC, FACS
Professor of Urology and Gynecology
Vanderbilt University Medical School
Nashville, Tennessee

Charles G. Drake, MD, PhD
Associate Professor of Oncology,
  Immunology, and Urology
James Buchanan Brady Urological Institute
Johns Hopkins University;
Attending Physician
Department of Oncology
Johns Hopkins Kimmel Cancer Center
Baltimore, Maryland

Marcus John Drake, DM, MA, FRCS (Urol)
Senior Lecturer in Urology
School of Clinical Sciences
University of Bristol;
Consultant Urologist
Bristol Urological Institute
Southmead Hospital
Bristol, United Kingdom

Brian D. Duty, MD
Assistant Professor of Urology
Oregon Health & Science University
Portland, Oregon

James A. Eastham, MD
Chief, Urology Service
Surgery
Memorial Sloan Kettering Cancer Center;
Professor
Department of Urology
Weill Cornell Medical Center
New York, New York

Louis Eichel, MD
Chief, Division of Urology
Rochester General Hospital;
Director, Minimally Invasive Surgery
Center for Urology
Rochester, New York

J. Francois Eid, MD
Attending Physician
Department of Urology
Lenox Hill Hospital
North Shore-LIJ Health System
New York, New York

Mario A. Eisenberger, MD
R. Dale Hughes Professor of Oncology and
  Urology
Sidney Kimmel Comprehensive Cancer
  Center;
Johns Hopkins University
Baltimore, Maryland

Mohamed Aly Elkoushy, MD, MSc, PhD
Associate Professor
Department of Urology
Faculty of Medicine
Suez Canal University
Ismailia, Egypt

Mark Emberton, MD, MBBS, FRCS (Urol), BSc
Dean, Faculty of Medical Sciences
University College London
Honorary Consultant Urological Surgeon
University College London Hospitals NHS
  Foundation Trust
London, United Kingdom

Jonathan I. Epstein, MD
Professor of Pathology, Urology, and
  Oncology
Reinhard Professor of Urological Pathology
Director of Surgical Pathology
Johns Hopkins Medical Institutions
Baltimore, Maryland

Carlos R. Estrada, Jr., MD
Associate Professor of Surgery
Harvard Medical School;
Director, Center for Spina Bifida and
  Spinal Cord Conditions
Co-Director, Urodynamics and
  Neuro-Urology
Boston Children's Hospital
Boston, Massachusetts

Michael N. Ferrandino, MD
Assistant Professor
Division of Urologic Surgery
Duke University Medical Center
Durham, North Carolina

Lynne R. Ferrari, MD
Associate Professor of Anesthesiology
Department of Anaesthesia
Harvard Medical School;
Medical Director, Perioperative Services
  and Operating Rooms
Chief, Division of Perioperative Anesthesia
Robert M. Smith Chair in Pediatric
  Anesthesia
Department of Anesthesiology,
  Perioperative and Pain Medicine
Boston Children's Hospital
Boston, Massachusetts

Fernando A. Ferrer, MD
Peter J. Deckers, MD, Endowed Chair of
  Pediatric Surgery
Surgeon-in-Chief
Director, Division of Urology
Connecticut Children's Medical Center
Hartford, Connecticut;
Vice Chair
Department of Surgery
Professor of Surgery, Pediatrics, and Cell
  Biology
University of Connecticut School of
  Medicine
Farmington, Connecticut

Richard S. Foster, MD
Professor
Department of Urology
Indiana University
Indianapolis, Indiana

Dominic Frimberger, MD
Professor of Urology
Department of Urology
University of Oklahoma
Oklahoma City, Oklahoma

Pat F. Fulgham, MD
Director of Surgical Oncology
Texas Health Presbyterian Dallas
Dallas, Texas

John P. Gearhart, MD
Professor of Pediatric Urology
Department of Urology
Johns Hopkins University School of
  Medicine
Baltimore, Maryland

Glenn S. Gerber, MD
Professor
Department of Surgery
University of Chicago Pritzker School of
  Medicine
Chicago, Illinois

Bruce R. Gilbert, MD, PhD
Professor of Urology
Hofstra North Shore-LIJ School of
  Medicine
New Hyde Park, New York

Scott M. Gilbert, MD
Associate Member
Department of Genitourinary Oncology
H. Lee Moffitt Cancer Center and Research
  Institute
Tampa, Florida

Timothy D. Gilligan, MD, MS
Associate Professor of Medicine
Department of Solid Tumor Oncology
Cleveland Clinic Lerner College of
  Medicine;
Co-Director, Center for Excellence in
  Healthcare Communication
Program Director, Hematology/Oncology
  Fellowship
Medical Director, Inpatient Solid Tumor
  Oncology
Taussig Cancer Institute
Cleveland Clinic
Cleveland, Ohio

David A. Goldfarb, MD
Professor of Surgery
Cleveland Clinic Lerner College of
  Medicine;
Surgical Director, Renal Transplant
  Program
Glickman Urological and Kidney Institute
Cleveland Clinic
Cleveland, Ohio

Irwin Goldstein, MD
Director of Sexual Medicine
Alvarado Hospital;
Clinical Professor of Surgery
University of California, San Diego;
Director, San Diego Sexual Medicine
San Diego, California

Marc Goldstein, MD, DSc (Hon), FACS
Matthew P. Hardy Distinguished Professor
of Urology and Male Reproductive
Medicine
Department of Urology and Institute for
Reproductive Medicine
Weill Medical College of Cornell
University;
Surgeon-in-Chief, Male Reproductive
Medicine and Surgery
New York-Presbyterian Hospital/Weill
Cornell Medical Center;
Adjunct Senior Scientist
Population Council
Center for Biomedical Research at
Rockefeller University
New York, New York

Leonard G. Gomella, MD, FACS
Bernard Godwin Professor of Prostate
Cancer and Chair
Department of Urology
Associate Director, Sidney Kimmel Cancer
Center
Thomas Jefferson University
Philadelphia, Pennsylvania

Mark L. Gonzalgo, MD, PhD
Professor of Urology
University of Miami Miller School of
Medicine
Miami, Florida

Tomas L. Griebling, MD, MPH
John P. Wolf 33-Degree Masonic
Distinguished Professor of Urology
Department of Urology and the Landon
Center on Aging
The University of Kansas
Kansas City, Kansas

Hans Albin Gritsch, MD
Surgical Director, Kidney Transplant
Department of Urology
University of California, Los Angeles
Los Angeles, California

Frederick A. Gulmi, MD
Chairman and Residency Program Director
Chief, Division of Minimally Invasive and
Robotic Surgery
Department of Urology
Brookdale University Hospital and Medical
Center
Brooklyn, New York;
Clinical Associate Professor of Urology
New York Medical College
Valhalla, New York

Khurshid A. Guru, MD
Robert P. Huben Endowed Professor of
Urologic Oncology
Director, Robotic Surgery
Department of Urology
Roswell Park Cancer Institute
Buffalo, New York

Thomas J. Guzzo, MD, MPH
Associate Professor of Urology
Penn Medicine, Perelman School of
Medicine
Division of Urology
Hospital of the University of Pennsylvania
University of Pennsylvania Health System
Philadelphia, Pennsylvania

Jennifer A. Hagerty, DO
Attending Physician
Surgery/Urology
Nemours/Alfred I. duPont Hospital for
Children
Wilmington, Delaware;
Assistant Professor
Departments of Urology and Pediatrics
Sidney Kimmel Medical College of
Thomas Jefferson University
Philadelphia, Pennsylvania

Ethan J. Halpern, MD, MSCE
Professor of Radiology and Urology
Department of Radiology
Thomas Jefferson University
Philadelphia, Pennsylvania

Misop Han, MD, MS
David Hall McConnell Associate Professor
in Urology and Oncology
Johns Hopkins Medicine
Baltimore, Maryland

Philip M. Hanno, MD, MPH
Professor of Urology
Department of Surgery
University of Pennsylvania
Philadelphia, Pennsylvania

Hashim Hashim, MBBS, MRCS (Eng),
MD, FEBU, FRCS (Urol)
Consultant Urological Surgeon and
Director of the Urodynamics Unit
Continence and Urodynamics Unit
Bristol Urological Institute
Bristol, United Kingdom

Sender Herschorn, MD, FRCSC
Professor
Division of Urology
University of Toronto;
Urologist
Division of Urology
Sunnybrook Health Sciences Centre
Toronto, Ontario, Canada

Piet Hoebeke, MD, PhD
Full Professor
Ghent University;
Chief of Department of Urology and
Pediatric Urology
Ghent University Hospital
Ghent, Belgium

David M. Hoenig, MD
Professor and Chief
LIJ Medical Center
The Arthur Smith Institute for Urology
North Shore-LIJ-Hofstra University
Lake Success, New York

Michael H. Hsieh, MD, PhD
Associate Professor
Departments of Urology (primary),
Pediatrics (secondary), and
Microbiology, Immunology, and
Tropical Medicine (secondary)
George Washington University;
Attending Physician
Division of Urology
Children's National Health System
Washington, DC;
Stirewalt Endowed Director
Biomedical Research Institute
Rockville, Maryland

Tung-Chin Hsieh, MD
Assistant Professor of Surgery
Department of Urology
University of California, San Diego
La Jolla, California

Douglas A. Husmann, MD
Professor
Department of Urology
Mayo Clinic
Rochester, Minnesota

Thomas W. Jarrett, MD
Professor and Chairman
Department of Urology
George Washington University
Washington, DC

J. Stephen Jones, MD, MBA, FACS
President, Regional Hospitals and Family
Health Centers
Cleveland Clinic
Cleveland, Ohio

Gerald H. Jordan, MD, FACS,
FAAP (Hon), FRCS (Hon)
Professor
Department of Urology
Eastern Virginia Medical School
Norfolk, Virginia

David B. Joseph, MD, FACS, FAAP
Chief of Pediatric Urology
Children's Hospital at Alabama;
Professor of Urology
Department of Urology
University of Alabama at Birmingham
Birmingham, Alabama

Martin Kaefer, MD
Professor
Department of Urology
Indiana University School of Medicine
Indianapolis, Indiana

Jose A. Karam, MD
Assistant Professor
Department of Urology
The University of Texas MD Anderson
    Cancer Center
Houston, Texas

Louis R. Kavoussi, MD, MBA
Waldbaum-Gardner Distinguished
    Professor of Urology
Department of Urology
Hofstra North Shore-LIJ School of
    Medicine
Hampstead, New York;
Chairman of Urology
The Arthur Smith Institute for Urology
Lake Success, New York

Parviz K. Kavoussi, MD, FACS
Reproductive Urologist
Austin Fertility & Reproductive Medicine;
Adjunct Assistant Professor
Neuroendocrinology and Motivation
    Laboratory
Department of Psychology
The University of Texas at Austin
Austin, Texas

Antoine E. Khoury, MD, FRCSC, FAAP
Walter R. Schmid Professor of Urology
University of California, Irvine;
Head of Pediatric Urology
CHOC Children's Urology Center
Children's Hospital of Orange County
Orange, California

Roger S. Kirby, MD, FRCS
Medical Director
The Prostate Center
London, United Kingdom

Eric A. Klein, MD
Chairman
Glickman Urological and Kidney Institute
Cleveland Clinic;
Professor of Surgery
Cleveland Clinic Lerner College of
    Medicine
Cleveland, Ohio

David James Klumpp, PhD
Associate Professor
Department of Urology
Northwestern University Feinberg School
    of Medicine
Chicago, Illinois

Bodo E. Knudsen, MD, FRCSC
Associate Professor and Interim Chair,
    Clinical Operations
Department of Urology
Wexner Medical Center
The Ohio State University
Columbus, Ohio

Kathleen C. Kobashi, MD, FACS
Section Head
Urology and Renal Transplantation
Virginia Mason Medical Center
Seattle, Washington

Thomas F. Kolon, MD, MS
Associate Professor of Urology (Surgery)
Perelman School of Medicine
University of Pennsylvania;
Director, Pediatric Urology Fellowship
    Program
The Children's Hospital of Philadelphia
Philadelphia, Pennsylvania

Bridget F. Koontz, MD
Butler-Harris Assistant Professor
Department of Radiation Oncology
Duke University Medical Center
Durham, North Carolina

Martin Allan Koyle, MD, FAAP, FACS,
FRCSC, FRCS (Eng)
Division Head, Pediatric Urology
Women's Auxiliary Chair in Urology and
    Regenerative Medicine
Hospital for Sick Children;
Professor
Department of Surgery
Division of Urology
Institute of Health Policy, Management
    and Evaluation
University of Toronto
Toronto, Ontario, Canada

Amy E. Krambeck, MD
Associate Professor
Department of Urology
Mayo Clinic
Rochester, Minnesota

Ryan M. Krlin, MD
Assistant Professor of Urology
Department of Urology
Louisiana State University Health Science
    Center
New Orleans, Louisiana

Bradley P. Kropp, MD, FAAP, FACS
Professor of Pediatric Urology
Department of Urology
University of Oklahoma Health Sciences
    Center
Oklahoma City, Oklahoma

Alexander Kutikov, MD, FACS
Associate Professor of Urologic Oncology
Department of Surgery
Fox Chase Cancer Center
Philadelphia, Pennsylvania

Jaime Landman, MD
Professor of Urology and Radiology
Chairman, Department of Urology
University of California, Irvine
Orange, California

Brian R. Lane, MD, PhD
Betz Family Endowed Chair for Cancer
    Research
Spectrum Health Regional Cancer Center;
Chief of Urology
Spectrum Health Medical Group;
Associate Professor of Surgery
Michigan State University;
Grand Rapids, Michigan

Stephen Larsen, MD
Chief Resident
Department of Urology
Rush University Medical Center
Chicago, Illinois

David A. Leavitt, MD
Assistant Professor
Vattikuti Urology Institute
Henry Ford Health System
Detroit, Michigan

Eugene Kang Lee, MD
Assistant Professor
Department of Urology
University of Kansas Medical Center
Kansas City, Kansas

Richard S. Lee, MD
Assistant Professor of Surgery (Urology)
Harvard Medical School;
Department of Urology
Boston Children's Hospital
Boston, Massachusetts

W. Robert Lee, MD, MEd, MS
Professor
Department of Radiation Oncology
Duke University School of Medicine
Durham, North Carolina

Dan Leibovici, MD
Chairman of Urology
Kaplan Hospital
Rehovot, Israel

Gary E. Lemack, MD
Professor of Urology and Neurology
Department of Urology
University of Texas Southwestern Medical
    Center
Dallas, Texas

Herbert Lepor, MD
Professor and Martin Spatz Chairman
Department of Urology
NYU Langone Medical Center
New York, New York

Laurence A. Levine, MD, FACS
Professor
Department of Urology
Rush University Medical Center
Chicago, Illinois

Sey Kiat Lim, MBBS, MRCS (Edinburgh),
MMed (Surgery), FAMS (Urology)
Consultant
Department of Urology
Changi General Hospital
Singapore

W. Marston Linehan, MD
Chief, Urologic Oncology Branch
Physician-in-Chief, Urologic Surgery
National Cancer Institute
National Institutes of Health Clinical
   Center
Bethesda, Maryland

James E. Lingeman, MD
Professor
Department of Urology
Indiana University School of Medicine
Indianapolis, Indiana

Richard Edward Link, MD, PhD
Associate Professor of Urology
Director, Division of Endourology and
   Minimally Invasive Surgery
Scott Department of Urology
Baylor College of Medicine
Houston, Texas

Michael E. Lipkin, MD
Associate Professor
Division of Urologic Surgery
Duke University Medical Center
Durham, North Carolina

Mark S. Litwin, MD, MPH
The Fran and Ray Stark Foundation Chair
   in Urology
Professor of Urology and Health Policy &
   Management
David Geffen School of Medicine at UCLA
UCLA Fielding School of Public Health
Los Angeles, California

Stacy Loeb, MD, MSc
Assistant Professor
Urology, Population Health, and Laura
   and Isaac Perlmutter Cancer Center
New York University and Manhattan
   Veterans Affairs
New York, New York

Armando J. Lorenzo, MD, MSc, FRCSC,
FAAP, FACS
Staff Paediatric Urologist
Hospital for Sick Children
Associate Scientist
Research Institute, Child Health Evaluative
   Sciences;
Associate Professor
Department of Surgery
Division of Urology
University of Toronto
Toronto, Ontario, Canada

Yair Lotan, MD
Professor
Department of Urology
University of Texas Southwestern Medical
   Center
Dallas, Texas

Tom F. Lue, MD, ScD (Hon), FACS
Professor
Department of Urology
University of California, San Francisco
San Francisco, California

Dawn Lee MacLellan, MD, FRCSC
Associate Professor
Departments of Urology and Pathology
Dalhousie University
Halifax, Nova Scotia, Canada

Vitaly Margulis, MD
Associate Professor
Department of Urology
University of Texas Southwestern Medical
   Center
Dallas, Texas

Stephen David Marshall, MD
Chief Resident
Department of Urology
SUNY Downstate College of Medicine
Brooklyn, New York

Aaron D. Martin, MD, MPH
Assistant Professor
Department of Urology
Louisiana State University Health Sciences
   Center;
Pediatric Urology
Children's Hospital New Orleans
New Orleans, Louisiana

Darryl T. Martin, PhD
Associate Research Scientist
Department of Urology
Yale University School of Medicine
New Haven, Connecticut

Neil Martin, MD, MPH
Assistant Professor
Department of Radiation Oncology
Brigham and Women's Hospital and
   Dana-Farber Cancer Institute
Boston, Massachusetts

Timothy A. Masterson, MD
Associate Professor
Department of Urology
Indiana University Medical Center
Indianapolis, Indiana

Ranjiv Mathews, MD
Professor of Urology and Pediatrics
Director of Pediatric Urology
Southern Illinois University School of
   Medicine
Springfield, Illinois

Surena F. Matin, MD
Professor
Department of Urology;
Medical Director
Minimally Invasive New Technology in
   Oncologic Surgery (MINTOS)
The University of Texas MD Anderson
   Cancer Center
Houston, Texas

Brian R. Matlaga, MD, MPH
Professor
James Buchanan Brady Urological Institute
Johns Hopkins Medical Institutions
Baltimore, Maryland

Richard S. Matulewicz, MS, MD
Department of Urology
Northwestern University Feinberg School
   of Medicine
Chicago, Illinois

Kurt A. McCammon, MD, FACS
Devine Chair in Genitourinary
   Reconstructive Surgery
Chairman and Program Director
Professor
Department of Urology
Eastern Virginia Medical School;
Sentara Norfolk General Hospital
Urology
Norfolk, Virginia;
Devine-Jordan Center for Reconstructive
   Surgery and Pelvic Health
Urology of Virginia, PLLC
Virginia Beach, Virginia

James M. McKiernan, MD
Chairman
Department of Urology
New York-Presbyterian Hospital/Columbia
   University Medical Center
New York, New York

Alan W. McMahon, MD
Associate Professor
Department of Medicine
University of Alberta
Edmonton, Alberta, Canada

Chris G. McMahon, MBBS, FAChSHM
Director, Australian Centre for Sexual
   Health
Sydney, New South Wales, Australia

Thomas A. McNicholas, MB, BS, FRCS,
FEBU
Consultant Urologist and Visiting
   Professor
Department of Urology
Lister Hospital and University of
   Hertfordshire
Stevenage, United Kingdom

Kevin T. McVary, MD, FACS
Professor and Chairman, Division of
   Urology
Department of Surgery
Southern Illinois University School of
   Medicine
Springfield, Illinois

Alan K. Meeker, PhD
Assistant Professor of Pathology
Assistant Professor of Urology
Assistant Professor of Oncology
Johns Hopkins University School of
   Medicine
Baltimore, Maryland

Kirstan K. Meldrum, MD
Chief, Division of Pediatric Urology
Professor of Surgery
Michigan State University
Helen DeVos Children's Hospital
Grand Rapids, Michigan

Cathy Mendelsohn, PhD
Professor
Departments of Urology, Pathology, and
Genetics & Development
Columbia University College of Physicians
and Surgeons
New York, New York

Maxwell V. Meng, MD
Professor
Chief, Urologic Oncology
Department of Urology
University of California, San Francisco
San Francisco, California

Jayadev Reddy Mettu, MD, MBBS
Department of Urology
Wake Forest School of Medicine
Winston-Salem, North Carolina

Alireza Moinzadeh, MD
Director of Robotic Surgery
Institute of Urology
Lahey Hospital & Medical Center
Burlington, Massachusetts;
Assistant Professor
Department of Urology
Tufts University School of Medicine
Boston, Massachusetts

Manoj Monga, MD, FACS
Director, Stevan B. Streem Center for
Endourology and Stone Disease
Glickman Urological and Kidney Institute
Cleveland Clinic
Cleveland, Ohio

Allen F. Morey, MD, FACS
Professor
Department of Urology
University of Texas Southwestern Medical
Center
Dallas, Texas

Todd M. Morgan, MD
Assistant Professor
Department of Urology
University of Michigan
Ann Arbor, Michigan

Ravi Munver, MD, FACS
Vice Chairman
Chief of Minimally Invasive and Robotic
Urologic Surgery
Department of Urology
Hackensack University Medical Center
Hackensack, New Jersey;
Associate Professor of Surgery (Urology)
Department of Surgery
Division of Urology
Rutgers New Jersey Medical School
Newark, New Jersey

Stephen Y. Nakada, MD, FACS
Professor and Chairman
The David T. Uehling Chair of Urology
Department of Urology
University of Wisconsin School of
Medicine and Public Health;
Chief of Service
Department of Urology
University of Wisconsin Hospital and
Clinics
Madison, Wisconsin

Leah Yukie Nakamura, MD
Associate in Urology
Orange County Urology Associates
Laguna Hills, California

Neema Navai, MD
Assistant Professor
Department of Urology
The University of Texas MD Anderson
Cancer Center
Houston, Texas

Joel B. Nelson, MD
Frederic N. Schwentker Professor and
Chairman
Department of Urology
University of Pittsburgh School of
Medicine
Pittsburgh, Pennsylvania

Diane K. Newman, DNP, ANP-BC, FAAN
Adjunct Associate Professor of Urology in
Surgery
Division of Urology
Research Investigator Senior
Perelman School of Medicine
University of Pennsylvania;
Co-Director, Penn Center for Continence
and Pelvic Health
Division of Urology
Penn Medicine
Philadelphia, Pennsylvania

Paul L. Nguyen, MD
Associate Professor
Department of Radiation Oncology
Harvard Medical School;
Director of Prostate Brachytherapy
Department of Radiation Oncology
Brigham and Women's Hospital and
Dana-Farber Cancer Institute
Boston, Massachusetts

J. Curtis Nickel, MD, FRCSC
Professor and Canada Research Chair
Department of Urology
Queen's University
Kingston, Ontario, Canada

Craig Stuart Niederberger, MD, FACS
Clarence C. Saelhof Professor and Head
Department of Urology
University of Illinois at Chicago College of
Medicine
Professor of Bioengineering
University of Illinois at Chicago College of
Engineering
Chicago, Illinois

Victor W. Nitti, MD
Professor
Urology and Obstetrics & Gynecology
NYU Langone Medical Center
New York, New York

Victoria F. Norwood, MD
Robert J. Roberts Professor of Pediatrics
Chief of Pediatric Nephrology
Department of Pediatrics
University of Virginia
Charlottesville, Virginia

L. Henning Olsen, MD, DMSc, FEAPU,
FEBU
Professor
Department of Urology & Institute of
Clinical Medicine
Section of Pediatric Urology
Aarhus University Hospital & Aarhus
University
Aarhus, Denmark

Aria F. Olumi, MD
Associate Professor of Surgery/Urology
Department of Urology
Massachusetts General Hospital/Harvard
Medical School
Boston, Massachusetts

Michael Ordon, MD, MSc, FRCSC
Assistant Professor
Division of Urology
University of Toronto
Toronto, Ontario, Canada

David James Osborn, MD
Assistant Professor
Division of Urology
Walter Reed National Military Medical
Center
Uniformed Services University
Bethesda, Maryland

Nadir I. Osman, PhD, MRCS
Department of Urology
The Royal Hallmashire Hospital Sheffield
Teaching Hospitals
Sheffield, South Yorkshire, United
Kingdom

Michael C. Ost, MD
Associate Professor and Vice Chairman
Department of Urology
University of Pittsburgh Medical Center;
Chief, Division of Pediatric Urology
Children's Hospital of Pittsburgh at the
University of Pittsburgh Medical Center
Pittsburgh, Pennsylvania

Lance C. Pagliaro, MD
Professor
Department of Genitourinary Medical
Oncology
The University of Texas MD Anderson
Cancer Center
Houston, Texas

Ganesh S. Palapattu, MD
Chief of Urologic Oncology
Associate Professor
Department of Urology
University of Michigan
Ann Arbor, Michigan

Drew A. Palmer, MD
Institute of Urology
Lahey Hospital & Medical Center
Burlington, Massachusetts;
Clinical Associate
Tufts University School of Medicine
Boston, Massachusetts

Jeffrey S. Palmer, MD, FACS, FAAP
Director
Pediatric and Adolescent Urology Institute
Cleveland, Ohio

Lane S. Palmer, MD, FACS, FAAP
Professor and Chief
Pediatric Urology
Cohen Children's Medical Center of New
    York/Hofstra North Shore-LIJ School of
    Medicine
Long Island, New York

John M. Park, MD
Cheng Yang Chang Professor of Pediatric
    Urology
Department of Urology
University of Michigan Medical School
Ann Arbor, Michigan

J. Kellogg Parsons, MD, MHS, FACS
Associate Professor
Department of Urology
Moores Comprehensive Cancer Center
University of California, San Diego
La Jolla, California

Alan W. Partin, MD, PhD
Professor and Director of Urology
Department of Urology
Johns Hopkins School of Medicine
Baltimore, Maryland

Margaret S. Pearle, MD, PhD
Professor
Departments of Urology and Internal
    Medicine
University of Texas Southwestern Medical
    Center
Dallas, Texas

Craig A. Peters, MD
Professor of Urology
University of Texas Southwestern Medical
    Center;
Chief, Section of Pediatric Urology
Children's Health System
Dallas, Texas

Andrew Peterson, MD, FACS
Associate Professor
Urology Residency Program Director
Surgery
Duke University
Durham, North Carolina

Curtis A. Pettaway, MD
Professor
Department of Urology
The University of Texas MD Anderson
    Cancer Center
Houston, Texas

Louis L. Pisters, MD
Professor
Department of Urology
The University of Texas MD Anderson
    Cancer Center
Houston, Texas

Emilio D. Poggio, MD
Associate Professor of Medicine
Cleveland Clinic Learner College of
    Medicine;
Medical Director, Kidney and Pancreas
    Transplant Program
Department of Nephrology and
    Hypertension
Cleveland Clinic
Cleveland, Ohio

Hans G. Pohl, MD, FAAP
Associate Professor of Urology and
    Pediatrics
Children's National Medical Center
Washington, DC

Michel Arthur Pontari, MD
Professor
Department of Urology
Temple University School of Medicine
Philadelphia, Pennsylvania

John C. Pope IV, MD
Professor
Departments of Urologic Surgery and
    Pediatrics
Vanderbilt University Medical Center
Nashville, Tennessee

Glenn M. Preminger, MD
Professor and Chief
Division of Urology
Duke University Medical Center
Durham, North Carolina

Mark A. Preston, MD, MPH
Instructor in Surgery
Division of Urology
Brigham and Women's Hospital/Harvard
    Medical School
Boston, Massachusetts

Raymond R. Rackley, MD
Professor of Surgery
Glickman Urological and Kidney Institute
Cleveland Clinic
Cleveland, Ohio

Soroush Rais-Bahrami, MD
Assistant Professor of Urology and
    Radiology
Department of Urology
University of Alabama at Birmingham
Birmingham, Alabama

Jay D. Raman, MD
Associate Professor
Surgery (Urology)
Penn State Milton S. Hershey Medical
    Center
Hershey, Pennsylvania

Art R. Rastinehad, DO
Director of Interventional Urologic
    Oncology
Assistant Professor of Radiology and
    Urology
The Arthur Smith Institute for Urology and
    Interventional Radiology
Hofstra North Shore-LIJ School of
    Medicine
New York, New York

Yazan F. H. Rawashdeh, MD, PhD, FEAPU
Consultant Pediatric Urologist
Department of Urology
Section of Pediatric Urology
Aarhus University Hospital
Aarhus, Denmark

Shlomo Raz, MD
Professor of Urology
Department of Urology
Division of Pelvic Medicine and
    Reconstructive Surgery
UCLA School of Medicine
Los Angeles, California

Ira W. Reiser, MD
Clinical Associate Professor of Medicine
State University of New York Health
    Science Center at Brooklyn;
Attending Physician and Chairman
    Emeritus
Department of Medicine
Division of Nephrology and Hypertension
Brookdale University Hospital and Medical
    Center
Brooklyn, New York

W. Stuart Reynolds, MD, MPH
Assistant Professor
Department of Urologic Surgery
Vanderbilt University
Nashville, Tennessee

Koon Ho Rha, MD, PhD, FACS
Professor
Department of Urology
Urological Science Institute
Yonsei University College of Medicine
Seoul, South Korea

Kevin R. Rice, MD
Urologic Oncologist
Urology Service, Department of Surgery
Walter Reed National Military Medical
    Center
Bethesda, Maryland

Lee Richstone, MD
System Vice Chairman
Department of Urology
Associate Professor
Hofstra North Shore-LIJ School of
  Medicine
Lake Success, New York;
Chief
Urology
The North Shore University Hospital
Manhasset, New York

Richard C. Rink, MD, FAAP, FACS
Robert A. Garret Professor
Pediatric Urology
Riley Hospital for Children
Indiana University School of Medicine;
Faculty
Pediatric Urology
Peyton Manning Children's Hospital at St.
  Vincent
Indianapolis, Indiana

Michael L. Ritchey, MD
Professor
Department of Urology
Mayo Clinic College of Medicine
Phoenix, Arizona

Larissa V. Rodriguez, MD
Professor
Vice Chair, Academics
Director, Female Pelvic Medicine and
  Reconstructive Surgery (FPMRS)
Director, FPMRS Fellowship
University of Southern California Institute
  of Urology
Beverly Hills, California

Ronald Rodriguez, MD, PhD
Professor and Chairman
Department of Urology
University of Texas Health Science Center
  at San Antonio
San Antonio, Texas;
Adjunct Professor
Department of Urology
Johns Hopkins University School of
  Medicine
Baltimore, Maryland

Claus G. Roehrborn, MD
Professor and Chairman
Department of Urology
University of Texas Southwestern Medical
  Center
Dallas, Texas

Lisa Rogo-Gupta, MD
Assistant Professor
Urogynecology and Pelvic Reconstructive
  Surgery
Urology
Stanford University
Palo Alto, California

Theodore Rosen, MD
Professor of Dermatology
Baylor College of Medicine;
Chief of Dermatology
Department of Medicine
Michael E. DeBakey VA Medical Center
Houston, Texas

Ashley Evan Ross, MD, PhD
Assistant Professor of Urology, Oncology,
  and Pathology
James Buchanan Brady Urological Institute
Johns Hopkins Medicine
Baltimore, Maryland

Eric S. Rovner, MD
Professor of Urology
Department of Urology
Medical University of South Carolina
Charleston, South Carolina

Richard A. Santucci, MD, FACS
Specialist-in-Chief
Department of Urology
Detroit Medical Center;
Clinical Professor
Department of Osteopathic Surgical
  Specialties
Michigan State College of Osteopathic
  Medicine
Detroit, Michigan

Anthony J. Schaeffer, MD
Herman L. Kretschmer Professor of
  Urology
Department of Urology
Northwestern University Feinberg School
  of Medicine
Chicago, Illinois

Edward M. Schaeffer, MD, PhD
Associate Professor of Urology and
  Oncology
Johns Hopkins Medicine
Baltimore, Maryland

Douglas S. Scherr, MD
Associate Professor of Urology
Clinical Director of Urologic Oncology
Department of Urology
Weill Medical College of Cornell
  University
New York, New York

Francis X. Schneck, MD
Associate Professor of Urology
Division of Pediatric Urology
Children's Hospital of Pittsburgh at the
  University of Pittsburgh Medical Center
Pittsburgh, Pennsylvania

Michael J. Schwartz, MD, FACS
Assistant Professor of Urology
Hofstra North Shore-LIJ School of
  Medicine
New Hyde Park, New York

Karen S. Sfanos, PhD
Assistant Professor of Pathology
Assistant Professor of Oncology
Johns Hopkins University School of
  Medicine
Baltimore, Maryland

Robert C. Shamberger, MD
Chief of Surgery
Department of Surgery
Boston Children's Hospital;
Robert E. Gross Professor of Surgery
Department of Surgery
Harvard Medical School
Boston, Massachusetts

Ellen Shapiro, MD
Professor of Urology
Director, Pediatric Urology
Department of Urology
New York University School of Medicine
New York, New York

David S. Sharp, MD
Assistant Professor
Department of Urology
Ohio State University Wexner Medical
  Center
Columbus, Ohio

Alan W. Shindel, MD, MAS
Associate Professor
Department of Urology
University of California, Davis
Sacramento, California

Daniel A. Shoskes, MD, MSc, FRCSC
Professor of Surgery (Urology)
Glickman Urological and Kidney Institute
Department of Urology
Cleveland Clinic
Cleveland, Ohio

Aseem Ravindra Shukla, MD
Director of Minimally Invasive Surgery
Pediatric Urology
The Children's Hospital of Philadelphia
Philadelphia, Pennsylvania

Eila C. Skinner, MD
Professor and Chair
Department of Urology
Stanford University
Stanford, California

Ariana L. Smith, MD
Associate Professor of Urology
Penn Medicine, Perelman School of
  Medicine
Division of Urology
Hospital of the University of Pennsylvania
University of Pennsylvania Health System
Philadelphia, Pennsylvania

Armine K. Smith, MD
Assistant Professor of Urology and
  Director of Urologic Oncology at Sibley
  Hospital
James Buchanan Brady Urological Institute
Johns Hopkins University;
Assistant Professor of Urology
Department of Urology
George Washington University
Washington, DC

Joseph A. Smith, Jr., MD
William L. Bray Professor of Urology
Department of Urologic Surgery
Vanderbilt University School of Medicine
Nashville, Tennessee

Warren T. Snodgrass, MD
Co-Director, PARC Urology
Dallas, Texas

Graham Sommer, MD
Professor of Radiology
Division of Diagnostic Radiology
Stanford University School of Medicine
Stanford, California

Rene Sotelo, MD
Chairman, Department of Urology
Minimally Invasive and Robotic Surgery
  Center
Instituto Médico La Floresta
Caracas, Miranda, Venezuela

Mark J. Speakman, MBBS, MS, FRCS
Consultant Urological Surgeon
Department of Urology
Musgrove Park Hospital;
Consultant Urologist
Nuffield Hospital
Taunton, Somerset, United Kingdom

Philippe E. Spiess, MD, MS, FRCS(C)
Associate Member
Department of Genitourinary Oncology
Moffitt Cancer Center;
Associate Professor
Department of Urology
University of South Florida
Tampa, Florida

Samuel Spitalewitz, MD
Associate Professor of Clinical Medicine
State University of New York Health
  Science Center at Brooklyn;
Attending Physician
Division of Nephrology and Hypertension
Supervising Physician of Nephrology and
  Hypertension, Outpatient Services
Brookdale University Hospital and Medical
  Center
Brooklyn, New York

Ramaprasad Srinivasan, MD, PhD
Head, Molecular Cancer Section
Urologic Oncology Branch
Center for Cancer Research
National Cancer Institute
National Institutes of Health
Bethesda, Maryland

Joph Steckel, MD, FACS
Department of Urology
North Shore-LIJ Health System
New Hyde Park, New York;
Vice Chairman, Department of Urology
North Shore University Hospital
Manhasset, New York

Andrew J. Stephenson, MD, MBA, FACS,
FRCS(C)
Associate Professor of Surgery
Department of Urology
Cleveland Clinic Lerner College of
  Medicine
Case Western Reserve University;
Director, Urologic Oncology
Glickman Urological and Kidney Institute
Cleveland Clinic
Cleveland, Ohio

Julie N. Stewart, MD
Assistant Professor
Department of Urology
Houston Methodist Hospital
Houston, Texas

Douglas W. Storm, MD, FAAP
Assistant Professor
Department of Urology
University of Iowa Hospitals and Clinics
Iowa City, Iowa

Li-Ming Su, MD
David A. Cofrin Professor of Urology
Chief, Division of Robotic and Minimally
  Invasive Urologic Surgery
Department of Urology
University of Florida College of Medicine
Gainesville, Florida

Thomas Tailly, MD, MSc
Fellow in Endourology
Department of Surgery
Division of Urology
Schulich School of Medicine and Dentistry
Western University
London, Ontario, Canada

Shpetim Telegrafi, MD
Associate Professor (Research) of Urology
Senior Research Scientist
Director, Diagnostic Ultrasound
Department of Urology
New York University School of Medicine
New York, New York

John C. Thomas, MD, FAAP, FACS
Associate Professor of Urologic Surgery
Department of Urology
Division of Pediatric Urology
Monroe Carell Jr. Children's Hospital at
  Vanderbilt
Nashville, Tennessee

J. Brantley Thrasher, MD
Professor and William L. Valk Chair of
  Urology
Department of Urology
University of Kansas Medical Center
Kansas City, Kansas

Edouard J. Trabulsi, MD, FACS
Associate Professor
Department of Urology
Kimmel Cancer Center
Thomas Jefferson University
Philadelphia, Pennsylvania

Chad R. Tracy, MD
Assistant Professor
Department of Urology
University of Iowa
Iowa City, Iowa

Paul J. Turek, MD, FACS, FRSM
Director, the Turek Clinic
Beverly Hills and San Francisco, California

Robert G. Uzzo, MD, FACS
Chairman
G. Willing "Wing" Pepper Professor of
  Cancer Research
Department of Surgery
Deputy Chief Clinical Officer
Fox Chase Cancer Center
Philadelphia, Pennsylvania

Sandip P. Vasavada, MD
Professor of Surgery (Urology)
Glickman Urological and Kidney Institute
Cleveland Clinic
Cleveland, Ohio

David J. Vaughn, MD
Professor of Medicine
Division of Hematology/Oncology
Department of Medicine
Abramson Cancer Center at the University
  of Pennsylvania
Philadelphia, Pennsylvania

Manish A. Vira, MD
Assistant Professor of Urology
Vice Chair for Urologic Research
The Arthur Smith Institute for Urology
Hofstra North Shore-LIJ School of
  Medicine
Lake Success, New York

Gino J. Vricella, MD
Assistant Professor of Urologic Surgery
Urology Division
Washington University School of Medicine
  in St. Louis
St. Louis, Missouri

John T. Wei, MD, MS
Professor
Department of Urology
University of Michigan
Ann Arbor, Michigan

Alan J. Wein, MD, PhD (Hon), FACS
Founders Professor of Urology
Division of Urology
Penn Medicine, Perelman School of
  Medicine;
Chief of Urology
Division of Urology
Penn Medicine, Hospital of the University
  of Pennsylvania;
Program Director, Residency in Urology
Division of Urology
Penn Medicine, University of Pennsylvania
  Health System
Philadelphia, Pennsylvania

Jeffrey Paul Weiss, MD
Professor and Chair
Department of Urology
SUNY Downstate College of Medicine
Brooklyn, New York

Robert M. Weiss, MD
Donald Guthrie Professor of Surgery/
  Urology
Department of Urology
Yale University School of Medicine
New Haven, Connecticut

Charles Welliver, MD
Assistant Professor of Surgery
Division of Urology
Albany Medical College
Albany, New York

Hunter Wessells, MD, FACS
Professor and Nelson Chair
Department of Urology
University of Washington
Seattle, Washington

J. Christian Winters, MD, FACS
Professor and Chairman
Department of Urology
Louisiana State University Health Sciences
  Center
New Orleans, Louisiana

J. Stuart Wolf, Jr., MD, FACS
David A. Bloom Professor of Urology
Associate Chair for Urologic Surgical
  Services
Department of Urology
University of Michigan
Ann Arbor, Michigan

Christopher G. Wood, MD
Professor and Deputy Chairman
Douglas E. Johnson, M.D. Endowed
  Professorship in Urology
Department of Urology
The University of Texas MD Anderson
  Cancer Center
Houston, Texas

David P. Wood, Jr., MD
Chief Medical Officer
Beaumont Health;
Professor of Urology
Department of Urology
Oakland University William Beaumont
  School of Medicine
Royal Oak, Michigan

**Christopher R. J. Woodhouse, MB, FRCS,
FEBU**
Emeritus Professor
Adolescent Urology
University College
London, United Kingdom

Stephen Shei-Dei Yang, MD, PhD
Professor
Department of Urology
Buddhist Tzu Chi University
Hualien, Taiwan;
Chief of Surgery
Taipei Tzu Chi Hospital
New Taipei, Taiwan

Jennifer K. Yates, MD
Assistant Professor
Department of Urology
University of Massachusetts Medical
  School
Worcester, Massachusetts

**Chung Kwong Yeung, MBBS, MD, PhD,
FRCS, FRACS, FACS**
Honorary Clinical Professor in Pediatric
  Surgery and Pediatric Urology
Department of Surgery
University of Hong Kong;
Chief of Pediatric Surgery and Pediatric
  Urology
Union Hospital
Hong Kong, China

Richard Nithiphaisal Yu, MD, PhD
Instructor in Surgery
Harvard Medical School;
Associate in Urology
Department of Urology
Boston Children's Hospital
Boston, Massachusetts

Lee C. Zhao, MD, MS
Assistant Professor
Department of Urology
New York University
New York, New York

Jack M. Zuckerman, MD
Fellow in Reconstructive Surgery
Department of Urology
Eastern Virginia Medical School
Norfolk, Virginia

中文版序

《坎贝尔-沃尔什泌尿外科学》自1954年问世以来，一直是世界公认的泌尿外科最权威的经典著作。该书全面反映了本学科领域的最新进展及相关信息，是从事泌尿外科工作者的主要参考书。

2009年，我们有幸主持翻译了该书的第9版，参加翻译工作的学者多达200余人，包括全国各地的泌尿外科专家。第9版译著出版后得到国内外泌尿外科同仁的一致欢迎和好评，获得了非常好的社会效益和经济效益。时隔十年之后的今天，我们非常欣喜地看到第11版译著即将面世。第11版的主编译由上海交通大学附属第一人民医院副院长夏术阶教授和北京协和医院泌尿外科主任纪志刚教授担任，他们的专业水平和组织能力被广泛认可，且在译者团队的构建和出版形式的优化方面有独到的见解。审译团队包括了全国各地三甲医院的泌尿外科及男科专家、中华医学会泌尿外科学分会委员、中国医师协会男科与性医学医师分会委员，其中有很多第9版译者，以促进本书的传承和提高，推动全国泌尿外科学和男科学的发展。

创新思维来自于临床实践，出版要适合实际需求，要反映本学科领域的最新研究进展和最高技术水平，这样才有助于整个学科的发展。《坎贝尔-沃尔什泌尿外科学》第11版中文版的出版是我国泌尿外科学事业的大事，通过编译，加入反映我国本学科领域最新研究进展和最高技术水平的内容，对于编译者来说是一个学习和成长的过程，也是向全国泌尿外科同行传播新知识的窗口。该书的出版，对推动我国泌尿外科进一步发展，提高本领域的理论和技术水平具有重大意义。

郭志禄

2019.9.2

中文版前言

　　《坎贝尔-沃尔什泌尿外科学》是国际公认的泌尿外科学界最权威的经典著作。第1版于1954年出版即确立了其扛鼎地位，此后历经多位主编不断丰富再版，学术地位不断增强。本版(第11版)由Alan J. Wein教授领衔主编，数百位国际顶尖专家编写，共分4卷，比上一版增加了22章，涵盖了当今最新的观念、数据及存在的争论，特别是在机器人手术、影像引导诊断与治疗等热点方面增加了大量篇幅，对国内学科建设与精进有重要意义。

　　本书内容极其丰富，从基础到临床，从宏观概念到具体操作细节，均做了详细叙述，并全面反映本学科领域的最新研究进展及相关信息，是青年医师成才和从事本领域基础与临床研究人员的必读书，更是临床医师解决疑难病诊治的指导教材，也是本学科教师进一步了解学科最新发展、编写教材的重要参考书。本书中文版的面世必将为泌尿外科医师培训，以及进一步提高我国泌尿外科水平起到积极的推动作用。

　　为了保证本书的翻译质量，我们组织了200多名代表国内泌尿外科专业领域影响力及水平的专家和骨干组成审译团队，并请第9版主译郭应禄院士担任总主审。为适应国内泌尿外科领域的实际需要，第11版译著采取了编译的形式，依据亚学科对原著进行优化整合，译著相对原著有一定程度的调整，包括篇、章次序和位置的变化，并加入国内本领域创新成果。译后全书分为7卷：第1卷，泌尿外科基础与临床决策；第2卷，泌尿肿瘤与感染外科学；第3卷，泌尿结石与肾病外科学；第4卷，前列腺外科学；第5卷，尿控与盆底外科学；第6卷，男科学与性医学；第7卷，小儿泌尿外科学。各卷既可作为独立专著，也可合成套装出版发行，便于不同亚学科专业的医师和学者阅读。

　　本书出版的最大意义在于传播知识、发现人才和培养人才，推动我国泌尿外科事业的发展，促进人才梯队建设，践行十九大精神和《"健康中国2030"规划纲要》。在本书翻译过程中，为了做到"信、达、雅"地保留和传递原著的精髓，众多专家和学者付出了巨大的努力，谨向他们表示衷心的感谢！由于我们水平有限，书中可能会有错误和遗漏之处，恳请广大读者不吝指正。

*因版权限制，本书中个别图表未翻译成中文

原著前言

自 1954 年首次出版以来,《坎贝尔-沃尔什泌尿外科学》(最初书名为《泌尿外科学》)一直是我们专业综合评估的金标准。令人自豪与高兴的是,这本书作为第 11 版,是对它之前的 10 个版本的良好传承。这 4 卷实质上是关于泌尿外科每个主要科目的一系列全面的迷你教科书。这个版本在排版、内容和作者上都有重大变化,这些变化反映了我们这个领域不断发展的本质,并且许多科目编写的接力棒已经从上一代传递到了下一代。本版本共增加了 22 个全新的章节,并新纳入了 61 位第一作者。所有其他原有章节也都经过修订,添加了新修订的指南,并保留了广泛使用粗体字、要点框和算法公式等广为接受的格式。

本版本在内容上的变化主要包括以下方面:重组了成人泌尿外科放射成像基本原则的章节;添加了小儿泌尿外科成像的新章节;将男性生殖系统、腹膜后、肾、输尿管、肾上腺、男性及女性骨盆的手术、放射学和内镜解剖学单独分为新章节;关于雄激素不足的章节也已经扩展到了包括心血管风险和代谢综合征在内的综合性男性健康的范畴;增加了关于泌尿外科手术的基本能量方式、尿路出血管理、上尿路结石的医疗管理策略、腹股沟淋巴结清扫术、男性尿失禁的评估和管理概述、逼尿肌功能不全、有关使用网状物治疗尿失禁和脱垂及其修复和微创尿流改道的并发症的全新章节。此外,在儿科领域,增加了关于腹腔镜和机器人手术、下尿路功能紊乱、排便障碍的管理,以及青少年和泌尿外科学原则的全新章节;为性传播感染疾病、结核病和其他机会性感染疾病、男性不育基础理论、男性高潮及射精障碍、勃起功能障碍手术、阴茎硬结症(Peyronie disease)、女性性功能和功能障碍、肾血管性高血压、缺血性神经病变、肾移植和上尿路结石的非医疗管理等原有章节提供了全新的内容;在关于尿液输送、储存和排空的部分中,关于膀胱和尿道的生理学与药理学、尿失禁和盆腔脱垂的流行病学和病理生理学、夜尿症、尿失禁的保守治疗、尿瘘、老年人下尿路功能障碍和尿失禁,以及尿液储存和排空障碍的其他治疗方法,这些章节都更新了内容;对关于良性前列腺增生的微创和内镜治疗的章节进行了全面的更新,以反映该领域的最新进展;在肿瘤领域,对许多章节也进行了重新编写以反映当代数据和理念,如泌尿外科肿瘤免疫学和免疫治疗的基本原则、睾丸肿瘤、腹膜后肿瘤、肾的开放式手术、肾肿瘤的非手术局部治疗、肾上腺手术、转移性和侵袭性膀胱癌的治疗、膀胱癌经尿道和开放手术治疗、前列腺活检的技术和成像(包括融合技术)、前列腺癌的诊断和分期、前列腺癌的主动监测、前列腺癌的局部治疗、前列腺癌的放射治疗、前列腺癌和尿道肿瘤根治性治疗后复发的管理等章节。在儿科方面,一些原有的章节也进行了重新编写,如儿童肾功能发育障碍、小儿泌尿生殖道感染和炎症、儿童输尿管手术、后尿道瓣膜等章节,并将男孩和女孩外生殖器异常的管理单独置于一个章节。

我们对 Elsevier 的支持表示感谢,并特别感谢我们出色的编辑和支持人员:Charlotta Kryhl 和 Stefanie Jewel-Thomas(高级内容策略师),Dee Simpson(高级内容开发专家),以及 Kristine Feeherty(图书制作专家)。没有他们的专业知识、耐心和得体的催促,这个版本就难以按时完成。

我们希望您在阅读第 11 版泌尿外科金标准教科书时的体验,就如我们看着它逐渐成书时那般愉悦!

Alan J. Wein,MD,PhD(Hon),FACS
代表全体主编
Louis R. Kavoussi,MD,MBA.
Alan W. Partin,MD,PhD, and Craig A. Peters,MD

目　录

第 1 章

男性生殖系统的外科、放射影像和内镜解剖

Parviz K. Kavoussi，MD，FACS

睾丸	前列腺
附睾	尿道
输精管	阴茎
精囊和射精管	阴囊

只有对男性生殖系统解剖具有基本的理解，才能明白其正常生殖生理及其病理改变，并进行合理的治疗选择。本章介绍和展示了正常男性生殖系统的外科学、放射影像学和内镜下的一般解剖结构。由于本章主要介绍男性生殖系统的解剖，如果需进一步了解与生殖无直接相关性的骨盆解剖结构，包括骨盆、软组织、循环和盆腔神经支配的相关信息，请参阅第 5 卷第 2 章。

一、睾丸

(一)大体结构

睾丸是阴囊内的成对器官，具有生殖和内分泌两种功能。通常情况下，大约 85% 的男性左侧睾丸悬垂的位置略低于右侧睾丸。**正常睾丸大小：长度 4～5cm，宽度 3cm，厚度 2.5cm，体积通常为 15～25ml。** 该器官呈卵圆形，颜色呈白色（Prader，1966；Tishler，1971）。睾丸上极存在一个有蒂或无蒂的小体，称为睾丸附件。睾丸有致密的包膜包裹，该包膜由外向内分别由脏层鞘膜、白膜和血管膜构成。白膜由交织于胶原组织中的平滑肌细胞组成（Langford and Heller，1973）。这些平滑肌细胞使睾丸包膜具有一定程度的收缩能力并可能影响流入睾丸的动脉血流，同时还可

能促进生精小管液在其管道中的流动（Schweitzer，1929；Rikmaru and Shirai，1972；Davis and Horowitz，1978）。附睾则附着于睾丸的背侧（图 1-1 和图 1-2）。

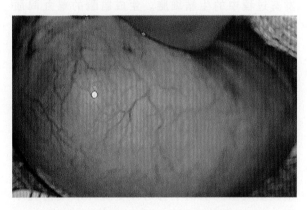

图 1-1　睾丸及其富有光泽的白膜层外观

(二)显微解剖结构

白膜向睾丸内伸展形成睾丸纵隔，其间有血管和导管穿过睾丸包膜。睾丸纵隔发出附着于白膜内表面的隔膜，将睾丸形成 200～300 个锥形小叶，每一个锥形小叶内均含有一个或多个卷曲的生精小管。每个小叶均包含一支离心动脉。生精小管卷曲细长，两端通常均终止于睾丸网内。生精小管含有生精细胞和支持细胞，包括

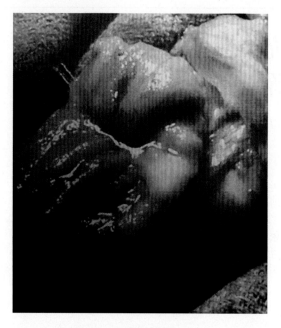

图 1-2   对半剖开时的睾丸实质组织外观。右下缘的白色结节代表一个瘤样结节

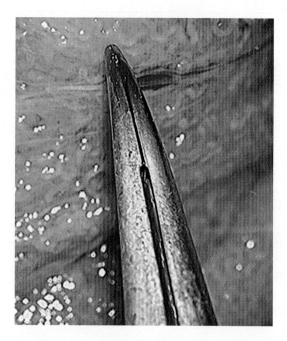

图 1-3   在显微镜下放大后的生精小管外观

Sertoli 细胞、纤维细胞和基底膜的肌样细胞。每一个生精小管均呈 U 形,生精小管伸展开时长度约 1m。**正常睾丸中每个生精小管均含有处于发育过程中的生精细胞。生成睾酮的睾丸间质细胞散布于生精小管周围组织中。**间质组织包括睾丸间质细胞、肥大细胞、巨噬细胞、神经、血管和淋巴管。这种间质组织占据睾丸体积的20％～30％（Setchell and Brooks,1988）。睾丸支持细胞排列于生精小管内并位于管状基底膜上。支持细胞的特征是有丝分裂指数低、核仁突出和细胞核形状不规则。支持细胞之间有强有力的紧密连接,它将生精小管的空间分隔成腺腔室和基底室。生精小管延伸变直并形成精直小管,指向每个小叶顶部,在小叶顶部进入睾丸纵隔,并与具有扁平上皮内衬的小管网相汇合。这一网状结构即是睾丸网,睾丸网形成 12～20 个输出小管,与附睾头部相融合。此时,睾丸输出小管卷曲、扩大,形成圆锥小叶。每个小叶产生一个导管,流入单个附睾管。附睾管如果伸直,长度可达约 6m。它在附睾内蜿蜒卷曲形成附睾体部和附睾尾部,并被一个纤维鞘所包裹。当导管到达附睾尾部时,导管变厚伸直形成输精管（图 1-3 和图 1-4）。

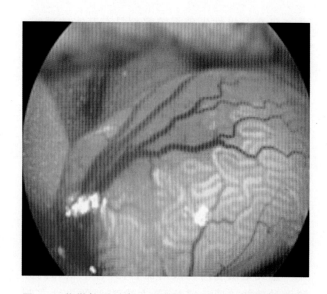

图 1-4   将微粒通过睾丸网逆行注入生精小管显示其管状结构。本图为小鼠睾丸,其结构与人类睾丸非常相似（Courtesy Jeffrey Lysiak PhD.）

（三）动脉供应

睾丸存在三支动脉供血:睾丸动脉（精索内动脉）、输精管动脉和提睾肌动脉（精索外动脉）（Harrison and Barclay,1948）。睾丸动脉是睾丸的主要血供来源,其直径大于输精管动脉和提睾肌动脉的总和（Raman and Goldstein,2004）。睾丸动脉起源于腹主动脉,在腹膜后中间层下行进入内环。它从主动脉发出后,穿过腰肌和输尿管,到达腹股沟内环,进入精索。睾丸动脉向睾丸方向下行,分成一支睾丸内侧动脉、一支睾丸下动脉和一支进入附睾头的动脉。其发出分支的水平存在变异,据报道31%~88%的病例在腹股沟管内发出分支(Beck et al,1992;Jarow et al,1992)。56%的病例显示为单根动脉进入睾丸,31%的病例存在两个分支,13%的存在三个或多个分支(Kormano and Suoranta,1971)。附睾头部有吻合支,从而使睾丸动脉和头动脉之间具有丰富血液供应。在附睾尾部,睾丸、附睾、提睾肌和输精管的动脉之间形成动脉吻合支。睾丸动脉进入睾丸纵隔为睾丸上极前部和睾丸下极前部、内侧和外侧供血。因此,必须注意不要在下极缝牵引线,

以免阻断睾丸血供,在上极内侧或外侧表面进行睾丸活检能够减少血管损伤的风险。睾丸中部的血管少于上极和下极。输精管动脉来源于髂内动脉或膀胱上动脉。提睾肌动脉起源于腹壁下动脉,主要供应鞘膜,但有分支进入睾丸。离心动脉是供应生精小管的单个动脉。在包含生精小管的小叶内穿行并分支成小动脉,最终演变为管内和管周毛细血管(Muller,1957)。

虽然在睾丸动脉被结扎的情况下,输精管动脉和提睾肌动脉可以为睾丸提供足够的血液供应,但成人和儿童睾丸动脉结扎后,可能导致睾丸萎缩和(或)无精子症。接受输精管结扎术的男性可能已损伤输精管动脉,因此在未来的手术应特别注意(Lee et al,2007)(图1-5和图1-6)。

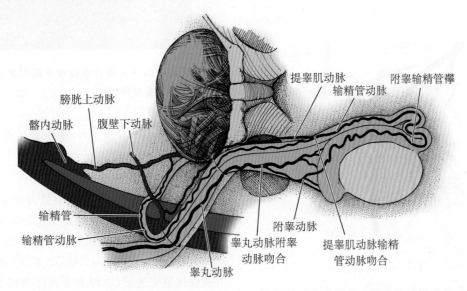

图1-5 **睾丸所属动脉循环**(From Hinman F Jr. Atlas of urosurgical anatomy. Philadelphia:Saunders;1993. p. 497.)

(四)静脉回流

与人体内大多数静脉的模式不同,睾丸内静脉不与相应的动脉相伴行。细小的实质静脉或回流到邻近睾丸纵隔的一组静脉中,或者回流到睾丸表面的静脉中(Setchell and Brooks,1988)。两组静脉形成交通吻合支,输精管静脉形成蔓状静脉丛。蔓状静脉丛是睾丸静脉的网状结构,在围绕着睾丸动脉上升时彼此交通吻合,形成一种逆流热交换体系,冷却睾丸动脉内的血流。最终,这些静脉彼此汇集,在腹股沟管水平形成两支或三支静脉。右侧上行汇入下腔静脉,左侧上行汇入左肾静脉。睾丸静脉可能存在某些变异,可与阴

部外静脉,提睾肌静脉和输精管静脉形成交通吻合支,这可导致精索静脉曲张手术后复发(图1-7和图1-8)。

(五)淋巴循环

睾丸的淋巴回流到主动脉旁和主动脉下腔静脉间淋巴结。该淋巴管在离开睾丸后在精索内上行(Hundeiker,1969)。

(六)神经支配

睾丸和附睾的内脏神经支配沿着肾和主动脉丛和性腺血管走行。睾丸目前无任何已知的躯体神经支配(Mitchell,1935),因而其为自主神经所支配。盆丛神经支配输精管,提供额

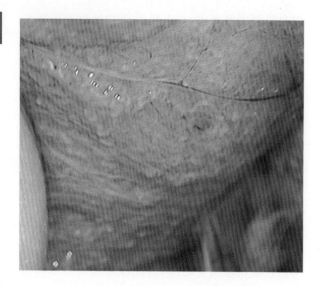

图 1-6 显微手术中所见睾丸实质内动脉

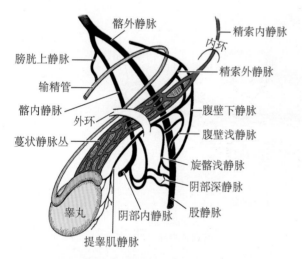

图 1-7 睾丸和附睾的静脉回流。注意蔓状静脉丛和大隐静脉、髂内静脉和髂外静脉之间的连接

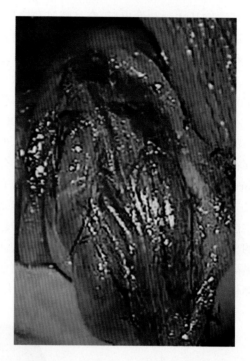

图 1-8 腹股沟下入路行显微镜下精索静脉结扎术时所见蔓状静脉丛

外的性腺传入和传出神经（Rauchenwald et al，1995）。在精索内已经分离出三个明确的解剖学神经分布，包括输精管周围复合体，动脉周围后方/脂肪瘤复合体和提睾肌内复合体，这种神经分布被认为是导致慢性睾丸痛的主要病因（Parekattil et al，2013）。某些传入和传出神经交叉到对侧盆丛（Taguchi et al，1999），这可能解释一侧睾丸病变可影响对侧睾丸功能的现象，这种现象在精索静脉曲张和睾丸肿瘤患者中已有报道。生殖股神经的生殖分支主要为鞘膜的壁层和脏层及阴囊表面提供感觉传导。这些神经沿睾丸动脉走行到达睾丸，在

白膜内分支，但不进入生精小管。生精上皮不存在神经。

（七）血-睾屏障

已有研究发现，从生精小管分泌出睾丸的液体与血浆或淋巴液在本质上有完全不同的液体成分，这表明其中存在一种屏障，此即为已知的血-睾屏障（Setchell and Waites，1975）。在支持细胞之间存在极强的紧密连接，这种紧密连接为精子在免疫豁免部位的正常发生和形成提供了细胞内屏障。这一屏障就是众所周知的血-睾屏障（Ewing et al，1980）。紧密连接代表血-睾屏障的解剖学构成。其功能性成分将在本卷第 2 章中进一步讨论。

（八）超声影像

超声影像检查是阴囊及其内容物的主要影像学检查方式。阴囊超声使用高频探头（7.5～10.0MHz），灰度实时技术，彩色血流和能量多普勒。患者置于仰卧位，使用耦合凝胶，探头置于阴囊皮肤。正常阴囊壁厚度 3～4mm，呈低回声。通常可以看到在阴囊壁和睾丸之间存在一无回声区，这代表鞘膜脏层和壁层之间存在少量生理性液体。睾丸纵隔可视为平行于附睾的回声带，其长度和厚度根据每个患者的生理情况存在变异

（Dogra et al,2003）。正常睾丸回声均匀、细腻、具有中等强度回声。超声检查正常睾丸大 5cm×3cm×2cm（Dogra et al,2001）。彩色多普勒可以识别大多数患者的睾丸血管（Spirnak and Resnick,2002）。睾丸内动脉和睾丸包膜动脉的波形呈一致性低阻抗模式,具有高水平舒张期血流,代表睾丸血管阻力较低。超声也可识别睾丸上方的动脉,睾丸动脉、输精管动脉和提睾肌动脉均显示为低阻抗波形（Middleton et al,1989）（图 1-9 和图 1-10）。

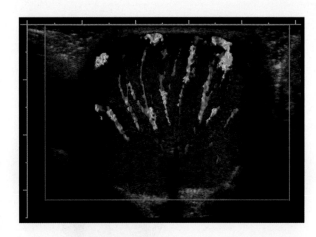

图 1-10　睾丸多普勒超声图像显示放射状分布的睾丸血管源于睾丸纵隔

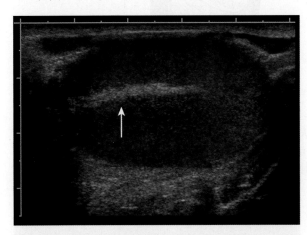

图 1-9　睾丸超声图像显示睾丸网（箭头）

要点:睾丸

- 生精小管含有发育中的生殖细胞。
- 睾丸 Leydig 细胞产生睾酮。
- 睾丸有三条动脉供应,包括睾丸动脉、输精管动脉和提睾肌动脉。
- 来自睾丸的淋巴管汇入主动脉旁和主动脉腔静脉间淋巴结。
- 导致慢性睾丸痛的神经包括输精管周围复合体、动脉周围后方/脂肪瘤复合体和提睾肌内复合体。
- 支持细胞之间的紧密连接构成了血-睾屏障的解剖成分。
- 超声检查是阴囊内容物的主要影像学检查方式。

二、附睾

（一）大体结构

附睾是附着在睾丸后侧的一个管道或小管状结构,其上极最贴近于睾丸,下极以纤维组织与睾丸相连。附睾呈逗号状,其附睾管紧密盘绕并包裹于鞘膜内。附睾管伸直可达 3～4m（VonLanz and Neuhaeuser,1964；Turner et al,1978）。鞘膜延伸至小管间间隙所形成的隔膜将小管分成三部分（Kormano and Reijonen,1976）。这三个特征性区域是附睾头、附睾体和附睾尾。睾丸的 8～12 个输出小管组成附睾头部,因此附睾头部是通过多根输出小管与睾丸相连接的。附睾管在附睾尾部的最远端延续为输精管。近端小管形状不规则,相对较大,在附睾管交汇处,导管变得更加狭窄和具有同轴性。附睾管直径在整个附睾体部保持不变。附睾尾端小管直径增大,形状不规则。接着附睾管向远端延伸形成输精管。附睾头部上极区域存在一个带蒂或无蒂的囊性小体,称为附睾附件（图 1-11,图 1-12 和图 1-13）。

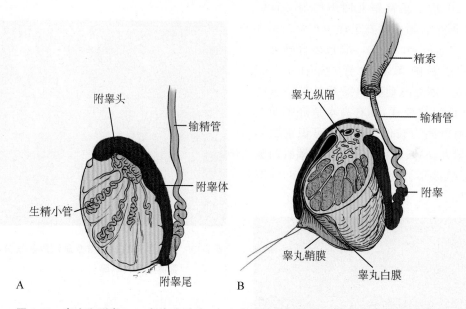

图 1-11 睾丸和附睾。A. 每个小叶由 1～3 支生精小管充填,引流入纵隔的睾丸网;12～20 个输出管在附睾头部形成盘绕,然后汇流入一根卷曲的附睾管;输精管在其起始部呈卷曲状。B. 睾丸的横切面,显示纵隔以及与白膜相连的分隔;鞘膜的壁层和脏层在血管和神经进入睾丸的后部区域汇合

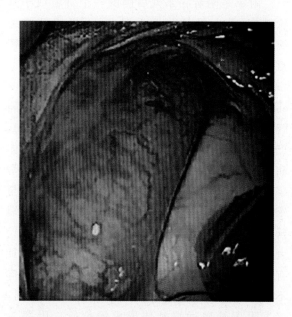

图 1-12 显微手术中所见附睾头部和体部

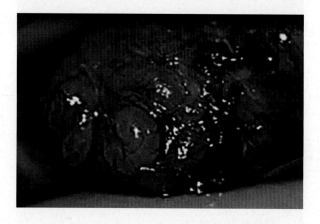

图 1-13 显微手术中所见附睾管亚甲蓝染色

(二)显微解剖结构

附睾中存在两种主要类型的细胞:主细胞和基底细胞(Holstein,1969;Vendrely,1981)。从附睾头部到尾部,上皮的高度逐渐降低,而小管及其管腔的直径逐渐增加。纤毛从近端到远端逐渐缩短。附睾近端纤毛高度为 120μm,而在附睾远侧则减少至 50μm。主细胞含有细长分裂状细胞核,含有一个或两个核仁。由于主细胞具有吸收和分泌功能,每个细胞的顶端含有多个内陷小窝、膜囊泡、多囊泡小体、微型胞饮囊泡和广泛的高尔基体(Vendrely and Dadoune,1988)。附睾上皮中的主细胞数量比基底细胞数目要大得多。基底细胞散布于主细胞之间。基底细胞呈泪滴状,位于基底膜上,伸向管腔,长度为 25μm。主细胞的形态在整个附睾中存在差异,而基底细胞与主细

胞的形态相反,在整个附睾内形状保持相对一致。基底细胞被认为来源于巨噬细胞,是主细胞的前体细胞。附睾上皮的自然特征根据其所处区域的不同,存在相当大的差异。在睾丸网和输出小管交汇处,存在明显从低柱状上皮到高立方上皮的过渡。输出小管内包含有纤毛和无纤毛细胞,因而上皮呈现不平整状态(Holstein,1969)。近端输出小管的上皮主要由非纤毛细胞组成,细胞延伸至管腔面顶部,因而其具有分泌功能。纤毛细胞广泛分布于整个上皮,引导精子从输出小管运动到附睾(Vendrely,1981)。在纤毛和非纤毛细胞的顶部有连接复合体将其连接在一起,提示存在血-附睾屏障(Suzuki and Nagano,1978;Turner,1979;Hoffer and Hinton,1984)。在附睾体部近端和附睾头部远侧的输出小管周围存在松散分布的 2 ～ 4 层收缩性细胞(Baumgarten et al,1971)。Nexus 样连接(Nexus like junctions)将这些收缩细胞彼此连接,每个细胞内均包含肌纤维。在附睾体部远端这类细胞形态较大,外形类似纤细的平滑肌细胞,胞内连接较少。附睾尾部可见厚的平滑肌细胞。平滑肌由三层细胞组成,外两层细胞呈纵向排列,中心层呈环形走向。远端收缩层的厚度在形成输精管时逐渐增加。

(三)动脉供应

睾丸动脉的一个分支为附睾头部和体部提供血供。这支动脉分支进一步分出附睾上支、附睾下支(Macmillan,1954)。**输精管动脉也为附睾提供血供。**输精管动脉分支供应附睾尾部。与睾丸一样,输精管动脉和提睾肌动脉也供应附睾,并可以代偿结扎的睾丸动脉。附睾中形成隔膜的结缔组织鞘是附睾内动脉供应的入口。盘旋的血管最终伸直,形成附睾内的微血管床(Kormano and Reijonen,1976)。附睾微血管密度由头部到尾部逐渐降低,头部的微血管密度最高,远端则具有较低的微血管密度(Clavert et al,1981)。

(四)静脉回流

附睾体部和尾部静脉由 Haberer 边缘静脉回流,通过睾丸边缘静脉或通过输精管静脉或提睾肌静脉(Macmillan,1954),回流到蔓状静脉丛。

(五)淋巴循环

与睾丸的淋巴回流类似,附睾头部和体部的淋巴通过与精索内静脉伴行的淋巴管道回流,回流到主动脉前淋巴结。附睾尾部的淋巴汇入到输精管的淋巴回流,最后回流到髂外淋巴结。

(六)神经支配

下腹神经丛和盆丛的上部分分别产生中间和下精索神经,支配附睾(Mitchell,1935)。交感神经系统发出的纤维稀疏地支配附睾的近端部分和输出小管(Baumgarten and Holstein,1967;Baumgarten et al,1971)。这些纤维形成一个邻近脉管系统的管周神经丛。附睾体部包含数目稀疏的神经纤维,神经纤维的密度从附睾体部开始,向附睾尾部逐渐增加。神经纤维的逐渐增加与平滑肌细胞的递增相关联(Baumgarten et al,1971)。

(七)超声影像

通过超声影像可在睾丸后侧观察到附睾。**附睾与睾丸相比,表现为高回声或等回声**(Spirnak and Resnick,2002)。附睾头部为典型等回声,体部为低回声,输精管为无回声影(Puttemans et al,2006)。附睾通常呈均质回声,周围有鞘膜组织包被,使其周围回声界限清晰(Black and Patel,1996)。通过超声测量,正常附睾头部直径在 10～12mm,附睾体部在 2～5mm(Pezzella et al,2013)。98%的男性其附睾头位于睾丸的上极,附睾体部通常位于睾丸的侧方。6%的男性附睾体部位于睾丸的后方。2.4%的男性可发生附睾倒置,附睾头部位于睾丸下极(Puttemans et al,2006)。附睾附件作为附着于附睾头部的一个等回声结构可被超声图像识别(Black and Patel,1996)。在非病理状态下,附睾的所有区域均可用脉冲多普勒和彩色多普勒检测到血流。正常附睾的整个平均血流阻力指数约为 0.55(Keener et al,1997)(图 1-14)。

要点:附睾

- 整个附睾的两种主要细胞类型是主细胞和基底细胞。
- 附睾头部和体部的动脉供应来源于睾丸动脉的分支,尾部的动脉供应来源于输精管动脉的分支。

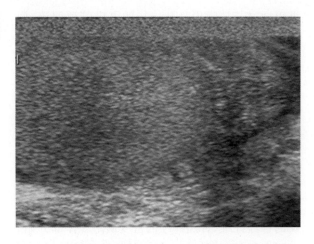

图1-14　附睾头部的超声影像,与睾丸相比呈高回声,本图为右侧睾丸

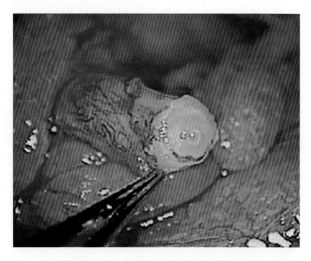

图1-15　显微手术中所见输精管结扎术时切开的输精管断面

三、输精管

(一)大体结构

输精管,也被称为输精管道,从附睾尾端延伸,呈管状结构,胚胎学起源于中肾管(午菲管)。输精管在离开附睾处存在2～3cm纤曲(卷曲输精管)。输精管从附睾尾起始至射精管终止,其长度为30～35cm。**输精管沿精索后侧走行,位于精索血管的后面。输精管通过腹股沟管,从腹壁血管的一侧进入盆腔。**输精管在通过腹股沟内环进入骨盆后,与睾丸血管分离。输精管在骨盆侧壁内侧行进,最终到达前列腺基底部的后侧。输精管分为5个不同节段。第一段是鞘膜内附睾段,此段输精管无鞘膜覆盖;第二段是阴囊内段;第三段是腹股沟管内段;第四段是腹膜后节段;第五段是输精管壶腹部(Lich et al,1978)。输精管的管腔根据其不同节段,直径为0.2～0.7mm,输精管外径为1.5～2.7mm(Middleton et al,2009)(图1-15和图1-16)。

(二)显微解剖结构

输精管周围存在一层结缔组织外膜,包含血管和小神经。在该结缔组织层中,平滑肌细胞组成了输精管的厚壁。这些平滑肌细胞形成内外纵行肌肉层和中间环形肌肉层。具有非运动性纤毛作为内衬的假复层柱状上皮层,形成黏膜层(Neaves,1975;Paniagua et al,1981)。从睾丸到精囊的输精管全程,其上皮

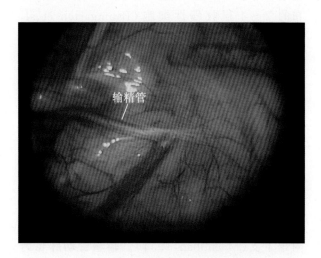

输精管

图1-16　腹腔镜下所见输精管

细胞的高度逐渐递减。有三种类型的高、薄柱状上皮细胞及基底细胞组成了输精管的假复层状上皮(Hoffer,1976;Paniagua et al,1981)。主细胞、锥状细胞和富含线粒体的细胞组成了从上皮基底延伸到管腔的柱状细胞。柱状细胞具有形状不规则的卷曲细胞核并具有纤毛。在近端输精管中,主要的细胞类型是主细胞。在输精管走行的更远端区域,存在较多的锥状细胞和富含线粒体的细胞。输精管肌层从近端到远端逐渐减少。

(三)动脉供应

膀胱上动脉发出输精管动脉,为输精管供血(Sjostrand,1965)。

（四）静脉回流

阴囊内输精管的静脉通过输精管静脉回流，该静脉流入蔓状静脉丛。盆腔段输精管静脉回流到盆腔静脉丛。

（五）淋巴供应

输精管的淋巴回流至髂外和髂内淋巴结。

（六）神经支配

输精管接受交感神经和副交感神经支配（Sjostrand，1965）。交感肾上腺素能神经从腹下神经发出经骶前神经走行（Batra and Lardner，1976；McConnell et al，1982）。输精管三层肌层都含有肾上腺素能纤维，但外纵层神经纤维密度最高（McConnell et al，1982）。已经明确在神经元内还有其他类型的神经递质，如生长抑素、甘丙肽（galanin）、脑啡肽、神经肽 Y、血管活性肠肽和一氧化氮。这些神经递质在输精管中的作用尚不清楚（Dixon et al，1998）。

（七）输精管造影

输精管造影曾被认为是评估不育男性前列腺、射精管和精囊的放射性影像学标准。目前，绝大部分情况下输精管造影已经被经直肠超声检查取代，输精管造影仅在进行精道重建手术时联合使用（Honig，1994）。

要点：输精管

- 输精管的管腔根据其不同节段，直径为 0.2～0.7mm。
- 膀胱上动脉发出输精管动脉，为输精管供血。
- 输精管造影仅在进行精道重建手术时联合使用。

四、精囊和射精管

（一）大体结构

精囊是成对的分泌黏液的器官，位于膀胱和前列腺后面。精囊是输精管的侧方隆起，其容量为 3～4ml，无梗阻的精囊通常长度为 5～7cm，宽度 1.5cm。精囊是一种高度盘绕的单管结构，形成多个膨出，如果将其伸直，长度可达 15cm。精囊与输精管汇合后形成射精管。精囊和输精管的平滑肌鞘在前列腺的基底部与前列腺包膜融合。精囊排泄管在进入前列腺时与输精管壶腹部的管道相连，射精管即位于输精管和精囊的交汇处。射精管是成对的内脏器官，射精管穿过精阜后开口于前列腺部尿道。射精管分为三个不同的解剖节段，包括前列腺外节段（近端）、前列腺内节段（中段）和连接于精阜侧面的远端节段（Nguyen et al，1996）。与前两个节段相比，远端节段无外层的肌肉包绕，而且位于精阜的射精管开口无解剖学上的括约肌（Nguyen et al，1996）。

（二）显微解剖结构

精囊具有含杯状细胞的柱状上皮。精囊管被一薄层平滑肌细胞所包绕，平滑肌细胞被疏松的外膜包裹。组成精囊管的三层组织包括内层黏膜、中间的胶原层和外层的环形和纵行肌层。肌层占精囊壁厚度的 80％（Nguyen et al，1996）。精囊的薄层皱褶黏膜由无纤毛的假复层立方或柱状上皮细胞组成。射精管与精囊具有相似的显微解剖结构，但射精管没有精囊中所发现的外层环形肌层（Nguyen et al，1996）。射精管的内层上皮是由单层和假复层柱状细胞组成，呈褶皱状。

（三）动脉供应

精囊的动脉供血来源于精囊输精管动脉，是膀胱上动脉的分支。精囊输精管动脉在靠近精囊尖端处为精囊的前表面供血。髂内动脉和膀胱下动脉通过前列腺精囊分支向精囊提供另外的动脉血供（Clegg，1955）。动脉供血的变异包括：前列腺精囊分支起源于阴部动脉或膀胱上动脉，射精管的动脉供血来源于膀胱下动脉的分支。

（四）静脉回流

精囊静脉经精囊输精管静脉和膀胱下静脉丛，汇入到盆腔静脉丛。

（五）淋巴供应

精囊的淋巴汇入髂内淋巴结（Mawhi-nney and Tarry，1991）。

（六）神经支配

精囊的副交感神经支配起源于盆腔神经丛，交感神经系统由下腹神经和腰上神经发出的神经纤维支配（Kolbeck and Steers，1993）。盆神经丛支配射精管。

(七)经直肠超声检查

因为精囊位于前列腺基底部后方,可以经直肠进行超声检查。精囊与前列腺相比表现为低回声,呈新月形、成对和对称分布。正常精囊宽度为2cm,长度为4.5~5.5cm。在横断面上可观察到精囊呈水平方向分布。可观察到低回声脂肪组织将精囊和前列腺基底部相分割。经直肠超声检查偶尔可显示射精管,其进入前列腺后部区域时表现为低回声。

(八)计算机断层扫描

计算机断层扫描(CT)可以对精囊进行成像。精囊CT的测量平均长度为3cm,宽度为1.5cm。CT影像显示精囊的长度不因年龄因素发生改变,但宽度逐渐变小。CT影像上可见阴部静脉丛为沿精囊侧面分布的小点状密度影(Silverman et al,1985)。

(九)磁共振成像

正常精囊磁共振成像(MRI)在T1加权像上呈类似于膀胱或肌肉的信号强度。在T2加权像上呈比周围脂肪更高的信号强度(King et al,1989;Secaf et al,1991)(图1-17;也见图1-16)。

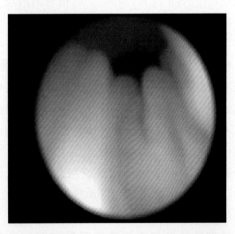

图1-17　经尿道内镜下所观察到的射精管开口

要点:精囊和射精管
- 精囊在无阻塞情况下通常长度为5~7cm,宽度为1.5cm。
- 射精管通过精阜将精液排入前列腺部尿道。
- 经直肠超声、CT和MRI可对精囊进行成像。

五、前列腺

(一)大体结构

正常前列腺呈卵圆形,长3cm,宽4cm,厚2cm,重量18~20g,与女性的Skene腺同源。前列腺由腺体和纤维肌肉基质组成,位于膀胱的正下方。尿道通过前列腺穿行。**前列腺底部位于膀胱前列腺交界处,狭窄的尖部是前列腺的最低位,达尿生殖膈平面。**直肠指检中,距肛门约4cm可触及前列腺。**前列腺尖部与尿道外括约肌相延续。**前列腺由前面、后面和两侧面组成,各面均与穿过前列腺的前列腺部尿道相关联。由胶原、弹力蛋白和平滑肌构成的包膜包裹前列腺。前列腺包膜侧方和后方的平均厚度为0.5mm。前列腺尖部没有真正的前列腺包膜,此处正常的前列腺腺体与尿道外括约肌相融合。与此相似,前列腺基底部与膀胱之间也没有真正的包膜分隔,此处的逼尿肌纵向纤维与纤维肌肉组成的前列腺包膜融合(Epstein,1989)。盆内筋膜的延展部分与前列腺包膜在前列腺的前方和前外侧方融合。靠近前列腺尖部的耻骨前列腺韧带在前方将前列腺固定于耻骨上。耻骨后脂肪组织中的背静脉浅表分支,位于前列腺筋膜外,流入背静脉复合体。肛提肌的耻骨尾部部分包绕前列腺的侧面,并与其上的盆内筋膜相关联。前列腺包膜和盆筋膜在盆筋膜壁层和脏层交界处(盆筋膜腱弓)下方分离。前列腺包膜和盆筋膜之间的间隙内存在脂肪、结缔组织和背静脉复合体的侧支。**海绵体神经位于前列腺的侧后方,在盆筋膜壁层,即前列腺外侧筋膜内走行。**在根治性前列腺切除术中,随着更高放大倍数的机器人技术的应用,人们对解剖学的重视程度越来越高。为保护海绵体神经,前列腺外侧筋膜也有了更详细的定义。现已确认神经束沿着前列腺外侧走行,位于以往所定义的神经血管束的前方(Eichelberg et al,2007;Raychaudhuri and Cahill,2008)(图1-18)。

前列腺分为不同的解剖区域。经直肠超声可对这些区域进行识别。移行区是前列腺分区中最小的区域。移行区的腺管起始于前列腺部尿道近端节段和远端节段的转角处,在前列腺前括

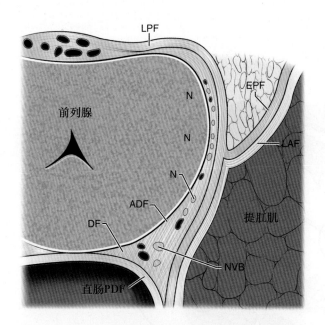

图 1-18　具有前列腺筋膜层轮廓的前列腺截面示意图,包括前列腺外侧筋膜(LPF)、盆内筋膜(EPF)、提肛肌筋膜(LAF)、狄氏筋膜(DF)、狄氏筋膜前层(ADF)、狄氏筋膜后层(PDF)、神经血管束(NVB)和外侧神经(N)(From Walz J,Graefen M,Huland H. Basic principles of anatomy for optimal surgical treatment of prostate cancer. World J Urol 2007;25:31-8.)

约肌下沿着其侧面和后面穿行。移行区占正常前列腺腺体的 5%～10%。移行区通过一个独特的纤维肌束带与前列腺腺体其他区域分隔开。良性前列腺增生最常见于移行区。中央区腺管位于射精管开口周围,围绕射精管呈环形分布。该区域围绕射精管呈圆锥状向膀胱底部伸展。中央区构成前列腺腺体组织的 25%。中央区腺体由于在免疫组化和结构上不同于前列腺的其他腺体,因而被认为是起源于午菲管(Wolffian duct)(McNeal,1988)。前列腺外周区为前列腺分区中最大的区域,占前列腺腺体组织的 70%。外周区构成前列腺的后面和两侧面。外周区腺管开口于前列腺窦内。70% 的前列腺癌发现于外周区。前方的非腺性纤维肌肉基质从膀胱颈延伸至尿道外括约肌,可占前列腺体积的 1/3。它由胶原、平滑肌、横纹肌和弹性蛋白组成。解剖上,它与盆筋膜脏层的前面部分、前列腺前括约肌的前面和前列腺包膜是相延续的。前列腺在临床上也可根据直肠指检和膀胱镜检查进行

分区。中央沟将前列腺分为两个侧叶和中叶。中叶可能发生增生,并可能随着年龄增长而突入膀胱颈部(图 1-19)。

(二)显微解剖结构

前列腺 70% 由腺体成分构成,30% 由纤维肌肉基质构成。前列腺上皮细胞呈立方形或柱状。这些分泌性上皮细胞是终末分化细胞,增殖指数低下,测量高度为 10～20μm(De Marzo et al,1998)。这类上皮细胞具有丰富的分泌颗粒,并排列成行,其顶端突入管腔内,基底附着于基底膜上(Knox et al,1994)。细胞的细胞核位于其基部,高尔基体下方,管腔顶端有微绒毛。上皮细胞围绕腺泡周围排列并分泌腺液于腺泡中,腺管内腺液最终向尿道内排出。管泡样腺体分支模式简单。扁平、未分化的基底细胞排列于每个腺泡的上皮细胞下方。每个腺泡周围都有一层结缔组织和基质平滑肌包绕。分泌细胞中分布有散在终末分化的非增殖性神经内分泌细胞。前列腺组织中已鉴定出两种神经内分泌细胞。一种是封闭型细胞,其树突样的凸起向其邻近的上皮细胞和基底细胞延伸。另一种类型的神经内分泌细胞是开放型细胞,微绒毛延伸入腺腔中(di Sant'Agnese and De Mesy Jensen,1984;Abrahamsson,1999;Vashchenko and Abrahamsson,2005)。前列腺基质由富含 α-肌动蛋白、肌球蛋白和结蛋白的平滑肌和胶原组成,与前列腺包膜相延续。在前列腺和前列腺部尿道的交界处,前列腺部尿道上皮的移行细胞可延伸到前列腺腺管内。前列腺前括约肌(尿道内括约肌)包绕小的尿道周围腺体,该类腺体没有腺体周围平滑肌,这些腺体位于纵向平滑肌纤维之间。在前列腺后方,显微镜下可见从前列腺包膜后方延伸出来的平滑肌条带与狄氏筋膜融合。在狄氏筋膜和直肠之间存在一个疏松的蜂窝状结缔组织平面。

(三)动脉供应

前列腺的典型动脉供应是膀胱下动脉。膀胱下动脉发出尿道动脉分支,沿垂直于尿道的方向从侧后方进入前列腺膀胱交界处。该动脉向膀胱颈方向走行,最大的分支在 1-5 点钟和 7-11 点钟方位趋近于膀胱颈,然后转向为与尿道平行走行后为尿道供血。这些动脉分支为尿道、尿道周

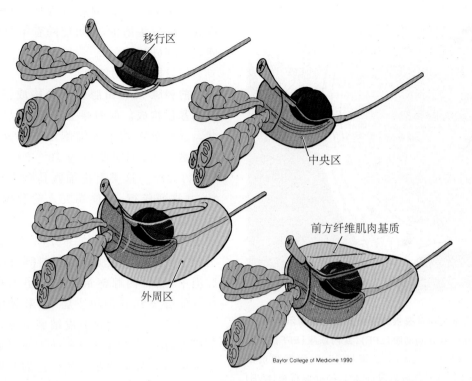

图 1-19 McNeal(1988)描述的前列腺解剖分区。移行区在射精管近端包绕尿道。中央区围绕着射精管，位于膀胱底部下方。外周区构成了前列腺尖部、后部和外侧的大部分。前方的纤维肌肉基质从膀胱颈延伸至尿道外括约肌(© 1990,Baylor College of Medicine.)

围腺体及前列腺移行区供血(Flocks,1937)。膀胱下动脉也分支为包膜动脉。包膜动脉发出小分支,供应前列腺包膜前方区域。包膜分支以90°进入前列腺,沿基质的网状条带行进,并向腺体组织提供动脉供应。大部分膀胱下动脉走行于前列腺的侧后方,与海绵体神经形成神经血管束,终止于盆膈。阴部内动脉和直肠中(痔)动脉分支也为前列腺供血(图 1-20)。

（四）静脉回流

前列腺在前列腺周围静脉丛具有丰富的静脉回流。前列腺周围静脉丛与阴茎深背静脉和髂内静脉具有交通支。

（五）淋巴引流

闭孔淋巴结和髂内淋巴结是前列腺淋巴引流的主要部位。骶前组淋巴结或者罕见情况下的髂外淋巴结可接收小部分初始淋巴引流。

（六）神经支配

来自于盆腔神经丛的海绵体神经为前列腺提供交感神经和副交感神经支配。前列腺腺体和基质成分的神经支配与包膜动脉的分支伴行。交感

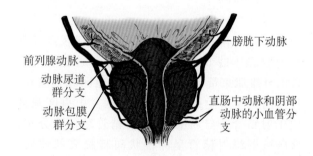

图 1-20 前列腺的动脉供血(Modified from Flocks RH. The arterial distribution within the prostate gland:its role in transurethral prostatic resection. J Urol 1937;37:527.)

神经支配包膜和基质的平滑肌使其收缩。副交感神经终止于腺泡内促进其分泌功能。前列腺平滑肌舒张可能受前列腺内含肽酶和一氧化氮合成酶的神经元的影响(Burnett,1995)。盆丛含有起始于前列腺的传入神经元,将神经冲动传递到盆腔和胸腰段脊柱中枢。

（七）经直肠超声前列腺检查

经直肠超声前列腺检查提供了多功能的实用

诊断性手段,包括评估前列腺体积、定位异常病灶、评估可疑梗阻性因素导致的不育,并引导前列腺活检。前列腺通过双平面、多平面和直肠内探头成像,频率范围 6～8MHz。检查时患者应取侧卧位或截石位,润滑良好的经直肠探头轻柔置入直肠,从而在纵向和横向平面上对前列腺和精囊进行系统检查。同时,应该对相关图像进行记录和标记(Terris et al,1992)。**正常前列腺呈点状均质分布的灰度回声,包膜呈轮廓清晰的连续性回声**。超声可识别前列腺分区,一个清晰的纤维组织回声层将各区域分隔开来。前列腺呈半月形,表现为横向对称。外周区具有均匀、细腻的回声模式。尿道周围组织定位中心区域,呈低回声。在纵向影像上可明确前列腺与周围结构,如精囊、膀胱颈和前列腺部尿道的关系。尿道在前列腺中央部分走行存在弯曲。前列腺体积可通过经直肠超声测量,其准确度在真实重量的 5% 误差以内(Hastak et al,1982)。横向和纵向取图用于测量前列腺的长度、宽度和高度。然后用椭球体公式估计前列腺体积:体积 $=4/3\pi\times$ 长度 $\times$ 宽度 $\times$ 厚度(Roehrborn et al,1986)(图 1-21)。

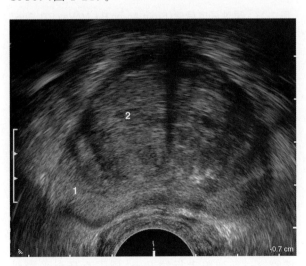

图 1-21　经直肠前列腺超声显示外周区(1)和移行区(2)

(八)前列腺磁共振成像

前列腺 MRI 可提供清晰的高质量图像。直观的多平面 MRI 成像可以详细显示前列腺的解剖(Dooms and Hricak,1986)。应用 0.5cm 层厚的 MRI 能更清楚地显示分区解剖。

外周区的信号强度高于其他区域,并且可在冠状面、矢状面和横向平面中很好地显示。中央区在冠状面和矢状面上可良好显示,呈低信号强度。移行区表现出与中央区类似的 MR 参数(Hricak et al,1987)。T2 加权图像可最好地显示分区解剖(Gevenois et al,1990)。使用特定的脉冲序列可对前列腺周围静脉丛成像(Poonet et al,1985)。直肠内线圈可用于增强图像的分辨率(Schnall and Pollack,1990)。前列腺 MRI 影像已经越来越频繁地应用于前列腺的病理分期(图 1-22)。

要点:前列腺

- 正常前列腺长 3cm,宽 4cm,厚 2cm,重量 18～20g。
- 在前列腺尖部没有真正的前列腺包膜。
- 海绵体神经在前列腺侧后方的前列腺筋膜内走行。
- 良性前列腺增生最常见发生在前列腺的移行区。
- 前列腺腺体的 70% 由外周区组成,70% 的前列腺癌发生于外周区。
- 前列腺的 70% 是腺体成分,30% 由纤维肌肉基质组成。
- 膀胱下动脉是前列腺的典型动脉供应。
- 前列腺周围静脉丛与阴茎背深静脉和髂内静脉具有交通吻合支。
- 闭孔淋巴结和髂内淋巴结是前列腺淋巴引流的主要部位。
- 前列腺的经直肠超声检查有助于评估前列腺体积,定位异常病灶,评估可疑梗阻性因素导致的不育,并引导前列腺活检。

六、尿道

尿道包含于血管性尿道海绵体和阴茎头内。**正常尿道直径为 8～9mm**。解剖学家将尿道分成多个不同的节段。尿道首先可分为两个大的节段:前尿道和后尿道。**前尿道起始于尿生殖膈下筋膜(会阴膜)**,向远端延伸至尿道外口。后尿道

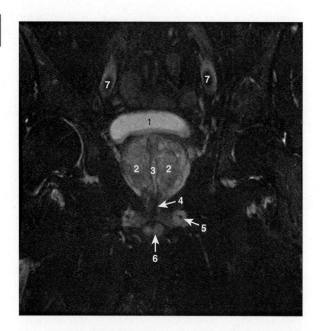

图 1-22 通过前列腺和邻近结构平面的男性盆腔的磁共振轴向 T2 加权图像。(1)膀胱;(2)前列腺侧叶;(3)精阜;(4)尿道外括约肌;(5)耻骨支下方;(6)尿道海绵体横切面;(7)髂外动脉

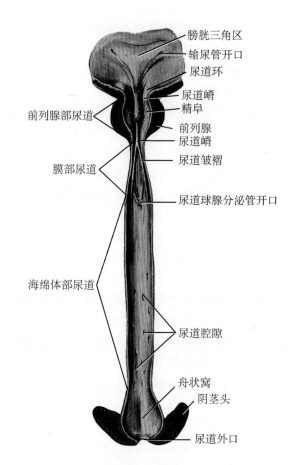

图 1-23 男性尿道后壁(From Anson BJ,McVay CB. Surgical anatomy. 6th ed. Philadelphia:Saunders; 1984. p.833.)

膀胱三角区
输尿管开口
尿道环
尿道嵴
精阜
前列腺部尿道
前列腺
尿道嵴
尿道皱褶
膜部尿道
尿道球腺分泌管开口
海绵体部尿道
尿道腔隙
舟状窝
阴茎头
尿道外口

起始于膀胱颈远端,在尿生殖膈下筋膜水平过渡到前尿道。为更准确地描述尿道解剖,尿道可进一步划分为多个节段。尿道上皮是移行上皮,在穿过阴茎头处尿道上皮变为鳞状上皮。黏膜下层含有平滑肌、结缔组织和弹性纤维组织。Littre 腺位于黏膜下层,其导管开口于尿道腔。尿道的动脉供给来自于阴部内动脉,其球部尿道分支供给尿道、尿道海绵体以及阴茎头。静脉引流从尿道引流到阴部静脉丛,流入阴部内静脉。尿道的淋巴液引流至髂内和髂总淋巴结(图 1-23)。

(一)前列腺部尿道

前列腺部尿道穿越前列腺走行,更接近前列腺的前表面。尿道嵴从前列腺部尿道的后侧中线向内延伸,贯穿整个前列腺部尿道。在尿道外括约肌水平尿道嵴不再出现。前列腺的所有腺体成分向前列腺窦内引流,前列腺窦位于尿道嵴两侧(McNeal,1972)。前列腺部尿道的上皮由移行上皮细胞组成。这种移行尿路上皮可以延伸到前列腺腺管内。前列腺部尿道中点存在一个向前弯曲的 35°,将前列腺部尿道分成解剖和功能上截然不同的两个节段。这两个节段称为前列腺近端节段和前列腺远端节段。根据解剖变异,这个弯曲的

角度可以从 0°～90°(McNeal,1972,1988)。前列腺的所有腺体成分通过尿道的弯曲开口于前列腺部尿道。精阜是由后壁尿道嵴的扩大和突出形成的。前列腺小囊开口在精阜的顶端呈狭缝状。在膀胱镜下可见前列腺小囊开口,测量大小为 6mm。前列腺小囊是苗勒管(Müllerian duct)的胚胎残迹。射精管的两个开口位于前列腺小囊开口的两侧。输精管和精囊汇合形成射精管后,射精管穿过前列腺走行约 2cm,周围有环形平滑肌包绕,最终开口于前列腺部尿道远端。前列腺前括约肌由增厚的环形平滑肌组成,即为近段尿道内括约肌。前列腺节段由运动性体神经纤维支配,没有自主神经支配(图 1-24 和图 1-25)。

(二)膜部尿道

膜部尿道长度平均为 2.0～2.5cm,跨越前列腺尖和尿生殖膈下筋膜之间(Myers,1991)。一

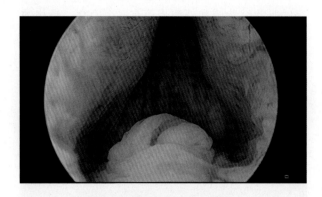

图 1-24　膀胱镜下所见精阜（Courtesy David Leavitt,MD.）

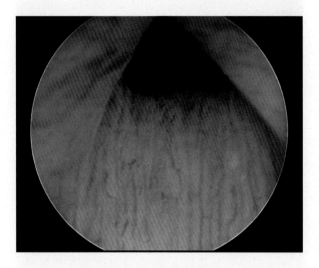

图 1-25　膀胱镜下所见膀胱颈（Courtesy David Leavitt,MD.）

（Tanagho et al,1982）。骶丛的一个分支沿着肛提肌表面走行,是括约肌体神经支配的另一来源（Hollabaugh et al,1997）。海绵体神经为膜部尿道的固有平滑肌提供自主神经支配（Steiner et al,1991）。尿道基质包含纵向排列的胶原纤维和弹性纤维（Hicke et al,1982）。来自膜部尿道的淋巴在前列腺前方走行,汇入膀胱前下方区域的淋巴管。这些淋巴管终止于前内侧股后淋巴结和髂外淋巴结内侧群的中间淋巴结。膜部尿道的神经支配完全是由躯体运动性纤维而非自主神经支配。S_3 及部分 S_2 的腹根提供躯体神经支配,神经发出分支到盆腔神经,并传递到盆腔神经丛。横纹括约肌的感觉神经支配穿过阴部神经,通过 S_2,小部分通过 S_3 到达 Onuf 中央神经节（图 1-26）。

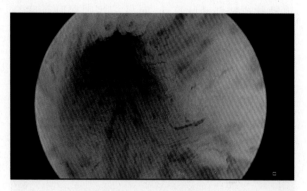

图 1-26　膀胱镜下所见尿道括约肌（Courtesy David Leavitt,MD.）

层薄薄的平滑肌层横跨膜状尿道。在该部尿道的前方表面,靠近前列腺尖部,存在一层外层的环形排列的横纹肌,其形状呈马蹄形。横纹肌从膀胱底部和前列腺前部延伸到膜部尿道的全长。这种印戒状横纹括约肌基部较宽,在通过肛提肌的泌尿生殖孔到达前列腺尖部时变窄。横纹括约肌的后部插入会阴体并贯穿其全长（Strasser et al,1998）。该横纹括约肌位于背静脉复合体的前方和肛提肌侧方。将尿道从前方悬吊于耻骨上的纤维组织条索和阴茎后部形成的悬韧带是由盆腔深部的前壁和侧壁的结缔组织组成。横纹括约肌包绕的尿道管腔是由假复层柱状上皮组成,一层血管性黏膜下层被纵向和环形的尿道平滑肌包绕,这些平滑肌是外括约肌的固有组成部分（Raz et al,1972）。横纹括约肌的神经支配为阴部神经

（三）阴茎部尿道

阴茎部尿道,也称为悬垂部尿道和海绵体尿道。海绵体尿道因被尿道海绵体包绕而得名,构成膜部远端的尿道。尿道在膜部尿道和阴茎部尿道的结合处通常被进一步细分为球膜部尿道。这个区域包括处于尿生殖膈 2cm 范围内,同时也处于尿道横纹括约肌范围内的尿道,以及处于括约肌远端的球状尿道的近端几厘米。球海绵体部尿道起始于膜状尿道的远端几厘米,远端延伸至悬韧带的水平。此处管腔扩张变宽形成尿道球部。尿道球腺,也称为 Cowper 腺,开口于该区域 3 点和 9 点方位。尿道球腺本身位于尿道更近端的膜性尿道两侧。阴茎部尿道从悬韧带到尿道外口,全长约 15cm。其定位在尿道海绵体范围内更加靠近背侧。球部和舟状窝是尿道

腔扩张的两段,整个尿道的其余部分管腔口径相对一致。阴茎部尿道的黏膜在到达舟状窝之前为移行上皮。肌肉层由内层纵向、中间环形和外层纵向肌肉组成。Littre 腺体由分泌黏液的小细胞组成,在射精前润滑尿道,开口于阴茎部尿道后壁上。Littre 腺体富含杯状细胞,伸入血管间隙和小梁之间的海绵体组织中。阴茎部尿道从阴部内动脉的一个分支获取血供,这个分支在球部尿道水平进入尿道,被称为球部尿道动脉。球部尿道的静脉回流是由球静脉引流到前列腺静脉丛,这属于阴部内静脉。阴茎部尿道的淋巴通过与黏膜相关的淋巴网进行引流。这些淋巴管进行纵向引流,但具有横向和斜向的交通支。淋巴管向近端引流汇入球膜部尿道的主干。球膜部淋巴引流可能存在变异。一些淋巴沿着尿道动脉或球部动脉流动,而另一些则在耻骨联合后流入股后内侧淋巴结。阴茎部尿道的感觉神经支配通过黏膜下轴突走行,并主要通过阴茎背神经进行传导(图 1-27)。

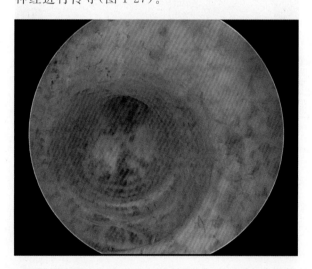

图 1-27　膀胱镜下所见球部尿道 (Courtesy David Leavitt, MD.)

(四)舟状窝

尿道的阴茎头部分称为舟状窝,该处尿道与其近端尿道相比,口径扩大。尿道外口口径再次变窄。与尿道其余部分的移行上皮不同,穿过阴茎头部分的尿道黏膜是一种鳞状上皮。这些细胞在邻近尿道口处发生角质化。上皮与海绵体组织的平滑肌之间被疏松结缔组织分隔,缺乏黏膜肌

层。舟状窝背侧和外侧表面有多个隐窝。马格纳间隙(Morgagni)是一个在舟状窝顶部存在开口的大隐窝(图 1-28,图 1-29,图 1-30)。

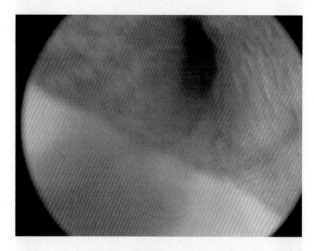

图 1-28　膀胱镜下所见舟状窝

要点:尿道

- 尿道包含于尿道海绵体和阴茎头内。
- 前尿道起始于尿生殖膈下筋膜,向远端延伸至尿道外口。
- 后尿道起始于膀胱颈远端,在尿生殖膈下筋膜水平过渡到前尿道。
- 尿道上皮是移行上皮,在穿过阴茎头处的舟状窝尿道上皮变为鳞状上皮。
- 尿道的动脉供给来自于阴部内动脉,其球部尿道分支供给尿道,尿道海绵体及阴茎头。
- 尿道后壁的尿道嵴的扩大和突起形成精阜。
- 前列腺小囊(苗勒管残迹)开口,呈裂隙状位于精阜顶端。

七、阴茎

(一)大体结构

阴茎的大体结构可分为多个不同的解剖区域。作为发挥勃起功能的主体,成对的阴茎海绵体向近端延伸形成阴茎脚,附着于耻骨弓上。尿道走行于尿道海绵体内,其近端部分被称为尿道球部。阴茎头是尿道海绵体的扩展。阴茎勃起时,其上方表面称为背侧,其下方表面包含尿道,

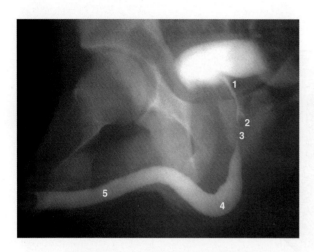

图 1-29　通过逆行尿道造影显示的男性尿道解剖。(1)前列腺部尿道;(2)精阜,射精管开口于该区域;(3)膜部尿道,注意尿道外括约肌导致的尿道腔内径的生理性狭窄;(4)球部尿道;(5)悬垂部尿道

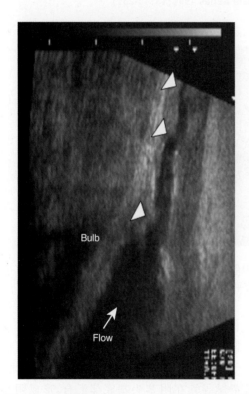

图 1-30　尿道超声已被用于以非侵入性方式协助评估尿道。箭头指示无狭窄的正常尿道排尿时的尿液方向(Courtesy Jonathan Rhee,MD.)

称为腹侧。阴茎体的主要部分由阴茎海绵体组成,双侧阴茎海绵体在耻骨下方(双侧阴茎海绵体汇合处,也称阴茎门)汇合。双侧阴茎海绵体

之间有纵隔分隔,但在远端具有间隙,存在血管床的自由交通。白膜是一种坚韧的结缔组织层,包裹着阴茎海绵体,主要是胶原组成。阴茎勃起时白膜的外层纵向纤维和内层环行纤维受到强力拉伸,而在阴茎松弛状态下该类纤维则形成波浪形网状结构(Goldstein et al,1982)。平滑肌束贯穿于阴茎海绵体内形成内皮细胞内衬的海绵窦。肌-内皮连接是穿越内弹力膜的细胞延伸,已被确认为是血管平滑肌细胞和内皮细胞之间的连接。鉴定发现在肌-内皮连接处细胞-细胞接触点上存在缝隙连接(Kavoussi et al,2010)。尿道海绵体逐渐变细,走行于阴茎海绵体腹侧。阴茎头是尿道海绵体最远端的扩张。阴茎干和阴茎头的基底部被冠状沟分隔。阴茎筋膜(Buck筋膜)包绕阴茎海绵体背侧和尿道海绵体腹侧。阴茎襻状浅悬韧带(fundiform ligament)由来自腹直肌鞘的胶原和弹性纤维组成,包绕阴茎筋膜并与之融合。阴茎悬韧带由来自耻骨的深层纤维组成。肌肉深部的白膜和阴茎筋膜发生融合(Uhlenhuth et al,1949)。阴茎筋膜远端在冠状沟处与阴茎头基底部连接。阴茎干皮肤富有弹性,其唯一的腺体成分是产生包皮垢的腺体,位于冠状沟基底部。由于阴茎皮肤的肉膜衬垫非常松弛地附着于阴茎筋膜上,因而富有移动性。在未割包皮的男性中,包皮是阴茎的皮肤,折叠覆盖于阴茎头上并附着在冠状沟下面。阴茎头皮肤因附着于下面的白膜上而不能移动(图 1-31 和图 1-32)。

(二)动脉供应

为阴茎供血的浅表动脉系统起源于阴部外动脉,深部动脉系统起源于两侧的阴部内动脉。阴部内动脉发出一支为海绵体供血的深部动脉(海绵体动脉),一支背动脉和一支球部尿道动脉。在尿生殖膈下筋膜之上,阴茎动脉主干在阿尔科克管(Alcock canal)内走行,通过三个分支为阴茎海绵体供血。球部尿道动脉穿入尿生殖膈下筋膜,在球部尿道侧后方边界处从上方进入尿道海绵体,为尿道海绵体、阴茎头和尿道供血。海绵体动脉在接近勃起组织的中央区域穿入阴茎海绵体,发出直动脉和螺旋动脉供应海绵窦。阴茎背动脉在阴茎海绵体脚和耻骨之间走行,为阴茎海绵体背侧表面供血。阴茎背动脉在背静脉和背神经之

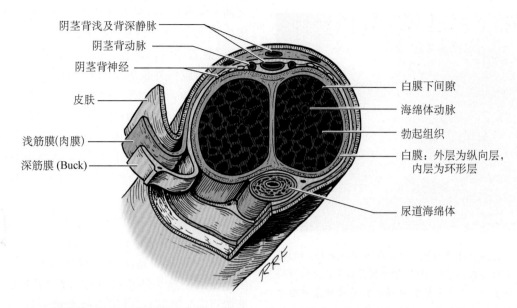

图 1-31 阴茎横断面示意图,显示阴茎海绵体、阴茎筋膜、血管和神经之间的关系(From Devine CJ Jr,Angermeier KW. Anatomy of the penis and male perineum. AUA Update Series 1994;13:10-23.)

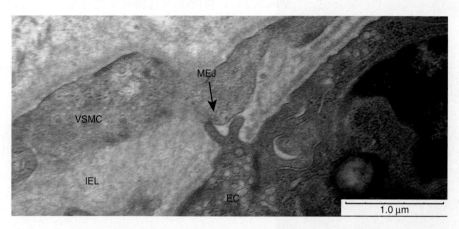

图 1-32 人类阴茎海绵体组织中肌-内皮连接(MEJ)的电子显微镜下所见。MEJ 从内皮细胞(EC)延伸越过内弹力膜(IEL),与血管平滑肌细胞(VSMC)连接

间走行,均附着在阴茎筋膜下方。背动脉远端向阴茎头方向走行,发出海绵体分支和支配尿道和尿道海绵体的环状分支(Devine and Angermeier,1994)。阴茎动脉存在很大变异性(Bareet al,1994)。单侧海绵体动脉可以同时为两侧海绵体供血,也可以完全缺如。在某些情况下,阴部副动脉可以补充或完全取代阴茎总动脉的分支(Breza et al,1989)。阴茎皮肤的动脉供应来自于阴部外动脉的股血管分支。这些血管在肉膜层纵向走行,进入阴茎根部后为阴茎提供丰富的血液供应(图 1-33)。

(三)静脉回流

阴茎背浅静脉位于阴茎筋膜之上,而背深静脉位于阴茎筋膜之下,走行于双侧背动脉之间。多支静脉导管在阴茎头基底部汇合,形成阴茎背静脉。背静脉在阴茎海绵体之间的沟槽内走行,流入前列腺前静脉丛。在阴茎干的远端 2/3 区域,有来自尿道海绵体的环状静脉围绕阴茎海绵体,并垂直汇入背深静脉。通常存在 3～10 支环状静脉。海绵窦形成中央静脉,流入包膜下毛细血管丛。从这些静脉丛中发出的放射状静脉,斜行穿行于被膜层之间,然后在侧后方汇入环状静

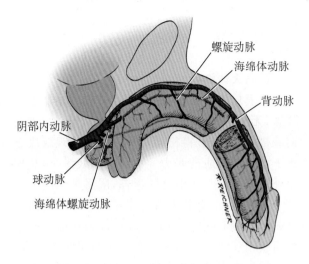

图 1-33　阴茎的动脉血供

脉中。在阴茎的近 1/3 处,放射状静脉形成 2～5 支海绵体静脉,汇入阴茎海绵体的背侧中央表面。这些静脉在阴茎海绵体脚和球部尿道之间走行,收集来自于球部尿道和阴茎脚的分支,然后汇入阴部内静脉。

(四)淋巴引流

　　来自于阴茎皮肤的淋巴液流入腹股沟浅表淋巴结和腹股沟下淋巴结。**阴茎干的淋巴液在阴茎背部汇聚,向两侧腹股沟引流,并汇入腹股沟淋巴结。**来自阴茎头的淋巴管在阴茎背侧的阴茎筋膜深面走行,流入双侧腹股沟浅淋巴结和深淋巴结。研究表明,来自于阴茎头的淋巴管直接流入盆腔淋巴结,同时,也有研究提示阴茎头淋巴液通过内

侧的前哨淋巴结流入腹壁下浅静脉。这些淋巴引流模式的观点仍存在争议(Catalona,1988)。

(五)神经支配

　　阴茎背神经负责阴茎的感觉神经支配。阴茎头具有丰富的神经支配。背神经沿背动脉旁走行。会阴神经的小分支提供阴茎腹侧远至阴茎头的神经支配(Uchio et al,1999)。来源于 S_2、S_3 和 S_4 的神经束通过阴部神经为阴茎提供体神经支配。阴部神经穿过阿尔科克管(Alcock canal),延续为阴茎背神经。来自于盆腔神经丛的海绵体神经穿过骨盆,分布于勃起组织中,为阴茎海绵体提供交感神经和副交感神经支配(图 1-34)。

要点:阴茎

- 成对的勃起组织称为阴茎海绵体。
- 阴茎头是尿道海绵体的延伸。
- 将两侧阴茎海绵体分隔开的可渗透隔膜使血管床之间可自由交通。
- 阴茎浅表动脉系统起源于阴部外动脉,而深部动脉系统起源于阴部内动脉。
- 背静脉在两侧阴茎海绵体之间走行,流入前列腺前静脉丛。
- 阴茎干的淋巴液在阴茎背部汇聚,向两侧腹股沟分流,流入腹股沟淋巴结。
- 阴茎背神经负责阴茎的感觉神经支配。来源于 S_2、S_3 和 S_4 的神经束通过阴部神经为阴茎提供体神经支配。

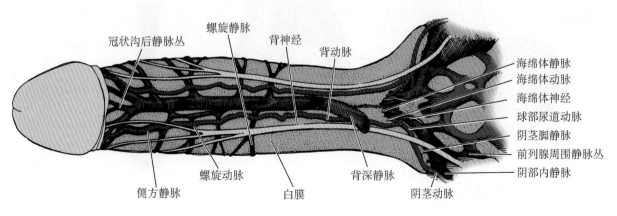

图 1-34　阴茎背动脉、静脉和神经(From Hinman F Jr. Atlas of urosurgical anatomy. Philadelphia:Saunders;1993. p. 445.)

(六)海绵体造影

海绵体造影曾经主要用于辅助诊断静脉瘘性勃起功能障碍,其将增强剂注入阴茎海绵体内并获得放射影像。现在海绵体造影已经不再是一种常用的诊断试验,但在阴茎折断修复时偶尔使用(Fitzpatrick and Cooper,1975;Mydlo et al,1998)(图1-35)。

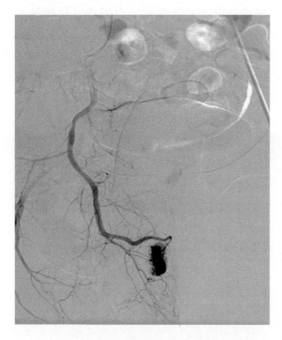

图1-35　非缺血性阴茎持续勃起患者的海绵体动脉瘘,经血管造影显示的右侧阴茎海绵体的充盈情况

八、阴囊

(一)大体结构

阴囊皮肤有毛发,有色素,有丰富的皮脂腺和汗腺,无脂肪。阴囊表面是可变化的,可以出现横向皱褶,也可以显得松弛和光洁。其外观取决于皮下肉膜平滑肌的张力。中缝沿中线纵行,从尿道外口至肛门。在中缝的深部,阴囊被纵隔分成两个囊腔,每个囊腔内有一个睾丸。皮下的肉膜(Dartos筋膜)内平滑肌与Colles、Scarpa和阴茎的肉膜相延续。精索筋膜和腹壁的层次相一致,它延伸形成阴囊壁的一部分。腹外斜肌延伸形成精索外筋膜,附着于腹股沟外环的边缘。腹内斜肌延伸形成提睾肌及其筋膜,该结构侧面与腹股沟韧带和髂腰肌贴近,内侧与耻骨结节贴近。腹横筋膜延续成为阴囊内的精索内筋膜。腹膜衍生的鞘膜,其壁层和脏层围绕睾丸,形成一个具有间皮内衬的囊袋。鞘膜与睾丸在其侧后方的系膜处相连,并在此处与阴囊壁相连。睾丸引带在睾丸下极处将其固定(图1-36)。

(二)动脉供应

阴部外动脉为阴囊前壁供血。动脉走行与阴囊的皱褶平行,不穿越中线纵隔。阴囊的后部由来自会阴动脉的分支供血。精索的筋膜由来自于提睾肌动脉、睾丸动脉和输精管动脉的分支供血。

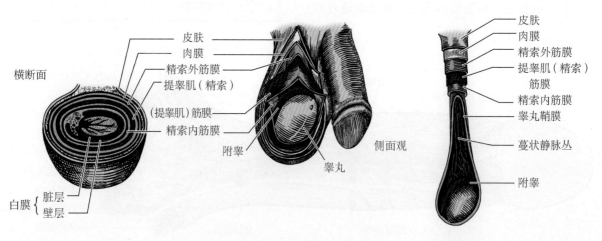

横断面

皮肤
肉膜
精索外筋膜
提睾肌(精索)
(提睾肌)筋膜
精索内筋膜
附睾

白膜 { 脏层
壁层

侧面观

睾丸

皮肤
肉膜
精索外筋膜
提睾肌(精索)筋膜
精索内筋膜
睾丸鞘膜
蔓状静脉丛
附睾

图1-36　阴囊及其层次(From Pansky B.Review of gross anatomy.6th ed.New York:McGraw-Hill;1987.)

（三）静脉回流

阴囊前壁通过阴部外静脉回流。静脉走行与阴囊皱褶平行，不穿越中线纵隔。

（四）淋巴引流

阴囊淋巴引流不穿越中线纵隔，流入同侧的腹股沟浅表淋巴结。

（五）神经支配

髂腹股沟和生殖股神经的分支支配阴囊前壁。神经走行与阴囊皱褶平行，不穿越中线纵隔。阴囊后壁的神经支配来自于会阴神经的阴囊分支和股后皮神经的分支（S_3）。

要点：阴囊

- 阴囊皮肤下的肉膜（Dartos 筋膜）内平滑肌与 Colles、Scarpa 和阴茎肉膜（Dartos 筋膜）相延续。
- 阴囊壁的动脉走行与阴囊皱褶平行，不穿越中线纵隔。
- 髂腹股沟和生殖股神经的分支支配阴囊前壁。

参考文献

完整的参考文献列表通过 www.expertconsult.com 在线获取。

推荐阅读

Breza J，Aboseif SR，Orvis BR，et al. Detailed anatomy of penile neurovascular structures：surgical significance. J Urol 1989；141(2)：437-43.

Clegg EJ. The arterial supply of the human prostate and seminal vesicles. J Anat 1955；89(2)：209-16.

Devine CJ Jr，Angermeier KW. Anatomy of the penis and male perineum. AUA Update Series 1994；13：10-23.

Dogra VS，Gottlieb RH，Oka M，et al. Sonography of the scrotum. Radiology 2003；227(1)：18-36.

Epstein J. The prostate and seminal vesicles. New York：Raven；1989.

McNeal JE. The prostate and prostatic urethra：a morphologic synthesis. J Urol 1972；107(6)：1008-16.

Setchell BP，Brooks DI. Anatomy，vasculature，innervation and fluids of the male reproductive tract. New York：Raven Press；1988.

（李彦锋　**编译**　毛向明　孟　彦　李宏军　**审校**）

第 2 章　男性生殖生理

Paul J. Turek, MD, FACS, FRSM

男性生殖轴是由激素和靶器官紧密协同联系构成的生物学体系,具有高效精准的特性,是数百万年长期进化的结果。这一生物学体系调控着男性生殖道的形成和发育、青春期生育力形成,以及成年男性特征维系。本章将系统阐述目前关于男性生殖系统的解剖结构和生理功能的认知,包括下丘脑-垂体-性腺轴、精子发生、睾丸内雄激素合成、精道内精子的成熟及运输等。此外,遗传性不育、干细胞学、射精生理等新概念也将详细阐述。经过如此严谨剖析,我们不得不对男性生殖过程的美丽与复杂,而叹为观止。

一、下丘脑-垂体-性腺轴

下丘脑-垂体-性腺轴(HPG)在男性发育成熟的四个生理进程中起至关重要的作用:①胚胎发生过程中表型性别的形成;②青春期性成熟;③睾丸内分泌功能——生成睾酮;④睾丸外分泌功能——生成精子。

(一)基础内分泌概念

参与生殖轴调控的激素分为肽和类固醇两种。肽类激素是一类小分子分泌性蛋白,通过细胞表面受体发挥作用。激素信号由第二信使途径转导(图2-1),最终,大多数肽类激素诱导蛋白磷酸化,改变细胞功能。肽类激素包括黄体生成素(LH)和卵泡刺激素(FSH)。类固醇激素由胆固醇衍生而来,不在分泌颗粒中储存,因此类固醇分泌直接反映了激素合成速率。在血浆中,类固醇

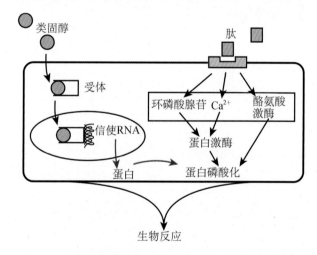

图 2-1　**在生殖激素轴中介导细胞间通信的两类激素:肽和类固醇**[Modified from Turek PJ. Male infertility. In:Tanagho EA, McAninch JC, editors. Smith's urology. 16th ed. Stamford (CT): Appleton & Lange;2008.]

激素通常与载体蛋白结合,鉴于其亲脂性,类固醇激素具有良好的细胞膜通透性。与细胞内受体结合后,类固醇激素可以转位到细胞核 DNA 识别位点,进而调控靶基因的转录。生殖轴的类固醇激素包括睾酮和雌二醇。

HPG轴的激素信号由下丘脑内自主运行的脉冲发生器分级控制。生殖轴内性激素分泌的波幅和频率决定下游器官的反应性。在HPG轴的激素调节中,反馈性控制是主要的调控机制(图2-2)。通过反馈调控,一种激素可以调节自身或另一种激素的合成和作用。**在HPG轴中,负反馈调节主要负责减少激素水平波动和维持内环境稳态。**

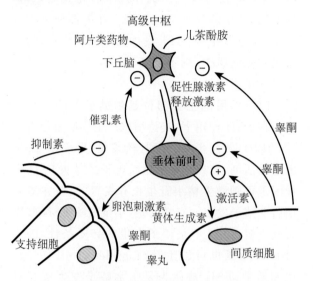

图 2-2　下丘脑-垂体-睾丸激素轴图解[Modified from Turek PJ. Male infertility. In: Tanagho EA, McAninch JC, editors. Smith's urology. 16th ed. Stamford(CT): Appleton & Lange; 2008.]

(二)生殖轴的构成

1. 下丘脑

作为HPG轴的综合中心,下丘脑接受来自杏仁核、丘脑、脑桥、视网膜、嗅觉皮质和其他许多区域的神经元输入(见图2-2)。**下丘脑作为垂体激素循环分泌的脉冲发生器,通过血管系统和神经通路与脑垂体存在解剖学关联。**门脉系统可以不通过体循环直接输送下丘脑激素到垂体前叶。

下丘脑最重要的生殖激素是促性腺激素释放激素(GnRH),也被称为促黄体生成素释放激素(LHRH),这是一种包含10个氨基酸的肽,产生于视前核和弓状核的神经元细胞。目前知道的GnRH的功能仅有刺激垂体前叶分泌LH和FSH。 GnRH的血浆半衰期为5～7min,在首次通过脑垂体时与受体结合或由酶降解而几乎被完全清除。GnRH的分泌受综合因素影响,包括会影响高级大脑中枢的压力、锻炼、饮食,脑垂体分泌的促性腺激素,以及循环中的性腺激素水平。已知可调节GnRH分泌的物质见表2-1。在Kallman综合征中,GnRH前体神经元不能正常迁移,继而下丘脑GnRH分泌功能缺失(Bick et al,1992;Dode et al,2003),表现为先天性低促性腺激素性性腺功能减退。由于睾酮产生缺乏,受影响的个体会出现青春期延迟或不育。

表 2-1　调节促性腺释放激素(GnRH)分泌的物质

GnRH 调节器	反馈类型	实例
阿片类	负面	β-内啡肽
儿茶酚胺	不定	多巴胺
肽类激素	负面	FSH,LH
性激素	负面	睾酮
前列腺素	正面	PGE_2
胰岛素	正面	胰岛素
吻素	正面	吻素(青春期)
瘦素	正面	瘦素

FSH. 卵泡刺激素;LH. 黄体生成素;PGE_2. 前列腺素 E_2

GnRH的分泌呈现几种类型的节律性:季节性,按月份计算,春季GnRH达到顶峰;昼夜节律,清晨时睾酮水平更高;脉冲节律,GnRH峰值平均每90～120min出现一次。外源性GnRH激动剂(如醋酸亮丙瑞林)可通过改变垂体由循环模式到恒定模式分泌GnRH,阻止睾丸激素的产生,这表明GnRH的脉冲分泌是HPG轴正常功能的重要条件。

2. 垂体前叶

垂体位于颅骨蝶鞍内,分为后叶和前叶。垂体后叶,亦称为神经垂体,受神经刺激驱动,分泌催产素和抗利尿激素。**垂体前叶,或称为腺垂体,受体液因素调节,是GnRH的作用位点**(见图2-2)。GnRH通过钙通道相关机制刺激FSH和LH的产生和释放。垂体促性腺激素对GnRH的敏感度,随个体的年龄和激素状况而变化。**LH和FSH是调节睾丸功能的主要垂体激素。** LH和FSH是由两种多肽链亚单位组成的糖蛋白,称为α和β,每条链由单独的基因编码。性激素中的α

亚基与其他垂体激素类似,其生物和免疫活性由独特的 β 亚基所赋予。激素的内分泌活性同时需要两个亚基。与这些亚肽单位有关的糖链由含有唾液酸残留物的低聚糖组成,在 FSH 和 LH 中的含量不同,导致其血浆清除率存在差异。LH 分泌脉冲在 24h 内的频率为 8～16 次,波幅为 1～3 倍变化,这些脉冲模式很好地反映了 GnRH 的释放。**雄激素和雌激素都能通过负反馈调节 LH 的分泌**。FSH 分泌脉冲平均每 1.5h 发生 1 次,波幅变化 25%。FSH 对 GnRH 的反应性比 LH 更难评估,主要有两种原因:①FSH 波幅相应较小,且血清半衰期较长;②**性腺蛋白抑制素和激活素可能影响 FSH 分泌**,被认为是由于 FSH 与 GnRH 的分泌相对独立所致。

目前认为,**FSH 和 LH 仅作用于性腺**,可激活腺苷酸环化酶,导致细胞内环磷腺苷(cAMP)增加。在睾丸中,LH 通过线粒体诱导胆固醇转化为孕烯醇酮和睾酮,刺激间质细胞内的类固醇生成。FSH 与睾丸内支持细胞和精原细胞的细胞膜结合,是刺激睾丸生精小管发育的主要因素,对青春期启动精子发生起至关重要的作用。成年人中,FSH 的主要生理作用是刺激精子发生,维持精子浓度水平正常。

第三种垂体前叶激素是催乳素,也会影响 HPG 轴和生育能力。催乳素是一种具有 199 个氨基酸的大分子球蛋白(23kD),调控女性孕期和哺乳期的乳汁合成。在人类催乳素基因或其受体中未发现基因突变(Goffin et al,2002)。在男性中催乳素的作用尚不清楚,但可能会使睾丸间质细胞中 LH 受体的浓度增加,维持睾丸内正常的高睾酮水平;还可能会增强雄激素对男性附属性腺的生长及分泌作用的影响(Wennbo et al,1997;Steger et al,1998)。正常的催乳素水平可能是维持性欲的重要因素。虽然低催乳素水平不一定出现病理情况,但高催乳素血症可干扰 GnRH 释放的节律,导致促性腺激素功能丧失。此外,垂体前叶含有分泌其他糖蛋白激素的细胞,包括促肾上腺皮质激素(ACTH)、生长激素(GH)和促甲状腺激素(TSH),这些糖蛋白激素也会对男性生殖产生显著影响。

3. 睾丸

正常的男性特征和生育力需要睾丸外分泌和内分泌功能的协同工作(见图 2-2)。间质部分主要由 Leydig 细胞(间质细胞)组成,负责生成类固醇。生精小管是精子发生的部位。

正常男性的睾酮分泌量大约每天 5g,呈逐渐衰减、不规则、脉冲方式(昼夜节律)进行分泌。靶组织中睾酮被转化为两种主要的活性代谢物:①通过 5α-还原酶的作用,大部分转化为双氢睾酮(DHT);②在芳香化酶的作用下转化为雌二醇。DHT 比睾酮的生物活性更强。在大部分周围组织中,睾酮转化为 DHT 发挥其雄激素作用,但在睾丸和骨骼肌中,则不必通过转化为 DHT,即可发挥其激素活性。

FSH 作用的主要部位是生精小管的支持细胞。在 FSH 作用下,支持细胞产生雄激素结合蛋白(ABP)、转铁蛋白、乳酸、核浆素、聚酯素、纤溶酶原激活剂、前列腺素和生长因子。这些 FSH 介导因子可刺激生精小管生长和发育,以及在青春期启动精子发生。有趣的是,小鼠敲除 FSH 基因研究表明,FSH 不是精子发生的必要条件,因为 FSH 敲除鼠也可以生育(Levallet et al,1999)。在人类中,FSH 被认为是正常精子发生所必需(Tapanainen et al,1997)。

睾丸还可产生蛋白质激素——抑制素和激活素(Itman et al,2006)。抑制素是支持细胞产生的一种 32kD 蛋白质,可抑制脑垂体释放 FSH。在睾丸中,抑制素由 FSH 刺激产生,通过垂体或下丘脑的负反馈起作用。激活素是一种睾丸蛋白,与转化生长因子 β(TGF-β)结构呈高度同源性,可刺激 FSH 的分泌。激活素受体存在于许多性腺外组织中,表明这种激素可能在体内具有生长因子或调节因子的作用。

睾酮对 GnRH 释放的负反馈抑制是通过下丘脑神经元和垂体中的雄激素受体(AR)发生。**在基因突变研究中,睾酮和雌激素都明确参与了负反馈调节**(Shupnik and Schreihofer,1997)。类固醇负反馈主要来源于 AR 与睾酮的结合,其次是与雌二醇的结合。**睾酮反馈主要发生在下丘脑,而雌激素的反馈主要发生在垂体**(Santen,1975)。睾酮是 LH 分泌的主要调控因子,雌二醇(支持细胞产生的抑制素)是 FSH 的主要调控因子(Hayes et al,2001)。

(三)下丘脑-垂体-性腺轴的发育

人类的性别取决于基因。Y 染色体短臂上的 SRY(sex-determining region Y gene)基因是一个**性别决定关键基因**。*SRY* 基因产物可编码一种具有高移动性组合框(HMG)序列的蛋白质,是一种高度保守的 DNA 结合因子,能扭转 DNA 链。这种 DNA 扭转效应可改变基因表达,导致睾丸形成和随后呈现男性表型。然而,*SRY* 基因并不是单独起作用决定人类性别。*DAX1* 是一种核激素受体基因,可抑制 *SRY* 基因的下游,在发育过程中改变 *SRY* 基因的活性,这通常会引起睾丸的分化。第二个基因是 *WNT4*,主要局限于成年卵巢,也可作为一种"对抗睾丸分化"的功能基因。这些基因的发现显著改变了性别决定理论。在过去,女性基因型被"默认"是 SRY 阴性的发育通路。**目前明确像 *WNT4* 和 *DAX1* 这样的基因能先期诱导女性性腺发育,甚至在 *SRY* 基因存在的情况下,也发挥作用**(DiNapoli and Capel,2008)。

性腺性别一旦确定,间质细胞就会产生**睾酮**,诱导**内生殖器**的发育(图 2-3)。间质细胞还可合成胰岛素样生长因子-3,促使腹腔内睾丸迁移入阴囊。DHT 使生殖器官雄性化形成**外生殖器**(见图 2-3)。此外,正在发育的睾丸内支持细胞会合成**苗勒管抑制物质[MIS,或称抗苗勒管激素(AMH)],阻止苗勒管分化为子宫和输卵管,并保持早期生殖细胞在睾丸中的静息状态**(图 2-4)。一般来说,这些发育途径的异常不是导致出生缺陷,就是导致性别障碍。

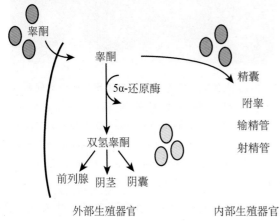

图 2-3　内部和外部生殖器官发育图示。睾酮是主要的雄激素类固醇,负责男性内生殖器发育,而双氢睾酮是负责男性外生殖器发育的主要雄激素

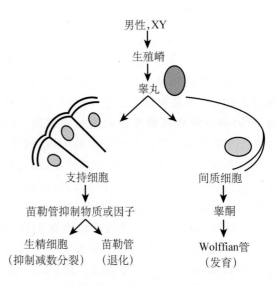

图 2-4　**男性的早期分化途径**[Modified from Turek PJ. Male infertility. In:Tanagho EA, McAninch JC, editors. Smith's urology. 16th ed. Stamford(CT):Appleton & Lange;2008.]

HPG 轴的激素反馈关系在妊娠期间形成。**吻素蛋白的表达在一定程度上负责激活 GnRH 神经元和触发 GnRH 的释放。**此外,SF-1 是一种孤儿核受体,由发育中的支持细胞分泌,可促进 HPG 轴的发育(Val et al,2003)。出生后胎盘类固醇激素停止分泌,新生儿期会出现一段时间的高促性腺激素分泌。继而随着 HPG 轴对促性腺激素的敏感度增加,童年时期 FSH 和 LH 的分泌降低至较低水平。青春期起始伴随 GnRH 脉冲释放,导致促性腺激素升高达成人水平,而后性激素分泌增加。**在青春期,下丘脑促使 GnRH 脉冲式释放,通常男性在 12 岁左右出现。男性和女性在青春期的关键成长、体重和营养的比率,可能是由吻素、褪黑素和瘦素启动**(Clement et al,1998)。由脂肪细胞分泌的瘦素是机体脂肪储存规模的调控信号,越来越多的证据表明,瘦素可调节下丘脑和垂体功能(Caprio et al,1999;Kiess et al,1999;Quinton et al,1999)。

(四)年龄和下丘脑-垂体-性腺轴

随着年龄的增长,睾酮和精子的生成逐渐下降,例如 70 岁男性比年轻男性的平均血清睾酮水平低 35%(Vermeulen et al,1995)。这一现象被称为男性更年期,类似女性绝经期,或更适合称其为中老年男性雄激素部分缺乏症(PAD-

AM,现称作迟发性性腺功能减退症,LOH,译者注)。随着男性老龄化,生精小管上皮的改变包括生精小管容积和长度逐渐下降。与年龄相关的睾丸精子生成的减少,可能是由生殖细胞增殖减少引起,而不是由细胞退化增加造成。相应地,FSH 的水平也随着年龄的增长而提高,其平均值比年轻人高 3 倍。年龄相关的 HPG 轴功能下降由多重原因导致,睾酮分泌减少是因为间质细胞数目的减少,以及雄激素结合蛋白的增加。老年男性睾酮分泌的昼夜节律变化也同样消失了。有证据表明,随着年龄的增长出现 HPG 轴对低水平睾酮(尽管通常促性腺激素水平较高)和 GnRH 刺激的反馈表现迟钝。最后,正常脉冲式 GnRH 释放被无规律的脉冲取代,对促性腺激素释放的刺激作用减少(Mulligan et al,1997)。这些综合因素的影响,可能导致 HPG 轴功能随年龄的增长而降低。

要点:下丘脑-垂体-性腺轴

- 正常睾酮和精子生成取决于下丘脑 GnRH 和垂体前叶 LH、FSH 的脉冲分泌。
- HPG 轴激素的调节主要是由负反馈完成。
- 男性化是由 Y 染色体上的 SRY 基因决定。然而发育基因如 *WNT4* 和 *DAX1* 被认为是对抗睾丸分化的基因,可诱导女性性腺发育。
- 随男性年龄老化出现的 HPG 轴变化包括睾酮水平降低、HPG 轴反馈迟钝、无规律的激素脉冲释放。

二、睾丸

(一)睾丸大体结构

睾丸呈白色、卵圆形,正常体积 15～25ml(Prader,1966),长度 4.5～5.1cm(Tishler,1971;Winter and Faiman,1972)。白膜中含有平滑肌细胞,沿胶原组织走行(Langford and Heller,1973)。平滑肌细胞使睾丸具有收缩能力(Rikmaru and Shirai,1972),可影响血流进入睾丸(Schweitzer,1929),并促进生精小管内液体的流动(Davis and Horowitz,1978)。

睾丸实质被隔膜分隔,该隔膜将数根生精小管分成小叶,每个小叶包含一条离心动脉。每条生精小管含有发育中的生殖细胞。间质组织由间质细胞、肥大细胞、巨噬细胞、神经、血液和淋巴管组成。在人类睾丸间质组织占总睾丸体积的 20%～30%(Setchell and Brooks,1988)。生精小管与间质组织解剖关系如图 2-5 所示。生精小管长且高度卷曲呈环状,两端终止于睾丸网。人类睾丸中含 600～1200 个生精小管,总长约 250m(Lennox and Ahmad,1970)(图 2-6)。睾丸生精小管汇集的"中心"也称为睾丸网,聚结形成 6～12 个输出小管,输送睾丸液和精子进入附睾头部(见图 2-6)。

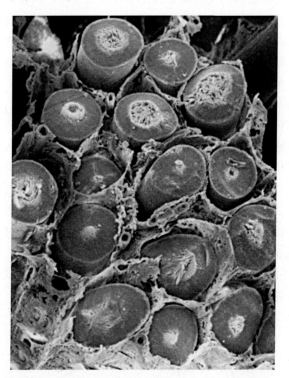

图 2-5 人类睾丸切面的扫描电镜图片。注意间质组织与生精小管的关系[From Christensen AK. Leydig cells. In:Greep RO, Astwood EB, editors. Handbook of physiology. Washingtom(DC):American Physiology Society;1975. p. 57-94.]

睾丸和附睾的血液供应源自精索内动脉、输精管动脉和精索外(或提睾肌)动脉三条动脉(Harrison and Barclay,1948)。精索内动脉起源于腹主动脉,与蔓状静脉丛关系密切。蔓状静脉

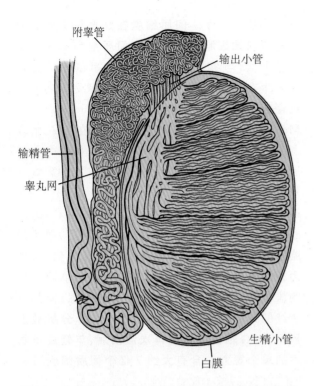

附睾管

输出小管

输精管

睾丸网

生精小管

白膜

图 2-6　人类睾丸示意图,显示生精小管(长 250m)、附睾(长 3～4m)和输精管(Based on Hirsh AV. The anatomical preparations of the human testis and epididymis in the Glasgow Hunterian Collection. Hum Reprod Update 1995;1:515-21.)

丛内的血管排列为对向流动的动脉和静脉,有促进热量和小分子交换的作用。例如,睾酮依浓度梯度的方式实现从静脉到动脉的被动扩散(Bayard et al,1975)。**经逆流热量交换后为睾丸提供的动脉血比正常男性直肠温度低 2～4℃**(Agger,1971)。精索静脉曲张(Goldstein and Eid,1989)和隐睾症(Marshall and Edler,1982)患者的睾丸功能障碍与这种温度差异的缺失有关。在精索静脉曲张修复过程中精索通常被游离,术中可发现约 50% 的病例为单条动脉,30% 有两条动脉,20% 的情况下有三条动脉(Beck et al,1992)。

精索内动脉在经过阴囊静脉丛之后靠近睾丸纵隔,在进入睾丸前高度盘绕并发出分支。尤其是精索内动脉和输精管动脉之间存在广泛的交通支,即使在精索内动脉阻断后也能维持睾丸活力(图 2-7)。来源于血管造影的研究表明,56% 的病例有单根动脉进入睾丸,31% 的病例有两根分支,13% 有三根以上的分支(Kormano and Suoranta,

1971)。当男性仅有单一睾丸动脉时,阻断睾丸动脉可导致睾丸萎缩(Silber,1979)。睾丸动脉穿透白膜,然后在实质内沿睾丸后表面走行。分支动脉向前穿过睾丸实质。主要的睾丸动脉分支也通过睾丸的下极向前走行,并发出分支至睾丸表面。这些血管的位置在临床上很重要,因其在睾丸炎或睾丸活检过程中可能受损(Jarow,1991;Schlegel and Su,1997)。**与上部或下部区域相比,睾丸中部的血管相对较少。**供应生精小管的单根动脉称为离心动脉,在含有小管的睾丸小叶内走行。离心动脉分支形成微小动脉,供应小管间和管周的毛细血管(Muller,1957)。管间毛细血管位于间质组织内,而在生精小管附近走行的阶梯状毛细血管称为管周毛细血管。通过这种血管复合体,每分钟可向 100g 睾丸组织提供 9ml 血液(Pettersson et al,1973)。

睾丸内的静脉较为特殊,并不与相应的睾丸内动脉伴行。睾丸实质内的小静脉回流到睾丸表面静脉,或沿睾丸网进入睾丸纵隔附近的一组静脉(Setchell and Brooks,1988)。这两组静脉连接在一起,并与输精管静脉形成蔓状静脉丛,上行进入阴囊。蔓状静脉丛血管薄壁,这可能有助于与精索动脉之间睾酮和热量的被动扩散。

睾丸不受躯体神经支配。睾丸主要接受来自肠系膜间神经和肾丛的自主神经支配(Mitchell,1935)。这些神经伴随睾丸动脉进入睾丸。睾丸肾上腺素能的神经支配主要限于供应间质细胞的小血管,可调节间质细胞类固醇生成(Baumgarten et al,1968;Turnbull and Rivier,1997)。睾丸内血管张力可能涉及几个水平的调节(Linzell and Setchell,1969):被膜动脉的自主调节(Davis et al,1990);基于局部代谢需要的局部调节,例如由多种肽类如心房利钠肽等控制的局部代谢(Collin et al,1997);借助诸如 LH 等转运分子穿过血管内皮进行的调节(Milgrom et al,1997)。事实上,这些观察结果提示了睾丸微血管的高度特化功能[见 Desjardins(1989)综述]。

在精索内可观察到凸显的淋巴管(Hundeiker,1971)。淋巴管的阻塞可导致睾丸间质的扩张,但生精小管并不扩张,提示间质液由淋巴引流,而小管液不由淋巴引流。**淋巴管阻塞也可导致鞘膜积液,已知是精索静脉结扎术和疝修补术**

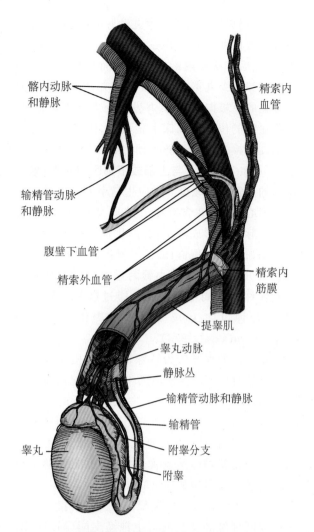

图 2-7　睾丸周围区域和精索脉管示意图：精索内、精索外(提睾肌)和精索血管之间相互连接

图中标注：
髂内动脉和静脉
精索内血管
输精管动脉和静脉
腹壁下血管
精索外血管
精索内筋膜
提睾肌
睾丸动脉
静脉丛
输精管动脉和静脉
输精管
附睾分支
睾丸
附睾

后的并发症。富含精子的小管液浸渍着支持细胞，从睾丸生精小管汇入睾丸网，随后进入附睾头部。这种与血浆等渗的液体主要来自生精小管(Setchell and Brooks，1988)。**小管液在睾丸网和输精管内的重吸收受雌激素的调节**(Lee et al，2000)。小管液的组成与血浆或淋巴液有明显的不同，这表明物质不能自由地扩散进出小管(Setchell and Waites，1975)。这就涉及后面要讨论的"血-生精小管屏障(血-睾屏障)"这一概念。

(二)睾丸细胞结构

1. 间质

(1) 间质细胞(Leydig cell)：睾丸间质含有血管、淋巴管、成纤维细胞、巨噬细胞、肥大细胞和间质细胞(图 2-8)。间质**细胞负责大部分睾**

丸类固醇的产生。间质细胞在妊娠第 7 周时由间充质前体细胞分化而来。间质细胞类固醇生成的激活，与男性生殖系统雄激素依赖性分化的发生有关。间质细胞在对 LH 起反应之前就已经表达类固醇生成酶(El-Gehani et al，1998；Majdic et al，1998)。间质细胞也可在 LH、胎盘源人绒毛膜促性腺激素(hCG)，以及局部旁分泌因子[如胰岛素样生长因子-1(IGF-1)]的影响下从前体细胞分化而来(Huhtaniemi and Pelliniemi，1992；Teerds and Dorrington，1993；Le Roy et al，1999)。**在垂体促性腺激素的作用下，间质细胞在出生后 2～3 个月时开始第二波分化，表现为睾酮水平短暂性升高。**男性新生儿早期产生的雄激素可作用于下丘脑、肝和前列腺，使其对后续的雄激素刺激做出适当的反应。**分析数据显示，HPG 轴在青春期再次激活后，年轻成年男性的单个睾丸中含有大约 7 亿个间质细胞**(Kaler and Neaves，1978)。

(2)睾酮：由胆固醇合成的睾酮是睾丸产生的主要类固醇(Lipsett，1974)。此过程还产生许多 C18、C19 和 C21 类固醇(Lipsett，1974；Ewing and Brown，1977)。胆固醇运送到间质细胞线粒体后，由胆固醇侧链切割酶将其转化为孕烯醇酮。间质细胞中胆固醇来源主要有三种：①外源性，来自血液中的脂蛋白和内部的胆固醇-脂蛋白受体复合物；②醋酸盐的从头合成；③储存在脂滴中的胆固醇酯。维持胆固醇储存是正常间质细胞功能的一部分，LH 刺激通过激活胆固醇酯酶活性唤起胆固醇动员。孕烯醇酮从线粒体膜转运到光面内质网中，并在此转化为睾酮。睾酮扩散穿过细胞膜并在细胞外液和血浆中被类固醇结合蛋白捕获。

胆固醇向线粒体内膜的转运受类固醇激素合成急性调节蛋白(StAR)和外周苯二氮䓬受体(PBR)两种转运蛋白调节。LH 在间质细胞内结合 StAR，穿过线粒体外膜促进胆固醇转运(Stocco，2000)。在线粒体膜内 PBR 形成胆固醇转运通道(Culty et al，1999)，但 PBR 是否与 StAR 在功能上相互作用尚不清楚(West et al，2001)。

四种主要参与从孕烯醇酮至睾酮生物合成的酶是胆固醇侧链切割酶、3β-羟基类固醇脱氢酶、细胞色素 P450 17α-羟化酶/C17-20-裂解酶，以及

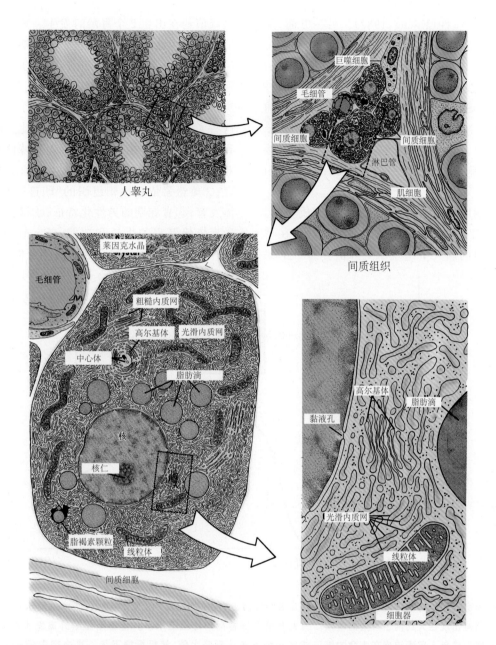

图 2-8 人类间质细胞的显微镜下结构。睾丸间质细胞在生精小管间的间质内呈簇出现(左上)。间质组织(右上)包含巨噬细胞、成纤维细胞、毛细血管和淋巴管。间质细胞胞质内最丰富的细胞器是光面内质网(左下)。显示更详细的细胞器(右下)(From Christensen AK. Leydig cells. In: Greep RO, Astwood WB, editors. Handbook of physiology. Baltimore: Williams & Wilkins; 1975. Copyright 1975, American Physiological Society, Bethesda, MD.)

17β-羟基类固醇脱氢酶。这些酶的酶学、染色体位置和分子遗传学已经被很好地描述(Payne and Hales, 2004)。编码这些酶的基因可发生突变,并由此导致雄激素生物合成障碍,在染色体正常男性中引起相对罕见的男性表型不典型(Miller, 2002)。

(3)睾酮合成的调控:间质细胞类固醇生成的调控非常复杂,涉及垂体和非垂体因素(Payne and Youngblood, 1995)。**睾酮产生最重要的调控因素是 LH。在第二信使 cAMP 结合 LH 后,间质细胞启动胆固醇向线粒体转运。**垂体分泌的其他肽类激素(如 FSH 和催乳素)则能够改变间质细胞对 LH 的反应性(Ewing,1983)。另一方面,能够改变间质细胞产生睾酮的非垂体因素包括 Gn-RH(Sharpe,1984);**抑制素和激活素**(Bardin et al,1989);表皮生长因子(EGF),IGF-1 和 TGF-β(Ascoli and Segaloff,1989;Saez et al,1991);前列腺素(Eik-Nes,1975)及肾上腺素能刺激(Eik-Nes,1975)。此外,**雌激素和雄激素**也可以直接抑制间质细胞合成睾酮(Ewing,1983;Darney et al,1996)。

(4)睾酮周期:在人类胎儿、新生儿和成年期,血清睾酮水平发生着显著变化。图 2-9 显示在孕龄 12—18 周的胎儿中出现睾酮峰值。另一个睾酮峰值约在出生 2 个月龄时发生。第三个睾酮峰值出现在生命的第二或第三个十年期间。在此之后,有一个平台期,然后随着年龄的增长缓慢下降。上方叠加的是睾酮产生的年度、日常节律(图 2-9A 和 B)和睾酮的不规则日常波动(图 2-9,C)。这些人类生命中睾酮生产时期的变化反映了垂体和睾丸之间复杂的相互作用。睾酮峰值在时间上对应于四个发育事件:①胎儿生殖道的分化和发育;②雄激素依赖性靶组织的"印迹"或新生儿机体发育;③青春期的男性化特征;④维持成年人雄激素依赖器官的生长和功能。Swerdloff 和 Heber(1981)曾对此进行全面的回顾分析。

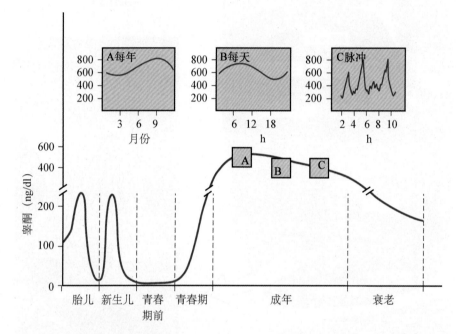

图 2-9 生命周期中男性外周血睾酮水平。胎儿睾酮峰值出现在妊娠 12—18 周(左下角;胎龄未显示)。新生儿高峰出现在大约两个月大的时候。睾丸激素在青春期前降至低水平。青春期睾酮升高发生在 12—17岁。成年人睾酮浓度在生命的第二或第三个十年达到最大值,然后缓慢下降。衰老期睾酮显著下降。插图 A 显示了男性睾酮浓度的年度节律,峰值和最低点分别出现在秋季和春季。插图 B 显示睾酮浓度的每日节律,峰值和谷值分别发生在早晨和夜间。插图 C 显示睾酮浓度频繁不规则波动(From Ewing LL,Davis JC,Zirkin BR. Regulation of testicular function:a spatial and temporal view. In:Greep RO,editor. International review of physiology. Baltimore:University Park Press;1980. p.41.)

2. 生精小管

生精小管由生殖细胞和支持细胞组成,是配子产生的独特环境。构成生精微环境的细胞包括支持细胞、纤维细胞,以及基底膜的肌样细胞。生殖细胞包括分裂缓慢的干细胞群、增殖较快的精原细胞和精母细胞,以及变形中的精子细胞。

(1)支持细胞(Sertoli cell):**支持细胞位于生**精小管的基底膜并延伸至管腔(图 2-10)。支持细胞的超微结构特征已有确切描述(Bardin et al,1994),具有不规则形状的细胞核、突出的核仁及较低的有丝分裂指数,并且在相邻的支持细胞之间有独特的**紧密连接复合物。这些紧密连接是人体内最强的细胞间屏障,将生精小管分为基底膜侧和管腔侧**(见图 2-10)。这种解剖结构形成了

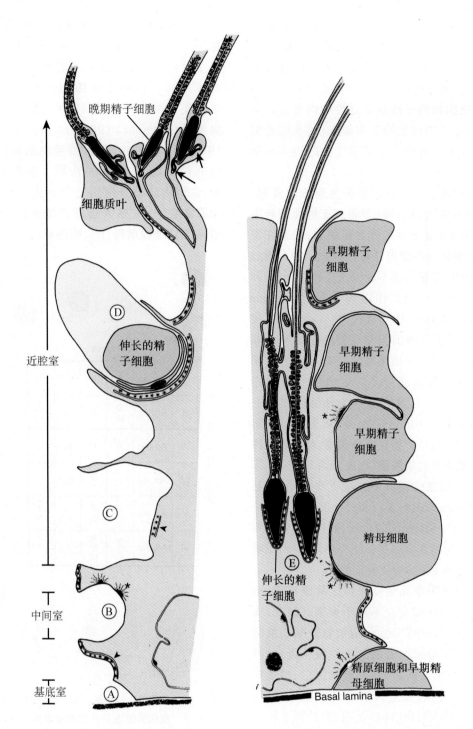

图 2-10　树状支持细胞的代表性结构　具有增厚的中央部分可称为"躯干",较为脆弱的触角可称为"四肢",注意生精上皮的基底室、中间室和近腔室。A. 精原细胞和早期精母细胞在基底层共享空间,并被相邻的支持细胞包裹,支持细胞连接形成紧密连接复合物(血-睾屏障的部位)。B. 在生精细胞从基底室移到近腔室的过程中,支持细胞在细线-偶线期精母细胞的上下方形成连接复合物。C. 支持细胞紧密连接解离时,精母细胞进入管腔内。D. 伸长的精子细胞位于支持细胞躯干的狭窄凹陷内。E. 当精子细胞进一步伸长时,细胞就会滞留在支持细胞体内。分化成熟的精子细胞向管腔移动,为最终成为精子做准备。只有精子头部仍然与支持细胞保持密切接触。特异的细胞间接触:星号,桥粒缝隙连接复合物;箭头,细胞外质特化;单向箭头,小管复合物(From Russell L. Sertoli-germ cell interactions: a review. Gamete Res 1980;3:179.)

血-睾屏障的基础,允许精子在免疫保护的特定区域进行分化。支持细胞作为精子发生的保育细胞,胞质内和胞质间的胞质突起不断滋养发育中的生殖细胞。未分化的精原细胞靠近小管的基底膜,而精母细胞和精子细胞靠近管腔内表面。因此支持细胞是一种极化的上皮细胞,其基底近似血浆环境,其顶端则构成生精小管内的特有环境(Ewing et al,1980)。

支持细胞通过以下方式滋养生殖细胞发育:①提供特有的腔内微环境;②通过支持细胞与生殖细胞之间的缝隙连接滋养生殖细胞;③允许发育中的生殖细胞在小管内迁移(见图 2-10)。通过支持细胞之间的紧密连接不断改变结构,"开放"和"关闭"生殖细胞的相互作用和迁移(Mruk and Cheng,2004)。配体-受体复合物,如 c-kit 和 kit 配体,可能参与调节生殖细胞和支持细胞之间的联系。支持细胞也参与生殖细胞的吞噬、产生和分泌液体,以及重要的效应分子。雄激素结合蛋白(ABP)是最早描述的支持细胞的分泌产物之一(Hansson and Djoseland,1972)。ABP 是支持细胞内雄激素的细胞载体。通过结合睾酮,ABP 在生精小管内维持高水平的雄激素(比血清高 50 倍)。睾酮在支持细胞功能的调节中也起重要作用,包括ABP 的产生(Griswold et al,1988)。抑制素由支持细胞产生,并在 FSH 分泌的负反馈环中起着重要的调节作用。抑制素 B 是男性不育症评估中,反映支持细胞功能的重要内分泌标志物。

支持细胞作为睾丸免疫保护区的维持者,确保生殖细胞的微环境完全不同于血浆。因此,支持细胞分泌许多其他产物,包括细胞外基质成分(纤维蛋白原、Ⅳ型胶原蛋白和Ⅰ型胶原蛋白)和一些蛋白质,如血浆铜蓝蛋白、转铁蛋白、糖蛋白 2、纤溶酶原激活物、类生长调节素样物质、T 蛋白、HY 抗原、丛生蛋白、环状蛋白、生长因子和生长调节素(Mruk and Cheng,2004)。类固醇如 DHT、睾酮、雄烯二醇、17β-雌二醇和许多其他 C21 类固醇也由支持细胞产生(Ewing et al,1980;Mather et al,1983)。许多支持细胞和管周物质的功能尚不清楚,应进一步探明支持细胞如何精细调控以维持精子发生。

（2）生殖细胞:在人类生精小管中,生殖细胞每天产生大约 $123×10^6$[范围(21~374×

10^6)]个精子(Amann and Howards,1980)。这相当于每次心搏产生大约 1200 个精子。在生精小管内,生殖细胞从基底膜到管腔呈现高度有序排列。各种生殖细胞的形态学分析揭示了人类睾丸中至少有 13 种可识别的生殖细胞类型(Clermont,1963;Heller and Clermont,1964)(图 2-11)。每种细胞类型被认为代表生精进程中的一个不同步骤。从形态学外观上看,它们从最小分化到完全分化,命名为暗 A 型精原细胞(Ad)、亮 A 型精原细胞(Ap)、B 型精原细胞(B)、细线前期(R)、细线期(L)、偶线期(Z)和

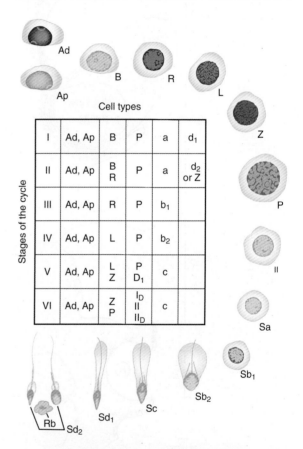

		Cell types			
I	Ad, Ap	B	P	a	d_1
II	Ad, Ap	B R	P	a	d_2 or Z
III	Ad, Ap	R	P	b_1	
IV	Ad, Ap	L	P	b_2	
V	Ad, Ap	L Z	P D_1	c	
VI	Ad, Ap	Z P	I_D II II_D	c	

(Stages of the cycle)

图 2-11　精子发生的步骤。Ad. 暗 A 型精原细胞;Ap. 亮 A 型精原细胞;B. B 型精原细胞;II. 次级精母细胞;L. 细线期初级精母细胞;P. 粗线期初级精母细胞;R. 休眠或细线前期初级精母细胞;Rb. 残余体;Sa(a)、Sb_1(b_1)、Sb_2(b_2)、Sc(c)、Sd_1(d_1)、Sd_2(d_2). 精子细胞;Z. 偶线期精母细胞。该表显示了构成生精上皮"周期"六个阶段(I~VI)的细胞;D_1. 终变期;ID 和 IID. 精母细胞的第一次和第二次成熟分裂(Modified from Clermont Y. Renewal of spermatogonia in man. Am J Anat 1966;118:509.)

粗线期(P)初级精母细胞,次级精母细胞(II)和Sa、Sb、Sc、Sd 1 和 Sd 2 精子细胞。紧密连接保持精原细胞和早期精母细胞处于基底室内,而所有其他生殖细胞位于近腔小室。

3. 管周结构

人类生精小管被几层管周组织包绕(Hermo et al,1977)(图 2-12)。外膜层由成纤维细胞组成,中间层是散布有薄层结缔组织的肌样细胞,内层由胶原蛋白基质组成。人类管周肌样细胞具有收缩功能(Toyama,1977)。肌样细胞主动分泌细胞外基质成分如纤连蛋白和I型胶原,并产生内胶原层(Tung et al,1984)。肌样细胞也可能会影响支持细胞的功能,已知它与支持细胞和间充质上皮的精确相互作用相关联。Skinner 和同事(1988)分离了由肌样细胞产生的旁分泌因子 P-Mod-S(peritubular modifies Sertoli),可在体外对支持细胞的合成和分化功能产生显著影响。人类管周细胞也被证明可分泌睾酮并影响支持细胞活性(Cigorraga et al,1994)。

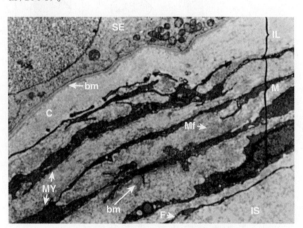

图 2-12　人类睾丸管周组织的低倍电镜图片。管周组织位于生精上皮(SE)的基膜(bm)和间质组织(IS)之间。管周组织有三个区域:内层(IL);肌层(M),含有丰富微丝状结构(Mf)的肌细胞(MY);含有成纤维细胞的外膜层(F)(From Hermo L, Lalli M, Clermont Y. Arrangement of connective tissue elements in the walls of seminiferous tubules of man and monkey. Am J Anat 1977;148:433-46.)

4. 血-睾屏障

染料和其他物质在注入动物血流时会迅速出现在身体组织中,但不能穿透大脑和睾丸区域,这就引出血-睾屏障的概念。**可以更确切地称其为"血-生精小管屏障",其由两个部分组成:解剖/机械单元和功能单元。**机械屏障部分由围绕生精小管的肌样细胞形成(Dym and Fawcett,1970;Fawcett et al,1970)。分子交换调节也发生在毛细血管内皮细胞的水平。但屏障最重要的组成部分是支持细胞间的紧密连接,可阻止大分子和淋巴细胞的通过。血-睾屏障的解剖单元是必要的,但不足以维持小管内的免疫"保护区"状态,因为在生殖道的其他保护区中并未观察到这种解剖结构(Tung et al,1971;Brown et al,1972)。

因此,尽管机械屏障有助于血-睾屏障的建立,但其他"功能"组分也必须存在,以抑制正常的免疫应答。几种机制可能协同工作以保护精子免受破坏。首先,在生精上皮的解剖学薄弱区域,淋巴细胞被隔离(Mahi-Brown et al,1988)。其次,这些薄弱区域主要是 T 抑制细胞(el-Demiry et al,1985;Anderson and Hill,1988)。由于抗原-人类白细胞抗原结合的缺陷,导致精子抗原无法向淋巴细胞递呈,进而损害免疫应答(Jenkins et al,1987;Anderson and Hill,1988)。有证据表明,免疫耐受在功能性血-睾屏障中起作用。主导理论认为,在屏障的解剖较薄弱区域(睾丸网、输精管、附睾),存在精子抗原少量持续泄漏(Tung,1980)。该泄漏可产生 T-抑制细胞和免疫耐受性,类似于常见环境过敏源的脱敏方案。然而,随着抗原逐渐增加,将会导致真正的免疫应答(Turek,1997)。细胞因子可能有助于免疫耐受,包括干扰素-γ、可溶性 Fc 受体和 TGF-β(Perussia et al,1987;Ben-Rafael and Orvieto,1992;Turek,1997)。此外,雄激素具有轻度免疫抑制活性,并可调节免疫(Diemer et al,2003)。

为什么会存在血-睾屏障?血-睾屏障在青春期初次遗精时产生(Kormano,1967),可能对减数分裂很重要。此外,血-睾屏障可以免疫隔离出成年雄性免疫系统不能识别为自身发育中的雄性配子。从这个意义上讲,**在青春期后,血-睾屏障的功能就能够完全实现,因为减数分裂后生精细胞上的外来"抗原"只有在初次遗精后才存在。如果在青春期之前发生睾丸损伤,如活检、扭转或创伤,则不会诱发抗精子抗体。**然而,在青春期之后,免疫性不育是已知的风险(Turek,1997)。临床上,血-睾屏障还可能限制化疗药物进入癌细胞,与睾丸内癌症复发有关。

(三)精子发生

精子发生是一个非常复杂和特化的 DNA 减少和生殖细胞变形的过程。早期研究显示,人类生精的整个过程大约需要 64d(Clermont,1972)。然而,健康男性的体内动态研究显示,生成可射出精子的总时间为 42～76d,表明精子发生的持续时间,可在个体间存在很大差异(Misell et al,2006)(图 2-13)。**精子发生过程:①增殖期,精原细胞分裂以维持数目(自我更新)或分化为子细胞再转变为成熟配子;②减数分裂期,生殖细胞分裂时 DNA 数量减少,生成单倍体(正常 DNA 的一半)精子细胞;③精子形成期,精子细胞经历明显的变形成为成熟精子。**[关于此内容的精彩论述请参阅 Steinberger(1976)和 de Kretser 和 Kerr(1988)]。

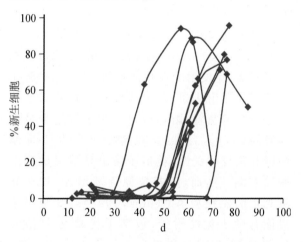

图 2-13　精子生成至射出所需的时间。精母细胞标记整合曲线:11 个正常精液质量的男性每天两次摄入 50ml 的 ^2H_2O 共 3 周。摄入标记物后最早 42d 在射出精子中发现新的未标记的精子,生成和射出精子所需时间存在相当大的个体差异(From Misell LM,Holochwost D,Boban D,et al. A stable isotope/mass spectrometric method for measuring the kinetics of human spermatogenesis in vivo. J Urol 2006;175:242-6.)

精子发生周期涉及从原始精原干细胞分裂为后续的生殖细胞。生精上皮上可同时观察到数个生精周期,并且在形态学上被区分为各个阶段。

如果在单个固定时间点观察生精小管内的精子发生,可观察到 6 个可识别的细胞阶段(Heller and Clermont,1964)(见图 2-11)。此外,生精小管内还存在一种对生精周期的特殊调控,称为生精波。确凿证据表明,人类精子发生以螺旋或螺旋细胞排列的形式存在,以确保精子生成是连续过程而不是脉冲过程(Schulze,1989)(图 2-14)。

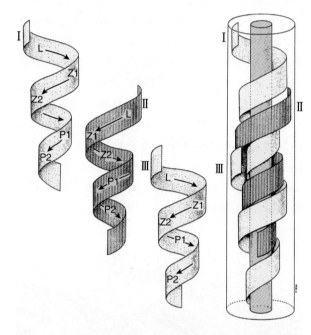

图 2-14　人类生精小管中生精周期的螺旋形构造,形成精子发生重叠波,保持精子生成恒定(From Schulze W,Rehder U. Organization and morphogenesis of the human seminiferous epithelium. Cell Tissue Res 1984;237:395-407.)

1. 睾丸干细胞迁移、更新和增殖

(1)睾丸干细胞迁移:在胎儿早期发育期间,**原始生殖细胞迁移至性腺嵴联同支持细胞形成原始睾丸索**(Witschi,1948)。原始生殖干细胞在生殖腺通过形成生精小管索分化成睾丸后,被称为生殖母细胞(gonocytes)。原始生殖干细胞迁移至生殖腺,被称为精原细胞(spermatogonia)(Gondos and Hobel,1971)。**有趣的是,这些早期迁移的生殖细胞具有与胚胎干细胞非常相似的特性,并且可能是成人生殖细胞肿瘤的来源**(Ezeh et al,2005)。

(2)睾丸干细胞自我更新:位于干细胞龛或微环境的精原细胞在被称为干细胞更新的过程中

得到补充。生长因子受体 kit 配体/c-kit 受体系统和干细胞龛因子——胶质细胞源性神经营养因子(GDNF)似乎参与了这一过程(Oatley and Brinster,2008)。事实上,c-kit 受体是大鼠精原干细胞的标志物(Dym,1994),大鼠精子生成是 c-kit 依赖性过程,而精原干细胞更新可能是独立于 c-kit 的进程(Yoshinaga,1991)。**最近的研究还表明,人类精原干细胞可在体外重新组成胚胎样干细胞**(Conrad et al,2008;Kossack et al,2009)(图 2-15)。从成人睾丸活检获得的标本中,胚胎样细胞表现出多潜能的特殊标记(*OCT-4*、*SOX-2*、*STELLAR*、*GDF-3*),可形成所有三个胚层、维持正常核型、形成畸胎瘤、表达适当水平的表观遗传标记和端粒酶(Kossack et al,2009)。这一发现表明,对于未来基于细胞治疗的患者,睾丸可能是特异性干细胞的来源。

(3)睾丸干细胞增殖:在人类中,生精小管的基底干细胞龛或微环境中的亮 A 型精原细胞(Ap)以 16d 的间隔分裂(Clermont,1972),形成 B 型精原细胞。B 型精原细胞将成为精母细胞,但精原细胞子细胞之间的细胞质在有丝分裂后仍保持联合,在相邻细胞之间形成胞质桥。**在整个精子发生过程中,所有类型的生殖细胞都能观察到这些胞质桥**(Ewing et al,1980)。这些胞质桥可能对于细胞增殖同步、分化及基因表达的调节至关重要。

2. 减数分裂

体细胞通过有丝分裂进行复制,形成基因相同的子细胞。**生殖细胞通过减数分裂进行复制,遗传物质减半形成繁殖**。减数分裂形成了遗传多样性,提供了更丰富的遗传物质来源,使自然选择发挥作用。通过有丝分裂进行的细胞复制很精确,该过程涉及遗传物质(染色体)复制、核膜破裂,以及染色体和胞质平均分配至子细胞等序列事件。**有丝分裂和减数分裂复制的本质区别在于,有丝分裂中单个 DNA 复制之后只有一次细胞分裂,但在减数分裂中有两次细胞分裂(四次子细胞)**。因此,子细胞只含有亲本细胞染色体含量的一半。因此,二倍体(2n)亲本细胞变成单倍体(n)配子。表 2-2 列出了有丝分裂和减数分裂之间的其他主要差异。研究表明,包括小干扰 RNA(siRNA)、微小 RNA(miRNA),以及与 piwi 相互

作用的 RNA(piRNA)在内的小 RNA 分子(small RNAs)是转录后或翻译水平上生殖细胞基因表达的重要调节因子(Tolia and Joshua-Tor,2007;He et al,2009)。

表 2-2 有丝分裂和减数分裂的重要差异

有丝分裂	减数分裂
在体细胞中发生	在生殖细胞中发生
一个细胞分裂,两个子细胞	两个细胞分裂,四个子细胞
染色体数目不变	染色体数目减半
没有配对,染色体同源	同源配对,前期Ⅰ
无交叉	每个同源对有多个交叉
着丝粒分裂,后期	着丝粒分裂,后期Ⅱ
相同的子细胞基因型	子细胞中发生遗传变异

精子发生始于生精小管腔内的 B 型精原细胞有丝分裂形成初级精母细胞。**成熟的精母细胞是进行减数分裂的第一批生殖细胞**(Kerr and de Kretser,1981)。在这个过程中,将进行两次减数分裂,产生具有互补的单倍染色体子细胞。另外,由于染色体重组,每个子细胞都含有不同的遗传信息。由此产生的细胞是 Sa 型精子细胞(见图 2-11)。

染色体重组是哺乳动物减数分裂的主要特征,可确保单倍体配子在遗传上与其成熟前体细胞不同,并且是遗传多样性和进化的真正动力。在减数分裂前期,同源(母本和父本)染色体配对形成联合复合体,与同源染色体之间进行物理相互作用和 DNA 相应位点的交叉交换。近期研究表明,男性生殖细胞内重组的保真性缺陷会导致无精子症和男性不育(Walsh et al,2009)。在一项研究中,**与正常男性精子发生相比,10% 的非梗阻性无精子症患者在重组方面存在显著缺陷**(Gonsalves et al,2004)。另外,在睾丸活检中发现,成熟阻滞的男性中,约有一半的病例发生错误重组,这提供了重组错误与生精障碍相关的证据(Gonsalves et al,2004)。重组变异可影响精子非整倍体,因为交叉位置的改变是染色体不分离的危险因素。**事实上,有证据表明无精子症患者中**

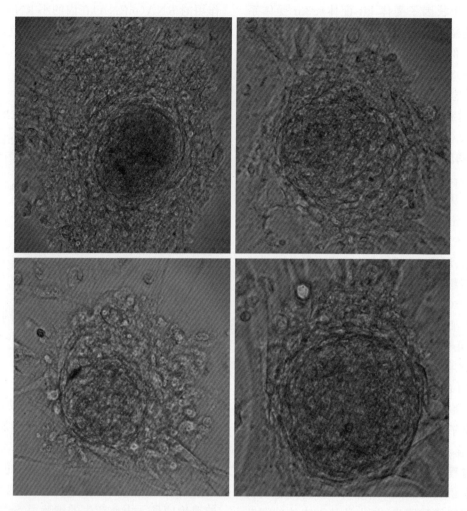

图 2-15　来自成人睾丸精原干细胞的四种不同集落的显微图片。细胞簇是成人精原细胞重编程的结果[在人
类胚胎干细胞(HESC)的培养条件下]。HESC 呈现典型鹅卵石外观并且是多潜能的

错误重组与精子非整倍体的相关性,足以解释体外受精(IVF)和卵胞浆内单精子注射(ICSI)后代中染色体异常率较高的情况(Sun et al,2008)。

3. 精子形成

在精子形成过程中,圆形 Sa 型精子细胞成熟成为精子(见图 2-11)。在此成熟过程中,不发生细胞分裂,但精子细胞核和细胞质发生广泛变化。包括细胞质的丢失、胞质细胞器的迁移、高尔基体形成顶体、中心体形成、核固缩至原大小的 10%,以及围绕精子中段的线粒体重组(Kerr and de Kretser,1981)。随着染色质浓缩,圆形精子细胞核从球形变为不对称。许多细胞成分参与该重塑过程,包括染色体结构、相关染色体蛋白质、核周细胞骨架膜蛋白层、核微管流苏结构、顶体下的肌动蛋白,以及与支持细胞相互作用。随着精子细胞延伸的完成,支持细胞胞质在发育精子的周围回缩,除去所有不必要的胞质成分,并将其挤出至管腔中。成熟的精子胞质极少,精子的产生量很大,每克睾丸每秒高达 300 个。

4. 支持细胞-生殖细胞相互作用

睾丸内存在着复杂的细胞间相互作用网络,间质细胞和支持细胞之间、间质细胞和管周细胞之间、支持细胞和管周细胞之间、支持细胞和生殖细胞之间。哺乳动物睾丸中几种关于支持细胞-生殖细胞的关联如图 2-10 所示(Russell and Clermont,1976;Romrell and Ross,1979;Skinner,1995)。此外,还有一些因素能够可逆地破坏血-睾屏障,包括 TGF-β3 和肿瘤坏死因子-α

（TNF-α）。这些物质通过 p38 丝裂原活化蛋白（MAP）激酶信号通路降低屏障中闭合蛋白（occludin）和紧密连接蛋白-1（ZO-1）的水平（Xia et al,2009）。这仅代表了精子发生过程中非常复杂和高度互动的部分内容。

5. 遗传学

精子发生异常的遗传因素逐渐被阐明。如单个基因（例如囊性纤维化）点突变，与染色体片段（或全部）结构或数量异常，遵循孟德尔方式遗传导致不育。读者可以参考 Turek 和 Reijo Pera（2002）对这些疾病的综述。Y 染色体长臂缺失导致无精子症的假说已超过 30 年（Tiepolo et al,1976）。基于细胞遗传学分析，该区域理论上被称为无精子症因子（AZF）。目前,AZF 区域的位点缺失模式（称为微缺失）用于将该区域细分为 AZFa、AZFb 和 AZFc 亚区域（Vogt et al,1996）。Y 染色体区域缺失称为 Yq 微缺失，可在 6%～8% 的严重少精子症和 15% 的无精子症患者中发生（Reijo et al,1996）。总之,这种缺失是男性不育症最常见的分子病因（Kostiner et al,1998）。

不断有文献阐述 AZF 缺失类型,对精子发生障碍的预后价值。对于部分和完全 AZFc 缺失患者,在精液分析或睾丸活检中经常发现精子,而在完全 AZFa 或 AZFb 缺失男性的精液或睾丸中,发现精子的概率几乎为 0（Hopps et al,2003）。完全 AZFa 缺失与生殖细胞发育不全或唯支持细胞综合征相关。一般而言,完全 AZFb 缺失与初级精母细胞（早期）或精子细胞（晚期）精子发生成熟停滞相关。AZFc 缺失与生精功能低下或唯支持细胞综合征伴局灶性生精相关。但曾经有报道,部分 AZFa 和 AZFb 缺失的男性精液中曾经检测到精子（Foresta et al,2001）。同样,也有报道在 AZFa＋b 和 AZFb＋c 缺失（可能是部分缺失）的男性精液中发现精子,但 AZFa-c 的缺失与无精子症相关,睾丸活检无法找到精子。

近期在啮齿动物研究中率先报道 X 染色体对精子发生也很重要。2001 年 Wang 和同事系统检索了小鼠精原细胞中特异表达的基因（Wang et al,2001）。通过互补 DNA（cDNA）消减鉴定了 25 个基因,其中 10 个定位于 X 染色体,这表明 X 染色体可能在生精的减数分裂前期具有关键作用。最近对小鼠和人类 X 染色体的比较表明,X 染色体可能对男性和女性的生育力同样重要（Mueller et al,2013）。男性不育患者 X 连锁基因突变的研究已经将 *SOX3* 基因（性别决定区域 Y 框 3）和 *FATE* 基因鉴定为两个潜在的候选生育基因（Olesen et al,2003；Raverot et al,2004）。未来,这些 X 染色体上的基因突变有可能用来定义许多目前不明原因的男性不育症病例。

6. 遗传和父亲年龄

（1）年龄相关的精子染色体异常：由于男方高龄与后代三体特别是 21-三体（唐氏综合征）的增加相关,因此首先研究了精子的非整倍体和多倍体状态。利用荧光原位杂交（FISH）技术,目前已经证实,父亲年龄对精子非整倍体的影响。**父亲年龄增长似乎增加了性染色体非整倍体精子的比例**（Wyrobek et al,1996）。然而,几乎没有证据支持父亲年龄增长与非整倍体新生儿的增加有关,除了 21-三体和 1-双体综合征（非常罕见）。Martin 和 Rademaker（1987）研究了精子染色体结构异常,发现父亲年龄与精子结构异常发生率存在显著线性关系（$r=0.63$）。**这种关联的一种可能解释是,在精子发生过程中持续的细胞分裂使生殖细胞处于染色体损伤的风险,尤其当父亲年龄较大时。**然而,除了交互易位之外,几乎没有证据表明这种关联导致子代发生染色体结构异常的频率增加。

（2）年龄相关的精子基因突变：精子中的单基因缺陷是由 DNA 复制错误造成。迄今为止,很难评估精子中是否存在这种缺陷。但是男方年龄对后代单基因缺失的影响是明确的。在框图 2-1 中,列出了一些常染色体显性遗传疾病,这些疾病已知与父亲高龄有关。由于具有明显的频率异常和低适应性,且源自高度显性突变,被称为 *早期特征性表型*。**随着年龄增长新出现的单基因突变机制涉及生精过程中精原细胞分裂的特征和连续过程。到青春期为止,精原细胞已经发生了 30 次细胞分裂,生成大量的未分化细胞。青春期过后,这些细胞每年发生 23 次分裂。事实上,老年男子的精原细胞经历了无数次细胞分裂,使它们更可能在 DNA 转录中出现错误,这是单基因缺陷的来源。**男方高龄造成常染色体显性突变的风险评估结果：对于年龄小于 29 岁的男性,后代发生突变的风险为 0.22（每 1000 名新生儿）；年龄为 40—44 岁的父亲,这种风险加倍（0.45/1000）；在年龄大于 45 岁时风险上升至 3.7(每 1000 名新生儿)(Friedman,1981)。

要点:睾丸

- 年轻成人的睾丸生精小管长约 250m,含 7 亿个支持细胞。
- 精子发生分为多个阶段、周期和波,确保精子的持续产生。
- X 及 Y 染色体上的基因控制着精子发生,其异常可导致男性不育。
- 随着父亲年龄的增长,精子染色体结构异常增多,常染色体显性突变导致后代早期特征性表型发生率前哨表型增加。

三、附睾

(一)大体结构

附睾是位于睾丸后外侧表面的一个逗号形状的器官。**新生成的精子通过附睾发生许多变化,** 包括获得运动功能,以及表面电荷、膜蛋白、免疫活性、磷脂、脂肪酸含量和腺苷酸环化酶活性的改变。这些变化改善了细胞膜结构的完整性,提高了受精能力及运动能力。睾丸内的精子一般呈现很低或没有运动能力。通过附睾后,精子的运动性和功能性逐步增强。人类精子通过附睾的时间为 12d(Johnson and Varner,1988)。

附睾管长 3~4m,紧密盘绕包裹在鞘膜结缔组织形成的囊状鞘内(Lanz and Neuhauser,1964;Turner et al,1978)。而结缔组织鞘向内延伸形成隔,将小管分为具有组织学特征的区域(Kormano and Reijonen,1976)。**在解剖上,附睾可分为头部、体部和尾部三个区域**(图 2-16)。头部由 8~12 个来自睾丸的输出小管盘曲而成。在睾丸附近的输出小管一般腔体大且形状不规则,而在靠近附睾管连接处则变得狭窄,呈椭圆形。连接处末端,小管的直径略微增加,之后在附睾体部保持恒定。在体积庞大的附睾尾部中,附睾小管的直径明显增加,管腔变为不规则状。远端继续延伸,小管则逐渐成为有输精管特征的形状。

1. 血管及淋巴供应

人类附睾头部及体部通过睾丸动脉分支供血(见图 2-7),分上行支及下行支(MacMillan,1954)。除此之外,附睾还接受输精管动脉分支血供,其中的侧支血管可将输精管动脉与睾丸动脉连通;附睾尾部接受输精管动脉分支的血供。**输精管动脉和提睾肌动脉在睾丸动脉阻断或者结扎后成为侧支循环为附睾提供血供。**动脉分支沿结缔组织鞘形成的隔膜进入附睾内。这些血管广泛盘绕,进而形成毛细血管床的连续血管(Kormano and Reijonen,1976)。毛细血管沿着附睾管的长度分布明显不同,附睾头部近端区域含有高密度的上皮下毛细血管网,沿附睾管远端血管化程度下降。动物研究显示,附睾内的毛细血管网受激素控制,例如家兔双侧去势可导致附睾毛细血管网的逐渐退化及最终消失(Clavert et al,1981)。人类附睾血管是否也受类似影响尚不清楚。

按照 MacMillan(1954)的观点,附睾体部与尾部的静脉回流汇合形成附睾的边缘静脉。这些静脉通过睾丸的边缘静脉、提睾肌静脉或输精管静脉汇入蔓状静脉丛。附睾的淋巴回流通过两条途径(Wenzel and Kellermann,1966),附睾头部

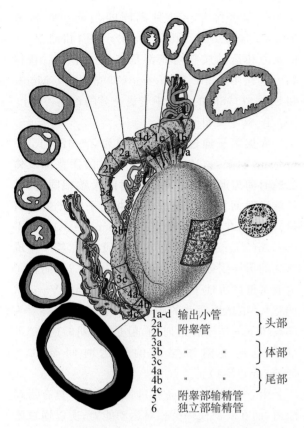

1a-d　输出小管　｝头部
2a
2b　　附睾管
3a
3b　　　"　　"　｝体部
3c
4a
4b　　　"　　"　｝尾部
4c
5　　　附睾部输精管
6　　　独立部输精管

图 2-16　人类附睾导管上皮和肌层的区域化图示。附睾节段区域以横截面显示，并由数字标识（From Baumgarten HG，Holstein AF，Rosengren E. Arrangement，ultrastructure，and adrenergic innervation of smooth musculature of the ductal efferentes，ductus epididymidis，and ductus deferens in man. Z Zellforsch Mikrosk Anat 1971；120：37.）

与体部的淋巴引流途径与睾丸相同，淋巴管伴随精索内静脉走行，最终止于主动脉前淋巴结。而附睾尾部淋巴管汇入输精管伴行的淋巴管，淋巴引流最终止于髂外淋巴结。

2. 神经支配

人类附睾的神经支配主要源于中、下精索神经，这些神经上行分别形成腹下神经丛和盆腔神经丛（Mitchell，1935）。睾丸输出小管和附睾近端极少受交感神经的支配（Baumgarten and Holstein，1967；Baumgarten，1968）。在这些区域存在管周神经丛且主要与血管伴行。神经纤维的数量主要于附睾体中部显著增多且沿附睾密度逐渐增加，并与此区域平滑肌细胞的出现和增殖同时发生（Baumgarten et al，1971）。附睾可收缩的细胞和交感神经的分布，可以解释睾丸输出小管和附睾起始节段的节律性蠕动，通常与附睾尾间断的收缩活动及输精管的泌精有关（Risely，1963）。这些生理收缩对精子在附睾移动起至关重要的作用。

（二）细胞结构

附睾上皮细胞：人类附睾管的组织学已被Holstein（1969）和 Vendrely（1981）描述。上皮组织含有两种主要的细胞类型：**主细胞和基底细胞**（图 2-17）。在附睾中，主细胞的高度随静纤毛（微绒毛，而不是纤毛）的长度而变化。一般来说，高静纤毛（120μm）分布在近端附睾，较小或较短的静纤毛（50μm）分布在附睾远端区域。主细胞的细胞核细长，通常具有较大的裂隙和一或两个核仁。主细胞顶端有许多包被小窝、微吞饮小泡、多泡体、不规则形状的膜状囊泡和大量的高尔基体，所以主细胞可同时进行吸收和分泌过程。由于这些细胞学特征随附睾不同部位而变化，提示这种细胞在附睾管不同区域中具有不同的吸收和分泌功能（Vendrely and Dadoune，1988）。

附睾上皮的基底细胞比主细胞少得多，分散在主细胞之间。泪滴状基底细胞位于基底层上方，被认为来源于巨噬细胞，基底细胞向管腔延伸，其顶端在相邻的主细胞之间形成螺纹状结构。与主细胞不同，基底细胞的形态在整个附睾管中保持相对稳定，被认为是主细胞的前体。

附睾上皮沿其长度呈现区域差异。如上所述，附睾内上皮由主细胞和基底细胞组成，表现为假复层上皮。在睾丸网与睾丸输出小管的近端交界处，立方上皮有从低到高的明显过渡。睾丸输出小管上皮由纤毛细胞和非纤毛细胞组成（Holstein，1969）。纤毛细胞可将精子从输出小管输送到附睾中，而具有突出顶端的非纤毛细胞主要分布在近端输出小管，具有分泌作用（Vendrely，1981）。其他具有微绒毛的非纤毛细胞在远端输出小管占主导，有再吸收作用。无论有纤毛还是无纤毛的细胞均通过连接复合物在顶端相接。这表明存在类似于血-睾屏障的血-附睾屏障（Suzuki and Nagano，1978；Hoffer and Hinton，1984），**虽然不像血-睾屏障那样致密，但从头部延伸至尾部，血-附睾屏障可能在附睾管腔内不同节段的液**

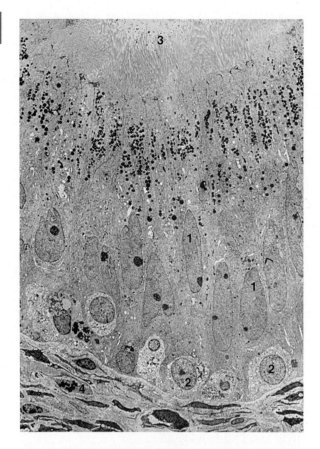

图 2-17　人类附睾横截面的电镜图片。管腔上皮的主要成分是主细胞(1)、基底细胞(2)、静纤毛(3)和肌纤维(4)。放大倍数约 1800 ×（From Holstein AF. In：Hafez ESE，editor. Human semen and fertility regulation in men. St. Louis：Mosby；1976.）

体组成方面发挥重要作用（Turner，1979）。

附睾收缩组织：输出小管基底层及附睾管外周存在多种收缩细胞（Baumgarten et al，1971）（图 2-17）。在输出小管（头部的远端和附睾的近端）中，围绕小管周围的收缩细胞形成疏松的 2～4 层细胞组织结构。这些细胞含有肌原纤维细丝通过许多膜互相融合。在附睾体部远端，收缩细胞体积更大，而类似于平滑肌细胞间的膜融合连接较少。在附睾尾部，较薄的收缩细胞被较厚的平滑肌细胞取代，形成三层——内、外层纵向排列，中间层环形排列。在形成输精管时末端收缩层进一步增厚。整个附睾收缩组织的分布可能与精子运输过程有关。

（三）附睾功能

附睾管从头部至尾部的解剖学和组织学变化表明附睾实际是由几种不同的功能组织构成（Vendrely，1981）。很明显，精子运输和储存、受精能力和运动成熟功能都是在通过附睾后获得的。这在 Robaire 和 Hermo（1988）以及 Moore 和 Smith（1988）的综述中有更充分的论述。

1. 精子运输

人类精子通过附睾的时间为 2～12d（Johnson and Varner，1988）。精子通过附睾头部及体部的时间与通过附睾尾部的时间大致相同，而精子转运时间更可能与每天睾丸精子的产生量有关，而不是年龄或射精频率（Amann，1981；Johnson and Varner，1988）。在一项研究中，精子生成率高的男性附睾精子转运时间平均为 2d，而精子生成率低的男性平均为 6d（Johnson and Varner，1988）。虽然性活动的频率并不影响通过附睾头部及体部的精子转运时间，但是"近期的遗精"可以缩短通过附睾尾部的转运时间至 68%（Amann，1981）。

由于正常睾丸精子在进入附睾时不具有运动能力，而在头部仅保持相对运动能力，所以通过附睾转运精子必然存在精子运动能力之外的机制。在这方面已经有动物研究揭示（Bedford，1975；Hamilton，1977；Courot，1981；Jaakkola and Talo，1982；Jaakkola，1983）。最初，精子通过睾丸液进入输出小管，而雌激素受体介导的附睾管上皮细胞的液体重吸收，进一步促进精子的流动。输出小管的游动纤毛和肌样细胞收缩，也有助于精子的运动。精子运输的主要机制可能是依赖于附睾周围收缩细胞的自发和节律性收缩。

2. 精子储存

精子在通过附睾头部及体部后，在附睾尾部停留时间的长短取决于性行为的频率。在 21—55 岁的男性中，每侧附睾平均含（155～209）× 10^6 个精子（Amann，1981；Johnson and Varner，1988），大约一半都储存于附睾尾部。

与睾丸精子不同，储存在附睾尾部的精子具有渐进性增强的运动能力，并能使卵子受精。精子在附睾内保持受精能力的确切时间尚不清楚，但动物研究表明，在输精管结扎后，精子仍可存活数周（Hammond and Asdell，1926；Young，1929）。也有数据表明，随着精子在附睾内储存时间的延长，体内的精子受精能力呈下降趋势

（Cooper and Orgebin-Crist，1977；Cuasnicu and Bedford，1989）。而在人类中，精子在附睾转运和储存时间的延长将导致精子老化，进而使精子的受精能力下降（Johnson and Varner，1988）。

　　附睾中未射出精子的确切结局尚不清楚。在动物中，精子的损耗主要通过自发性遗精、自身清洁（Martan，1969）、尿液中排出（Lino et al，1967）或附睾再吸收等途径（Amann and Almquist，1961）。人类输精管结扎后，我们可在附睾管腔内观察到巨噬细胞（噬精体）吞噬精子（Alexander，1972）。然而，在输精管未结扎的男性附睾中是否能通过这一机制清除大量精子尚不清楚。

　　3. 精子成熟

　　（1）精子运动：**精子通过在附睾中的迁移增强运动能力。这是在精子运动模式的变化和呈现"成熟"运动模式比例的增加中观察到的。**Bedford 和同事（1973）将睾丸输出小管中的大量精子放置在培养基中，首次观察到精子呈现不动或只显示微弱、抽搐的运动。有时还可观察到精子表现出"不成熟"的尾部运动，其特征类似"敲打"的节奏呈宽弧线运动，几乎没有前向运动。这样的精子在初始附睾段中的比例增加，但在体部呈现这种运动模式的精子比例下降。在体部精子具有"成熟"的运动模式，其特征是高频、低振幅的拍动，运动能力逐渐增强（图 2-18）。在附睾尾部，超过 50% 的精子具有成熟的运动模式，其余是不活动或早先描述呈现不成熟的运动模式。Moore 和同事（1983）也确切证明了人类精子在附睾转运中表现出前向运动的能力逐渐增强。将精子放置在体外缓冲剂中，可见随着从输出小管向附睾头部、体部近、远端和尾部（图 2-19）的进程，成熟运动精子的比例增加。

　　获得精子成熟的运动模式和在附睾的接触时间及区域的相对重要性未知。动物研究表明，精子的成熟运动模式是精子发生内在固有的进程，可能独立于特定附睾区域的相互作用。例如，虽然一般情况下仓鼠和兔精子在附睾头部不活动，但在附睾管结扎后，在该区域发现了可运动精子（虽然运动能力进展较慢，持续时间较正常短）（Orgebin Crist，1969；Horan and Bedford，1972）。人类研究报道，先天性输精管缺如或附睾梗阻的患者从附睾远端抽吸的精子通常运动能力差，而

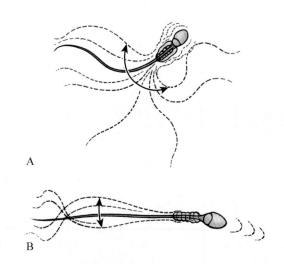

图 2-18　人类附睾精子尾部运动模式。A. 从近端附睾中取出的精子尾部运动特征是高振幅、低频率的摆动，前向运动很少。B. 相比之下，来自附睾尾部的大部分精子尾部运动特征是低振幅、快速摆动和前向运动（From Bedford JM, Calvin HI, Cooper GW. The maturation of spermatozoa in the human epididymis. J Reprod Fertil 1973：18：199-213.）

附睾近端的精子运动能力较好（Silber，1989；Matthews et al，1995）。结合**这些资料提示基于精子与近端附睾上皮细胞的接触时间，可以提升精子运动能力，**但这个成熟的过程可能与精子在迁移时受到附睾的影响有所不同。

　　（2）精子受精能力：睾丸精子不能形成受精卵，除非用显微操作将其注入卵细胞（Orgebin-Crist，1969；Bedford，1974；Yanagimachi，2005）。在大多数动物中，精子受精能力是随着精子通过远端附睾而逐渐获得的（见图 2-19）。已知在家兔附睾头、体和尾部的精子受精能力分别是 1%、63% 和 92%（Orgebin-Crist，1969）。使用仓鼠无透明带卵子的体外实验证实了这些观点（Moore et al，1983）。在一项评估附睾精子受精能力的研究表明（Hinrichsen and Blaquier，1980），尽管来自附睾近端的精子能够与无透明带的卵子结合，但只有附睾尾部的精子能够结合并穿透卵子。**因此，在大多数情况下，精子受精能力的成熟是在附睾体远端或附睾尾部水平达到的。**

　　然而，近期临床观察质疑了成熟受精能力需要精子通过整个附睾迁移这一观点。事实上，附睾梗阻的患者可以在输精管附睾吻合术

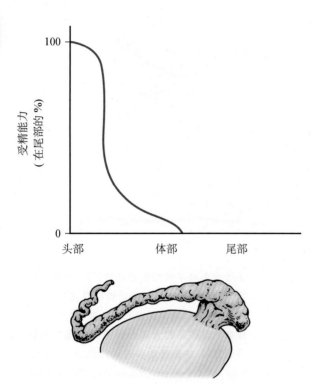

图 2-19　人类附睾精子发育成熟过程。用无透明带仓鼠卵和运动能力的变化来评估精子的受精能力（From Bedford JM. The bearing of epididymal function in strategies for in vitro fertilization and gamete intrafallopian transfer. Ann N Y Acad Sci 1988;541:284-91.）

后实现自然妊娠（Schoysman and Bed Frond，1986；Silber，1989）。这表明梗阻引起沿附睾管的成熟序列向近侧偏移，或者在这种旁路术后可能通过减少附睾内的精子流，允许有更多的接触时间使精子成熟（Orgebin-Crist，1969；Turner and Roddy，1990）。**尽管有这种发现，一般认为附睾远端手术吻合增加精子受精能力的可能性更大**（Thomas，1987）。此外，对时间较长的输精管结扎（15 年以上梗阻）复通的再认识表明，尽管在梗阻复通术后一段时间可以维持一定的精子浓度，但精子活力明显降低。这表明，由长期梗阻引起的继发性附睾功能障碍可能在输精管复通术后男性的生育潜能中起重要作用（Mui et al，2014）。

（3）精子生化变化：精子通过附睾的过程中经历许多生化变化（Brooks，1983）。**附睾精子转运中产生膜表面静负电荷**（Bedford et al，1973），**精**子膜上的巯基被氧化成二硫键，改善精子渐进运动和成功穿透卵子所需的结构紧密性。（Bedford et al，1973；Reyes，1976）。精子膜睾丸后修饰还包括精子凝集素结合特性的改变（Courtens and Fournier-Delpech，1979；Olson and Danzo，1981），磷脂和脂质内容物（Nikolopoulou et al，1985）、糖蛋白组分（Brown et al，1983）、免疫反应性（Tezon et al，1985）及碘化作用特征（Olson and Danzo，1981）。**总体而言，附睾管中的这些膜修饰阳离子可以提高精子对卵子的黏附力**（Orgebin Crist and Fournier Delpech，1982；Bulbelet et al，1990）。在附睾转运过程中，精子也经历了大量的代谢变化（Daceux and Paqigon，1980）。包括糖酵解能力的增强（Hoskin et al，1975）、细胞内 pH 和钙含量的变化、腺苷酸环化酶活性的修饰（Casillas et al，1980）和细胞磷脂和磷脂样脂肪酸含量的改变（Vgolmyr，1975）。

4. 附睾功能调节

附睾内的精子变化可能受附睾管腔内液体和分泌物的影响（Rabay and Helo，1988；Brajer et al，1989）。附睾液的生化组成不同于血清，呈现出渗透压、电解质含量和蛋白质组成的区域差异（Rabaer-Helmo，1988）。这些差异可能是血管化、血-附睾屏障活性、物质选择性吸收和分泌变化的结果。如沿附睾管分泌的甘油磷酸胆碱（GPC）、肉碱和唾液酸。附睾液中已知对精子有生理影响的蛋白质包括前向运动蛋白（Brandt et al，1978）、精子存活因子（Morton et al，1978）、渐进运动维持因子（Sheth et al，1981）、精子运动抑制因子（Turner and Giles，1982）、酸性附睾糖蛋白（Pholpramool，1983）和诱导精子结合到透明带的 EP2-EP3 蛋白（Cuasmiu et al，1984；Blaquier et al，1988）。因此，附睾小管内液体特性的变化在附睾转运、精子成熟过程中起着重要的作用。所以附睾是精子功能障碍和男性不育的潜在重要器官。

附睾功能受激素调节。睾酮和 DHT 在附睾内的浓度很高，且在雄激素水平上没有区域梯度（Leinonen et al，1980）。这表明雄激素对附睾功能的重要性（Brooks and Tiver，1983）。在动物中，去势不仅导致雄激素依赖性附睾蛋白质的缺失，也存在附睾重量损失、管腔组织学的改变，以及附睾 GPC、肉碱和唾液酸合成及分泌的改变。

最终,去势使附睾失去维持精子活力、发育成熟和精子储存的能力,雄激素替代可逆转这些进程。

与附属性腺相比,附睾需要更高的雄激素水平来维持其结构和功能(Prasad and Rajalakshmi,1976)。**雄激素对附睾的调节作用似乎主要通过 DHT 这一附睾组织中提取的主要雄激素**(Pujol et al,1976),以及 5α-雄烷 3α,17β-二醇(3α-diol)(Orgebin-Crist et al,1975)。事实证明,Δ4-5α-还原酶(催化睾酮形成 DHT)和 3α-羟基类固醇脱氢酶(将 DHT 转变为 3α-diol)负责睾酮生成代谢,这些酶也存在于人类附睾中(Kinoshita et al,1980;Larminat et al,1980)。这也有助于解释最近观察到的 5α-还原酶抑制剂的临床使用与精液质量降低有关(Amory et al,2007)。

附睾功能也受温度的影响(Foldesy and Bedford,1982;Wong et al,1982)。将附睾暴露于温度缓慢升高的环境,例如置于腹腔,可导致精子储存数量的下降和电解质转运功能的丧失。温度对人类附睾功能的影响能解释精索静脉曲张或隐睾症与男性不育之间的关系。附睾肌样细胞收缩功能异常也可影响附睾功能。大鼠的附睾部分去神经术可导致附睾尾部精子的异常聚集和精子的游动速度降低(Billups et al,1990)。这些结果提示,男性不育可能与神经损伤有关,如脊髓损伤、糖尿病等。

> **要点:附睾**
> - 附睾由具有吸收和分泌功能的主细胞、源自巨噬细胞的基底细胞和促进精子运输的收缩细胞组成。
> - 在附睾输送过程中,精子通过获得渐进的运动、结合和穿透卵透明带的能力而成熟。
> - 附睾功能呈现温度和雄激素(主要是 DHT)依赖性,隐睾、精索静脉曲张和 5α-还原酶是重要的影响因素。

四、输精管

(一)大体结构

输精管是组织学上源于中肾管(Wolffian)的管状结构。人类输精管长 30～35cm,起于附睾尾,止于射精管,位于精囊的内侧和前列腺的后方。通常可分为五个部分:①包含于鞘膜中的无鞘附睾段;②阴囊段;③腹股沟段;④腹膜后或盆腔段;⑤壶腹部(Lich et al,1978)。在横断面可见输精管包括含有血管和神经纤维的结缔组织外膜层,内外纵行、中间环形组成的三层肌层和黏膜上皮组成的黏膜内层(Neaves,1975)。输精管外径 1.5～3mm,无梗阻输精管内径为 200～700μm(Middleton et al,2009)。

输精管的血供来自输精管动脉,是膀胱上动脉的一个分支。回流静脉伴行于动脉。输精管受交感和副交感神经系统双重支配(Sjostrand,1965),胆碱能神经在输精管的蠕动方面作用较弱(Baumgarten et al,1975)。输精管有丰富的交感肾上腺素能神经支配,源于骶前神经的腹下神经(Batra and Lardner,1976,McConnell et al,1982)。肾上腺素能神经纤维在三层肌层中均可观察到,在外层纵形肌层密度最大(McConnell et al,1982)。输精管也接受肾上腺素能神经支配(Sjostrand,1965),并且在其平滑肌膜中有丰富的配体门控和嘌呤能受体,这表明在精子运输和射精中有交感和嘌呤能共同调控(Gur et al,2007)。神经元含有的神经递质包括神经肽 Y、脑啡肽、甘丙肽、生长抑素、血管活性肠肽和一氧化氮,这些神经递质在输精管功能中的作用尚不清楚(Dixon et al,1998)。有趣的是,从结扎后输精管再通术中获得的标本中观察到,与腹腔段相比,阴囊段肌层去甲肾上腺素能和上皮下促分泌神经的密度显著降低。这些变化可能会影响输精管切除再通术后的精子转运过程,从而影响手术成功(Dixon et al,1998)。

(二)细胞结构

人类输精管由假复层上皮组成(Paniagua et al,1981)。沿输精管从睾丸到精囊,上皮的高度逐渐降低。此外,上皮细胞的纵向折叠在近睾丸区域较简单,在远端节段变得逐渐复杂。假复层上皮内层由基底细胞和三种细而高的柱状细胞组成(Hoffer,1976;Paniaua et al,1981)。柱状细胞从上皮基底延伸至输精管腔,包括主细胞、锥状细胞、富含线粒体的细胞。所有这些细胞均显示静纤毛和不规则卷曲的细胞核。主细胞是输精管近端部分最常见的柱状细胞类型,而笔状细胞和富含线粒体的细胞在输精管远端密度增加,沿输精管走行于整个肌层的厚度也逐渐降低。这种复杂的细胞结构强烈提示输精管不仅仅是简单的精子被动运输管道。

(三)输精管的功能

1. 精子运输

输精管输送精子的过程受多种生理过程的影响。首先,**人类输精管表现出自发性运动**(Ventura et al,1973),**也可在拉伸时做出反应**(Bruschini et al,1977)。**最终,输精管内的液体可通过强烈蠕动收缩推送至尿道,也可通过电刺激腹下神经**(Bruschini et al,1977)**或由肾上腺素能神经递质引发**(Bruschini et al,1977;Lishultz et al,1981)。这表明,在射精前刺激交感神经,精子可迅速从远端附睾通过输精管输送到射精管。这种快速输送与输精管具有体内最高的肌层-管腔比例(约10:1)一致。

输精管中大约储存 $130×10^6$ 个精子,这表明人类射出的精液中大部分精子储存在输精管中(Amann and Howards,1980)。此外,输精管结扎术后的育龄男性输精管中的精子质量与射出精液非常相似,具有 71% 的活动力和 91% 的存活率(Bachtell et al,1999)。在家兔模型中已经证明,在无性活动期间附睾内容物通过输精管向远端输送少量精子漏入尿道(Prins and Zaneveld,1979,1980a,1980b),这表明输精管参与清除附睾内储存的过剩精子。**在性刺激方面,兔精子通过输精管的过程与人类相似。在性刺激后,由于远端输精管收缩的幅度、频率和持续时间均较近端输精管显著增强,输精管内容物朝向附睾近端推挤**(Prins and Zaneveld,1980a)。值得注意的是,随着长期无性活动,附睾内过剩的精子再次被输送到远端,这意味着家兔的输精管不仅在精子运输中起重要作用,并且在维持附睾精子储存的过程中也起重要作用。

2. 吸收与分泌

基于细胞结构,**人类输精管可能具有吸收和分泌功能**(Hoffer,1976;Paniagua et al,1981)。主细胞具有合成和分泌糖蛋白功能的细胞特征(Bennett et al,1974;Gupta et al,1974)。人类输精管主细胞的静纤毛、顶端囊泡及主要和次要的溶酶体也是细胞具有吸收功能的特征(Friend and Farquhar,1967;Murakami et al,1988)。用扫描电镜观察人和猴输精管壶腹部的上皮细胞能发现精子吞噬体(Murkami et al,1988)。**需要特别注意的是,正常输精管功能似乎有雄激素依赖性,因为输精管可主动将睾酮转换为 DHT**(Dupuy et al,1979)。猴去势可引起输精管细胞结构的萎缩,经睾酮治疗可恢复(Dinakar et al,1977),自发性和 α、β-肾上腺素能刺激引起的大鼠的输精管收缩可被去势治疗改善。因此,输精管虽然曾被认为是一个简单的输送精子的肌性管道,现在被视为是一个复杂的生殖器官。

五、精囊和射精管

(一)大体结构和细胞结构

1. 精囊

成人精囊成对、细长、中空,位于前列腺和膀胱的后方。每侧精囊长 5~7cm,宽 1.5cm,呈高度卷曲盘绕,延展后实际长度约 15cm。**精囊本身由三层结构组成:内层是湿润折叠的黏膜层;中间层主要是胶原层;外层由环形和纵向肌肉组成,构成壁厚的 80%**(Nguyen et al,1996)。黏膜层主要为无纤毛、假复层柱状或立方细胞,以多而薄著称,其褶皱形成许多隐窝。精囊开口于壶腹部输精管,然后汇入前列腺。

精囊的血供于髂内动脉和膀胱下动脉发出的前列腺膀胱支(Clegg,1955)。前列腺膀胱动脉也可源于膀胱上动脉或阴部动脉,最常见的是前列腺膀胱动脉发出前、后分支分别供应精囊表面。精囊的淋巴引流通过髂内淋巴结。精囊的神经支配源自腰上和腹下交感神经,以及盆丛的副交感神经。

2. 射精管

射精管是成对的胶原性管状结构,起于输精管和精囊交界处,走行进入前列腺,开口于前列腺部尿道。在组织学上,除了外环状肌层没有向管腔延伸,可以说射精管是精囊的延续(Nguyen et al,1996)。射精管有三个不同的解剖区域:近端的前列腺外段;中部的前列腺内段;远端较短的尿道开口段(Nguyen et al,

1996)(图 2-20)。射精管在前列腺外段和内段有外层肌肉,在进入尿道开口段时逐渐消失,所以**射精管开口没有"括约肌"结构**(Nguyen et al,1996)(图 2-21),依赖于射精管开口呈锐角进入尿道来防止尿液反流并维持射精控制。射精管内的上皮层复杂且高度折叠,主要为柱状细胞。射精管的血供来自于膀胱下动脉分支,其神经支配源于盆腔神经丛。

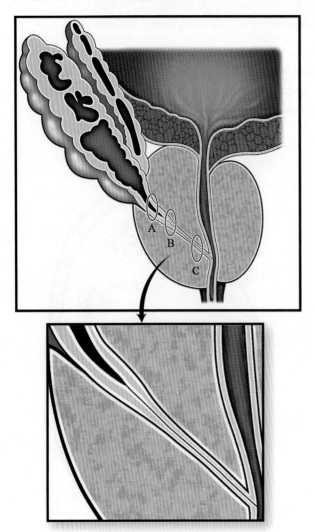

图 2-20　人体射精管复合体的解剖示意图。A. 近端区域;B. 前列腺内或中段区域;C. 远端射精管区域。插图显示肌层如何在中段变细输出(From Nguyen HT,Etzell J,Turek PJ,et al. Normal human ejaculatory duct anatomy:a study of cadaveric and surgical specimens. J Urol 1996;155:1639-42.)

(二)精囊和射精管:功能单元

动物研究表明,精囊和射精管在功能结构上类似于膀胱和尿道(Turek et al,1998)。精囊是具有收缩性和顺应性的平滑肌器官,类似于膀胱;射精管则是类似于尿道的管状结构。该理论将射精管梗阻分为两种类型:①器质性梗阻,类似于膀胱出口梗阻;②功能性梗阻,类似于源于膀胱肌病变的排尿功能障碍。基于此种理论,"静态"的影像学诊断(如经直肠超声检查)可能不足以鉴别射精管梗阻的病因。此外,药物和疾病(如糖尿病)也可导致精囊功能障碍(Smith et al,2008)。

(三)精囊的功能

精囊分泌液占精液量的比例很高(80%),主要在射精后段出现,富含精子的附睾液和前列腺分泌物则出现在射精前段。射精后精子进入和通过女性宫颈黏液并随后进入子宫和输卵管,完成受精的过程。在女性生殖道内,精子首先完成获能,包括顶体反应和精子超活化(Yanagimachi,1994)。尚不清楚前列腺或精囊分泌物是否有助于获能。

虽然在啮齿类动物中,精囊分泌物起着栓塞或屏障的作用,减少其他雄性动物的精子再次进入和受精的机会,但具体生理机制尚不清楚。射精前的精液呈液态,与精囊分泌物混合后则转为凝集态。凝集素的主要成分是**半乳糖蛋白 I**,分子量 52kD,主要在精囊液中表达(Robert,et al,1999)。**通过凝固精液,精囊分泌物可以促进精子的运动,增加精子染色质的稳定性,抑制女性生殖道内的免疫反应**。精液的最佳功能是能为精子提供抗氧化保护,精液组分内富含抗氧化酶,包括谷胱甘肽过氧化物酶、超氧化物歧化酶和过氧化氢酶(Yeung et al 1998)。此外,在精液内也存在高浓度的抗氧化分子牛磺酸、亚牛磺酸和酪氨酸等(van Overveld et al,2000)。脂褐素是来自死亡上皮细胞的颗粒分泌物,存在于精囊分泌物中,使其呈黄白色。此外,精囊分泌物呈碱性,含有果糖、黏液、维生素 C、磷酰基胆碱和前列腺素。体外研究显示,高浓度的果糖为精子提供营养和能量。精囊分泌物混合前列腺分泌物后,使精液呈弱碱性。**精液酸性**(pH<7.2)提示精囊梗阻或发育不良(Turek,2005)。

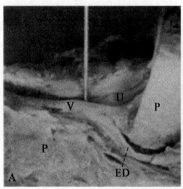
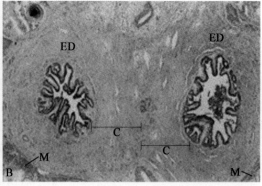

图 2-21　来自人体标本的射精管大体和显微解剖结构。A. 通过中线的矢状切面，可见射精管开口、射精管（ED）、精阜（V）、尿道（U）和前列腺（P）。B. 显微图示中段前列腺内成对的射精管由较厚的胶原层组成（C），黏膜周围环绕较薄的外肌层（M）（From Nguyen HT, Etzell J, Turek PJ, et al. Normal human ejaculatory duct anatomy: a study of cadaveric and surgical specimens. J Urol 1996；155：1639-1642.）

要点：输精管、精囊、射精管

- 输精管起源于中肾管，将精子从附睾尾部输送到射精管。
- 精囊和射精管在功能结构上类似膀胱和尿道，可因器质性或功能性梗阻导致不育。

六、精子

　　解剖和生理：人类精子长约 60μm，从形态上分为头部、颈部和尾部三个部分（图 2-22）。椭圆形的精子头长约 4.5μm、宽 3μm，由细胞核与顶体组成，细胞核含有高度致密核染色质，顶体是一种膜结合细胞器，含有在受精前穿透卵子外层所需的酶（Yanagimachi，1978）。精子颈部维持精子头部和尾部之间的连接，由**连接段**和近端**中心体**组成。**轴索复合体**从近端中心体通过精子尾部延伸，**尾部**包含**中段**、**主段**和**末段**（Zamboni，1992）。中段长度为 7～8μm，是尾部最近端的部分，终止于环面，包含带有特征微管排列的**轴丝**和周围的**外部致密纤维**（图 2-23），还含有**线粒体鞘**，螺旋状排列在外部致密纤维周围。富含二硫键的外部致密纤维不是可收缩蛋白，但能为精子尾部提供渐进运动所必需的弹性刚度（Oko and Clermont，1990）。主段的结构与中段相似，有几根外部致密纤维，由纤维鞘代替。纤维鞘由纵向柱和环形肋柱组成。精子终止于末段，即精子尾部最远端的

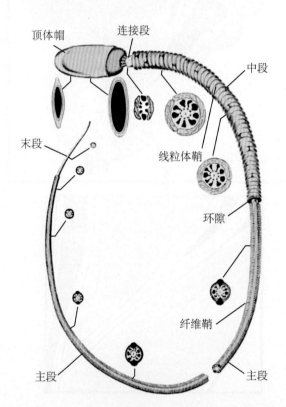

图 2-22　典型的哺乳动物精子示意图。去除质膜以说明主要的细胞成分。横截面插图显示内部细胞结构组成（From Fawcett DW. The mammalian spermatozoon. Dev Biol 1975；44：394-436.）

部分，包含轴丝结构和纤维鞘。除了末段区域，精子被高度特化的细胞膜包裹，该细胞膜调节离子和其他分子的跨膜运动（Friend，1989）。

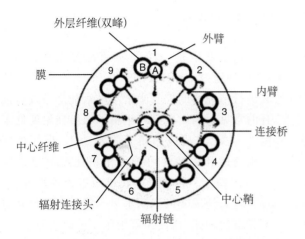
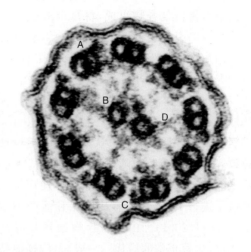

图 2-23　"9＋2"精子轴丝结构。左．轴丝横截面示意图,展示微管排列。右．轴丝的显微电镜图片(A. 外侧双联体;B. 内侧中央双联体;C. 外动力蛋白臂;D. 径向连接)

精子是一种非常复杂的代谢和遗传机器。围绕轴丝的 75 个精子线粒体含有氧化代谢所需的酶并产生三磷腺苷(ATP),ATP 是细胞的主要能量分子。线粒体是产生细胞能量的细胞器,并且还可通过释放细胞色素 C 引起细胞凋亡。线粒体由外膜和内膜组成,内膜在基质中形成深度折叠,称为嵴,这使得内膜的表面区域大于外膜的表面区域。有五种不同的呼吸链复合物跨越内膜并且为氧化磷酸化所必需:烟酰胺腺苷二磷酸(NADPH)脱氢酶、琥珀酸脱氢酶、细胞色素 bc1、细胞色素 C 氧化酶和 ATP 合酶复合物。包含在基质内的是枸橼酸循环、脂肪酸和氨基酸氧化酶、新产生的 ATP、线粒体 DNA(mtDNA)和核糖体。

人类线粒体含有的 DNA(mtDNA)区别于精子核 DNA。mtDNA 由一个环状、无组蛋白的染色体构成,含有 16 569 个碱基对,排列在单个重链和轻链中,编码呼吸链复合亚基蛋白、线粒体 rRNA 和 tRNA,并用于蛋白质合成。这些基因没有内含子。mtDNA 比核 DNA 更容易发生突变(估计高出 40~100 倍)。其原因可能包括线粒体靠近呼吸链复合物并容易被活性氧物质攻击。另外,mtDNA 没有保护性组蛋白包被,线粒体的 DNA 修复机制非常有限(Hirata et al,2002)。线粒体迅速累积突变的事实表明,降解受精卵中所有父系 mtDNA 的必要性。这种降解可能是由调节多种组织蛋白水解的小蛋白水解多肽泛素介导(Sutovsky et al,1999)。

动物研究中已经明确,覆盖精子头部区域的质膜具有参与精子-卵子相互作用的特殊蛋白质(Saling,1989)。事实上,精子膜上的糖类结合蛋白与卵子透明带中特定种类的 ZP3 蛋白相互作用,首先导致精子与透明带结合,随后诱导顶体反应(Shabanowitz,1990)。睾丸精子存在另一种精子膜蛋白 PH30,在精子通过附睾迁移过程中发生改变,并且在受精时作为精子和卵膜间的融合蛋白(Primakoff et al,1987;Blobel et al,1990)。

在生理上,**轴丝是真正的驱动组件,需要 200~300 种蛋白质发挥其正常功能**。其中,微管外部和内部双联体的"9＋2"模式是研究最透彻的组分(见图 2-23)。动力蛋白从一个微管双联体延伸到相邻的双联体,并形成轴丝的内臂和外臂。**精子轴丝含有 ATP 化学能转换成机械运动和活力所必需的酶和结构蛋白**。动力蛋白是一种大分子(2000kD)、Mg^{2+} 依赖的 ATP 酶,负责分解 ATP 使微管滑动,导致轴丝弯曲,并最终引起精子鞭毛运动。动力蛋白结构具有两个或三个突起物,外(重)链头部(500kD)连接到一个主干,头部控制微管的运动。内(轻)链臂部(14~120kD)是运动的主要效应器,并且与动力蛋白组件的径向辐条相关联。外臂如发生突变,则精子运动能力降低;内臂如发生突变,则精子没有活力。径向连接或辐条由蛋白复合物组成,将每个双联体的微管连接至内侧中央双联体。内侧中央双联体包裹有环状螺旋鞘,外侧双联体径向连接在该层上。不溶性弹性结构蛋白与外侧微管双联体相关,微管连接蛋白可将外侧双联体相互连接并保持柱状轴丝外形。

精子结构表型缺陷已被认为是由纤毛运动障碍导致。虽然纤毛运动障碍可导致不育,但射出的精子能够运动且精子浓度可正常。使用运动障碍的精子进行 ICSI,已有临床妊娠和活产的报道(Cayan et al,2001)。由于该疾病通常是隐性遗传,所以可生育正常的后代。一般而言,疑似精子结构缺陷的患者通常表现出严重的精子活力受损(<10%)。电镜可观察到精子的超微结构或功能异常。精子结构异常目前由 Chemes(2000)如下分类。

(1)非特异性鞭毛异常:是最常见的鞭毛异常,表现为重度弱精,并且显示出随机、异质、微管改变的结构表型。这些异常可来自能矫正的疾病,如精索静脉曲张、活性氧和接触性腺毒素。没有家族遗传史证据。

(2)纤维鞘发育不良:是一种系统性的精子异常,通常伴有近乎或完全不活动的精子,具有更加一致和独特的表型,其特征为精子纤维鞘、鞭毛轴丝和轴丝周围的扭曲。一部分患者表现出典型的纤毛运动障碍(纤毛不动综合征),其中不活动精子与呼吸系统疾病和右位心有关。家族性发病率很高,表明这种情况源于遗传。

要点:精子

- 精子是具有"9+2"轴丝结构能够活动的纤毛细胞。
- 估计有 200～300 个基因调节精子运动。
- 称为纤毛运动障碍的精子运动缺陷很常见,可以是能矫正的(非特异性异常)或遗传性的(纤维鞘异常)病因。
- 人类精子 mtDNA 是一个环状、无组蛋白和内含子的 DNA 环,可编码呼吸链复合体蛋白,并且非常容易发生突变。

七、小结

精子发生是一个非常错综复杂的过程,由 HPG 轴通过 GnRH、LH 和 FSH 等激素分泌对其进行精确的调控。激素水平紊乱是导致男性不育的常见原因。睾丸产生精子的最佳温度低于体温 2～4℃,生成成熟精子需要 64d。衔接良好的生精周期和生精波可确保生精速度恒定在每秒 1200 个精子。精子发生是雄激素依赖性过程,依赖于较高的睾丸内睾酮水平。精子离开睾丸时并不具有运动能力,使卵母细胞受精的能力也有限。经过附睾转运后,精子获得运动和受精能力。在射精过程中,精子迅速从附睾远端进入射精管及尿道。射出的精液组分能够维持精子的新陈代谢和运动,起到抗氧化的作用,并作为屏障阻止后续精子进入卵子。

参考文献

完整的参考文献列表通过 www.expertconsult.com 在线获取。

推荐阅读

Akre O, Richiardi L. Does a testicular dysgenesis syndrome exist? Hum Reprod 2009;24:2053-60.[An excellent and critical review of the TDS concept].

Cornwall GA. New insights into epididymal biology and function. Hum Reprod Update 2009;15:213-27.[Up-to-date review of epididymal biology].

De Jonge CJ,Barratt CL,editors. The sperm cell:production,maturation,fertilization,regeneration. New York:Cambridge University Press;2006[An up-to-date review of mammalian and human sperm biology,genetics,and function].

DiNapoli L,Capel B. SRY and the standoff in sex determination. Mol Endocrinol 2008;22:1-9.[A review of the new theory of sex determination in which"testis genes"coexist with "antitestis genes"].

Itman C, Mendis S, Barakat B, et al. All in the family:TGF-beta family action in testis development. Reproduction 2006;132:233-46.[An excellent review of HPG axis factors inhibin and activin].

Masters V,Turek PJ. Ejaculatory physiology and dysfunction. Urol Clin North Am 2001;28:363.[Review of the fundamentals of the physiology and pathology of ejaculation].

Payne AH，Hales DB. Overview of steroidogenic enzymes in the pathway from cholesterol to active steroid hormones. Endocr Rev 2004；25：947-70.［Review of the complex biology of steroid hormone production］.

Robaire B，Hinton BT，editors. The epididymis：from molecules to clinical practice：a comprehensive survey of the efferent ducts，the epididymis and vas deferens. New York：Kluwer Academic and Plenum；2002［Easily the most comprehensive basic science text on the biology of the epididymis and vas deferens］.

Skinner MK，Griswold MD，editors. Sertoli cell biology. San Diego：Elsevier；2005［State-of-the-art update on Sertoli cells and male reproduction］.

Smith JF，Turek PJ. Ejaculatory duct obstruction. Urol Clin North Am 2008；35：221-7.［Comprehensive review of the biology，physiology，and pathology of the seminal vesicle and ejaculatory duct complex］.

Turek PJ. Male infertility. In：Tanagho EA，McAninch JC，editors. Smith's urology. 17th ed. Stamford（CT）：Lange Clinical Medicine；2007［Basic review of human meiosis］.

Turek PJ，Reijo Pera RA. Current and future genetic screening for male infertility. Urol Clin North Am 2002；29：767-92.［Comprehensive review of genetic associations with male infertility］.

Walker WH. Molecular mechanisms of testosterone action in spermatogenesis. Steroids 2009；74：602.［Up-to-date review of the hormone biology of spermatogenesis］.

（陈向锋　邹沙沙　马　逸　刘凯峰　**编译**
陈慧兴　潘　峰　李　铮　**审校**）

第3章 男性整体健康：雄激素缺乏症、心血管风险和代谢综合征

J. Kellogg Parsons, MD, MHS, FACS, and Tung-Chin Hsieh, MD

雄激素缺乏症：循证医学证据

心血管疾病和睾酮

代谢综合征与泌尿系统疾病

一、雄激素缺乏症：循证医学证据

（一）前言

睾酮是一种重要的雄性激素。在孕期子宫中，睾酮对男性生殖器官的正常发育起着至关重要的作用。在青春期，睾酮对精子发生和第二性征的启动非常重要。在成年期，睾酮仍是体内主要的循环雄激素。男性激素生殖轴作为一个精密的控制系统，精确地调控其生物学效应。

在前列腺癌雄激素剥夺疗法（ADT）中雄激素缺乏症（AD）显示出对男性健康的不利影响。从性功能障碍到代谢和肌肉骨骼异常，AD与男性死亡率相关，并可造成生活质量显著下降（Basaria，2008）。随着人口老龄化，老年男性AD被称为迟发性性腺功能减退症（LOH），已成为全球越来越感兴趣的话题。

性腺功能减退已被认为是正常男性衰老的一部分。据估计，40岁以上男性的睾酮水平以每年1%～2%的速度下降（Bremner et al，1983）。不同于女性更年期，男性AD是与衰老相关的一个普遍过程，男性睾酮的确切下降速度以及出现症状程度各不相同。同时由于检测灵敏度差异，不同生化检测之间也产生了不一致的参考值范围，造成诊断困难（Lazarou et al，2006）。

随着对AD认识的提高，针对LOH有许多治疗选择。关于LOH的长期研究结果文献有限。尽管医师熟知相关治疗，但仍在治疗获益问题上存在争论，其中最重要的是治疗相关的风险（Conners and Morgentaler，2013）。虽然对老年女性了解更多，但男性健康目前是一个快速发展的领域，很多医师正在致力于老年男性人群医疗方面的知识和技术进展，并逐渐缩小这种差距。

（二）定义

国际老年男性研究学会将AD综合征定义为"与年龄增长相关的生化综合征，其特征是血清雄激素水平低下，伴或不伴基因组对雄激素敏感度降低，可导致生活质量的显著改变，并对多器官系统功能产生不良影响"（Morale and Lunenfeld，2002）。Brown-Sequard教授在19世纪首先报道AD的客观存在（Brinkmann，2011），但文献中尚未确立LOH的精确定义。LOH缺乏确切的诊断标志物，不论是单独的生化或临床参数都不足以确诊AD。

（三）流行病学

根据经济合作与发展组织及疾病预防控制中心的数据，2011年美国人均寿命为78.7岁（男性为76岁、女性为81岁），与20世纪60年代相比增长了9岁，这与其他工业化国家观察到的增长趋势相一致，表明了全球人口老龄化的趋势。AD在男性健康中发挥着重要作用，与衰老相关的疾病已成为未来医学的重要组成部分。由于文献中的定义不同，成年男性AD的实际患病率尚不清楚。

曾有一项关于男性性腺功能减退症的队列分析研究,美国参与基本常规体检的 45 岁以上男性的清晨血清睾酮水平(Mulligan et al,2006)。使用 300ng/dl 作为 AD 的生化阈值,总体患病率为 38.7%。研究发现 52.4% 的肥胖和 50% 的糖尿病男性睾酮值低于 AD 阈值。在该研究中尽管也评估了 AD 的症状,但仅涉及了生化意义上的 AD。

纳入症状和生化检测的研究包括马萨诸塞州男性老龄化研究(MMAS)和欧洲男性老龄化研究(EMAS)。MMAS 是一项纵向队列研究,纳入年龄在 40—70 岁的男性,且有三个或以上 AD 体征或症状(Araujo et al,2004)。使用总睾酮 < 200ng/dl 为临界值,在接近 8.8 年的随访后,AD 的患病率从 6% 增长到 12.3%。研究人员推测认为,美国 40—69 岁男性中 AD 的每年发病率为 12.3/1000,约有 481 000 例 AD 患者。

在 EMAS 中,观察到 40—79 岁男性中 AD 的患病率为 2.1%(Wu et al,2010)。如果血清睾酮低于 11nmol/L(约 320ng/dl)并且存在三种性功能相关的症状(勃起功能障碍、性欲降低和晨勃频率减少),则将其归类为 AD。研究中并没有考虑性腺功能减退症状,生化 AD 的患病率为 17%。

AD 在患全身性疾病患者中的发病率高于正常衰老人群,如框图 3-1 所示。自 20 世纪 70 年代以来,AD 被认为与手术、卒中、创伤性脑损伤、心肌梗死、呼吸系统疾病和烧伤等急性疾病相关(Kalyani et al,2007)。在烧伤面积大于 15% 的患者中发现约 90% 伴有 AD(Vogel et al,1985)。损伤 24h 后游离和总睾酮值迅速下降,并在平均第 11 天达到最低值(Lephart et al,1987)。ICU 患者的平均睾酮水平被认为是死亡率的预测因素,存活患者的睾酮水平显著高于未幸存者(Luppa et al,1991)。

在高效抗反转录病毒治疗(HAART)出现之前,患有获得性免疫缺陷综合征(AIDS)男性 AD 的患病率在 30% ～ 50%(Crum et al,2005)。目前,在接受 HAART 治疗的人类免疫缺陷病毒(HIV)感染的男性中,AD 患病率仍为 20% ～ 25%(使用的睾酮浓度阈值为 < 300ng/dl)。AD 与 AIDS 消耗综合征,以及生

活质量下降有关。

框图 3-1　与雄激素缺乏症相关的系统性疾病
烧伤
创伤性脑损伤
呼吸系统疾病
手术压力
慢性阿片类药物暴露
慢性肝病
人类免疫缺陷病毒
糖尿病
脑卒中
心肌梗死
脓血症
癌症
慢性肾功能衰竭
类风湿关节炎
慢性阻塞性肺病
肥胖

From Kalyani RR,Gavini S,Dobs AS. Male hypogonadism in systemic disease. Endocrinol Metab Clin North Am 2007;36:333-48.

1976 年首次报道长期服用阿片类药物可引起 AD(Cicero et al,1976)。单次给予阿片类药物 24h 内,睾酮可达到去势水平(与对照组相比降低 > 85%)(Aloisi et al,2005)。与其他阿片类药物诱导的不良反应不同,AD 在整个治疗过程中持续存在。除了对性功能的影响之外,还可观察到其他生理变化,如疲劳、肌肉萎缩、骨质疏松和疼痛等(Aloisi et al,2009)。

肿瘤患者治疗前后可出现睾丸功能障碍。约 1/3 的霍奇金病患者出现少精子症,高达 70% 的男性出现精液参数异常(Shekarriz et al,1995)。超过 50% 的睾丸癌患者在治疗前出现少精子症(Meirow and Schenker,1995)。尽管造成睾丸功能障碍的确切机制尚不清楚,但已提示有中枢性及对睾丸直接作用(Kalyani et al,2007)。

接受血液透析治疗终末期肾病(ESRD)的男性约 2/3 检测出睾酮值在 AD 范围(Johansen,2004)。在患有慢性肾病的未透析男性中,AD 与内皮功能障碍和心血管(CV)事件相关(Yilmaz et al,2011)。在 ESRD 男性的队列研究中,AD 与炎症、CV 并发症及死亡率独立相关(Carrero et al,2011)。**肾移植似乎可逆转与 ESRD 相关的激素异常**(Prem et al,1996)。依然需要进一步进行睾酮治疗(testosterone therapy,TT)在肾功能不全患者中的有效性和安全性的长期研究。

(四)生理学

睾酮的运输和代谢

睾丸激素分泌进入循环后,大部分睾酮与血浆蛋白结合。主要的雄激素结合蛋白是性激素结合球蛋白(SHBG)和白蛋白。**大多数睾酮与白蛋白结合**(54%～68%);**与 SHBG 的结合率稍低一些**(30%～44%),**只有 0.5%～3% 的睾酮未结合或成为游离睾酮**(Pardridge,1986)。**SHBG 由肝产生且易与睾酮结合,使其不能被生物利用。**白蛋白与睾酮的结合力非常弱,与白蛋白结合以及未结合的睾酮可被生物利用。这些生物可利用的睾酮分子具有进入靶器官、与雄激素受体(AR)结合并启动蛋白质合成的功能。

睾酮代谢对于维持睾酮产生和靶器官内适当的激素水平之间的平衡很重要。**睾酮代谢主要发生在肝**(Luetjens and Weinbauer,2012)。睾丸外周组织的芳香化作用使雄烯二酮转化为雌酮,随后还原为雌二醇。血浆中睾酮的半衰期仅有 12min,雌激素通过协同或拮抗机制影响睾酮发挥作用。生物可利用的雌激素和睾酮与高骨转换、低骨矿物质密度,以及骨质疏松性骨折的发生密切相关。睾酮与雌激素比例失衡被认为是导致芳香化酶缺乏的男性发生葡萄糖耐量降低和胰岛素抵抗的原因(Maffei et al,2004)。

睾酮主要在靶器官中通过 5α-还原酶生成 5α-双氢睾酮(DHT)。虽然睾酮和 DHT 都同样结合细胞内 AR,但两者产生不同的生物学效应。目前,已在人体中鉴定出 5α-还原酶的两种亚型。Ⅰ型 5α-还原酶存在于非生殖器皮肤、肝、脑、前列腺和睾丸,而Ⅱ型 5α-还原酶主要在典型的雄激素依赖性组织中具有活性,如附睾、生殖器、精囊、睾丸和前列腺,以及肝、子宫、乳房、毛囊和胎盘等(Luetjens and Weinbauer,2012)。**DHT 负责男性的正常性发育和男性化特征,当与反式激活的 AR 相结合时,导致前列腺基因转录和生长发育**(Penning et al,2000)。

功能性 AR 对雄激素发挥作用至关重要。AR 是配体激活的转录因子,存在于所有对睾酮或 DHT 敏感的组织中。人类 AR 基因在 20 多年前被克隆并定位于 Xq11-12(Chang et al,1988)。其 N 端含有两个多态性重复序列,包括 9～36 个残基的多聚谷氨酰胺重复序列,与 10～27 个甘氨酸残基的多聚甘氨酸重复序列,这些重复序列的数目影响 AR 反式激活和灵敏度(Werner et al,2006)。三核苷酸(CAG)重复序列数目涉及与雄激素水平增高、降低相关的各种疾病进程。目前,已经充分描述了 CAG 重复多态性对前列腺癌的影响,无论是发病年龄(Latil et al,2001)还是临床进展风险(Balic et al,2002)。AR 基因中 CAG 重复序列越长,雄激素敏感度就越低,AD 发病越早,症状越严重(Dejager et al,2002)。

病因:AD 可能是睾丸功能衰竭(原发性性腺功能减退)的结果,也可能是由于下丘脑-垂体-性腺(HPG)轴水平的破坏(继发性性腺功能低下)所致。重要的是,要识别中枢水平的缺陷是否由垂体病变导致,大多数继发性性腺功能减退症患者可通过激素刺激恢复(表 3-1)。这些疾病的病理生理学特征是通过改变促性腺激素释放激素(GnRH)的分泌作用,从而影响垂体分泌黄体生成素(LH)和卵泡刺激素(FSH)(Pitteloud et al,2010)。

血清睾酮水平随着男性年龄的增长逐渐下降(Harman et al,2001)。尽管自 19 世纪以来已经认识到这种现象,但确切机制尚未阐明。**随着男性年龄增长,循环 LH 浓度不会下降**(Harman and Tsitouras,1980),**这表明睾丸激素减少是由于原发性性腺功能减退而非下丘脑-垂体水平的变化。**

睾酮水平的降低可能是由于间质细胞数量减少或细胞雄激素活性降低所致。在老年啮齿动物中也可观察到 AD。在 Brown Norway 系大鼠中,随着衰老可观察到类似的激素变化,并且作为衰老睾丸的模型被广泛研究(Chen et al,1994)。每个睾丸的 Leydig 细胞数量保持不变,这表明造成血清睾酮浓度下降的原因是单个细胞类固醇生成机制的变化,而不是数量的减少。此外,与年轻大鼠相比,老年 Brown Norway 大鼠的 Leydig 细胞在 LH 作用下产生更少的 cAMP 和睾酮(Chen et al,2002)。与动物研究一致,在较年长的男性中使用人绒毛膜促性腺激素（hCG）后刺激睾酮产生的反应较年轻男性低（Liu et al,2005），这表明Leyidg 细胞对 LH 的反应性降低。虽然血清 LH 水平随年龄变化不明显,但已报道 LH 脉冲频率和幅度与年龄变化相关（Bonavera et al,1997），这些变化可能影响 Leydig 细胞产生睾酮。

表 3-1　性腺功能减退的表现形式

主要的性腺功能减退疾病	
疾病	缺陷原因
睾丸下降不全或异位睾丸	睾丸下降失败,85％为特发性
睾丸炎	病毒或细菌感染
先天性无睾症（双侧为 1/20 000,通常单侧为 4 倍）	可能是宫内扭转
获得性无睾症	创伤、扭转、感染、睾丸切除术
继发性睾丸功能障碍	药物毒性、全身性疾病、放射治疗或毒素暴露
46,XY 性发育障碍（男性假两性畸形）	类固醇生物合成酶缺陷
47,XXY 综合征	父系减数分裂中不分离
性腺发育不全	基因突变
间质细胞发育不全	促黄体激素受体突变
Noonan 综合征	常染色体显性遗传、先天性疾病

From Dohle GR,Arver S,Bettocchi C,et al. Guidelines on male hypogonadism,<http://www.uroweb.org/gls/pdf/17_Male_Hypogonadism_LR.pdf>;2013[accessed 4.11.14].

已明确存在全身性疾病时,HPG 轴和睾丸功能均可发生变化。在急性损伤后可观察到 HPG 轴抑制:在两种性别中均发现 FSH 和 LH 以及睾酮和雌二醇的显著下降（Woolf et al,1985；Bonavera et al,1997）。烧伤患者除了 LH 水平下降外,还发现 LH 释放脉冲减少,这表明存在中枢性性腺功能减退机制（Semple et al,1987）。HPG 抑制程度与危重患者的疾病严重程度相关。急性生理学和慢性健康评估（APACHE）评分和患者烧伤程度均显示与 AD 程度相关（Kalyani et al,2007）。头部创伤的严重程度也与 AD 相关,格拉斯哥昏迷量表评分最低的患者显示出 FSH 和睾酮的最低基线和峰值水平（Dimopoulou et al,2004）。

其他疾病也可表现出对 HPG 轴的抑制。中枢性性腺功能减退症在 HIV 阳性患者中更常见。患有急性和慢性疾病造成营养不良可导致体重明显下降并可破坏 HPG 轴（Dobs et al,1996）。细胞因子也与 HIV 感染男性的 AD 相关:白细胞介素 1（IL-1）显示抑制促性腺激素释放和 LH 与Leydig 细胞的结合,肿瘤坏死因子也可影响

HPG 轴（Mylonakis et al,2001）。天然的阿片类药物（内啡肽）抑制 GnRH,并且还有学者提出长期服用阿片类药物对垂体和睾丸的直接抑制作用（Blank et al,1986）。尿毒症也可降低 LH 脉冲释放的幅度,导致继发性性腺功能减退（Palmer,1999）。

研究已经证实,全身性疾病引起睾丸损伤的多种机制。成人睾丸的生精上皮和间质细胞比青春期前睾丸更易发生细胞毒性损伤。在对各种恶性血液病患者进行高剂量化疗的队列研究中,1/3 的患者出现间质细胞功能障碍,90％的患者出现生精上皮衰竭（Howell et al,1999）。低至 0.1Gy 的单次剂量照射可引起睾丸功能障碍,剂量大于 0.8Gy 可导致无精子症（Rowley et al,1974）。影响细胞毒性治疗后损伤和睾丸功能恢复的因素包括使用的药物、接受的剂量和损伤时睾丸的成熟情况（Pryzant et al,1993）。研究还提出机会性感染导致的睾丸萎缩。32％的艾滋病患者尸检中可观察到非特异性间质炎症和纤维化（De Paepe and Waxman,1989）。尿毒症患者中存在的血清因子也表现出对 LH 受体的抑制,导致间质细胞

对 LH 的敏感度降低（Handelsman and Dong，1993）。在酒精性肝病患者中，由乙醇引起的睾丸间质细胞形态缺陷导致的原发性睾丸衰竭也有可能发生在出现任何临床症状和 AD 症状之前（Gursoy et al，2004）。

全身性疾病也会影响睾酮的代谢和运输。AD 在慢性肝病中的患病率不详。肝功能衰竭及其他系统性疾病与性激素结合球蛋白（SHBG）水平升高相关，导致对生物可利用的睾酮水平估计过高。因此，游离睾酮的直接测定可用于初步评估患者的内分泌状态，因为 AD 是骨质疏松症和脊柱骨折的重要危险因素，并且是男性患者死亡的预测因子（Grossmann et al，2012）。

> **要点：流行病学和生理学**
>
> - 由于文献中使用的定义不一致，成年男性 AD 的真实患病率尚不清楚。基于人群的研究表明，患病率为 2.1%～38.7%。
> - 有全身性疾病的男性患者 AD 的发生率明显高于无疾病表现的患者。临床医师需要了解这些情况，并提供适当的筛查。
> - AD 可能是原发性睾丸衰竭的结果，也可能由 HPG 轴中断引起。睾酮的代谢和运输也可能受到全身性疾病的影响。
> - 功能性 AR 对雄激素发挥作用至关重要。AR 多态性可能与临床症状、治疗效果和治疗的不良反应相关。

（五）诊断

针对男性 AD 的诊断存在一些挑战。临床症状和体征通常为非特异性，年龄的变化、共患疾病、AD 的严重程度和持续时间、雄激素敏感度的变化，以及先前的 TT 水平都可能导致不同的表现。研究者开发了多份问卷来筛查和量化老年男性 AD 的严重程度（表 3-2）。圣路易斯大学的研究人员于 2000 年首次制定了**老年男年雄激素缺乏问卷**（ADAM）（Morley et al，2000）。标准 AD-AM 问卷由 10 个关于是否有 AD 症状的问题组成，无症状严重程度的区分。在生物可利用的血清游离睾酮值低于 90ng/dl 的 AD 男性中，最初报道显示出敏感性为 88%，特异性为 60%。但

是，在对 50 岁以上西班牙男性的研究中，特异性小于 60%（Martinez-Jabaloyas et al，2007）。通过改良最初的 ADAM，将 10 种症状中的每一种症状量化为生成 1～5 的 Likert 量表，显示出提升了男性前列腺癌患者的调查表结果与生化 AD 值的相关性（Mohamed et al，2010）。**老年男性症状（AMS）量表**由 17 个问题组成，每个问题以 1～5 评分级别的 Likert 量表评分，可以量化治疗后 AD 症状的改善程度。然而，与标准 ADAM 类似，AMS 缺乏特异性。在一项纳入 1174 例接受 TT 治疗的 AD 患者的研究中，敏感性为 96%，但特异性仅为 30%（Moore et al，2004）。MMAS 的调查问卷主要是使用症状和流行病学结果相结合的风险问卷。根据血清总睾酮低于 12.1nmol/L（Smith et al，2000）的定义，AD 的检测敏感性为 60%，特异性为 59%（Morley et al，2006）。这些问卷主要作为筛选工具，在诊断和评估疗效方面的作用仍有待确定。

出现疑似症状体征或存在 AD 风险的男性，在确诊前需要进行生化检测。**我们尚未知晓确切的血清睾酮浓度阈值，低于此浓度就会出现 AD 症状和不良结果**（表 3-3）。年龄、靶组织和雄激素敏感度均可影响产生各种症状的睾酮水平阈值。对应于年轻男性正常范围下限的平均睾酮阈值，约为 300ng/dl（10.4nmol/L），表现出相关临床症状的可能性更大（Zitzmann et al，2006）。

血清睾酮水平在早晨达到高峰，并且由于昼夜以及年度节律而发生明显变化（Bremner et al，1983）。大多数正常范围的睾酮水平是使用早晨血液样本建立的，因此 AD 的诊断性生化检测应该在早晨进行。即使昼夜节律的影响随着衰老而减弱，但是在下午血清睾酮水平低的 65 岁以上男性中有相当一部分在早晨显示出正常的睾酮浓度（Brambilla et al，2007）。确定男性睾酮水平低，即初始睾酮水平低于生化阈值范围很重要。在一项对 30—79 岁男性的队列研究中，有一半男性每天睾酮水平存在近 25% 的个体差异（Brambilla et al，2007）。**血清总睾酮浓度代表循环中的蛋白质结合和未结合的睾酮，生物可利用睾酮是指未结合的睾酮以及与血清白蛋白结合的睾酮，其易于解离。当总睾酮水平处于正常范围的下限或疑似 SHBG 水平有变化时，应测定游离或生物可利用的睾酮**

表 3-2　已有 AD 调查表的比较

老年男性症状(AMS)	老年男性雄激素缺乏(ADAM)	马萨诸塞州老龄男性研究(MMAS)
1. 一般健康状况	1. 性欲低下	1. 年龄
2. 肌肉骨骼症状	2. 缺乏活力	2. 糖尿病
3. 出汗	3. 力量减弱	3. 哮喘
4. 睡眠问题	4. 身高下降	4. 睡眠质量
5. 疲倦	5. 生活乐趣减少	5. 吸烟习惯
6. 易怒	6. 伤感	6. 头痛
7. 紧张	7. 性问题	7. 性问题
8. 焦虑	8. 运动能力下降	8. 管理能力
9. 缺乏活力	9. 晚餐后的疲倦	9. 身高和体重
10. 肌肉力量下降	10. 工作表现下降	
11. 抑郁		
12-13. 精疲力尽		
14. 胡须生长减少		
15. 性能力下降		
16. 夜间勃起减少		
17. 性欲低下		

From Corona G,Rastrelli G,Forti G,Maggi M. Update in testosterone therapy for men. J Sex Med 8:639-54.

表 3-3　各种国际协会提出的性腺功能减退的生化定义

	总睾酮浓度		
	nmol/L	ng/ml	ng/dl
EAA,ISA,ISSAM	轻度<12	<3.40	<340
EAU,ASA,ISSM	重度<8	<2.31	<231
ES*	<10.4	<3.00	<300
AACE	7	<2.00	<200

* 存在严重的继发性性腺功能减退症(总睾酮<5.2nmol/L 或 150ng/dl)时需要进行垂体影像学检查

AACE. 美国临床内分泌医师学会;ASA. 美国男科学会;EAA. 欧洲男科学会;

EAU. 欧洲泌尿外科学会;ES. 欧洲内分泌学会;ISA. 国际男科学会;

ISSAM. 国际老年男性研究学会;ISSM. 国际性医学会。

From Corona G,Rastrelli G,Forti G,Maggi M. Update in testosterone therapy for men. J Sex Med 8:639-54.

浓度(框图 3-2)。在确诊试验中评估促性腺激素和催乳素以排除继发性性腺功能减退症也很重要。如果怀疑有 HPG 轴异常,则建议进行中枢神经系统的磁共振成像(MRI)检查。

总睾酮浓度可通过放射免疫、自动免疫或液相色谱串联质谱三种方法进行测定。在大多数实验室中,使用化学发光检测进行总睾酮的自动免疫测定。当成年男性的标准参考范围与临床实验报告数值不一致时就会存在一些问题(Bhasin et al,2008)。检测技术在不同实验室之间存在显著差异。美国病理医师协会的一项外部质量控制项目表明,对照样本在实验室间变异范围为 215~348ng/dl(7.5 和 12nmol/L),实验室间使用相同方法的变异系数为 5.1%~22.7%(Wang et al,2004)。可使用液相色谱串联质谱法作为参考值,采用放射免疫和自动免疫测定技术进行临床检测,将 60% 以上样品的测定结果控制在参考值±20%范围内,以确定该实验室的参考范围。但由于在低睾酮水平时精确度不足,所以检测不能用于精确测量青春期前或女性患者的睾酮。

框图 3-2　与异常性激素结合球蛋白(SHBG)相关的病症

与 SHBG 浓度降低相关的病症

肥胖

肾病综合征

甲状腺功能减退

使用糖皮质激素、孕激素和雄激素类固醇

肢端肥大症

糖尿病

与 SHBG 浓度增加相关的病症

衰老

肝炎和肝硬化

甲状腺功能亢进

使用抗惊厥药

使用雌激素

人类免疫缺陷病毒

　　From Bhasin S, Cunningham GR, Hayes FJ, et al. Testosterone therapy in men with androgen deficiency syndromes: an Endocrine Society clinical practice guideline. J Clin Endocrinol Metab 2010;95:2536-59.

　　平衡透析法是测量游离睾酮的金标准,但价格昂贵,且通常无法在普通实验室进行。许多模拟方法常用于代替平衡透析,但这些方法受 SHBG 水平的严重影响且通常不准确(Rosner et al,2007)。美国内分泌协会不推荐常规使用模拟测量的游离睾酮。有学者开发了许多计算方法来估计总睾酮、SHBG 和蛋白中的游离睾酮浓度。游离睾酮值的计算取决于总睾酮和 SHBG 测定量。由于计算系统不同于平衡透析测量,所计算的游离睾酮值存在显著差异(Sartorius et al,2009)。

　　对男性 AD 的诊断应首先进行一般健康评估,以评估可能导致睾酮水平短暂下降的临床表现、症状、全身性疾病和药物。应进行生化检测验证以支持临床疑似病例确诊。促性腺激素和催乳素评估对于确定 HPG 轴的改变至关重要,此外还应进行适当的影像学检查。泌尿外科医师必须熟悉生化检测的局限性和当地实验室的参考值范围。医疗保健系统必须选择合适的患者在临床治疗前进行判断,因为没有一种方式能够提供准确

的 AD 诊断(图 3-1)。

要点:诊断

- 所有疑似 AD 男性患者都需接受相应的生化检测。
- 与 AD 症状或不良预后相关的确切睾酮浓度生化阈值尚未明确。
- 通常无法获得睾酮的生化检测金标准方法,医师需要熟悉当地实验室的检测方案和不同方法的局限性。
- 如果睾酮水平低于或接近正常值的下限,则有必要重复进行清晨睾酮水平测定,以及垂体功能评估。
- 对于促性腺激素异常(继发性性腺功能减退症)的男性,可能需要对垂体进行 MRI 检查。

(六)治疗

　　AD 治疗的目标是恢复男性的生理睾酮水平,同时缓解症状。鉴于 AD 的非特异性临床表现,除了睾酮治疗(TT)之外,医师还必须为患者提供改变生活方式方面的建议。基于美国心脏学会建议的代谢综合征一线管理的部分内容,增加身体锻炼、减少总热量摄入和戒烟都已被证明可降低心血管疾病(CVD)的风险(Grundy et al,2005),只有将改变生活方式与恢复雄激素平衡相结合,才能实现老年男性的最佳健康状态。

　　一项随机对照研究表明,TT 对机体组分、代谢控制,以及心理和性参数方面有积极的改善作用。对于患有稳定性充血性心力衰竭的老年男性,与安慰剂对照组相比,接受长效 TT 及最佳药物治疗的患者运动能力(峰值耗氧量)、股四头肌等长强度、胰岛素敏感度和压力反射敏感度均有所改善(Caminiti et al,2009)。在随机对照试验的荟萃分析中,肌内(IM)注射 TT 伴随 8% 的腰椎骨密度和股骨颈骨密度评分增加(Tracz et al,2006)。关于长效 TT 的队列研究表明,腰围明显减少、躯干脂肪成分和体重指数(BMI)显著降低,治疗 1 年后脂质代谢有所改善(Saad et al,2007;Haider et al,2010)。在一项多中心前瞻性研究中,接受长效 TT 的 AD 男性在治疗 6 周时包括

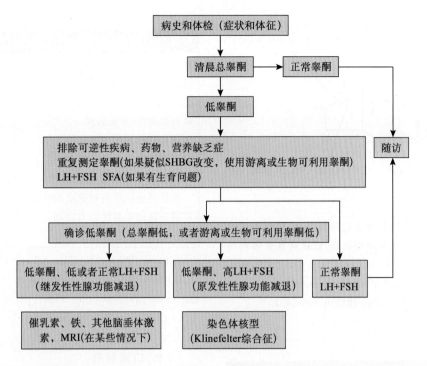

图 3-1 **评估疑似雄激素缺乏症的方法:内分泌指南**(Modified from Bhasin S, Cunningham GR, Hayes FJ, et al. Testosterone therapy in men with androgen deficiency syndromes: an Endocrine Society clinical practice guideline. J Clin Endocrinol Metab 2010;95:2536-59.)

性欲、性交满意度和总体满意度的国际勃起功能指数(IIEF)评分显著改善(Moon du et al,2010)。随机、安慰剂对照试验的荟萃分析显示,边界生化值 AD 患者的 TT 与勃起功能的轻度改善相关[95% 置信区间(CI)0.03~0.65],对性欲无显著影响(95% CI 0.01~0.83),对整体性满意度无影响(Bolona et al,2007)。在对患有代谢综合征的 AD 男性进行的一项随机、安慰剂对照研究中,长效 TT 治疗 30 周后与对照组相比,显著改善了抑郁症状(-2.5 分,Beck 抑郁症评分表)、AD 症状(-7.4 分,AMS)和性功能(+3.1 分,IIEF)(Giltay et al,2010)。在一项老年男性安慰剂对照随机研究中,TT 未显示出认知功能的显著改善(Blackman et al,2002;Kenny et al,2004)。

一项随机对照研究还证实了 TT 对全身性疾病患者的益处。在一项纳入 70 例艾滋病病毒阳性男性的研究中,与安慰剂组相比,每周两次注射 TT 可改善性欲、疲劳、抑郁情绪和肌肉质量(Rabkin et al,2000)。在接受长期糖皮质激素治疗的哮喘男性中进行的一项小型随机研究中,TT 治疗 1 年后,腰椎骨密度增加 5%,而安慰剂组无

变化(Reid et al,1996)。在一项针对严重烧伤(体表 40%~70%)男性的双盲、安慰剂对照试验中,与安慰剂组相比,用睾酮类似物治疗的患者体重显著减轻,净氮丢失显著减少,同时改善了移植皮肤的伤口愈合(Demling and Orgill,2000)。

口服或胃肠外给予天然睾酮可经门脉循环吸收和肝快速代谢,只有较低浓度进入体循环(Qoubaitary et al,2005)。使用酯化反应进行化学修饰产生的一系列睾酮类似物,可改善其生物利用度和药代动力学(Corona et al,2011)(图 3-2)。

患者表现为肌肉质量和力量下降、骨密度降低、性功能下降(框图 3-3 和框图 3-4),这是 AD 治疗的适应证,采取 **TT 治疗男性 AD**。TT 使用安全且有口服、经颊、透皮、肌内注射和皮下植入等制剂可用(表 3-4 和框图 3-5)。TT 的目标是恢复健康年轻男性的生理睾酮水平。治疗不足和过度治疗都与不良事件增加相关,医师需要了解不同 TT 制剂的药理学机制,以避免治疗不足和过度治疗。在准备使用长效制剂前,医生应先遵循短效制剂治疗原则,评估其疗效和不良反应。

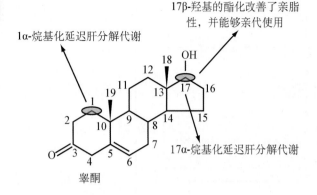

17β-羟基的酯化改善了亲脂性，并能够亲代使用

1α-烷基化延迟肝分解代谢

17α-烷基化延迟肝分解代谢

睾酮

图 3-2　睾酮的生化结构和潜在的修饰位点：睾酮的化学结构及可能的结构修饰位点，以提高其生物利用度和药代动力学（Modified from Corona G，Rastrelli G，Forti G，et al. Update in testosterone therapy for men. J Sex Med 2011；8：639-54.）

框图 3-3　睾酮治疗的适应证
青春期延迟（特发性，Kallmann 综合征）
Klinefelter 综合征伴性腺功能减退
睾酮水平低下的性功能障碍
性腺功能减退伴骨量降低
有性腺功能减退的体征和症状成年男性
垂体功能减退
睾丸发育不良伴低睾酮

From Dohle GR，Arver S，Bettocchi C，et al. Guidelines on male hypogonadism，<http://www.uroweb.org/gls/pdf/17_Male_Hypogonadism_LR.pdf>；2013[accessed 04.11.14].

框图 3-4　睾酮治疗的禁忌证
非常高风险 严重不良后果
转移性前列腺癌
乳腺癌
中到高风险 不良后果
未评估的前列腺瘤或硬结
血细胞比容大于 50%
与良性前列腺增生相关的严重下尿路症状（美国泌尿外科学会国际前列腺症状评分＞19）
控制不良的充血性心力衰竭
未评估的睡眠呼吸暂停

From Bhasin S，Cunningham GR，Hayes FJ，et al. Testosterone therapy in men with androgen deficiency syndromes：an Endocrine Society clinical practice guideline. J Clin Endocrinol Metab 2010；95：2536-59.

（七）口服制剂

口服烷基化睾酮制剂与肝毒性有关，已淘汰不再推荐使用。唯一可用的口服睾酮制剂是十一酸睾酮（TU），通过淋巴管吸收，避免肝代谢以实现药物作用（Seftel，2007）。该制剂目前在美国不可用。通过淋巴途径吸收高度依赖于食物摄入的脂肪含量，必须摄入至少 20mg 的脂肪。口服 TU 的半衰期短（约 4h），需多次给药（每日 2～3 次），导致全天血清睾酮水平不规则。口服 TU 具有剂量灵活、自主给药，以及停药后睾酮血清浓度立即降低的特点。

表 3-4　可用的睾酮治疗方法

复合物	剂量	优势	劣势
口服制剂			
十一酸睾酮	120～240mg，2～3/d	口服剂量可调整	睾酮水平和临床效果不稳定，必须与食物一起服用，且至少含有 20g 脂质
肌内注射制剂			
庚酸睾酮	200mg/1～2 周	便宜	睾酮水平波动较大，多次注射，增加红细胞增多症的风险
环戊丙酸睾酮	100～200mg/1～2 周		
复合睾酮	100mg/2d		
十一酸睾酮	750～1000mg/10～14 周	睾酮正常化，高效，持久，依从性高	注射部位疼痛，需要技术培训

（续　表）

复合物	剂量	优势	劣势
皮下制剂			
外科植入物	450～700mg/4～6 个月	睾酮正常化,高效,持久,依从性高	侵入性放置,压迫和局部感染的风险
颊黏膜控释制剂			
颊黏膜睾酮	30mg,每日 2 次	口服	黏膜刺激,每日两次给药
透皮制剂			
睾酮贴剂	5～10mg/d	用法简单,模仿昼夜节律	皮肤过敏,每日使用,卫生问题
睾酮凝胶 1%～2%	40～80mg/d	高效标准化,剂量可调,用法简单	皮肤过敏,每日使用,接触时可能传递
腋下睾酮 2%凝胶	60～120mg/d		
睾酮凝胶 1.62%	20.25～81mg/d		

From Isidori AM, Buvat J, Corona G, et al. A critical analysis of the role of testosterone in erectile function, from pathophysiology to treatment—a systematic review. Eur Urol 2014;65;99-112.

框图 3-5　睾酮治疗开始后的监测

1. 患者在治疗开始后每 3～6 个月评估一次,然后每年评估症状和不良反应
2. 在治疗开始后 3～6 个月监测睾酮水平,目标是将血清睾酮提升至中等范围水平

   注射制剂:监测注射期间的血清睾酮水平

   透皮贴剂:在使用后 3～12h 评估睾酮水平

   透皮凝胶:在治疗 1 周后的任意时间评估睾酮水平

   颊黏膜睾酮:在使用前或使用后立即评估睾酮水平

   口服剂:摄入后 3～5h 监测睾酮水平

   睾酮颗粒:在给药间隔结束时监测睾酮水平

3. 检查血细胞比容基线水平 3～6 个月,然后每年监测

   如果 Hct>54%,停止治疗直至 Hct 降至安全水平

4. 在患有骨质疏松症或低位创伤性骨折的男性中,在睾酮治疗 1～2 年后测量腰椎和(或)股骨颈的骨无机物密度
5. 在治疗开始前、治疗 3～6 个月进行 DRE 和 PSA 检查,然后根据前列腺癌筛查指南进行检查
6. 如果 DRE 异常、PSA 升高、下尿路症状严重或 AUA/IPSS>19,则需要另外进行泌尿外科检查
7. 评估每次就诊时药物制剂的特殊不良反应

   颊黏膜制剂:味觉改变和检查牙龈、口腔黏膜刺激

   注射制剂:液体潴留、波动体征

   睾酮贴剂:应用部位的刺激

   睾酮凝胶:建议患者在与女性或儿童皮肤接触之前,用衣服覆盖应用部位或做局部清洁。在应用 4～6h 后清洗局部,维持血清睾酮水平

   睾酮颗粒:检查感染、纤维化或颗粒挤压的迹象

AUA/IPSS. 美国泌尿外科学会国际前列腺症状评分;DRE. 直肠指检;PSA. 前列腺特异抗原

From Bhasin S, Cunningham GR, Hayes FJ, et al. Testosterone therapy in men with androgen deficiency syndromes: an Endocrine Society clinical practice guideline. J Clin Endocrinol Metab 2010;95;2536-59.

(八)颊黏膜制剂

持续释放的颊黏膜控释给药系统为口服 TT 提供了另一种剂型。经颊给药允许通过口腔黏膜吸收睾酮,绕过肝代谢。将片剂软化并模塑成胶状物,但使用该药物必须在 12h 后去除以避免局部刺激。该制剂可将睾酮恢复到生理水平,与其

他睾酮制剂功效类似(Pfeil and Dobs,2008)。

(九)透皮制剂

目前有多种透皮制剂。通常为每日使用,在治疗期间可以稳定维持循环中的血清睾酮水平。可用的透皮睾酮贴剂通常与局部皮肤反应和用药依从性降低有关(Seftel,2007)。贴片部位可以是阴囊和非阴囊,可以包含或不包含增强剂以增加皮肤吸收。

透皮睾酮凝胶于 2000 年首次引入美国。推荐的起始剂量为每日 50mg(每 5g 透皮睾酮凝胶含 50mg 睾酮),其提供约 50mg/d 的睾酮输送至循环中。该制剂为 1% 或 2% 的乙醇睾酮凝胶,能够在每日剂量使用后持续输送睾酮 24h。**应用透皮凝胶时,睾酮迅速被吸收到角质层中,角质层形成储存库并充当释放速率控制膜**(Corona et al,2011)。建议在肩膀、上臂、腋窝、腹部或大腿内侧区域的完整干燥皮肤上涂抹睾酮凝胶。由于男性皮肤吸收程度的不同,治疗中可能需要调整剂量。与睾酮贴片相比,睾酮凝胶显示出安全性较高、皮肤不良反应显著降低(Wang et al,2000)。**睾酮凝胶可通过皮肤表面紧密接触传递给他人,是使用该剂型的一种潜在不良事件**。通过穿戴衣物或达到规定保留时间(基于不同制剂,2~4h)后局部清洗或淋浴去除皮肤凝胶残留物可以避免这种风险。

(十)注射制剂

注射用 17β-羟基酯可溶于油性缓释制剂中。肌内注射时,睾酮可直接被吸收入血液中。注射频率取决于药物半衰期。由于丙酸酯-睾酮酯是短效制剂而未被广泛使用,每周剂量需要分 2 或 3 次给药。环戊丙酸酯和庚酸睾酮只需每两周注射一次。**药物注射 24h 后血清睾酮可达超生理水平,随后在 10~14d 内逐渐下降至 AD 水平**(Matsumoto,1994)。血清睾酮浓度的"峰值和谷值"变化通常与健康状况,以及性腺功能减退症状复发的表现相一致。据推测,睾酮浓度大范围波动可导致频发的不良作用,包括红细胞增多症等,需要改变剂量、临时中断治疗和(或)行静脉切开术。

虽然有长效的注射用睾酮制剂,但在美国不能使用。在 6 周臀肌注射负荷剂量后,每 12 周进行臀肌注射。睾酮以正常生理水平持续均匀释放到全身循环中,同时避免了睾酮水平波动相关的并发症。随机、安慰剂对照研究已经证实,可注射 TU 的临床疗效及维持治疗性睾酮水平的效果(Caminiti et al,2009;Corona et al,2011)。

(十一)皮下植入制剂

睾酮颗粒是美国唯一批准用于治疗男性 AD 的长效睾酮制剂,并且在欧洲和澳大利亚也有类似制剂。在局部麻醉下将睾酮结晶颗粒植入皮下组织,可出现感染或颗粒挤出等并发症。**植入后约 1 个月血清睾酮达到超生理水平,在随后的 3~6 个月逐渐下降**(Kelleher et al,2004)。一项多中心观察研究表明,皮下植入制剂在目前可用的 TT 制剂中可提供最长的持续作用时间,且呈稳态输送药物(McCullough et al,2012)。虽然睾酮颗粒的长期数据仍有待确定,但长效睾酮制剂的便利性有可能提高患者的依从性。在一项长效 TT(睾酮颗粒与可注射 TU)的随机交叉对照研究中,尽管临床疗效没有差异,但患者更倾向于注射制剂(Fennell et al,2010)。应注意的是,该研究应用的两种药物在美国没有使用。

任何接受 TT 的患者都需要进行随访。在治疗第一年,应每隔 3~6 个月进行一次,此后至少每年一次(见框图 3-5)。每次就诊都必须进行完整的临床和男科学评估。**必须对生化激素水平以及血细胞比容(Hct)和前列腺特异抗原(PSA)进行评估。也可进行代谢参数测量(如脂质谱),鉴于目前使用的睾酮制剂,不再需要进行肝功能检测。**

(十二)并发症和争议

1. 红细胞增多症

睾酮可刺激红细胞生成。ADT 和 AD 都是贫血的危险因素。在患有慢性肾病的男性中,显示 AD 与红细胞生成刺激物的反应性降低相关(Carrero et al,2012)。尽管已知这种关联,但睾酮在红细胞生成中的潜在作用机制却很少知晓。睾酮的一项潜在作用机制是通过提高铁的生物利用度。每周肌内注射 TT 似乎可抑制铁调节蛋白,而铁调节蛋白以剂量和年龄依赖性方式导致红细胞增多症(Bachman et al,2010)。**老年男性 TT 治疗后罹患红细胞增多症的风险增加**。DHT 也与睾酮诱导的红细胞增多症有关。在一项随机、安慰剂对照试验中,尽管血清睾酮浓度降低,但接受局部 DHT 治疗的患者出现无临床症状的血细胞比容升高,因此需要按照方案停止治疗(Idan et al,2010)。

红细胞增多症是使用 TT 最常见的不良反应,基于不同睾酮制剂引起 TT 水平的变化,与局部制剂相比,注射治疗出现红细胞增多的风险更高。将血细胞比容大于 52% 定义为红细胞增多,睾酮贴片和肌内注射引起红细胞增多的比例分别为 15.4% 和 43.8%(Dobs et al,1999)。**血液黏稠度升高会加重冠状动脉、脑血管或外周循环血管的疾病,特别是在已患病的老年人群当中**(Jonathan,2002)。因此,需要对接受 TT 的男性进行红细胞增多症的监测和采取措施,如在适当的情况下需要减少剂量、停止治疗、行静脉切开术或献血。

2. 良性前列腺增生症

雄激素对前列腺组织的发育很重要。化学或手术去势可导致前列腺体积减小。TT 理论上对存在良性前列腺增生(BPH)相关下尿路症状(LUTS)的男性构成风险。**研究显示,在治疗的前 6 个月,经直肠超声测量前列腺体积显著增加且与 TT 相关**(Pechersky et al,2002)。然而,前列腺体积的增加并未导致 LUTS 恶化。与安慰剂对照组相比,多项研究通过评估国际前列腺症状评分(IPSS)、尿流率、残余尿或并发症(如尿潴留),未证实 TT 显著增加 BPH 相关的排尿症状(Fernandez-Balsells et al,2010)。**严重 LUTS(IPSS>20)是 TT 的相对禁忌证,应在患者开始治疗前进行评估**。泌尿系统症状评估应作为接受 TT 治疗男性随访监测的一部分。

3. 前列腺癌

了解雄激素对前列腺的影响是现代 ADT 治疗前列腺癌的基础。TT 临床研究显示,患者血清 PSA 水平升高,这提高了人们对前列腺癌进展的关注(Slater and Oliver,2000)。一项纳入 18 项前瞻性研究的荟萃分析显示,血清雄激素浓度与前列腺癌风险之间没有关联(Roddam et al,2008)。**与安慰剂组相比,TT 的前瞻性研究未显示出前列腺癌发病率或前列腺活检风险增加**(Fernandez-Balsells et al,2010)。TT 已经成为前列腺癌治疗后性功能康复的策略。多项回顾性队列研究表明,与对照组相比,TT 引起的性功能改善没有增加前列腺癌的生化复发率(Pastuszak et al,2013)。

迄今为止,没有确切的证据表明 TT 在前列腺癌中具有致病作用,或者外源性 TT 提高血清睾酮水平会增加前列腺癌的风险。前列腺癌和 AD 都是老年疾病。因此,在 AD 评估期间应进行 PSA 的基线水平检测和直肠指检。PSA 或直肠指检异常的男性需要在使用 TT 治疗之前进行适当的检查和咨询。在 TT 治疗之后,严密监测前列腺病理学至关重要。根据发布的男性性腺功能诊疗指南,在疑似前列腺癌时应进行前列腺活检。

血脂:有关 TT 和血脂的相关性数据不一致。雄激素的超剂量治疗可能会降低高密度脂蛋白(HDL)水平(Singh et al,2002)。**使用 TT 恢复睾酮生理水平的多项前瞻性研究显示,HDL 水平没有变化或轻度降低**(Whitsel et al,2001)。**与治疗前相比,总胆固醇和低密度脂蛋白(LDL)水平也未改变或降低**。与注射 TT 相比,透皮制剂似乎对血脂的影响较小。在一项安慰剂双盲对照研究中,接受透皮睾酮治疗组和安慰剂对照组在治疗 36 个月期间血清脂质和载脂蛋白无显著差异(Snyder et al,2001)。已有数据表明,生理范围内的 TT 水平与血脂不利变化无关。

4. 睾丸功能减退

使用 TT 后,睾丸大小和硬度通常会减少。给予外源性睾酮引起 HPG 轴的过度负反馈;可抑制内源性睾酮产生和精子发生。WHO 开展的一项国际多中心男性避孕药物研究表明,健康男性每周肌内注射 100mg 睾酮庚酸盐将导致 98% 的精子发生抑制,出现严重的少精子症(<300 万精子/ml)或无精子症(WHO,1996)。**TT 终止后的精子恢复通常发生在 12~15 个月后,但并非都能观察到精子发生恢复正常**(Gu et al,2003)。尽管已有关于外源性睾酮作为男性避孕的文献,但许多医师并未意识到外源性睾酮对生育能力的影响。调查显示,25% 的泌尿外科医师会使用外源性睾酮治疗男性不育症(Ko et al,2012)。

预先精子冷冻保存或同时使用 hCG 的策略,已被证明可以保护接受 TT 治疗男性的精子发生(Hsieh et al,2013)。**对仍然希望保持生育能力的男性开始使用 TT 治疗时需要谨慎**。医师需要提供详细的咨询、监测精子发生,以及采取适当策略保护生育能力。

5. 其他不良反应

TT 被证明与睡眠呼吸暂停的进展有关（Attal and Chanson，2010）。这种现象通常发生在接受高剂量 TT 并伴有已知的睡眠呼吸暂停风险因素的男性中。上呼吸道解剖结构不受 TT 的影响，这表明睡眠期间呼吸改变存在潜在的中枢机制而不是解剖学梗阻。

皮肤不良反应在透皮贴剂（高达 66%）比凝胶制剂（约 5%）更常见（Wang et al，2000）。肌内注射可引起局部疼痛、瘀斑、红斑、肿胀、血肿、脓肿或痈（von Eckardstein and Nieschlag，2002）。还可观察到痤疮、油性皮肤、体毛变化和潮红，但通常耐受性良好。

液体潴留不常见且通常轻微。但在患有充血性心力衰竭或肾功能不全的男性中，开始使用 TT 时需要谨慎。

男性乳房发育是 TT 治疗后罕见的并发症，与睾酮芳构化后血清雌二醇水平升高有关，通常可以通过调整 TT 的剂量来控制。

6. 勃起功能障碍的睾酮治疗

勃起功能障碍（ED）已成为 CVD 的重要独立危险因素，性功能障碍是 LOH 最特殊的症状（Isidori et al，2014）。**基于人群的研究表明，ED 男性 AD 的患病率为 23%～47%**（Kohler et al，2008）。ADT 与性功能障碍之间的关联已得到充分证实，但单独使用 TT 治疗 ED 的作用尚不清楚。

睾酮促进正常的生殖器发育，文献支持其在勃起生理学中的作用。在中枢神经系统中，睾酮可以刺激兴奋性神经递质如多巴胺、催产素和一氧化氮的释放，从而控制第二性征的发育和性行为（Hull et al，1999）。在外周，睾酮调节涉及勃起功能的多种因素，如平滑肌细胞的结构、功能和神经支配，阴茎血管的内皮功能和阴茎海绵体纤维弹性（Isidori et al，2014）。很遗憾，许多来自动物去势模型的已有数据与男性 AD 相关数据很不一致，因此产生不确定性，且由于可用人类数据有限而使情况更为复杂。

磷酸二酯酶 5 型抑制剂（PDE5-I）和 TT 的联合治疗是一个备受争议的话题。PDE5-I 单一疗法可有效改善勃起，但通常不足以解决 AD 男性性功能障碍的其他问题，例如性欲降低。在纳入 173 例男性的多中心、双盲、安慰剂对照研究中，

总结出对 PDE5-I 无反应者的挽救治疗概念（Buvat et al，2011）。仅在总睾酮低于 10.4nmol/L（300ng/dl）阈值的 AD 男性中局部使用 TT 可产生额外的获益。在一项大规模随机研究中，进一步验证了联合治疗的概念，以明确 TT 是否对 AD 患者的任何额外获益，这些患者的勃起功能已经被 PDE5-I 最大程度改善（Spitzer et al，2012）。该研究明确证实，当 PDE5-I 已经恢复患者勃起功能时，TT 不能提供额外的益处。然而，该研究无法评估挽救治疗的作用，因为 PDE5-I 治疗失败的总体病例数量很少。

在有 AD 症状的年轻男性中，TT 应该是可能改善性功能所有问题的一线治疗方法，并且如果需要可以联合使用 PDE5-I。对于患有 ED 的老年男性，PDE5-I 应该是一线疗法，并可改善并发症。对于治疗无效者，TT 应仅在生化检查确认 AD 的男性中使用。现有证据表明，联合治疗没有严重安全问题。

要点：勃起功能障碍的睾酮治疗

- ED 伴有性功能障碍是 AD 最特异的预测指标。
- 睾酮在外周系统中负责调节正常勃起的多个环节。
- 当 PDE5-I 恢复勃起功能时，额外的 TT 不会使勃起功能有更多获益。
- 对于 PDE5-I 难治的 ED，TT 有可能仅在 AD（< 300ng/dl）男性中提升治疗效果。

二、心血管疾病和睾酮

在大多数发达国家，心血管疾病是导致死亡的首要原因，全球每年约有 1730 万人因此死亡（Laslett et al，2012）。40 岁时冠心病（CAD）的终身风险男性为 1/2，女性为 1/3（Lloyd-Jones et al，2004）。尽管近年来死亡率大幅下降，但 CVD 及其并发症仍然非常普遍，给卫生管理系统造成了沉重的负担（Smolina et al，2012）。美国心脏学会预计，CVD 治疗的费用将从 2010 年的 2725

亿美元增加到 2030 年的 8181 亿美元(Laslett et al,2012)。与绝经前女性相比,男性患 CVD 的风险更高,这表明可能受性激素的影响(Yang and Reckelhoff,2011)。

CVD 和 AD 都是老年疾病,具有多种共同的风险因素,如年龄、肥胖、糖尿病、饮酒和慢性病。**AD 和 CVD 之间的相关性在观察性研究中已经很明显**(Araujo et al,2011)。**ADT 与前列腺癌患者的心血管(CV)事件风险增加有关**(Levine et al,2010)。前瞻性研究表明,ADT 通过影响各种危险因素来增加 CVD,如体重增加、胰岛素敏感度降低、脂质分布改变和脂肪量增加。两项基于人群的研究报道指出,ADT 与冠心病和心源性猝死或危及生命的心律失常显著相关(Saigal et al,2007)。来自泌尿学策略研究的前列腺癌研究数据也显示,经历根治性前列腺切除术并接受 ADT 的男性患 CV 事件的死亡风险显著高于仅接受手术的患者(Tsai et al,2007)。尽管其机制尚不清楚,但内源性睾酮已被建议作为 CV 保护或作为其他疾病进程的次要风险预测因子。

患有 LOH 的男性通常表现出共存的 CVD 危险因素。鉴于已知红细胞增多症的不良反应,TT 的安全性经常受到质疑。2004 年,医学研究机构审查了有关 TT 的证据,并得出"医学检查结果并未显示有明确依据的获益"的结论(Xu et al,2013)。尽管肌肉骨骼参数有所改善,但由于治疗组中 CV 相关事件的增加,因此早期暂停了一项关于行动受限的老年男性 TT 的随机、安慰剂对照研究(Basaria et al,2010)。然而,结果的普遍性常受到质疑,因为研究人群是患有严重慢性疾病的老年男性(平均年龄 74 岁)。CV 不良事件的数量很少,并且试验最初并非用于分析 CV 事件结果。对与 TT 相关不良事件随机研究的荟萃分析,得出 CV 事件和死亡率相关的结果(Fernandez-Balsells et al,2010;Xu et al,2013)。一项纳入 8709 例男性退伍军人的回顾性研究显示,接受睾酮治疗的男性 CV 事件风险升高 29%(Vigen et al,2013)。但这项研究因为患者排除标准不合适、无平行对照、统计方法非常复杂许多不足而受到批评。另一项使用健康管理数据库的队列研究(Truven Health MarketScan)提示,睾酮治疗开始 90d 内心肌梗死风险加倍(Finkle et al,

2014)。研究者通过处方获取信息,当考虑已知患者依从性问题时,并不能准确反映睾酮治疗初始时的 CV 状态。附加的统计学模型用于加权数据,最终与睾酮治疗相关的 CV 事件风险评估必须等待长期大规模的随机对照研究结果。

(一)冠状动脉疾病

传统意义上雄激素缺乏(AD)并不是 CAD 的风险因素。一项早期的纵向病例对照研究报道,低风险进展性与非进展性 CAD 之间睾酮水平没有显著性差异(Heller et al,1983)。**不断有证据显示,低水平内源性睾酮和 CAD 之间的联系。**几项研究显示,经血管造影确诊的 CAD 与对照组相比睾酮水平更低(Chute et al,1987;Sieminska et al,2003;Cao et al,2010)。除了总睾酮,在导管检查证实 CAD 的患者中,生物活性睾酮水平也明显降低(Rosano et al,2007)。

此外,雄激素缺乏和 CAD 的严重程度呈负相关。流行病学报道,在总睾酮最低值和最高值之间,动脉粥样硬化性心脏病的风险下降 5 倍(Chute et al,1987)。四项独立的小型研究显示,在男性 CAD 中,较低的内源性睾酮与更为严重的 CAD 相关(Phillips et al,1994;Rosano et al,2007;Hu et al,2011;Li et al,2012)。低睾酮和 CAD 严重程度的相关性也体现在患有 CAD 的男性和绝经后女性中(Phillips et al,1997;Kaczmarek et al,2003)。已有报道,与对照组相比心肌梗死和缺血的男性睾酮水平更低,雌激素/雄激素比率升高(Sewdarsen et al,1986;Lichtenstein et al,1987)。

几项基于人群的研究检测继发于心血管疾病(CVD)的死亡率和总睾酮水平之间的相关性。尽管一些研究者发现,显著升高的心血管死亡率和较低的睾酮浓度相关,但也有学者持不同看法(Oskui et al,2013)。一项荟萃分析显示,升高的心血管死亡率与较低的睾酮水平有相关趋势,但不具有统计学意义(Araujo et al,2011)。一项分析研究显示,2416 例瑞典男性的内源性总睾酮水平与不良 CV 事件风险呈负相关(Ohlsson et al,2011)。处于睾酮水平第四分位的部分男性显示,主要不良 CV 事件的无事件生存率显著提高。几项研究也分析了生物可利用睾酮和心血管死亡率的相关性,均提示较高的心血管死亡率与较低水平的生物可利用睾酮相关(Laughlin et al,2008;

Malkin et al,2010；Menke et al,2010)。

(二)脑血管疾病

睾酮缺乏也影响了脑血管疾病的进展。已报道即使在传统的脑血管疾病风险因素调整之后,低水平的睾酮和生物可利用睾酮可预测脑血管意外和一过性脑缺血增多(Yea et al,2009)。多项研究显示,低睾酮浓度与增加的颈动脉内膜中层厚度(IMT)相关,后者是脑血管动脉粥样硬化的衡量指标(De Pergola et al,2003；Fukui et al,2003；van den Beld et al,2003)。几项基于人群的研究报道,在排除脑血管疾病后,总睾酮水平和颈动脉 IMT 呈负相关,但这种关系也与 BMI 相关(Svartberg et al,2006；Debing et al,2008)。相似的一项对 Tromso 队列的横向分析显示,睾酮水平和颈动脉斑块总面积呈负相关(Vikan et al,2009)。在校正年龄、BMI 和已知脑血管疾病等风险因素后,脑动脉 IMT 与低水平的生物可利用睾酮相关,而与总睾酮不相关(Tsujimura et al,2012)。睾酮与脑血管疾病的关联具有性别差异。游离睾酮或总睾酮水平与中青年女性(Calderon-Margalit et al,2010)颈动脉 IMT,或与围绝经期女性颈动脉进展性 IMT,以及外膜直径之间未观察到相关性(El Khoudary et al,2012)。

(三)睾酮对心血管系统的作用机制

1. 内皮功能紊乱

内皮功能紊乱是形成动脉粥样硬化损害的第一步。睾酮对内皮功能具有保护作用(Fu et al,2008)。睾酮与血管细胞黏附分子-1 呈负相关,后者由血管内皮细胞产生,当内皮细胞出现炎症或受到有害刺激时表达上调。研究者报道,与性腺发育正常男性相比,性腺功能低下的男性显示出内皮祖细胞水平较低,后者在内皮再生中非常重要,骨钙素阳性的内皮祖细胞亚群水平较高,与动脉粥样硬化高度相关(Foresta et al,2010)。最终,睾酮可显著降低人脐静脉内皮细胞内质网压力和过氧化物再生,这两者与动脉粥样硬化密切相关,但是与芳香化酶抑制剂联用时,睾酮的保护作用丧失,提示为雌二醇介导机制(Haas et al,2012)。

20 世纪 30 年代以来,睾酮的抗心绞痛和抗心肌缺血作用已被认可(Oskui et al,2013)。患有 CVD 的睾酮缺乏男性补充睾酮可有效增加运动负荷试验中达到 ST 段压低的时间(Rosano et

al,1999；English et al,2000)。虽然雄激素的血管扩张效应已明确,但具体机制仍未阐明。据报道,睾酮可诱导不依赖内皮的多数血管床松弛,包括人乳内动脉和桡动脉(Yildiz et al,2005b)。动物体内和体外模型,提供了睾酮通过调节离子通道的活性诱导冠状血管舒张的证据。这种睾酮的直接松弛作用归因于非三磷腺苷敏感度钾通道(Yue et al,1995)、三磷腺苷敏感度钾通道(Seyrek et al,2007)和大量钙激活钾通道的开放作用(Yildiz et al,2005a)。也有报道,睾酮在生理水平时作为选择性和有效的 L 型钙通道阻滞剂,在睾酮超生理水平时作为睾酮通道抑制剂,通过减少钙离子进入血管平滑肌细胞而导致血管舒张(Scragg et al,2004)。

与之相反,一些研究表明了睾酮的血管舒张作用之外的内皮依赖性介导机制(Ong et al,2000；Kang et al,2002)。已显示 CAD 患者短期和长期服用睾酮可增加肱动脉血流介导的反应性,诱导一氧化氮的剪切应力释放并导致血管舒张。这种关系在绝经后妇女中也得到了证实(Montalcini et al,2007)。

动脉血管壁硬化是 CVD 风险的独立预测因子。低睾酮水平与内皮功能障碍相关(Laurent et al,2006)。这种负相关关系已经通过血压和脉速作为动脉血管壁硬化程度的反映来证实(Fukui et al,2007；Corona et al,2009)。有趣的是,调整心率后,男性血液透析患者睾酮和 CVD 死亡率之间的关联性消失,提示内皮功能障碍是睾酮与 CVD 呈负相关的一种可能解释(Kyriazis et al,2011)。反之,长期(8 周)给予睾酮,可增加心肌灌注,可使冠状动脉通畅,桡动脉和主动脉扩张指数降低,表明动脉血管壁硬化程度降低,但对全身灌注或内皮功能没有影响(Webb et al,2008)。

2. 炎症

动脉粥样硬化由持续的炎症反应介导,炎症反应由细胞因子和其他炎症标志物诱导产生。细胞因子导致细胞和局部动脉壁炎症,并可使血管平滑肌细胞凋亡、纤维素帽降解和斑块碎裂,从而引起血小板黏附、血栓形成,并最终导致心绞痛或心肌梗死(Malkin et al,2003)。炎症标记物或细胞因子的升高已明确可预测 CVD 患者的预后(Libby et al,2002)。在一项横向研究中,炎症标志物、巨噬细胞炎症蛋白 1α、1β 和肿瘤坏死因子 α 与健康年轻男性的总睾酮水平呈负相关,提示为轻度炎症状态(Bobjer et al,2013)。

据报道 TT 可抑制接受冠状动脉支架植入的患者高敏 C 反应蛋白和 IL-6 的表达,从而推断睾酮的抗炎特性可潜在减少主要 CV 事件(Guler et al,2006)。在一项 AD 患者随机、安慰剂对照的交叉研究中,TT 降低了促炎细胞因子、肿瘤坏死因子 α 和 IL-1β 的水平,同时抑制了细胞因子 IL-10 的水平(Malkin et al,2004)。然而,与正常性腺对照组相比,在合并充血性心力衰竭和糖尿病的 AD 男性中,未确认细胞因子和睾酮之间呈负相关(Pugh et al,2005;Hernandez-Mijares et al,2010)。

3.凝血

先前已经研究了睾酮对凝血因子包括纤维蛋白原和纤溶酶原激活物抑制剂-1(PAI-1)的作用。纤维蛋白原是 CVD 的已知危险因素及炎症性生物标志物(Danesh et al,2005),可通过增加血浆和血液黏度的机制,对动脉粥样硬化、血栓形成和局部缺血产生影响,增加 CVD 风险(Kaptoge et

---

要点:心血管疾病和睾酮

- 对睾酮和心血管(CV)健康各个方面之间相互作用的认识已提高。现有文献表明,较低水平的内源性睾酮与 CV 死亡率相关性较高。
- 内源性睾酮和 CAD 严重程度、充血性心力衰竭和血管 IMT 之间均呈负相关(Oskui et al,2013)。
- 正常睾酮水平在维持心血管健康方面发挥着重要作用。
- AD 患者的外源性 TT 可改善心肌缺血、运动能力和 CV 风险因素。
- 目前指南不建议为心脏病患者提供 AD 筛查,也不建议补充 TT 以改善预后。
- 睾酮替代治疗对睾酮水平低的老年男性动脉粥样硬化进展的影响结果提示了所有长期不良后果和外源性睾酮在心脏病患者生存中的作用。

---

al,2007)。研究表明,内源性睾酮水平与纤维蛋白原水平呈负相关(Phillips et al,1994)。在一项将 ADT 前列腺癌患者与健康人群进行对照的研究中,ADT 患者的纤维蛋白原水平升高(Ziaran et al,2013)。除纤维蛋白原外,PAI-1 是缺血性心脏病的另一危险因素,与内源性睾酮水平也呈负相关(Yang et al,1993;Phillips et al,1994)。

相反,一项男性慢性稳定性心绞痛患者补充睾酮的双盲、随机安慰剂对照研究提示,补充睾酮不影响凝血状态(Smith et al,2005)。此外,一项化学或手术去势与性腺发育正常的男性对照研究显示,去势组血小板血栓素 A_2(TXA_2)受体较少,表明抑制睾酮产生可能会减弱血小板聚集反应(Ajayi and Halushka,2005)。

三、代谢综合征与泌尿系统疾病

(一)前言

代谢综合征(MetS)是一个临床因素症候群,包括肥胖、胰岛素抵抗、高血压(HTN)和血脂异常,与 CVD 事件和糖尿病(DM)风险增加相关。应用于这个症候群的其他术语包括肥胖血脂异常综合征、X 综合征和致命四因素。自 2000 年以来,特别是 2005 年以后,在发达国家,MetS 的全球流行率和发病率明显增加。

流行病学研究显示,MetS 及其单一因素与发生一系列良性和恶性泌尿系统疾病的风险增加密切相关。这些观察结果显示了泌尿系统疾病病因的新路径,强调了泌尿系统疾病与整体健康的联系,并提出了新的预防和治疗干预措施。

这些数据也催生了"男性健康"的概念,从广义上讲,男性泌尿系统保健与系统性心血管疾病的预防和治疗相结合。然而,男性健康的概念是一个不断发展的理念,临床参数没有明确定义。在没有大量的随机临床试验数据和循证指南的情况下,目前很少在泌尿外科患者评估或治疗 MetS 的实践管理中定义其作用。

(二)定义和流行病学

MetS 的确切诊断标准存在分歧。至少有五个组织已经单独发布了定义,所有定义都包含相同的五个基本组成部分(表 3-5)。

表 3-5 MetS 定义

	WHO(1998)	EGIR(1999)	AACE(2003)	IDF(2005)	NCEP ATP III (2005 年修订)
要求条件	IR(IGT、IFG、T2DM 或者其他 IR 证据)	IR(胰岛素过剩*,血浆胰岛素>75%)	IR(IGT 或 IFG)	CO(WC)†	无
标准	所需因素至少≥2/5	所需因素至少≥2/4	所需任意因素,基于临床判断	所需因素至少≥2/4	至少≥3/5
肥胖	WHR>0.9（男）、>0.85（女）或 BMI>30kg/m²	WC≥94cm（男）、≥80cm（女）	BMI≥25kg/m²	—	WC>102cm（男）、88cm（女）
高血糖（mg/dl）	+	+	+	禁食后葡萄糖≥100	禁食后葡萄糖≥100 或 Rx
血脂异常（mg/dl）	TG≥150 或 HDL-C<35（男）、<39（女）	TG≥150 或 HDL-C<40	TG≥150 或 HDL-C<40（男）、<50（女）	TG≥150 或 Rx HDL<40（男）、<50（女）或 Rx	TG≥150 或 Rx、HDL<40（男）、50（女）或 Rx
高血压（mmHg）	>140/90	>140/90 或 Rx	>130/85	>130（S）、>85（D）或 Rx	>130（S）、>85（D）或 Rx
其他条件	微量白蛋白尿‡	—	其他 IR 特征§	—	—

* 在没有 T2DM 的患者中

† 数值与人口有关

‡ 尿白蛋白排泄量 20μg/min 或白蛋白-肌酐比率≥30mg/g

§ 包括 T2DM 家族史、多囊卵巢综合征、久坐的生活方式、年龄增长和易患 T2DM 的族群

AACE. 美国临床内分泌学医师协会;CO. 中枢性肥胖症;D. 舒张期;EGIR. 欧洲胰岛素抵抗研究组;BMI. 体重指数;HDL. 高密度脂蛋白;IDF. 国际糖尿病基金会;IFG. 空腹血糖受损;IGT. 葡萄糖耐量降低;IR. 胰岛素抵抗;NCEP ATP III. 国家胆固醇教育计划成人治疗组第三次报告;Rx. 该标准的药理干预;S. 收缩压;T2DM. 2 型糖尿病;TG. 三酰甘油;WC. 腰围;WHO. 世界卫生组织;WHR. 腰臀比

美国国家胆固醇教育计划[成人治疗小组(ATP)Ⅲ]于 2001 年发布了指南,美国国家心脏学会心脏、肺和血液研究所于 2005 年对其进行了更新。该指南是目前最常用的一种,**当前 MetS 的定义至少应存在以下因素中的三种。**

腹部肥胖:定义为女性腰围≥88cm,男性腰围≥102cm。

血糖升高:空腹血糖≥100mg/dl 或药物治疗高血糖。

血压升高:血压≥130/85mm Hg 或药物治疗高血压。

三酰甘油升高:血清三酰甘油≥150mg/dl 或药物治疗高三酰甘油。

高密度脂蛋白胆固醇(HDL-C)降低:血清 HDL-C 女性＜50mg/dl,男性＜40mg/dl 或药物治疗低 HDL-C。

(三)MetS 流行病学

MetS 很常见,有证据表明其患病率正在大幅增加。 参加美国第三次全国健康和营养状况调查(NHANES Ⅲ,1988-1994 年)的 8814 名成年人中,根据 2001ATP Ⅲ标准定义的 MetS 总患病率为 22%。**伴随年龄增长,患病率稳定上升。** 墨西哥裔美国人的年龄校正患病率最高(31.9%)。男性的年龄校正患病率(24.0%)与女性相似(23.4%)(Ford et al,2002)。对 1999-2000 年 NHANES 的 1677 名参与者进行的最近分析表明,总体患病率已上升至 26.7%(P=0.043),这一趋势主要是由于女性患病率增加 23.5%(Ford et al,2004)。

同样,在弗雷明汉心脏研究的 3323 名成年人中,根据 2005 年修订的 ATP Ⅲ标准,MetS 男性发病率为 26.8%、女性为 16.6%。经过 8 年随访,年龄校正后男性患病率增加至 56%、女性增加至 47%(Wilson et al,2005)。

(四)MetS 和泌尿外科临床

新报道的大量文献将 MetS 与泌尿系统疾病的进展联系起来,认识这些概念很重要,但这些数据目前在泌尿外科实践应用中仍受限。 对于 MetS 的重视和泌尿外科患者的医疗,至少有两个临床问题仍未解决。

首先,由于 MetS 相关疾病的处理主要由心脏病专家、内分泌专家和初级保健医师完成,所以泌尿外科医师应该如何在 MetS 的背景下处理泌尿系统疾病目前尚不清楚。MetS 与泌尿系统疾病的病理生理学关联,以及少量临床试验意味着治疗 MetS 的系统性表现,将减轻其对泌尿系统疾病的影响。然而体重减轻、血脂控制和其他医疗干预通常不属于泌尿外科的治疗范畴,并且在目前的医疗规范没有实质性变化的情况下,泌尿外科医师不太可能独立于其他医疗保健部门来监督这些治疗。

其次,由于男性 ED 和 LUTS 是隐匿性 CVD 的潜在标志物(Thompson et al,2005),一些研究者建议泌尿外科医师常规筛查 CVD。这也是泌尿外科医师通常容易忽视的情况。此外,CVD 筛查对于大多数泌尿科医师通常缺乏正规培训,因此有很多尚未解决的实践、诊疗和医疗法规问题。

1. MetS、良性前列腺增生和男性下尿路症状

MetS 及其单个组成因素与良性前列腺增生(BPE)和男性 LUTS 的风险增加有关。文献中关于 BPE 的定义很多,包括影像学确定的前列腺增生、尿流率降低、非癌症前列腺手术史、医师诊断和泌尿系统症状。

LUTS 可描述为影响前列腺和膀胱功能的具有特殊共同临床表现的一组病症。在循证医学研究的报告中,国际泌尿系统疾病指南(2012)使用术语"LUTS"来分类诊断、治疗和研究这些疾病。LUTS 也成为研究人群泌尿系统症状的常用术语。大多数研究使用 IPSS 或美国泌尿外科学会症状指数(AUASI)来量化症状的严重程度。较早的研究集中于特定的症状,包括夜尿和排尿频率。

2. MetS 和心血管疾病

一项涉及 8 个研究超过 5400 例男性的系统回顾和荟萃分析观察到,MetS 诊断与前列腺体积增加显著相关(Gacci et al,2015)。

另一些研究表明,患有心脏疾病或接受心脏疾病治疗的患者中(至少有一种 MetS 因素的可能性很高)确诊为 BPE 和 LUTS 的风险明显增加(De Nunzio et al,2012)。

(五)MetS 与前列腺疾病的相关性

1. 肥胖

通过体重、BMI 和腰围测量,肥胖与超声、MRI

确认的前列腺体积增加有关。在巴尔的摩老龄化纵向研究（BLSA）队列中，体重指数每增加 1kg/m^2 相当于前列腺体积增加 0.41ml，肥胖受试者（BMI≥35kg/m^2）比非肥胖者（BMI＜25kg/m^2）前列腺体积增加风险升高 3.5 倍（$P = 0.06$）（Parsons et al，2006；Raheem and Parsons，2014）。

在不同人群中，肥胖与罹患 BPE 和 LUTS 风险增加相关，这包括美国医疗专业随访研究（26 000 例）、中国研究小组（500 例）、美国一项 7 年的前列腺癌预防临床研究（PCPT）（4770 例）前瞻性分析、NHANES Ⅲ（2800 例）、在挪威进行的第二次 Nord-Trøndelag（HUNT-2）健康研究（21 700 例）以及奥地利泌尿学会前列腺研究组（1500 例）。其他研究表明，肥胖会增加 BPE 手术、启动 BPE 药物治疗和 LUTS 的风险（Raheem and Parsons，2014）。

肥胖还会减弱 5α-还原酶抑制剂（5ARI）非那雄胺和度他雄胺的效果，降低血清 DHT 浓度，阻止 BPE 和 LUTS 的临床进展，预防症状性 BPE 事件。PCPT 分析显示，肥胖减弱了非那雄胺类有效预防症状性 BPE 的效果。同样，对度他雄胺减少前列腺癌事件（REDUTEC）试验的二次分析得出结论，肥胖症促进前列腺体积增长，降低了度他雄胺减少前列腺体积的程度。这些观察结果可能凸显了 5ARI 引起的前列腺体积减小和肥胖导致的前列腺体积增加之间的平衡（Parsons，2010，2011；Raheem and Parsons，2014）。

2. DM 和葡萄糖稳态失衡

胰岛素样生长因子-1 和胰岛素样生长因子结合蛋白-3 的血清浓度越高，BPE 诊断和手术的风险越高。在许多不同的队列研究中，DM、血清胰岛素升高和空腹血糖升高与前列腺体积增加、前列腺增生、BPE 临床诊断、BPE 手术和 LUTS 有关，累及成千上万的男性（Sarma et al，2009；Parsons，2010，2011；Raheem and Parsons，2014）。

3. DM 和葡萄糖稳态失衡：DM 干预和并发症的流行病学研究

一项针对 DM 干预和并发症流行病学（DCCT）的析因分析研究（糖尿病控制与并发症随访研究，UroEDIC），纳入 591 例 1 型 DM 接受强化与常规血糖控制的男性（Den Eeden et al，2009）。

目的是确定强化血糖控制是否能降低 1 型 DM 患者的 LUTS 严重程度。强化治疗包括每日 3 次或更多次通过注射或泵入胰岛素并严格监测血糖水平。由 AUASI 检测的 LUTS 与强化血糖控制之间未观察到关联。然而，由于这些男性较年轻（平均年龄 45 岁），并且患有 1 型而不是 2 型 DM，因此这些数据可能不适用于更广泛的老年 DM LUTS 患者群。

4. 血压升高

高血压（HTN）与 BPE 和 LUTS 的关联尚不清楚。针对 HTN 男性至少有 6 项研究，其中 3 项观察到 LUTS 风险增加，1 项显示 BPE 手术风险增加，另 2 项未观察到风险增加。

5. 三酰甘油升高和 HDL 降低

针对血清三酰甘油和 HDL 与 BPE 和 LUTS 的研究结果有争议。6 项研究中 3 项显示阳性，3 项显示无关联（Hammarsten et al，1998；Zucchetto et al，2005；Gupta et al，2006；Lekili et al，2006；Nandeesha et al，2006；Parsons et al，2008；Parsons，2011）。

（六）MetS 和尿失禁

MetS 及其特征，主要是肥胖与较高的女性尿失禁风险相关。

1. MetS

一项纳入 400 例土耳其女性的研究发现，在绝经前和绝经后 MetS 患者的压力性尿失禁（SUI）风险增加（尽管未经校正），而未患 MetS 的女性绝经前和绝经后均无此风险（$P = 0.001$ 和 $P < 0.001$）（Octuntemur et al，2014）。

2. 肥胖

多项研究已提示，不同女性人群中肥胖与尿失禁呈显著关联。在一项台湾地区女性的横向分析中，肥胖者（BMI＞27kg/m^2）与正常体重者（BMI≤24kg/m^2）相比，尿失禁（压力性、急迫性或混合性）的风险增加 3 倍以上（OR3.38，95％CI 1.94～6.98，$P < 0.001$）（Tsai and Liu，2009）。

在一项超过 19 000 名中国女性的研究中，腰围≥80cm 与 SUI 校正风险增加相关（OR 1.38，95％CI 1.25～1.52）（Zhu et al，2009），在同一研究者的另一项研究中测量 BMI，超重（OR 1.31，95％CI 1.12～1.55）和肥胖（OR 1.44，95％CI 1.21～1.72）女性更有可能报告为 SUI（Zhu et al,2008)。

在女性 2 型 DM 健康行为的前瞻性随机临床试验中,肥胖(BMI>35kg/m^2)女性更有可能同时经历 SUI 和完全性尿失禁(Phelan et al,2009)。在一项关于绝经后妇女激素替代的随机临床试验中,即心脏与雌激素/孕激素替代研究(HERS)中,BMI 和腰臀比均与 SUI 风险直接相关,BMI 也与混合性尿失禁相关(Brown et al,1999)。在对美国太平洋西北地区的 6000 名女性进行的一项调查中,BMI≥30kg/m^2 与患者自诉尿失禁风险增加相关(OR 2.39,95% CI 1.99~2.87)(Melville et al,2005)。此外,在南加州近 4000 名女性的横向分析中,肥胖与非 DM(OR 2.62,95% CI 2.09~3.30)和 DM(OR 3.67,95% CI 2.48~5.43)患者的 SUI 均相关(Lawrence et al,2007)。

3. 肥胖:体重减轻和尿失禁

女性 SUI 是为数不多的泌尿系统疾病之一,其中 I 级证据倾向于干预,针对 MetS 的特征,改善泌尿系统状况。通过节制饮食和锻炼减少尿失禁(PRIDE)临床研究将每周经历 10 次或更多次尿失禁的超重或肥胖女性随机分为 6 个月强化减肥行为干预组或结构化教育计划组。与教育组相比,行为干预组中的女性体重减轻且 SUI 显著改善(非急迫性尿失禁)(Subak et al,2009)。两项系统评价也得出结论,减重可以改善女性的 SUI(Hunskaar,2008;Imamura et al,2010)。

基于这些数据,2012 年欧洲泌尿学会尿失禁指南得出结论,支持减重作为尿失禁的生活方式有效干预为 A 级证据,建议还鼓励任何患有尿失禁的肥胖女性减肥(> 5%)(http://www.uroweb.org/gls/pdf/18_Urinary_Incontinence_LR.pdf)。泌尿外科医师和其他医疗保健部门采用这一建议,以及常规使用减重作为肥胖女性尿失禁的一线干预措施的程度尚不清楚。美国泌尿学会指南尚未涉及生活方式干预和尿失禁的主题(www.auanet.org)。

4. DM 和葡萄糖稳态失衡

在南加州的一项研究中,2 型 DM 的非肥胖女性报告 SUI 的可能性增加 80%(OR 1.81,95% CI 1.09~3.00)(Lawrence et al,2007)。在 HERS 中,与 DM 相关的急迫性尿失禁风险增加 49%(OR 1.49,95% CI 1.11~2.00)、混合性尿失禁风险增加 32%(OR 1.04,95% CI 1.11~2.00)相关(Brown et al,1999)。

(七)MetS 和泌尿系结石

MetS 与泌尿系结石风险增加有关。推测其原因包括尿液 pH 降低、高钙尿症、高尿酸尿症和高草酸尿症(Gorbachinsky et al,2010)。

1. MetS

研究表明,美国、欧洲和东南亚人群中 MetS 与尿路结石患病率增加显著相关。在美国 NHANES 中,包括 14 870 名男性和女性的分析队列中,自我报告肾结石病史的患病率随着 MetS 的增加而显著增加。参与者中 0 因素、3 因素和 5 因素的患病率分别为 3%、7.5% 和 9.8%。多变量校正进一步显示,存在≥2 种因素显著增加肾结石风险,≥4 种因素肾结石风险增加 2 倍(West et al,2008)。

一项韩国人群(34 895 例)的筛查研究中,显示 MetS 多变量校正后用计算机断层扫描或超声检测,肾结石患病率增加 25%(OR 1.25,95% CI 1.03~1.50)。

另一项在意大利住院患者的研究中(2132 例),超声检测与 MetS 相关的肾结石患病率增加 2 倍(OR 2.62,95% CI 1.50~4.64)(Rendina et al,2009)。

2. 肥胖

腰围和 BMI 增加与尿结石风险增加独立相关。在美国卫生专业人员随访研究(45 988 例男性)、医疗健康研究报告 I(n=93 758 例)和医疗健康研究报告 II(n=101 877 例)的综合分析中,BMI≥30kg/m^2 的男性参与者比 BMI 为 21~22.9kg/m^2 的男性参与者,发生结石的风险增加 33%[相对风险(RR)1.33,95% CI 1.08~1.63;趋势 $P<0.001$]。对于年龄较大和年轻女性相同类别的 BMI,风险分别增加 90%(RR 1.90,95% CI 1.61~2.25;趋势 $P<0.001$)和 2 倍以上(RR 2.09,95% CI 1.77~2.48;趋势 $P<0.001$)。腰围也与男性(趋势 $P=0.002$)和女性($P<0.001$)的结石风险增加呈正相关(Taylor et al,2005b)。

在一项针对美国卫生行政管理数据库中 95 598 例患者的研究中,肥胖与非肥胖者相比,肥胖与所有分层的肾结石风险显著增加有关。这种趋势随着 BMI 的增加而增加。与 BMI<20 的男性相比,BMI 为 45.0～49.9 的男性患结石的风险超过 3 倍(OR 3.18,95％ CI 1.61～6.29;$P<0.0009$)(Semins et al,2010)。

在上述韩国研究中,校正后肾结石风险随着腰围的增加而增加($P<0.001$)。

3. DM 和葡萄糖稳态失衡

在卫生专业人员随访研究和医疗健康研究报告 I 和 II 中,超过 200 000 名参与者的一项分析显示,DM 与所有组中校正的结石患病率增加相关,老年女性风险增加 38％(RR 1.67,95％ CI 1.28～2.20),年轻女性风险为 67％(RR 1.67,95％ CI 1.28～2.20),男性为 31％(RR 1.31,95％ CI 1.11～1.54)。

同样,在同一队列的前瞻性分析中,与没有 DM 的女性参与者相比,合并 DM 的校正后结石发病率增加,老年女性和年轻女性分别增加了 29％(1.29,95％ CI 1.05～1.58)和 60％(1.60,95％ CI 1.16～2.21)。尽管男性 DM 与肾结石风险无关(RR 0.81,95％ CI 0.59～1.09),但处于基线的肾结石患者发生 DM 的可能性比无肾结石的患者增加 49％(RR 1.49,95％ CI 1.29),相较于老年(1.33,95％ CI 1.18～1.50)和年轻女性患者(1.48,95％ CI 1.14～1.91)风险更高。

这些研究者推测结石和 DM 事件的相关性与胰岛素抵抗存在潜在关联(Taylor et al,2005a)。

4. 血压升高

在韩国的研究中,HTN 与没有 HTN 的参与者相比,肾结石校正风险增加 47％(1.47,95％ CI 1.25～1.71),随着血压升高 1/5,多变量校正后肾结石的患病率也增加($P<0.001$)。

在一项对意大利男性工人的研究中,与没有 HTN 相比,HTN 患者显示未经校正的肾结石风险增加(OR 2.11,95％ CI 1.17～3.81),经过治疗的 HTN 患者甚至更高(OR 3.16,95％ CI 1.75～5.71)。治疗过的 HTN 男性如果年龄稍大,年龄校正后的肾结石风险也有所增加(OR 2.63,95％ CI 2.23～3.10)(Cappuccio et al,1990)。

在一项前瞻性研究中,对同一人群随访 8 年,在基线水平患有 HTN 者发展为肾结石的可能性接近 2 倍(Cappuccio et al,1999)。

另一些研究表明,肾结石是 HTN 进展的危险因素,提示这些关联呈双向性(Madore et al,1998a,1998b)。

(八)MetS 和勃起功能障碍

MetS 的五个独立组成因素和 CVD 都会显著增加 ED 的风险。可能涉及一些不同的病因,包括但不限于以下内容:抑制一氧化氮合酶通路;MetS 相关的性腺功能减退;动脉粥样硬化介导的血管病变;破坏自主信号通路;促进海绵体纤维化等(Gorbachinsky et al,2010)。

(九)MetS 和心血管疾病

全球多项研究观察显示,MetS 男性 ED 的患病率显著增加,包括德国 2371 名男性健康筛查项目($P=0.01$)、意大利男性病例对照分析($P=0.03$)、393 名土耳其男性的队列研究($P<0.001$)、268 名土耳其男性的单独队列研究($P<0.001$),以及一项 3921 名加拿大男性的病例研究(Esposito et al,2005;Grover et al,2006;Bal et al,2007;Heidler et al,2007)。

此外,ED 似乎是 CVD 事件的独立风险因素。在一项研究中,超过 8063 例年龄≥55 岁男性,随机分配至前列腺癌预防研究(PCPT)安慰剂组,与没有 ED 的人群相比,ED 患者 CVD 校正风险增加了 25％(定义为心肌梗死,或者手术治疗冠心病、心绞痛、脑血管病意外、短暂性脑缺血发作、充血性心力衰竭或需要治疗的非致死性心律失常)[风险比(HR)1.25,95％ CI 1.02～1.53]。无论是偶发还是长期的 ED 患者,校正风险增加 45％(HR 1.45,95％ CI 1.25～1.69)。**这些风险与当前吸烟或有心肌梗死家族史的患者相似**(Thompson et al,2005)。

其他研究报道了相似的结论(Montorsi et al,2006;Inman et al,2009)。ED 也与亚临床动脉粥样硬化(Chiurlia et al,2005)、内皮功能障碍(Yavuzgil et al,2005)、肱动脉血管舒张减弱(Kaiser et al,2004)有关。

然而,尽管这些数据将 ED 视为明显临床意义的 CVD 独立风险因素,使用 ED 作为 CVD 的常规筛查有效性尚未确定(Alhathal and Carrier,2011;Ewane et al,2012),尚无正式指南公布。

1. 肥胖

肥胖是与 ED 相关的第一个可矫正的风险因

素之一，包括通过腰围测量确诊的向心性肥胖（Derby et al，2000；Feldman et al，2000；Bacon et al，2003；Fung et al，2004；Carvalho et al，2013）。

2. 肥胖：减重、锻炼和勃起功能障碍

与肥胖女性的 SUI 相似，Ⅰ级证据表明，针对减重的生活方式干预可改善肥胖男性的勃起功能。在一项意大利随机临床试验中，110 名年龄在 35－55 岁（BMI≥30kg/m²），通过 IIEF 评分确诊并且没有 DM、HTN 或高脂血症的肥胖男性，被随机分配至锻炼减重干预组或对照组，提供有关健康食物选择和锻炼的参考信息。2 年后，干预组中的男性比对照组体重减轻更多、锻炼更多，报告 IIEF 评分显著增加。而且在多变量分析中，BMI（$P=0.02$）和锻炼（$P=0.02$）与 IIEF 评分的变化独立相关（Esposito et al，2004）。

目前尚不清楚这些数据应用于 ED 临床管理的情况。美国泌尿学会勃起功能障碍诊疗指南，没有正式强调 ED 管理中减重或其他生活方式干预的重要意义（www.auanet.org）。

3. DM 和葡萄糖稳态失衡

DM 是 ED 的明确风险因素（Feldman et al，1994，2000；Maiorino et al，2014），数据也显示 ED 与 DM 前驱状态 MetS 之间的联系。在一项阿根廷男性的队列研究中，ED 与升高的胰岛素抵抗风险相关，界定为体内平衡模型评估≥3（$P=0.04$）（Knoblovits et al，2010）。同样，在一项中国队列研究中，ED 也与胰岛素抵抗有关，界定为定量胰岛素敏感度检查指数≤0.357（Chen et al，2013）。

4. 血压升高

患有 HTN 比没有 HTN 的男性更可能出现 ED（Feldman et al，1994；Saigal et al，2006）。

（十）MetS 与男性不育

MetS 及其组成因素与升高的不育风险有关。存在 MetS 及其因素的情况下，有几项因素可能会对男性不育产生影响，包括肥胖伴发的精子 DNA 损伤、射精量少、精子活力下降、体积和数量减少；2 型 DM 也与降低的精子活力、精液量减少、射精功能障碍有关；与 MetS 相关的性腺功能减退（图 3-3）（Gorbachinsky et al，2010）。

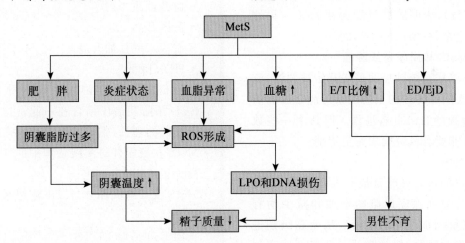

图 3-3　MetS 导致男性不育的可能机制。DNA. 脱氧核糖核酸；ED/EjD. 勃起功能障碍/射精功能障碍；E/T. 雌激素/睾酮；LPO. 脂质过氧化；ROS. 活性氧（Modified from Gorbachinsky I, Akpinar H, Assimos G. Metabolic syndrome and urologic diseases. Rev Urol 2010；12：e157-e180. ）

1. 肥胖

一项关于 BMI 和精子数量的系统评价和荟萃分析显示，包括 21 项研究的 13 077 名男性，与正常体重男性相比，超重男性（OR1. 28，95％ CI 1. 06～1. 55）和肥胖男性（OR 2. 04，95％ CI 1. 59～2. 62）更容易患少精子症或无精子症（Ser-

mondade et al，2013）。

在挪威一项纳入 26 303 名备孕者的研究中，20％的超重男性（BMI 25～29.9kg/m²）（OR 1. 20，95％ CI 1. 04～1. 38）和 36％的肥胖男性（BMI 30～34.9kg/m²）（OR 1. 36，95％ CI 1. 13～1. 63）更可能报告为不育症，不育症定义为

12个月以上未受孕或者需要进行不育症治疗的男性(Nguyen et al,2007)。

同样,日本的一项前瞻性研究中,74名健康男性BMI较高者在20个月的中位随访期中受孕的可能性降低20%(HR 0.80,95% CI 0.67~0.95)(Ohwaki et al,2009)。

此外,在一项纳入1329名男性的美国乡镇健康调查研究中,BMI每增加3个单位,不育校正风险增加12%(OR 1.12,95% CI 1.01~1.25),不育定义为无保护措施下进行性生活12个月或更久仍未怀孕,无论后续时间能否怀孕(Sallmén et al,2006)。

2. DM和葡萄糖稳态失衡

在卡塔尔纳入857名男性的横向研究中,2型DM男性更可能被诊断为不育症($P=0.003$)。但在得出这个结论时,这些调查人员没有为不育症提供特殊定义,也没有控制肥胖等潜在的混杂因素。事实上,2型DM的男性更易于肥胖($P=0.073$),并且在2型DM男性的多变量校正亚组分析中,肥胖与不育症密切相关(OR 3.36,95% CI 1.81~6.23),表明肥胖可能会使DM与男性不育的关系复杂化(Bener et al,2009)。

(十一)MetS和泌尿系统肿瘤

MetS与泌尿系统肿瘤的关联开始被关注,流行病学研究表明,MetS的某些因素可能会影响前列腺、肾和膀胱肿瘤的自然进程。但其中一些数据有争议,并非所有风险模式完全清楚。

1. 前列腺癌

前列腺癌的研究可能是最令人费解的,研究显示MetS与前列腺癌风险的增加和减少均有关。此外,肥胖增加了初期治疗后病变高级别进展和生化复发的风险,但是降低了低级别病变复发的风险。DM降低了疾病的发生风险。一些调查者推测这些矛盾的观察结果来自不同MetS组成因素对前列腺癌发病机制的影响(Busche-meyer and Freedland,2007;De Nunzio et al,2012)。

2. 肾癌

有关肾癌研究最多的MetS因素是肥胖,与患病风险增加相关(Chow et al,2010;Ljungberg et al,2011;Hakimi et al,2013)。有一项来自挪威、奥地利和瑞典的560 388名男性和女性的队列分析表明,除了肥胖,肾细胞癌的发病风险增加,与升高的收缩压或舒张压、血糖、三酰甘油和综合代谢评分有关,这些都是评估包括肥胖、血压、血糖和三酰甘油的综合影响(Häggström et al,2013)。

3. 膀胱癌

一些研究集中于肥胖、DM和膀胱癌。一项包括11个队列研究的荟萃分析报道,肥胖在一定程度上显著增加膀胱癌发病率和风险(Qin et al,2013)。一项综合36个研究的荟萃分析显示,DM与非DM患者相比,总体上膀胱癌的患病风险增加35%(RR 1.35,95% CI 1.17~1.56),且以男性群体为主(Zhu et al,2013)。

要点:代谢综合征和泌尿系统疾病

- MetS是与CVD和DM患病风险增加相关的临床因素组合。
- MetS的诊断必须至少存在以下三个因素:
  - 腹部肥胖
  - 血糖升高
  - 血压升高
  - 血清三酰甘油升高
  - HDL降低
- 男性健康将男性泌尿系统保健与系统性CVD预防和治疗结合在一起。这是一个不断发展的理念,临床参数没有明确定义。
- MetS在泌尿外科实践管理中的评估或治疗尚无正式指南。
- MetS及其组成部分与以下泌尿系统疾病风险增加有关:
  - BPE和男性LUTS
  - 女性尿失禁
  - 泌尿系结石
  - ED
  - 男性因素不育
  - 高级别前列腺癌
  - 肾癌
  - 膀胱癌
- 减重可改善肥胖SUI女性的尿失禁。
- 减重可改善肥胖ED患者的勃起功能。

参考文献

完整的参考文献列表通过 www. expertconsult. com 在线获取。

推荐阅读

"ANDROGEN DEFICIENCY: AN EVIDENCE-BASED AP-PROACH" AND "CARDIOVASCULAR DISEASE AND TESTOSTERONE"

Basaria S,Coviello AD,Travison TG,et al. Adverse events associated with testosterone administration. N Engl J Med 2010;8(363):109-22.

Bhasin S,Cunningham GR,Hayes FJ,et al. Testosterone therapy in men with androgen deficiency syndrome:an Endocrine Society clinical practice guideline. J Clin Endocrinol Metab 2010;95:2536-69.

Corona G,Rastrelli G,Forti G,et al. Update in testosterone therapy for men. J Sex Med 2011;8:639-54.

Isidori AM,Buvat J,Corona G,et al. A critical analysis of the role of testosterone in erectile function,from pathophysiology to treatment—a systematic review. Eur Urol 2014;65:99-112.

Kalyani RR,Gavini S,Dobs AS,et al. Male hypogonadism in systemic disease. Endocrinol Metab Clin N Am 2007; 36:333-48.

Wang C,Nieschlag E,Swerdloff R,et al. Investigation, treatment, and monitoring of late-onset hypogonadism in males:ISA, ISSAM, EAU, EAA and ASA recommendations. Eur Urol 2009;55:121-30.

"METABOLIC SYNDROME AND UROLOGIC DISEASES"

De Nunzio C,Aronson W,Freedland SJ,et al. The correlation between metabolic syndrome and prostatic diseases. Eur Urol 2012;61(3):560-70.

Gorbachinsky I,Akpinar H,Assimos DG. Metabolic syndrome and urologic diseases. Rev Urol 2010; 12: e157-80.

Parsons JK. Modifiable risk factors for benign prostatic hyperplasia and lower urinary tract symptoms:new approaches to old problems. J Urol 2007;178:395-401.

（平　萍　谢　冲　编译　孟　彦　潘　峰　李　铮　审校）

第4章　男性不育

Craig Stuart Niederberger,MD,FACS

一、流行病学

不育症使大约 15% 的夫妇受到影响,导致 1/6 夫妇无法生育后代(WHO,1991)。多种历史原因造成的偏见导致不能准确评估男女双方因素对不育的影响,但是我们可以合理地认为,在涉及是哪一方的配子问题导致不育时,男方与女方具有同等重要的作用(Tielemans et al,2002)。因此,对于男性不育的准确评估和治疗,在解决医疗保健问题中非常重要。

大多数不育症的治疗都是在医疗保险报销范围外进行,使流行病学指标难以准确统计(Meacham et al,2007)。美国生殖医学协会辅助生殖技术协会(SART)要求必须系统地报告体外受精(IVF)临床结局,使得我们可以有限地评估男性不育的影响。但这种评估是通过寻求最先进的女性生殖诊疗技术的视角来进行的,必然会影响男性因素对该疾病发病率和患病率的评估。

美国泌尿系统疾病(UDA)项目包括收集多种来源的男性生殖流行病学数据,尽管这些数据不多,但仍可用于对男性不育疾病相关参数进行一些有限的分析。在男性不育的日间手术中,25—34 岁男性手术率更高,平均为 126/10 万,35—44 岁男性为 83/10 万,45 岁及以上男性为 20/10 万(Meacham et al,2007)。因此,年轻男性占男性不育症病例的一半以上,50 岁以上男性中每 11 人中有 1 人为男性不育症患者(Meacham et al,2007)。考虑到美国的地域分布,与东北部和中西部地区相比,生活在西部的男性日间手术率较低(分别为 104/10 万,72/10 万和 29/10 万)(Meacham et al,2007)。

从经济学角度看,2000 年 UDA 项目用于治疗原发性男性不育症的总支出估计为 1700 万美元,真实数据不止于此,因为在传统的数据库中没有生育相关服务项目(Meacham et al,2007)。由于相当数量的男性生殖医疗涉及女性伴侣的辅助生殖技术,因此,考虑到这项服务,总成本评估为 180 亿美元(Meacham et al,2007)。

事实上,对流行病学进行评估是复杂的,精液分析是男性不育症的初步检查方法,对于所有可用参数来说是一个较粗略的预测指标,具有较低的受试者工作特征(ROC)曲线区域(Guzick et al,2001)。因此,精液分析中有精子存在的男性可能被误判为可生育,而忽视了对其潜在的生育力不足情况的准确评估。

二、病史

雄性配子的产生和运输需要内分泌、免疫和神经系统之间的高度协调,需经过复杂的解剖构造、基因序列的协调表达和染色体结构变化，以及特有的胚胎期和出生后各系统的发育。因此，许多不同的病因会导致男性生殖功能异常。表 4-1 列举了一家不育诊所进行最终诊断的百分比（Sigman et al，2009）。本章将会明确表 4-1 中每个条件的百分比都是可变的，这取决于研究中个体条件的评估方法，数据表明对生殖信息的系统收集尚不完善。但该表证实了许多种不同的诊断都与男性不育相关。为了明确所有潜在的可能性，医师必须系统地询问病史。为提高效率，患者可以在见到医师之前在家里或候诊时填写表格。

表 4-1　男性不育门诊的最终诊断情况分布

分类	数量	百分率（%）
免疫性	121	2.6
特发性	1535	32.6
精索静脉曲张	1253	26.6
梗阻	720	15.3
女性因素	503	10.7
隐睾	129	2.7
射精功能障碍	95	2
内分泌	70	1.5
药物或辐射	64	1.4
遗传	56	1.2
睾丸功能衰竭	52	1.1
性功能障碍	32	0.7
脓精症	25	0.5
生殖系统肿瘤	20	0.4
系统性疾病	15	0.3
感染	10	0.2
睾丸扭转	5	0.1
超微结构改变	5	0.1
合计	4710	100.0

From Sigman M，Lipshultz LI，Howards SS. Office evaluation of the subfertile male. In：Lipshultz LI，Howards SS，Niederberger CS，editors. Infertility in the male. 4th edition. New York：Cambridge University Press；2009. p. 153-76.

生殖健康有其医学的特殊性，需要夫妻双方共同努力获得一个积极的结果。这种特殊性会引起一些后果，首先有必要用一种概率方法来诊断不育。最好的情况是通过记录性交到月经的时间并严格计算最佳时机，包括评估宫颈黏液质量和测量基础体温，一项规范的研究中所有受试者的累计妊娠率在 1 个周期为 38%，3 个周期为 68%，6 个周期为 81%，12 个周期为 92%（Gnoth et al，2003）。对于最终受孕的患者，1 个周期累计妊娠率为 42%，3 个周期为 75%，6 个周期为 88%，12 个周期为 98%（Gnoth et al，2003）。因此，一对夫妇在停止避孕措施后的 1 个月或 2 个月内寻求治疗不育时，应该建议继续尝试几个月，除非存在其他明显问题。**对于在 6 个周期之后没有受孕的少数夫妇仍可继续尝试，并且在 6 个月后开始评估是合理的，一些夫妇在不久之后仍可能会受孕**。生育是概率性事件，就像每个月投掷骰子或硬币一样，沟通有助于让患者认识到这一点。

问诊中的一个重要问题是夫妻多久有一次性生活。一般来说，精液参数在禁欲 1 或 2d 后达到峰值，然后下降（Levitas et al，2005）。通常情况下，为了积聚精子，男方在性交之前等待很长时间。数据表明，这种做法不仅无益，而且实际结果是精子质量较差（Levitas et al，2005）。**为了获得质量最佳的精液，应提示男性在射精后等待 1 或 2d 再提交精液分析样本**（Levitas et al，2005）。**但为了增加受孕的可能性，排卵期每天进行性交可能是最好的策略**（Scarpa et al，2007）。

生殖医学领域的特殊性需要夫妻双方一起努力取得积极效果，女性伴侣的年龄成为判断生殖潜能和制定治疗策略的关键因素。尽管男性年龄对生殖潜能的影响仍有待充分阐明，但男性年龄的增长似乎仅在有限的程度上影响整体精液参数和精子 DNA 组装，老年男性仍然能够生育（Henkel et al，2005；Hellstrom et al，2006；Moskovtsev et al，2006；Schmid et al，2007；Sloter et al，2007；Yang et al，2007；Cocuzza et al，2008a；Colin et al，2010；Silva et al，2012）。对于女性来说，年龄是生殖潜能的重要预测指标，特别是在采用人工辅助生殖技术时（te Velde and Pearson，2002；Balasch and Gratacós，2012）。**女性平均年龄 35 岁以上生育力急剧下降**（Balasch and Gratacós，2012）。某些地区的女性生育力似乎比其他地区下降更快(Zargar et al，1997)。因此，确定女性伴侣的年龄并根据其所在地区进行评估是生育史的重要内容。

一个常见的重要问题是男性和伴侣是否有生育经历，是否与其他伴侣生育过孩子，以及孩子的年龄。在某个时间点，得到验证的生育能力表明青春期后的生殖系统功能正常，可以排除一些关于先天性问题的干扰。

询问生育史时常规记录系统性疾病和手术史能够揭示与生殖功能障碍相关的情况。类似于脊髓损伤、糖尿病和多发性硬化症干扰正常的射精功能(Vinik et al，2003；Kafetsoulis et al，2006；Tepavcevic et al，2008)。**甚至在进行能够造成精子损伤的化疗之前，癌症本身似乎对精子发生具有不良影响，尤其是睾丸自身发生的癌症**(de Bruin et al，2009)。有趣的是，无精子症可能提示癌症，对于精液分析中没有精子的男性，医师应将睾丸癌视为一种可能的病因(Mancini et al，2007)。诸如经尿道前列腺切除和前列腺增生的微创治疗等手术与射精功能障碍相关(Jaidane et al，2010；Elshal et al，2012)。正如本书其他部分的讨论，受手术方式和术中临床特点的影响，睾丸癌的腹膜后淋巴结清扫术后会出现不同程度的逆行射精。

疝修补术可能会导致输精管梗阻(Shin et al，2005；Hallén et al，2011，2012；Tekatli et al，2012)。网状补片尤其容易引起较重的异物炎症反应，即使网状补片放置时并未邻近输精管也可能引起输精管狭窄(Maciel et al，2007；Hallén et al，2011，2012；Tekatli et al，2012)。如果输精管梗阻是引起不育的唯一原因，那么双侧输精管必须同时存在梗阻，这种情况通常不易发生。然而，当一侧疝修补引起输精管梗阻，同时另一侧伴有生精功能障碍时，就可能成为男性不育的原因。

除了关于医疗和手术史的典型病因外，一些与男性生殖特殊相关的问卷可能会阐明不育的原因。如果医师未使用病史表格，可使用 *TICS* 表示，类似于在列表中勾选项目一样。*T* 代表毒素，*I* 代表感染史，*C* 代表儿童病史，*S* 代表性生活史。

(一)精子毒性物质

TICS 中 *T* 代表是毒素。许多物质都会干扰精子发生、精子功能成熟和精子输送。处方和非处方药的许多常见药物都可能与男性生殖功能障碍有关。

1. 内分泌调节药物

药物可通过多种机制影响雌激素与雄激素的比例，包括使用雌激素类似物、增加雌激素合成、增加芳香化酶活性、从性激素结合球蛋白(SHBG)分离类固醇、降低睾酮合成、与类固醇受体竞争性或非竞争性结合、减少肾上腺类固醇合成，以及诱发高催乳素血症(Bowman et al，2012)。**一些比较常见需要咨询的药物包括抗雄激素药，如比卡鲁胺、氟他胺和尼鲁米特；抗高血压药，如螺内酯；抗反转录病毒蛋白酶抑制剂，如茚地那韦；核苷反转录酶抑制剂，如司坦夫定；皮质类固醇(尤其是在青春期)，以及外源性雌激素**(Bowman et al，2012)。

尽管存在争论，5α-还原酶抑制剂非那雄胺和度他雄胺对生精的抑制作用似乎有限(Overstreet et al，1999；Amory et al，2007)。偶尔个例报道，停用 5α-还原酶抑制剂后男性的精子参数显著改善，但不同时期精液参数的变异性使人们怀疑这些影响是否是偶然的结果(Chiba et al，2011)。

外源性睾酮主要通过芳香化酶向雌二醇转化，继发抑制垂体分泌黄体生成素(LH)，可降低睾丸内睾酮合成并减少精子发生(Grimes et al，2012)。**具有雄激素性质的药物同样会减少精子生成**(de Souza and Hallak，2011)。事实上，自 20 世纪 70 年代以来，研究人员已将睾酮和雄激素类固醇作为男性避孕的潜在靶点进行研究(WHO Task Force，1990；Gu et al，2009；Grimes et al，2012；Ilani et al，2012)。一般来说，持续应用睾酮或雄激素类固醇 2 年或更短时间，停用药物大约 4 个月后，精液中可重新找到精子(WHO Task Force，1990；Gu et al，2009；Grimes et al，2012；Ilani et al，2012)。然而，如果延长这些药物的应用时间，精液中是否能重新找到以及何时能找到精子尚不清楚。

2. 娱乐性药物

虽然数据存在不一致，但大多数研究表明大麻以剂量和时间依赖性方式降低血清睾酮(Gorzalka et al，2010)。更多的数据将长期饮酒与雄激素及精子参数的降低联系在一起(Villalta et al,1997;Pasqualotto et al,2004)。长期大量饮酒也促使睾酮向雌二醇转化(Purohit,2000)。研究人员观察到,过量饮酒可能会降低卵胞浆内单精子注射(ICSI)的结局(Braga et al,2012)。

早期研究表明,吸烟会导致精液多项参数变差(Stillman et al,1986)。**尽管随后的研究在吸烟与精液参数是否相关存在分歧,但最近的横断面分析显示,吸烟会以剂量依赖性方式使精液参数变差,并强烈指出吸烟会损害男性的生殖潜能**(Ramlau-Hansen et al,2007)。研究人员观察到吸烟增加精液氧化应激,降低精子 DNA 质量(Pasqualotto et al,2008b;Taha et al,2012)。在吸烟者中观察到鱼精蛋白 1 和鱼精蛋白 2 的比例异常,且证据显示有非典型鱼精蛋白 2 表达,这表明 DNA 组装受到烟草的直接危害(Hammadeh et al,2010)。吸烟对精子体积参数和 DNA 质量的影响在并发精索静脉曲张时尤为明显,提示可能存在毒性累积(Fariello et al,2012b)。有学者研究了香烟烟雾中存在芳香烃受体配体的作用,并发现该配体可以诱导胎儿睾丸细胞凋亡,芳香烃受体拮抗剂可阻止这种作用,从而为母亲吸烟可能影响男性后代生育潜力提供了证据(Coutts et al,2007)。与这些实验室研究结果一致,流行病学数据表明,母亲吸烟与其后代男性成年后睾丸小、少精子及雄激素的变化有关(Jensen et al,2005;Ravnborg et al,2011)。有趣的是,流行病学证据支持在吸烟的母亲中,出生性别比例(男孩与女孩的出生比例)发生改变(Beratis et al,2008)。一种解释是吸烟会改变孕妇体内的循环睾酮浓度(James,2002)。

3. 降压药

详情请参阅 Expert Consult 网站。

4. 抗精神失常药

抗精神病药物最常见的作用机制是拮抗多巴胺,其中一种不良反应就是导致大多数患者性欲减退(Stimmel and Gutierrez,2006)。抗精神病药物影响性欲的另外一个原因是催乳素水平的升高,利培酮引起的升高最明显,奥氮平作用较轻(Melkersson,2005)。正如本文其他部分所讨论,选择性 5-羟色胺再摄取抑制剂(SSRIs)通常与性快感缺失及延迟、射精缺失有关(Clayton and Montejo,2006;Stimmel and Gutierrez,2006)。

5. 阿片类药物

阿片类镇痛药主要通过下丘脑介导机制抑制 LH 释放,从而减少睾酮合成(Subirán et al,2011)。动物实验表明,内源性阿片肽及其前体和受体存在于睾丸各种类型细胞中(Subirán et al,2011)。内源性阿片肽主要由 Leydig 和 Sertoli 细胞合成,并通过自分泌和旁分泌机制抑制 Sertoli 细胞功能(Subirán et al,2011)。因此,长期使用阿片类药物不仅可以诱导低促性腺激素性性功能减退,还可能直接减弱睾丸中的精子发生(Brennan,2013;Subirán et al,2011)。有证据表明,停用阿片类镇痛药后雄激素水平可快速恢复,最早可在 1 个月内恢复(Brennan,2013)。**随着阿片类镇痛药的广泛应用,所有雄激素水平低下的男性患者都应考虑是否因应用阿片类镇痛药导致低促性腺激素性性功能减退。**

6. 抗生素

详情请参阅 Expert Consult 网站。

7. 细胞毒性化疗药物

由于化疗药物对于抑制活跃增殖的细胞最有效,而雄性配子发生的途径主要涉及快速分裂的干细胞群,因此针对癌症的治疗毫无疑问会损害精子发生。烷化药如氮芥环磷酰胺长期以来一直被认为会损害精子的生成(Vaisheva et al,2007)。这些生精抑制作用呈剂量和时间依赖性,低剂量和短期治疗可导致可逆的生精功能障碍,最终会恢复男性生育潜力,但大剂量和长期治疗会导致永久性生育能力受损(Vaisheva et al,2007)。据报道,与环磷酰胺联合用于治疗非霍奇金淋巴瘤的其他化疗制药(包括多柔比星、长春新碱和泼尼松),单品种使用即可损害精子发生(Vaisheva et al,2007)。同样,研究者报道,顺铂、依托泊苷和博来霉素与精子参数下降有关,并且呈剂量和时间依赖性(Gandini et al,2006)。

患者和医师都关心化疗对精子 DNA 的损伤程度(Robbins,1996;Spermon et al,2006;Stahl et al,2006;Delbes et al,2007;O'Flaherty et al,2008;Tempest et al,2008;O'Flaherty et al,2010;Smit et al,2010)。有证据表明,精子 DNA 损伤在化疗后 2 年内仍可检测到,这提示用细胞毒性化疗药物治疗前冷冻精子优于化疗后精子恢

复(Tempest et al,2008)。问题在于化疗药物应用后间隔一段时间的精子是否"安全",因为化疗药物有可能导致细胞 DNA 产生突变并通过生殖细胞遗传给后代,目前还没有很好的临床试验能够回答这个问题。此类知识的缺乏使得男性生殖专家感到为难,因为患者会向他们咨询细胞毒性药物化疗后的最佳选择是自身精子还是供体精子。**化疗后关于精子 DNA 完整性和突变的问题成为鼓励接受这种肿瘤治疗的男性在化疗之前进行冷冻保存的第二个理由,因为冷冻保存是一种能在癌症背景下保存生育力的成熟手段**(Anger et al,2003;Meseguer et al,2006;Crha et al,2009)。低温保存精子使患者获得了长期生育的可能,患者可采用这种方式保存,需要时再拿出保存的精子(Rofeim and Gilbert,2005)。虽然许多患者在细胞毒性药物化疗后精液中的精子会恢复正常,并且很可能化疗结束一段时间之后的精子对于受孕是安全的,但许多男性不能产生足够的精子来完成生育。这些男性如果使用精子冷冻保存,就可以成功生育后代(Meseguer et al,2006)。

抗肿瘤药物的全身应用不一定是影响生育力的唯一化疗形式。研究人员在一小部分年轻男性中发现,使用卡介苗膀胱灌注治疗浅表性移行细胞癌可导致精子浓度和活力显著下降(Raviv et al,2005)。

接受细胞毒性化疗药物治疗癌症的青春期男孩是一种特殊情况。肿瘤学家通常首选应用挽救生命的治疗,而父母可能会与孩子讨论诸如手淫收集精液等话题而感到不舒服。但如果肿瘤被治愈,这些患者可能具有较长的预期寿命,那么作为未来生育的选择,他们可以从精子冷冻保存中获益。青春期男孩能够产生并能通过射精获得适合冷冻保存的精液样本(van Casteren et al,2008;Menon et al,2009)。泌尿外科医师需要恰当地与他们讨论保留生育力的优点和方法。

8. 抗炎药物

详情请参阅 Expert Consult 网站。

9. 5 型磷酸二酯酶抑制剂

详情请参阅 Expert Consult 网站。

10. 环境毒物

详情请参阅 Expert Consult 网站。

11. 热毒性

尽管原因尚不完全清楚,但有许多推测,哺乳动物的进化使得容纳睾丸的阴囊在体腔外部,使其内容物保持比体内器官更低的温度(Setchell,1998;Thonneau et al,1998)。**人体阴囊温度比体内温度低 2～4℃,其机制包括位于精索内供应睾丸血液的线性动脉与血液回流至腔静脉的周围蔓状静脉丛之间进行逆流热交换**(Setchell,1998;Thonneau et al,1998)。许多研究人员已详尽研究了温度对动物精子发生的影响,观察到生殖细胞的减少、各种类型生精细胞的干扰,以及特定细胞类型的凋亡(Setchell,1998;Absalan et al,2010)。通过隐睾症疾病模型可以研究温度对精子生成的影响,将睾丸温度升高到腹腔的水平可显著损害精子发生(Setchell,1998)。

阴囊温度升高到何种程度不会影响男性生育力,仍然是一个悬而未决的问题。着装、运动和体位,例如坐姿时腿是否交叉都会使阴囊温度升高,但仍不确定这样是否影响精子发生(Jung et al,2005;Mieusset et al,2007)。研究人员观察到,长时间坐在汽车加热座椅上阴囊温度约增加0.5℃,这一效应可能是坐姿时阴囊内温度升高的附加因素(Jung et al,2008)。一项研究观察到,当男性赤身裸体时,左侧的阴囊温度明显低于右侧,但当着装时左侧的阴囊温度显著高于右侧(Bengoudifa and Mieusset,2007)。因此,着装可能会导致左侧阴囊温度升高程度超过右侧阴囊(Bengoudifa and Mieusset,2007)。

许多研究表明,职业暴露可导致阴囊内温度显著升高,从而对精子产生不利影响(Thonneau et al,1998;De Fleurian et al,2009)。然而,有其他研究人员观察到,在高温环境中工作的可生育男性的精子没有受到显著影响,并且推测在正常状况下,环境温度长期升高时会有代偿机制保护睾丸(Momen et al,2010)。

笔记本电脑会辐射热量,有学者已经研究了这些设备对阴囊温度的影响。在一项研究中,将笔记本电脑搁在大腿上 1h,左侧阴囊温度平均升高 2.6℃,右侧阴囊平均温度升高 2.8℃(Sheynkin et al,2005)。然而,在没有笔记本电脑的情况下仅坐着,阴囊温度平均升高 2.1℃(Sheynkin et al,2005)。额外升高约 0.5℃是否会对精子发生显著损害仍然是一个未知数。研究人员观察到,如果在坐姿时两腿分开且时间较短,阴囊温度升高的概率会较小(Sheynkin et al,2011)。

12. 辐射

直接暴露于电磁辐射的睾丸会损失生精细胞,并导致间质细胞功能障碍(Clermont,1972;Castillo et al,1990;Bahadur and Ralph,1999;Gandini et al,2006;Green et al,2010)。在一项对接受 12、15 和 24Gy 睾丸照射的急性淋巴细胞白血病男孩进行的研究调查中,所有男孩都罹患了无精子症,但接受 24Gy 以下照射的男孩睾酮水平正常(Castillo et al,1990)。研究人员观察到促性腺激素水平升高,表明存在亚临床睾丸间质细胞受损的可能性(Castillo et al,1990)。**在对儿童癌症幸存者的调查中,7.5Gy 及以上的睾丸辐射剂量可使未来生育后代的机会减少**(Green et al,2010)。睾丸不经直接照射也可发生生精障碍,如果辐射场靠近睾丸并且剂量足够,即使睾丸被屏蔽,精子生成也可能减少(Gandini et al,2006)。

随着射频设备在电信和无线网络中的广泛使用,研究人员对这种电磁波谱是否对精子有影响提出疑问(Erogul et al,2006;Agarwal et al,2008b;Baste et al,2008;Falzone et al,2008;Agarwal et al,2009)。研究人员观察到,850 和 900MHz 手机传输系统在体外产生的电磁辐射对精子运动参数、活力和活性氧(ROS)生成造成不良影响(Erogul et al,2006;Falzone et al,2008;Agarwal et al,2009)。然而,精子在体外暴露于电磁辐射并不能模仿一般情况下使用手机收发器与精子之间的距离和材质,包括生物组织。为了研究更典型的情况,研究人员使用流行病学数据来评估在体内的影响。在一项针对挪威水手在军事环境中暴露于高功率电场的问卷调查中,研究人员注意到暴露量增加与不育之间存在显著的线性关系(Baste et al,2008)。值得注意的是,后代的出生性别比也呈现线性关系,接触较高程度的电磁辐射,男女出生比例降低(Baste et al,2008)。另一项流行病学调查中,研究人员将男性根据手机通话时间分为不使用手机、每天少于 2h、每天 2~4h、每天超过 4h 四组,研究人员观察到,在四组中,精液分析提示随手机使用时间延长,精子数量、活力、活率和正常形态率呈线性下降(Agarwal et al,2008b)。

(二)感染和炎症

TICS 中 *I* 代表导致男性生殖功能障碍的传染性和感染性疾病。睾丸、附睾、前列腺和尿道的感染可能通过影响生殖系统的解剖和功能导致男性不育(Kasturi et al,2009)。影响前列腺的常见病原体包括大肠埃希菌、铜绿假单胞菌和克雷伯菌、变形杆菌和肠球菌属(Kasturi et al,2009)。典型的附睾病原体包括淋病奈瑟球菌、沙眼衣原体和大肠埃希菌(Kasturi et al,2009)。在男性生殖受损的情况下,感染性尿道病原体包括淋病奈瑟球菌、沙眼衣原体、支原体和阴道毛滴虫(Kasturi et al,2009)。尽管相对少见,但睾丸感染可能包括腮腺炎病毒、柯萨奇病毒 B、淋球菌、沙眼衣原体、大肠埃希菌、铜绿假单胞菌、克雷伯菌、葡萄球菌和链球菌(Kasturi et al,2009)。腮腺炎病毒引起的睾丸炎疼痛非常典型,即使在很小年龄也可发生,对其来说腮腺炎病毒累及睾丸是一件令人印象深刻的事情。结核杆菌在现代工业化国家中不经常发生,可能会影响所有生殖器官并引起输精管和附睾瘢痕的形成(Niederberger,2011)。

感染性疾病导致的后果可能是解剖学上的改变,例如尿道感染导致狭窄,也可能是功能性改变,例如精子受损(Kasturi et al,2009)。功能性改变可能是通过感染性病原体对精子的直接作用,也可能通过在任何男性生殖器官中诱导免疫应答,导致精子功能障碍。以直接影响为例,研究人员观察到,孵育精子的 E 血清型沙眼衣原体浓度增加与精子 DNA 降解具有相关性,并且呈时间依赖性(La Vignera et al,2011)。**尽管体外实验也表明大肠埃希菌对精子有不利影响,但大多数细菌包括大肠埃希菌对体内精子活力的影响有限或没有影响**(Diemer et al,2003;Lackner et al,2006)。尽管细菌与精子共存可能没有明显的病理学改变,但通过性传播的病原体可能发挥更致命的作用(Bezold et al,2007)。常见细菌和性传播病原体对精子的不同影响尚未明确。

病毒可整合至基因组中并通过种系垂直传播,对精子产生独特的潜在负面直接影响(La Vignera et al,2011)。**虽然病毒核酸似乎存在于**

精浆中,但丙型肝炎和人类免疫缺陷病毒似乎未对精子功能直接产生不良影响(Garrido et al,2005)。人乳头瘤病毒影响整体精液参数,但在实验室中体外用肝素酶Ⅲ处理精子似乎能减少病毒载量而未明显改变精液参数(Garolla et al,2012)。

研究人员已经研究了感染通过白细胞增多、ROSs、白细胞介素 1、6 和 8、干扰素 γ、巨噬细胞迁移抑制因子、肿瘤坏死因子 α、附睾巨噬细胞和树突细胞等,对精子产生的许多间接不良影响(La Vignera et al,2011)。理论上讲,免疫系统的任何部分都可能失去对精子的自我识别能力,或者存在有活动性感染的情况下破坏了精子的防御能力。

有证据表明,前列腺的非感染性或感染后的炎症过程可能导致精子质量改变和男性不育,但何种感染及炎症达到何种程度可潜在改变男性生育力尚不明确(Schoor,2002;Wagenlehner et al,2008;Ausmees et al,2013)。非细菌性前列腺炎导致精子损伤的一个可能机制是通过精液白细胞、脓精和 ROSs 释放(Schoor,2002)。前列腺炎导致精子功能障碍的另外一种可能机制是产生抗精子抗体及改变前列腺液离子,如锌、镁、钙或硒(Schoor,2002)。前列腺炎自身可以通过诱导 ROSs 产生精子损伤,无须白细胞作为中介(Pasqualotto et al,2000;Schoor,2002)。

(三)儿童疾病

TICS 中的 C 代表儿童疾病,包括早期发育障碍如解剖发育异常,导致雄性配子在从睾丸到女性生殖道的过程中受阻或误导,以及干扰精子生成或损害成熟精子等疾病情况。

1. 儿科手术

儿童时期的鞘膜积液和疝修补手术后可偶发输精管梗阻的并发症(Lao et al,2012)。在一项大样本研究中,儿时腹股沟疝术后引起睾丸萎缩的发生率为 0.3%(Ein et al,2006)。青春期疝修补术中常使用补片,补片材料引起的相关炎症反应会导致输精管梗阻,在不育患者的手术史中应注意这一点(Shin et al,2005;Hallén et al,2011,2012;Lao et al,2012;Tekatli et al,2012)。儿童时期的其他手术也可能会影响以后的生育状况。在早期研究中,研究者发现尿道瓣膜消融造成的

瘢痕与男性生殖功能障碍相关,但近期研究显示,尿道瓣膜手术很少出现影响生育的并发症(Caione and Nappo,2011)。儿童时期膀胱颈重建手术与逆行射精有关,但这种术式现在很少使用(Sigman et al,2009)。

2. 睾丸扭转

对于 25 岁及以下的年轻男性,睾丸扭转的发生率是睾丸癌的 3 倍以上,大约为每年 4.5/10 万(Mansbach et al,2005;Mellick,2012)。有趣的是,57%～88%的患者在睾丸扭转时发现对侧睾丸活检异常,提示出现临床症状之前已有未察觉的扭转,已经损伤睾丸或存在一些潜在的病理变化,出现解剖异常和精子发生障碍(Visser and Heyns,2003)。**近半数睾丸扭转患者的精子发生受到不利影响**(Visser and Heyns,2003)。总体来说,睾丸扭转发生后,36%～39%的患者精子浓度低于 2000 万/ml(Visser and Heyns,2003)。因为睾丸扭转对睾丸间质细胞间紧密连接构成的血-睾屏障造成损伤,因此高达 11%的男性在睾丸扭转后可产生抗精子抗体(Visser and Heyns,2003)。

3. 隐睾

如本文所述,在妊娠的第五周,性腺细胞出现在发育中的胚胎后腹壁(Lewis and Kaplan,2009)。发生一系列高度协调有序的事件,包括各种睾丸细胞类型的分化、睾丸内组织间隔的形成、睾丸外部容纳组织,以及输精管道的发育(Lewis and Kaplan,2009)。最明显的解剖学变化是生殖细胞从后腹壁迁移到腹股沟并最终进入阴囊,导致男性生殖腺位于腹腔外(Lewis and Kaplan,2009)。这个过程直到妊娠晚期才结束(Lewis and Kaplan,2009)。研究人员已经在动物模型中发现了多种调控基因,这些基因可以直接调控睾丸下降,包括胰岛素样 3 基因(INSL3)、松弛素/胰岛素样家族肽受体 2 基因(LGRF2)、抗苗勒管激素(AMH),以及 HOX 基因家族的成员如 HOX10(Hughes and Acerini,2008;Lewis and Kaplan,2009)。其中一些基因的功能障碍可能主要阻止生殖细胞运动,而另外一些基因异常表达可能参与了精子发生和输送,在此后的进程中未下降的睾丸不仅只以热损伤的方式受到影响而导致不育。**在妊娠第 4 个月,需要雄激素诱导睾丸头端悬韧带退化,以使睾丸下降**(Hughes and

Acerini，2008；Lewis and Kaplan，2009）。此过程中的任何一个失误都会阻碍睾丸下降到阴囊内，导致隐睾，普遍认为隐睾与生殖潜能受损有关（Sigman et al，2009）。

4% 足月新生儿有隐睾（Barthold and González，2003）。隐睾的发病率在 1 岁时降至 1.5% 以下（Barthold and González，2003；Chung and Brock，2011）。双胞胎中发生隐睾的一致性分析表明，隐睾存在母系遗传的模式，但也提示宫内环境起重要作用（Jensen et al，2010）。在大多数系列研究中，单侧隐睾的发生率通常是双侧的 2 倍（Barthold and González，2003）。这个区别很重要，因为预后与隐睾是单侧还是双侧有关。如果在儿童时期行睾丸下降固定术，无论是手术年龄或未降睾丸大小如何，后期的生殖预后与没有隐睾史的男性相似（Lee et al，2001；Miller et al，2001）。**在一项关于儿童期行睾丸下降固定术的大型流行病学研究中，与对照人群相比，手术治疗单侧隐睾病史的患者生育成功率为 96%，而双侧隐睾患者为 70%**（Lee，2005）。在这项研究中，双侧隐睾患者的睾丸支持细胞产物和精子发生标志物抑制素 B 的水平几乎为对照组的 1/3，而单侧隐睾患者抑制素 B 水平约为对照组的 2/3（Lee，2005）。睾酮浓度的差异小于抑制素 B 的差异，这表明隐睾症引起生育功能障碍主要靠影响生精上皮功能，而不是基于影响睾丸间质细胞类固醇生成（Lee，2005）。与抑制素 B 的差异相一致，研究人员观察到双侧隐睾的精子浓度低于单侧隐睾男性，且都低于正常男性（Lee，1993；Lee and Coughlin，2001；Moretti et al，2007）。透射电镜检查结果显示，与对照组相比，儿童时期手术治疗的隐睾患者睾丸超微结构缺陷较多，双侧隐睾男性的精子缺陷多于单侧隐睾（Moretti et al，2007）。

隐睾下降固定术的手术时机选择与生殖预后是否相关尚不清楚。普遍认为，青春期后的隐睾固定术对精液改善作用很小（Grasso et al，1991）。然而，青春期前何时做手术能获得最理想的生殖预后目前仍未确定。回归分析表明，男性血清睾酮浓度与睾丸下降固定术的年龄呈负相关，提示越早行隐睾手术，睾丸间质细胞的功能保留越好（Lee，2005）。传统认为，生殖细胞的发育在青春期前会停滞并且保持静止，这意味着即使

睾丸下降固定术在较早年龄进行也会有相似的结果。然而，下丘脑、垂体和睾丸内分泌轴的成熟改变可能比青春期早得多（Hadziselimovic，2002）。同样，胎儿生殖细胞池的精原细胞类型向成人的转变也发生在早期（Hadziselimovic，2002）。

在 ICSI 中使用睾丸取精且男性隐睾早期手术睾丸下降固定的研究中，提供了关于隐睾手术矫正最佳时机的一些信息，尽管结果存在争议。在一项针对 30 例双侧隐睾患者的早期研究中，双侧睾丸手术的年龄与手术取精成功率之间没有相关性，总体取精成功率为 73%（Negri et al，2003）。在此之后的一项研究中，42 例无精子症患者中 40 例均患有双侧隐睾症，10 岁之前行睾丸下降固定术的患者与 10 岁以后行睾丸下降固定术的患者相比，手术取精成功率没有显著差异，分别为 61.9% 和 57.1%（Wiser et al，2009）。然而，在一项 38 例无精子症患者的早期研究中，其中 30 例患有双侧隐睾症且行睾丸下降固定术，10 岁以前行睾丸下降固定术的患者取精成功率为 94%，11－20 岁为 43%，20 岁以上为 44%，在选定 10 年界限上存在统计学差异（$P < 0.01$）（Raman and Schlegel，2003）。与这些结果相一致，在一项 79 例无精子症男性研究中，62% 做过双侧睾丸下降固定术，20.3% 做过单侧睾丸下降固定术（17.7% 未知），ROC 曲线分析显示，在预判是否能够成功取精时，睾丸下降固定术的年龄在 AUC 曲线下的面积仅次于睾酮（Vernaeve et al，2004）。**因此谨慎起见，从生殖角度建议隐睾患者 10 岁之前行睾丸下降固定术，但即使超过 10 岁，患者仍有可能手术成功取精行 ICSI。**

睾丸下降后位置改变以及未完全下降的睾丸在评估生育力的潜在变化方面存在挑战。许多报道记录了在睾丸下降手术后又观察到睾丸不同程度地回缩（Gracia et al，1997；Barthold and González，2003）。尽管大多数似乎回缩到腹股沟管的远端位置，但也有临床报道回升到近腹腔位置（Gracia et al，1997；Barthold and González，2003）。遗憾的是，这些患者的生育潜力还没有被系统地研究，目前他们的生殖预后被认为是未知的。对于可回缩睾丸的男性，有限的数据表明，尽管在精液中经常可观察到精子，但精子浓度低于生育能力正常的男性，接近具有隐睾病史的男性

（Caroppo et al,2005）。

4. 睾丸发育不全假说

详情请参阅 Expert Consult 网站了解。

5. 遗传学

本章后面将系统讨论男性不育症目前已知的遗传学基础。良好的生育史应包括所有血缘亲属是否都难以生育后代。医师评估时还应询问患者家属是否存在已知与生殖功能障碍有关的遗传综合征，如囊性纤维化和本章后面部分详述的其他疾病（Anguiano et al,1992）。

（四）性生活史

TICS 中的 *S* 代表性生活史。显然一对夫妇在尝试怀孕时会进行足够频次的性交，但生活方式或偏好可能会对其产生影响。正如本章前面所讨论，性交的最佳时机应当是在排卵期（Scarpa et al,2007）。一些女性能通过身体状况准确预测排卵期，即所谓的经间痛（O'Herlihy et al,1980）。但许多女性将身体感觉误认为是排卵，单凭症状不能可靠地评估性交的最佳时机。**经过基础体温或激素试剂盒检测到排卵后，应尽可能鼓励夫妇记录 2～3 个月经周期的排卵日，并在记录的最早排卵日之前开始每日性交。**这种方法对于高龄女性是不切实际的，可能会推迟需要进行的生殖治疗。在认定高龄产妇时，应考虑与女性生殖专家合作制订更积极的策略。

性行为中常用的润滑剂，例如 K-Y 凝胶、Keri 洗剂、Astroglide 等与精子活力受损相关（Sigman et al,2009）。唾液也被认为对精子有害（Sigman et al,2009）。研究人员用各种润滑剂孵育精子，基于吖啶橙进行精子染色质结构测定，结果发现，用等渗的 pre-seed 润滑剂进行处理不会导致精子活力或染色质完整性显著下降（Agarwal et al,2008a）。在该研究中，FemGlide、Replens 和 Astroglide 润滑剂导致精子运动性显著降低，并且 FemGlide 和 K-Y 凝胶导致精子染色质质量显著下降（Agarwal et al,2008a）。实验室研究人员还提供证据表明，在精液采集时使用 pre-seed，并不影响对整体精液参数、精子膜功能完整性、ROS 水平、总抗氧化能力（TAC）和 DNA 完整性的评估（Agarwal et al,2013）。

泌尿外科医师应询问勃起功能的情况，显然如果因为性交障碍，精子不会成功到达宫颈口附近的阴道穹处。勃起功能障碍的生理学、评估和治疗在本章其他部分进行了详细讨论。

不育症的诊断和治疗会造成明显的心理压力（Schanz et al,2005；Volgsten et al,2008）。性交频率是判断男性不育是否对男性产生不良心理影响的一个指标，多达一半接受不育治疗的男性会有性交频率改变，且与性欲和性满足相关（Ramezanzadeh et al,2006）。男性生育能力评估中需要询问性交频率是否发生了变化。

男性和女性通过不同的心理应对机制及不同方式来适应不育症造成的压力（Peterson et al,2006）。男性倾向于自己单独解决问题，而女性更倾向于寻求社会支持（Peterson et al,2006）。因此，男性和女性可能都会认为对方的处理办法存在问题，而实际上只是应对方式存在差异。**男性经常错误地认为生育能力关系到男性气概，而实际上这种情况并不常见**（Fisher et al,2010）。

压力本身可能会损害精液质量，受不育症及其相关心理困扰的男性会陷入一个恶性循环（Gollenberg et al,2010）。幸运的是，有证据表明一旦男性与其伴侣开始进行包括 IVF 在内的治疗，男性不育的诊断不会影响心理健康和人际关系（Holter et al,2007）。治疗男性生殖功能障碍的临床医师应考虑向患者推荐合适的心理医师，以使患者更易于从对不育症的恐惧转向寻求多种有效疗法。如果在解决问题的基础上进行讨论，许多患者都非常愿意参与心理咨询。

> **要点：男性生育史**
> - 夫妇生育潜力最具决定性的因素是女方年龄。
> - 许多因素会影响男性生殖功能。男性生育史可以分为毒物接触史、感染史、儿童病史，以及性生活史。

三、体格检查

（一）一般体格检查

由于男性不育症可能与许多系统性和遗传性疾病有关，所以一般体格检查往往会发现关于生殖功能障碍根源的线索。男性和女性的面部形态特征不同,并且女性面部特征会提醒医师注意可能存在性染色体和雄激素化作用的异常(Veleminská et al,2012)。第二性征在面部、躯干、腋窝和阴毛的改变会提示雄激素化作用的不足(Sigman et al,2009)。如果雄激素化作用在整个青春期都显著受损,则可能导致声调升高(Sokol,2009)。内源性或治疗性因素造成的雌二醇过多,可能导致男性乳房发育(Sigman et al,2009)。如果睾丸激素水平在青春期很低,就会出现四肢长骨骨骺不能完全闭合,形成典型的体态:臂展比身高长 5cm、下半身(耻骨到脚底的距离)比上半身(头顶到耻骨)长 5cm(Sokol,2009)。

Klinefelter 综合征患者在青春期时缺乏男性化特征,在教科书中有典型细节描述,可导致男性乳房发育、类无睾症外观,以及比同龄男性身材高(Oates and Lamb,2009)。但应注意,许多具有 47,XXY 核型的男性不具有典型体态特征和习性。

应当关注肥胖,因为大量证据表明肥胖与男性生殖功能障碍有关。**已确认大量的脂肪细胞包含芳香化酶,可使睾酮在外周向雌二醇转化,从而导致肥胖男性的雌二醇水平升高**(Hammoud et al,2006;Aggerholm et al,2008;Chavarro et al,2010;Hammoud et al,2010b;Hofny et al,2010)。芳香化酶多态性位点 TTTA 似乎与随体重增加而升高的雌二醇水平特别相关,并且在减肥后,雌二醇水平可能会下降(Hammoud et al,2010b)。**众所周知,血清睾酮在肥胖男性中较低**(Hammoud et al,2006)。推测有四个主要原因:雌二醇对下丘脑-垂体轴的负反馈导致 LH 释放减少、瘦素增加、胰岛素抵抗和睡眠呼吸暂停(Hammoud et al,2006;Hofny et al,2010)。应当注意的是,尽管一些研究将肥胖与 LH 降低联系起来,但其他研究却认为肥胖男性中睾酮减少的机制可能与促性腺激素无关(Hammoud et al,2006;Aggerholm et al,2008;Pauli et al,2008;Hofny et al,2010;Paasch et al,2010;Teerds et al,2011)。

在肥胖男性中性激素结合球蛋白(SHBG)通常会减少,这一般归因于肥胖症中增加的循环胰岛素(Hammoud et al,2006;2008;Pauli et al,2008;Teerds et al,2011)。较低的 SHBG 水平可导致生物可利用睾酮水平高于依据总睾酮算出的预测值,且肥胖男性的雄激素化水平可能比预期的实验室评估结果更高。

研究人员观察到,男性血清抑制素 B 浓度与体重指数(BMI)呈负相关,但不包括青春期前的男孩(Winters et al,2006)。男性抑制素 B 的减少和体重增加的相关性说明睾丸支持细胞数量减少,但在青春期前没有这种关联,说明肥胖在青春期对支持细胞产生不良影响(Winters et al,2006)。

这些研究认为肥胖与男性激素改变相关,可通过内分泌影响导致不育。研究人员还指出,BMI 增加与生育降低相关,表明肥胖对男性生殖的不利影响可能与内分泌无关(Pauli et al,2008;Stewart et al,2009)。一些证据表明,只有重度肥胖才能通过内分泌途径对男性生育力产生不良影响(Chavarro et al,2010)。已有的研究观察到,BMI 只与精子活力相关,但与精子浓度无关,表明肥胖可能主要干扰赋予精子运动能力的附睾功能(Martini et al,2010)。一些研究表明,肥胖可能会降低精子 DNA 完整性和线粒体活性,可能最终是通过内分泌系统共同途径或另一种非激素依赖性机制(Fariello et al,2012a)。虽然证据表明内分泌系统是造成男性生殖损伤的可能作用靶点,但很可能过度肥胖不仅仅只通过单一方式对男性生殖产生影响。

(二)男性生殖系统体格检查

对于检查医师来说,男性生殖器官多数位于体腔外,可以很容易地进行触诊。由于大多数男性生殖系统体格检查在患者站立时进行最有效,因此重要的是让患者放松并站在较低的检查桌或椅子前,因为有些男性在阴囊触诊期间会出现晕厥。可以在检查时询问他们的工作,有助于分散他们对生殖器检查的注意力(Niederberger,2011)。

询问病史时如果患者伴侣在场,可能会提供有用的相关信息。然而,患者也可能不愿意在伴侣面前吐露有关生育的具体事实,这时可以借体格检查的机会婉转地要求她离开房间,使患者可以私下与医师讨论相关问题(Niederberger,2011)。

1. 阴囊检查

阴囊视诊显而易见。单侧或双侧发育不良可能会表现为出生后阴囊内容物缺失(Niederberger,2011)。一侧阴囊可能明显大于另一侧,提示可能为反应性鞘膜积液或肿瘤。很明显的精索静脉曲张能够直接看到。体型高大或肥胖男性的阴囊紧贴大腿时,预示阴囊内温度和体温可能差别不大。

2. 睾丸和附睾检查

首先通过阴囊触诊判断睾丸和附睾有无异常。附睾通常难以触及,如果很容易被触及,则可能是因附睾梗阻而变得饱满。需要注意附睾的不同节段,如果靠近上极的部分容易辨别,下极却不明显,则可能是 Wolffian 导管发育不全(Lewis and Kaplan,2009)。

睾丸大小与精子生成密切相关,因此是不育男性体格检查的重要评估项目(Takihara et al,1987;Bujan et al,1989)。睾丸的大小可以通过卡尺(Seager 睾丸测量计)进行评估(图 4-1)(Niederberger,2011)。**把睾丸的长轴轻轻夹在卡尺钳口之间,测量值≤4.6cm 则提示与生精障碍相关**(Schoor et al,2001)。确定睾丸大小的第二种方法是将睾丸与具有递增尺寸的一串椭圆球体进行比较,如图 4-2 所示(Niederberger,2011)。睾丸不超过 20ml 被认为是体积过小(Sigman et al,2009)。最后,通过阴囊超声检查可以更直接地测量睾丸体积(Sakamoto et al,2007a,2007b;Abdulwahed et al,2013)。但是,相对于卡尺或 Prader 睾丸测量计,尚不明确睾丸超声所提升的准确程度是否对临床有用(Sakamoto et al,2007a)。

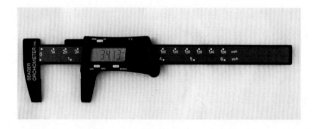

图 4-1 卡尺(Seager)睾丸测量计

3. 精索检查

对生殖有意义的精索触诊包括输精管是否可触及、是否存在精索静脉曲张。与可被压缩的血管不同,输精管是条索状的韧性结构。在阴囊上方触诊时精索内的静脉可能被误认为是输精管,因此很难有一个明确的体征证明输精管缺如。**对**

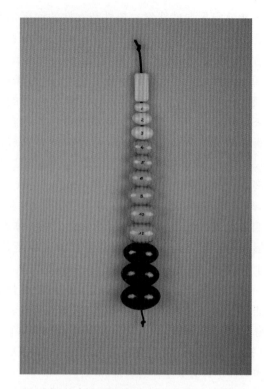

图 4-2 Prader 睾丸测量计(Courtesy Erler Zimmer GmbH 和 Co. KG,Germany.)

于有输精管结扎术经验的临床医师来说,确定输精管是否缺如的一种有效方法是像进行输精管结扎术中第一步那样,将输精管移动到皮肤表面进行寻找。如果疑似输精管缺如患者输精管结构三次均未被检查者手指触及,临床医师即可确诊。Randall Meacham 曾描述了该技术,故被命名为 Meacham 准则(Niederberger,2011)。

单侧输精管缺如表明该侧 Wolffian 导管可能完全没有发育,包括肾发育不全。在此类患者中,可以行肾超声检查确定患者是否存在孤立肾(Niederberger,2011)。**如果双侧输精管都不存在,那就很可能患有囊性纤维化基因突变**(Anguiano et al,1992)。在这些患者中,建议行囊性纤维化跨膜转导调节基因序列的实验室遗传评估(Lyon and Miller,2003;Bombieri et al,2011)。研究发现,11% 的先天性双侧输精管缺如(CBAVD)合并肾发育不全,因此也可考虑肾超声检查是否存在孤立肾(Schlegel et al,1996)。

除了评估输精管的存在、缺如和连续性之外,应检查阴囊上方是否可以观察和触及精索内的蔓状静脉丛。1955 年以前的个别报道描述了精索静脉曲张手术可以改善生殖潜力,但 W. Selby Tulloch 首先系统地报道了不育男性在精索静脉曲张高位结扎术后精子数量增加(Tulloch,1955)。Lawrence Dubin 和 Richard Amelar 进一步大规模研究了精索静脉曲张及其治疗方法,并向泌尿外科医师普及精索静脉曲张的病理机制,以及治疗的益处(Dubin and Amelar,1975;Nagler and Grotas,2009)。

精索静脉曲张是最常见的影响男性生育力且可以手术解决的疾病(Nagler and Grotas,2009)。**一般来说,精索静脉曲张在普通人群中的发病率为 1/5～1/6,大多数研究表明不育男性中精索静脉曲张的发病率为 1/3～1/2**(Pryor and Howards,1987;Fretz and Sandlow,2002;Nagler and Grotas,2009)。但并非所有患有精索静脉曲张的男性都不育,这仍然是当今男性生殖医学中最令人困惑的问题之一,使得精索静脉曲张患者的个体治疗选择具有挑战性。

精索静脉曲张的临床研究使用多种分级系统来描述病变的严重程度,使评估医师的任务进一步复杂化(Nagler and Grotas,2009;Williams,2011)。大多数系统使用 3～4 个等级,通常第一级为不能触摸到但能通过影像学评估(通常是超声)检测到的精索静脉曲张(Nagler and Grotas,2009;Williams,2011)。一些分级系统仅根据 Valsalva 动作期间是否可触及,对精索静脉曲张进行分型(Nagler and Grotas,2009)。由于大多数研究认为,亚临床型精索静脉曲张的治疗并不能显著提高男性生殖潜能,因此合理的分级系统应包括那些不需要治疗的情况与通过治疗能够解决的情况相区别(Niederberger,2011)。同样,直接观察到的精索静脉曲张与只能触及的精索静脉曲张之间在临床上差异明显,合理的分级系统可区分这两者(Niederberger,2011)。由于仅靠 Valsalva 动作才能确定的精索静脉曲张的临床意义尚未明确,所以合理的分级系统不应将该特征作为主要鉴别依据。**因此,现代基于证据的精索静脉曲张临床分级系统包括:Ⅰ级,不可触及也不可见,只能通过影像学检测到,如多普勒超声;Ⅱ级,可触及但不可见;Ⅲ级,曲张**

很明显,直接可见(Niederberger,2011)。

4. 阴茎检查

在正常的性交情况下,精液可被输送至宫颈口附近,以获得最佳的生育机会。因此,任何可能妨碍精液进入阴道的阴茎结构异常都应引起医师的注意。这些异常包括包茎、尿道下裂或尿道上裂时的尿道口异位,以及明显的阴茎弯曲(Niederberger,2011)。

5. 前列腺和精囊检查

一般来说,前列腺和精囊检查不会为男性不育评估提供太多信息,如果患者很害怕直肠指诊,可考虑省略该检查。如果需进行直肠指诊,临床医师要记录前列腺的大小,因为先天性畸形或雄激素不足患者的前列腺可能会发育不全(Niederberger,2011)。**精囊通常不能被触及,如果能触及则为异常表现,提示为扩张和射精管梗阻的可能**(Niederberger,2011)。

要点:男性生殖系统体格检查

- 肥胖可能通过内分泌依赖和非依赖途径影响男性生殖潜力。
- 睾丸大小直接反映了精子产量的多少。
- 单侧输精管缺如提示 Wolffian 管异常,双侧输精管缺如与囊性纤维化基因突变有关。这两种情况都有可能发生肾发育不全。

四、男性不育的实验室评估

与泌尿科其他疾病一样,可通过血液检查了解男性不育的具体状况,主要是内分泌系统的相关检查。男性生殖功能的基因组学评估也发展迅速,并且临床应用逐渐增加。当然,对男性不育症的检查还包括精液分析,通过观察精子来直接评估病情的严重程度。男性不育的实验室评估包括内分泌评估、精液分析和基因组学评估三项。

(一)内分泌评估

由于精子发生高度依赖于睾丸内睾酮的合成,因此雄激素不足与男性不育相关。男性的睾酮水平差异很大,大多数研究者使用 280ng/

dl 或 300ng/dl 作为男性充分雄激素化的阈值
(Petak et al,2002;Sokol,2009)。约 45％因生
精功能障碍导致的无精子症患者、43％少精子
症患者、不育门诊中 35％的男性（WHO 人类
精液检查与实验室手册第 4 版规定的精子浓
度大于 $20×10^6$/ml）血清睾酮均低于 300ng/dl
(Sussman et al,2008)。精子浓度在 $20×10^6$/
ml 或以下的男性,90％不能在 1 年内使其伴侣
怀孕,所以许多精子浓度低于该阈值的男性可
能会出现病理性生殖功能障碍,其中约 1/3 与
内分泌有关（WHO,2010）。**因此,所有男性不
育症均应进行实验室检查来评估雄激素化水
平,包括精子浓度大于 $20×10^6$/ml 的男性。**无
须进行内分泌评估的精子浓度上限尚未确定,
临床医师可合理使用 WHO 手册第 4 版中第
50 百分位值 $7.3×10^6$/ml 以及 1 年内的受孕
时限为指导,决定有无必要进行全面的内分泌
评估（WHO,2010）。

　　睾酮以三种主要形式存在:与 SHBG 紧密结
合的睾酮;与蛋白质主要是白蛋白疏松结合的睾
酮;未结合或游离睾酮（Matsumoto and Brem-
ner,2011）。诱导细胞活性的形式是游离和疏松
结合的睾酮,一起构成了生物可利用睾酮（Mat-
sumoto and Bremner,2011）。在健康男性中,
30％~44％的循环睾酮与 SHBG 结合,54％~
68％与白蛋白疏松结合,0.5％~3.0％未结合
(Matsumoto and Bremner,2011）。**以 300ng/dl
作为睾酮的阈值,生物可利用睾酮的百分比下限
为 54.5％,因此生物可利用睾酮浓度的合理下限
是 164ng/dl。**

　　SHBG 在不同条件和状态下（如肥胖、衰老）
均会发生改变（框图 4-1）(Bhasin et al,2010)。临
床医师不能依靠总睾酮来计算生物可利用睾酮,
直接准确检测游离睾酮比较困难,所以确定生物
可利用睾酮的实际方法是通过总睾酮、SHBG 和
白蛋白来计算（Vermeulen et al,1999）。基于互
联网和智能手机的普及,在撰写本文时,国际老年
男性研究学会在 www.issam.ch/freetesto.htm
上提供了一个计算器,iOS 设备可在 http://
itunes.apple.com/us/app/bioavailable-testoster-
one/id308770722 上找到。

框图 4-1　性激素结合球蛋白（SHBG）浓度改变的相关因素

引起 SHBG 降低的相关因素
肥胖
肾病综合征
甲状腺功能减退
接受糖皮质激素、黄体酮、雄激素等类固醇药物治疗
肢端肥大症
糖尿病
引起 SHBG 升高的相关因素
衰老
肝硬化和肝炎
甲状腺功能亢进
抗惊厥药物治疗
雌激素治疗
人类免疫缺陷病毒感染

Modified from Bhasin S,Cunningham GR,Hayes FJ,
et al. Testosterone therapy in men with androgen deficien-
cy syndromes:an Endocrine Society clinical practice guide-
line. J Clin Endocrinol Metab 2010;95:2536-59.

　　在健康年轻男性中,总血清睾酮显示出昼夜
节律,在清晨达峰值,在傍晚最低（Plymate et al,
1989）。SHBG 在所有年龄段的男性中表现出相
反的昼夜节律,在傍晚达峰值,在清晨最低（Ply-
mate et al,1989）。**因此,生物可利用睾酮在健康
年轻男性中的昼夜节律为清晨达峰值和傍晚最低**
(Plymate et al,1989）。在老年男性中,总睾酮及
其昼夜节律衰减,同时生物可利用睾酮的昼夜节
律和浓度也明显减少（Plymate et al,1989）。尽
管采血时间对于年轻男性较重要,但是为了使所
有男性的总睾酮和生物可利用睾酮的采样标准
化,通常在早晨进行检测。

　　**在雄激素缺乏的病例中,可以通过评估 LH 来鉴
别病变来源于垂体还是睾丸**（Niederberger,2011）。
如果是因为睾丸间质细胞功能障碍,则 LH 水平呈
不同程度升高（Niederberger,2011）。如果是垂体功
能障碍,则 LH 水平降低（Niederberger,2011）。在总
睾酮或生物可利用睾酮水平降低时,可以检测 LH
水平,两项检查可同时进行。由于睾酮和 LH 以脉
冲方式释放,我们可以用间隔 20min 的方式采集三
个早晨的血样来确定临界值（Sokol,2009）。通常临
床医师将三次血样混合进行检测,也可以分别检测

然后计算平均值。

睾丸支持细胞产生抑制素 B 和激活素分别通过抑制和刺激来调节垂体释放卵泡刺激素(FSH)(Caroppo,2011)。睾丸支持细胞受生殖细胞旁分泌调节,生殖细胞减少则抑制素水平下降,FSH 升高(Niederberger,2011)。因此,临床医师可以将 FSH 水平作为生殖细胞数量的间接评估指标,FSH 水平升高提示生殖细胞功能障碍和数量减少(Niederberger,2011)。**与卡尺测量的睾丸大小相结合,根据 FSH 可准确预测无精子症是由梗阻或生精障碍所致:96% 的梗阻性无精子症患者的 FSH 测定值≤7.6U/L,睾丸长轴＞4.6cm,而生精功能障碍引起的无精子症患者中有 89% 的 FSH 值＞7.6U/L,睾丸长轴≤4.6cm**(Schoor et al,2001)。在精液中有精子的生殖功能障碍男性中,当 FSH 值为 4.5U/L 时异常精子的比例显著增加,这提示临床医师可以此为阈值来评估男性生殖功能障碍(Gordetsky et al,2011)。

抑制素 B 的检测已应用于临床,实验人员研究了直接测量抑制素 B 评估生精功能是否比用 FSH 间接评估生精功能更为准确(Kumanov et al,2006;Muttukrishna et al,2007;van Beek et al,2007;Myers et al,2009;Jørgensen et al,2010;Grunewald et al,2013)。通常,研究主要包括抑制素 B 或 FSH 与精子或睾丸参数之间的相关性分析。许多研究观察到,在这些相关性检测中抑制素 B 的准确性高于 FSH,并且一些数据表明小范围内的抑制素 B(水平)相关性较高(Kumanov et al,2006;van Beek et al,2007;Myers et al,2009;Grunewald et al,2013)。**然而,准确性提高通常很小,抑制素和 FSH 都可以作为临床上判断生精功能的标志物**(Myers et al,2009)。临床医师可以基于花费以及是否已经开展做出选择。

与抑制素 B 一样,AMH 也是由 Sertoli 细胞合成的转化生长因子 β(TGF-β)家族中的一员,并且研究人员已经将其应用于评估生精功能(Fénichel et al,1999;Fujisawa et al,2002;Muttukrishna et al,2007)。虽然试点研究的结果令人鼓舞,但报道样本量很小,因此 AMH 目前仍视为实验性的。

芳香化酶存在于睾丸、脂肪组织、肝和大脑等多个脏器中,可以将胆固醇源的睾酮转化为雌激素(Kim et al,2013)。研究人员发现,雌二醇的升高对男性生殖功能产生不利影响(Raman and Schlegel,2002;Gregoriou et al,2012;Schlegel,2012),并建议**当睾酮与雌二醇的比例低于 10∶1 时提示生殖功能障碍**(Raman and Schlegel,2002;Gregoriou et al,2012;Schlegel,2012)。

我们已知催乳素会抑制促性腺激素和睾丸激素的产生,在垂体增生、垂体腺瘤或肿瘤发生时,催乳素水平可能升高(Sokol,2009)。临床上典型的垂体病变通常与视野改变、头痛或勃起功能障碍相关(Niederberger,2011)。当这些症状伴随男性不育症,特别是合并总睾酮或生物可利用睾酮降低时,应当考虑检测催乳素水平。但是,临床上不育症男性中催乳素瘤的发生率非常低,在一项针对 1035 例男性的大型筛查研究中仅发现 4 例催乳素瘤,因此初始内分泌检查中不必常规包括催乳素(Sigman and Jarow,1997)。通常催乳素水平不稳定,如果检测结果升高,则需要重复测试确认(Niederberger,2011)。如果在影像学检查中怀疑或发现垂体占位性病灶,则同时需要评估其他垂体激素,如促甲状腺激素、促肾上腺皮质激素或生长激素(Sokol,2009)。同样,如果观察到其他内分泌的症状如突眼、紫纹、满月脸或颜面骨骼改变,则需要检测甲状腺激素、皮质醇或生长激素水平,但是在初筛中不必作为常规检查项目。**针对男性生殖功能障碍的内分泌实验室初筛检查,应包括清晨总睾酮、SHBG 和白蛋白,以计算生物可利用睾酮,LH 和 FSH 用以评估垂体功能;雌二醇用以评估芳构化反应。**

具有先天性肾上腺增生症(CAH)病史的男性在后期可能出现睾丸肾上腺残余肿瘤和不育(Pierre et al,2012;Aycan et al,2013)。在这些患者中,可以检测血清 17-羟孕酮、Δ4-雄烯二酮、肾素和睾酮来评估其对治疗的反应(Pierre et al,2012)。

(二)精液评估

生育是一个概率性事件,进入女性生殖道的活动精子数量越多,卵子受精的机会就越大。从这个意义上说,只有精液分析显示没有精子的情况下,才能被视为绝对不育。

1951 年,生理学家 John MacLeod 首次发表了严格的统计学评估,在光学显微镜下比较了可育男性与不育男性的精液(MacLeod,1951)。

MacLeod 采用了一种描述性统计方法,计算每个可观察参数的累计概率直方图,并确定两组男性的四分位数(MacLeod,1951)。研究的基本参数包括精子浓度、运动和形态(MacLeod,1951)。从 MacLeod 的开创性文章中可以明显看出,可育和不育男性的精子参数直方图在很大程度上是重叠的,这意味着根据变动范围较大的参数不能区分可生育男性和不育男性(MacLeod,1951)。MacLeod 在这个问题上认为使用较低的精子参数值提示男性不育更合适;然而,高于这些较低阈值也不能证明能生育(MacLeod,1951)。临床实践中证明,这是非常难以掌握的,生殖医学领域充满未知可能,如果某个参数超过阈值,如精子浓度大于 $20\times10^6/ml$,则被认为能生育,这是不确切的。如此比较可得出的唯一结论是,如果参数低于阈值,那么该男性很可能不育,但也有可能生育。

解决代表疾病和健康阈值过度重叠这个问题的一种常用方法,是建立两个阈值,超过该阈值则可能为健康或疾病,但位于两个阈值当中则不能做出预测性判断。在一项针对精液分析建立两个阈值的研究中,研究人员将分类和回归(CART)分析计算方法应用于一些可生育男性的精液分析,这些男性配偶都正在接受宫腔内人工授精(IUI),最大程度上排除了女性不孕症患者的影响(Guzick et al,2001)。**例如对于精子浓度 13.5×10^6 为阈值低限,而 48×10^6/ml 被确定为阈值高限**(Guzick et al,2001)。使用这些参数,临床医师会向精子浓度低于 13.5×10^6 的男性提供咨询,他可能是不育的,如果精子浓度高于 $48\times10^6/ml$,则可能生育。如果男性的精液浓度高于 $13.5\times10^6/ml$ 且低于 $48\times10^6/ml$,则无法准确评估其生育潜能。

1. 整体精液参数和 WHO 标准

基于 MacLeod 原创性工作得到了专家组的认同,在 WHO 人类精液检验和处理实验室手册中建立了精液分析参数标准(Cooper et al,2010;WHO,2010;Niederberger,2011;Murray et al,2012)。在前四版手册中,标准由专家组和调查数据确定,包括精子浓度阈值为 $20\times10^6/ml$,这是一个合理的数值,低于该数值时,男性应被认为可能不育(Cooper et al,2010;WHO,2010;Niederberger,2011;Murray et al,2012)。这套标准的问题显而易见:可育男性的精子浓度可能低于这个阈值,不育男性的精子浓度也可能高于这个阈值。

WHO 实验室手册第 5 版与前四版不同,强调以男性人群的统计学描述为依据(Cooper et al,2010;WHO,2010)。表格中列出了停止避孕后能使伴侣在 1 年内怀孕的男性精液参数百分值,将不育组与可生育组进行比较(表 4-2)(Cooper et al,2010;WHO,2010)。这种方法有两个明显的局限性:首先,数据来自于生育的人群,而不是不育人群;其次,临床医师不能依赖描述性数据来预测结果。尽管如此,手册为医师提供了有用的比较信息,否则将无法评估和治疗男性不育。

表 4-2　整体精液分析参数百分位值

百分位数	2.5	95% CI	5	95% CI	10	25	50	75	90	95	97.5
精液量(ml)	1.2	(1.0~1.3)	1.5	(1.4~1.7)	2	2.7	3.7	4.8	6	6.8	7
精子浓度(million/ml)	9	(8~11)	15	(12~16)	22	41	73	116	169	213	259
精子总数(million/单次射精)	23	(18~29)	39	(33~46)	69	142	255	422	647	802	928
精子活力(%)	34	(33~37)	40	(38~42)	45	53	61	69	75	78	81
前向运动(%)	28	(25~29)	32	(31~34)	39	47	55	62	69	72	75
正常形态(%)	3	(2.0~3.0)	4	(3.0~4.0)	5.5	9	15	24.5	36	44	48
存活率(%)	53	(48~56)	58	(55~63)	64	72	79	84	88	91	92

CI. 置信区间

Modified from Cooper TG,Noonan E,von Eckardstein S,et al. World Health Organization reference values for human semen characteristics. Hum Reprod Update 2010;16(3):231-45.

有一些地方容易混淆,第 5 版手册在公布全部百分比表的同时单独列出了 5%～95% 可信区间(CI)(Cooper et al,2010;WHO,2010)。例如,精子浓度 5% 的可信度为 $15\times10^6/ml$,95%CI 范围为 $(12\sim16)\times10^6/ml$(Cooper et al,2010;WHO,2010)。尽管该手册的作者非常清楚地描述了使用来自生育男性统计数据阈值所固有的问题,但列举出 5% 的可信度似乎在鼓励作为新阈值使用。泌尿外科医师使用第 5 版手册中表格的最佳方式是将其列在患者参数旁边作为可育人群的参考数据,但临床实际表明医师和患者感兴趣的是如何诊断不育,以及何时采取药物和手术治疗。5% 的可信度可能预示不育,50% 的可信度是男性能让配偶在 1 年内怀孕的通用精液参考值,与患者沟通是泌尿外科医师的合理做法。例如,对于精子浓度,低于 $15\times10^6/ml$ 表示不育,标准值为 $73\times10^6/ml$(Cooper et al,2010;WHO,2010)。

较为复杂的是精液分析参数变化很大,建议通常至少进行两次分析,分别间隔 2～3 周进行评估(Centola,2011)。尽管存在相反的数据,但大多数研究者观察到,随着禁欲天数的增加,整体精液参数呈线性下降,禁欲时间的变化能导致精液参数的变化(Levitas et al,2005;Keel,2006;Elzanaty,2008)。因此,评估男性生殖潜能时应确保精液分析前禁欲的持续时间尽可能恒定。**曾经建议在射精后等待 2～5d 再进行精液分析(WHO,2010;Centola,2011)。近期研究表明,禁欲 1d 对于评估整体精液参数最佳(Levitas et al,2005;Elzanaty,2008)。**

使用无毒广口玻璃杯或塑料杯收集精液样本(WHO,2010)。如果宗教或文化规定不允许手淫采集,可以使用特殊的无毒安全套(WHO,2010)。

首先在显微镜检查前评估精液样本的物理和化学特性。射精精液首先形成凝结物,并在评估前使样本液化 30min(Centola,2011)。通过吸管抽吸评估黏度并测量形成液滴的长度,应不超过 2cm(WHO,2010;Centola,2011)。然后目测检查样本的颜色,正常精液呈白色或浅灰色;黄色或绿色可能表明感染、黄疸、服用维生素等药物;在脊髓损伤的男性中经常观察到棕色;红色表示有血液(WHO,2010;Centola,2011)。

曾经需要报道精液 pH,但测量结果不再被推荐使用,因为环境条件可能会改变 pH,并且使用 pH 来初判是否存在梗阻受到氢离子和精子头之间显著差异的限制(Centola,2011)。在描述显微镜下精液参数时,常规使用具有固定容量隔室(例如血球计或 Makler 计数室)的专用载玻片(Centola,2011)。

(1)精液量:较少进行精液分析的实验室常常遗漏精液量,这一数据具有重要的临床意义(Niederberger,2011)。导致精液量降低的疾病包括解剖学因素,例如在严重的雄激素缺乏症或 CBAVD 中可能发生射精管梗阻、前列腺及精囊发育不良;功能性病变,如逆行射精;神经系统疾病,如脊髓损伤、糖尿病或多发性硬化症;药理学因素,使用 α-肾上腺素受体阻滞剂如坦洛新(Sigman et al,2009;Niederberger,2011)。根据 WHO 实验手册第 5 版,精液量的第 5 百分位值为 1.5ml,95%CI 为 1.4～1.7ml,第 2.5 百分位值为 1.2ml,95%CI 为 1.0～1.3ml(WHO,2010)。**出于实用目的,初始评估精液量降低的最常用阈值为 1.0ml(Niederberger,2011)。**

精液缺乏、干性射精和不射精是指在男性性高潮期间没有液体从尿道排出的情况(Sigman et al,2009),是由造成精液量降低的疾病引起(Sigman et al,2009;Niederberger,2011)。**如果观察到无精液或精液量降低,则进行射精后尿液分析以确定是否存在逆行射精,并进行其他检查,例如经直肠超声检查(TRUS)以评估是否存在射精管梗阻**(Sigman et al,2009;Niederberger,2011)。射精后尿液分析,指示患者排空膀胱后射精,收集精液样本进行精液分析,最后进行排尿收集尿液样本(Sigman et al,2009)。对尿液离心后计数沉淀中的精子数量(Sigman et al,2009)。如果精液样本中的精子数量很大,那么尿液中的少量精子几乎没有影响。一般来说,如果尿液中精子的数量接近或超过精液标本中的数量,则认为逆行射精具有临床意义(Sigman et al,2009)。

射精量超过 5ml 属于精液量增多,是一种罕见病(Sigman et al,2009),可能是通过精子稀释来干扰生育(Sigman et al,2009)。如果精液量太大,可通过处理浓缩精液量恢复精子浓度,实施

IUI(Sigman et al,2009;Centola,2011)。

(2)精子浓度:精子浓度通常以百万每毫升的方式记录。少精子症是指精子浓度低,隐匿精子症是指精子数量太少而难以准确测量(Niederberger,2011)。根据 WHO 实验室手册第 5 版,精子浓度的第 5 百分位值为 $15 \times 10^6/ml$,95%CI 为 $(12 \sim 16) \times 10^6/ml$,第 50 百分位值为 $73 \times 10^6/ml$(Cooper et al,2010;WHO,2010)。先前的 WHO 实验室手册版本包含精子浓度为 $20 \times 10^6/ml$ 的阈值,并且医师过去常常将低于该值定义为少精子症。根据 WHO 手册第 5 版中描述的精子参数列表,少精子症应该在临床实践中定义才更合适:如一次精液样本显示为 $10 \times 10^6/ml$,但对于能使配偶怀孕的男性来说可能就不是少精子症,然而如果一名男性小睾丸合并 FSH 升高,即使几次精子浓度为 $(20 \sim 25) \times 10^6/ml$,也可能被合理地认为是少精子症。**如前所述,一项大型 CART 分析显示 $13.5 \times 10^6/ml$ 是精子浓度的参考值下限,而 $48 \times 10^6/ml$ 是参考值上限**(Guzick et al,2001)。在 CART 分析中,精子浓度的 ROC 曲线下面积为 0.60,表明单凭精子浓度难以区分可育和不育(Guzick et al,2001)。

精子总数或精子数量是通过精液量和精子浓度的乘积来计算的,通常以百万为单位记录(Niederberger,2011)。根据 WHO 实验室手册第 5 版,精子总数的第 5 百分位值为 $39 \times 10^6/ml$,95%CI 为 $(33 \sim 46) \times 10^6/ml$,第 50 百分位值为 $255 \times 10^6/ml$(Cooper et al,2010;WHO,2010)。

(3)精子活力:最好在液化 30min 内评估精子活力,是指观察到不同运动类型的精子百分比(WHO,2010)。活力低被称为弱精子症(Niederberger,2011)。WHO 第 5 版将精子活力分为前向运动型、非前向运动型、不动型三类,取代了之前的四分类系统(a~d,其中 a 和 b 表示"快速"和"慢速"的前向运动型)(WHO,2010)。前向运动型被定义为"无论速度如何,精子以线性或大环形积极向前运动",而非前向运动型则定义为"不能向前运动"(WHO,2010)。根据 WHO 实验室手册第 5 版,前向运动型第 5 百分位值为 32%,95%CI 为 31%~34%,第 50 百分位值为 55%(Cooper et al,2010;WHO,2010)。**CART 分析显**示,32% 是精子活力的参考值下限,63% 是参考值上限(Guzick et al,2001)。在 CART 分析中,精子活力的 ROC 曲线下面积为 0.59,显示该参数的鉴别可育和不育的能力较低(Guzick et al,2001)。

(4)精子形态:人类精子形态高度多样化,与预期能成功穿透并使卵子受精的精子形态相比,任何男性的精液中都具有很多形状奇特的精子(Niederberger,2011)。不正常形态精子数量过多被称为畸形精子症(Niederberger,2011)。早期版本的 WHO 手册中对精子形态的可接受标准制定十分宽松,即便如此,大多数精子在正常精液分析中被归类为畸形精子(Niederberger,2011)。**为了提高精子形态的预测能力,Kruger 提出一个分级系统,对精子的几个方面进行评估,其中任何一个超出范围,精子即被计为异常**(Kruger et al,1987;van der Merwe et al,2005)。该系统被称为"严格"的形态学、"Kruger"形态学和"Tygerberg"形态学,作为定义正常精子的更严格标准,正常精子比例超过 5% 的阈值就代表精子形态正常(van der Merwe et al,2005)。WHO 手册第 5 版对精子形态采用严格的形态学评估(WHO,2010)。根据第 5 版,正常形态的第 5 百分位值为 4%,95%CI 为 3.0%~4.0%,第 50 百分位值为 15%(Cooper et al,2010;WHO,2010)。CART 分析显示 9% 是严格形态学上的参考值下限,12% 为参考值上限(Guzick et al,2001)。

严格形态学的临床预测价值待商榷。尽管有限的数据表明该参数可能与胚胎形成有关,但大多数研究都认为严格的形态学与精子核完整性无关,也不能预测自然受孕或 IVF 的结果(Keegan et al,2007;Dubey et al,2008;Avendaño et al,2009;Dayal et al,2010;French et al,2010;Sripada et al,2010;Morbeck et al,2011)。更为复杂的是,有证据表明随着实验室技术人员更加仔细地检查每个精子的形态,越来越多的男性被描述为具有正常形态的精子百分比较低(Morbeck et al,2011)。这种趋势的实际含义是,目前许多寻求评估的男性被确定为单独的畸形精子症,但本身可能具有足够的生育潜能。

存在与大多数精子相关的特殊缺陷的情况。例如,如顶体不能形成,多数精子将会是小圆头,被称为圆头精子症(WHO,2010)。在精子发生期间,如果基板没有附着在与顶体相对的细胞核上,头部就会被吸收(WHO,2010)。这种缺陷导致精液中只观察到精子尾部,被称为大头针样精子(WHO,2010)。毫无疑问,这些相对罕见的特殊形态影响了男性生殖潜能。

更多详情请参阅 Expert Consult 网站。

(5)精子存活率:存活率是指精液中具有细胞代谢活性的精子所占比例(WHO,2010;Niederberger,2011)。死精子症是指大量无活性精子(Niederberger,2011)。**如果观察到接近或完全弱精子症的情况,则必须评估精子是否存活,以辨别不动精子是由于细胞死亡还是由于精子运动所涉及的分子功能障碍引起**(Niederberger,2011;WHO,2010)。如果检测纯粹为诊断性,且精子不用于 IVF,则可用伊红 Y 染色,加或不加黑色素(WHO,2010;Niederberger,2011)。代谢活跃的精子能够排出伊红 Y,而死精子不能排出且能吸收色素(WHO,2010;Niederberger,2011)。黑色素使背景变暗,并增加其与活精子头部之间的对比度,从而更容易识别活精子(WHO,2010)。根据 WHO 实验室手册第 5 版,精子存活率的第 5 百分位值为 58%,95%CI 为 55%～63%,第 50 百分位值为 79%(Cooper et al,2010;WHO,2010)。

低渗膨胀(HOS)试验可以无损的方式评估精子是否存活,这种方法适合精子需要用于 IVF 的情况(Jeyendran et al,1984)。在低渗培养基中孵育时,膜未损伤的活精子尾部可在 5min 内膨胀,以此可识别活精子(WHO,2010)。

更多详情请参阅 Expert Consult 网站。

2. 二次精液分析

单倍体的雄性配子表现出与体内其余二倍体细胞不同的表面抗原,因此必须通过支持细胞之间的紧密连接来保护其免受免疫系统的影响(Walsh and Turek,2009)。如果"血-睾屏障"被破坏,暴露于免疫系统的精子可能引起不同程度的免疫反应,涉及分泌性免疫球蛋白和体液免疫球蛋白,并影响精子细胞表面的多个区域(Walsh and Turek,2009)。**与抗精子抗体形成相关的疾病包括输精管结扎、睾丸创伤、睾丸炎、隐睾症、睾丸癌和精索静脉曲张**(Walsh and Turek,

2009)。

白细胞可能对精子有害,有证据表明其破坏性机制是由于 ROS 的产生(Pasqualotto et al,2000;Agarwal et al,2006;Lackner et al,2006;Desai et al,2009;Domes et al,2012;Aktan et al,2013)。精液中的适度的白细胞可能是生理性的,甚至可能对精子功能有益(Barraud-Lange et al,2011)。

如果观察到精子凝集或精子活力降低,尤其是存在与抗精子抗体相关的疾病的情况下,应该测定抗精子抗体(Walsh and Turek,2009;WHO,2010;Brannigan,2011;Niederberger,2011)。抗精子抗体测定方法有两种:在精子表面检测免疫球蛋白的方法被称为直接检测,在液体例如精浆或血清中检测抗体的方法是间接检测(WHO,2010;Brannigan,2011)。**因为血浆或血清中的抗体可能与精子表面结合无关,所以直接测定方法具有更好的临床相关性**(Walsh and Turek,2009;Brannigan,2011;Niederberger,2011)。由于体积较大,免疫球蛋白 M(IgM)在精液中含量很低,因此 IgG 和 IgA 是主要检测指标(Walsh and Turek,2009;Brannigan,2011;Niederberger,2011)。

有两种直接检测方法,即混合抗球蛋白反应(MAR)检测和免疫珠检测(WHO,2010;Brannigan,2011)。MAR 检测使用包被有抗 IgG 或抗 IgA 的乳胶珠,与精子共同孵育来"桥接"抗体;而直接免疫珠检测使用兔抗人球蛋白 IgG 和 IgA 共价结合的聚丙烯酰微球(WHO,2010;Brannigan,2011)。**在这两种情况下,在技术人员孵育之后通过观察活动精子结合的运动颗粒来鉴定抗精子抗体的存在,因此一定数量的活动精子对于这些检测必不可少;完全弱精子症使抗精子抗体直接测定无法进行**(WHO,2010;Brannigan,2011;Niederberger,2011)。直接免疫珠检测比 MAR 检测费时费力,但获得的信息更准确(WHO,2010)。

WHO 实验室手册宽松地将 50% 作为 MAR 和免疫珠检测的阈值,并指出参考值由医师参考抗精子抗体结合的程度、位置以及临床情况,对检测结果进行解释(WHO,2010)。抗精子抗体与精子头部结合比尾部结合更具有临床意义(Niederberger,2011)。

脓精症分析:在未染色的相差显微镜下,白细胞和未成熟的生殖细胞难以区分(Brannigan,2011)。因此,当报道显示,存在量大只有用相差显微镜才能观察到的类似于白细胞的细胞时,评估医师就不能准确诊断脓精症(Brannigan,2011)。幸运的是,实验室检测白细胞是否存在并不困难。巴氏染色可根据细胞核形态区分未成熟生殖细胞和白细胞(WHO,2010)。**根据 WHO 实验室手册,目前认为白细胞的阈值为 1×10^6/ml**(WHO,2010)。排除脓精症后,患者可以消除疑虑,存在未成熟的生殖细胞很常见,没有病理学意义(Brannigan,2011)。

3. 三次及研究性精液分析

整体精液参数的局限性催生了许多其他方法来评估精子的结构和功能,以期能更好地诊治男性生殖功能障碍,以及预测 IVF 等技术的结果。大多数检测手段都很有应用前景,但很少得到确切证实。许多研究对生殖过程中涉及的生物学过程提出了见解,但是近似的研究将这些检测方法应用于临床时出现了相互矛盾的结果。对于如何在临床应用这些检测方法仍缺乏共识,WHO 手册第 5 版在"研究操作步骤"一章中详细说明了这些检测方法(WHO,2010)。审慎的医师应关注研究进展,并在临床上使用这些检测方法,以便在实用性方面达成共识。

(1)精子 DNA 完整性分析:精子 DNA 分子和空间结构对雄性配子细胞具有高度特异性。精子 DNA 比体细胞紧密 6 倍,并且与鱼精蛋白形成紧密的线性排列(Ward and Coffey,1991)。研究人员假设,DNA 排列的断裂或干扰会造成对精子功能、受精、着床和妊娠的影响。在验证这个假说时存在很多矛盾的数据和观点,表明我们对精子 DNA 四级结构作用的理解有限,或者现有的检测方法不完善,或者两种情况同时存在。一般来说,有两种评估 DNA 结构完整性的测试方法(Sakkas and Alvarez,2010)。其中之一是直接测量 DNA 片段(Sakkas and Alvarez,2010)。总体来说,目前男科实验室首选这种评估方式,因其似乎与临床结果更相关(Sakkas and Alvarez,2010)。另一种检测方式是使 DNA 在分析前先变性(Sakkas and Alvarez,2010)。在一项荟萃分析中,较高的流产率与精子 DNA 碎片增加造成的双倍风险比有关,但不同的检测方法得到的风险强度明显不同(Robinson et al,2012)。

(2)TUNEL 分析:末端脱氧核苷酸转移酶dUTP 缺口末端标记(TUNEL)试验是一种广泛用于分子生物学中的通用方法,通过荧光标记核酸链末端来检测 DNA 碎片化,并在男科学实验室经过各种改进用于检测精子头部 DNA 碎片化(Gavrieli et al,1992;Mitchell et al,2011)。图 4-3 详细介绍了一种方法。在该图 A 和图 B 中,4′,6-二脒基-2-苯基吲哚(DAPI)荧光染料可以与富含腺嘌呤和胸腺嘧啶的 DNA 区域结合,从而可以识别包含大量 DNA 的精子头部。图 A 是一个明场的图像,可以看到精子尾部,确认观察到的是精子。图 B 是荧光图像,可以与图 C 中 TUNEL 阳性的精子进行比较。一般而言,结果报告为 DNA 碎片化指数(DFI),是 TUNEL 阳性精子与所有精子的比率,并以百分比表示。**TUNEL 被认为是精子 DNA 碎片化的直接测量方法,在对流产率进行的荟萃分析中,TUNEL 的风险比最高,接近 4**(Sakkas and Alvarez,2010;Robinson et al,2012)。

(3)微卫星检测:微卫星检测也称为单细胞凝胶电泳检测,像 TUNEL 一样,分子生物学实验室广泛应用于评估 DNA 碎片化,并被男科学实验室所采用(Tice et al,2000;Sakkas and Alvarez,2010)。微卫星检测是一种简单的检测方法,包括单个精子头部 DNA 在电泳琼脂糖凝胶中的迁移,类似彗星的尾部表明碎片的程度(Tice et al,2000)。在中性 pH 条件下,该检测被认为是精子 DNA 碎片化的直接测量方法(Sakkas and Alvarez,2010)。使用这种方法作为临床结果预测工具的相关数据相互矛盾(Simon et al,2010,2011;Ribas-Maynou et al,2012;Robinson et al,2012)。研究人员在不同实验设定中使用微卫星检测来了解各种因素对精子 DNA 的影响,包括精索静脉曲张、毒素、男性年龄和睾丸癌(Meeker et al,2004;Bertolla et al,2006;Delbes et al,2007;Schmid et al,2007;Blumer et al,2008;Meeker et al,2008;O'Flaherty et al,2008;Wu et al,2009;Lacerda et al,2011;Fariello et al,2012b)。

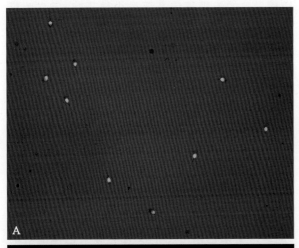

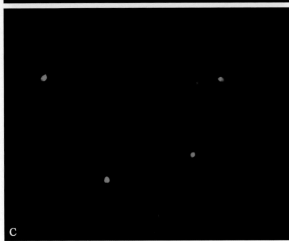

图 4-3　TUNEL 分析。A 图为亮视野，B 图显示荧光标记精子头部，C 图显示 TUNEL 阳性的精子

（4）变性精子 DNA 分析：许多检测方法在进行结构分析之前使精子 DNA 变性（Sakkas and Alvarez，2010）。在酸性或碱性条件下进行的微卫星检测会使 DNA 变性，并且与微卫星检测一

样，精子染色质分散（SCD）试验通过在琼脂糖上分散然后进行核酸染色，可以观察到单个精子头部 DNA 结构（Fernández et al，2003；Sakkas and Alvarez，2010）。精子头部 DNA 结构的最成熟测定方法是精子染色质结构测定（SCSA）（SCSA Diagnostics，Brookings，SD）（Evenson and Melamed，1983；Evenson and Jost，2000；Larson et al，2000；Boe-Hansen et al，2006；Chohan et al，2006）。在酸性条件下变性后用吖啶橙染色，SCSA 不能识别单个精子，而是通过流式细胞术鉴定细胞群（Evenson and Jost，2000；Larson et al，2000）。流式细胞术检测的图形分析产生 SCSA 的几个结果参数中，DFI 和高 DNA 可染性（HDS）是临床常用的两个（Evenson and Jost，2000；Larson et al，2000）。尽管许多研究将人类生殖结果与 SCSA 报告值相关联，但许多研究并未发现有效的统计学相关性（Evenson and Jost，2000；Larson et al，2000；Payne et al，2005；Boe-Hansen et al，2006；Bungum et al，2007，2008；Lin et al，2008）。在流产率的荟萃分析中，SCSA 的风险比为 1.47，95％CI 为 1.04～2.09，表明可能存在较弱的联系。

（5）活性氧物质：自然发生的化学反应产生具有未配对电子的高活性分子，称为自由基。由氧化反应产生的自由基被称为活性氧物质（ROSs）。ROSs 参与对精子功能重要的多种生理过程，但研究者认为，精液中过量存在的 ROSs 可能导致生殖功能障碍（Agarwal et al，2006，2008c；Desai et al，2009）。TAC 在精液中可以被量化，一种量化 ROSs 如何影响精子功能的常用方法是计算 ROS-TAC 评分（Rice-Evans and Miller，1994；Sharma et al，1999）。研究人员评估了在衰老、前列腺炎、精索静脉曲张、润滑剂、辐射、吸烟、毒素和肥胖症中的 ROS 活性（Pasqualotto et al，2000；Smith et al，2005；Cocuzza et al，2008a，2008b；Farombi et al，2008；Pasqualotto et al，2008a；Agarwal et al，2009；Hsu et al，2009；Palmer et al，2012；Taha et al，2012；Agarwal et al，2013）。

（6）顶体反应：详情请参阅 Expert Consult 网站。

（7）精子黏液相互作用：详情请参阅 Expert

Consult 网站。

(8)精子卵子相互作用:详情请参阅 Expert Consult 网站。

(9)精子超微结构评估:在本章中关于精子形态学部分讨论过,MSOME 使用放大超过 6000 倍的高功率 Nomarski 相差显微镜对精子头部进行形态学检查。电子显微镜广泛用于男性配子的科学研究,在对男性不育的临床评估中也占有一席之地(Chemes and Rawe,2003)。**精子运动依赖于尾部微管的超微结构排列,外围 9 对微管和中央两个微管通过动力臂连接(Chemes and Rawe,2003)。这种"9+2"结构与纤毛相同,受遗传性疾病影响可出现男性生殖功能障碍伴发呼吸道疾病,称为纤毛不动综合征、原发性纤毛运动障碍(PCD)或 Kartagener 综合征(Eliasson et al,1977;Guichard et al,2001;Chemes and Rawe,2003)。** Kartagener 综合征产生几乎或完全不能移动但代谢活跃的精子(Peeraer et al,2004)。活动率和存活率小于 10% 的精液可利用电子显微镜检测是否存在尾部超微结构缺陷,但并非所有男科实验室都有电子显微镜。

(三)基因组评估

有证据表明,遗传因素在男性生精功能障碍中起重要作用,令人感到奇怪的是,从父母传给雄性后代的基因可能会造成不育,如果不育不予治疗,这些基因将不会传给后代(Oates and Lamb,2009)。目前已知的与男性性别相关的遗传因素将在本章后面的部分详细介绍。在本节中,对临床可用的检测手段进行描述。

1. 核型分析

对染色体进行着色的染料与 DNA 不同的化学结构相结合形成条带图案,是进行染色体细胞遗传学分析的经典方法(Swansbury,2003)。荧光原位杂交(FISH)使用能与染色体特定序列杂交的荧光探针,依据探针的特异性能够鉴定特定区域或整个染色体(Swansbury,2003)。FISH 的优势是提供了检测体细胞和生殖细胞的细胞遗传能力,除了染色体减半之外还有更多发现(Martin,2008)。其他技术,如光谱核型分析技术(SKY),使用组合方法用多种颜色显示所有染色体(Swansbury,2003)。**美国泌尿外科学会关于不育男性最佳评估实践声明建议对所有生精功能**障碍导致的无精子症及严重少精子症(定义为低于 5×10^6/ml)的男性进行包括染色体核型在内的遗传学检测(Jarow et al,2010)。然而,由于染色体的数量和结构异常存在地域差异,并且进行核型分析需要支付昂贵费用,所以医师可以决定是否建议患者进行这项检测。

2. Y 染色体微缺失检测

Y 染色体是人类最小的染色体之一,约有 6 千万个碱基对(Tilford et al,2001;NavarroCosta,2012)。Y 染色体是男性性别的决定因素,也是唯一直接从父代传给子代的染色体(NavarroCosta,2012)。Y 染色体由一个没有同源染色体配对的男性特异性区域和一个拟常染色体区域组成(Graves et al,1998;Tilford et al,2001;Navarro Costa,2012)。在当时一系列优良设计的细胞遗传学分析中,**Tiepolo 和 Zuffardi 在 1976 年确定 Y 染色体长臂中的一个区域对人类精子形成至关重要,称为 AZF(无精子因子)**(Tiepolo and Zuffardi,1976;Chandley et al,1989)。

Y 染色体非重组区域约占其序列的 95%(Tilford et al,2001)。约 1/3 的非重组区域由回文结构序列组成,在被称为扩增子的正向或反向阅读框中至少出现两次(Tilford et al,2001)。这种序列结构被认为可部分替代修复 Y 染色体时的性别重组,但也可能在增加片段丢失或微缺失的可能性方面造成特殊脆性(Oates and Lamb,2009)。根据 Tiepolo 和 Zuffardi 的研究,研究人员观察到 Y 染色体上三个区域的微缺失通常与无精子症或少精子症有关,称为 AZFa、AZFb 和 AZFc(Oates and Lamb,2009)。曾经被认为是独立不同的区域,但现在发现 AZFb 和 AZFc 是重叠的,而 AZFa 是间隔较远的和孤立的(Jobling and Tyler-Smith,2003)。被认为与精子发生整体相关的 DAZ 基因位于 AZFc 区域内(Saxena et al,2000)。研究人员还将 AZFc 的近端部分称为 AZFd,但是分离该亚区是否有益仍不清楚(Müslümanoğlu et al,2005)。

AZFc 的一些微缺失似乎与生精功能受损有关,但不是完全不能生精(Mulhall et al,1997;Oates et al,2002)。同样,AZFc 亚区分析如 gr/gr 的临床意义尚不清楚,因为精液和睾丸中能找到精子(Lardone et al,2007;Wu et al,2007;Giachini et al,2008；Stouffs et al,2008；Visser et al,2009）。然而,有证据强烈表明,*AZFa* 和 *AZFb* 微缺失导致睾丸显著病变,使手术取精的可能性降低(Hopps et al,2003)。**在外科手术取精之前向无精子症男性推荐 Y 染色体微缺失评估是合理的做法,便于为他们提供有关手术取精可能性的建议**(Jarow et al,2010)。但基于 *AZFa* 和 *AZFb* 微缺失在临床中相对罕见,省略该测试也是合理的。

3. 基因组序列评估

多种技术如 DNA 微阵列能够筛选并报道与已知疾病相关的多个单核苷酸多态性(SNPs)和突变(Schena et al,1995；Hunter et al,2008；Lazarin et al,2013)。这些报道可以用来确定父母是否是许多遗传疾病的携带者以及后代受影响的可能性。全基因组测序作为临床工具的研究目前也在进行中(Moorthie et al,2013)。虽然这些技术最终可能被用于诊断男性生殖功能障碍的潜在原因,但是尚不能保证它们可作为评估男性不育症的一般筛查工具使用。

4. 囊性纤维化跨膜转导调节因子突变评估

囊性纤维化跨膜转导调节因子(CFTR)改变与输精管发育不良的关系在本章有关发育障碍的部分进行了讨论。此部分介绍可用的检测方法。

由 CFTR 编码的蛋白质形成氯离子和碳酸氢盐的通道,并可用于调节其他离子的运输(Hampton and Stanton,2010)。目前已经确定了超过 1600 个 CFTR 突变,可能是轻微或严重的,根据全部囊性纤维化疾病表型是否因该突变导致而界定(Ratbi et al,2007；Oates and Lamb,2009；Hampton and Stanton,2010；Bombieri et al,2011；Yu et al,2012)。**最常见的严重突变是 ΔF508,可导致三个碱基对缺失,因此造成 508 位苯丙氨酸缺失**(Hampton and Stanton,2010)。高发病率的患者有一个以上的位点突变；约有 46% 的患者有两个突变位点(Yu et al,2012)。**每个等位基因上的严重突变如 ΔF508 将导致患儿囊性纤维化,对于疑似 CFTR 基因改变的父母,进行筛查是必要的。**

目前可用的 CFTR 筛查组合通常包括 25～40 个最常见的突变。因为只筛选了一部分已知突变,所以阴性结果仍具有一定的风险。商业化检测可对所有已知突变进行筛选,但预计花费更昂贵。CFTR 突变发生率因种族和地理位置而异(Hamosh et al,1998；Boyd et al,2004；Foresta et al,2005；Schulz et al,2006；Ratbi et al,2007；Havasi et al,2010；Li et al,2010；Bombieri et al,2011)。因此,临床医师在解读结果时应该考虑区域和种族因素。通常,CFTR 筛查报告按种族划分。

要点：男性不育的实验室评估

- 男性生育状态内分泌评估包括总睾酮、非 SHBG 结合睾酮、雌二醇、垂体促性腺激素 LH 和 FSH。
- 精液分析是对男性生殖潜力的一种概率评估方法。除了无精子症,没有任何参数的任何特殊阈值能够绝对区分不育和可育。
- 精液量少于 1.0ml 的可能诊断为射精管梗阻、逆行射精、CBAVD 中输精管和附属性腺发育不良。
- 精子存活染色能够辨别完全弱精子症和死精子症。常规的实验室染色方法能够区分脓精症和未成熟精子细胞。
- 圆头精子数量增多被称为圆头精子症,提示缺乏顶体形成。治疗方法可采用 ICSI/IVF。
- 睾丸支持细胞之间紧密连接形成的血-睾屏障被破坏,会导致抗精子抗体生成,抗精子抗体与精子头部的结合程度决定其临床意义。
- CBAVD 患者及其伴侣在 CFTR 基因筛查中如果发现诸如 ΔF508 的严重突变,可导致后代出现临床表现明显的囊性纤维化。

五、男性不育的影像学检查

放射或超声影像检查在男性生殖功能障碍的诊断中并不常用,应谨慎使用。某些良性病变如睾丸微石症可能会被发现,导致患者苦恼以及进行不必要的额外检查(Dagash and MacKinnon,2007)。以下描述的男性生殖功能障碍的影像学评估不应被认为是特定的筛查项目。

（一）阴囊超声检查

对不育男性的评估包括对阴囊及其内容物的详细触诊。与泌尿外科的其他评估一样，阴囊触诊时发现异常，需要进一步进行阴囊超声检查。在图 4-4 中，双功能彩色多普勒超声显示精索静

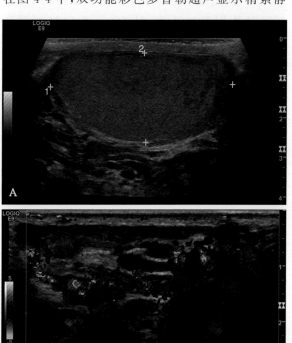

图 4-4　双功能彩色多普勒超声显示精索静脉曲张。A 图显示曲张的静脉与睾丸相邻；B 图显示血管内血流的方向

脉曲张，可以测量并报告最粗的精索静脉直径。如果医师通过触诊不能确定是否存在精索静脉曲张，则可建议进行精索超声检查（Nagler and Grotas，2009），但因此获得诊断的曲张精索静脉直径通常很小以至于没有明显的临床意义。曲张精索静脉的直径为 2.7～3.6mm，小于 3.5mm 的精索静脉曲张在体检中无法察觉但能通过超声观察到，这种情况下进行手术治疗并不能获得精液改善（Eskew et al，1993；Hoekstra and Witt，1995；Jarow et al，1996；Schiff et al，2006）。**因此，为使精索静脉曲张的鉴别诊断不影响治疗结果，最合理的方式是不依赖超声作为必要的诊断工具。**

血流方向可以通过彩色多普勒超声来评估，已有报道显示，反流预示精索静脉曲张进行手术治疗能改善精液参数（Hussein，2006；Schiff et al，2006）。目前，在手术治疗研究中报道了例数不多的不可触及但有反流的精索静脉曲张，这些研究表明彩色多普勒超声可作为不育男性的筛查方式。

研究人员发现，使用经直肠超声检查（TRUS）诊断生精功能障碍引起无精子症的敏感度为 75%，特异性为 72%，诊断因梗阻引起的无精子症的敏感度为 29.8%，特异性为 87%（Abdulwahed et al，2013）。然而，鉴于使用睾丸长轴测量及血清 FSH 检测在诊断因生精功能障碍引起的无精子症中具有更高的准确性，因此，在对精液量正常的无精子症患者进行诊断检查时，不采用超声检查是明智和经济的。

（二）输精管造影

向腹部方向进行输精管造影可以判断输精管从阴囊到射精管的通畅性（Ammar et al，2012）。目前很少进行这项检查，因为已经被 TRUS 和 MRI 等影像学检查取代；输精管造影是有创性的，可能导致输精管瘢痕的形成并导致梗阻；并且在输精管复通手术期间，可用生理盐水注入输精管的难易程度及回流情况提供类似的信息。**禁止将液体、造影剂或其他物质由输精管向附睾方向注入，这会破坏纤细的附睾管。**如果在术中输精管注射盐水造影时发现回流，可以用一根单股缝线（如 4-0 聚丙烯）插入输精管腔，直至遇到阻力后撤回，并测量距离以确定梗阻位置。

（三）静脉造影

详情请参阅 Expert Consult 网站。

（四）直肠影像诊断

当无精子症伴有精液量低时应考虑射精管梗阻（Niederberger，2011）。TRUS 是最早使用也是目前最流行的检测射精管梗阻的方法（Jarow，1996；Niederberger，2011）。**射精管阻塞的影像学证据包括精囊前后径大于 1.5cm，伴或不伴前列腺中线囊肿**（Jarow，1996；Niederberger，2011；Ammar et al，2012）。图 4-5 显示了一个前列腺内囊肿，其中图 A 显示横向视图，图 B 显示纵向视图。遗憾的是，尽管 TRUS 比较方便且应用普遍，但与其他判断是否梗阻的方法相比，其特异性

较低(Purohit et al,2004)。其他评估方法包括将造影剂直接注入精囊后进行 X 线检查,也被称为精囊造影;抽取精囊液以确定是否存在精子;将稀释的靛胭脂或亚甲蓝染料注射到精囊中,并通过膀胱镜检查观察有色染料是否从精阜旁射精管流出,这种技术类似于输卵管通色素法(chromotubation)(Purohit et al,2004)。在一个小样本研究中,精囊造影与通色素法比 TRUS 的准确性高25%(Purohit et al,2004)。然而,这些技术创伤更大且花费更高,即使有大样本研究证实这些技术比 TRUS 诊断准确性要高,也不能认为增加额外的风险和成本是合理的。

详情请参阅 Expert Consult 网站。

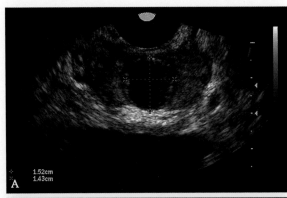

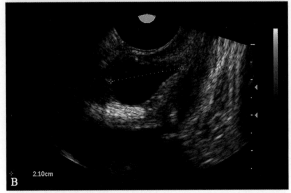

图 4-5　经直肠超声显示前列腺内囊肿。A 为横截面;B 为纵截面(Courtesy Marcelo Vieira.)

(五)腹部影像检查

详情请参阅 Expert Consult 网站。

(六)头颅影像学检查

头颅 MRI 可以评估高催乳素血症是否与垂体的解剖病变有关(Niederberger,2011)。MRI可以区分微腺瘤和大腺瘤,并有助于判断是否需

要内科或外科治疗(Johnsen et al,1991)(图 4-6)。

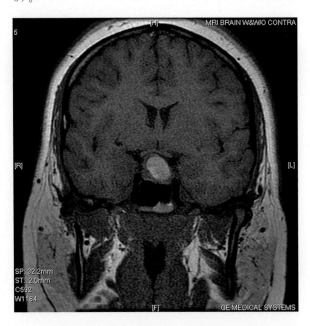

图 4-6　头颅 MRI 显示一个巨大的垂体腺瘤

要点:影像学检查

- 影像学检查可以发现遗传性疾病,如双侧输精管缺如及肾发育不全,还可以发现精液量低的原因,如射精管梗阻,但在诊断精索静脉曲张和生精功能障碍时并不经常需要影像学检查。

六、睾丸组织病理

详情请参阅 Expert Consult 网站。

七、辅助生殖技术

详情请参阅 Expert Consult 网站。

八、诊断和治疗

过去几年中,对男性生殖功能障碍病理生理学的理解有所拓展,但仍然不够完整。生殖的概率性特征、评估的困难性,以及后期男性不育的治疗对医师来说是个挑战,但医师已经有足够的信

息在病理解释、发生基础,以及有效治疗方面做出合理假设。本节回顾了各种诊断和可用的治疗方式。

(一)遗传综合征

随着 2004 年人类基因组测序的完成,关于基因怎样参与男性生殖共同产生成熟存活精子的知识也随之而来(International Human Genome Sequencing Consortium,2004)。如本章基因组序列评估部分所述,许多研究组可以鉴定已知疾病的遗传携带风险,也可以测序整个基因组。然而,这两种方法在转化成为男性生殖功能障碍的一般筛查工具时仍面临困难,这是因为对参与精子发生的大多数遗传机制如何协作产生精子仍然缺乏认知。已知一定数量的基因与男性不育有关,并在随后的章节中详述。在本节中,将讨论染色体数目、结构和表观遗传机制等造成男性不育的常见遗传原因。

1. 染色体数量异常

X 染色体数量过多导致 47,XXY 或 Klinefelter 综合征,这是男性不育的最常见遗传原因(Oates and Lamb,2009;Sigman,2012;Groth et al,2013)。在 500~1000 例新生儿中会有 1 例出现 47,XXY 基因型,并且超过 95% 的患者成年后合并无精子症、小睾丸和促性腺激素水平升高(Maiburg et al,2012;Groth et al,2013)。大约 75% 的儿童有学习障碍,63%~85% 的男性睾酮水平低(Groth et al,2013)。只有 30% 的 Klinefelter 综合征男性仅观察到身体形态特征的改变,如身高增长,而且仅通过体格检查不能确定病因(Groth et al,2013)。在 Klinefelter 综合征患者中,与睾丸相关的其他疾病如纵隔生殖细胞肿瘤的发病率增加,提示患者睾丸受到更广泛的影响(Sokol,2012)。

在 Klinefelter 综合征患者中,80%~90% 的男性为非嵌合型 47,XXY 核型(Maiburg et al,2012),其余为嵌合型 46,XY/47,XXY 核型,或有多余的或结构异常的 X 染色体(Maiburg et al,2012)。大约 8% 的男性患者精液中有精子,其余为无精子症(Oates,2012)。Klinefelter 综合征患者中约有一半男性的睾丸中有足够的成熟精子,手术取出的精子可用于 IVF 和 ICSI(Oates,2012)。早期诊断更有利于预后(Mehta and Paduch,2012)。

直到现在,Klinefelter 综合征男性的生育能力诊断局限于核型分析、评估精液中是否有精子、如果精液中没有精子就尝试睾丸取精。许多患者是在青春期发现睾酮水平低之后被确诊,如果仅仅使用外源性睾酮治疗,睾丸精子发生就会受到抑制。考虑到精子发生随年龄逐渐衰退,研究人员曾讨论过激进的治疗方法,包括在开始用外源性睾酮治疗之前,在青春期早期至中期手术提取精子(Mehta and Paduch,2012)。这种方法目前还在试验中。

2. 染色体结构异常

如 Y 染色体微缺失检测部分所述,研究人员观察到在 Y 染色体上三个区域,即 AZFa,AZFb 和 AZFc 与无精子症或少精子症有关(Oates 和 Lamb,2009)。AZFc 的微缺失目前的临床意义还不明确,而 AZFa 和 AZFb 微缺失似乎意味着睾丸取精无法成功(Mulhall et al,1997;Oates et al,2002;Hopps et al,2003;Lardone et al,2007;Wu et al,2007;Giachini et al,2008;Stouffs et al,2008;Visser et al,2009)。AZFa 微缺失具有特别的临床意义,因为在空间上 AZFa 区域似乎与 AZFb 和 AZFc 明显不同,而后两者有重叠(Oates and Lamb,2009)。Y 染色体的其他结构异常可以通过核型分析来鉴定(Oates and Lamb,2009)。两个染色体臂的两个末端断裂,随后融合可能导致形成环状 Y 染色体或 r(Y),其具有可变表型,取决于丢失染色体的量(Arnedo et al,2005)。体细胞染色体中的核型异常也可能与不育有关(Mau-Holzmann,2005)。

3. 表观遗传异常

雄性配子具有良好功能,不仅要求 DNA 序列完整,而且还要求 DNA 紧密盘绕和组装(O'Flynn O'Brien et al,2010)。如变性精子 DNA 测定部分所述,研究人员已经构建了多种方法来检测精子 DNA 结构,目前预后结果尚不明确。精子 DNA 包装的其他成分可能会产生日后的诊断工具,例如动物研究揭示,鱼精蛋白 1 的过早翻译可导致小鼠精子发生在减数分裂后成熟停滞,并且鱼精蛋白 2 缺陷导致精子 DNA 损伤和胚胎死亡(Lee et al,1995;Cho et al,2003)。在人类中,有证据将鱼精蛋白 2 前体、鱼精蛋白 1 和鱼精蛋白 2 的比率与精子 DNA 质量和 IVF 结局联系起来(Aoki et al,2006;Torregrosa et al,2006;de Mateo et al,2009)。组蛋白也为临床评估提供了未来靶点,组蛋白高度特异性地定位于人类精子DNA,研究人员观察到公牛体内组蛋白变异体与生育能力相关(Hammoud et al,2009;de Oliveira et al,2013)。

DNA甲基化使体细胞在发育过程中基因能够协调表达(Boissonnas et al,2013)。现在认为,这种表观遗传修饰在精子发生和胚胎发育中起关键作用(Molaro et al,2011;Carrell,2012;Boissonnas et al,2013)。体细胞DNA和精子细胞DNA的基因启动子甲基化模式在本质上不同,并且将来可能会在临床上用于评估男性生殖潜能(Molaro et al,2011)。

(二)睾丸因素

睾丸本质上由两个腔室组成,一个是发育中的雄性配子所在的生精小管,另一个是小管之间的间隙,由间质细胞占据。两者都是精子发生所必需,然后将雄性配子向外运输。因此,男性生殖功能障碍的睾丸因素可能为睾丸生精上皮中的精子发生障碍、睾丸间质细胞合成睾酮障碍,以及将精子运送至射精管的微小管道输送系统的阻塞。

1.生精障碍

如睾丸组织病理学部分所述,生精上皮的功能障碍可能被整体描述为精子发生不良,表明精子生成减少;成熟停滞,代表雄性配子在减数分裂前、减数分裂和减数分裂后这一系列步骤的某个阶段停止了生长发育;唯支持细胞综合征,表明完全缺乏生精细胞。精子发生的分子机制仍在研究之中,基因组学、蛋白质组学和代谢组学标记物在未来有可能用于临床诊断精子发生功能障碍的具体原因(Kovac et al,2013)。目前,评估精子发生缺陷的主要手段是组织病理学检查。如前所述,如果存在无精子症,89%的生精功能障碍根据FSH值>7.6U/L、睾丸长轴≤4.6cm能够确诊(Schoor et al,2001)。

睾丸中还存在另外一种精子发生的病变形式可以使得精液中没有精子。在生精上皮中,睾丸支持细胞的紧密连接形成血-睾屏障,可以保护单倍体生殖细胞免受循环免疫细胞的损伤(Brannigan,2011)。**血-睾屏障破坏会使受免疫保护的精子细胞和精子暴露,导致抗体形成,可导致精子凝**集,精子活力受限,并降低受精能力(Brannigan,2011)。导致血-睾屏障破坏的疾病包括男性生殖道阻塞,如输精管结扎术后发生的梗阻;与睾丸炎、前列腺炎或性传播疾病相关的炎症;高温暴露,如精索静脉曲张、隐睾症或外部来源如热水盆浴;创伤和睾丸扭转;相关遗传疾病,包括胸腺发育不良和HLA-B28单体型(Walsh and Turek,2009)。有关抗精子抗体的分析见精液实验室评估部分的描述。

对于抗精子抗体的治疗,简单的措施包括使用安全套和洗涤精子。两种方法都没有充分的证据能证明其效果(Walsh and Turek,2009)。洗涤可以去除未结合的抗体,但重要的抗体仍然与精子结合(Walsh and Turek,2009)。更直接的治疗包括用皮质类固醇进行免疫抑制和ART。两项糖皮质激素对照试验提供了相互矛盾的结果,其中一项表明生育力有所提高,另一项则未见改善(Haas and Manganiello,1987;Hendry et al,1990)。无论是缺乏令人信服的证据还是有更直接的结果,IVF和ICSI已成为抗精子抗体的常用治疗方法。

2.类固醇激素生成障碍

高促性腺激素性性腺功能减退症、原发性性腺功能减退症和原发性雄激素缺乏症是指由睾丸间质细胞功能障碍引起的睾酮合成受损(Sokol,2009)。**睾丸间质细胞功能障碍的典型表现是LH水平升高和循环睾酮水平下降**(Sokol,2009)。然而,睾丸间质细胞功能障碍可能与垂体功能不全同时发生,与原发性睾丸间质细胞功能障碍中LH的典型升高不同,这些男性的睾酮水平降低但LH水平有多种变化(Sokol,2009)。年龄增长与雄激素降低和垂体反应减弱相关(Feldman et al,2002;Sokol,2009)。

精子发生的必要条件是睾丸内类固醇生成,这似乎对精子在减数分裂后的成熟尤为重要(Caroppo,2011)。Klinefelter综合征男性的循环睾酮水平通常较低,但睾丸间质细胞功能受损可能不是唯一导致低雄激素男性表型的机制(Sokol,2009;Oates,2012)。研究人员报道睾丸间质细胞功能障碍在人合并LH受体基因突变的情况及在小鼠合并FSH受体缺失的情况,由于负责产生类固醇的基因在临床上已经可用于人类的评估,预计会发现更多遗传因素导致的睾丸间质细胞功能障碍(Latronico et al,1996;Baker et al,2003)。睾丸间质细胞功能障碍的其他潜在临床因素包括睾丸炎、细胞毒性化疗和暴露于环境毒物(Skakkebaek et al,2001;Sokol,2009)。

目前,对于睾丸间质细胞功能不全导致的雄激素缺乏症尚无合适治疗方法(Sokol,2009)。不推荐使用外源性睾酮,因为达不到精子发生所需的睾丸内睾酮浓度,并且会抑制垂体 LH 释放(Niederberger,2011)。**低睾酮浓度合并无精子症,且 LH 水平显著升高,如果患者要求生育,则需要进行睾丸取精。**

3. 生殖道梗阻

无论是由于先天性还是获得性因素,附睾或阴囊段输精管都可能会梗阻。如果梗阻是双侧,通常会导致无精子症。如在内分泌评估部分所述,医师可以根据 FSH 水平,结合用卡尺测量得到的睾丸长轴长度,来预测无精子症是否与梗阻有关。96% 的梗阻性无精子症患者 FSH 浓度≤7.6U/L,睾丸长轴>4.6cm(Schoor et al,2001)。图 4-11 显示了评估无精子症的流程图。梗阻也可能是单侧,在这种情况下,整体精液参数是否发生变化取决于对侧睾丸功能。如果单侧梗阻存在,同侧睾丸精子发生正常且充足,但对侧睾丸中存在精子发生异常,则可能导致整体精液参数受损,应该建议行精道重建。

如评估不育男性手术史部分所述,疝修补术尤其是使用补片可能导致腹股沟段输精管梗阻(Shin et al,2005;Maciel et al,2007;Hallén et al,2011,2012;Tekatli et al,2012)。如果两侧输精管都发生梗阻,会导致无精子症。

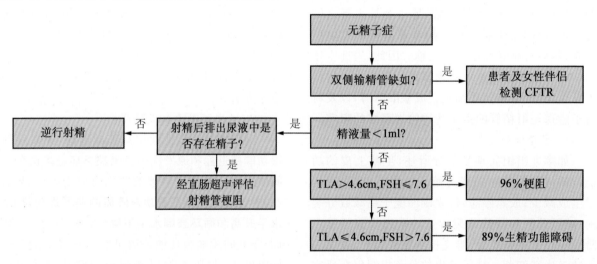

图 4-11 无精子症评估流程图。CFTR. 囊性纤维化跨膜传导调节蛋白;FSH. 卵泡刺激素;TLA. 用睾丸测量卡尺测得的睾丸长度

(三)垂体功能障碍

垂体激素 LH 和 FSH 调节精子发生,LH 调控睾丸间质细胞产生类固醇,FSH 通过睾丸支持细胞调控精子发生(Caroppo,2011)。如果垂体本身或外在病变造成 LH、FSH 或两者同时被抑制,则影响精子发生。

1. 低促性腺激素型性腺功能减退症

低促性腺激素型性腺功能减退是指垂体激素分泌减少的情况。**Kallmann 描述了与垂体功能下降有关的嗅觉丧失症,该综合征以他的名字命名**(Kallmann and Schoenfeld,1944)。Kallmann 综合征的发病率约为 1/10 000,最常见的遗传模式为常染色体隐性遗传,但也存在常染色体显性遗传和 X 连锁隐性遗传模式(Bhagavath et al,2006;Sokol,2009)。研究人员发现与 Kallmann 综合征相关的有,*KAL1* 基因编码的 anosmin-1 负责调控胚胎发育过程中的神经生长因子,编码促性腺激素释放激素(GnRH)受体的 *GNRHR* 基因,垂体特异性转录因子 PIT1,PIT1 相关转录因子 PROP1,G 蛋白偶联的 Kisspeptin 受体 GPR54,同源基因 *HESX1*、*LEX3* 和 *LEX4* 等(Dattani et al,1998;Wu et al,1998;de Roux et al,2003；Kim et al,2003；Sobrier et al,2004；Bhagavath et al,2006；Newbern et al,2013）。研究人员指出,约有 10% 的 Kallmann 综合征男性存在 GNRHR 或 KAL1 基因突变（Bhagavath et al,2006）。

治疗的方法包括用人绒毛膜促性腺激素(hCG)替代 LH,用重组 FSH(rFSH)或 hMG 替代 FSH,这些物质具有与 LH 和 FSH 相似的活性（Sokol,2009）。单独使用 hCG 治疗可能会抑制精子发生；如果使用 hMG 或 rFSH 治疗,在精子发生恢复后,这些药物应该在治疗数月后停止使用（Sokol,2009）。当被诊断为 Kallmann 综合征的男性有生育意愿时,经常从青春期就已经使用外源性雄激素。这些男性可能需要促性腺激素治疗 1～2 年,精液中才能明显出现精子。肌内或皮下 hCG 的常用剂量为每周 2～3 次,每次 1500～5000U,最多每周 10 000U,根据血清睾酮结果选择剂量（Sokol,2009；Hussein et al,2013）。hMG 的剂量是每周 2～3 次,每次 75U,通常皮下给药（Sokol,2009）。虽然很少见,但 LH 或 FSH 的分泌可能分别独立地减少（Giltay et al,2004；Sokol,2009）。单纯性 LH 缺乏症被称为"生育性无睾综合征",男性患者典型特征是由于 LH 水平低而雄激素不足,但因 FSH 充足可产生精子（Sokol,2009）。相反,单纯性 FSH 缺陷会抑制精子发生,但患者能产生足够的雄激素（Giltay et al,2004）。可以使用适当的促性腺激素治疗这些罕见病症（Giltay et al,2004；Sokol,2009）。男性罕见孤立性下丘脑 GnRH 缺陷（Nachtigall et al,1997）,治疗包括每 2 小时通过皮下便携式迷你输液泵给予 GnRH,并且与治疗 Kallmann 综合征一样,可能需要至少 6 个月的长期疗程（Nachtigall et al,1997）。

Kallmann 和低促性腺激素性性腺功能减退的相关综合征是导致垂体激素分泌减少的最严重情况的病症。常见的是不完全型,在这种类型中雄激素缺乏同时伴有血清 LH 浓度升高,LH 水平虽然高于 Kallmann 综合征,但却低于预期（Bhagavath et al,2006）。对于这些男性,使用抗雌激素药物,如氯米芬、他莫昔芬,或使用芳香化酶抑制剂,如阿那曲唑、来曲唑进行垂体刺激,可能会使睾酮水平恢复并改善精子发生（Raman

and Schlegel,2002；Siddiq and Sigman,2002；Hussein et al,2005；Ioannidou-Kadis et al,2006；Whitten et al,2006；Sussman et al,2008；Katz et al,2012；Moskovic et al,2012；Hussein et al,2013；Roth et al,2013）。氯米芬枸橼酸盐的初始剂量通常为每天 25mg 或隔天 50mg,逐渐增加用量的同时监测血清睾酮浓度,剂量最多增加到每天 100mg（Hussein et al,2005；Sussman et al,2008；Hussein et al,2013）。在一些研究中,氯米芬枸橼酸盐的剂量一直增加至雄激素水平恢复正常,而在其他研究中,剂量最高增加至 600～800ng/dl（Hussein et al,2005；Sussman et al,2008；Hussein et al,2013）。阿那曲唑的常用剂量为每天 1mg（Raman and Schlegel,2002）。

Prader-Willi 综合征的特征是婴儿期发育缓慢、吮吸反射差、童年早期饱腹感缺失,如果控制不佳可能导致明显的肥胖（Cassidy and Driscoll,2009）。其发病率为 1/15 000～1/30 000（Cassidy and Driscoll,2009）。与该综合征相关的特征包括性腺功能减退、小睾丸、面部变形、生长激素缺乏、身材矮小、手脚较小、疼痛不敏感,以及认知障碍如强迫症（Bervini and Herzog,2013）。研究人员怀疑,生长激素缺乏症和性腺功能减退症与该综合征的关系来源于下丘脑功能障碍,但确切的病理生理学机制仍不清楚（Bervini and Herzog,2013）。Prader-Willi 综合征通常是由于印迹失败导致位于人类染色体 15q11-q13 上的基因表达缺失所引起,这是只允许一个染色体上的基因被激活的表观遗传现象（Bervini and Herzog,2013）。在健康状态下,位于母系染色体 15q11-q13 上的基因沉默,而父系染色体上的基因活跃；在 Prader-Willi 综合征中,母系基因沉默,父系基因无活性（Bervini and Herzog,2013）。

2. 垂体肿瘤和疾病

蝶鞍内的占位病变如分泌性和非分泌性肿瘤,以及颅咽管瘤可能会压迫垂体前叶,并导致不同程度的 LH 和 FSH 抑制（Sokol,2009）。垂体瘤可分泌催乳素,是最常见的一种导致男性生殖功能障碍疾病,并且也会导致其他症状,如勃起功能障碍（Sokol,2009）。这些肿瘤很少见,正如在内分泌评估部分所述,在 1035 例接受不育症评估的男性中,仅有 4 例（0.4%）患有高催乳素血症

(Sigman and Jarow，1997）。这一发现对将催乳素作为筛查不育男性特别是无症状患者常规方法的价值提出了质疑（Sigman and Jarow，1997；Sokol，2009；Niederberger，2011）。**一般来说，催乳素轻度升高的范围为 20～50µg/L 则不需要进一步评估；如果催乳素明显升高，则建议做头颅 MRI**（Niederberger，2011）。如果催乳素分泌腺瘤没有手术指征，可以使用多巴胺激动剂溴隐亭和卡麦角林进行治疗，卡麦角林不良反应较少（Klibanski，2010）。

3. 其他垂体病变

侵入垂体的疾病也可能抑制其分泌激素，包括感染肉芽肿、结节病和组织细胞增多症（Sokol，2009）。血色素沉着或重复输血形成的铁沉积也可能引起低促性腺激素性性腺功能减退（Sokol，2009）。全身性疾病如病态肥胖、慢性营养不良和 2 型糖尿病也可能与低促性腺激素性性腺功能减退相关（Dhindsa et al，2004；Sokol，2009）。这些疾病的治疗旨在缓解潜在疾病。

4. 外源性垂体内分泌调节药物

前面章节提及在询问男性不育病史时要注意患者是否使用过内分泌调节药，因为外源性雄激素药物，特别是睾酮，可抑制垂体促性腺激素（Grimes et al，2012）。前面还讨论了大麻、抗精神失常药物、阿片类药物和环境毒物可以通过雌激素和多巴胺途径抑制垂体功能（Carlsen et al，1992；Stimmel and Gutierrez，2006；Gorzalka et al，2010；Subirán et al，2011）。如果可能，治疗方法就是停止使用这些药物，特别在有轻度临床表现的青少年或成人中，先天性肾上腺增生症（CAH）可能与低促性腺型性腺功能减退症相关（Reisch et al，2011）。睾丸肾上腺惰性肿瘤的高发率增加了这些男性发生生殖功能障碍的概率（Claahsen-van der Grinten et al，2008；Reisch et al，2011），用皮质类固醇治疗可以恢复生育（Claahsen-van der Grinten et al，2007），但皮质类固醇的长期使用会导致体重增加和皮肤变化等不良反应（Claahsen-van der Grinten et al，2007）。

(四) 睾丸外内分泌功能障碍

由于雌二醇抑制促性腺激素释放，其浓度的增加可能导致性腺功能减退。先前讨论通过不同途径改变雌激素与雄激素比例的药物，这些药物

中有的可以增加雌二醇浓度（Bowman et al，2012）。使用其他药物也可能会提高生育能力。在前述不育男性一般体格检查部分中讨论过，雌二醇的升高与肥胖相关，因为脂肪细胞含有芳香酶（Hammoud et al，2006；Aggerholm et al，2008；Chavarro et al，2010；Hammoud et al，2010b；Hofny et al，2010）。许多因素把肥胖与男性不育联系起来，可能涉及或不涉及性腺功能减退（Hammoud et al，2006；Aggerholm et al，2008；Pauli et al，2008；Hofny et al，2010；Paasch et al，2010；Teerds et al，2011）。问题仍然是饮食、运动和体重减轻是否会改善男性生殖能力。少数使用肥胖啮齿动物模型的动物研究表明，饮食和锻炼可改善精子参数，但相关人类研究很少且结论不明确（Nguyen et al，2007；Braga et al，2012；Palmer et al，2012；Luconi et al，2013）。虽然没有确切的数据证明体重减轻和男性生育能力改善之间的因果关系，推荐肥胖男性减重也是明智做法，因为减重在其他方面益处是确定的。

研究人员使用芳香化酶抑制剂，如阿那曲唑、来曲唑和睾内酯来治疗雌二醇水平升高，结果表明对于典型的男性患者，睾酮水平会有所增加并且雌二醇水平会下降（Raman and Schlegel，2002；Gregoriou et al，2012；Schlegel，2012）。部分数据还认为精子参数会同时改善（Raman and Schlegel，2002；Gregoriou et al，2012；Schlegel，2012）。先前在男性不育的内分泌评估部分讨论过，研究人员认为在睾酮（ng/dl）与雌二醇（pg/ml）的比例小于 10∶1 时，表示芳香化酶过度活跃并且会受益于抑制疗法（Raman and Schlegel，2002；Gregoriou et al，2012；Schlegel，2012）。医师应谨慎长期使用芳香化酶抑制剂，因为男性的骨密度可能依赖于雌二醇，并且这类药物在男性的应用缺乏长期研究（Khosla et al，2001；Kim et al，2013）。

位于 X 染色体长臂 Xq11-12 带区的雄激素受体（AR）基因突变会导致一系列从睾丸完全女性化到男性不育的疾病（Dowsing et al，1999；Davis-Dao et al，2007；Sokol，2009）。男性生殖功能障碍似乎与 AR 基因外显子 1 中的胞嘧啶-腺嘌呤-鸟嘌呤（CAG）重复长度较长有关（Dowsing et al，1999；Davis-Dao et al，2007；Sokol，2009）。**AR 不敏感的男性不育症特征为：睾酮、雌二醇、LH 水**

平不同程度升高,FSH 水平正常;男性生育力受损伴有睾酮显著升高时应该怀疑存在 AR 抵抗(Sokol,2009)。使用大剂量睾酮治疗可能会使精子发生率提高,但有关这种治疗方式的数据有限(Tordjman et al,2014)。可通过精液精子或睾丸取精后行 ICSI 获得怀孕(Massin et al,2012;Tordjman et al,2014)。

因为双氢睾酮调控男性外生殖器官的解剖发育,所以位于 2 号染色体短臂上 2p23 带区编码 5α-还原酶Ⅱ型同工酶的基因突变,会导致形成从女性到男性的一系列表型(Johnson et al,1986;Thigpen et al,1993;Sokol,2009)。伴有 5α-还原酶Ⅱ突变时,表型虽为女性,但可能具有能产生精子的睾丸(Johnson et al,1986;Thigpen et al,1993)。目前,这种疾病没有相应的治疗方法。5α-还原酶Ⅱ缺乏的男性也可使用自身精子通过 ICSI 方法成功获得生育(Matsubara et al,2010;Kang et al,2011)。

(五)发育障碍

生殖器官解剖学发育不良在后期可能导致男性不育。主要发育不良的部位包括睾丸、外生殖器和生殖腔道系统。

1. 雌雄间体以及性发育异常

雌雄间体之前可分为男性假两性畸形、女性假两性畸形、真两性畸形、混合型或完全型性腺发育不全、真两性同体同时具有卵巢和睾丸(Oates and Lamb,2009;Ono and Harley,2013)。性发育障碍(DSDs)越来越多被理解为是特定基因异常的结果,目前用于雌雄间体的命名方式包括染色体核型、临床术语,以及疾病已知的分子基础(Ono and Harley,2013)。使用该命名法的一个例子是"46,XY DSD 完全性腺发育不全伴 SF1 突变"(Ono and Harley,2013)。已确定参与 DSD 的基因数量太多,无法在此列出,读者可以参考 Ono 和 Harley 近期的综述(Ono and Harley,2013)。一般来说,与 DSDs 有关的基因,通过诱导产生解剖异常、精子发生异常或缺失、内分泌疾病,或通过编码有缺陷的激素受体和目标复合物,从而导致男性不育(Oates and Lamb,2009;Ono and Harley,2013)。

2. 尿道下裂和尿道上裂

尿道口的异常解剖位置,可能导致精液只能到达远端的阴道穹窿(Niederberger,2011)。他们的精液参数可能正常,如果精液分析是在体检之前进行,则可能会遗漏诊断。尿道下裂似乎同时受遗传和环境因素的影响,起主导作用的是遗传多态性而不是孤立的基因缺陷(Macedo et al,2012)。尿道上裂的病理生理学机制不同于尿道下裂,通常被认为属于膀胱外翻-尿道上裂综合征(BEEC)(Rasouly and Lu,2013)。

3. 隐睾

隐睾的发生基础以及与男性不育的关系已经在前面章节详细描述。隐睾是单侧还是双侧对预后影响最大(Lee et al,2001;Miller et al,2001;Lee,2005)。

4. 生殖道发育不良

输精管可能存在单侧或双侧未发育的情况。单侧缺如和双侧缺如之间有显著区别,因为这两种情况具有不同的病理生理学基础。

(1)先天性单侧输精管缺如:在不育男性体格检查一节详细讨论过,单侧输精管缺如意味着同侧的 Wolffian 管或中肾管发育异常。随着这些导管在胚胎发育过程中成为附睾、输精管和射精管,生殖管道的近端和远端部分可能出现畸形或缺如(Lewis and Kaplan,2009)。单侧输精管缺如时尤其要注意是否存在同侧肾发育不全,因为肾发育与 Wolffian 管发育同时进行(Niederberger,2011)。

(2)先天性双侧输精管缺如(CBAVD):Oates 及其同事在 20 世纪 90 年代早期报道,CBAVD 男性出现囊性纤维化相关基因序列异常的频率较高(Anguiano et al,1992)。**并且几乎所有囊性纤维化患者双侧输精管都缺如,这些研究结果表明 CBAVD 常常是涉及囊性纤维化基因突变一系列疾病的一种表现**(Anguiano et al,1992)。正如在不育男性的实验室评估中讨论基因组序列评估的部分中所述,该基因主要编码一种氯离子通道,称为囊性纤维化跨膜转导调控因子(CFTR),目前已经鉴定出该基因超过 1600 个突变,形成不同严重程度的从 CBAVD 到囊性纤维化的表型(Ratbi et al,2007;Oates and Lamb,2009;Hampton and Stanton,2010;Bombieri et al,2011;Yu et al,2012)。

目前认为两种遗传因素导致 CBAVD,一种是 CFTR 突变,另一种是尚未鉴定出的与中肾小管发育有关的其他基因的改变(Oates and Lamb,2009)。CFTR 突变可导致一系列不同严重程度的疾病;如果两个等位基因都存在严重突变,则导致囊性纤维化;如果一个或两个等位基因突变不严重,则可能发生 CBAVD(Ratbi et al,2007;Oates and Lamb,2009;Hampton and Stanton,2010;Bombieri et al,2011;Yu et al,2012)。在之前基因组序列评估的章节讲过,最常见的突变是 ΔF508,这种情况比较严重(Hampton and Stanton,2010)。囊性纤维化突变基因的携带概率在北欧血统的人群中约高达 1/20,因此在 CBAVD 患者的遗传评估之外调查其女性伴侣的 CFTR 情况非常重要(Oates and Lamb,2009)。如果囊性纤维化引起的慢性鼻窦炎或呼吸道感染等症状十分轻微,则可能会被忽略,通过 CBAVD 的诊断,泌尿外科医师可能成为无症状囊性纤维化患者的第一个发现者(Oates and Lamb,2009)。

CBAVD 男性的精子发生通常是正常的,并且使用通过手术获取的精子做 ICSI 通常有效(Kamal et al,2010)。在对患者及其女性伴侣的 CFTR 遗传评估方面,遗传咨询能使夫妇了解后代发生囊性纤维化的可能性,以及携带者可能受到的影响,遗传咨询可由泌尿外科医师或临床遗传学家进行。

(六)精索静脉曲张

精索静脉曲张的诊断在不育男性体格检查部分中进行了讨论,为什么不推荐影像学检查方法如超声用于精索静脉曲张的筛查评估,在影像学检查的章节中已经进行了讨论。

大多数精索静脉曲张患者的精液分析显示存在精子,这是精索静脉曲张的诊断和治疗中最令人不解的方面之一。正如在讲述精液分析的章节中所讨论的那样,该测定的结果是在具有显著可变性的概率背景下得到的,因此难以凭此分析精索静脉曲张对男性生殖潜能的影响。考虑到在分析中包括女性伴侣在内的混淆因素经常不清楚且难以控制,确定精索静脉曲张对怀孕、流产和分娩的影响变得困难。然而,大量证据表明精索静脉曲张与生精障碍和男性生殖潜能受损有关。

左侧精索内静脉在右侧精索内静脉进入腔静脉入口处上方 8～10cm 处进入左肾静脉,因此左侧精索内静脉回流压力比右侧更大,瓣膜更易关闭不全。**所以,左侧比右侧更容易见到蔓状静脉丛的曲张**(Gat et al,2005;Masson and Brannigan,2014)。双侧精索静脉曲张的发病率取决于检测技术,在一项系列研究中,通过温度记录、多普勒超声和静脉造影检查,80％以上被诊断为双侧精索静脉曲张(Gat et al,2004)。然而,双侧精索静脉曲张是否具有临床意义仍然存在争议。单纯右侧精索静脉曲张不常见,如果出现,应考虑是否存在肾病变如肿瘤,特别是在突然发病的情况下(Masson and Brannigan,2014)。

精索静脉曲张很可能和其他静脉曲张一样由静脉瓣膜功能不全造成(Wishahi,1991;Gat et al,2005)。瓣膜缺陷有遗传倾向,研究者已经注意到如果一级亲属中患有精索静脉曲张,其发病率会增加(Raman et al,2005)。

大量证据表明,可触及的精索静脉曲张与男性生殖功能障碍存在相关性。精索静脉曲张患者的整体精液参数比可育人群要差(WHO,1992;Al-Ali et al,2010)。睾丸大小反映精子发生质量,而精索静脉曲张男性的睾丸体积较小,研究人员已经证明精索静脉曲张会造成睾丸进行性萎缩(Lipshultz and Corriere,1977;Sakamoto et al,2008;Patel and Sigman,2010)。

大多数研究认为,精索静脉曲张对男性生殖功能产生有害影响的主要原因在于蔓状静脉丛中央动脉系统和周围静脉反向流动进行的逆流热交换中断,导致睾丸内温度增加(Zorgniotti and MacLeod,1973;Goldstein and Eid,1989;Masson and Brannigan,2014)。通过这种作用使男性生育力受损的机制主要包括 DNA 碎片化、细胞凋亡、氧化应激、非整倍体异常、细胞内代谢和离子变化(Benoff et al,2004;Smith et al,2005;Baccetti et al,2006;Bertolla et al,2006;Enciso et al,2006;Lima et al,2006;Zucchi et al,2006;Shiraishi and Naito,2007;Agarwal et al,2008c;Blumer et al,2008;Pasqualotto et al,2008a;Ghabili et al,2009;Wu et al,2009;Abd-Elmoaty et al,2010;El-Domyati et al,2010)。

(七)射精障碍

射精障碍可能是由解剖因素、功能因素或神经源因素引起,导致不射精、射精受阻或逆行射精。在临床中遇到的射精功能障碍主要包括射精管梗阻、逆行射精和不射精。

1. 射精管梗阻

射精管主要位于前列腺内,起源于精囊末端,伸展但没有肌肉组织,在前列腺内作为简单的导管发挥作用(Nguyen et al,1996)。输精管壶腹进入前列腺内侧并与精囊末端导管成锐角(Nguyen et al,1996)。前列腺内导管终止于精阜,包含延伸至尿道的两层纵向肌束(Nguyen et al,1996)。

射精管梗阻的发生率并不高,在无精子症患者中占 5%(Wosnitzer and Goldstein,2014)。可能发生在前列腺内导管的任一处,并可能由感染、炎症、先前的手术或先天性囊肿压迫引起(Wosnitzer and Goldstein,2014)。正如精液分析章节所述,当精液体积小于 1.0ml 时,就要评估是否存在射精管梗阻。正如在射精管影像学评估部分所述,检测技术包括 TRUS、MRI、通色素法和水压测试法。如果怀疑有临床意义的射精管梗阻,并且梗阻的部位适宜手术,则进行外科治疗。

2. 逆行射精

射精是一种多因素事件,包括协调的神经活动、肌肉收缩和松弛(Jefferys et al,2012;Phillips et al,2014)。生殖器刺激传入及认知思维的启动过程,通过交感神经刺激膀胱颈、输精管壶腹、精囊和前列腺而诱发泌精(Jefferys et al,2012;Phillips et al,2014)。**对于顺行射精至关重要的是膀胱颈必须先关闭**,瞬时的神经调控首先会引起外括约肌闭合,形成一个高压舱,随后再打开排空(Shafik,1995)。

在前列腺尿道内产生高压期间,如果膀胱颈不能提供足够的抵抗力,就会导致精液进入膀胱,引起逆行射精。病理机制包括先天性异常、膀胱颈手术、创伤、腹膜后淋巴结清扫造成的脊髓和神经损伤、糖尿病,以及特发性因素(Jefferys et al,2012)。**像射精管梗阻一样,逆行射精并不常见,在不育男性中少于 2%**(Jefferys et al,2012)。

正如精液分析章节所述,当精液体积<1.0ml 时应该对射精管梗阻进行评估,包括射精后尿液分析,如果尿液中的精子数量接近或超过顺行射出的精子数量,则判断为逆行射精(Sigman et al,2009)。**主要治疗方法包括收集逆行射精精子和增加膀胱颈抵抗力的拟交感神经药物。**在这两种情况下获得的精子经过处理都可用于 IUI 或 IVF。如果需要收集精子,通常先口服碳酸氢盐将尿液碱化,或者通过饮用大量液体来稀释尿液,然后在手淫和性高潮之后获得排泄的尿液或导尿取出标本(Jefferys et al,2012)。研究者还报道过在膀胱充盈时射精,然后成功找到精子的情况(Crich and Jequier,1978;Templeton and Mortimer,1982)。**临床医师也可能使用拟交感神经药物,如脱氧肾上腺素、伪麻黄碱、麻黄碱或苯丙醇胺,约 1/4 的患者可实现顺行射精**(Jefferys et al,2012)。研究人员也介绍了一些其他疗法,如抗胆碱能药物、针灸和手术,但这些方法尚处于研究阶段(Jefferys et al,2012)。

3. 不射精症

不射精症是指没有泌精和射精,需要与性快感缺失鉴别,性快感缺失不射精是由于中枢原因(Brackett et al,2009)。导致不射精症的病因主要是神经病理损伤,包括腹膜后淋巴结清扫术、盆腔手术、多发性硬化症、横贯性脊髓炎、先天性神经管缺陷、糖尿病和脊髓损伤(Brackett et al,2009;Phillips et al,2014)。

对于外周神经功能正常或良好的患者,用神经刺激阴茎振动装置或用直流电极电刺激采精可以为 IUI 或 IVF 提供足够的精子(Brackett et al,2009;Phillips et al,2014)。**对于 T_6 或以上水平脊髓损伤的男性,刺激可能引起自主神经反射异常,伴有头痛、多汗、高血压、心动过缓等不受抑制的交感神经反射,可能会危及生命。**可以用硝苯地平在刺激之前解决自主神经反射异常,以及在整个操作过程中监测心脏电活动和血压(Brackett et al,2009;Phillips et al,2014)。

脊髓损伤患者通过刺激获得的精子通常具有足够的数量但活力受影响(Brackett et al,2009),有证据显示,附属性腺功能障碍、不利的精浆环境,以及免疫病理机制是其可能原因(Brackett et al,2009)。

阴茎振动装置刺激可作为一线治疗方法,如果不成功则使用电刺激取精(Brackett et al,2009)。如果仍不能获取精子或者存在其他因素不能使用电刺激取精,则建议手术取精(Brackett et al,2009)。

(八)精子结构异常

正如精子形态评估章节所述,已经生育男性的大多数精子形态是异常的,并且以定量的方式将精子形态典型变异与临床表现联系起来具有挑战性。调查人员发现,一些不常见的散发性结构异常具有明显的临床价值。

对于圆头精子症和大头精子症这两种罕见特定精子头部异常类型,有证据表明其遗传基础和结果。圆头精子症的大多数精子缺乏顶体帽,导致头部呈球形而不是卵形。研究人员发现,人类中的圆头精子症与位于染色体带 3q26.32 的 *SPATA16* 基因、位于 22q12.3-q13.2 处的 *PICK1* 基因,以及位于 12q14.2 处的 *DPY19L2* 基因的突变相关(Perrin et al,2013)。*SPATA16* 和 *PICK1* 都定位于精子发生过程中参与顶体形成的前体颗粒(Perrin et al,2013)。**一般来说,在圆头精子症或畸形精子症患者中是否具有较高的非整倍体发生率尚存争议;然而,对于几乎所有精子都存在大头、多尾、顶体异常的男性来说,非整倍体发生率非常高**(Machev et al,2005;Sun et al,2006)。圆头精子症的治疗可使用 ICSI/IVF;由于大头畸形和多尾精子的非整倍体发生率非常高,因此不建议使用 ICSI(Machev et al,2005;Sun et al,2006;Perrin et al,2013)。

正如精子超微结构评估章节所述,原发性纤毛运动障碍(PCD)是指纤毛微管结构被破坏的罕见病症(Boon et al,2013)。有些结构诸如精子尾部与纤毛具有相似的微管结构,影响这种结构的因素通常会导致多种其他临床表现,如不动精子症、先天性心脏病、慢性呼吸道及耳鼻喉感染和偏侧缺陷(Ferkol and Leigh,2012)。15 000～30 000 活产婴儿中平均有 1 例患 PCD,通常以常染色体隐性方式遗传,偶有报道为 X 连锁遗传(Ferkol and Leigh,2012;Boon et al,2013)。研究人员发现,许多遗传突变与 PCD 相关,38% 的患者具有动力蛋白轴丝重链 5(DNAH5)和中间链 1(DNAI1)突变(Hildebrandt et al,2011;Zariwala et al,2011;Davis and Katsanis,2012;Ferkol and Leigh,2012;Boon et al,2013)。PCD 患者可通过 ICSI 进行生育(Peeraer et al,2004)。

(九)经验性治疗

详情请参阅 Expert Consult 网站。

要点:诊断和治疗

- Klinefelter 综合征为 47,XXY,是引起男性不育的最常见遗传性疾病。不能仅依据身体形态学特征来排除 Klinefelter 综合征。
- CBAVD 患者的临床评估包括对其自身及伴侣进行 CFTR 检测,以评估后代发生囊性纤维化的风险。
- 严重的低促性腺激素性性腺功能减退可能与嗅觉缺失症有关,可使用促性腺激素治疗。轻症类型比较常见,可使用抗雌激素药物或芳香化酶抑制剂治疗。

参考文献

完整的参考文献列表通过 www.expertconsult.com 在线获取。

推荐阅读

Anguiano A, Oates RD, Amos JA, et al. Congenital bilateral absence of the vas deferens. A primarily genital form of cystic fibrosis. JAMA 1992;267:1794-7.

Dubin L, Amelar RD. Varicocelectomy as therapy in male infertility: a study of 504 cases. Fertil Steril 1975;26: 217-20.

Jarow JP, Sigman M, Kolettis PN, et al. The evaluation of the azoospermic male: AUA best practice statement. Linthicum (MD): American Urological Association Education and Research; 2011.

Lipshultz LI, Howards SS, Niederberger CS. Infertility in the male. 4th ed. New York: Cambridge University Press; 2009.

MacLeod J. Semen quality in 1000 men of known fertility and in 800 cases of infertile marriage. Fertil Steril 1951; 2:115-39.

Meacham RB, Joyce GF, Wise M, et al. Male infertility. J Urol 2007;177:2058-66.

Niederberger CS. An introduction to male reproductive medicine. New York: Cambridge University Press; 2011.

Niederberger CS. Current management of male infertility. Urol Clin North Am 2014;41(1).

Sigman M. A meta-analysis of meta-analyses. Fertil Steril

2011;96:11-4.

Sigman M, Kolettis PN, McClure RD, et al. The optimal e-valuation of the infertile male: AUA best practice statement. Linthicum (MD): American Urological Association Education and Research; 2011.

Tilford CA, Kuroda-Kawaguchi T, Skaletsky H, et al. A physical map of the human Y chromosome. Nature 2001;409:943-5.

Vermeulen A, Verdonck L, Kaufman JM. A critical evaluation of simple methods for the estimation of free tes-

tosterone in serum. J Clin Endocrinol Metab 1999;84: 3666-72.

World Health Organization (WHO). World Health Organization laboratory manual for the examination and processing of human semen. Geneva: World Health Organization; 2010.

（王　瑞　吕坤龙　**编译** 李　朋　潘　峰
李　铮　**审校**）

第 5 章　男性不育的外科治疗

Marc Goldstein,MD,DSc(Hon),FACS

自本书第十版出版以来,男性不育的手术指征和外科技术得到了显著改善,从而大大提高了男性不育的治疗成功率。具体进展包括:①越来越多地使用遗传和分子生物标志物(见本卷第 2 章和第 4 章)以更好地选择手术治疗患者;②梗阻性无精子症显微外科重建技术的改进;③精索静脉结扎术可促进无精子症或严重少精子症患者的精子发生(Inci et al,2013;Kirac et al,2013),预防青少年男性将来发生不育和雄激素缺乏,以及治疗各年龄段男性的雄激素缺乏症(Tanrikut et al,2011);④改进的显微取精技术联合卵胞浆内单精子注射(ICSI)和体外受精(IVF)治疗非梗阻性无精子症。Klinefelter 综合征引起的非梗阻性无精子症男性曾被认为治疗无望,现在这类患者可以通过辅助生殖技术获得生物学子代(Tournaye et al,1996;Palermo et al,1998;Ramasamy et al,2009)。

经直肠高分辨率超声和彩色血流多普勒阴囊超声,可显著提高我们的诊断和治疗能力。精囊的经直肠超声检查不仅可以提供诊断信息,而且超声引导下精囊抽吸得到的精子可用于 IVF/ICSI(Jarow,1996)。多普勒超声可以帮助在睾丸内找到精子发生巢,这可有助于指导非梗阻性无精子症患者的手术取精(Har-Toov et al,2004;Her-wig et al,2004;Tunc et al,2005)。多光子断层扫描技术在动物和人体组织的试验性应用,可能会进一步提升在睾丸中找到精子的能力(Najari et al,2012)。

IVF/ICSI 拓展了我们治疗男性不育的能力,使我们能应对最严重的情形,例如无法重建的梗阻性无精子症和非梗阻性无精子症。然而,这个过程费用昂贵,同时可给女方造成伤害,并发症包括卵巢过度刺激和多胎妊娠,以及取卵术的并发症。此外,由于 ICSI 略过了所有自然生物学障碍,因此客观上存在将遗传异常传递给后代的担忧(Kim et al,1998;Foresta et al,2005),并且可能与儿童出生缺陷发生率增加有关(Davies et al,2012)。另一方面,最近的分析明确表明,治疗男性不育的特定方法,例如显微重建手术治疗梗阻性无精子症和精索静脉结扎术治疗睾丸功能受损,对于合适的患者仍然是最安全、最经济有效的方法(Kolettis and Thomas,1997;Pavlovich and Schlegel,1997;Marmar et al,2007;Lee et al,2008;Smit et al,2010)。旨在纠正或改善男性不育的特定治疗方法,可以帮助夫妇把辅助生殖升级为更简单的方法,如宫腔内人工授精(IUI)甚至自然妊娠(Samplaski et al,2013)。

对于无法重建的梗阻性无精子症及非梗阻性

无精子症患者,手术取精联合 IVF/ICSI 是一种实现受精、妊娠和活产的可行方案。各种手术取精技术的发展和最近新改进,采用经皮穿刺或开放性手术从睾丸、附睾或精囊获取精子,增加了泌尿外科医师对不育男性的治疗手段。特别是使用手术显微镜来评估和辨别更可能含有精子的生精小管,显著提高了睾丸取精(TESE)成功率(Schlegel,1999;Dabaja and Schlegel,2013),同时显著减少并发症(Tsujimura et al,2002;Ramasamy et al,2005)。

　　显微外科技术也被应用于精索静脉结扎术。精索静脉曲张长期以来一直被认为与男性不育相关,现已明确精索静脉曲张会导致进行性、持续时间依赖性的睾丸损伤(Russell,1957;Lipshultz and Corriere,1977;Nagler et al,1985;Sigman and Jarow,1997)。**此外,之前只适用于治疗少弱精子症的显微精索静脉结扎术,现在也应用于治疗非梗阻性无精子症,可诱导精子发生并使许多患者的精液中重新出现精子**(Matthews et al,1998;Kim et al,1999;Pasqualotto et al,2003,2006;Ishikawa et al,2008;Youssef et al,2009)。虽然精索静脉结扎术历来被用于治疗男性不育和精索静脉曲张引起的疼痛,但仍有一个新兴的观点,**即早期修复精索静脉曲张以预防将来出现不育和睾丸间质细胞功能障碍**。大量研究表明,与没有精索静脉曲张的同龄对照组相比,精索静脉曲张对睾丸间质细胞功能有不利影响,可导致血清睾酮水平降低(Tanrikut et al,2011)。精索静脉结扎术可以终止甚至部分逆转这种情况(Castro-Magana et al,1989;Su et al,1995;Cayan et al,1999;Tanrikut et al,2011)。**对于在部分男性中出现的有症状、与年龄相关的雄激素缺乏症,越来越多地被称为**_男性更年期_**或睾酮缺乏综合征(TDS),精索静脉结扎术可能是一种有效的治疗方法。因此,采取更安全和更有效的显微外科技术,尽早精索静脉结扎术已将泌尿外科医师的作用从挽救剩余睾丸功能扩展到预防将来出现不育症和 TDS。**

　　进行男性不育症手术很少危及患者的生命。本章所描述的外科手术承载着新的生命,不仅有可能改变一对夫妇的生活质量,而且关系到子代的未来。在这种情况下,外科医师所承担的责任要求他们拥有极强的判断力和手术技巧。**本章中描述的许多操作都是泌尿外科技术中要求最高的。获得这些手术技能需要在实验室中进行大量的显微外科培训,并需要对男性生殖系统的解剖学和生理学有透彻的了解。仅偶尔尝试这种手术而没有经过适当的训练,将会对患者及其配偶造成严重的伤害。**

一、外科解剖

　　阴囊内容物在体格检查、影像学检查和手术干预的可及性方面有其独特性。男性不育和阴囊疾病的手术治疗成功率取决于选择正确的手术方式和最合适的手术入路。详细询问病史和仔细体检后进行必要的实验室和影像学检查,这在本卷第 4 章中有详细介绍。出于诊断或治疗目的需要手术干预时,全面了解男性生殖系统的解剖学(见本卷第 1 章)和生理学(见本卷第 2 章)是规划实施外科手术的必要条件,这样才能具有最高的外科手术成功率和最少的并发症。

　　手术解剖的关键点在以下部分进行讨论。

(一)睾丸血液供应(框图 5-1)

　　睾丸血液供应的主要来源是从主动脉起源的睾丸(精索内)动脉;第二个来源是输精管动脉,该动脉来自腹壁下(髂内)动脉或膀胱上动脉(也是腹壁下动脉的一个分支);第三个来源是提睾肌(精索外)动脉,起源于膀胱下动脉,主要供应鞘膜,但有分支到睾丸。睾丸动脉是睾丸的主要血供来源,其直径大于输精管动脉和提睾肌动脉的直径之和(Raman and Goldstein,2004)。尽管睾丸动脉被结扎时输精管动脉和提睾肌动脉可以为睾丸提供足够的血液供应,但成人和儿童的睾丸动脉结扎,尤其是儿童,**可能导致睾丸萎缩和(或)无精子症**。在一项使用一期 Fowler-Stephens 方式行睾丸下降固定术的临床试验中,术中有意结扎睾丸动脉的患者有 20%～40% 出现睾丸萎缩,尽管在分期手术中睾丸萎缩的发生率较低。

　　应该特别注意那些已经进行输精管结扎手术的男性,输精管动脉有可能已经被结扎。对于这些男性,在将来手术中如精索静脉结扎术中保留睾丸动脉的完整性至关重要(Lee et al,2007b)。

(二)附睾血液供应(框图 5-1)

附睾血供丰富。附睾上动脉和中动脉起源于睾丸动脉,附睾尾部(下极)血液供应来自输精管动脉,附睾的两个主要血管上下呼应,形成广泛的连接,因此如果在输精管结扎术中输精管动脉被结扎,来自睾丸动脉的血流也足以供应附睾。另外,在输精管附睾吻合或输精管吻合术准备时,可以小心地把附睾从睾丸分离,游离至附睾头(见长期随访、评估以及结果部分),即使有意结扎附睾下动脉和中动脉,也没有明显不良后果。只要附睾上动脉保持完整,附睾的血液供应就足够。

(三)输精管血液供应(框图 5-1)

输精管的血液供应有两个来源。输精管动脉为精囊(腹部)端输精管提供血供,附睾下动脉从交汇处延伸到输精管,为睾丸端输精管提供额外的血液供应,供应输精管的两条血管间自由交通。如果输精管动脉在输精管结扎术时被结扎,睾丸端输精管完全依赖睾丸动脉和附睾动脉分支的血液供应,精囊端输精管全部由输精管动脉提供血液供应。输精管没有来自提睾肌或精索的任何血管的血液供应。因此,如果输精管在两个不同的部位被切断或结扎,中间间隔段由于缺乏血液供应将会纤维化。因此,如果两端的输精管血管都已阻断,则不能同时进行两个部位输精管吻合术。

框图 5-1　睾丸、附睾以及输精管的血液供应

睾丸

睾丸(精索内)动脉(主要血液供应),起源于主动脉

输精管动脉,起源于髂内(腹壁下)动脉以及膀胱上
　动脉

提睾肌(精索外)动脉,起源于膀胱下动脉

附睾

附睾上动脉,起源于睾丸动脉

附睾下动脉,起源于输精管动脉

输精管

精囊端:输精管动脉

睾丸端:输精管动脉和附睾下动脉

(四)输出小管解剖

精子和睾丸液通过 7~11 根输出小管从睾丸中排出。当这些小管离开睾丸并形成附睾头时,这些小管会盘绕起来(见本卷第 1 章和第 21 章)。

在附睾头部,输出小管彼此间汇合,在附睾头部远端汇聚形成一条附睾管,从附睾头体部连接处一直延伸到输精管。因此,如果意外损伤或结扎远端头部,则该侧的整个附睾可被完全阻塞。当进行附睾手术或附睾附件手术时,需要特别注意这点。鞘膜切除术是可能导致医源性附睾损伤的一种常见手术。在存在病程较长的大量鞘膜积液时,附睾通常变得扁平并难以识别。使用手术显微镜和鞘膜囊透光试验有助于避免对附睾、输精管和睾丸血供造成损伤(Dabaja and Goldstein,2014)。当进行鞘膜切除术时,应远离附睾(见本卷第 1 章和第 21 章)。因睾丸扭转而行的睾丸固定术也可能导致附睾的意外损伤。附睾体或附睾尾的附睾小管穿刺会导致该侧完全梗阻。因为在附睾头部有多个小管,在最靠近附睾头部近端区域对其中一条小管进行穿刺取精,不会明显影响进入附睾体部的精子量。然而,对附睾头部小管的多处穿刺或在头部远端的任何穿刺都可能导致梗阻(Zhang et al,2013)。

(五)射精管

两侧射精管在前列腺小囊水平进入前列腺部尿道。射精管梗阻可导致无精子症。经尿道射精管切开术(TURED)可以解除射精管梗阻。TURED 不应被认为是一种无损害的手术,因为其可导致明显的并发症(参见 TURED 部分)。正常情况下,射精管具有抗尿液反流的瓣膜装置。在 TURED 后,有相当比例的男性会发生尿液反流,导致化学和(或)细菌性附睾炎(Vazquez-Levin et al,1994)。

二、睾丸活检

(一)适应证

睾丸活检的适应证详见本卷第 4 章。简而言之,当无精子症患者睾丸体积正常、输精管可触及、血清卵泡刺激素(FSH)水平正常、血清抗精子抗体阴性时,可以进行睾丸活检(Lee et al,2009)。在这种情况下,睾丸活检可区分梗阻性和非梗阻性无精子症。先天性输精管缺如且血清 FSH 水平正常的男性,睾丸活检能检测生精状况(Goldstein and Schlossberg,1988),但在最终取精用于 IVF/ICSI 之前,并不一定要进行睾丸活

检。无论双侧睾丸大小差异如何,诊断性睾丸活检通常应在双侧进行。体积小但质硬的睾丸中精子发生有时会更好,在体积大且看起来健康的睾丸中有时反而会出现精子成熟阻滞的情况。

仅凭单个睾丸精子就能获得妊娠的能力已将睾丸活检转变为潜在的治疗和诊断手段。即使在血清 FSH 水平显著升高、睾丸小且质地软这种已经确定存在睾丸功能障碍的情况下,也常常能在睾丸中发现少量成熟精子。可以用本章后面所讲的技术将这些精子收集起来用于 IVF/ICSI。

最近发现的非梗阻性无精子症男性睾丸的异质性与睾丸精子获得运动的能力(Jow et al,1993),导致睾丸活检技术的改变。目前建议检查新鲜未固定组织中是否存在带尾部和可能活动的精子,如果未发现精子则检测多个样本。另外,在睾丸活检时,最好要求男科实验室能够冷冻保存精子。

(二)睾丸切开活检:显微外科技术

睾丸切开活检仍然是金标准,因为能够为精确诊断和获取精子进行 IVF 提供合适的组织量(Rosenlund et al,1998;Schlegel,1999;Dardashti et al,2000)。睾丸切开活检可在全麻、硬膜外麻醉和局麻下进行。只进行皮肤和鞘膜麻醉但不进行精索阻滞的局麻会导致不适,进行精索阻滞的局麻会更有效并且舒适。但是,精索阻滞也有局限性。在动物研究中,盲穿进行精索阻滞导致睾丸动脉损伤的概率为 5%(Goldstein et al,1983)。此外,如果之前曾有过阴囊手术造成的瘢痕和组织粘连,则需要更广泛的解剖操作,这时应倾向于使用全麻或硬膜外麻醉。

在睾丸活检时,外科医师的目标是提供理想的组织样本,避免损害标本,并避免损伤附睾或睾丸的血供。在放大的视野中进行切开活检(最好用手术显微镜)能满足这些要求。

助手将阴囊皮肤紧贴睾丸前壁并确认附睾位于后方。阴囊皮肤皱褶处双侧 1cm 横向切口可以提供良好暴露并且出血更少。也可以使用阴囊中缝垂直切口。依次切开皮肤、肉膜,打开睾丸鞘膜。如果之前的手术造成解剖结构变形,不能在后方清晰触及附睾或者不能准确辨认鞘膜,应该扩大切口并拖出睾丸。用止血钳钳夹并打开鞘膜,电凝止血。最好使用放大镜、手术显微镜,可以准确找到白膜上血管较少的区域。在切开白膜

之前保持切口干净,以防止血液污染标本。使用 15°显微刀在白膜上做一个 3~4mm 的切口(图 5-1A)。双极电凝止血后,用尖锐的虹膜剪剪取豌豆大小的生精小管样本(图 5-1B)。在永久性固定睾丸活检标本时,避免以任何方式挤压组织(包括钳夹),因为这可能会使组织结构受到损伤和变形。然后将样本直接浸在 Bouin、Zenker、collidine 缓冲的戊二醛溶液中。甲醛固定会导致睾丸组织变形,不宜用于睾丸活检。通过用载玻片在睾丸切口表面几次蘸取(图 5-1C),然后滴加 1 滴生理盐水、乳酸林格溶液或含有 IVF 培养基的人输卵管液,最后盖上盖玻片。使用有或无相差的光学显微镜高倍检查,观察带有尾部的精子并评估活力(图 5-1D)。如果在蘸取时没有发现精子,可以采用挤压方式第二次获取样本,将样本放在载玻片上,加入一滴盐水,并将样本在盖玻片下压碎(Jow et al,1993)。如果仍未发现精子,用两或三根 5-0 微乔线间断缝合白膜(图 5-1E),并通过相同的皮肤切口进行另一侧睾丸活检。如本章后面所述,使用能提供 10~25 倍放大的手术显微镜选取较粗的生精小管更可能包含精子(Schlegel,1999)。如果发现精子,玻片以及其余组织都送至男科实验室冷冻保存。注意标记发现精子的活检部位,并用 2 根或 3 根 6-0 尼龙线间断缝合白膜,有助于将来为做 IVF/ICSI 而进行睾丸取精(TESE)时识别精子发生位点。

用 5-0 单股不可吸收缝线关闭鞘膜进行止血。使用不可吸收缝线有助于标记活检部位,如果在该部位发现了精子,并且随后 IVF/ICSI 中需要 TESE 时,可找到该部位。皮肤用 5-0 缝线皮内缝合,伤口涂抹杆菌肽软膏,覆盖柔软敷料保护并用舒适的阴囊托固定睾丸。抗生素非必须使用。

(三)经皮睾丸活检

使用与前列腺活检相同的 14 号活检枪进行经皮睾丸盲穿活检,可能对附睾或睾丸无意中造成损害。当之前手术导致瘢痕或正常解剖结构改变时不应使用这种活检方法。细针抽吸通常只能得到少量的且组织结构不完整的样本。当患者在局麻下进行治疗时,需要进行精索阻滞以减轻疼痛。本章介绍了经皮活检的技术,作为一种取精方法,对于梗阻性无精子症和精子发生正常的患

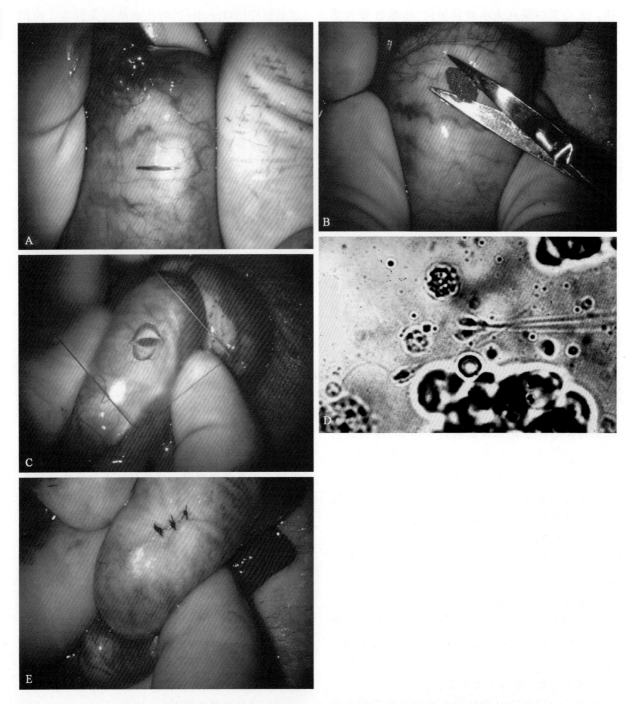

图 5-1　A. 用 15°显微刀在白膜上做一个 3～4mm 的切口。B. 双极电凝止血后,用非接触方法取豌豆大小生精小管样本。C. 蘸取是指用载玻片几次点触睾丸的表面。D. 高倍显微镜下检查是否有精子并评估精子活力。E. 活检部位用 2 或 3 根 6-0 尼龙或 Prolene 缝线间断缝合

者来说,经皮活检或抽吸对于可用于获得 IVF/ICSI 所需的新鲜精子非常有用。

（四）经皮睾丸抽吸

使用 23 号针头或套管针进行睾丸抽吸（Ma-

rmar and Benoff,2005）比睾丸活检创伤更小、痛苦更小,但通常只能得到少量的且结构不完整的生精小管。虽然用这种样本进行流式细胞学评估能够区分单倍体和二倍体细胞进而确定精子发生

后期阶段是否存在(Chan et al,1984),直接在抽吸物中寻找精子并进行活力评估提供了最实用的临床信息。可进行 3 次或 4 次抽吸,直至找到精子。在梗阻性无精子症中,当精子无法从附睾取出时,这些睾丸精子可用于 IVF/ICSI(Craft et al,1995)(参见讨论 TESE 的部分)。在非梗阻性无精子症男性中,细针抽吸的精子量明显低于开放显微外科 TESE(micro-TESE)。

(五)睾丸活检的并发症

如果进行睾丸活检时很小心,则较少出现并发症(Schlegel and Su,1997;Dardashti et al,2000)。**与睾丸活检相关的最严重的并发症是无意中穿到附睾。**如果活检样本的组织学显示有附睾管及有精子在附睾管内,则活检部位肯定会发生附睾梗阻。然而,如果附睾管内没有精子,患者要么在附睾活检部位以上梗阻,要么是原发性生精小管功能障碍,不会造成太大损害。

睾丸活检最常见的并发症是血肿。血肿可以很大,可能需要引流。使用放大镜来避免血管损伤,以及使用双极电凝灼烧止血将有助于预防这种并发症。用 5-0 缝线连续缝合血供丰富的鞘膜可最大限度地减少出血和粘连。

由于阴囊及其内容物血供丰富,在没有血肿的情况下伤口感染很罕见,不需使用抗生素。

三、输精管造影

(一)适应证

1. 输精管造影的绝对适应证

(1)无精子症,或并发无精子症。

(2)精子发生正常且睾丸活检发现大量成熟精子。

(3)至少一侧输精管正常。

2. 输精管造影的相对适应证

(1)严重的少精子症但睾丸活检正常。

(2)精子结合抗体水平高,提示存在单侧、双侧或部分梗阻(Lee et al,2009)。

(3)精液量少且精子活力极低(部分射精管梗阻)。

3. 输精管造影应该回答以下问题

(1)输精管液中是否有精子?

(2)输精管是否存在梗阻?

4. 如果睾丸活检显示有大量精子

(1)输精管液中没有精子,表明梗阻发生在输精管切口的睾丸侧,很可能是附睾梗阻。这种情况下,应用生理盐水或靛胭脂检查输精管精囊端(远端)是否通畅,然后行输精管附睾吻合术。

(2)输精管液包含大量精子,表明输精管或射精管梗阻,这时应用输精管造影来寻找确切的梗阻位置。

(3)扩张的输精管内有许多输精管液但没有精子,提示在可能存在输精管或射精管梗阻合并继发性附睾梗阻。

使用造影剂及术中放射线的输精管造影目前很少应用。在睾丸活检时,如果新鲜的活检标本中显示存在尾部的成熟精子,就没必要进行输精管造影,除非计划即刻进行重建手术。如果不经意操作,输精管造影可能在造影部位造成输精管狭窄甚至梗阻,并使后期重建更复杂(Howards et al,1975b;Poore et al,1997)。另外,输精管造影对诊断附睾梗阻没有任何价值,大部分不是由输精管结扎术造成的梗阻都是附睾梗阻。

如果睾丸活检显示精子发生正常并且输精管可触及,如确有必要,输精管造影应该在最终修复梗阻时进行。全麻能为阴囊探查、输精管造影及梗阻的修复提供最大的肌肉松弛度。尽管局部麻醉可以提供足够的镇痛效果,但患者常常无法做到在几小时的显微外科手术中躺着不动。使用长效低比重药物进行腰麻或持续硬膜外麻醉可能是令人满意的选择。

(二)输精管造影技术及结果解读

腹股沟疝修补术,特别是对儿童进行的疝修补术,与已知导致梗阻的输精管损伤相关。如果在腹股沟没有手术瘢痕,不知道梗阻发生在哪一侧,则取阴囊高位垂直切口拖出睾丸(参见阴囊手术的讨论部分)。在输精管卷曲段和直行段的交接处辨别并游离输精管。使用手术显微镜放大 10 倍视野,纵向切开输精管鞘并小心保护输精管血管(图 5-2A)。

用血管吊带穿过并提起一段干净裸露的输精管,用一把直钳垫在下方作为平台支撑。在 25 倍视野下,用 15°精细显微刀半切开输精管露出管腔(图 5-2B)。将输精管管腔流出液体涂在一张载玻片上,加入一滴生理盐水混合,盖上盖玻片后镜检。如果在挤压附睾和输精管卷曲段之后重复取样的输精管液中仍找不到精子,则提示附睾梗阻。然后用 24G 留置针鞘向精囊方向插入输精管,用 1ml 结核菌素注射器注射 1ml 乳酸林格溶液以确认其通畅性(图 5-3)。如果林格溶液容易通过,则不需要进行输精管造影。如果需要进一步证实输精管的通畅性,可以注射 1ml 50% 稀释的靛胭脂,并导尿观察尿液颜色。尿液蓝染证实输精管通畅。最好用林格溶液 1∶1 稀释的靛

胭脂代替亚甲蓝,因为即使在低浓度下,亚甲蓝也能杀死精子,使其不能被冷冻保存或立即用于 IVF/ICSI(Chang et al,1998;Sheynkin et al,1999b;Wood et al,2003)。**如果在输精管液中发现活动精子,应从输精管睾丸端轻轻抽取 0.2ml 输精管液,然后由男科实验室处理进行精子冷冻保存,以便可能用于 IVF/ICSI。这些应该在注射靛胭脂或 X 射线造影剂之前完成**(Sheynkin et al,1999b)。

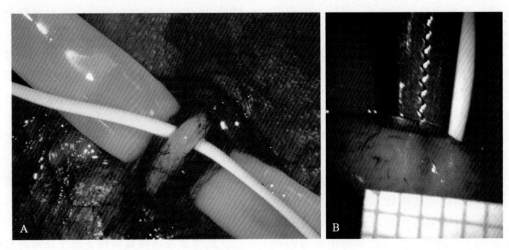

图 5-2　A. 使用手术显微镜放大 10 倍视野,纵向切开输精管鞘并小心保护输精管血管;B. 在 25 倍视野下,用 15°显微刀半切开输精管露出管腔

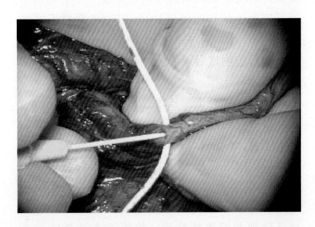

图 5-3　用 24G 留置针鞘向精囊方向插入输精管,用 1ml 结核菌素注射器注射 1ml 乳酸林格液以确认其通畅性

如果在输精管管腔内发现大量液体,并且镜检下可见精子,则提示梗阻出现在靠近精囊的输精管。在这些病例中,输精管通常显著扩张。可以用 2-0Prolene 缝合线通向输精管的精囊端,当

缝线不能前进时,用血管钳夹住缝线。这对于确定由之前腹股沟手术造成的腹股沟部输精管梗阻十分有用。如果梗阻位于腹股沟瘢痕近端,则朝精囊方向将 3Fr 侧孔型输尿管导管插入输精管,进行输精管造影。将 16Fr Foley 导尿管置入膀胱,并将气囊充满 5ml。在造影前轻轻牵引气囊,可防止造影剂回流到膀胱,回流会使细节变模糊(图 5-4)。气囊还可显示膀胱颈与梗阻的相对位置。在输精管插管后,用 0.5ml 水溶性造影剂注射进行输精管造影(图 5-5)。如果输精管造影显示射精管梗阻(图 5-6),则在两侧输精管内注入靛胭脂以辅助 TURED(参见关于 TURED 诊断的部分)。如果在向单侧输精管注射造影剂后,双侧输精管都显影(图 5-7),则意味着两侧输精管均通向一个管腔,通常是射精管中线囊肿。

输精管造影可能显示输精管末端为盲端,并且远离射精管(图 5-8)。这一表现说明是先天性输精管部分缺如,这些患者应该接受囊性纤维化

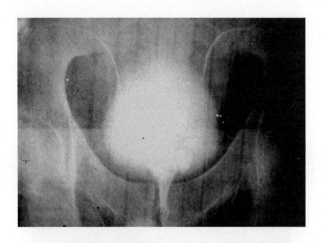

图 5-4　在造影前轻轻牵引气囊,可防止造影剂回流到膀胱,回流会使细节变模糊

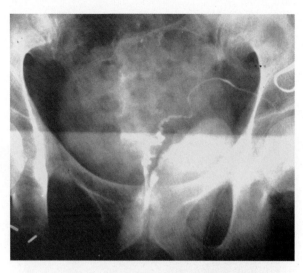

图 5-6　输精管造影显示射精管梗阻

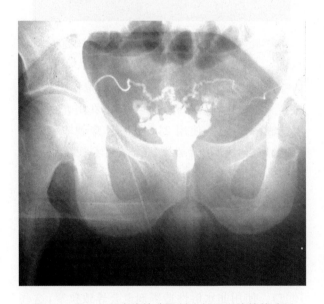

图 5-5　用 0.5ml 水溶性造影剂注射进行输精管造影

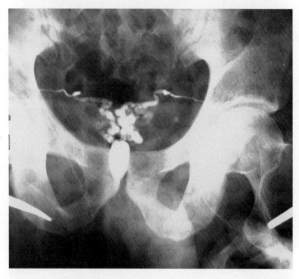

图 5-7　在向单侧输精管注射造影剂后,双侧输精管都显影,提示远端梗阻

突变基因检测(见本卷第 4 章)。如果这种病变出现在双侧(图 5-9),则不可能再重建,但可将输精管或附睾中的精子抽吸置入标准实验室移液管中(参见显微外科附睾取精章节),并冷冻保存以备 IVF/ICSI。如果输精管造影显示腹股沟区域梗阻(图 5-10),可采用腹股沟输精管吻合或利用对侧未梗阻的输精管交叉吻合,(参见交叉输精管吻合章节)。**显微缝合输精管半切开部位,使用 10-0 单股尼龙线缝合黏膜,9-0 缝合肌层和外膜**(参见微点法显微多层缝合的讨论)。

　　如果输精管液中没有精子并且输精管造影确认输精管精囊端通畅,就可以完全切断输精管,准备进行输精管附睾吻合术(见后文)。如果输精管液中有大量精子并且输精管造影正常,那么导致无精子症的原因可能是逆行射精、不射精或输精管不蠕动(Tiffany and Goldstein,1985;Tillem and Mellinger,1999)。

(三)细针穿刺输精管造影

　　暴露输精管的直行段可以使用细针穿刺进行输精管造影,避免了半切开输精管。Dewire 和 Thomas(1995)使用连接至硅橡胶管的 30G 淋巴管造影针,当感觉到穿入管腔时,注射 50% 水溶

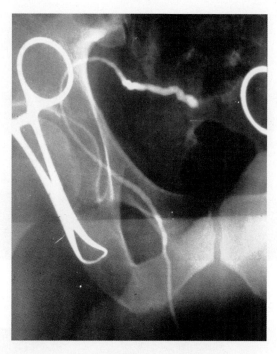

图 5-8 输精管造影可能显示输精管末端为盲端，并且远离射精管

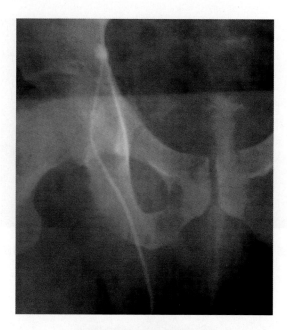

图 5-10 输精管造影显示输精管在腹股沟处梗阻

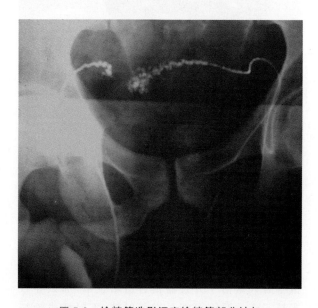

图 5-9 输精管造影证实输精管部分缺如

性造影剂以确认输精管是否通畅。即便是有经验的显微外科专家，这也是一项困难的技术。准确评估输精管液非常困难，因为量很少。如果用生理盐水或乳酸盐林格溶液冲洗出精子，则排除附睾梗阻，并注射造影剂。这种技术难以收集输精管精子进行冷冻保存。在中国成功进行的经皮输

精管造影术（Li，1980），使用经皮环形固定钳，正如在无切口输精管结扎术中一样。在阴囊皮肤下固定输精管之后，使用 24G 套管针穿刺输精管管腔，然后进行输精管造影。这种技术甚至比直视下的细针技术更困难。

（四）输精管造影的并发症

1. 狭窄

使用细针多次尝试经皮输精管造影可导致造影部位的狭窄和梗阻。输精管未精确缝合也会导致狭窄和梗阻（Howards et al,1975a；Poore et al,1997）。使用非水溶性造影剂也会导致狭窄，这些造影剂不应该用于输精管造影。

2. 输精管血供受损

如果在输精管造影部位造成输精管血供受损，造影部位的近端输精管可能会出现缺血、坏死，以及中间段梗阻。

3. 血肿

应该使用双极电凝仔细止血以防止输精管鞘周血肿。

4. 精子肉芽肿

输精管造影部位的渗漏可能会导致精子肉芽肿形成，最终可导致输精管的狭窄或梗阻。输精管造影部位的显微缝合方法在本章后面部分会讲述。

（五）经直肠输精管造影及精囊造影

在梗阻性无精子症男性,如果经直肠超声显示显著扩张的精囊和（或）中线苗勒管囊肿,经直肠抽吸后进行靛胭脂与造影剂混合注射是一种有用的诊断方法（Jarow,1994；Katz et al,1994；Riedenklau et al,1995；Eisenberg et al,2008）。

与经直肠前列腺穿刺一样,应进行肠道准备和抗生素准备。检查细针抽吸物中是否存在精子,如果找到精子,提示至少有一侧的输精管和附睾通畅。1.5ml靛胭脂用1.5ml 50％水溶性造影剂稀释并冲洗。如果 X 线片显示存在潜在的可切除病变,则进行 TURED（见后文）。从射精管或敞开的囊肿中排出蓝色染液则有助于判断切除是否充分（Cornel et al,1999）。

这种经直肠方法可避免常规的开放性阴囊输精管造影。如果在抽吸物中找到精子,可立即进行 TUR,避免了手术涉及阴囊。充满精子的抽吸物可以进行冷冻以备手术失败后行 IVF/ICSI。

如果在抽吸物中没有找到精子,则提示继发性附睾梗阻,这时进行 TURED 和输精管附睾吻合术很难成功。射精管和双侧附睾都梗阻时,最好的选择是进行附睾精子抽吸冻存以备 IVF/ICSI。

要点：输精管造影

- 睾丸活检证实精子发生正常,合并梗阻性无精子症时,才可进行输精管造影。
- 输精管造影只在计划行重建手术时进行。
- 使用靛胭脂代替亚甲蓝检测输精管通畅性。
- 只有可疑梗阻部位在腹股沟内环近端时,才需使用 X 射线造影剂的常规输精管造影。
- 如果经直肠超声显示显著扩张的精囊和（或）中线苗勒管囊肿,应该进行经直肠细针抽吸,随后注射造影剂和靛胭脂。如果发现活动精子,应进行冻存。

四、输精管吻合术

在美国,每年接受输精管结扎术的男性稳定在 50 万左右,离婚率为 50％,输精管结扎后 2％～6％的男性最终会选择进行输精管复通。另外,梗阻性无精子症也可能由于输精管的医源性损伤造成,通常在疝修补术时发生,约占无精子症的 6％（Sheynkin et al,1998a；Shin et al,2005）。

（一）术前评估

在输精管道重建手术之前,应有充分的精子发生的证据。输精管结扎前的自然生育史能够提供充分证明。

1. 体格检查

（1）睾丸:体积小和质地软的睾丸提示生精功能受损并且预后较差。

（2）附睾:具有附睾的不规则硬结往往预示着继发性附睾梗阻,需要行输精管-附睾吻合术。

（3）精子肉芽肿:输精管睾丸端的精子肉芽肿提示输精管结扎部位有精子渗漏。无论输精管结扎多久,这种情况避免了附睾压力过高,因此对于恢复生育力的预后会更好（Wosnitzer and Goldstein,2013）。

（4）输精管缺损:在进行了非常有破坏性的输精管结扎术后,造成阴囊直行段输精管的大部分缺损或者纤维化,推荐向腹股沟方向延长阴囊切口,以更好地游离获得足够长度的输精管进行无张力吻合。

（5）先前手术瘢痕:如果发现腹股沟或阴囊部位的手术瘢痕,外科医师应该注意医源性腹股沟梗阻（疝修补术）或输精管、附睾梗阻（鞘膜切除术、睾丸固定术）的可能性（Sheynkin et al,1998a；Hopps and Goldstein,2006）。

2. 实验室检查

（1）手术前应进行精液离心分析和精子检查:输精管结扎平均 10 年后复通时,术前能在 10％的离心沉淀中找到带尾部的完整精子（Lemack and Goldstein,1996）。这种情况下,肯定能在一侧的输精管内找到精子,表明恢复生育能力的预后良好。精液量低的男性应行经直肠超声,检查是否合并射精管梗阻。

（2）血清抗精子抗体检测:血清中存在抗精子抗体证实梗阻存在,以及精子发生活跃（Lee et al,2009）。

（3）血清 FSH:睾丸质地变软的男性应该进行血清 FSH 检测。FSH 水平升高预示生精功能受损并且预后较差。

（4）前列腺特异抗原（PSA）:拟行输精管复通

的≥40 岁患者应该进行血清 PSA 检测。

3. 麻醉

推荐首选全身麻醉。手术显微镜下轻微的移动都会被放大许多倍，并且会干扰吻合的进程。在较配合的患者中，如果输精管末端容易触及、存在精子肉芽肿、并且(或者)因为输精管结扎术的时间间隔短提示继发性附睾梗阻的可能性较少，则可使用局部麻醉或联合使用静脉诱导的局部麻醉。当存在长段输精管缺损，则需延长切口到腹股沟管。另外，如果需要进行输精管附睾吻合术，手术时间可能超过 4 或 5 个小时。**局麻限制了手术医师的选择可能性。**使用长效低比重药物如丁哌卡因(布比卡因)能提供 4～5h 的麻醉时间，并能减少下半身的运动；带有留置导管的硬膜外麻醉也非常有效。

(二)手术方法

1. 阴囊切口

双侧高位阴囊垂直切口是在输精管复通术中到达梗阻部位的最直接入路。经常是输精管腹部端的长度不够，而不是睾丸端。标记输精管外环(图 5-11)，如输精管缺损较长或结扎点过高，则此切口很容易向腹股沟外环方向延长；如果输精管结扎点较低，则很容易提起睾丸端。切口应距离阴茎根部侧面至少 1cm。睾丸被拖出时应该保持鞘膜的完整性，这样能充分暴露完整阴囊段输精管，如有必要，也可显露附睾。

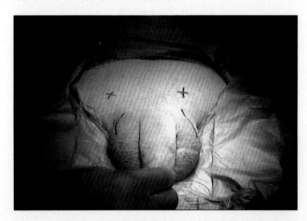

图 5-11 ×表示外环口所在位置；切口标记为阴囊垂直切口

2. 腹股沟切口

当高度怀疑输精管梗阻是由先前的疝修补术或睾丸固定术引起时，首选腹股沟切口。在先前切口瘢痕上切开通常能直接找到梗阻点。如果梗阻发生在阴囊或附睾，则从切口处将睾丸拖出或者在阴囊另做切口进行吻合。

(三)输精管准备

在梗阻部位的两端用 Babcock 钳夹住输精管，用 Penrose 引流条代替 Babcock 钳有助于解剖，包括输精管血管和输精管周围鞘。调整手术光线**透光照射输精管鞘膜可以清晰地识别血管，这样有利于解剖输精管鞘膜并避免损伤输精管血管。**充分游离输精管以达到无张力吻合，为保持良好血供，**不要剥脱输精管的鞘膜。**梗阻部位如果出现精子肉芽肿，则把其分离切除。在分离时保留输精管结节和(或)精子肉芽肿可以减少损伤睾丸动脉的风险。**对毗邻精索结构尤其是造成睾丸动脉的损伤很可能导致睾丸萎缩，因为在输精管结扎部位的输精管动脉常已被离断。**

当输精管存在较长的缺损时，用纱布包裹示指从精索中钝性分离输精管。如果需要较长的腹侧端输精管，可用手指通过外环口钝性游离输精管直到内环口。这些操作中要保持输精管血管的完整性。**当输精管的缺损非常大时，可以游离贴在附睾外膜上的输精管卷曲部分以获得额外的长度**(图 5-12)，从而使睾丸倒转。为保持输精管血管的完整性，这个步骤应该在放大镜或手术显微

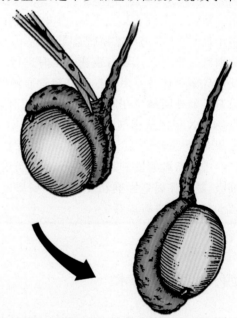

图 5-12 可以游离贴在附睾外膜上的输精管卷曲部分以获得 4～6cm 额外长度

镜低倍视野下进行。如果输精管缺损非常严重以至于采用以上措施也无法实现无张力吻合，可以延伸切口到内环口，切开腹股沟管底部，使输精管从腹股沟管底部通过，像在有难度的睾丸下降固定术中做的那样。如果把附睾从睾丸上游离，可以获得从输精管附睾（VE）连接处到附睾头额外的 4～6cm 长度（图 5-13）。要完整保留附睾上极血管，为睾丸端输精管提供充足的血供。综合使用这些方法可以弥补 10cm 长的输精管缺损。

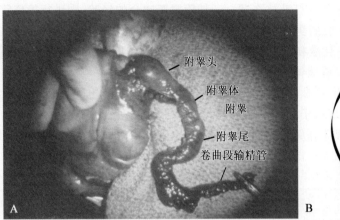
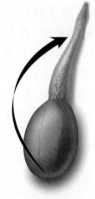

图 5-13　把附睾从睾丸上游离，可以获得从输精管附睾（VE）连接处到附睾头额外的 4～6cm 长度

充分游离输精管之后，横断睾丸端输精管。用锋利的刀片划过神经夹持钳（Accurate Surgical and Scientific Instrument Corp.，Westbury，NY）中间 2mm、2.5mm 或 3mm 宽的缝隙，获得完美的 90°切割（图 5-14）。在 15～25× 放大倍数下观察输精管睾丸端的切面。**可见一个健康的白色黏膜环，在轻度扩张之后应马上回弹。肌层应平滑且柔软，表面粗糙的肌层提示存在瘢痕或纤维化组织。**切面应看起来像牛眼一样，具有三个界限清楚的层面。黏膜和肌层表面会有正常出血。如果血供很差或者肌层粗糙，应该重新切割输精管直到露出健康组织。钳夹输精管动静脉，并用 6-0 尼龙线结扎。使用低功率的双极电凝处理小的出血点。一旦确认睾丸端输精管通畅，挤压输精管并用干净的载玻片接触切面，得到输精管液后，立即用一两滴生理盐水或乳酸林格溶液混合，盖上盖玻片在显微镜下观察。腹部端输精管液用相似的方式处理，用显微血管扩张器轻轻扩张管腔，并插入 24G 留置针鞘，注射盐水或乳酸林格液确认通畅性。在试验性扩张和注射林格溶液后，重新切割输精管以获得新鲜的切面。**尽量避免器械接触到黏膜层。**

准备完成后，输精管末端用 Microspike 输精

管吻合夹固定，以减轻吻合前的张力（Goldstein，1985）。吻合区域放置一个橡胶垫片作为背景隔离，可以避免显微缝线粘到周围组织。将 Penrose 引流条覆盖的无菌压舌板放在输精管断端之下，为吻合操作提供一个平台支撑。

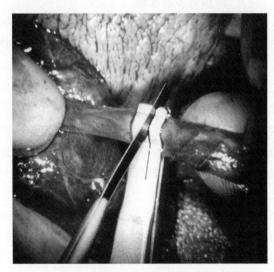

图 5-14　用锋利的刀片划过神经夹持钳中间 2mm、2.5mm 或 3mm 宽的缝隙（Accurate Surgical and Scientific Instrument Corp.，Westbury，NY），获得完美的 90°切割

(四)何时行输精管附睾吻合

睾丸端输精管液的大体外观通常能够预测显微镜检查的结果(表 5-1)。如果在显微镜下从输精管液中找到有尾部的精子,应在输精管的睾丸端插入 24G 留置针鞘并用 0.1ml 盐水吹打,同时用力挤压输精管的弯曲部分。吸取吹打液放在载玻片上检查,**有大精子肉芽肿形成的男性通常不会见到睾丸端输精管的扩张,并且最初没有液体流出**;但通过挤压后,在得到的少量液体中通常可以找到精子。如果没有精子肉芽肿形成,并且输精管很干燥,多次检查后仍未发现精子,则建议做输精管附睾吻合。如果输精管液体黏稠、色白、不溶于水、像牙膏一样,则显微镜检查很少发现精子。在这种情况下,打开睾丸鞘膜检查附睾,如果发现明显的梗阻征象,即附睾精子肉芽肿合并上方附睾管扩张,下方附睾管塌陷,则进行输精管附睾吻合。**如果不确定附睾是否梗阻,或者缺乏输精管附睾吻合的经验,则进行输精管吻合**。然而,在努力寻找显示无精子但输精管吻合之后精液中可见精子的情况只有 15%(Sheynkin et al,2000)。

当从输精管喷出大量透明的水样液体时,尽管没有找到精子,也可行输精管吻合术,因为在这种情况下有精液中重现精子的可能性。

表 5-1 输精管液大体观与镜检结果的关联

输精管液外观	显微镜检查最常见的发现	建议的手术方法
大量,透明,水样	无精子	输精管吻合
大量,薄雾状,溶于水	带尾精子	输精管吻合
大量,乳黄色,溶于水	许多精子头,偶见短尾精子	输精管吻合
大量,白色牙膏样黏稠,溶于水	无精子	输精管附睾吻合
稀少,白色稀薄液体	无精子	输精管附睾吻合
输精管干燥;输精管结扎处无精子肉芽肿	无精子	输精管附睾吻合
稀少液体,输精管结扎处有精子肉芽肿	吹打液中发现精子	输精管吻合

(五)输精管多段梗阻

如果注射盐水显示输精管腹部端不通畅,则将 2-0 尼龙或聚丙烯缝线轻轻地送入输精管管腔以确定梗阻部位。如果梗阻在原来输精管结扎部位 5cm 以内,则可以分离输精管腹部端到梗阻部位并切断。切口应该向腹股沟延长以尽量向腹股沟管内环游离输精管。输精管睾丸端应该被游离至输精管附睾连接处。如果第二个梗阻部位太远以至于必须做两次输精管吻合,则可以行单侧交叉输精管吻合以生成一套完好的系统(见交叉输精管吻合术)。如果这些方法都不可行,则吸取输精管或附睾的精子进行冷冻保存以备 IVF/ICSI(见取精技术部分)。**在两个位置同时进行输精管吻合,通常会导致中间段血供不足、纤维化和坏死。**

(六)精索静脉结扎术和输精管吻合术

当正在进行输精管吻合或输精管附睾吻合术的男性体检发现同时患有精索静脉曲张时,应尽量同时修复精索静脉曲张。当进行精索静脉结扎术时,除睾丸回流的输精管静脉外,其余精索静脉都被结扎。在行输精管结扎再通术的男性中,输精管静脉可能在输精管结扎术或复通术中受损。另外,这些男性的输精管动脉也可能已经受损。这些男性在行精索静脉结扎术时需要保留睾丸动脉,以保证睾丸的主要血液供应,此外也要保留一些回流静脉。

显微精索静脉结扎术在绝大多数情况下能保留睾丸动脉。保留小的提睾肌静脉或输精管周围静脉可以提供静脉回流。一项研究显示,在进行输精管结扎复通术的 570 例男性中,27 例患有严重精索静脉曲张(左侧 20 例,双侧 7 例)。在输精管吻合的同时行显微精索静脉结扎术,术中保留提睾肌静脉及与睾丸动脉紧密粘连的静脉以提供静脉回流并减少睾丸动脉损伤的概率。术后 26 例精索静脉曲张 5 例复发(19%)(Goldstein,1995)。在另一项研究中报道了 3500 例精索静脉结扎术,术后复发率小于 1%,这些患者都未做过输精管结扎术,在术中保留了输精管静脉,但提睾肌静脉和动脉周围的静脉网均被结扎。Mulhall 等在同时进行输精管吻合和精索静脉结扎术时没有故意保留提睾肌静脉和动脉周围静脉,他们报道的复发率较低并且没有睾丸萎缩发生(Mulhall et al,1997)。当保留提睾肌静脉和动脉周围静脉时,精索静脉曲张的复发率会增加,提示这些静脉在精索静脉曲张复发中发挥重要作用。

如果在输精管吻合术和输精管附睾吻合术的同时行精索静脉结扎术,显微镜的使用以及睾丸动脉的保留十分重要。另外一种选择是先进行输精管吻合术和输精管附睾吻合术,特别是患者女性配偶比较年轻时。术后评估精液质量。如有必要,6 个月以后再进行精索静脉结扎术,这时吻合口已经有新的动静脉血管形成。这种分两个阶段进行的方式已经被多次应用,没有出现睾丸萎缩或复发。

(七)吻合技巧:成功的关键

所有成功的输精管吻合技巧所依赖的手术原则适用于所有管状结构的吻合。其包括以下方面。

1. 精确的黏膜对合

在男性输精管吻合术中,睾丸端输精管的管腔通常是扩张的,直径通常是腹部端输精管的 2~5 倍。直径相同管腔的吻合技巧不适用于直径存在明显差异的管腔吻合。

2. 吻合口密闭

精子从男性完整的生殖道管腔中出现渗漏后,具有高度的抗原性并会引起炎症反应。渗出的精子不利于输精管吻合的成功(Haganand Coffey,1977)。**与血管吻合不同,输精管液和附睾液中没有血小板和凝血因子填补缝线之间的缝隙,所以要完成密闭性吻合完全依赖于黏膜缝线。**

3. 无张力吻合

当吻合是在存在张力下完成时,术后几个月的精液中可能会出现精子,但数量和活力会逐步下降直至再次无精子。再次探查发现,在吻合部位会有一条薄薄的纤维带形成。这种情况可通过充分游离输精管,并通过缝合输精管鞘来进行加强。

4. 良好的血供

如果吻合端血供差,应该切除输精管直至切面出现正常出血。如果切除的部分过多,可采用之前介绍的方法增加长度。

5. 健康的黏膜层和肌层

如果黏膜层和切面在扩张后弹性较差,下方的肌层剥离或容易破碎,那么应切除此段输精管直至露出健康的黏膜。术者应注意到,如果在输精管结扎术中使用了针型电凝,电流对黏膜和肌层的损伤会远远超出电凝针的尖部范围。如果发现肌层出现纤维化或瘢痕组织,应重新切割输精管直至找到健康组织。

6. 良好的无创伤的吻合技术

如果在术中出现了多次失误,例如缝合时黏膜切割、缝线撕裂组织、缝到黏膜后壁,则需要切除吻合部位重新开始。

(八)手术设备

使用一台能提供 6~32× 放大倍数的手术显微镜。首选能为主刀和助手提供相同视野的双目显微镜。电动变焦和聚焦的脚踏控制装置可以解脱外科医师的双手。

主刀医师和助手都应舒适地坐在显微手术椅上,以稳定胸部和手臂,这大大提高了操作稳定性和准确性。简单的转椅是一种廉价的替代品,可在表面贴上衬垫。术者的两侧放置两块臂夹板,用折叠巾垫到合适高度提供良好的手支撑。**右势手的外科医师应坐在患者的右侧,**利于使用正手缝合较细小、较难辨认的腹侧输精管管腔。

(九)微点法多层吻合技术

输精管微点法多层吻合术可用于具有显著管腔差异的、直行段或卷曲段输精管。**通过对每一个计划缝针位点进行标记,显微多层微点法能确保精准的缝合位置**(Goldstein et al,1998;Dabaja et al,2013)。这使得一次只需完成一个目标从而极大地提高了准确性。

使用尖端精细标记笔(Devon Skin Marker Extra Fine No. 151)来标记预计的出针点。**每例吻合都应该使用 6 针确切的黏膜缝合,**不仅容易标记而且在管腔直径差异很大时仍能实现无漏吻合。

在使用 Weck-Cel 擦干睾丸端输精管切面后,立即在 3 点钟方向黏膜环和肌层边缘中间的位置进行标记。从这个点延伸出一条线作为参考。第二个点标记在 9 点钟方向,也延伸出一条线作为参考。再在 11、1、5 和 7 点标记 4 个点,共标记 6 个点。在腹部端输精管的相应位置也标记 6 个点(图 5-15)。使用 10-0 单股尼龙双针缝线,带有 70μm 直径的鱼钩状圆尖型缝合针(从 Sharpoint 和 Ethicon 可购)。**双针缝线能使进针方向始终保持从内向外**(图 5-16),减少对黏膜的操作以及缝到后壁的可能性。如果不能清楚地看到黏膜环,使用靛胭脂对输精管末端切面进行染色,使黏膜环更加清楚(Sheynkin et al,1999b)。吻合从在前壁放置 3 根 10-0 黏膜缝合线开始(图 5-17)。在放置缝线之前,使用微型血管扩张器轻轻地短暂扩张腹部端输精管管腔。为了进行精确的黏膜对合,只缝合一小部分黏膜,但缝合 1/3～1/2 厚度的肌肉层。尽量在每一边都缝合相同组织量,缝针应从每个点的中心穿出。3 根黏膜缝线放置

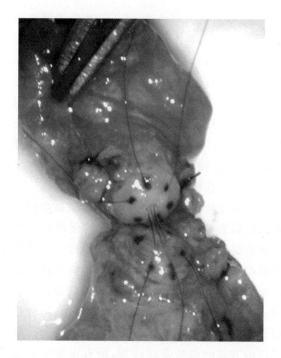

图 5-17　吻合从在前壁放置 3 根 10-0 黏膜缝线开始

好之后进行打结。2 根 9-0 单股尼龙深肌层缝线放置在先前放置的黏膜缝线之间,刚刚在黏膜层上但不穿过黏膜层(图 5-18),然后打结。这些缝线具有 100μm 较大直径的尖针以刺透坚韧的输精管肌层和外膜,不仅密闭了黏膜缝线之间的空隙,又不会损伤到黏膜。180°翻转输精管(图 5-19),另外 3 根 10-0 缝线穿过每个标记点然后打结,完成黏膜部分的吻合(图 5-20)。在最后黏膜缝线打结之前,用肝素化林格液冲洗管腔以防管腔内血凝块的形成。完成黏膜层的缝合之后(图

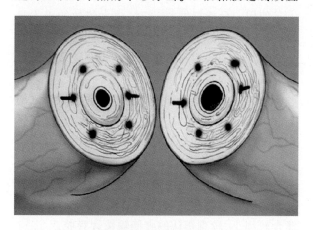

图 5-15　在腹部端输精管的相应位置也标记 6 个点以与睾丸端输精管精确匹配

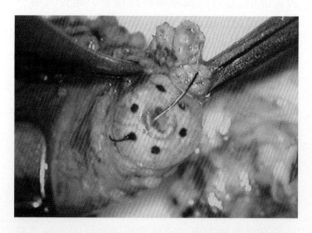

图 5-16　双针缝线能使进针方向始终保持内进外出

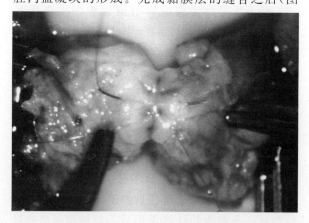

图 5-18　两根 9-0 单股尼龙深肌层缝线放置在先前放置的黏膜缝线之间,刚好在黏膜层上但不穿过黏膜层

5-21)，另外 4 根 9-0 深肌层缝线放置于每根黏膜缝线之间，刚好在黏膜层之上但没有穿过黏膜层。4～6 根 9-0 尼龙缝线间断放置于每根肌层缝线之间，这是覆盖底层黏膜缝线的外膜层。最后用 6～8 根 8-0 尼龙缝线间断缝合输精管鞘，完全覆盖吻合口并减轻吻合口张力，完成吻合（图 5-22）。

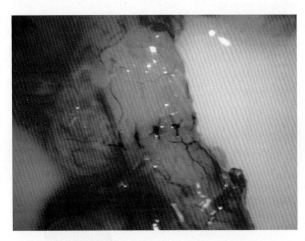

图 5-21　在黏膜缝线之间增加缝线，完成吻合

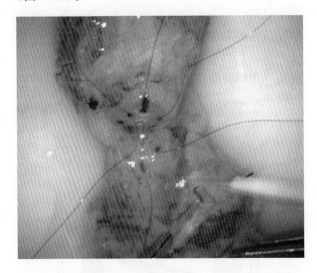

图 5-19　180°翻转输精管，另外 3 根 10-0 缝线穿过每个标记点

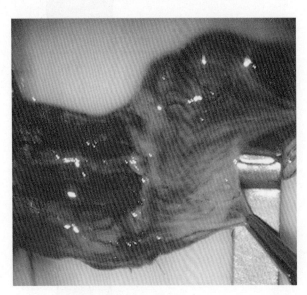

图 5-22　用 8-0 尼龙缝线间断缝合 6 针，完成输精管鞘吻合，完全覆盖吻合口并减轻吻合口张力

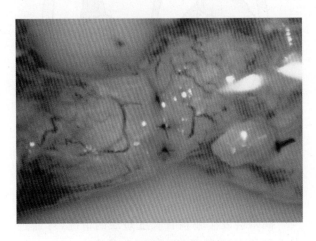

图 5-20　黏膜层吻合完成

（十）卷曲段输精管的吻合

在输精管卷曲段进行的输精管吻合在技术上比在直行段吻合的要求更高。即使在睾丸端输精管存在血液供应不足、黏膜不健康或脆弱、肌层粗糙纤维化的情况下，因为担心把输精管切至卷曲段才能找到健康组织，导致一些外科医师选择在

直行段进行吻合。坚持以下原则可以使输精管卷曲段的吻合成功率与直行段时一样。

1. 良好的横切面产生一个黏膜圆环，管腔切面必须垂直向下。如果管腔切面非常倾斜，伴偏向一侧的薄薄一层肌肉和黏膜，是不可行的（图 5-23）。输精管应该在间隔 0.5mm 的地方重新切割，直至见到良好血供和健康组织。使用带有 2.5mm 或 3mm 沟槽的神经夹持钳和锋利切割刀片有利于这个步骤实施（见图 5-14）。通常输精管被重切 2～3 次，直至得到满意的切面。

2. 不能游离展开输精管卷曲段，否则会影响吻合口的血供。

3. 可以仔细将输精管卷曲段的鞘膜从附睾被膜上分离下来(见图5-12)。这对输精管的血供影响很小,并能提供无张力吻合所需长度。

4. 必须小心避免在卷曲段对肌层和外膜层进行大幅度钳夹,以防止毗邻卷曲段的穿孔。

5. 将输精管直行段和卷曲段的鞘膜用7-0尼龙缝线间断缝合6针,用来加强吻合,使吻合口的张力完全消除。

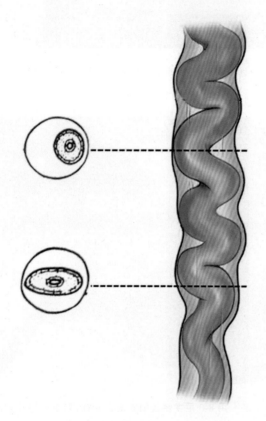

图5-23 如果管腔非常倾斜,并有偏向一侧的薄薄的一层肌肉和黏膜,这种情况不可取

(十一)输精管交叉吻合

输精管交叉吻合是一个很有用的手术方式,为一些难题提供了简单的解决办法(Lizza et al,1985;Hamidinia,1988;Sheynkin et al,1998a)。在以下情况下可以行输精管交叉吻合:

1. 单侧腹股沟输精管梗阻伴对侧睾丸萎缩。交叉吻合把健康的睾丸同对侧没有梗阻的输精管连接起来。

2. 单侧腹股沟输精管或射精管梗阻或发育不全,同时对侧附睾梗阻。

一侧高成功率的吻合(输精管吻合)比两个低成功率的手术(如单侧输精管附睾吻合术加对侧TURED)要好。

技巧(图5-24):在输精管直行段和卷曲段连接处切断与萎缩睾丸相连的输精管,并用林格液或靛胭脂检查是否通畅。游离对侧输精管和正常睾丸直至腹股沟梗阻部位,用直角钳夹住并在最高处切断。使睾丸端输精管通过阴囊纵隔足够大的开口达到对侧,并进行输精管吻合。这比行腹股沟输精管吻合更容易,因为腹股沟输精管吻合需要在先前腹股沟手术的严重瘢痕中找到输精管的两端。

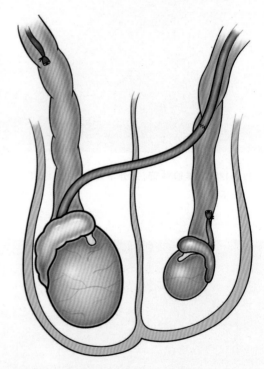

图5-24 单侧睾丸萎缩患者可行输精管交叉吻合术

(十二)睾丸移位

偶尔会发生输精管长度短缺的情况,可通过睾丸移位来实现无张力交叉吻合(图5-25)。精索通常比输精管要长,经过阴囊纵隔上足够大的开口可以把睾丸移动到对侧并舒适地放在阴囊内。

(十三)切口关闭

如果输精管的游离范围较大,最好在吻合开始之前在两侧阴囊放置Penrose引流条,并用缝线和别针固定。在手术结束时放置引流条会对吻

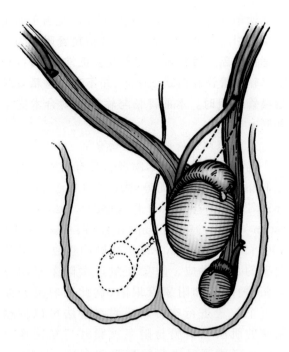

图 5-25　偶尔会发生输精管长度短缺的情况，可通过睾丸移位来实现无张力交叉吻合

合口造成潜在影响。阴囊肉膜层用 4-0 可吸收缝线间断缝合，皮肤用 5-0 单乔缝线皮内缝合，伤口愈合瘢痕会很小。应该避免缝合时穿透皮肤，因为会导致像铁轨一样的瘢痕。**实际上我们所有的操作步骤都是基于可变的基础上。**如果放置了引流条，应该详细指导患者（用图示说明）如何在次晨拔掉引流条。

（十四）术后管理

覆盖无菌纱布敷料并使用舒适的阴囊托。只在围术期使用抗生素。患者出院时服用可待因、对乙酰氨基酚。术后 48h 可以淋浴。**在术后 6 周内要一直佩戴阴囊托（淋浴除外），即使在睡觉时也是如此。**此后，进行体育活动时才需戴阴囊托，直至妊娠。3d 内可以恢复办公室工作；3 周内不允许从事繁重的工作或运动；**术后 3 周内不允许性交或射精。**在术后 1、3 和 6 个月及之后每 6 个月进行精液分析。如果术后第 6 个月仍然无精子，则需要重做输精管吻合术或输精管附睾吻合术。

（十五）术后并发症

最常见的并发症是血肿。在 2500 例手术中，发生小血肿 7 例，无一例需要手术引流，大多数是核桃大小并在输精管周围，吸收需要 6～12 周的

时间，未发生伤口感染。晚期并发症包括吻合口部位的精子肉芽肿（约 5%），通常是最终梗阻的预兆。晚期狭窄和梗阻更令人失望（见后文）。**精子活力进行性下降伴随数量减少表明狭窄。我们最近把聚丙烯缝线改为尼龙缝线**（Sheynkin et al，1999a），使用微点缝合法防止渗漏，广泛解剖输精管直至找到健康的黏膜和肌层，始终注意保持良好的血液供应，以及尽量使用阴囊托直至妊娠，在术后 18 个月，迟发性梗阻的发生率从 12%（Matthews et al，1995）降至 5%（Kolettis and Thomas，1997）。由于存在迟发性狭窄和梗阻的风险，我们强烈建议只要在精液中出现活动精子就要冻存精液标本。

（十六）输精管吻合术后长期随访评估

当手术中至少在一侧输精管液发现精子时，输精管吻合术后 99.5% 的男性精液中出现精子（Goldstein et al，1998；Dabaja et al，2013）。在至少 2 年的随访中，52% 的伴侣成功怀孕，在排除女方因素后，怀孕率达到 63%，结果取决于输精管结扎时间及女性配偶的年龄（Kolettis et al，2003；Boorjian et al，2004；Kolettis et al，2005；Gerrard et al，2007；Wosnitzer and Goldstein，2013）。

五、附睾手术

在对非常精密且重要的附睾结构做手术之前，详细了解附睾的解剖和生理学（见本卷第 1 章、第 2 章）非常必要。在通过直径 $200\mu m$、12～15ft 长、紧密盘绕的单个附睾管时，精子活力和受精能力逐渐增加。当附睾梗阻并且在输精管附睾吻合术后功能区减少时，即使非常短的附睾都能使精子获得运动和受精的能力（Silber，1989a；Jow et al，1993）。在手术重建后，适应过程可能逐渐持续 2 年，伴随着精子的生育力和活力逐步改善。尽管如此，有功能的附睾保留的长度越长，输精管附睾吻合术后精子的质量越好（Schoysman and Bedford，1986；Schlegel and Goldstein，1993）。由于附睾头部附睾管壁最薄并逐渐增厚，而在远端（下端）会有更多数量的平滑肌细胞，因此在附睾远端区域的吻合更简单也更容易成功。**由于附睾体尾部是一根管腔，直径很小，任何部位的损伤和闭塞都会导致同一水平完全梗阻。**由于

这些原因,在大体解剖时使用放大镜以及在吻合时使用手术显微镜,对于所有附睾手术来说都是必要的。

幸运的是,附睾有充足的血液供应,来自上极的睾丸动脉以及下极的输精管动脉(见睾丸血供部分及本卷第 1 章)。由于这些分支之间的广泛连接,睾丸或输精管分支中损失其中一个(但不是全部)都不会影响附睾血供。

反之,因为睾丸动脉的附睾分支是从睾丸动脉主干发出,所以附睾手术不会影响睾丸血供。

输精管附睾吻合术:在显微外科技术发展之前,输精管与附睾管的精确吻合是不可能的。曾经的输精管附睾吻合术是将输精管与多条附睾管切成的斜面相连接,并期望形成瘘管。采用这种原始技术的效果很差。显微外科技术使得输精管黏膜能与单根附睾管精确吻合(Silber,1978),显著提高了复通率和妊娠率(Schlegel and Goldstein,1993;Chan et al,2005)。**显微输精管附睾吻合术是所有显微外科手术中对技术要求最高的手术。**事实上,没有其他任何手术的结果如此依赖技术上的完善。**显微输精管附睾吻合术应该仅由经常进行手术操作的显微外科医师完成。**

1. 适应证

输精管复通时输精管附睾吻合术的适应证已经在输精管吻合术章节讲过。对于不是由于输精管结扎引起的梗阻性无精子症,**输精管附睾吻合术适用于睾丸活检显示精子发生正常、阴囊探查显示输精管管腔内缺乏精子、并不存在输精管或射精管梗阻时。**术前评估与输精管吻合术完全相同。

2. 显微端侧输精管附睾吻合术

端侧法输精管附睾吻合术具有对附睾创伤小和相对出血少的优势(表 5-2)(Wagenknecht et al,1980;Krylov and Borovikov,1984;Fogdestam et al,1986;Thomas,1987;Chan et al,2005;Schiff et al,2005)。端侧吻合法不干扰附睾的血液供应。附睾梗阻近端附睾管明显扩张,梗阻远端附睾管塌陷,据此很容易判断在哪个位置进行吻合。端侧吻合法可以使输精管的肌层和鞘膜与附睾被膜开口精确地对合。在需要同时进行输精管附睾吻合与腹股沟输精管吻合时,这是优先选择的技术,因为这种方法可以保留来自睾丸动脉附睾分支的输精管血供(图 5-26),这为两处吻合口中间的输精管节段提供了血液供应。当睾丸动脉可能在之前的手术中受损时,如睾丸下降固定术、非显微精索静脉结扎术或疝修补术,保留输精管动脉对睾丸的血液供应同样重要。

表 5-2　三种常见的输精管附睾吻合术比较

方法	优势	劣势
套叠法(纵向套叠输精管附睾吻合术)	双针平行穿过扩张的附睾管提供四点固定:可视的无血吻合	吻合前不能评估管腔液是否有精子
端-侧法	直视下无血吻合,吻合前可检测附睾液;	管腔塌陷时缝合困难
端-端法	吻合前可检测附睾液;简单快速找到附睾梗阻位点;可向上游离附睾弥补大的输精管缺损	横断的附睾很难止血;很难确认合适的管腔进行吻合;外层闭合困难,牺牲了附睾下极动脉对输精管的血液供应

在阴囊高位垂直行 3～4cm 切口,并将睾丸从中拖出。找到输精管,用 Babcock 钳游离,用 Penrose 引流条牵拉输精管直行段与卷曲段交界部。显微镜放大 8～15 倍,用显微刀纵向切开输精管鞘,小心剥离并保护输精管血管,得到一段裸露的输精管。用精细尖刀横向半切开输精管直至暴露管腔(图 5-27)。**收集输精管液,如果输精管液内找不到精子,可以确定为附睾梗阻。**用 24G 留置针鞘向精囊方向插入腹部端输精管,用 1ml 结核菌素注射器注射 1ml 乳酸林格溶液确认输精管及射精管是否通畅(见图 5-3)。进一步注射靛胭脂,导尿管见尿液蓝染可进一步证实通畅。在神经夹持钳的辅助下完全切断输精管(图 5-27),按之前输精管吻合的方法准备输精管。

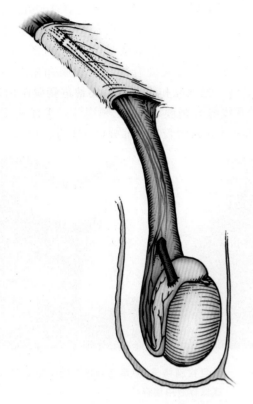

图 5-26　输精管附睾吻合完成示意图

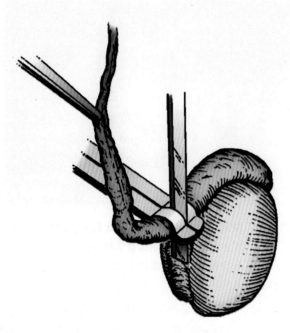

图 5-27　用精细尖刀横向半切开输精管直至露出管腔

打开鞘膜后，可以在手术显微镜下观察附睾。吻合点选择在疑似梗阻部位的上方，精子肉芽肿的近端，这里通常可以看到附睾被膜下扩张的附

睾管（图 5-28）。在血管较少的位置使用布巾钳的精细尖端提起附睾被膜，使用显微剪在附睾被膜上开一个 3～4mm 的圆形小孔，与之前准备的输精管外径相匹配。附睾管的游离采用锐性分离和钝性分离相结合的方式，最终使扩张的环形小管暴露出来（图 5-29）。如果梗阻部位不明显，在附睾被膜开口后，使用 10-0 显微尼龙缝线的 70μm 直径锥形针从附睾管最远端开始穿刺。400 倍显微镜下检测穿刺液，当找到精子后，使用显微双极电凝尖部封闭穿刺点，在紧邻穿刺点的近端附睾膜上重新开口，像先前一样准备附睾管。

在睾丸鞘膜上开口，并使输精管从中通过，使用 6-0 聚丙烯缝线 2～4 针间断缝合将输精管外膜固定在睾丸鞘膜上。输精管要预留足够长度，使输精管末端很容易接触到附睾被膜开口。将附睾被膜后缘与输精管肌层及外膜后缘用 9-0 双针尼龙缝线间断缝合 2～3 针（图 5-30），可使输精管管腔靠近需要吻合的附睾管。

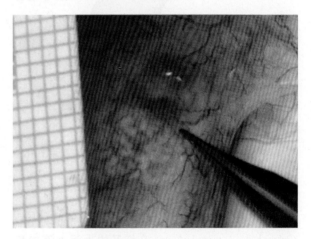

图 5-28　吻合点选择在疑似梗阻部位的上方，精子肉芽肿的近端，这里通常可以看到附睾被膜下扩张的附睾小管

3. 经典的端侧法

在 25～32 倍放大视野下，使用显微弯剪或 15°显微刀，在附睾管上开一直径 0.3～0.5mm 的小口。用载玻片轻触附睾液，生理盐水或林格溶液稀释，并在显微镜下检查有无精子。如果未发现精子，则用 10-0 尼龙线封闭小管的开口，分离输精管，并用 9-0 尼龙线关闭附睾被膜切口。然后在附睾近端重复进行此步骤。

一旦找到精子，使用毛细玻璃管吸取并置入

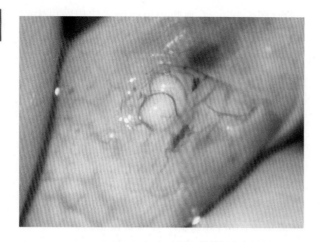

图 5-29　采用锐性分离和钝性分离相结合的方式游离附睾管,最终使扩张的环形小管显露出来

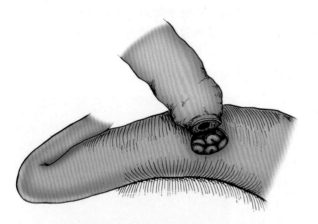

图 5-30　将附睾被膜后缘与输精管肌层及外膜后缘用 9-0 双针尼龙缝线间断缝合 2～3 针

冷冻保存液中(图 5-31,见本章小管开口技术)(Matthews et al,1995)。**在切开的小管上滴加靛胭脂溶液以显示出黏膜轮廓。亚甲蓝即使在稀释时也会即刻杀死精子,使精子无法用于冷冻保存**(Sheynkin et al,1999b)。50% 稀释的靛胭脂对精子来说是安全的。使用直径 70μm 鱼钩状缝针的 10-0 单股双针尼龙缝线间断缝合 2 针,把附睾管黏膜后缘与输精管黏膜后缘吻合在一起(图 5-32)。在放置缝线之前把管腔灌满林格溶液以使附睾管腔保持开放。在最后一条黏膜缝线打结之前,向管腔内灌注肝素盐水,以防止血凝块堵塞管腔。与血管不同,没有血小板和纤维蛋白来密闭吻合口漏,也没有血栓溶解因子来溶解血栓。这些黏膜缝线打结后,使用另外 2～4 根 10-0 缝线

完成黏膜前壁吻合。使用带有直径 100μm 缝针的 9-0 双针尼龙缝线间断缝合 6～10 针,将输精管外肌层及外膜与附睾被膜切缘缝合(图 5-33)。使用 9-0 尼龙缝线缝合输精管鞘膜和附睾被膜 3～5 针。把睾丸和附睾轻轻还纳进鞘膜腔内,5-0 微乔线缝合鞘膜,通常无须引流。关闭阴囊切口的方法在输精管吻合部分已经提及。

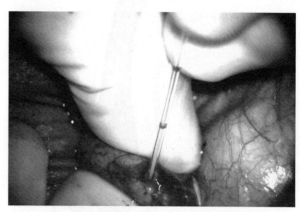

图 5-31　一旦找到精子,使用毛细玻璃管吸取并置入冷冻保存液中保存

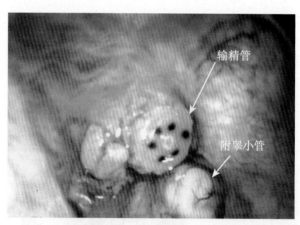

图 5-32　使用带有直径 70μm 鱼钩状圆形针的 10-0 单股双针尼龙缝线间断缝合 2 针,把附睾管黏膜后缘与输精管黏膜后缘缝合在一起

4. 双针纵向套叠式输精管附睾吻合术
Berger(1998)报道了最初的套叠技术,把 3 根 10-0 双针缝线以三角形的方式放置在附睾管上,使用 9-0 针在三角形中心撕开一个口。**作者目前的输精管附睾吻合术都采用双针纵向套叠(LIVE)技术,这种技术更容易操作并且成功率更高**。使用这种方法,在输精管切面上标记四个点,

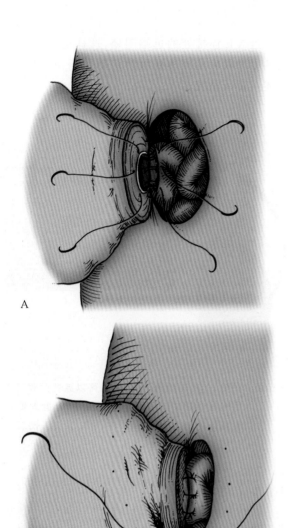

图 5-33　使用带有直径 100μm 缝针的 9-0 双针尼龙缝线间断缝合 6～10 针,将输精管外肌层及外膜与附睾被膜切缘缝合

两根平行缝线纵向放置在扩张的附睾管中,但不完全抽出(图 5-34)。Marmar(2000)建议用持针器夹住两根针同时横向放置在小管中。但是为了避免液体漏出及管腔塌陷而不完全抽出缝针,最好一次放置一根,这样更易控制并且精准度更高(Chan et al,2005;Schiff et al,2005)。纵向放置缝线可以使附睾管开口更大,且没有完全横断的风险。使用 15°显微刀在两根缝针中间平行于缝线方向在附睾管上做一切口。值得注意的是,作者还建立了一个与双针缝线技术同样有效的单针

缝线技术来进行输精管附睾吻合(图 5-35)(Monoski et al,2007)。当没有双针缝线时,可以使用这种技术。

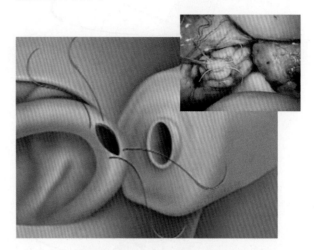

图 5-34　使用这种方法,在输精管切面上标记四个点,两根缝针平行纵向放置在扩张的附睾管中,但不完全抽出

5. 当输精管长度严重短缺时采用的方法(图 5-36)

如果输精管长度不足以在没有张力的情况下到达扩张的附睾小管,可将附睾分离到 VE 交界处,然后像在较早的端-端吻合手术中那样将附睾从睾丸上分离下来。

在输精管准备好之后,打开睾丸鞘膜并拖出睾丸。在手术显微镜下检查附睾可能会发现清晰的梗阻部位。通常会见到一个散在的黄色精子肉芽肿,在其以上的附睾管出现扩张并且附睾变硬,在其以下的附睾柔软并且管腔塌陷。如果梗阻部位不明显,使用 10-0 尼龙缝线上的 70μm 直径锥形针从附睾管最远端开始进行穿刺。显微镜下检测穿刺液直至找到精子。使用显微双极电凝尖部封闭穿刺点,在紧邻穿刺点的近端用 6-0 尼龙线结扎附睾管。然后从睾丸上游离附睾,上翻附睾以获得足够的长度。在这个过程中可使用小的 Penrose 引流条在梗阻位置牵拉附睾,从睾丸上分离 3～5cm,为吻合提供足够的长度。通常会在睾丸和附睾之间找到一个好的层面,在睾丸白膜上进行分离可以避免对附睾的血供造成损伤。如果需要的话,睾丸动脉的附睾下极分支及中支可以被结扎切断,以获得充分的长度。附睾上极动

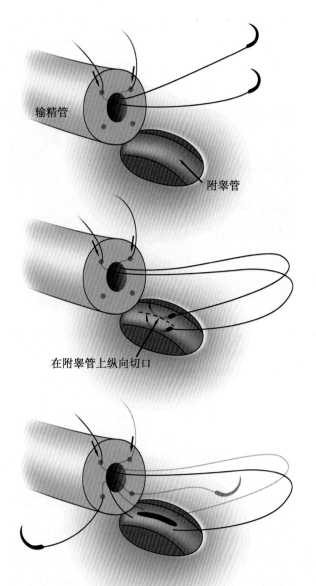

输精管

附睾管

在附睾管上纵向切口

图 5-35　值得注意的是,作者还建立了一个与双针缝合技术同样有效的单针缝合技术来进行输精管附睾吻合

脉通常被保留,可以为整个附睾提供足够的血供。用 5-0 微乔线缝合关闭睾丸鞘膜,可以避免在吻合过程中睾丸变干燥以及睾丸表面血管血栓形成,但游离的附睾留在鞘膜外面。

如果整个附睾都是变硬和扩张的,分离附睾到 VE 连接处。输精管卷曲段到 VE 连接处的分离先从下方开始,用 Penrose 引流条包绕附睾后,解剖附睾至 VE 交界处,采取此步骤可以使分离更容易,并整个游离 VE 连接处。如果梗阻发生

在靠近 VE 连接处的远端附睾,这样可以保留最大的附睾长度。当附睾被游离上翻后,可以进行上述双针套叠端侧吻合。

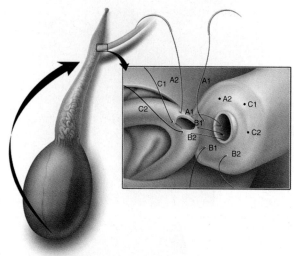

图 5-36　另外,如果输精管长度不足,可以结扎附睾下极及中部血管并游离附睾直到头部,上翻附睾提供额外的长度。A1、A2、B1、B2、C1、C2 代表出针点

6. 长期随访:评估及结果

技术熟练、经验丰富的显微外科医师显微输精管附睾吻合术的复通率能达到 50%～85%;套叠术的复通率可超过 80%(Berger,1998;Brandell and Goldstein,1999;Marmar,2000)。采用经典的端侧或以往的端-端方法,复通率大约为 70%,有 43% 的复通患者在至少 2 年的随访中成功使配偶怀孕(Schlegel and Goldstein,1993;Pasqualotto et al,1999)。套叠术的复通率为 70%～90%(Kolettis and Thomas,1997;Chan et al,2005;Schiff et al,2005)。不管使用何种方法,远端吻合的妊娠率更高(Silber,1989b)。**使用以往的端-端或端侧吻合方法,25% 的复通者在术后 14 个月时吻合口闭合**(Matthews et al,1995)。**使用套叠技术时,这种再梗阻概率小于 10%,但长期随访结果未见报道。尽管如此,无论采用何种技术,作者建议在术中及术后精液中出现精子时,都要冻存精子**(Matthews and Goldstein,1996)。对于术后精子数量少或质量差及仍然无精的患者,术中保存的精子可以用于 IVF/ICSI。持续无精但术中又没有冻存精子的患者,可以选

择再次行输精管附睾吻合术和(或)显微附睾取精联合 IVF/ICSI(见取精技术部分)。

六、经尿道射精管切开术

射精管梗阻通常是一种先天性异常,表现为先天性输精管完全缺如及大部分附睾缺如或起始段射精管末端梗阻的一系列异常。当发育不良的节段位于输精管末端,即射精管进入尿道的部位,可以使用 TUR 治疗(Paick et al,2000;Schroeder-Printzen et al,2000;Kadioglu et al,2001;Ozgok et al,2001;Yurdakul et al,2008)。偶尔射精管梗阻也可能由于慢性前列腺炎或来自前列腺或精囊囊肿的外在压迫造成(Cornel et al,1999;Paick et al,2000;Kadioglu et al,2001),可以对射精管梗阻患者较高的射精管压力进行直接测量(Eisenberg et al,2008)。

(一)诊断

在本卷第 4 章已经讲过射精管梗阻的诊断检查。简单地说,无精子症或严重少精子症患者存在以下情况时,怀疑发生射精管梗阻:至少一侧输精管可触及,精液量低,精液 pH 为酸性,精浆果糖水平阴性、难以判断或水平低。如果这些患者 FSH 水平正常并且睾丸活检显示精子发生正常,则可以诊断为射精管梗阻。

直肠指诊可以发现中线囊肿。**经直肠超声是诊断和治疗射精管囊肿的关键。**通过超声可以看到中线囊肿、射精管和精囊扩张。在经直肠输精管造影及精囊造影的章节讲过,**可以在直肠超声引导下对囊肿、扩张射精管或精囊进行抽吸**(Jarow,1994)。**在显微镜下检查抽吸物,如果发现活动精子**,则进行冷冻保存。然后注入 2~3ml 水溶性造影剂稀释的靛胭脂。如果精囊造影显示可切除的病损,则可以不做输精管造影直接进行 TURED,因为在精囊中出现精子表示至少有一侧附睾通畅并且囊肿或扩张的射精管与非梗阻的输精管相通。注射靛胭脂有助于找到射精管口,并确认梗阻部位是否被成功切开。经直肠超声引导下的抽吸应该在计划的手术之前即刻进行,并且像前列腺穿刺那样进行肠道和抗生素准备。

如果抽吸物中没有找到精子,则按之前在输精管造影。如果输精管切开后没有找到精子,且输精管造影显示射精管梗阻,最好放弃重建,进行显微附睾取精并冷冻保存以备将来 IVF/ICSI。在作者的经验中,同时进行输精管附睾吻合术和 TURED 没有效果。如果用 50% 水溶性造影剂证实射精管梗阻并且输精管中发现精子,则留置 3Fr 侧孔型输尿管导管,助手注射稀释的靛胭脂溶液有助于切除的进行。

(二)手术技巧

仅用冷刀进行切除几乎总是导致再次梗阻。放置在直肠内的手指使前列腺后叶前移,并与 24Fr 电切镜的电切环接触。射精管在膀胱颈和精阜之间通过并在精阜水平的外侧面穿出(图 5-37)。**切除精阜通常会露出扩张的射精管口或囊腔,在该区域的切除应谨慎进行,应保护近端的膀胱颈、远端的横纹括约肌,以及后方的直肠黏膜。**靛胭脂从扩张开口流出说明已充分切除,应避免过度灼烧。如果进行常规输精管造影,可以使用显微外科技术关闭半切口。Foley 导尿管留置过夜,患者口服 7d 抗生素。

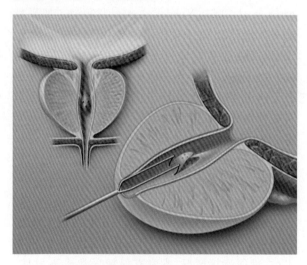

图 5-37　射精管在膀胱颈和精阜之间通过并在精阜水平的外侧面穿出

(三)并发症

1. 反流

在切除术后多数情况下,尿液会反流进入射精管、输精管和精囊。可以通过膀胱尿道排泄造影或测量精液肌酐水平证实(Malkevich et al,1994)。精液中混有尿液会影响精子质量。

2. 附睾炎

反流可引起急性和慢性附睾炎。反复发作的附睾炎经常导致附睾梗阻。TUR 后附睾炎的发生率被低估。反流尿液可导致有症状的化学性附睾炎。**长期低剂量抑菌治疗,例如用于治疗膀胱输尿管反流的药物,可能需要一直使用直至妊娠。**如果附睾炎是慢性的和反复发作的,可能需要进行输精管结扎术或必要时甚至附睾切除术。

3. 逆行射精

即使很小心地保护膀胱颈,逆行射精在 TUR 后也很常见。在射精前 90min 口服伪麻黄碱 120mg 或在一周内每天两次服用 Ornade 缓释胶囊(氯苯哌嗪和苯丙醇胺)可以预防这种情况。如果不成功的话,可以从碱化的尿液中收集精子并用于 IUI、IVF/ICSI。

(四)结果

TURED 术后约 2/3 的患者精液量增加,50% 的无精子症患者术后精液中出现精子,怀孕率来源于病例报道和小型研究(Goldwasser et al,1985;Paick et al,2000;Ozgok et al,2001;Fuse et al,2003;Yurdakul et al,2008)。如果精液中出现活动精子但质量较差,建议进行 IVF/ICSI,目前每次尝试可获得高达 38.5% 的分娩率。由于存在严重并发症的潜在风险,**TUR 只应在无精子症或严重少精子症男性中进行,并且只有在男性和女性伴侣表示不愿接受 IVF 并充分了解 TUR 风险后才能进行。**

七、电刺激射精

交感神经损伤的男性,如创伤性脊髓损伤、脱髓鞘神经炎(多发性硬化症)、腹膜后淋巴结清扫术后、糖尿病等情况,常常有射精异常或不射精。**这些男性中的大多数可以通过振动刺激诱发射精,尤其是高位脊髓损伤的患者**(Schellan,1968;Brindley,1981;Bennett et al,1987;Brackett et al,1997;Ohl et al,1997)。**对于振动刺激无反应的患者,电刺激被证明是一种安全有效的方法来获取精子,再用于辅助生殖技术(IUI、IVF、ICSI)。**

一般患者要先进行全身麻醉,完全脊髓损伤的患者则无须麻醉。**对于高位胸部脊髓受损(高于 T_6)或有自主神经反射异常病史的男性,先舌下含服 20mg 硝苯地平。**这些患者应建立静脉通道,并在刺激前、刺激时每 2 分钟监测一次血压,刺激后每 20 分钟测一次血压。出现自主神经反射异常时,停止刺激使反应中止,且静脉通道建立能在必要时给予交感神经阻滞剂物。

在导尿排空膀胱后,患者取侧卧位,使用少量液状石蜡润滑的 12Fr 或 14Fr 硅胶导尿管(因为常见的润滑剂都是杀精子剂)。将 10ml 缓冲液(HEPES-BSA)灌注入膀胱。在电刺激之前,进行直肠指诊和肛门镜检查。将带有三条横纹的直肠探头经过充分润滑,探头插入直肠时电极朝向前方,并顶在前列腺和精囊后部。探头连接至可变输出电源,该电源通过直肠探头内的热敏电阻同步记录探头温度。电刺激从 3~5V 开始,且每次刺激增加 1V(Ohl et al,2001)。助手记录探头温度、达到充分勃起的刺激次数和射精量,并将精液收集在无菌广口塑料容器中。刺激的次数和所需的最大电压是可变的,并且可能存在逆行射精。如果探头温度迅速升高或高于 40℃,则刺激暂停,直到温度降至 38℃以下或更换探头。在刺激完成后,再次检查直肠是否损伤,再次排空膀胱以获得逆行射精的精液,然后将样本送至实验室进行处理。**可以立即在麻醉下进行第二次电刺激,以获得更多的精子。**

使用这种技术,超过 90% 的男性可以取到精子。进行多个 IUI 周期后,总妊娠率可达 40%。如果能够获得活动精子,单次使用 ICSI/IVF 将获得 50% 活产率(尽管代价高昂)。

八、取精技术

患有先天性输精管双侧缺如或部分缺如的男性,以及重建失败或者无法重建的梗阻性无精子症的男性,可通过取精技术联合 IVF 进行治疗(表 5-3)(Temple-Smith et al,1985;Silber et al,1990;Schlegel et al,1994;Craft et al,1995;Sheynkin et al,1998b;Janzen et al,2000;Levine et al,2003;Qiu et al,2003;Anger et al,2004)。这些技术对于有一定失败率的重建手术,如输精管附睾吻合术的术中取精同样有用。如果配偶已经做好准备,术中取到的精子可以立刻用于 IVF,也可以冻存起来以备重建手术失败后再行 IVF/ICSI。

从生殖系统长期梗阻后取得的精子通常活力很差并且受精能力下降。**不管获取的精子数量和活力**如何，**必须使用 IVF/ICSI。**

表 5-3　取精的手术方法

手术方法	优势	劣势
MESA（显微附睾精子抽吸术）	显微操作并发症更少；附睾精子活力比睾丸精子更好；一次可获得大量的精子进行多管冻存	需要麻醉和显微外科技术；不适用于非梗阻性无精子症
PESA（经皮附睾精子抽吸术）	不需要显微外科技术；局部麻醉；附睾精子活力比睾丸精子更好	并发症包括血肿、疼痛、睾丸血管损伤、附睾梗阻；精子获取概率可变性大；取得的精子量比 MESA 少；不适用于非梗阻性无精子症
TESA（睾丸精子抽吸术）	不需要显微外科技术；局部麻醉；适用于梗阻性无精子症	不成熟或不活动的睾丸精子；取得的精子量少；非梗阻性无精子症效果差；并发症包括血肿、疼痛、睾丸和附睾血管损伤
TESE（睾丸精子提取术）	显微手术方式并发症少；非梗阻性无精子症的首选方法	需要麻醉和显微外科技术

（一）显微附睾精子抽吸术

1. 打开小管的技术

　　这里描述的技术可用于输精管附睾吻合术中取精，也可单独用于先天性输精管缺如或无法重建的男性（Matthews and Goldstein，1996；Nudell et al，1998）。**在阴囊皮肤褶皱中取两侧横向小切口**，拖出睾丸后，切开睾丸鞘膜，使用显微镜在 16～25× 放大倍数下检查附睾。在一条扩张的附睾管上方切开附睾被膜，使用双极电凝止血，游离这条扩张的附睾管并用 15° 显微刀切开。用载玻片蘸取附睾液，添加一滴人输卵管（HTF）液，盖上盖玻片，检查附睾液。如果没有发现精子，分别用 10-0 和 9-0 单股尼龙缝线关闭附睾管和附睾被膜。取更靠近近端的附睾被膜切口甚至输出小管水平切口，直至找到活动精子。

　　一旦发现活动精子，用一根干燥的微量吸液管（5μl；Drummond Scientific，Broomall，PA）靠近有液体流出的附睾管（图 5-38）。如果没有微量吸液管，也可以使用标准红细胞压积管（前者效果较好），**通过毛细作用精子被吸到微量吸液管中。**不能使用注射器进行负压吸引，因为很容易损伤脆弱的附睾黏膜。可同时使用两根微量吸液管以加快取精的速度。

　　在小管切开的瞬间，液体流出的速度最快，但后续流出的精子质量会更好。**轻轻挤压睾丸和附**

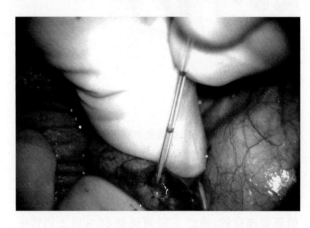

图 5-38　一旦发现活动精子，用一根干燥的微量吸液管（5μl；Drummond Scientific Co.，Broomall，PA）靠近有液体流出的附睾管

睾会促进附睾液的流出，耐心收集 10～20μl 附睾液。

　　将微量吸液管连接到一段 3～5cm 长的医用级硅胶管（American Scientific Products，McGaw-Park，IL）上，或者可以使用连接在 25G 蝶形针的细管，与装在 Luer 尖端注射器上的 20G 针头连接。用 IVF 培养基（0.5～1.0ml）把附睾液冲洗到无菌容器中，使用后的微量吸液管应丢弃。吸液管中残余的液体会干扰毛细现象，常规需要 4～12 根微量吸液管。应该指导精子库对取得的精子进行多管冻存，以备多次 IVF 周期的需要

(Janzen et al,2000;Anger et al,2004)。

　　应用这项技术的经验表明,越靠近附睾近端,反而精子活力越好,在输出小管的精子活力最好(图 5-39)。附睾管越长的患者取精即刻活力及最终受精率越高。即使管腔内充满了碎片,远端附睾管也能分泌一些有利于提高精子活力和受精能力的物质并向近端扩散。

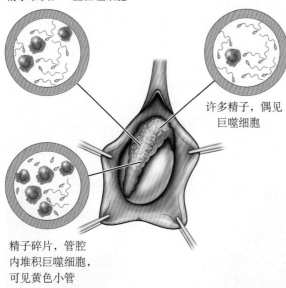

图 5-39　技术经验表明,越靠近附睾近端,精子活力越好,在输出小管的精子活力最好

　　使用这种方法获得的附睾精子,无论是新鲜的还是冻存的,通过 ICSI 可达到 60% 以上的妊娠率或分娩率(Schlegel et al,1995;Nudell et al,1998)。可选择性应用附睾取精术,冻存的精子将来可用于多个 IVF 周期(Janzen et al,2000;Anger et al,2004)。

　　2. 经皮附睾精子抽吸术

　　用细针穿刺附睾(图 5-40)已被成功用于获得精子和实现妊娠(Shrivastav et al,1994;Craft and Tsirigotis,1995;Levine et al,2003;Qiu et al,2003;Lin et al,2004)。该技术没有切开取精可靠性高,得到的精子量较少,有时不足以进行冷冻保存。其妊娠率是切开技术的 50%(Sheynkin et al,1998b)。穿刺可能会导致附睾梗阻,要考虑将来可能需要做输精管附睾吻合术。鉴于 IVF 所需的昂贵成本和巨大的工作量,直视下附睾取

精术是首选技术(Zhang et al,2013)。

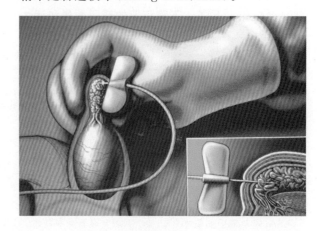

图 5-40　用细针经皮穿刺附睾

(二)睾丸取精术

TESE 的适应证如下。

　　(1)存在精子发生但附睾取精失败或附睾完全缺如。

　　(2)非梗阻性无精子症(Schlegel et al,1997;Tsujimura et al,2002;Ramasamy et al,2013a,2013b)。

　　(3)开放性显微 TESE,最好有手术显微镜(显微 TESE),可以取到大量精子用于冻存;对于非梗阻性无精子症患者来说这是最好的方法。

　　(4)经皮轴心穿刺,使用与前列腺穿刺一样的 14G 穿刺枪(图 5-41)。

　　(5)经皮抽吸(睾丸精子抽吸术 TESA),使用高吸力玻璃注射器和一个 23G 针头。这个操作创伤性最小,但通常需要 10~20 次才能获得足够的量(图

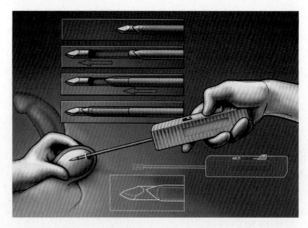

图 5-41　经皮轴心穿刺;使用与前列腺穿刺相同的 14G 穿刺活检枪

5-42)(Rajfer and Binder,1989；Harrington et al,1996；Friedler et al,1997；Sheynkin et al,1998b；Mercan et al,2000；Carpi et al,2005)。

对于生精正常及梗阻性无精子症患者,经皮的手术方法最合适,因为从少量组织中就可以得到大量精子(Craft et al,1995)。对这三种方法的优缺点在本章睾丸活检部分讨论过。

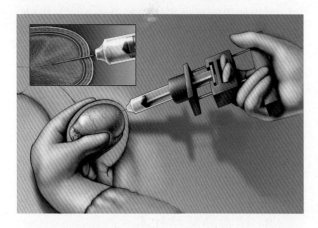

图 5-42 经皮抽吸[睾丸精子抽吸术(TESA)],使用高吸力玻璃注射器和一个 23G 针头。这个步骤创伤性最小,但通常需要 10～20 次才能获得足够的量

显微睾丸取精术
在标准的诊断性睾丸切开活检术中,可以借

助手术显微镜找到白膜无血管区域(图 5-43),减少损伤睾丸血供的风险,获得相对无血液污染的活检标本(Dardashti et al,2000)。使用显微镜进行睾丸活检,Schlegel(1999)发现,非梗阻性无精子症男性患者睾丸中一些生精小管较粗,**这些较粗的小管产生精子的可能性更大**。之前的研究表明,非梗阻性无精子症患者的睾丸活检样本表现出明显的异质性。永久固定的睾丸活检样本的不均一性显示,**有精子发生的小管比只有睾丸支持细胞的小管更粗**,在手术显微镜下可以容易地观察到这种差异(图 5-44)。

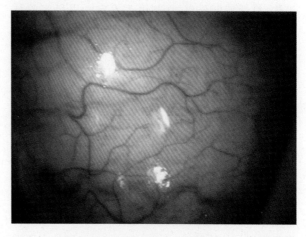

图 5-43 在标准的诊断性睾丸切开活检中,可以借助手术显微镜找到白膜无血管区域

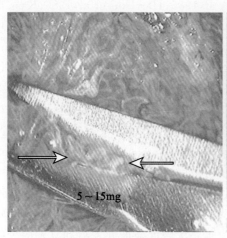

5～15mg

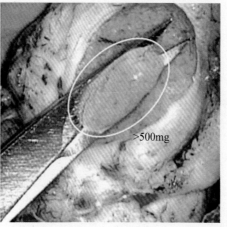

>500mg

图 5-44 有精子发生的小管比只有睾丸支持细胞的小管更粗,在手术显微镜下可以容易地观察到这种差异

（1）方法：在全麻或局麻下，采用阴囊中缝单切口或两侧皮肤皱襞避开血管的横切口，显露出睾丸。拖出睾丸到切口表面，打开鞘膜，在手术显微镜 10 倍放大视野下，辨认睾丸白膜前壁无血管的层面。使用 15°显微刀，在白膜血管中间切开。在切断横跨切口的小血管之前，先用双极电凝灼烧。然后可见生精小管，**只有支持细胞的小管较细、色白、呈丝状。生精活跃的小管通常较粗大、饱满、颜色稍黄。**使用显微持针器或显微双极尖端解剖睾丸，寻找较粗的生精小管；找到以后，使用锋利的虹膜弯剪选择性地切除这些小管。将样本放在 HTF 液中，显微解剖分离，立刻由手术室的男科实验技术人员进行检测。确认找到精子后，使用双极电凝止血，用 6-0 尼龙缝线关闭白膜。睾丸还纳入鞘膜腔，使用 5-0 微乔线连续缝合关闭鞘膜。如果有需要，再探查对侧睾丸。

（2）结果：通过使用显微解剖技术，50%的男性可以找到精子（Schlegel，1999；Dabaja and Schlegel，2013）。在取到精子的男性中，康奈尔大学使用 IVF/ICSI，实现 45%的妊娠率，活产率接近 40%。自然流产率为 19%，自然流产的高发生率可能是由于在非梗阻性无精子症男性精子染色体异常和 DNA 损伤发生率增加的结果（Rucker et al，1998）。即使在严重的先天性或获得性睾丸衰竭的情况下，例如唯支持细胞综合征（Ramasamy et al，2013a）、化疗后无精子（Chan et al，2001）、非嵌合型（47，XXY）Klinefelter 综合征（Palermo et al，1998；Ramasamy et al，2009），也可找到精子并实现妊娠和活产（表 5-4）。

表 5-4 不同疾病的睾丸取精成功率

疾病	成功率（%）
Klinefelter 综合征	68
AZFc 缺失	70
唯支持细胞综合征	30
化疗后	53
隐睾（睾丸固定术后）	74
成熟阻滞	40
AZFa、AZFb 缺失	0

AZF. 无精子因子（Y 染色体基因）

From Chan et al，2001；Hopps et al，2003b；Raman and Schlegel，2003；Hung et al，2007；Ramasamy and Schlegel，2007；Ramasamy et al，2009.

（三）遗体取精

1980 年 Rostman 首次报道了尸检后取精和冻冷保存（但没有妊娠），其中包括摘除和切碎附睾。获取的精子可以冷冻并随后用于尝试受孕。利用遗体获取的精子，目前已通过 IVF/ICSI 实现了妊娠（Benshushan and Schenker，1998；Tash et al，2003；Dostal et al，2005）。

可以使用前面描述的输精管结扎的方法（见前面）从输精管取精。找到输精管后，用 15°显微刀进行半切开（在输精管造影术及结果分析章节描述过）。向输精管睾丸端插入 22 号留置针并注入 0.2ml HTF 液，同时按摩附睾和输精管卷曲段。

这种取精是否符合伦理是影响其使用的最重要问题，目前的指南要求患者生前必须同意遗体取精及使用精子（Trinkoff and Barone，2013）。

九、精索静脉结扎术

精索静脉结扎术是目前最常用于治疗男性不育症的手术。**精索静脉曲张在普通男性的发病率约为 15%，原发不育中占 35%，继发性不育患者中占 75%～81%。**动物和人体研究证实，**精索静脉曲张与睾丸功能的持续进行性衰退有关**（Russell，1957；Lipshultz and Corriere，1977；Nagler et al，1985；Harrison et al，1986；Kass and Belman，1987；Hadziselimovic et al，1989；Chehval and Purcell，1992；Gorelick and Goldstein，1993；Witt and Lipshultz，1993）。

精索静脉曲张修复可以阻止对睾丸功能的进一步损害（Kass and Belman，1987；Gorelick and Goldstein，1993），会改善大部分患者的精子发生（Dubin and Amelar，1977；Schlegel and Goldstein，1992；Marmar et al，2007），并增强睾丸间质细胞功能（Su et al，1995；Tanrikut et al，2011）。泌尿外科医师使用的精索静脉结扎术要能最大限度降低并发症和复发的风险，在预防未来不育和（或）雄激素缺乏症方面存在潜在的重要作用。表 5-5 总结了各种精索静脉曲张修复方法的优缺点。

表 5-5　精索静脉曲张手术方法

方法	保留动脉	鞘膜积液（%）	失败率（%）	严重并发症的可能性
腹膜后	否	7	15～25	否
传统腹股沟	否	3～30	5～15	否
腹腔镜	是	12	3～15	是
放射介入	是	0	15～25	是
显微腹股沟或外环	是	0	0.5～1	否

(一)阴囊入路

有多种手术入路被提出用于精索静脉曲张。最早尝试修复精索静脉曲张的记录可以追溯到古代,包括从外部通过阴囊皮肤钳夹扩张的静脉。在 20 世纪初,一种开放阴囊入路的方法被使用,对曲张静脉丛进行大量结扎和切除。然而,在阴囊水平,蔓状静脉丛与睾丸动脉密切缠绕。因此,**应避免从阴囊入路进行手术,因为睾丸动脉受损会导致睾丸萎缩,进一步损害精子发生和影响生育力。**

(二)腹膜后入路

腹膜后精索静脉曲张的修复包括腹股沟内环水平切口(图 5-45)、腹外斜肌和腹内斜肌的分离,以及输精管附近腹膜后精索内动脉和精索内静脉的暴露。这种方法的优点是可以在近端(在接近精索内静脉汇入左肾静脉处)分离精索内静脉。在这个水平上,只有一两条大静脉存在,并且睾丸动脉无分支,通常明显的与精索内静脉分离。腹膜后入路结扎的静脉数量最少,这种方法仍然是修复精索静脉曲张的常用方法,尤其在儿童。

腹膜后途径的一个缺点是复发率高,特别是在儿童和青少年时期,且在术中有意保留睾丸动脉时。腹膜后精索静脉结扎术的复发率约 15%(Homonnai et al,1980;Rothman et al,1981;Watanabe et al,2005)。失败通常是由于保留了动脉周围细小静脉(并行静脉)所致。这些静脉与较大的精索内静脉相交通,如果保留静脉可能会扩张并导致复发。由腹股沟或腹膜后并行侧支所导致的失败并不常见,其可能由睾丸发出,通过旁路绕过腹膜后静脉结扎处,与精索内静脉近端重新连接所致(Sayfan et al,1981;Murray et al,1986)。扩张的提睾肌静脉(Sayfan et al,1980)和阴囊侧支(Kaufman et al,1983)也是精索静脉曲张复发

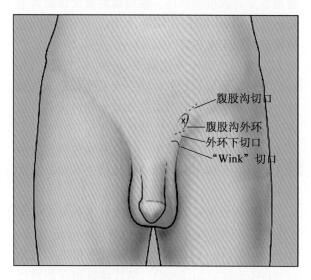

图 5-45　腹膜后精索静脉曲张的修复包括腹股沟内环水平切口

的原因,用腹膜后方法无法解决。通过腹膜后入路很难准确辨认并保留 1.0～1.5mm 的睾丸动脉,特别是对于动脉较细的儿童,手术需要在很深的术野中进行,因此在这个水平精索内静脉不能被提到切口表面,必须在腹膜后原位分离结扎。此外,这种手术方法中很难准确辨认保留淋巴管,导致术后鞘膜积液发生率为 7%～33%(Szabo and Kessler,1984)。儿童的复发率会更高,报道的青少年复发率为 15%～45%(Gorenstein et al,1986;Levitt et al,1987;Reitelman et al,1987)。**为确保结扎动脉周围的静脉网,Kass 有意结扎睾丸动脉,可以显著减少儿童和青少年的复发**(Kass and Marcol,1992)。尽管有报道显示睾丸动脉结扎后儿童睾丸生长障碍可以逆转,**但结扎动脉对后续精子发生的影响仍不确定。**在成人,双侧睾丸动脉结扎偶尔会导致无精子症和睾丸萎缩。至少目前公认的是,睾丸动脉结扎不会增强

睾丸功能。

(三)腹腔镜下精索静脉结扎术

腹腔镜下精索静脉结扎术在本质上是一种腹膜后入路,其优缺点类似于腹膜后入路(Donovan and Winfield,1992;Hagood et al,1992;Enquist et al,1994;Hirsch et al,1998;Riccabona et al,2003;Watanabe et al,2005)。

使用腹腔镜可以清楚地观察到精索内血管和输精管穿过腹股沟内环。**腹腔镜的放大倍数能够看到睾丸动脉**(Kobori et al,2013),**凭借经验,也能看到并保留淋巴管**(Glassberg et al,2008)。与先前腹膜后手术中所述的 Palomo 方法相同,腹腔镜下精索静脉结扎术在同一水平结扎精索内静脉。腹腔镜下精索静脉结扎术能够保留大部分患者的睾丸动脉和淋巴管。其并发症与开放腹膜后手术相似。复发病例是由于侧支静脉在靠近肾静脉入口处汇入精索内静脉或者直接进入肾静脉的结果。

大多数腹腔镜下精索静脉结扎术的复发率为 2.9%～4.5%(May et al,2006;Glassberg et al,2008;Barroso et al,2009),但在一些报道中高达 17%(Al-Said et al,2008)。结扎动脉但保留淋巴的腹腔镜技术显著降低术后鞘膜积液在儿童的发生率(Glassberg et al,2008)。腹腔镜下精索静脉结扎术的潜在并发症(肠道、血管或内脏损伤,空气栓塞,腹膜炎)明显比开放手术更严重。此外,腹腔镜下精索静脉结扎术需要全身麻醉。显微外科技术可以在局部或区域麻醉下进行,使用 2～3cm 的切口进行手术。这些切口通常比腹腔镜手术切口更小。腹腔镜手术的术后疼痛和恢复与腹股沟下精索静脉结扎术相同(Hirsch et al,1998)。对于经验丰富的腹腔镜医师,这种手术是治疗双侧精索静脉曲张的合理选择(Donovan and Winfield,1992;Diamond et al,2009;Mendez-Gallart et al,2009;Tong et al,2009)。

(四)显微镜下腹股沟和腹股沟下入路精索静脉结扎术

显微镜下腹股沟下入路精索静脉结扎术是目前最普遍的手术方式,其优点是可以将精索提出切口,这样可以更清楚地分辨睾丸动脉、淋巴和动脉周围小静脉。另外,**通过腹股沟或腹股沟下途径可以处理精索外静脉甚至引带静脉**(Kaufman

et al,1983),如果不结扎这些静脉,可能通过旁路绕过精索导致复发。腹股沟或腹股沟下入路允许提出睾丸进行活检,检查附睾是否梗阻,或进行鞘膜积液修复(Dabaja and Goldstein,2014)。

传统的腹股沟入路包括在腹股沟管做 5cm 切口,打开腹外斜肌腱膜,提出并牵引精索。解剖精索并结扎所有的精索内静脉(Dubin and Amelar,1977),保留输精管及其血管,尽量辨认并保留睾丸动脉及淋巴管。另外,提出精索,辨认并结扎与精索并行或穿过腹股沟下方的精索外静脉。与腹膜后方法相比,传统非放大的腹股沟途径减小复发风险,但没有改变鞘膜积液与睾丸动脉损伤的风险。**传统腹股沟手术后鞘膜积液发生率为 3%～15%,平均 7%**(Szabo and Kessler,1984)。鞘膜积液分析显示术后鞘膜积液的形成是由淋巴管结扎导致(Szabo and Kessler,1984)。睾丸动脉损伤发生率还不清楚,然而病例报道显示,睾丸动脉损伤可能比想象中的更常见。睾丸动脉损伤会导致睾丸萎缩,如果是双侧手术,之前少精子的患者很可能变成无精子。此外,当精索内只保留输精管和输精管血管时,Starzl 和他的移植小组报道了 14% 的睾丸萎缩发生率和 70% 的鞘膜积液发生率(Penn et al,1972)。

显微外科技术的引入使得精索静脉结扎术后鞘膜积液的发生率大大降低(Goldstein et al,1992;Marmar and Kim,1994;Matthews et al,1998;Cayan et al,2000),**这是因为淋巴管能更容易被识别和保留。另外,使用显微镜能够识别和保留 0.5～1.5mm 的睾丸动脉,避免了术后发生睾丸萎缩或无精子症。**

非显微外科手术的主张者认为输精管动脉(如果存在)、提睾肌动脉能为睾丸提供充足的血供,可以避免睾丸萎缩。然而,解剖学研究显示睾丸动脉直径大于输精管动脉与提睾肌动脉的直径之和(Raman and Goldstein,2004)。**睾丸动脉是供应睾丸的主要动脉。**经历过一期 Fowler 和 Stephens 睾丸下降固定术(术中有意结扎睾丸动脉)的患者中,有相当一部分发生了睾丸萎缩。另外,动物模型显示,保留睾丸动脉的精索静脉结扎术改善了睾丸超微结构,而睾丸动脉结扎组出现了睾丸超微结构的进一步损害(Zheng et al,2008)。**至少目前公认结扎睾丸动脉不可避免地**

会影响睾丸功能。

1. 麻醉

如果要提出睾丸,则建议局部麻醉或浅度全麻。如果只提出精索,则使用 0.25％丁哌卡因和 1％利多卡因各 50％的组合进行局部麻醉联合静脉基础镇静就可以满足需要。麻醉浸润皮肤和皮下组织后,在精索提出前浸润精索。盲穿进行精索阻滞有造成睾丸动脉损伤的风险(Goldstein et al,1983)。精索阻滞应使用 30G 针头以减少损伤和出血的风险。

2. 腹股沟和腹股沟下入路

腹股沟下入路正好位于腹股沟外环的下方(Marmar et al,1985),避免了切开任何筋膜层,与腹腔镜手术相比,痛苦更小且恢复更快。然而,在腹股沟下水平有更多的静脉,动脉被更多的小静脉包绕,睾丸动脉分成 2～3 支,使得动脉的辨认和保护更加困难(Hopps et al,2003a)。

在腹股沟下水平,由于外环口的压迫,动脉搏动会减弱,与腹外斜肌切开后的情况相比,更加难以辨认。表 5-6 总结了进行腹股沟切口(腹外斜肌被打开)与腹股沟下开口(筋膜完整)的指征。**通常来说,如果患者之前做过腹股沟手术,最好采用腹股沟下入路**,因为在这种情况下精索会与腹外斜肌粘连,切开筋膜可能会损伤精索。在肥胖男性更适合采用腹股沟下入路,因为肥胖会导致通过小切口进行筋膜的切开和缝合十分困难。对于外环口较高、松弛和宽敞的患者,以及精索较长、睾丸较低的患者,采用腹股沟下入路会更容易。这些患者的外环口水平更接近睾丸,需要结扎的静脉数量或动脉分支数量不会显著减少。

表 5-6　经腹股沟(切开腹外斜肌)与经腹股沟下(筋膜完整)精索静脉结扎术的手术指征比较

腹股沟	外环下
青春期前儿童	之前有腹股沟手术史
孤立睾丸	肥胖
外环口紧,位置较低	外环口松弛、宽敞,位置较高
精索短,睾丸位置高	精索长,睾丸位置低
显微手术经验少	显微手术经验丰富

作者建议,对于先前没有做过腹股沟手术的青春期前儿童,均打开腹外斜肌。因为儿童的睾丸动脉很细,全身血压较低,使得腹股沟下入路很难辨认睾丸动脉。对于只有一个睾丸、动脉保留十分重要的患者,也应该打开筋膜。在更靠近近端暴露精索(在腹股沟水平)可以找到分支前的动脉,观察到更明显的搏动。

对于先前腹股沟下精索静脉结扎术失败的患者,使用打开筋膜的方式,在先前瘢痕化结扎区域的近端进行解剖,这样显微解剖会更快更容易。腹股沟下入路比腹股沟入路更困难,只能由经常进行手术的外科医生采用。缺乏经验的显微外科医师应该从腹股沟入路开始,因为更容易。当同时进行同侧疝修补术时,采用腹股沟入路。

在切开皮肤前,通过向腹股沟方向纵行阴囊皮肤的内陷来确定腹股沟外环的位置,并进行标记。当计划拖出睾丸(见后面)时,切口的大小取决于睾丸的大小。萎缩睾丸可以通过 2～2.5cm 的切口,较大的睾丸需要 3cm 的切口。切口在朗格线内可以减少瘢痕。

如果决定通过腹股沟入路并因此打开筋膜,则切口从外环开始并沿着朗格线横向外延伸 2～3.5cm(图 5-46)。如果手术采用经腹股沟下入路进行,则将切口置于外环口下方的皮肤线上(图 5-47)。

在血管钳夹缝中用电凝切开 Camper 筋膜和 Scarpa 筋膜。如果遇到腹壁浅动脉和腹壁浅静脉,则可牵拉游离或钳夹、分离、结扎。

如果选择腹股沟入路,则暴露腹外斜肌腱膜,并按腹股沟外环的方向打开切口。在切口的顶端放置 3-0 可吸收缝线,有利于后期的缝合。

用 Babcock 钳抓住精索并提出切口。将髂腹股沟神经和生殖股神经的生殖支从精索上分离,并用大的 Penrose 引流条包绕。如果使用腹股沟下切口,则如前所述切开 Camper 筋膜和 Scarpa 筋膜。用示指插入切口沿着精索通向阴囊,然后勾住外环口向头侧牵拉。使用一个小号 Richardson 拉钩沿着示指背侧滑入切口,并向阴囊方向牵拉(图 5-48)。在示指和 Richardson 拉钩中间会显露出精索,助手用 Babcock 钳抓住精索并提出切口,用一条大的 Penrose 引流条包绕精索。

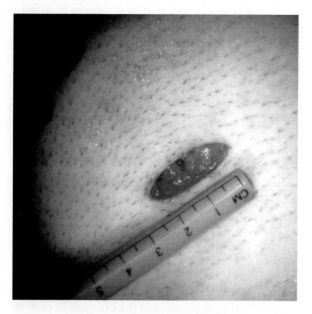

图 5-46 如果决定通过腹股沟入路并打开筋膜,则切口从外环开始并沿朗格线横向延伸 2～3.5cm

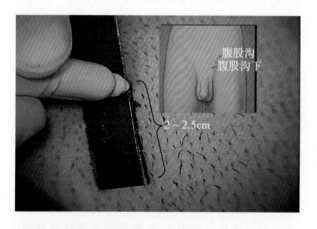

图 5-47 如果手术经外环下入路进行,则切口位于外环口下方的皮肤标记线

3. 解剖精索

将手术显微镜移到术野,在 6～10× 放大倍数下,使用 Bovie 电凝顺着提睾肌的方向切开精索外筋膜,以避免损伤提睾肌动脉。将 5-0 微乔缝合线置于切口的顶端以便于稍后关闭。使用直蚊式钳尽可能抬高并展开相对无血管的精索内筋膜,用剪刀剪开(图 5-49)。放大倍数增加到 10～25×,并用 1% 罂粟碱溶液浸润,检查是否有睾丸动脉的搏动。微型多普勒对于识别动脉十分有用(图 5-50)。一旦找到睾丸动脉,使

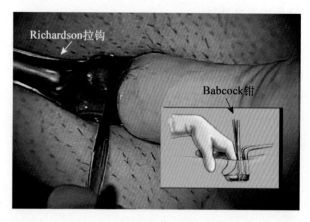

图 5-48 使用一个小号 Richardson 拉钩沿着示指背侧滑入切口,并向阴囊方向牵拉

用头端精细的非锁定显微持针器及显微钳,将其与周围组织、小静脉、淋巴等分离开。用血管吊带环绕动脉作为标记并轻轻牵拉(图 5-51)。对于可疑的动脉,用显微持针器尖端轻轻抬起动脉直到完全闭塞,然后缓慢降低动脉压力,直到出现搏动性血流。如果没有立刻找到动脉,则小心地从最大的静脉开始解剖精索。剥除干净静脉上附着的淋巴管(图 5-52),检查大静脉的底部是否有附着的动脉。**在 50% 的患者中,睾丸动脉附着于大静脉底部**(Beck et al,1992)。除了输精管静脉,精索内的所有静脉,都进行双重结扎,可使用止血夹(图 5-53)或使用一黑一白两条 4-0 丝线(图 5-54)。结扎后切断静脉。中号止血夹用于 5mm 或更大的静脉,小号自动血管夹用于 1～5mm 静脉,4-0 丝线用于小于 2mm 静脉。**使用自动施夹器**(Ligaclip small size,Ethicon,Somerville,NJ)**可以显著减少手术时间。双极电凝可用于小于 0.5mm 的静脉。保留输精管静脉提供静脉回流。如果输精管静脉扩张超过 2.5mm,则进行分离结扎。输精管通常有两组血管伴行,只要还有一组输精管静脉保持完整,就能保证静脉回流充足。**在解剖完成时,在示指上翻看精索,检查是否所有的静脉都被结扎。附着于睾丸动脉的小静脉被解剖游离并结扎,如果直径小于 1mm,也可以用双极电凝镊尖端电凝离断。在至少 90% 的患者中能找到提睾肌动脉(通常附着于两条提睾肌静脉中间)并予以保留。

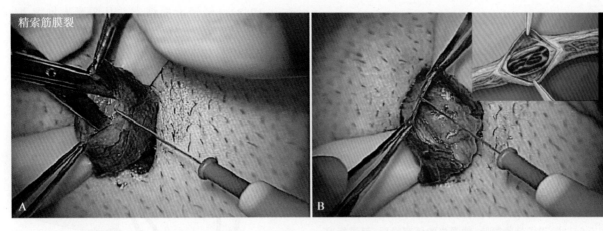

精索筋膜裂

图 5-49　将手术显微镜移到术野,在 4～6× 放大倍数下,打开精索外和精索内筋膜

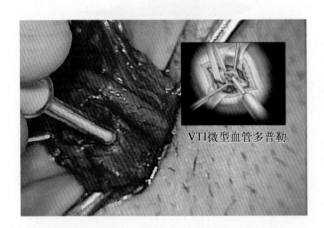

VTI微型血管多普勒

图 5-50　微型多普勒对于识别动脉十分有用

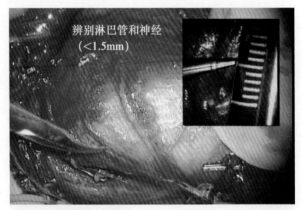

辨别淋巴管和神经
(<1.5mm)

图 5-52　如果没有立刻识别动脉,则仔细地从最大的静脉开始解剖精索。剥离静脉上附着的淋巴管

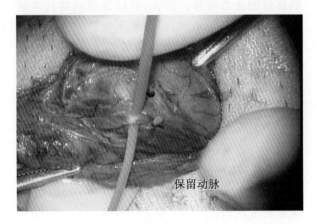

保留动脉

图 5-51　用血管吊带环绕动脉作为标记并轻轻牵拉

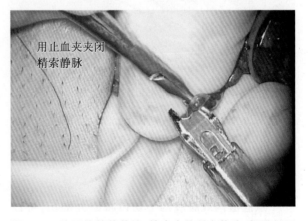

用止血夹夹闭
精索静脉

图 5-53　除了输精管静脉,精索内的所有静脉,都进行双重结扎,可使用止血夹或使用一黑一白两条 4-0 丝线(图 5-54)

最近非梗阻性无精子症男性中使用能量多普勒超声的 TESE 结果显示,含有精子的生精小管最有可能在血供丰富的睾丸区域被发现。因此,

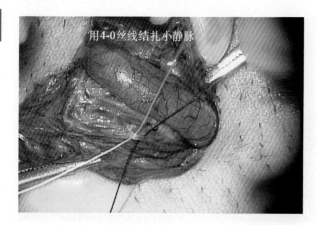

图 5-54　除了输精管静脉，精索内的所有静脉，都进行双重结扎，可使用止血夹（图 5-53）或使用一黑一白两条 4-0 丝线

理论上应该尽可能保留最多的睾丸血供，包括睾丸动脉和提睾肌动脉，将有利于改善睾丸功能。**在解剖完成时，只剩下睾丸动脉、提睾肌动脉、淋巴管、输精管及其血管**（图 5-55）。直到检查精索提示没有额外的精索内静脉和精索外静脉之前，都不能认为解剖完全。每当一根静脉被发现并结扎时，任何剩余的静脉都会扩张。

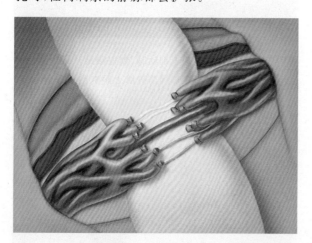

图 5-55　在解剖完成时，只剩下睾丸动脉、提睾肌动脉、淋巴管和输精管及其血管

4. 提出睾丸

从腹股沟或腹股沟下切口将睾丸提出，可以直接看到所有的睾丸静脉回流血管。只提出精索能够接触到大多数的精索外侧支，但可能遗漏靠近睾丸的那些侧支或引带静脉侧支，放射造影证实这是 10% 精索静脉曲张复发的原因（Kaufman

et al,1983）。轻轻上提精索并从阴囊上推睾丸，可容易地将睾丸从切口提出。找到所有的精索外静脉用血管夹双重结扎并切断（图 5-56）。检查引带看是否有来自鞘膜的静脉，电凝或双重结扎这些静脉。**当完成这个步骤之后，所有的睾丸回流都经过精索。**

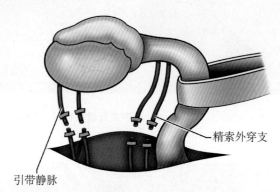

图 5-56　找到所有的精索外静脉并用血管夹双重结扎并切断

精索静脉曲张患者中有 15% 会发生鞘膜积液。3ml 的鞘膜积液足以显著改变睾丸温度调节（Wysock et al,2009）。如果在提出的睾丸中发现鞘膜积液，则进行修复。小的鞘膜积液可以通过鞘膜囊部分切除并灼烧切缘进行治疗；大的鞘膜积液使用颈部结扎或切除的方法。**精索静脉结扎术后暂时性的静脉高压，使鞘膜切除术后难以达到良好的止血效果。因此，在精索静脉结扎术联合鞘膜积液切除术时，应该毫不犹豫地放置阴囊 Penrose 引流条引流 24h。**将睾丸还纳入阴囊，在精索下方留置 Penrose 引流条。

如果之前打开了腹外斜肌腱膜，使用预先放置的 3-0 缝线连续缝合。用 3-0 普通肠线缝合 Scarpa 和 Camper 筋膜，用 5-0 单股可吸收缝线皮内缝合皮肤，并用 2～3 个无菌胶布条加固（图 5-57）；使用阴囊托并用敷料填充。患者在手术当天出院，服用含可待因的泰诺，可以在 2 或 3d 内恢复轻度活动。

如果在睾丸提出后结扎了大的精索外静脉或引带静脉，再次用示指检查精索是否有静脉扩张。使用预先放置的 5-0 微乔间断缝合精索外筋膜。

（五）介入栓塞法

术中静脉造影可以显示静脉侧支，如果这些侧支没被结扎可能会导致复发（Sayfan et al,

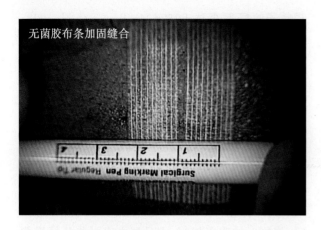

无菌胶布条加固缝合

图 5-57　用 3-0 普通肠线缝合 Scarpa 和 Camper 筋膜,用 5-0 单股可吸收缝线皮内缝合皮肤,并用 2~3 个无菌胶布条加固

1981;Belgrano et al,1984;Levitt et al,1987;Zaontz and Firlit,1987)。术中静脉造影确实降低了术后复发率,但二维视图往往不能使外科医师确定所有侧支的位置。

　　放射显影线圈栓塞精索内静脉已经成功用于治疗精索静脉曲张(Lima et al,1978;Walsh and White,1981;Weissbach et al,1981)。这种技术通常在局麻下通过股静脉的小切口进行。球囊栓塞的复发率最初为 11%,最近的报道低至 4%(Kaufman et al,1983;Mitchell et al,1985;Murray et al,1986;Matthews et al,1992)。未能成功插管进入小的侧支静脉、精索外静脉及阴囊侧支会导致复发。**尝试在精索内静脉内放置球囊或线圈的成功率为 75%～90%**(White et al,1981;Morag et al,1984;Winkelbauer et al,1994;Sivanathan and Abernethy,2003),**因此相当部分尝试栓塞的患者最后仍需手术治疗。**另外,栓塞法需要 1~3h 才能完成,而手术修复只需要 25~45min。尽管很少见,介入球囊或线圈栓塞的严重并发症包括球囊或线圈移位到肾静脉,导致一侧肾丢失、线圈或球囊肺栓塞、股静脉穿孔或血栓形成,以及造影剂过敏反应(Matthews et al,1992)。通过阴囊静脉顺行插管进行阴囊硬化治疗,已经在欧洲得到应用(Tauber and Johnsen,1994;Ficarra et al,2002;Minucci et al,2004),复发率与球囊或线圈技术类似。由于缺乏长期随访数据,硬化剂逃逸到肾静脉和腔静脉的后果尚不

清楚。此外,精索静脉曲张越严重,使用该技术的失败率和复发率越高。很多患者在介入栓塞后 2～5 年复发,典型表现是静脉的缓慢充盈,在每天傍晚时最为显著。首诊粗略的体检会遗漏这些复发情况,作者认为这些复发是线圈栓塞再通导致的,因为与手术修复不同,这些静脉没有被结扎及切断。尽管刚开始是成功的,但介入栓塞术没有显微静脉结扎术持久。

(六)精索静脉结扎术并发症

1. 鞘膜积液

　　鞘膜积液是非显微精索静脉结扎术后最常见的并发症。这种并发症的发生率从 3%～33%,平均为 7%。鞘膜积液蛋白质浓度分析表明,**精索静脉结扎术后鞘膜积液的形成是由淋巴管阻塞引起**(Szabo and Kessler,1984)。至少一半的精索静脉结扎术后鞘膜积液太多最终引起不适而需要手术切除。鞘膜积液对精子功能和生育能力的影响尚不确定。已知精索静脉曲张男性的睾丸内温度明显升高(Zorgniotti et al,1979;Goldstein and Eid,1989),这似乎是精索静脉曲张对生育不良影响的重要病理生理表现(Saypol et al,1981)。大量鞘膜积液会在睾丸周围形成一个异常屏障层,这可能会损害逆流热交换机制的效率,因此减弱了精索静脉结扎术带来的益处(Wysock et al,2009)。

　　使用显微镜来识别和保留淋巴管,几乎可以避免精索静脉结扎术后发生鞘膜积液的风险(Goldstein et al,1992;Marmar and Kim,1994;Glassberg et al,2008)。精索静脉结扎术引起的鞘膜积液的处理办法与其他鞘膜积液相同(见本卷第 21 章)。

2. 睾丸动脉损伤

　　人睾丸动脉的直径为 1.0～1.5mm。睾丸动脉为睾丸提供 2/3 的血液供应,输精管动脉和提睾肌动脉提供剩余的 1/3(Raman and Goldstein,2004)。人类精索显微解剖研究显示,40%的睾丸动脉附着于大的精索内静脉,另外 20%的睾丸动脉被微小的静脉网包绕(Beck et al,1992)。在进行精索静脉结扎术的过程中,动脉可能会呈痉挛状态,即使处于非痉挛状态也往往难以对动脉进行辨认和保留。**睾丸动脉的损伤或结扎伴随着睾丸萎缩风险和(或)精子发生受损风险。**在 Starzl

移植小组的报道中,当睾丸动脉被有意结扎时,睾丸萎缩发生率为 14%(Penn et al,1972)。目前仍不清楚精索静脉结扎术中睾丸动脉结扎的实际发生率,但一些研究表明这种情况较常见(Wosnitzer and Roth,1983)。动物研究表明,睾丸动脉结扎后睾丸萎缩风险为 20%~100%(MacMahon et al,1976;Goldstein et al,1983)。在人类,睾丸动脉结扎后如果提睾肌动脉和输精管动脉有供血,则不太可能发生睾丸萎缩(Raman and Goldstein,2004)。**在儿童中,新生血管形成及输精管和提睾肌血管代偿能力大于成人,使得睾丸动脉结扎后萎缩的可能性较小。**使用放大镜或者最好是手术显微镜和(或)显微型多普勒探头,有助于识别和保留睾丸动脉,从而最大限度地降低睾丸损伤的风险;放射介入球囊或线圈栓塞技术也避免了这种风险。

3. 精索静脉曲张复发

精索静脉曲张术后复发率从 0.6%~45%(Barbalias et al,1998;Lemack et al,1998;Cayan et al,2000;Al-Kandari et al,2007)。小儿精索静脉曲张术后复发更为常见。精索静脉曲张复发的造影研究可以观察到动脉周围支、腹股沟平行支、腹膜后侧支或者更少见的阴囊侧支(Kaufman et al,1983),以及**腹膜后手术遗漏的腹股沟平行支和阴囊侧支。**非显微腹股沟手术的精索静脉曲张复发率较低,但未能解决阴囊侧支或睾丸动脉周围小静脉的问题。使用拖出睾丸的显微外科手术可将精索静脉曲张复发率降低至 1% 以下,而常规腹股沟手术为 9%(Goldstein et al,1992;Marmar and Kim,1994)。

(七)结果

精索静脉结扎术能够显著改善 60%~80% 患者的精液质量;精索静脉结扎术后的怀孕率为 20%~60%(Marmar et al,2007)。一项随机对照研究显示,在患有精索静脉曲张的不育男性中进行手术治疗与非手术治疗比较,手术组 1 年的妊娠率为 44%,而对照组为 10%(Madgar et al,1995)。在作者所做的 1500 例显微外科手术中,排除女方因素后,43% 的夫妇在 1 年内获得妊娠(Goldstein and Tanrikut,2006),2 年时妊娠率为 69%。**对于患有可触及精索静脉曲张的无精子症患者,显微精索静脉结扎术治疗后精液中重新出现精子的概率高达 50%**(Matthews et al,1998;Kim et al,1999;Pasqualotto et al,2006;Lee et al,2007a;Ishikawa et al,2008)。

精索静脉结扎术的结果也与精索静脉曲张程度有关。**与轻度的精索静脉曲张相比,重度的精索静脉曲张术后精液质量改善程度要更高**(Steckel et al,1993;Jarow et al,1996)。此外,与轻度的精索静脉曲张相比,重度的精索静脉曲张术前精液质量更差。无论精索静脉曲张程度如何,总体妊娠率相似。一些证据表明,患者越年轻,修复后的改善越好,而且睾丸有可能从精索静脉曲张造成的损伤中恢复(Kass et al,1987)。精索静脉曲张复发、睾丸动脉结扎或术后鞘膜积液形成常常与术后效果不良相关。**在血清睾酮水平低的不育男性中,单纯显微精索静脉结扎术会显著改善血清睾酮水平**(Su et al,1995;Cayan et al,1999;Younes,2003;Rosoff et al,2009;Tanrikut et al,2011)。

(八)总结

精索静脉曲张非常常见,可见于 15% 的男性。约 35% 的原发性不育症患者患有精索静脉曲张,75%~81% 的继发性不育患者有精索静脉曲张。越来越多的证据清楚地表明,精索静脉曲张对睾丸持续产生进行性损伤。重度的精索静脉曲张似乎比轻度的精索静脉曲张造成更大的损伤,相反,重度精索静脉曲张修复后精液质量会得到更大改善。**精索静脉结扎术可以阻止男性精索静脉曲张患者精液质量逐步下降。**精索静脉曲张修复的年龄越早,生精功能恢复的可能性越大。**精索静脉曲张结扎术也可改善睾丸间质细胞功能,使睾酮水平升高**(Su et al,1995;Cayan et al,1999;Younes,2003;Tanrikut et al,2011)。

精索静脉结扎术最常见的并发症是鞘膜积液,睾丸动脉损伤,以及曲张持续存在或复发。**可以通过显微外科技术、腹股沟或腹股沟下途径、显露精索外静脉及阴囊静脉等方法降低这些并发症的发生率。**这些改进的精索静脉结扎技术的应用提供了一种安全有效的方法来治疗精索静脉曲张,保留睾丸功能,并且在相当数量的人群中使精液质量提高、怀孕可能性增加,以及使雄激素缺乏症男性的血清睾酮增加。

十、成人睾丸下降固定术

众所周知,即使是单侧隐睾也与较高的不育发生率相关。定期长时间的热浴和桑拿会损害精子发生。睾丸温度升高也被认为是精索静脉曲张的主要病理生理学特征(Zorgniotti,1980;Saypol et al,1981;Goldstein and Eid,1989;Wright et al,1997)。精子发生对温度非常敏感,动物和人体研究都表明,人工提高睾丸温度会导致精子发生受损(Shin et al,1997;Perez-Crespo et al,2008;Shiraishi et al,2010),但会维持睾丸激素产生功能。成人睾丸下降固定术与儿童相同,即使对侧睾丸正常,进行睾丸固定术将隐睾移到可触及阴囊中也是值得的,隐睾的间质细胞功能也会得以保留。成人双侧隐睾下降固定术可诱导精子发生并得以妊娠(Shin et al,1997)。**即使是单侧隐睾,在放置在阴囊正确位置时,也可以提供足够的睾酮,以避免激素替代的需要。当成人进行睾丸下降固定术后,必须定期进行自我检查和每年进行超声检查。**

成人可回缩睾丸或睾丸异位症:男孩的可回缩睾丸如果在医疗室或麻醉时可用手将睾丸停留在阴囊中,通常不会进行手术治疗。成人持续性回缩性睾丸的结局尚不清楚。一部分不育男性患者伴有回缩性睾丸(Caucci et al,1997)。这些男性的精液分析通常类似于精索静脉曲张的典型应激表现,但他们没有可触及的精索静脉曲张,通常至少一个或经常两个睾丸从阴囊回缩至腹部,并且每天持续 1h 或更长时间。在有些男性中,这些睾丸几乎始终回缩在腹部,除非在温水淋浴或麻醉状态下才会下降。这些睾丸很可能会受到温度调节和精子发生受损的影响。阴囊固定术可以提高这些男性的精子质量和生育能力。有些男性患有异位睾丸,与正常的一侧不同,他们的一个睾丸位于另一个后方(图5-58),几乎位于会阴部,这也可能会使睾丸温度升高。

当为治疗成人回缩性或异位睾丸而行睾丸下降阴囊固定术时,应该使用肉膜囊操作技术。像治疗睾丸扭转一样简单地把鞘膜固定在肉膜上,不能阻止睾丸回缩到腹股沟位置。创建一个肉膜囊会使睾丸固定在阴囊中,永久性防止回缩。这

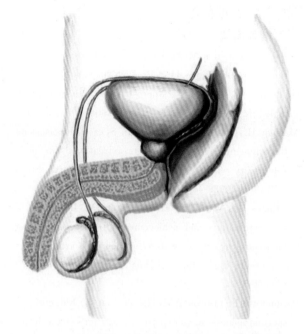

图 5-58　与正常的一侧不同,图中的一个异位睾丸位于另一个睾丸后方,几乎位于会阴部

也是预防睾丸扭转的最可靠、最安全的技术(Redman and Barthold,1995)。

在覆盖睾丸的较低阴囊皮肤褶皱处做 3～4cm 的横向切口,**切口应非常浅,只透过真皮,而不穿透肉膜。必须创建一个足够大的囊腔来容纳成人睾丸,囊腔位于肉膜之上,在薄的皮肤下方。**

在创建了一个宽敞的囊腔之后,将肉膜和鞘膜垂直纵向切开并递送睾丸。覆盖精索的提睾肌纤维被分开并结扎,以使睾丸回缩的趋势最小化。为了防止睾丸从阴囊中脱出,围绕精索把肉膜的开口关闭,但不要太紧。翻转的鞘膜边缘与肉膜开口用可吸收线缝合。把睾丸置于囊袋中而无须固定白膜(Redmanand Barthold,1995),用 4-0 铬肠线在睾丸表面上方间断缝合关闭皮肤。这种技术可避免对走行在白膜下的睾丸动脉产生意外损伤或造成出血风险(Jarow,1990)。

声明

感谢 Vanessa L. Dudley 和 Philip Shihua Li 在本书撰写过程中提供的大力帮助。

参考文献

完整的参考文献列表通过 www. expertconsult.com 在线获取。

推荐阅读

Dabaja A,Goldstein M. Microsurgical hydrocelectomy:rationale and technique. Urol Practice 2014;1(4):189-93.

Goldstein M,Tanrikut C. Microsurgical management of male infertility. Nat Clin Pract Urol 2006;3(7):381-91.

Marmar JL,Agarwal A,Prabakaran S,et al. Reassessing the value of varicocelectomy as a treatment for male subfertility with a new meta — analysis. Fertil Steril 2007;88(3):639-48.

Matthews GJ, Matthews ED, Goldstein M. Induction of spermatogenesis and achievement of pregnancy after microsurgical varicocelectomy in men with azoospermia and severe oligoasthenospermia. Fertil Steril 1998;70(1):71-5.

Pasqualotto FF, Lucon AM, Hallak J, et al. Induction of spermatogenesis in azoospermic men after varicocele repair. Hum Reprod 2003;18(1):108-12.

Schiff J,Chan P,Li PS,et al. Outcome and late failures compared in 4techniquesof microsurgical vasoepididymostomy in 153consecutive men. J Urol 2005;174(2):651-5,quiz 801.

Schlegel PN. Testicular sperm extraction:microdissection improves sperm yield with minimal tissue excision. Hum Reprod 1999;14(1):131-5.

Sigman M,Jarow JP. Ipsilateral testicular hypotrophy is associated with decreased sperm counts in infertile men with varicoceles. J Urol 1997;158(2):605-7.

Tanrikut C,Goldstein M,Rosoff JS,et al. Varicocele as a risk factor for androgen deficiency and effect of repair. BJU Int 2011;108:1480-4.

（王　瑞　吕坤龙　**编译**　黄煜华　李　朋　潘　峰　智二磊　李　铮　**审校**）

第6章 阴茎勃起的生理学及勃起功能障碍的病理生理学

Tom F. Lue, MD, ScD(Hon), FACS

阴茎勃起的生理学

勃起功能障碍的病理生理学特征

展望

"The penis does not obey the order of its master, who tries to erect or shrink it at will. Instead, the penis erects freely while its master is asleep. The penis must be said to have its own mind, by any stretch of the imagination."

—*Leonardo da Vinci*

一、阴茎勃起的生理学

(一)研究历程

对勃起功能障碍(ED)的首次描述出现在埃及的莎草纸上,可追溯到大约公元前 2000 年。主要包括自然现象(男性不能完成性生活)和超自然现象(邪恶魅力和咒语)两种类型描述。后来,Hippocrates 报道了许多塞西亚贵族中男性阳痿的病例,并将其归咎于过度的骑马。Aristotle 指出神经的三个分支将精神和能量输送到阴茎,并认为勃起是由流入的空气导致的,他的理论在当时被广泛认可。但是 Leonardo da Vinci(1504)注意到被绞死的男人勃起的阴茎中有大量的血液,因此对空气流入阴茎导致勃起的概念产生了怀疑。然而,da Vinci 的这一研究直到 20 世纪才被公开(Brenot,1994)。1585 年,在《关于外科手术的十本书》与《生殖》中,Ambroise Paré 对阴茎解剖和勃起的概念做了精确的描述。他描述阴茎是由神经、静脉、动脉及两个韧带(海绵体)、一个尿道和四块肌肉组成的同心结构。Paré 认为,"当

男性有性冲动时,血液流入阴茎并促使其勃起。"Dionis(1718;quoted by Brenot,1994)提出阴茎中血液滞留的重要性,他认为血液滞留是由肌肉痉挛压迫近端静脉造成的,而 Hunter(1787)则认为,是静脉痉挛阻止了阴茎血液的回流。

对阴茎血流动力学的现代研究始于 20 世纪 70 年代,研究者给予志愿者视觉听觉刺激后,通过同位素氙清除和海绵体造影对阴茎勃起进行研究。但在当时却有两种不同的结果:Shirai 等(1978)认为,阴茎静脉血流在勃起过程中增加,并且动脉灌注也会代偿性地明显增加;而 Wagner(1981)则认为,勃起时动脉血流增加,但静脉灌注会减少。

目前对阴茎勃起生理学的认识主要是在 20 世纪 80 年代和 90 年代获得的。除了阐明平滑肌在调节动脉和静脉血流中的作用外,还阐明了白膜的三维结构及其在阴茎静脉闭塞中的作用。对神经作用的突破性认识是确认一氧化氮(NO)是勃起的介导分子及磷酸二酯酶(PDEs)是勃起消退的介导分子。此外还发现了内皮细胞和一氧化氮合酶(NOS)在调节平滑肌张力中的作用,对缝隙连接介导的细胞间作用,以及离子通道(钾和钙)和 Rho/Rho-激酶通路在平滑肌收缩和松弛中的重要作用。在病理生理学方面,也已检测出许多和阴茎疾病相关的平滑肌、神经末梢、内皮和纤维弹性骨架的变化。这些进展将会在本章中详细阐述。

（二）阴茎的功能解剖

阴茎由三个圆柱体结构组成：两条阴茎海绵体和一条尿道海绵体，表面由疏松的皮下组织和皮肤覆盖。疲软状态下阴茎的长度主要由平滑肌的收缩状态和海绵窦内的血容量决定，另外还会受情绪和外界温度等因素的影响。在一项测量阴茎根与耻骨交汇处到尿道口长度的研究中显示，阴茎疲软状态下平均为 8.8cm，拉伸状态下是 12.4cm，勃起状态下是 12.9cm（Wessells et al，1996）。年龄以及疲软状态下阴茎长度和勃起后阴茎长度的关系不大。Spar-ling（1997）在另一项研究中显示，大约 15％的男性阴茎勃起后向下弯曲，其中 1/4 的人勃起角度降低，从而导致 40％的男性阴茎勃起长度缩短，为 4.50～5.75in（11.43～14.60cm）（Awwad et al，2005）（表 6-1）。之后，很多国家的研究也做了类似报道。一项关于阴茎形态和勃起的研究显示，阴茎勃起后的硬度不仅取决于海绵体压力，阴茎的结构和海绵体组织特性也会对其产生影响。其研究者认为在勃起功能障碍的患者中，如果其阴茎血流动力学正常，随后应该检测其阴茎的结构（Udelson et al，1998）。

表 6-1　成人阴茎长度

第一作者	时间	样本例数	年龄	疲软状态长度（cm）	拉伸或勃起长度（cm）	国家
Kinsey	1948	2770	20—59	9.7	15.5(E)	美国
Bondil	1992	905	17—91	10.7	16.74(S)	法国
Wessells	1996	80	21—82	8.85	12.45(S)，12.89(E)	美国
Ponchietti	2001	3300	17—19	9	12.5(S)	意大利
Ajmani	1985	320	17—23	8.16	NA	尼日利亚
Schneider	2001	111	18—19	8.6	14.48(E)	德国
		32	40—68	9.22	14.18(E)	
Awwad	2005	271(N)	17—83	9.3	13.5(S)	约旦
		109(ED)	22—68	7.7	11.6(S)	

E. 勃起长度；ED. 勃起功能障碍；N. 正常；NA. 无；S. 拉伸长度

Modified from Awwad Z，Abu-Hijleh M，Basri S，et al. Penile measurements in normal adult Jordanians and in patients with erectile dysfunction. Int J Impot Res 2005；17：191-5.

1. 白膜

白膜具有很强的弹性、韧性和组织强度（Hsu et al，1992）（图 6-1）。覆盖海绵体的白膜是一个双层结构，具有多个亚层。内层束呈环状，支撑并包裹海绵体组织，并从纵隔腹侧内层呈放射状分布到白膜腹外侧束，对海绵体起支撑作用。外层束呈纵向，从阴茎头向外延伸至阴茎海绵体脚，止于耻骨下支，但在 5 点和 7 点之间的位置是缺如的。两层之间由较少的纤维组织连接，相反，尿道海绵体组织缺乏外层结构或内支撑，是为了保证其在勃起过程中的低压力状态。

白膜是由弹性纤维组成的，这些纤维形成不规则的、胶原纤维可黏附的网络状（图 6-2）。白膜详细的组织学组成随解剖位置和功能变化而改变。导静脉在白膜的内层和外层之间，长度很短，常从外层束斜穿而出。然而，海绵体动脉和背动脉的分支会更直接地为海绵体组织提供额外的血液供应。供应海绵体的动脉由周围的软组织鞘包裹，保护动脉免受勃起时白膜的压迫导致闭塞。

海绵体外层在勃起过程中对导静脉的闭塞起额外的压迫作用。它在很大程度上决定了白膜的厚度和强度（Hsu et al，1992），在 6 点和 7 点方向的位置，白膜的厚度为（0.8±0.1）mm，在 9 点方向位置，厚度为（1.2±0.2）mm，在 11 点方向位置，厚度为（2.2±0.4）mm，在 3 点、5 点到 6 点、1 点方向，厚度的测量在几乎是呈镜像对称的（特定位置的差异在统计学上是显著的）。

白膜穿刺之前的压力测试在 6 点和 7 点方向位置为 $(1.6±0.2)×10^7 N/m^2$，在 9 点方向位置为 $(3.0±0.3)×10^7 N/m^2$，11 点方向为 $(4.5±0.5)×10^7 N/m^2$。白膜的强度及硬度和位置之间有统计学意义，最脆弱的部位位于腹侧沟（Hsu et al，1994）。

白膜由纤维胶原（Ⅰ型和Ⅲ型）组成，和弹性

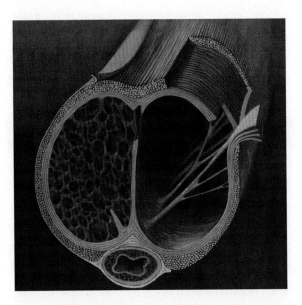

图 6-1　阴茎横断面图,显示了白膜和海绵体的内环层、外纵层及内柱。在尿道海绵体处没有外纵层(From Lue TF,Akkus E,Kour NW. Physiology of erectile function and dysfunction. Campbell's Urology Update 1994;12:1-10.)

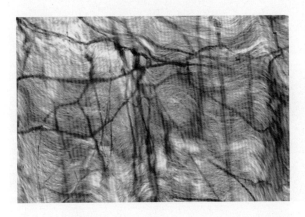

图 6-2　白膜的显微照片,显示交织的弹性纤维和较细的胶原纤维(HART 染色×100)

纤维交叉排列在一起。虽然胶原纤维的抗拉强度比钢大,但它的伸展性是有限的。相反,弹性纤维的长度可达其原长度的 150%。弹性纤维可使白膜延展,有助于延伸阴茎长度。

　　阴茎外部由阴茎祥状韧带和悬韧带两个韧带固定。祥状韧带起源于 Colles 筋膜,位于外侧,很表浅但不附着于海绵体的白膜。悬韧带起源于 Buck 筋膜,由两束外侧束和一束正中束组成,围绕阴茎背静脉起固定阴茎作用。韧带的主

要功能是将阴茎海绵体的白膜附着在耻骨上,并固定阴茎的悬垂部分(Hoznek et al,1998)。对于先天性缺陷或在"阴茎延长"手术中该韧带被切断的患者,阴茎勃起后可能出现不稳定或方向改变。

　　2. 阴茎海绵体、尿道海绵体、阴茎头

　　阴茎海绵体是一对包裹在白膜里面的柱状结构。它们的近端,即阴茎海绵体脚,单独起源于两侧耻骨下支,并在耻骨弓下合并,最后与阴茎头相连。在男性中,两层海绵体之间的隔膜是不完整的,但在狗等其他物种中则是完整的。海绵体由纤维骨架支撑,纤维骨架包括白膜、隔膜、海绵体柱、海绵状纤维骨架、动脉和神经周围的纤维鞘。白膜内是相互交通的窦腔,窦腔被弹性纤维、胶原和疏松的结缔组织包围的平滑肌小梁分隔开,海绵体末梢神经和螺旋动脉与平滑肌密切相关。每个海绵体都是窦状体的集合体,中心较大,周围较小。在松弛状态下,血液从中央扩散到外周血窦,血气水平与静脉血相似(Goldstein and Padma-Nathan,1990;Hsu et al,1992)。在勃起过程中,动脉血液迅速进入中央和外周窦,改变了海绵体血气水平使其迅速达到动脉血水平(Sattar et al,1995)。尿道海绵体和阴茎头的结构与阴茎海绵体相似,只是窦腔较大。尿道海绵体的白膜较薄(只有一层环形排列层),阴茎头则无白膜覆盖(表6-2)。

表 6-2　阴茎结构及其在阴茎勃起中的作用

成分	功能
阴茎海绵体	支撑尿道海绵体和阴茎头
白膜	包裹并保护勃起组织,保持阴茎海绵体硬度参与静脉闭塞机制
平滑肌	调节进出海绵窦的血流
坐骨海绵体肌	使海绵体充血,促进勃起,在勃起阶段,使海绵体更加坚挺
球海绵体肌	挤压球部,辅助排精
尿道海绵体	挤压和收缩尿道,强力地将精液射出
阴茎头	起到缓冲作用,减轻阴茎对女性器官的影响;传入性刺激,促进勃起,增强快感,由于呈锥形结构,便于阴茎进入阴道完成性生活

3. 动脉

阴茎血液的来源通常是髂内动脉分支的阴部内动脉(图 6-3A),然而,在许多情况下会存在副动脉,它起源于髂外动脉、闭孔动脉、膀胱动脉或股动脉,它们可能构成一些男性阴茎海绵体动脉的主要或唯一的血液供应(Breza et al,1989)。在一项对 20 具新鲜人体尸体解剖的研究中,Droupy 和他的同事(1997)报道了阴茎动脉供血的三种类型:Ⅰ类,仅来源于阴部内动脉(3 例);Ⅱ类,来源于阴部内动脉和副动脉(14 例);Ⅲ类,完全来源于阴部副动脉(3 例)。Nehra 和他的同事(2008)研究了 79 例有 ED 病史的患者,并注意到 35%的患者有阴部副动脉,这些副动脉通常起源于闭孔动脉。在这些患者中,阴部副动脉是阴茎主要供血来源的占 54%,唯一来源的占 11%。Mulhall 和他的同事(2008)证明了在前列腺根治切除手术中保留阴部副动脉的重要性,他们在研究中称,保留了阴部副动脉的男性可更快速地恢复性功能。

阴部内动脉向会阴发出分支后成为阴茎总动脉,阴茎动脉的三个分支分别是背侧支、尿道球部支和海绵体支,三个分支在阴茎头附近形成一个血管环。当勃起时,背侧动脉负责充盈阴茎头。尿道球部动脉供应尿道球部和尿道海绵体。海绵体动脉从阴茎海绵体脚合并的地方进入阴茎,主要影响阴茎海绵体膨胀,沿途分出许多螺旋动脉,为海绵体小梁和海绵窦提供血供(图 6-3B)。这些螺旋动脉在阴茎疲软时呈收缩和弯曲状态,在勃起过程中扩张。Diallo 等(2013)指出,在 5 例尸体标本中,4 例的阴茎背动脉发出了 2~4 个贯穿支,连接海绵体动脉,为阴茎远端的 1/3 供血。尿道球部动脉和尿道海绵体动脉分别位于白膜外面尿道海绵体的外侧和背侧。海绵体和尿道动脉吻合术一般选取尿道海绵体外侧。

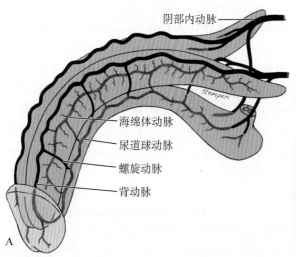
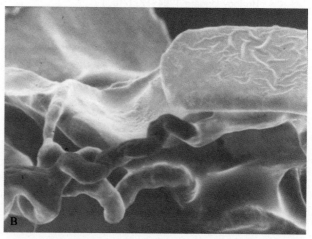

图 6-3　A. 阴茎动脉;B. 人阴茎扫描电子显微照片显示螺旋动脉不通过毛细血管,而是直接开口于海绵窦,无中间毛细血管

4. 静脉

阴茎静脉由三个海绵体白膜下的外周血窦的微小静脉汇集而成。这些小静脉走行在白膜和外周血窦之间的小梁中,形成白膜下静脉丛,然后汇入导静脉(图 6-4A)。

(1)皮肤和皮下组织:多条浅静脉在皮下走行,并在阴茎根部附近汇合形成一条(或成对)浅表背静脉,汇入大隐静脉。偶尔,浅表背静脉也会引流部分来源于海绵体的血液。

(2)悬垂部阴茎:引流阴茎海绵体和尿道海绵体的导静脉主要来自背侧的背深静脉、背侧的螺旋静脉及腹侧的尿道周围静脉。多条起始于冠状沟的静脉汇合形成深静脉,它是阴茎头和阴茎海绵体远端 2/3 的主要静脉回流通路。深静脉通常是一条单一的静脉,但有时不止一条,向上走行,最后在耻骨联合后方汇入前列腺周围静脉丛。成对的背动脉也有小静脉伴行,这些静脉常纵行汇入背静脉或 Santorini 近端丛(Hsu et al,2003)。背深静脉结扎后这些血管相应变粗,这可能是静脉源性 ED 反复渗漏的原因(Chen et al,2005)。

（3）耻骨下阴茎：引流近端海绵体组织的导静脉汇合形成海绵体静脉和脚静脉。最后，它们在尿道球部汇入尿道周围静脉形成阴部内静脉（图6-4B 和 C）。

这三个系统的静脉相互之间有着不同的程度交通，这些静脉系统的数量、分布和起止存在变异是很常见的。在新鲜尸体解剖中，Hsu 和他的同事（2012）公布的阴茎静脉数据如下：65％存在背深静脉，11.9％存在海绵体静脉，11.4％静脉伴行动脉，15.6％是其他类型静脉。

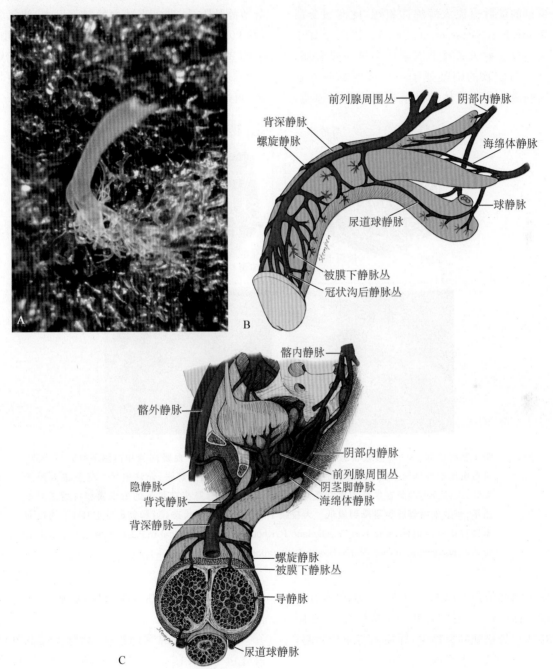

图 6-4　A. 人阴茎被膜下静脉丛和导静脉的照片，该图片是将蓝色物质注入阴茎海绵体，黄色物质注入深背静脉，然后用氢氧化钾溶液消化皮肤和白膜获得。B、C. 阴茎静脉引流

(三)勃起和消退的血流动力学及机制

1. 阴茎海绵体

阴茎勃起组织,特别是海绵状平滑肌组织、动脉和动脉壁的平滑肌,在勃起过程中起着关键的作用。在疲软状态下,这些平滑肌会被动收缩,只允许少量的动脉血流入海绵体组织,此时氧分压约为 35mmHg(Sattar et al,1995)。当阴茎处于寒冷天气或注射去氧肾上腺素后会进一步收缩,这一点证明疲软的阴茎处于一种适度的收缩状态。性刺激会使海绵体神经末梢释放神经递质,

这些神经递质的释放会导致平滑肌松弛,并发生以下反应(图 6-5):①舒张期和收缩期血流增加,使动脉和小动脉扩张;②血液进入海绵窦使其扩张;③压迫白膜与窦间的白膜下静脉,减少静脉血流出;④将白膜扩张到最大,并将内、外纵向层间的导节静脉隔开,进一步减少静脉流出;⑤使氧分压(约 90mmHg)和海绵体压力(约 100mmHg)增加,使阴茎从疲软状态向勃起状态变化(完全勃起期)。在性刺激期间,坐骨海绵体肌反射收缩(坚硬勃起期)可进一步增加压力(达到几百毫米汞柱)。

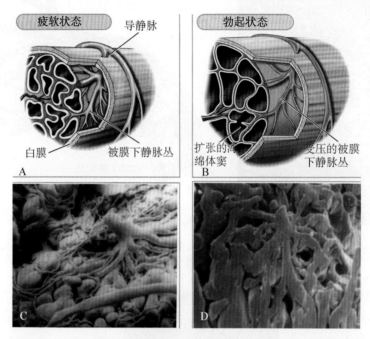

图 6-5　阴茎勃起机制。A. 在疲软状态,动脉、小动脉和海绵窦收缩。血窦间隙和白膜下静脉丛开放,可自由流向导静脉。B. 在勃起状态下,窦壁和小动脉的肌肉舒张,允许最大血流量进入海绵窦腔,大部分小静脉在扩张的窦腔之间被压缩。较大的静脉夹在扩张的海绵窦和白膜之间被压平,有效地将静脉容量降到最低。犬被膜下静脉丛在疲软状态(C)和勃起状态(D)下的扫描电镜观察(A and B,From Lue TF,Giuliano F,Khoury S,et al. Clinical manual of sexual medicine:sexual dysfunction in men. Paris:Health Publications;2004.)

阴茎勃起的角度取决于阴茎的大小和附着于耻骨前表面的位置(悬韧带和漏斗状韧带)。在阴茎较长或韧带松弛的男性中,即使阴茎完全勃起,阴茎通常也是低于水平面的。

Bosch 等在动物实验中称,阴茎勃起后的消退有三个阶段(Bosch et al,1991):第一阶段是海绵体内压力短暂增加,表明平滑肌开始收缩来抵抗闭合的静脉系统;第二阶段压力缓慢下降,提示静脉缓慢重新开放,动脉的基础灌注血流

恢复;第三阶段压力下降很快,静脉血的流出完全恢复。

勃起包括海绵窦的松弛、动脉扩张和静脉压迫(Lue et al,1983)。平滑肌松弛的重要性已经在动物和人体研究中得到了证明(Saenz de Tejada et al,1989a;Ignarro et al,1990)。为了总结勃起和消退的血流动力学,动物实验中研究者观察到用来反映阴茎动脉血流量的变化及其与海绵体压力的关系的 7 个阶段(图 6-6)。

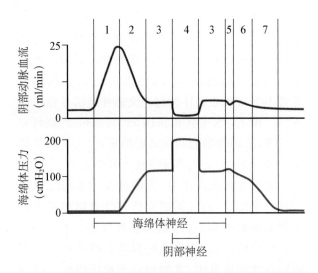

图 6-6　阴茎勃起和消退的 7 个阶段的血流量和压力变化：0. 疲软；1. 潜伏；2. 胀大期；3. 完全勃起；4. 坚硬勃起；5. 初始消退；6. 缓慢消退；7. 快速消退

2. 尿道海绵体和阴茎头

尿道海绵体和阴茎头的血流动力学不同于阴茎海绵体。在勃起时，动脉血流以类似的方式增加；尿道海绵体上覆盖有很薄的一层白膜，但在阴茎头上几乎没有白膜覆盖，使海绵体和阴茎头很少有静脉阻塞，从而导致海绵体和阴茎头的压力只有阴茎海绵体的 1/3 到 1/2。在完全勃起阶段，尽管尿道海绵体和阴茎头在此阶段起着巨大的动静脉分流的作用，但是 Buck 筋膜与充盈的海绵体之间的背深静脉和旋静脉部分受压导致阴茎头肿胀，在强直期，坐骨海绵体肌和球海绵体肌有力压迫海绵体静脉和阴茎静脉，导致阴茎头和尿道海绵体进一步充盈及压力增加（表 6-3）。

表 6-3　尿道海绵体和阴茎头比较

	尿道海绵体	阴茎头
白膜	有，很薄，仅一层	无
主要血流供应	球动脉和尿道海绵体动脉	背动脉
勃起时静脉是否闭塞	否	否
骨骼肌是否压迫	是，坐骨海绵体肌和球海绵体肌	否

（四）阴茎勃起的神经解剖学与神经生理学

1. 脊髓中枢与外周通路

阴茎的神经支配包括自主神经（交感神经和副交感神经）和躯体神经（感觉和运动）（图 6-7）。交感神经和副交感神经在脊髓和周围神经节的神经元合并形成海绵体神经，进入阴茎海绵体和尿道海绵体，调节勃起和消退时的神经血管变化。躯体神经主要负责球海绵状肌和坐骨海绵体肌的感觉和收缩。

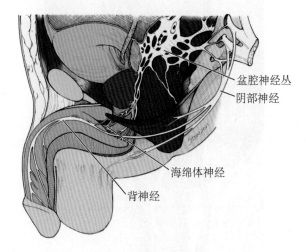

图 6-7　阴茎神经解剖

（1）自主神经途径：交感神经通路起源于第 11 胸髓至第 2 腰髓节段，并通过白色交通支进入交感神经神经节。一些纤维通过腰内脏神经传导到肠系膜下神经丛和肠系膜上神经丛，从下腹部神经传导到盆腔神经丛。在人类中，交感神经纤维常起自第 10 胸髓和第 12 髓椎，投射到阴茎的神经节细胞位于骶神经节和尾神经节（de Groat and Booth，1993）。

副交感神经通路起源于第 2、第 3 和第 4 骶髓节段中间外侧细胞柱中的神经元，节前神经进入盆腔神经丛，由上腹下丛交感神经连接。海绵体神经是盆腔神经丛的分支，支配阴茎。其他的分支支配直肠、膀胱、前列腺和括约肌。在直肠、膀胱和前列腺的根治性切除术中，海绵体神经很容易受损。清楚地了解这些神经的走行，对于预防医源性勃起功能障碍是必不可少的（Walsh et al，1990）。人体尸体解剖发现海绵体神经有内侧和外侧分支（前者伴随尿道，后者穿过泌尿生殖隔膜，距括约肌 4～7mm），并且海绵体神经和背神经之间有很多联系（Paick et al,1993）（图 6-8）。盆腔神经节细胞除了存在于海绵体神经本身外，还存在于沿着神经分布的盆腔脏器。这些在膀胱/前列腺连接处、精囊的背侧，以及前列腺周围均可见到。Takenaka 及其同事（2005）报道了雄性骨盆壁外神经节细胞分布的个体差异，这可能会使保留神经的手术变得复杂化。

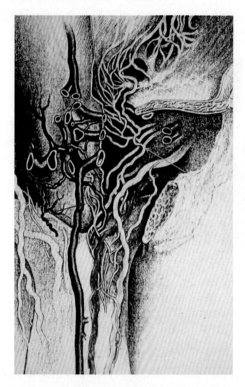

图 6-8　人体尸体解剖显示前列腺远端海绵体神经的中间束（红色箭头）和外侧束（绿色箭头）（From Paick JS,Donatucci EF,Lue TF. Anatomy of cavernous nerves distal to prostate:microdissection study in adult male cadavers. Urology 1993;42:145-9, with permission from Excerpta Medica,Inc.）

　　盆腔神经丛和海绵体神经的兴奋导致阴茎勃起，而交感神经干的兴奋导致勃起消退。这显然意味着骶副交感神经的信号通路介导勃起，胸腰交感神经信号通路介导消退。在猫和大鼠的实验中，切除 L_4 或 L_5 以下的脊髓会导致勃起反应消失，但是通过异性刺激内侧视前区会产生明显的勃起反应（Giuliano et al,1996；Sato and Christ,2000）。Paick 和 Lee 还报道，阿扑吗啡诱导勃起与大鼠心理性勃起相似，并且在骶副交感中枢损

伤时可通过胸腰髓交感神经通路诱导勃起。许多患有骶髓损伤的男性保留了心理性勃起能力，尽管这些患者的反射性勃起功能已经被废除。这些大脑诱发的勃起在 T_{12} 以下运动神经元病变患者中更常见（Courtois et al,1999），T_9 以上损伤的患者不会出现心理性勃起。交感神经信号传出应在 T_{11} 和 T_{12} 水平（Chapelle et al,1980）。该研究还发现，心理性勃起功能障碍的患者，会有阴茎的增大和增粗，但是阴茎硬度达不到要求。

　　正常人在强直期时，大脑神经冲动经过以下几种方式传导：通过抑制交感神经通路和减少去甲肾上腺素释放；通过副交感神经途径释放 NO 和乙酰胆碱；通过躯体途径释放乙酰胆碱。在有骶髓损伤的患者中，大脑神经冲动仍然可以通过交感神经途径抑制去甲肾上腺素的释放，NO 和乙酰胆碱仍可通过神经节后副交感神经元和躯体神经元的突触释放。因为这些突触的数目比有完整骶髓的人的突触数目少，由此产生的阴茎勃起就不会那么坚硬。

　　（2）躯体途径：躯体感通路起源于阴茎皮肤、阴茎头、尿道和阴茎海绵体内的感受器。人阴茎头中有许多传入神经末梢：游离神经末梢和海绵体受体的比例为 10∶1。游离神经末梢来源于有髓的 $A\delta$ 纤维和无髓 C 纤维，与身体内其他任何区域不同（Halata and Munger,1986）。受体的神经纤维汇合形成阴茎的背侧束，最后汇合其他神经成为阴部神经。后者通过 S_2-S_4 脊髓根进入脊髓，终止于腰骶段中央灰质区的脊髓神经元和中间神经元（McKenna,1998）。这些感觉神经元的激活通过脊髓丘脑和感觉神经皮质来传递疼痛、温度和触觉的信息。

　　Kozacioglu 等（2014）报道了关于背侧神经的详细研究。他们发现，阴茎的背神经由 2 到 6 支组成，在 22 具成人尸体标本中，16 具尸体的背神经分支经白膜进入海绵体。阴茎的背神经以前被认为是纯粹的躯体性神经；然而，Burnett 团队（1993）对人的背神经研究以及 Carrier 团队（1995）对大鼠背神经研究证实，NOS 阳性神经束起源于自主神经。大鼠前列腺附近海绵体神经损伤后，背神经 NOS 阳性神经束减少。Giuliano 团队（1993）研究表明，刺激 L_4-L_5 水平的交感神经可引起大鼠阴茎背神经的放电，刺激背神经可引

起腰骶交感神经的再放电。这些实验表明,背神经具有躯体和自主神经成分,使其能够调节勃起和射精功能。第 2 到第 4 骶段的 Onuf 核是支配阴茎躯体运动神经的中枢,这些神经从骶神经延续到阴部神经,支配坐骨神经和球海绵体肌。坐骨神经肌肉的收缩会导致阴茎勃起。在外括约肌松弛及海绵体肌压迫尿道海绵体的前提下,海绵体近端的球海绵体肌有节奏地收缩有助于精液的排出。在动物研究中,脑干交感神经中枢(α5-儿茶酚胺能细胞群和蓝斑)直接支配骶髓运动神经元。在射精过程

中,肾上腺素能神经支配的阴部运动神经元可能参与会阴肌的节律性收缩。此外,该研究还证实了腰骶核的氧化反应和血清素激活控制雄性大鼠阴茎勃起和会阴肌(Tang et al,1998)。

根据生殖刺激的强度和性质的不同,可以诱发下列几种脊髓反射(表 6-4)。最著名的是球海绵体反射,该反射是生殖神经学检查和电生理潜伏期测试的基础。由于球海绵体和坐骨肌的损伤可能会影响勃起,因此利用球海绵体反射对性功能全面评估是有争议的。

表 6-4　刺激阴茎背神经兴奋的脊髓反射

刺激(感受器)	脊髓中枢	传出神经	效应器
有害的突发刺激	骶运动神经元	阴部神经(运动)	球海绵体反射
低强度连续(如振动、手动)刺激	骶副交感神经元和中间神经元	1. 盆腔神经 2. 海绵体神经	1. 膀胱抑制与膀胱颈闭合 2. 阴茎勃起
高强度、持续性刺激	骶运动神经元和副交感神经元	阴部神经、盆腔神经和海绵体神经	射精

2. 脊髓上高级中枢信号通路

高级中枢对传入信息的整合和加工(如视觉、嗅觉、想象、生殖刺激)对于阴茎勃起的启动和维持必不可少。Hubscher 和 Associates(2010)在 T_8 水平进行的一项脊柱横断研究表明,脊髓背侧、背外侧和腹外侧白质向双侧延髓网状结构投射传递了从男性外生殖器到延髓网状结构的信息。他们认为,这些脊髓通路可能对应于不同的功能,包括情感、快感和动机的处理功能;痛觉以及特定于交配(勃起和射精)的信息传递。在动物研究中,控制性觉醒的中央系统主要位于边缘系统(如嗅核、MPOA、伏隔核、杏仁核和海马)和下丘脑(室旁核和腹内侧核),其中杏仁内侧核、MPOA、室旁核(PVN)、导水管周围灰质和腹侧被盖被认为是控制男性性反应中枢的关键结构(Andersson,2011;Melis and Argiolas,2011)。

正电子发射断层扫描(PET)和功能性磁共振成像(fMRI)通过显示脑血流的增加或特定时刻脑活动的变化,使人们能够更好地理解人类性觉醒过程中的脑活动。一般来说,在年轻的异性恋男性中,性唤起是由性感的图片或视频引起的。将性唤起期间拍摄的脑扫描图像,与针对非色情图片或视频(如纪录片或幽默视频剪辑)拍摄的脑

扫描图像进行比较,可以证明大脑激活和失活的中枢部位。尽管这些研究设计简单明了,但性唤起涉及多种因素,尤其是视觉信息。这些研究人员在实验中创造了许多必要的条件,试图对方法和参与者进行标准化。然而,人类情绪和性反应的复杂性是极其难以调节的(表 6-5)。

Kühn 和 Gallinat(2011)对 11 项 fMRI 研究进行了定量 Meta 分析,比较了色情视觉刺激和非色情视觉刺激对大脑活动的影响。Meta 分析确定了一个神经网络,它构成了男性性唤起的核心结构,由认知(顶叶皮质、扣带回前回、丘脑、岛叶)、情感(杏仁核、岛叶)、动机(中央前回、顶叶皮质)和生理(下丘脑/丘脑、脑岛)等部分组成。

使用 fMRI,研究者详细比较不同的组中给予视觉性刺激后大脑活动的情况。Stoléru 和他的同事(2003)对患有性欲减退症的男性进行了研究后发现,左侧直回和眶额部皮质内侧部处于激活状态,而健康男子则处于不活跃状态。这一区域被认为可以抑制性欲的唤起,并且其持续激活可以帮助解释低活跃的性欲障碍的病理生理学。Montorsi 和他的同事(2003)比较了服用阿扑吗啡后患有心理性 ED 的男性和能控制勃起的受试者男性后发现,在视觉性刺激中,患有心理性 ED 的

表 6-5　与性功能有关的大脑中枢

水平	区域	功能
前脑	内侧杏仁核、终纹、梨状皮质、海马体右侧脑岛和下额叶皮质、左扣带回前皮质	控制性行为、抑制性冲动(破坏后性亢进)、促进阴茎勃起、增加视觉刺激的性行为(性唤起)
下丘脑	内侧视前区、外侧视前区、室旁核	识别性伴侣,整合激素和感受器的能力,控制大鼠夜间阴茎勃起,促进阴茎勃起(通过催产素神经元到达腰骶部脊髓自主神经和躯体神经)
脑干	副神经细胞核,A5-儿茶酚胺能细胞群蓝斑	抑制阴茎勃起(经 5-羟色胺神经元至腰骶部脊髓神经元和中间神经元),主要去甲肾上腺素能中枢
中脑	水管周围灰质	性刺激相关的中继中枢

男性表现为扣带回、额中叶和额叶基底皮质的兴奋时间延长,提示这可能是导致心理性 ED 的一个潜在病因。然而,这两组男性的 fMRI 结果相似。阿扑吗啡可引起心理性 ED 患者(伏隔核、下丘脑和中脑)的额外兴奋,右半球比左侧更明显。这种右侧半球显著的兴奋现象,在性诱发脑兴奋研究中是很常见的。

　　用 PET 和 fMRI 进行脑扫描已成为研究性唤起时大脑功能强有力的工具,在这些研究中发现了许多激活的大脑区域(表 6-6)。心理性 ED、早泄、性偏差和性高潮障碍只是伴随着大脑功能改变的几种情况,也许现在有学者已经研究清楚。当我们了解了大脑在正常的性反应和觉醒中如何发挥功能后,或许就能了解导致勃起功能障碍的原因。

表 6-6　视觉性刺激时的脑激活区 *

大脑激活区	功能
双侧颞下皮质(右＞左)	视觉关联区
右脑岛	动态传递躯体感觉信息
右额叶下皮质	传递感觉信息
左扣带回前皮质	控制自主神经内分泌功能
右枕回	传递视觉信息
右下丘脑	雄性性行为
左侧尾状叶	集中注意力以及引导对新环境刺激的响应

* 在多项研究中,进行视觉性刺激后,这些区域相应地被激活

　　前面讨论的内容是导致三种类型勃起的原因:心理性、反射性和夜间性。心理性勃起是视听刺激或幻想的结果,大脑的冲动调节脊髓的勃起中枢(T_{11}-L_2 和 S_2-S_4)以激活勃起过程。反射性勃起是通过触觉刺激生殖器官产生的。产生的冲动到达脊髓勃起中枢,一些信号随后向上传导到大脑,产生感觉知觉;而另一些信号则激活自主神经,通过海绵体神经向阴茎发送信息,以诱导勃起。脊髓上段损伤的患者仍可以保留此种类型的勃起。夜间勃起主要发生在快速动眼(REM)睡眠时期。在 REM 睡眠时期,PET 扫描显示脑桥区、杏仁核和扣带回活动增加,而前额叶和顶叶皮质活性下降。触发 REM 睡眠的机制位于脑桥网状结构,脑桥被盖外侧的胆碱能神经元被激活,而蓝斑的肾上腺素能神经元和中脑中缝的 5-羟色胺能神经元保持非激活状态。在一项对大鼠脑部刺激的研究中,REM 睡眠中诱发勃起的部位位于侧间隔的背侧和中间部,而清醒时诱发勃起最有效的部位位于侧间隔腹部(Gulia et al,2008)。

　　研究者也研究了性高潮和射精期间大脑兴奋区域。Holstege 和他的同事(2003)用 PET 测量发现异性恋志愿者射精和性刺激时局部脑血流量有所增加。当志愿者的女性伴侣对志愿者进行人工阴茎刺激时,原发性脑活动则发生在中脑过渡区(包括腹侧被盖区)。这一区域和奖励行为以及注射阿片类如海洛因成瘾相关。其他激活的中脑结构包括中脑外侧中央被盖野、透明带、束旁核,以及腹后核、中线核和丘脑内核;侧壁壳核及相邻部分的激活也明显增强。在 Brodmann 7/40、18、21、23 和 47 区均有新皮质兴奋,仅位于右侧。相

反,在杏仁核和邻近的内嗅皮质,则观察到了兴奋减少,小脑血流量明显增加。这些事实证实了小脑在情绪传递中起着重要作用的观点。虽然这些特定区域的兴奋是很有意义的,但要完全了解性高潮、射精和性满足的神经生物学,还需要进一步的研究(表 6-7)。

表 6-7　性高潮相关脑中枢

	大脑区域	功能
增加性高潮第一区域	中脑背侧过渡区(包括腹侧被盖区)	可被阿片类激活"奖赏"中心
增加性高潮第二区域	中脑外侧中央被盖野、透明带、束旁下核、腹后核、中线核和丘脑内核侧壳及其相邻部分仅位于右侧的 Brodmann 区 7/40、18、21、23 和 47	
增加性高潮第三区域	小脑	情感传递
减弱性高潮	杏仁核及邻近的内嗅皮质	

3. 神经递质

(1)周围神经递质与内皮源性因子

①阴茎疲软和消退:α-肾上腺素能神经纤维和受体存在于海绵体小梁及海绵体动脉周围,去甲肾上腺素是维持阴茎处于疲软状态的主要神经递质(Andersson,2011;Diederichs et al,1990)。人阴茎海绵体组织中同时具有 α_1-肾上腺素能受体和 α_2-肾上腺素能受体。研究表明,α_1-肾上腺素能受体主要起收缩作用,而 α_2-肾上腺素能受体主要负责下调去甲肾上腺素和 NO 释放(Prieto,2008)。去甲肾上腺素从肾上腺素能神经释放,刺激阴茎血管和海绵体中的肾上腺素能受体,通过钙通道产生由蛋白激酶 C、酪氨酸激酶和 rho 激酶介导的依赖钙离子的收缩(Andersson,2011)。

内皮素-1 由内皮细胞合成,是一种比肾上腺素更强的血管收缩药,在阴茎勃起后消退中起作用。内皮素-1 可以诱导阴茎的不同平滑肌组织:阴茎海绵体、海绵体动脉、背深静脉和阴茎外静脉长时间缓慢收缩。内皮素还能增强儿茶酚胺对小梁平滑肌的收缩作用(Christ et al,1995b)。内皮素的两种受体内皮素-A 和内皮素-B,介导内皮素在血管组织中的生物学作用:内皮素-A 受体介导收缩作用,而内皮素-B 受体介导舒张作用。

前列腺素包括前列腺素 I_2(PGI$_2$)、前列腺素 $F_{2\alpha}$(PGF$_{2\alpha}$)和血栓素 A_2(TXA$_2$),它们由人体海绵体组织分泌。体外研究表明,前列腺素对离体海绵体小梁的张力和活性起着重要作用。对海绵体小梁和阴茎动脉平滑肌中前列腺素受体的功能研究表明,前列腺素对这些组织的收缩作用仅通过血栓素 A_2(TP)受体介导。同时,体外研究显示,与 NO 同时释放的前列腺素减弱了 NO 对血管的扩张作用(Minhas et al,2001)。

肾素-血管紧张素系统(RAS)在维持阴茎平滑肌张力中也具有重要作用。RAS 系统包括两条主要途径:一种是血管收缩/增殖途径,主要通过递质血管紧张素Ⅱ作用于血管紧张素(AT$_1$)受体完成;另一种是血管扩张/抗增殖途径,主要由血管紧张素(1-7)通过 G 蛋白偶联受体 Mas 发挥作用(Christ et al,1995b)。这两条途径中递质和受体间的作用已在阴茎海绵体中得到证实。RAS 系统也可能在阴茎勃起功能中具有双重作用:一是血管紧张素Ⅱ-AT$_1$ 轴介导的促消退功能,二是血管紧张素(1-7)-Mas 轴介导的促勃起功能。Uckert 和他的同事(2012)也报道了在勃起时海绵体血神经肽 Y 的水平下降,提示神经肽 Y 可能参与了阴茎疲软的维持。此外,内皮细胞还能释放出强效的血管收缩因子,包括内过氧化物、TXA$_2$ 和超氧阴离子。

目前的共识认为,海绵体平滑肌半收缩状态的维持可能与三个因素相关:内源性肌活动(Andersson and Wagner,1995);肾上腺素能神经传递以及血管紧张素Ⅱ、PGF$_{2\alpha}$、内皮素-1 等内皮源性收缩因子的作用;勃起后消退可能是由于 NO 停止释放、环磷酸鸟苷(cGMP)被 PDEs 降解和射精时交感神经兴奋所致。

②勃起:乙酰胆碱已被证明是通过电信号刺

激海绵体组织释放的，Traish 及其同事（1990）研究发现，海绵体组织中毒蕈碱受体的密度为 35～65fmol/mg 蛋白，内皮细胞膜中的 M 受体密度为 5～10fmol/mg 蛋白。然而，静脉注射或海绵体注射阿托品不能消除电刺激引起的动物勃起（Stief et al，1989a）和性刺激引起的男性勃起（Wagner and Uhrenholdt，1980）。虽然乙酰胆碱不是主要的神经递质，但它能够通过突触前抑制肾上腺素能神经元以及刺激内皮细胞释放 NO 来间接促进阴茎勃起（Tejada et al，1989a）。

目前，大多数研究人员一致认为，非肾上腺素能/非胆碱能神经递质释放的 NO 和内皮释放的 NO 是介导阴茎勃起的主要神经递质。NO 增加 cGMP 的产生，使海绵体平滑肌松弛（Ignarro et al，1990；Kim et al，1991；Burnett et al，1992；Rajfer et al，1992；Trigo-Rocha et al，1993；Andersson，2011）。大家一致认为，神经元型一氧化氮合酶（nNOS）介导产生的 NO 参与了阴茎勃起的起始阶段，内皮型一氧化氮合酶（eNOS）介导产生的 NO 参与了平滑肌的松弛和勃起的持续维持（有关 NO 的更详细讨论，请参见特定的 NO 部分）。

内皮除了能释放血管收缩因子外，还能释放导致平滑肌松弛的因子，包括一氧化碳（CO）、内皮衍生超极化因子（EDHF）、前列环素（PGI$_2$）和内皮素（ET）（Hurt et al，2002）（可能通过激活内皮素-B 受体而引起舒张）。

（2）神经和神经递质之间的相互作用：乙酰胆碱通过作用于肾上腺素能神经元的突触前受体，调节去甲肾上腺素的释放（Saenzde Tejada et al，1989b），PGE$_1$ 也可以抑制去甲肾上腺素的释放。在人阴茎海绵体中，去甲肾上腺素能的释放受 NO 影响（Molderings et al，1992）。相反，肾上腺素能神经元通过 α_2 受体也能调节 NO 的释放。

一些研究表明，平滑肌中也存在这两个系统之间的相互作用。NO-cGMP-蛋白激酶 G（PKG）-I 通路可抑制血管平滑肌中去甲肾上腺素能收缩通路的多个位点，降低磷脂酶 C（Hirata et al，1990）、IP3 受体活性（Schlossmann et al，2000）和 RhoA/Rho 激酶途径产生的肌醇 1,4-磷酸三磷酸（IP3）水平（Sauzeau et al，2000）。然而，阴茎平滑肌中的相互作用位点尚未确定。神经传

导缺陷引起的 NO-去甲肾上腺素失衡和动物模型与患者 ED 的发生有密切联系（Christ et al，1995a；Cellek et al，1999）。NO 和去甲肾上腺素通路的相互作用相似，内皮素的血管收缩作用在勃起过程中受到 NO 的抑制（Mills et al，2001）。

有许多因素可以提高一氧化氮合酶的活性和 NO 的释放，包括氧分子、雄激素、长期使用 L-精氨酸和反复注射 PGE$_1$（Kim et al，1993；Escrig et al，1999；Marin et al，1999）。一氧化氮合酶（NOS）活性降低与去势、去神经支配、高胆固醇血症和糖尿病有关。不同类型 NOS 之间也会相互作用。例如，向阴茎内注射转化生长因子-β$_1$ 后，nNOS 活性下降，诱导型一氧化氮合酶（IN-OS）水平升高（Bivalacqua et al，2000），并且有研究证明 nNOS 基因敲除的小鼠的 eNOS 水平显著升高（Burnett et al，1996）。

在对人海绵体和海绵体神经递质的研究中，Hedlund 等（2000b）研究发现，囊泡型乙酰胆碱转运体、血管活性肠肽（VIP）和 nNOS 存在于同一神经末梢。含有酪氨酸羟化酶的神经不释放囊泡型乙酰胆碱转运体、VIP 或 NOS。血红素加氧酶（HO）包括 HO-1、HO-2 以及 eNOS 均位于内皮细胞内，这些神经递质的相互作用可能改变副交感神经和交感神经激活对阴茎功能的影响。

（3）微囊的作用：微囊是质膜的穴样内陷区域，富含 eNOS 和 Caeolins，以及胆固醇、鞘脂和糖基磷脂酰肌醇连接蛋白。此外，微囊还含有许多其他信号蛋白，如具有七个跨膜结构域的受体、G 蛋白、腺苷酸环化酶、磷脂酶 C、蛋白激酶 C、钙泵和钙通道。有研究发现，老年大鼠海绵体平滑肌中微囊-1 表达降低（Bakircioglu et al，2001）。Linder 团队（2006）研究证明，阴茎勃起的条件之一是可溶性鸟苷酰环化酶与大鼠阴茎海绵体内皮细胞微囊蛋白-1 的结合。Shakirova 团队（2009）发现，在微囊蛋白-1 缺陷的小鼠中，其神经介导的阴茎组织的舒张功能是受损的。双侧海绵体神经损伤后，海绵体平滑肌和内皮细胞的微囊蛋白-1 均减少（Becher et al，2009）。在果糖和链脲佐菌素诱导的糖尿病大鼠模型中，Elioglu 团队（2010）发现，两组糖尿病大鼠的勃起功能下降，微囊蛋白-1 表达增强，eNOS 活性降低导致 NO 合成减少。这些研究有力地说明了微囊和微囊蛋白

参与了阴茎功能的调节。

（4）中枢神经递质和神经肽：许多神经递质和神经肽参与调节性功能。主要有多巴胺、催产素、NO、去甲肾上腺素、5-羟色胺（5-HT）和催乳素等。一般而言，多巴胺能和肾上腺素能受体促进性功能，而 5-羟色胺受体则抑制性功能（Foreman and Wemicke，1990）。雄激素在调节这些神经递质的作用方面也起着重要作用。

①多巴胺：大脑中有许多多巴胺系统，包括超短、中间和长轴突。细胞体位于腹侧被盖、黑质和下丘脑。多巴胺能系统中的结节漏斗系统，可以分泌多巴胺进入门脉垂体血管，以抑制催乳素的分泌（Ganong，1999a）。目前，研究人员已经克隆了 5 种不同的多巴胺受体（$D_1 \sim D_5$），其中几种受体是以多种形式存在的（Ganong，1999b）。在男性中，阿扑吗啡刺激 D_1 和 D_2 受体引起勃起，但不伴有性唤醒。神经学家发现，多巴胺受体（D_2、D_3 和 D_4）、nNOS 和催产素在 PVN 和 MPOA 的催产素能神经元胞体中共同表达（Xiao et al，2005；Baskerville et al，2009）。雄性大鼠中，在 PVN 注射多巴胺能激动剂刺激 D_2 受体，而不刺激 D_3 或 D_4 受体，能够增加催产素能神经元胞体 Ca^{2+} 内流。这增加了 NO 的产生，从而激活下丘脑外脑区和脊髓的催产素能神经传递，导致阴茎勃起和打哈欠。D_4 受体的刺激也增加了 Ca^{2+} 内流和 NO 生成，导致阴茎勃起，但不包括打哈欠。尽管如此，D_4 受体在促进勃起作用中似乎只起着一定的作用（Melis and Argiolas，2011）。

在许多国家，有以舌下含化多巴胺激动剂，如阿扑吗啡用于治疗 ED，但由于其呕吐的不良反应，应用受到限制。

②催产素：催产素是由神经元分泌进入循环系统的神经激素。它在垂体后叶中被发现，但因为它也存在于从下丘脑室旁核到脑干和脊髓的神经元轴中，因此它也可以起到神经递质的作用。在人类和动物的性活动期间，催产素的血液含量增加。将催产素注射到中枢神经系统（CNS）时，它能有效地诱导阴茎勃起（Succu et al，2007）。如前所述，室旁区的神经元含有一氧化氮合酶，而且由于一氧化氮合酶抑制剂可抑制阿扑吗啡和催产素所致的勃起，因此催产素促进勃起依赖于一定量的 NO（Vincent and Kimura，1992；Melis and Argiolas，2011）。

③一氧化氮（NO）：NO 通过 PVN 通路和促进性唤醒的其他神经通路介导阴茎勃起（Melis et al，1998）。在人类整个大脑中都能看到 NO 和可溶性鸟苷酸环化酶（cGMP）的存在。NO/cGMP 通路（见后文）受脑老化的影响，为年龄对性功能的影响提供了一个潜在的理论支持，但尚未深入研究（Ibarra et al，2001）。在链脲佐菌素诱导的糖尿病大鼠中，PVN 神经通路内 nNOS 的减少导致勃起反应减弱（Zheng et al，2007）。在动物体内，睾酮增加 MPOA 中的 NOS。NO 增加基础多巴胺和女性刺激后多巴胺释放，促进交配和生殖。在啮齿类动物中，去势多巴胺受体激动剂引起的勃起被去势所消除，睾酮替代治疗后恢复勃起功能（Hull et al，1999）。

④5-HT：含有 5-HT 的神经元的胞体在脑干中缝核群内，并投射到下丘脑、边缘系统、新皮质，以及一部分脊髓（Ganong，1999a）。目前，已克隆并鉴定了 1～7 组的 5-HT 受体。$5-HT_1$ 受体中有 A、B、D、E 和 F 亚型；$5-HT_2$ 受体中有 A、B、C 亚型；$5-HT_5$ 受体中有 A、B 亚型（Ganong，1999b）。一般药理学资料表明，5-HT 途径可抑制交配，但 5-HT 可能同时对性功能有促进和抑制作用，这取决于受体的亚型、位置和种类（de Groat and Booth，1993）。Andersson 和 Wagner（1995）综述了选择性激动剂和拮抗剂的给药结果：$5-HT_{1A}$ 受体激动剂抑制勃起活动，但有助于射精，刺激 $5-HT_{2C}$ 受体促进勃起，$5-HT_2$ 激动剂抑制勃起但有助于射精。另外 Steers 和 de Groat（1989）研究发现，给大鼠注射 $5-HT_{2C}$ 受体激动剂间氯苯哌嗪时，海绵体神经兴奋和勃起增加。Kimura 等（2006）应用一种新型的 $5-HT_{2C}$ 受体激动剂（YM 348）和拮抗剂 SB 242084，证实了 $5-HT_{2C}$ 受体刺激对大鼠的促勃起作用。在大鼠中 5-HT、多巴胺、催产素和黑皮质素通路参与了阴茎勃起的诱导。Kimura 团队（2008）认为，腰骶部 $5-HT_{2C}$ 受体不仅介导多巴胺-催产素-5-HT 的作用，还介导黑色素皮质激素对阴茎勃起的作用，5-HT 通路位于黑色素皮质激素和多巴胺-催产素通路的下游。

5-HT 被认为是控制性冲动的抑制性递质（Foreman et al，1989）。服用 5-HT 激动剂芬氟拉明可抑制性欲,但服用 5-HT 神经元抑制剂丁螺环酮时性欲升高(Buffum,1982)。

⑤去甲肾上腺素:去甲肾上腺素能神经元的胞体位于脑桥和髓质中的蓝斑和 α5-儿茶酚胺能细胞群。这些去甲肾上腺素能神经元的轴突向上支配下丘脑、丘脑和新皮质的室旁核、视上核和室周核,向下到达脊髓和小脑。中枢去甲肾上腺素传递能促进性功能。在人类和大鼠中,α_2-肾上腺素受体激动剂可乐定对去甲肾上腺素释放的抑制与性行为的减少有关,而 α_2 受体拮抗剂育亨宾则能增加性冲动(Clark et al,1985)。β 受体阻滞剂也与性功能障碍有关,可能是因为它们对中枢的不良反应,如镇静、睡眠障碍和抑郁。

⑥黑皮质素:黑皮质素-4 受体(MC4R)参与控制食物摄入和能量消耗,调节勃起功能和性行为。支持这一观点的证据有以下几个方面。一是非肽类 MC4R 激动剂能增强野生型(而非 MC4R-null)小鼠海绵体神经冲动所引起的勃起活动;二是选择性 MC4R 激动剂可增强小鼠的交配行为,但对缺乏 MC4R 的小鼠,其交配行为明显减弱;三是反转录聚合酶链式反应和非聚合酶链反应方法显示,MC4R 在大鼠和人的阴茎、大鼠脊髓、下丘脑、脑干和骨盆神经节(主要的自主神经中枢到阴茎)中表达,而在大鼠阴茎海绵体平滑肌细胞中没有表达;四是人和大鼠阴茎头组织原位杂交结果显示,MC4R 在阴茎头神经纤维和机械感受器中表达。这些数据表明,MC4R 参与了阴茎勃起功能的调节,并证明 MC4R 介导的促勃起反应可能是通过脊髓勃起中枢和阴茎体感传入神经末梢的神经回路激活的(Van der Ploeg et al,2002)。

⑦催乳素:催乳素水平的增加抑制了男性和实验动物的性功能(Rehman et al,2000)。在大鼠中,高水平的催乳素可降低生殖反射,并干扰交配行为。提示催乳素的作用机制是通过抑制 MPOA 的多巴胺能活性和降低睾酮而发挥作用。此外,催乳素可能通过收缩海绵状平滑肌对阴茎产生直接影响(Ra et al,1996)。在研究有 ED 的已婚男性的性活动时,发现 ED 男性的平均催乳素水平显著升高(Paick et al,2006)(表 6-8)。

表 6-8　中枢神经递质及其功能

神经递质	受体和功能
多巴胺	D_1 和 D_4 受体——增强勃起
	D_2 受体——增强射精
5-HT	5-HT——抑制性欲和脊髓性反射
	$5\text{-}HT_{1A}$——抑制勃起,促进射精
	$5\text{-}HT_{2C}$——增强勃起
去甲肾上腺素	增强性功能
γ-氨基丁酸	抑制勃起信号
阿片类	抑制阴茎勃起
大麻素类	抑制性功能
催产素	增强性行为和性欲
NO	室旁核介导勃起
黑皮质素	MCR4——增强勃起
催乳素	抑制性功能

⑧γ-氨基丁酸:PVN 中的 γ-氨基丁酸(GABA)具有平衡(或抑制)勃起前信号的作用。全身给药或腰骶部鞘内注射 $GABA_B$ 受体激动剂巴氯芬能够降低大鼠勃起频率(Bitran and Hull,1987)。PVN 中通过阿扑吗啡、N-甲基-D-天门冬氨酸和催产素激活的 $GABA_A$ 受体抑制大鼠打哈欠及阴茎勃起(Melis and Argiolas,2002)。

⑨阿片类:内源性阿片类药物能够影响性功能,但其作用机制尚不清楚。在 MPOA 中注射小剂量吗啡有助于大鼠的性行为,但大剂量吗啡则可抑制催产素或阿扑吗啡介导的阴茎勃起和打哈欠。由此提示,内源性阿片类药物可能对中枢催产素能信号的传递有抑制作用(Argiolas,1992)。在下丘脑的 PVN 中注射吗啡可阻碍非接触阴茎勃起并且抑制大鼠的交配。由此推测,细胞内 NO 可能参与了这一过程(Melis et al,1999)。

⑩大麻素类:激活的大麻素样 CB_1 受体可通过调节室旁催产素能神经元来抑制性功能。雄性大鼠 PVN 中的 CB_1 受体拮抗剂可致阴茎勃起,其机制可能与谷氨酸和 NO 有关(Melis et al,2004,2006)。

(五)平滑肌生理学

与许多其他平滑肌相比,阴茎海绵体平滑肌大部分处于收缩状态。在对海绵体平滑肌细胞肌球蛋白亚型的研究中,Disant 团队(1998)的研究表明,它们的组成介于主动脉平滑肌和膀胱平滑肌之间,表现为张力性和阶段性的特征,并且他们在体内及体外均检测到海绵体平滑肌的自发收缩。Yarnitsky 团队(1995)在一项对男性的研究中,发现了海绵体可见自发和诱发两种电活动。Berridge(2008)提出,阴茎海绵体平滑肌的节律性收缩依赖于细胞内 Ca^{2+} 泵,可以周期性地从肌浆网释放 Ca^{2+},这种 Ca^{2+} 泵可以通过神经递质和激素调节。

1. 平滑肌收缩的分子机制

平滑肌收缩主要由胞质内钙离子浓度和 Rho-激酶信号通路两个因素控制(Berridge,2008)。无论有无膜电位变化,平滑肌均可发生收缩(Somlyo and Somlyo,2000;Berridge,2008)。

(1)胞质游离钙:平滑肌的收缩受细胞内游离钙(Ca^{2+})的调节,而游离钙通过钙调蛋白发挥作用。钙结合钙调蛋白发生构象变化,增加其对肌球蛋白轻链(MLC)激酶的亲和力。MLC 激酶通过与钙调蛋白复合物结合而激活,进而导致调节性 MLC_{20} 的丝氨酸-19 残基磷酸化。在三磷腺苷(ATP)存在的情况下,这种磷酸化使肌动蛋白激活肌球蛋白 ATP 酶,并启动横桥循环。ATP 酶水解 ATP 为收缩过程提供了能量(图 6-9)。当 MLC_{20} 被肌球蛋白轻链磷酸酶(MLCP)去磷酸化(失活)时,肌肉收缩过程结束。MLCP 是由 1 型磷酸酶(PP1c)、肌球蛋白靶向亚基(MYPT1)和功能未知的 20kD 亚基组成的全酶组成(Hersch et al,2004;Ito et al,2004)。

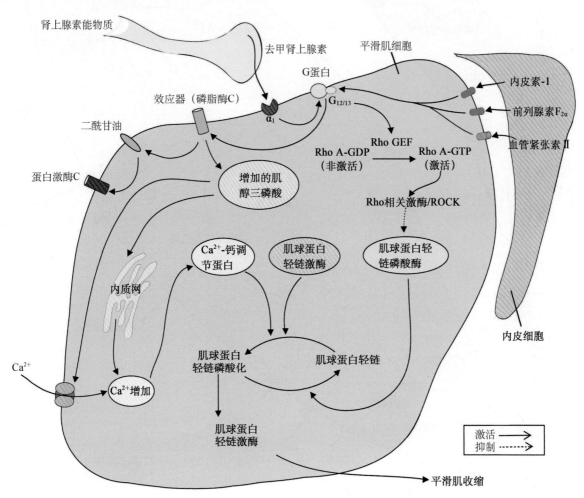

图 6-9　阴茎平滑肌细胞收缩分子机制。交感神经末梢的去甲肾上腺素和内皮分泌的内皮素以及前列腺素 $F_{2\alpha}$ 活化平滑肌细胞上的受体引发一系列反应,促使细胞内钙浓度增加,平滑肌收缩。蛋白激酶 C 是一种非 Ca^{2+} 依赖的调节因子以维持激动剂介导的收缩反应。GDP. 二磷鸟苷;GEF. 鸟嘌呤核苷酸交换因子;GTP. 三磷鸟苷

（2）Rho 激酶信号通路（钙敏感通路）：理论上，MLCP 的抑制可能导致平滑肌收缩增强，这也被称为钙敏感通路。MLCP 的活性可被 Rho/Rho-激酶信号系统调控（图 6-10）。Rho 活化可引起 RhoA 与 Rho-鸟嘌呤解离抑制剂的解离，从而激活 Rho-激酶。Rho-激酶可使 MLCP 调节亚基磷酸化，进而抑制磷酸酶活性并增强收缩反应（Hirano，2007）。RhoA 和 Rho-激酶均在阴茎平

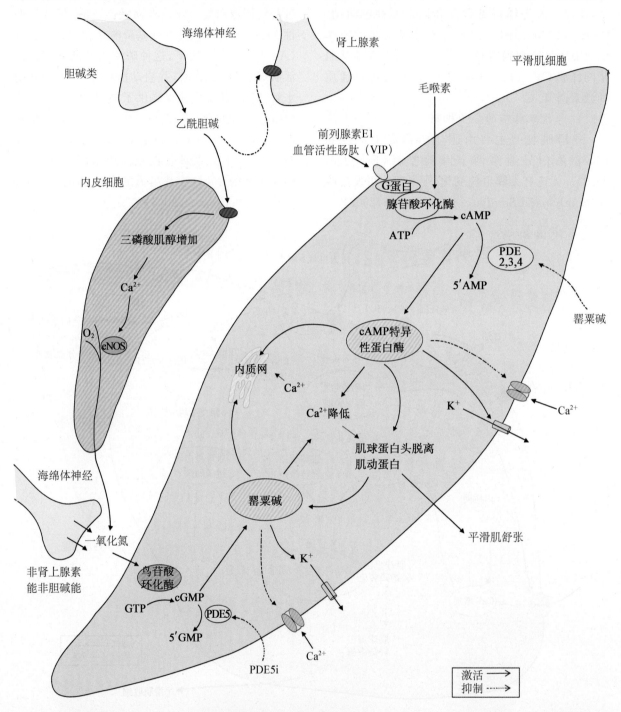

图 6-10　阴茎平滑肌松弛的机制。介导平滑肌松弛的细胞内第二信使，环磷腺苷（cAMP）和环磷鸟苷（cGMP）激活它们的特异性蛋白激酶，使某些蛋白质磷酸化以引起钾通道开放，关闭钙通道并且通过内质网隔绝细胞内钙离子。使细胞内钙减少导致平滑肌松弛。西地那非抑制 5 型磷酸二酯酶（PDE5）的作用并增加胞内 cGMP 的浓度。罂粟碱是一种非特异性磷酸二酯酶抑制剂。ATP. 三磷腺苷；eNOS. 内皮一氧化氮合酶；GTP. 三磷鸟苷

滑肌中表达（Rees et al，2002；Wang et al，2002）。新的共识认为阴茎平滑肌的基础性收缩受细胞内 Ca^{2+} 的增加所调节，而强直性收缩则受钙敏感通路的控制（Cellek et al，2002）。几项研究表明，NO 对 RhoA/Rho-激酶活性有调节作用（Bivalacqua et al，2007；Priviero et al，2010），Chitaley 团队（2001）研究发现，Rho-激酶拮抗剂能刺激大鼠阴茎的勃起。

（3）闭锁状态——平滑肌收缩的独特特征：平滑肌具有消耗最小的能量、维持最长时间张力的能力。这种效应被称为闭锁状态，对于维持平滑肌的"基础"张力至关重要。有人认为，去磷酸化肌球蛋白在高亲和力状态下仍然与肌动蛋白结合，以帮助稳定闭锁状态。另一些人则认为，肌钙蛋白通过同时结合肌动蛋白和肌球蛋白来参与闭锁状态，以稳定横桥间的相互作用，减缓脱离的速度（Szymanski，2004）。

（4）1,4,5-三磷酸肌醇，1,2-二酰甘油和蛋白激酶 C 相关途径：血管收缩药如去甲肾上腺素（α_1-肾上腺素能受体）、内皮素-1（内皮素-A 受体）、血管紧张素 II（AT_1 受体）、前列腺素 F-2α（FP 受体）和 TXA-2（TP 受体）与各自的受体结合激活 Gq，进而激活磷脂酶 $C\beta$。该膜结合酶能够水解磷脂酰肌醇 4,5-二磷酸，释放出 IP 3 和 1,2-二酰甘油。IP3 与光滑内质网上的特异性 c 受体（IP3 受体）结合，刺激细胞内 Ca^{2+} 的释放。IP3 与这些受体的结合不仅能够激活通道，而且还增加了 IP3 受体对 Ca^{2+} 的敏感度，并协助钙释放。

胞内 Ca^{2+} 增加的另一机制是允许细胞外 Ca^{2+} 通过受体通道进入细胞（Large，2002）。去甲肾上腺素、内皮素、血管紧张素和血管紧张素 II 可导致 Ca^{2+} 通透性增加及非选择性阳离子通道的开放。

2. 平滑肌松弛的分子机制

平滑肌收缩后，随着肌浆中游离 Ca^{2+} 的减少而出现平滑肌松弛。钙调蛋白从 MLC 激酶解离并使其失活。肌球蛋白经 MLCP 去磷酸化而与肌动蛋白骨架分离，使平滑肌松弛（图 6-11）（Walsh，1991）。

平滑肌松弛的另一个机制是通过参与平滑肌松弛的两种主要的第二信使：即环磷腺苷（cAMP）和环磷鸟苷（cGMP）来完成。它们激活

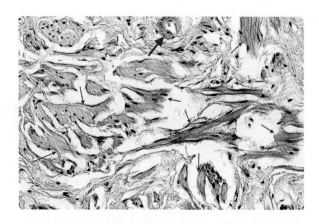

图 6-11　人阴茎组织免疫组化，显示含有 5 型磷酸二酯酶的海绵体平滑肌纤维（蓝色小箭头）、神经（黄色箭头）、血管壁（红色箭头）（×100）

cAMP 依赖和 cGMP 依赖的蛋白激酶，磷酸化相应蛋白质和离子通道，可导致：①钾离子通道开放细胞膜超极化；②内质网隔绝细胞内钙离子；③抑制电压依赖性钙通道并阻断钙内流，从而导致胞质游离钙的减少和平滑肌松弛。

（1）环磷鸟苷信号通路：cGMP 通路中的信号分子包括 NO、CO、硫化氢（H_2S）和钠尿肽。

①一氧化氮：由于分子体积小，NO 可以在靶细胞内自由扩散，在细胞内与含铁血红素或铁硫复合物中含铁的分子相互作用。NO 的生理相关性最强的受体是可溶性鸟苷酸环化酶（sGC），而 NO-sGC-cGMP 通路参与了多种内皮依赖性血管舒张药（包括组胺、雌激素、胰岛素、促肾上腺皮质激素释放激素、硝酸盐类血管扩张药和乙酰胆碱）的血管舒张作用，这一途径在阴茎生理勃起中也起着主要作用。

NO 由一氧化氮合酶催化合成，其将 L-精氨酸和氧分子转化为 L-瓜氨酸和 NO。在哺乳动物中，NOS 以三种亚型存在，nNOS 和 eNOS 分别在神经元和内皮细胞中表达；iNOS 在几乎所有的细胞类型中都有表达（Hurt et al，2002；Musicki et al，2009）。这三种 NOS 亚型在阴茎海绵体中均有表达，其中 nNOS 和 eNOS 分别负责启动勃起和维持勃起。在大鼠和小鼠的阴茎中，还发现了一种 nNOS 的变异体，认为 nNOS 在阴茎中有两种不同的亚型（Magee et al，1996）。eNOS 在阴茎勃起中起着不可或缺的作用，其活性和生物利用度受多种机制调控，如 eNOS 磷酸化、

eNOS 与调节蛋白和收缩通路的相互作用,以及与活性氧相互作用等。

②一氧化碳:CO 作为第二信使,参与了由 HO 酶介导的血红素氧化分解代谢过程。HO 酶以基本构型(HO-2,HO-3)和诱导型(HO-1)异构体的形式存在。其中,多种应激刺激可上调 HO-1 的分泌,HO-1 在体外和体内对细胞氧化应激具有抵抗作用。CO 则在调节血管,如血管张力、平滑肌增殖、血小板聚集中具有重要作用,并可能发挥着神经递质的作用。CO 发挥作用依赖于直接与血红素结合的鸟苷酸环化酶的激活,同时刺激 cGMP 的产生。

③硫化氢:L-半胱氨酸是合成 H_2S 的天然底物,外源性 H_2S 或 L-半胱氨酸可引起人体阴茎海绵体的松弛。腹腔内注射 H_2S、NaHS 或 L-半胱氨酸可诱发大鼠阴茎勃起(d' Emmanuele di Villa Bianca et al,2011)。这些研究表明,L-半胱氨酸/H_2S 可能参与调节男性和一些哺乳动物的阴茎勃起功能。

④钠尿肽:钠尿肽家族包括心房钠尿肽(ANP)、脑钠尿肽(BNP)和 C 型钠尿肽(CNP),它们均参与了心血管稳态的调节(Matsuo,2001)。ANP 和 BNP 的受体是 NPR-A,而 CNP 的受体是 NPR-B。这两种受体均是鸟苷酰环化酶家族的成员,也被称为 GC-A 和 GC-B。

研究人员已经在人体、动物海绵体和培养的海绵体平滑肌细胞中对 ANP、BNP 和 CNP 介导 cGMP 生成和平滑肌松弛的作用进行了研究(Kim et al,1998;Kuthe et al,2003;Sousa et al,2010)。结果表明,CNP 是其中最有效的钠尿肽,它可通过与 NPR-B 结合而使离体海绵体平滑肌松弛。然而,CNP 和 NPR-B 在生理勃起中是否发挥作用还有待进一步研究。

⑤鸟苷酸环化酶:在哺乳动物中,已鉴定出七种膜结合型鸟苷酰环化酶亚型(GC-A～GC-G)和一种可溶性异构体(sGC)(Andreopoulos and Papapetropoulos,2000)。虽然膜结合鸟苷酸环化酶系统在生理勃起中是否发挥作用尚未证实,但已证实 GC-B 可在人和大鼠海绵体中表达,并通过与 CNP(GC-B 配体)作用而诱导海绵体平滑肌松弛(Guidone et al,2002;Kuthe et al,2003)。

可溶性异构体 sGC 在勃起功能中起着关键作用,因为它介导了在生理勃起中细胞外信号分子 NO 和细胞内信号分子 cGMP 之间的联系(Andersson,2001)。sGC 为一种异二聚体蛋白,由 α 和 β 亚基组成,每个亚基都存在着 $α_1$、$α_2$ 和 $β_1$、$β_2$ 两种亚型,分别由两个不同的基因编码(Andreopoulos and Papapetropoulos,2000)。Nimmegeers 团队(2008)评估了雄性 sGCα1(-/-)和野生型小鼠阴茎海绵体中 sGCα1β1 亚基功能的重要性,认为 sGCα1β1 亚基在 NO 和 NO 非依赖性 sGC 刺激的作用下参与了海绵体平滑肌的松弛。

⑥蛋白激酶 G(PKG):又称 cGMP 依赖激酶,是 cGMP 信号的主要受体和递质。在哺乳动物中,PKG 主要以两种形式存在,即 PKG-Ⅰ和 PKG-Ⅱ,它们由两个不同的基因编码。在平滑肌中,只有 PKG-Ⅰ表达,并存在两种剪接变异体(PKG-Iα 和 PKG-Iβ)。cGMP 和 PKG-Ⅰ可能通过激活质膜 Ca^{2+}-ATP 泵、抑制 IP3 生成、抑制 Rho-激酶、刺激 MLCP 和热休克蛋白磷酸化等途径而引起平滑肌舒张(Carvajal et al,2000;Lincoln et al,2001)。这些机制已在很多细胞中得到证实,但同生殖系统平滑肌细胞的相关性还没有得到验证。

在 PKG-Ⅰ基因敲除小鼠的海绵体平滑肌中,提高 cGMP 水平并不能舒张平滑肌,这些小鼠的繁殖能力很低,这可能是由于 ED 所致(Hedlund et al,2000a)。此研究进一步证实了 cGMP/PKG-Ⅰ通路在勃起生理功能中的重要作用。

⑦环磷腺苷信号通路:cAMP 信号分子包括腺苷、降钙素基因相关肽(CGRPs)、前列腺素和 VIP。

⑧腺苷:当代谢率提高时,腺苷从细胞中释放出来,在高需氧状态下,腺苷对血管的作用最为明显(Tabrizchi and Bedi,2001)。然而,血管对腺苷作用的反应可能是舒张的,也可能是收缩的,这取决于激活的是哪种类型的腺苷受体。目前,已发现属于基因蛋白偶联受体(GPCR)超家族的 4 种腺苷受体亚型(A1、$A2_A$、$A2_B$ 和 A3)(Tabrizchi and Bedi,2001)。一般而言,A_1 受体被认为与 Gi 和 Go 蛋白偶联,其激活导致腺苷酸环化酶的抑制和磷脂酰激酶 C 的激活,这两者都会导致血管收缩。A_2 受体与 Gs 蛋白偶联,其激活刺激腺苷

酸环化酶并发挥血管舒张作用。A_3 受体与 Gi 和 Gq 蛋白偶联,活化后可激活磷脂酶 C/D,抑制腺苷酸环化酶,导致血管收缩(Tabrizchi and Bedi,2001)。这些腺苷受体亚型的差异分布,很大程度上决定了某一特定血管是否因腺苷刺激而舒张或收缩。腺苷在生理勃起中是否起作用尚不清楚。然而,当阴茎中腺苷过度积累,以及 A_{2B} 受体信号增加时,可以刺激两种独立的突变小鼠体系阴茎的勃起:一种是腺苷脱氨酶缺陷小鼠(动物表现为延长的阴茎自发勃起);另一种是镰状细胞病转基因小鼠,这是一种公认的阴茎异常勃起的动物模型(Bivalacqua et al,2009;Dai et al,2009)。

⑨降钙素基因相关肽家族:CGRP、淀粉酶和肾上腺髓质素是 CGRP 家族的成员。这些短链肽是从血管周围神经纤维释放出来的强力血管扩张物质。它们通过降钙素受体样受体发挥作用,该受体属于 GPCR 超家族(Conner et al,2002)。

在大鼠性成熟前,阴茎、膀胱、肾、睾丸和肾上腺的 CGRP 水平逐渐升高,性成熟后迅速下降(Wimalawansa,1992)。在阴茎注射 CGRP 的 ED 患者中,阴茎动脉血流(勃起)出现剂量依赖性增加(Stief et al,1991)。腺病毒介导的 CGRP 转基因老年大鼠出现了勃起增强,这显然是通过增加阴茎海绵体中 cAMP 的水平来实现的(Bivalacqua et al,2001)。

⑩前列腺素类:前列腺素是一类重要的类花生酸类化合物,它们具有多种生物功能。前列腺素作用的主要方式是通过作用属于 GPCR 家族的特定的前列腺素受体。至少有 9 种已知的前列腺素受体亚型存在于小鼠和人类身上,另外还有几种带有不同羧基末端的剪接变异体(Narumiya and FitzGerald,2001)。其中 4 个亚型(EP1~EP4)与 PGE_2 结合,2 个亚型(DP1 和 DP2)结合 PGD_2,其余 3 个亚型(FP、IP 和 TP)与 $PGF_{2\alpha}$(FP)、PGI_2(IP)和 TXA_2(TP)结合。根据作用的不同,将前列腺素受体分为三类。"舒张型"受体 IP、DP1、EP2 和 Ep4 与含 αs 的 G 蛋白偶联,并能刺激腺苷酸环化酶活化增加细胞内 cAMP。"收缩型"受体 EP1、FP 和 TP 偶联到含有 αQ 的 G 蛋白上,激活磷脂酶 C 而非腺苷酸环化酶。这些收缩型受体不通过 cAMP 信号通路,其结果是细胞内钙的增加。EP3 受体也是一种收缩型受体,

但它与含有 α_i 的 G 蛋白偶联,抑制腺苷酸环化酶,从而减少 cAMP 的形成。

动物和人的海绵体产生多种前列腺素,包括 $PGF_{2\alpha}$、PGE_2、PGD_2、PGI_2 和 TXA_2(Moreland et al,2001)。在离体的人阴茎组织的研究中发现,不同的 PG 对人阴茎海绵体、尿道海绵体和海绵体动脉的作用不同(Hedlund and Andersson,1985)。$PGF_{2\alpha}$、PGI_2 和 TXA_2 虽然收缩了阴茎海绵体和尿道海绵体,但 PGE_1 和 PGE_2(而不是 PGI_2)却能够舒张因去甲肾上腺素或 $PGF_{2\alpha}$ 引起的处于收缩状态的阴茎海绵体和尿道海绵体。虽然 PGI_2 是主要的血管舒张药,但它在勃起组织中的作用要么是收缩性或中性的。PGI_2 在血管和勃起组织中的作用差异,以及 PGI_2 和 PGE_1 和 PGE_2 在勃起组织中的作用差异,最有可能是由于前列腺素受体分布的差异导致的。其他研究表明,在海绵体中,前列腺素类化合物的舒张作用是由 EP2 和(或)EP4 受体(PGE_1 和 PGE_2)介导的,而不是 IP 受体(PGI_2)介导的(Angulo et al,2002)。

尽管前列腺素的产生和前列腺素受体在勃起组织中表达已经得到了证实,但其在生理勃起的作用仍不明确。前列素 E_1 作为一种促勃起的药物已被广泛应用。1998 年,首次描述 PGE_1 海绵体内注射是治疗 ED 最安全和最有效的方法之一(Stack et al,1998),另外,经尿道应用 PGE_1 也可用于治疗 ED。

⑪血管活性肠肽:人或动物的阴茎富含 VIP 和 VIP 相关肽如垂体腺苷酸环化酶激活肽的神经。这些神经中大部分也含有 NOS,动物和人的阴茎受神经内 NOS 和 VIP 的共同支配(Andersson,2001)。科研人员已经从人和大鼠组织中克隆了属于 GPCR 家族的两种 VIP 受体 VPAC1 和 VPAC2 亚型。培养的大鼠海绵体平滑肌细胞中已鉴定出 VPAC2,而无 VPAC1(Guidone et al,2002)。在狗的体内,注射 VIP 可诱发阴茎勃起;在男性中注射 VIP(Juenemann et al,1987b),未发生坚硬勃起,但 VIP 与罂粟碱和酚妥拉明联合使用可提高发生坚硬勃起的成功率(Kiely et al,1989)。但是已有研究表明,VIP 释放对人海绵体平滑肌神经源性舒张并不重要(Pickard et al,1993),VIP 在阴茎勃起中的生理作用尚不清楚。

⑫腺苷酸环化酶:cAMP 通路上的信号分子

结合并激活特定的细胞质膜受体,通过它们偶联的 G 蛋白激活腺苷酸环化酶。迄今为止,已克隆和鉴定了 9 种膜结合的同工酶和 1 种可溶性的哺乳动物腺苷酸环化酶(Patel et al,2001)。虽然不同膜结合腺苷酸环化酶的调节方式不同,但它们都可被 G_a 亚基的 GTP 结合形式激活,且所有的酶(AC9 除外)都可被毛喉素激活。

在用四氧嘧啶诱导的糖尿病的家兔模型中,海绵体中毛喉素诱导形成的 cAMP 减少,这提示糖尿病中腺苷酸环化酶功能受损(Sullivan et al,1998)。

⑬蛋白激酶 A:蛋白激酶 A(PKA)又称 cAMP 依赖性激酶,是 cAMP 的主要受体,它通过磷酸化胞质和细胞核内多个下游靶点来介导 cAMP 的大部分细胞效应(Johnson et al,2001),PKA 由两个调节(R)亚基和两个催化(C)亚基组成,形成四聚酶 R_2C_2。cAMP 与 R 亚基的结合使酶分解成 $R_2(cAMP)_4$ 二聚体和两个自由催化活性 C 亚基。多个 C 亚基基因的存在进一步增加了各种全酶复合物的多样性和复杂性,其在生化和功能性质以及表达和定位模式上有所不同。同工酶的这些差异有助于 PKA 在多种生理过程中响应 cAMP 信号。

已鉴定出 100 多种不同的细胞蛋白为 PKA 的生理性底物,90%(135/145)的蛋白在丝氨酸上磷酸化,其余的在苏氨酸上磷酸化(Shabb,2001)。主要目标序列(>50%)为 Arg-X-Ser,其中 Ser 为磷酸盐受体。在阴茎组织中发现了三种 PKA 底物蛋白:PDES、cAMP 反应体系结合蛋白和 ATP 敏感钾通道。

(2)交叉激活:细胞内 cAMP 和 cGMP 水平升高可引起 cAMP 依赖性的和 cGMP 依赖性的蛋白激酶(PKA 和 PKG)的激活。每个环核苷酸依赖激酶都可以被 cAMP 或 cGMP 激活,但是交叉激活需要高出大约 10 倍浓度的环核苷酸(Walsh,1994)。虽然 PKA 和 PKG 可以磷酸化许多常见的底物,但有研究表明 cGMP 和 cAMP 激活 PKG 是环核苷酸降低细胞内 Ca^{2+} 浓度从而引起血管平滑肌舒张的主要机制(Lincoln et al,1990;Jiang et al,1992;Komalavilas and Lincoln,1996)。

(3)磷酸二酯酶:在环核苷酸信号传导过程中,细胞内 cAMP 或 cGMP 浓度通常增加至基线

的 2～3 倍(Francis et al,2001)。当激素信号持续存在的情况下,细胞内 cAMP 或 cGMP 浓度常常迅速发生下降。环核苷酸信号的终止主要由 PDEs 完成,它们分别催化 cAMP 和 cGMP 的水解生成 AMP 和 GMP。环核苷酸水平的增加可致 PDE 活性上升,反馈机制有助于环核苷酸降解(Corbin et al,2000;Lin et al,2001a,2001b)。

哺乳动物 PDE 超家族由 11 个家族(PDE 1～PDE 11)组成,编码 21 个不同的基因(Lin et al,2003;Montorsi et al,2004)。每个 PDE 基因通常通过选择性剪接或替代基因启动子来编码多个异构体。PDE1、PDE3、PDE4、PDE7 和 PDE8 是多基因家族,而 PDE2、PDE5、PDE9、PDE10 和 PDE11 是单基因家族。PDE1、PDE2、PDE3、PDE10 和 PDE11 水解 cAMP 和 cGMP;PDE4、PDE7 和 PDE8 水解 cAMP;PDE5、PDE6 和 PDE9 水解 cGMP。

PDE6 仅在光感受器细胞中特异表达,其余的 PDE 均在阴茎海绵体中表达(Küthe et al,2001)。并且,有研究表明 PDE5 是终止海绵窦 cGMP 信号的主要 PDE(图 6-12),PDE5 抑制剂抑制 cGMP 催化活性,可以作为治疗 ED 的有效方法。

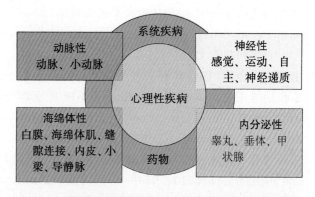

图 6-12　勃起功能障碍的功能分类。勃起功能障碍由多种因素导致,大多数患者都有不同程度的心理问题;系统性疾病和药物作用可能伴随或为主要原因 ED(Modified from Carrier S, Brock G, Kour NW, et al. Pathophysiology of erectile dysfunction. Urology 1993;42:468-81, with permission of Excerpta Medica, Inc.)

PDE3 在勃起中也起着一定的作用,PDE3 特异性抑制剂米力农的促勃起作用就证明了这一

点。虽然直接抑制 PDE5 是西地那非发挥促勃起作用的主要机制，但已有研究表明，西地那非也能明显增加离体人海绵体组织中 cAMP 的浓度（Stief et al，2000）。这种效应被认为与 PDE3 有关，因为西地那非抑制 PDE5 而积累的 cGMP 能够通过竞争 PDE3 分子上相同的催化位点来阻止 cAMP 的降解（Francis et al，2001）。cGMP 对 PDE3 使 cAMP 催化活性的减弱作用也解释了为什么 PKG 能够抑制毛喉素对离体的人海绵体平滑肌的舒张作用（Uckert et al，2004）。

（4）离子通道：一般来说，离子通道主要有四种类型：①外配体门控，它取决于特定的细胞外分子；②内配体门控，它取决于胞内分子；③电压门控，取决于膜电位（例如钠、钾和钙通道）的变化而开启或关闭；④机械门控，取决于机械压力。

平滑肌既没有 T-小管系统，也没有发育良好的肌浆网。细胞外钙起着重要的作用，钙必须通过细胞膜进入细胞质。三种跨膜蛋白调节钙的流入和流出：钙通道是主要调节钙内流，而钠钙交换器和钙-ATP 酶调节肌细胞的钙外流。在分离的海绵体平滑肌和培养的肌细胞中存在电压依赖性 L 型钙通道（宽脉冲电流，慢钙通道）。Christ 团队（1993a）报道，在去氧肾上腺素和内皮素介导的收缩过程中，钙离子通过钙通道内流和动员细胞内储存的钙都参与了这一过程。

研究表明，海绵体平滑肌中至少有四种钾通道亚型：①钙敏感钾通道（如 maxi-K）；②代谢调节的钾通道（K_{ATP}）；③延迟整流；④快速瞬态 A 电流（Christ et al，1993a；Fan et al，1995）。钙敏感钾通道可能参与 cAMP 介导的平滑肌舒张。用乙酰胆碱和硝普钠处理海绵体平滑肌时，胞内钾含量降低，钾电位发生改变（Seftel et al，1996）。带正电的 K^+ 向细胞外运动引起平滑肌的超极化和舒张（Andersson，2001）。

阴茎海绵体平滑肌细胞上依赖钙激活的氯离子通道被认为参与维持自发性张力，以及参与平滑肌细胞对肾上腺素和其他激动剂的收缩反应（Fan et al，1999；Chu and Adaikan，2008）。

（5）平滑肌细胞超极化：超极化导致电压依赖性钙通道关闭，细胞内游离钙浓度降低，平滑肌舒张。超极化机制之一是钾通道的开放。ATP 敏感钾通道（K_{ATP}）和 Ca^{2+} 激活的钾通道（K_{Ca}）的开放，导致血管平滑肌的超极化和舒张，这两种通道存在于人阴茎海绵体平滑肌中（Christ et al，1993b），药物刺激 K_{ATP} 通道，可引起阴茎平滑肌舒张（Venkateswarlu et al，2002）。PNU-83757 是一种开放的 K_{ATP} 通道，它能诱导勃起。大电导钾钙通道（又称 *maxi-K*）的开放，使人阴茎海绵体超极化和舒张（Spektor et al，2002）。PKA、PKG 或 cGMP 可刺激 K 通道的开放。

阴茎平滑肌的超极化在人阴茎动脉内皮依赖性舒张中也起着重要作用，尽管 NO 和前列腺素的合成被阻断，但仍有明显的舒张作用（Angulo et al，2003b）。这一现象被认为是 EDHF 的作用，它打开了 K_{Ca} 通道，并产生超极化和血管舒张作用，但 EDHF 的性质仍未确定。

（6）氧分子作为阴茎勃起的调节剂：在疲软状态下，海绵体血的 PO_2 水平与静脉血（$\approx$ 35mmHg）相似。在勃起过程中，由于动脉血的大量流入使 PO_2 增加到 90mmHg 左右，氧分子与 L-精氨酸一起成为 NOS 合成 NO 的底物。在疲软状态下，低氧浓度抑制 NO 的合成；在勃起过程中，较高水平的底物诱导 NO 的合成。据估计，达到一氧化氮合酶激活所需的海绵体中的最低氧浓度为 $50 \sim 60$mmHg（Kim et al，1993）。

类似地，前列腺素 H 合成酶也是一种加氧酶（环加氧酶），并使用氧分子作为合成前列腺素的底物。PGE_1 已被证明为疲软状态时抑制其生成，勃起状态时促进其生成。内皮素合成也受氧分子调节，低氧浓度促进其生成，而高浓度抑制其生成。

（7）细胞间通信：在阴茎勃起和消退过程中，海绵体平滑肌之间应存在信息沟通，以协调同步放松和收缩（Christ et al，1991）。有几项研究表明，邻近肌细胞的膜上存在缝隙连接，这些细胞间的通道允许钙和第二信使分子等离子的交换（Christ et al，1993a）。缝隙连接的主要成分是连接蛋白-43，这是一种在人阴茎海绵体平滑肌细胞之间发现的不足 0.25mm 的膜保护蛋白（Campos deCalvalho et al，1993）。通过这些缝隙连接介导的细胞间通信很可能解释了同步勃起反应的出现，但是它们的病理生理作用尚不清楚。

3. 海绵组织结构

海绵体的小梁为内皮排列的窦腔提供了结构支持和调节靶点，也为血管和神经在海绵体内穿行提供通道,小梁的舒张使窦腔扩张,而其收缩将血液排出到导静脉,使阴茎恢复到疲软状态。在 24 例重度 ED 阴茎假体植入患者中,Nehra 和他的同事(1996)将阴茎海绵体平滑肌含量分为高(39%~42%)、中(30%~37%)、低(13%~29%)和正常(42%~50%)4 组,结果显示,静脉漏程度与肌肉含量有关。Costa 等(2006)研究了 6 例因非生殖系统疾病死亡的男性海绵体标本,结果表明,海绵体小梁的主要成分是胶原纤维(40.8%)、平滑肌(40.4%)和弹性纤维(13.2%)。而 7 例接受了阴茎假体植入的 7 例男性的海绵体中,海绵体小梁由胶原纤维(41.6%)、平滑肌(42%)和弹性纤维(9.1%)组成。与正常男性相比,ED 患者的小梁成分的唯一显著变化是弹性纤维的减少。这两篇报道表明,与 ED 有关的海绵体组织学改变可能主要是平滑肌或弹性纤维含量的下降。

　　阴茎的复杂结构是由多种营养因子的动态表达和相互作用维持的。其中一种是 sonic hedgehog(SHH),其在调节脊椎动物器官发生中起关键作用,例如肢体和脑组织的生长。SHH 因子在人体中仍然很重要,它可以控制成体干细胞的细胞分裂,并参与到一些癌症的发展过程中。阴茎中已经发现了 SHH 因子的存在;成年大鼠 SHH 因子被抑制,导致其海绵体的快速萎缩和解体(Podlasek et al,2003,2005)。此外,研究发现,SHH 因子也可以刺激阴茎血管内皮生长因子(VEGF)和 NOS 的表达(Podlasek et al,2005)(表 6-9)。

表 6-9　参与海绵体平滑肌的生理调节的关键分子

平滑肌收缩时关键分子	
名称	功能
胞质高浓度钙离子水平	结合钙调蛋白激活 MLC 激酶
MLC 激酶	将 MLC 磷酸化为 MLCP
磷酸化的 MLC(MLCP)	肌球蛋白沿肌动蛋白交叉桥的循环导致肌肉收缩
MLCP	MLCP 去磷酸化为非活化形式的 MLC
Rho 激酶	抑制 MLC 磷酸酶以增强收缩(钙敏感通路)
平滑肌舒张时关键分子	
名称	功能
一氧化氮	结合可溶性鸟苷酸环化酶产生 cGMP
cGMP	激活蛋白激酶 G
蛋白激酶 G	打开钾离子通道并关闭钙离子通道
胞质低浓度钙离子水平	钙离子从钙调蛋白分解,肌肉舒张

cGMP. 环鸟苷单磷酸酯;MLC. 肌球蛋白轻链;MLCP. 肌球蛋白轻链磷酸酶

二、勃起功能障碍的病理生理学特征

"The Penis Poem"

My nookie days are over, My pilot light is out.

What used to be my sex appeal, Is now my water spout.

Time was when, on its own accord, From my trousers it would spring.

But now I've got a full time job, To find the gosh darn thing.

It used to be embarrassing, The way it would behave.

For every single morning, It would stand and watch me shave.

Now as old age approaches, It sure gives me the blues.

要点:海绵体平滑肌生理学

- 海绵体平滑肌的松弛是阴茎勃起的关键。
- 海绵体神经末梢中 nNOS 释放 NO 引发勃起过程,而内皮中 eNOS 释放 NO 保持勃起状态。
- NO 进入平滑肌细胞时,会刺激平滑肌细胞产生 cGMP。
- cGMP 因子能激活 PKG,打开钾离子通道并关闭钙离子通道。
- 平滑肌细胞胞质低钙水平有利于平滑肌松弛。
- 当 cGMP 被 PDE 降解时,平滑肌张力恢复。

To see it hang its little head，And watch me tie my shoes！！

　　—Willie Nelson

(一)发病率和流行病学

ED 发病率随着年龄增长而增加,1948 年 Kinsey 等研究发现,男性 40 岁时,ED 发病率 1/50,男性 65 岁时,ED 发病率 1/4。1990 年,Diokno 等报道 60 岁及以上年龄的已婚男性有 35% 曾出现勃起功能障碍。

马萨诸塞州男性老龄化研究(MMAS)和国家健康和社会生活调查(NHSLS)使用了现代概率抽样技术来分析美国 ED 的流行病学数据。MMAS 纳入了 1709 名年龄在 40-70 岁的非机构工作人员,他们生活在大波士顿地区,首次调查于 1987-1989 年进行,并于 1995-1997 年重新调查(Feldman et al,1994;Johannes et al,2000),其调查包括广泛的生理学指标、人口统计学信息和自我描述的 ED 状态(采用调查问卷的形式),MMAS 是第一个关于美国男性 ED 及其生理和社会心理相关因素的随机样本多学科横断面社区流行病学调查。根据 MMAS 研究中报告,40-70 岁,完全性 ED 的发病率从 5.1% 增加至 15%,中度 ED 的可能发病率从 17% 增加到 34%,轻度 ED 的发病率保持在 17% 左右。

NHSLS 是 1992 年对美国家庭中 18-59 岁年龄段的男性和女性(1410 例)全国概率调查(Laumann et al,1999),主要是对这个年龄段的男女性生活质量与观念进行广泛的调查。该调查只收集了符合广泛定义的性功能障碍的相关信息。调查显示,ED 患病率(对勃起和维持勃起状态等问题的回答)18-29 岁 7%,30-39 岁 9%,40-49 岁 11%,50-59 岁 18%。

1993-2003 年有 24 项国际研究(Lewis et al,2004)报道了世界范围 ED 的患病率。所有按年龄分层的研究都显示,ED 的患病率随年龄增长而增加。对于年龄小于 40 岁的男性,比例为 1%~9%;从 40-59 岁,患病率从 2%~30%,有些研究表明,40-49 岁和 50-59 岁年龄组之间有显著差异。50-59 岁年龄组报告的患病率最大。对于 60-69 岁的年龄组,世界上大部分地区的 ED 患病率的比例都很高(20%~40%),除斯堪的纳维亚报道之外,65 岁以上人群 ED 患病率均有增加,其中 70 岁及以上人群患病率变化很大。几乎所有的研究都表明,男性在 70-80 岁时 ED 患病率很高,从 50%~75%。

1. 发病率研究

MMAS(Johannes et al,2000)是唯一在美国进行的纵向研究(1987-1989 和 1995-1997)。在基线时间 1987-1989 年 1297 例无 ED 的男性中有 847 例可分析,并在 1995-1997 年进行了随访。这些男性在基线时间的平均年龄为 52.2 岁(40-69 岁),对这 847 例男性的随访发现,美国白人男性 ED 的粗发病率为 25.9/1000(95% CI 为 22.5~29.9)。年发病率十年增加一次(每 1000 人·年):12.4 例 40-49 岁,29.8 例 50-59 岁,46.4 例 60-69 岁。相对于糖尿病患者(50.7 例)、心脏病(58.3 例)、高血压(42.5 例),ED 的年龄校正风险(每 1000 人·年)更高。通过使用这些数据和美国已知的人口,据估计,对于白人男性来说,40-69 岁年龄组的新病例将是每年 617 715 例(Lewis et al,2000)。欧洲和巴西的报告也表明,每 1000 人·年的发病率为 25%~30%(Moreira et al,2003;Schouten et al,2005)。在明尼苏达州奥姆斯特德县(Olmsted County,Minnesota)于 1996-2004 年对 2213 名男性进行了一项研究,该研究使用了一份经过验证的问卷,揭示了在这个以社区为基础的群体中,随着时间的推移,5 种性功能会一起变化。勃起功能、射精功能和性冲动会随着年龄增长而降低。然而,年长的男性不太可能将这些衰退视为一个问题,也不太可能表达对这种衰退的不满(Gades et al,2009)。

2. 危险因素

性功能障碍常见的危险因素包括全身健康状况、糖尿病、心血管疾病、合并泌尿生殖器疾病、精神或心理障碍、其他慢性疾病和社会人口状况。在一项对波士顿的 2301 名 30-79 岁男子的种族、民族和社会经济地位的研究中报道,社会经济地位较低的男性患 ED 的风险增加了 2 倍以上(调整后的优势比 2.26,95% 可信区间 1.39~3.66)。在这项研究中,黑人和西班牙裔男性患 ED 的风险增加,被认为与社会经济地位差异有关,而非生物学因素(Kupelian et al,2008)。

吸烟、药物和荷尔蒙因素也都是 ED 特定的危险因素。在男性中,糖尿病被认为与常见的性欲降低和性高潮障碍包括 ED 等相关;糖尿病有以下情况者 ED 发生率更高:胰岛素依赖型糖尿,糖尿病 10 年以上,糖化血红蛋白控制水平一般或较差,非饮食控制的治疗方式,糖尿病相关的动脉疾病、肾疾病、视网膜病变和神经病变,以及吸烟者。内皮功能障碍在很多 ED 病例中都有表现,这和其他血管疾病发病机制的病因相同(Lewis et al,2004)。

(二)分类

目前,已经提出了很多 ED 的分类方法(图 6-13)。有些根据病因分类(如糖尿病源性、医源性和创伤性等),有些根据神经血管发病机制分类(如神经性:性唤起障碍;动脉性:充血障碍;静脉性:静脉储血障碍)(Goldstein,personal commu-nication,1990)。国际 ED 研究协会推荐的分类见框图 6-1(Lizza and Rosen,1999)。

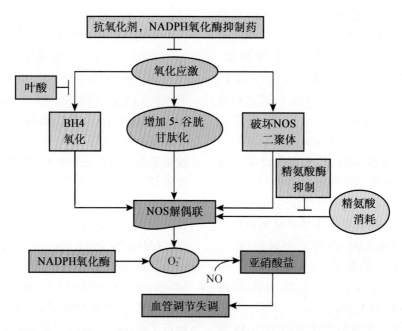

图 6-13 导致一氧化氮合酶(NOS)解偶联的因素及可能的抑制剂。BH4. 四氢生物蝶呤;NADPH. 还原型烟酰胺腺嘌呤二核苷酸磷酸

1. 心理性 ED

以前,人们认为 90% 的 ED 是精神心理性的 ED(Masters and Johnson,1965)。这种观点已经被 ED 可能主要是功能性或生理因素的混合状态的认识所取代。

性行为和阴茎勃起是由下丘脑、边缘系统和大脑皮质控制的。刺激或抑制信息可以传递到脊髓勃起中枢以促进或抑制勃起。有两种可能机制来解释心理障碍抑制勃起:大脑对脊髓勃起中枢的直接抑制,加强了正常的骶髓上抑制(Steers,2000),交感神经过度兴奋或升高了外周儿茶酚胺水平,这可能增加阴茎平滑肌的张力,阻止了其生理性松弛。动物研究表明,刺激交感神经或全身注射肾上腺素会导致勃起阴茎的疲软(Diederichs et al,1991a,1991b)。在临床上,心理性 ED 患者的血清去甲肾上腺素水平高于正常对照组或血管药物性 ED 患者(Kim and Oh,1992)。

Bancroft 和 Janssen(2000)认为,男性的性反应依赖于中枢神经系统兴奋性冲动和抑制性冲动之间的平衡,比如患有精神障碍的男子性功能障碍的发病率较高。Mosaku 和 Ukpong(2009)调查了精神分裂症、双相情感障碍、复发性抑郁和(或)药物使用障碍的患者(平均年龄 39.6 岁,标准差 11.6 岁),平均患病时间为 10.24 年(标准差 8.2 年)。在这一人群中,ED 的患病率为 83%,年龄、是否结婚、用药,以及是否存在并发症是 ED 的重要预测因素。

框图 6-1　男性勃起功能障碍分类

器质性

1. 血管性
   - A. 动脉性
   - B. 静脉性
   - C. 混合性
2. 神经性
3. 解剖结构性
4. 内分泌性

心理性

1. 全身性
   - A. 无反应
     - a. 原发性性唤醒缺乏
     - b. 年龄相关的性唤醒能力下降
   - B. 全身性抑制
     - 性亲密行为的持久紊乱
2. 环境相关
   - A. 配偶相关
     - a. 在特定的关系中缺乏性唤醒
     - b. 由于主观愿望导致的性唤醒缺乏
     - c. 由于与配偶冲突或者威胁而导致的高级中枢抑制
   - B. 行动相关
     - a. 与其他性功能障碍有关（比如早泄）
     - b. 条件性性行为焦虑（如惧怕失败）
   - C. 心理性急迫或者调适相关
     - 与情绪不佳有关（如抑郁）或生活中重大事件（配偶死亡）

2. 神经性 ED

据估计，10%～19% 的 ED 是神经源性的，如果包括医源性病因和混合 ED，患病率可能会更高。神经性疾病或神经病变的存在并不能排除其他原因，因此确认 ED 是神经源性的可能比较困难。因为勃起与神经血管相关，任何影响大脑、脊髓、海绵体神经或阴部神经的疾病或功能障碍都会导致勃起功能障碍。

如前所述，MPOA、PVN 和海马被认为是性觉醒和勃起的重要整合中枢（Sachs and Meisel，1988），这些区域疾病，如帕金森病、中风、脑炎或颞叶癫痫，往往与 ED 有关。帕金森病的发生可能是多巴胺途径失衡的结果（Chaudhuri and Schapira，2009）；其他与 ED 相关的脑损害包括肿瘤、认知障碍、阿尔茨海默病、多系统萎缩和创伤

等。在对中风后男性性功能的研究中，人们发现性欲缺乏在他们之中很普遍（Jung et al，2008）。丘脑区有脑血管意外的患者中，ED 患病率更高（Jeon et al，2009）。

在患有脊髓损伤的男性中，损伤的性质、位置和严重程度在很大程度上决定了勃起功能。除 ED 外，这些男性可能伴有射精和性高潮功能受损，完全性脊髓上病变患者 95% 的保留反射性勃起，而在完全性脊髓下病变的患者中，只有 25% 保留了反射性勃起（Biering-Sørensen and Sønksen，2001）。骶副交感神经元在保留反射性勃起方面很重要，尽管胸腰段可能通过突触连接来弥补骶段的缺失。在这些患者中，轻微的触觉刺激可以触发勃起，尽管勃起时间较短并且需要持续的刺激。脊髓水平的其他疾病（例如脊柱裂、椎间盘突出、脊髓空洞、肿瘤、横纹肌炎和多发性硬化症），也可能以类似的方式影响传入或传出神经通路。

由于海绵体神经与盆腔器官的密切关系，盆腔手术后医源性 ED 的发生率很高，前列腺根治术后发生 ED 概率 43%～100%（Walsh and Donker，1982；Borchers et al，2006），直肠癌腹会阴联合切除术后发生 ED 的概率为 15%～100%（Weinstein and Roberts，1977）。

由于对盆腔神经和海绵体神经的神经解剖有了进一步的了解，因此对直肠、膀胱和前列腺癌进行了改良手术，从而降低了医源性 ED 的发生率。例如，保留神经的方法使前列腺根治术后 ED 的发生率降低到 30%～50%（Catalona and Bigg，1990；Quinlan et al，1991），而直肠根治术后的 ED 发生率则不到 10%（Liang et al，2008）。

在骨盆骨折的病例中，ED 可能是海绵体神经损伤或血管功能不全或两者兼有的结果。在男性后尿道损伤患者中，早期尿道吻合术与延迟吻合术相比，前者保留勃起功能效果更好（ED 率为 34%，而后者为 42%）（Mouraviev et al，2005）。在糖尿病患者中，神经源性和内皮依赖性舒张功能的损害导致 NO 释放不足（Saenz de Tejada et al，1989a）。由于不能直接检测自主神经功能，临床医师在诊断神经性 ED 时应谨慎。研究人员已经研制并改进了海绵体肌电图仪，用于诊断各种影响阴茎的疾病（包括自主神经病变），但该装置的临床应用仍在实践中（Guiliano and Rowland，

2013)。

Rowland 及其同事(1993)也报道说,随着年龄的增长,阴茎触觉敏感度下降。生殖器官的感觉信号对于觉醒和维持反射性勃起至关重要,当老年人逐渐失去心理性勃起时,这种感觉信号就变得更加重要。不管 ED 患者有或没有明显神经功能障碍,感觉评估都应该是 ED 评估的一个组成部分。

3. 内分泌性 ED

性腺功能减退症是 ED 患者的常见疾病。雄激素影响雄性生殖系统的生长发育和第二性征的维持,并已经证实了其对性欲和性行为的影响。Mulligan 和 Schmitt(1993)在对 1975－1992 年发表的文章进行回顾时得出结论:睾酮可提高性欲;增加性行为的频率;增加夜间勃起的频率,但对幻想诱导或视觉刺激的勃起几乎没有影响。Granata 和他的同事(1997)报道说,正常夜间勃起的睾酮阈值约为 200ng/dl。在对波士顿人口进行的一项观察性调查中,Araujo 及其同事(2007)报道称,30－79 岁的男性有症状性雄激素缺乏患病率为 5.6%,老年男性的患病率更高,症状主要表现为低性欲(12%)、ED(16%)、骨质疏松及骨折(1%),两个或两个以上非特异性症状(20%)。然而,许多睾酮水平较低的男性是无症状的。在一项针对 ED 患者的研究中,Köhler 及其同事(2008)的研究发现,47% 的男性睾酮水平低于 200ng/dl,33% 的男性低于 300ng/dl,23% 的男性低于 346ng/dl,7% 的男性低于 400ng/dl。年龄、未控制的糖尿病、高胆固醇和贫血都与男性 ED 患者睾酮水平显著下降有关。该团队的另一份报告中,腰围被认为是低睾酮和症状性雄激素缺乏最重要的预测因子(Hall et al,2008)。体重指数(BMI)在 30kg/m^2 以上的男性中,总睾酮低于正常者占 57.5%,游离睾酮低于正常者占 35.6%。这些人中的大多数都患有低促性腺激素性性腺功能减退症(Hofstra et al,2008)。Traish 和他的同事(2009)在一份全面的文献综述中指出,男性糖尿病患者发生空腹胰岛素、血糖及血红蛋白 A1c 值升高之前,他们的睾酮水平较低,表明性腺功能低下可能是糖尿病发展的前哨事件。这提示雄激素缺乏与胰岛素抵抗、2 型糖尿病、代谢综合征及内脏脂肪沉积增多有关。内脏脂肪可

作为内分泌器官,产生炎性细胞因子、诱发内皮功能障碍和血管病变。

雄激素的作用机制已被广泛研究过。Beyer 和 González-Mariscal(1994)报道,在交配时,睾酮和双氢睾酮(DHT)负责男性性活动,雌二醇或睾酮负责女性性活动。雄激素对血管内皮细胞和平滑肌细胞有良好的作用:雄激素促进内皮细胞增殖、降低血管内皮细胞炎症标志物的表达、抑制血管平滑肌细胞的增殖和内膜迁移。低雄激素水平与内皮细胞凋亡和平滑肌细胞凋亡有关。低雄激素水平还损害内皮祖细胞的增殖、迁移和归巢,以及间充质祖细胞向平滑肌分化(Mirone et al,2009;Traish and Galoosian,2013)。睾酮和 DHT 也可通过其非基因组效应舒张阴茎动脉和海绵体平滑肌(Waldkirch et al,2008)。在大鼠中,去势可减少动脉血流,引起静脉漏,并减少约 50% 的对海绵体神经刺激后的勃起反应(Mills et al,1994;Penson et al,1996)。去势还能提高阴茎平滑肌的 α-肾上腺素能反应(Traish et al,1999)。研究称,临床上许多长期抗雄激素治疗的前列腺癌患者常发生性欲低下和 ED。

下丘脑-垂体轴的任何功能障碍都会导致性腺功能低下。低促性腺激素性腺功能减退症可能是先天性的,也可能是由肿瘤或损伤引起的。高促性腺激素性腺功能减退可能由肿瘤、损伤、手术或腮腺炎引起。

高催乳素血症,无论是继发于垂体腺瘤还是药物,都会导致生殖和性功能障碍。症状包括性欲丧失、ED、溢乳、乳腺增生和不育。高催乳素血症与低血睾酮水平有关,可能是由于催乳素水平升高而抑制促性腺激素释放激素分泌所致(Leonard et al,1989)。在一项关于性功能障碍问卷研究中,催乳素水平与代谢综合征和动脉性 ED,以及早泄和焦虑症状有关(Corona et al,2009)。

ED 也可能与甲状腺功能亢进(甲亢)和甲状腺功能减退(甲减)有关。甲亢通常与性欲减退有关(这可能是由雌激素水平增加引起的),但甲亢同 ED 无明显关系。在甲减症中,睾酮分泌低下和催乳素水平升高是导致 ED 的原因之一。

4. 动脉性 ED

海绵体螺旋动脉粥样硬化或创伤性动脉闭塞病变可降低灌注压和减少海绵窦腔内的血流,延

长达到勃起的时间,降低勃起的硬度。在大多数动脉性 ED 患者中,阴茎灌注受损是动脉粥样硬化过程的一个组成部分。与动脉性闭塞有关的常见危险因素包括高血压、高脂血症、吸烟、糖尿病、会阴或盆腔钝伤和盆腔放疗(Feldman et al,1994;Martín-Morales et al,2001)。Shabgh 及其同事(1991)报道表明,随着 ED 危险因素的增加,发现阴茎血管异常的概率明显增加。动脉造影显示,动脉粥样硬化性 ED 患者存在阴部内动脉、阴茎动脉及海绵体动脉的双侧弥散性病变。阴茎或海绵体动脉的局灶性狭窄最常见于患有钝性盆腔损伤或会阴损伤的年轻患者(Levine et al,1990)。长距离骑行也是血管性和神经性 ED 的危险因素。骑行对会阴压迫导致的血管、内皮和神经源性功能障碍与 ED 的发生有密切关系(Sommer et al,2010)。然而,日常自行车出行的男性并不经常发生 ED(Kim et al,2011)。

ED 和心血管疾病有相同的危险因素,如高血压、糖尿病、高胆固醇血症和吸烟(Feldman et al,1994;Martín-Morales et al,2001)。阴部动脉病变在 ED 患者中比在同龄人群中更为常见。ED 的自然缓解和病情进展在 ED 患者中发生的数量相当。BMI 与 ED 缓解和进展的关系,以及吸烟和健康状况与进展的关系提示了通过生活方式干预促进缓解和延缓进展的潜在途径(Travison et al,2007)。

(1)心血管疾病:有冠心病、脑血管病和外周血管疾病的男性 ED 患病率较高(Bener et al,2008;Chai et al,2009),在冠心病患者中,ED 患病率随冠状动脉病变程度的增加而增加(Montorsi et al,2006)。几项研究报道了 ED 与心血管疾病之间的联系。两者之间的联系可能由于雄激素、慢性炎症和心血管危险因素之间的相互作用,这些因素导致了内皮功能障碍和动脉粥样硬化,最终造成阴茎和冠状动脉功能紊乱。由于阴茎动脉的管腔比冠状动脉小,同样程度的内皮功能障碍导致阴茎组织中的血流量比冠状动脉循环中的血流量明显减少。ED 可能是全身血管内皮功能障碍的一个指标(Gandaglia et al,2014)。在患有 ED 的慢性冠心病患者中,93% 的患者在冠心病发病前发生了性功能障碍,平均时间间隔为 24 个月(范围为 12～36 个月)(Montorsi et al,2006)。

这些数据促使一些研究人员提倡筛查 ED,以此作为筛查男性是否有心血管疾病风险的一种手段(Gandaglia et al,2014)。

(2)高脂血症:ED 与高脂血症和冠心病的高发率有关(Roumeguere et al,2003)。在 Rancho Bernardo 研究中的 570 例男性患者中,高胆固醇血症是 25 年后 ED 的预测因素。对波士顿地区 1899 名 30－79 岁男性的调查显示,未干预的高脂血症与 ED 无关联(Hall et al,2009)。

研究人员在不同的实验模型中,研究了高胆固醇血症对勃起功能的影响。在高胆固醇血症的兔模型中,海绵体超微结构检查显示窦腔出现早期动脉粥样硬化病变(Kim et al,1994)。虽然内皮细胞 NO/cGMP 通路受损,但神经性血管舒张功能未受影响(Azadzoi et al,1998)。NO/cGMP 通路受损可能是由于超氧化物产生增加或内源性一氧化氮合酶抑制剂(如 NG-单甲基-L-精氨酸单乙酸酯和不对称二甲基精氨酸)所致(Kim et al,1997)。补充 L-精氨酸可以逆转内皮依赖性舒张功能损害(Azadzoi et al,1998)。血管内皮生长因子(VEGF)是维持内皮正常功能的重要血管生成因子。Ryu 及其同事(2006)报道,大鼠食用 4% 胆固醇食物 3 个月后,其组织中 VEGF 和 VEGF 受体 2 显著下降。Xie 和他的同事(2005)研究发现,家兔喂食 1‰ 胆固醇饲料后,当出现内皮依赖性舒张功能受损时,其组织的 VEGF 的 mRNA 水平降低。

在进一步的缺血实验模型中,家兔首先接受髂动脉去内皮化,然后进行高胆固醇饮食(Azadzoi et al,1992)。由于海绵体平滑肌舒张能力下降,家兔出现阴茎动脉供血不足和静脉闭塞等功能障碍(Azadzoi et al,1997;Nehra et al,1998)。髂动脉和阴茎血管的变化与 NOS 活性降低、内皮依赖性和神经性 NO 介导的海绵体组织舒张功能下降有关(Azadzoi et al,1999)。由于 NO 活性受损,收缩性血栓素和前列腺素的产生增加,导致海绵体平滑肌神经源性收缩增强(Azadzoi et al,1998,1999)。

在大动脉中,氧化的低密度脂蛋白抑制内皮依赖性 NO 介导的舒张(Murohara et al,1994)。AHN 和同事也报道了氧化的低密度脂蛋白增强海绵体平滑肌收缩能力。

（3）肥胖：在美国对 65 岁及以上社区男性的一项研究中，Garimella 和 Associates（2013）报道说，完成 MMAS 量表的男性中完全性 ED 的患病率为 42%（4108 例）。在完成国际勃起功能指数（IIEF-5）问卷（1659 例）的性活跃男性中，中重度 ED 患病率为 56%。在多因素调整的分析中，高体重、体重指数和总体脂百分比都与中度至重度和完全性 ED 的患病率有关。

血管周围脂肪组织（PVAT）被认为可以加强血管功能。PVAT 中含有的脂肪细胞和基质细胞可分泌一些因子，通过旁分泌调节平滑肌和内皮细胞，包括脂肪因子、细胞因子、活性氧和气体化合物。在肥胖和糖尿病中，PVAT 的扩张会导致血管胰岛素抵抗。PVAT 衍生的细胞因子可能是影响动脉粥样硬化形成的关键因素。在高血压病中，PVAT 的生理性抗收缩作用明显减弱。最重要的是，所有 PVAT 功能障碍的共同前提是免疫细胞浸润，它触发随后的炎症、氧化应激和低氧状态，造成血管功能障碍（Szasz et al，2013）。

（4）高血压：高血压是 ED 的独立危险因素（Feldman et al，1994；Johannes et al，2000），其心血管并发症如缺血性心脏病和肾功能衰竭都与 ED 的高发生率相关（Feldman et al，1994；Kaufman et al，1994；Johannes et al，2000）。然而，在高血压中，血压升高本身并不损害勃起功能；相反，相应的动脉生理和结构变化被认为是造成 ED 的原因（Hsieh et al，1989；Behr-Roussel et al，2005）。在来自美国护理数据库的两项分析中，ED 患者和非 ED 人群中高血压患病率分别为 41.2% 和 19.2%，其中包括了超过 27 万例 ED 男性（Seftel et al，2004；Sun and Swindle，2005）。

高血压男性是否罹患 ED 的潜在因素包括年龄大、病程长、高血压的严重程度和降压药物的使用等（Doumas et al，2006）。动脉性高血压的特点是血管张力改变及血管收缩能力增加，同时伴随着血管平滑肌细胞的增殖、迁移和动脉壁不同程度的炎症。Rho 激酶通路在动脉血压调节中起着重要的作用（Nunes et al，2010）。内皮功能障碍、氧化应激和自身免疫性疾病也是动脉疾病和 ED 的潜在原因。随着损伤因子的释放，血管细胞上的 Toll 样受体激活，这种激活对炎症、血管反应性和血管重塑性的影响被认为是炎症与高血

压之间的一种新的联系（McCarthy et al，2014）。此外，内质网应激反应导致主动脉内皮依赖性收缩被认为是自发性高血压大鼠（SHR）模型罹患高血压的原因之一（Spitler et al，2013）。高血压大鼠血管紧张素Ⅱ介导的还原型烟酰胺腺嘌呤磷酸氧化酶活性升高可能是超氧阴离子增多的原因（Jin et al，2008）。

（5）血管性勃起功能障碍的机制

①结构改变：在动脉性 ED 中，阴茎海绵体血氧分压低于心理性 ED（Tarhan et al，1997），PGE_1 和 PGE_2 的形成是氧依赖性的，在家兔和人阴茎海绵体中，前列腺素 E_2 升高和转化生长因子-β_1 诱导的胶原合成都与氧分压升高有关（Moreland et al，1995；Nehra et al，1999），氧分压降低可能会减少海绵体小梁平滑肌的含量，导致弥散性静脉渗漏（Saenz de Tejada et al，1991b；Nehra et al，1998）。

动脉管腔狭窄或管壁/管腔比值增加会导致高血压患者外周血管阻力的增加。在 SHR 的阴茎血管中也出现阻力增加，这种改变归因于动脉和勃起组织的结构改变（Gradin et al，2006；Arribas et al，2008）。SHR 已经证实了有线粒体损伤（在平滑肌和内皮细胞）和神经退化。当大鼠接受 1 型血管紧张素Ⅱ受体（AT_1）阻滞剂、AT_1 阻滞剂与 PDE5 抑制剂，以及选择性 β_1 受体阻滞剂奈比洛尔治疗时，可以部分地预防或逆转结构改变（Mazza et al，2006；Toblli et al，2006a，2006b）。

②平滑肌收缩和血管收缩的增强：在动物模型中，RhoA/Rho 激酶活性的增加导致海绵体平滑肌收缩能力的增强，会增加糖尿病（Bivalacqua et al，2004）、高胆固醇血症（Morikage et al，2006）、高血压（Fibbi et al，2008）、性腺低下（Vignozzi et al，2007）和年老患者（Jin et al，2006；Andersson，2011）发生 ED 的概率。Park 及其同事（2006）发现，Rho/Rho 激酶通路主要参与 ED 和盆腔动脉粥样硬化的病情进展，长期使用 Rho 激酶抑制剂法舒地尔可以预防这两种疾病。

动脉粥样硬化、高血压、高胆固醇血症患者血内的内皮素-1 水平升高，器质性 ED 患者静脉血和海绵体血内的内皮素-1 水平也较高（Nohria et al，2003；El Melegy et al，2005）。尽管如此，有研究使用内皮素-A 受体拮抗剂治疗 ED 并没有产

生良好的效果（Kim et al,2002），AT$_1$ 受体拮抗剂和血管紧张素转换酶（ACE）抑制剂分别在治疗 ED 和高血压的男性，以及患有 ED 和动脉粥样硬化的男性中显示出了良好的应用前景（Speel et al,2005；Baumhäkel et al,2008）。

③内皮依赖性平滑肌舒张功能受损：内皮功能障碍被认为是心血管疾病与 ED 的共同点（Brunner et al,2005）。据报道，ED 患者肱动脉内皮依赖性血流介导的舒张功能受损，其受损程度与 ED 的严重程度有关（Kovacs et al,2008）。然而，一种用于评估阴茎内皮依赖性血管舒张功能的血管造影装置未能发现男性 ED 患者肱动脉与阴茎动脉的相关性（Vardi et al,2009）。

内皮祖细胞是在骨髓中产生的具有再生能力的细胞，迁移到外周血管以修复内皮缺损。内皮祖细胞的数量在 ED 患者和冠心病患者以及肥胖男性中减少（Foresta et al,2005；Baumhäkel et al,2006；Esposito et al,2009）。短期和长期服用 PDE5 抑制剂可增加循环内皮祖细胞的数量，改善内皮和勃起功能（Foresta et al,2005,2009）。

在 SHR 中，乙酰胆碱的舒张作用在海绵体内减弱（Behr-Roussel et al,2003）。SHR 血管内皮依赖性舒张功能受损可归因于血管紧张素 Ⅱ（Rajagopalan et al,1996）、血栓素和超氧化物（Cosentino et al,1998）或高血压等（Paniagua et al,2000）（表 6-10）。

表 6-10　导致勃起功能障碍的血管改变及结构改变

阴茎结构	导致勃起功能障碍的变化
海绵体动脉	血管阻力增加，管腔狭窄
平滑肌	兴奋性增强（超张力）
	肌肉含量降低
	钾通道和缝隙连接的改变
勃起组织	纤维化
	静脉闭塞机制受损
内皮	内皮依赖性舒张功能受损
白膜	弹性纤维和胶原纤维的改变
神经递质	nNOS，eNOS 减少

eNOS. 内皮一氧化氮合酶；nNOS. 神经元一氧化氮合酶

5. 海绵体性（静脉性）ED

静脉关闭障碍被认为是血管源性 ED 最常见的原因之一，静脉闭塞功能障碍可能是多种病理生理过程所致（Rajfer et al,1988），包括白膜退行性改变、纤维弹性结构改变、小梁平滑肌舒张不足和静脉分流。

退行性改变（如阴茎硬结症、年老和糖尿病）或创伤损伤的白膜（如阴茎折断）可损害白膜下静脉和导静脉的压迫（Gonzalez-Cadavid,2009），在阴茎硬结症中，无弹性的白膜可能阻碍导静脉关闭（Metz et al,1983）。Chiang 和他的同事（1992）认为，白膜弹性纤维的减少和白膜微结构的改变可能导致某些男性 ED。白膜下层组织的改变可能会影响静脉闭塞机制，在阴茎硬结症手术后偶尔可见（Dalkin and Carter,1991）。

海绵体小梁、平滑肌和内皮纤维弹性成分的结构改变可能导致静脉渗漏。不充分的小梁平滑肌松弛，导致海绵窦不充分扩张及小静脉的不充分压迫，这可见于肾上腺素能亢进或神经递质释放不足的患者。这些患者常伴有焦虑症状。研究表明，α 肾上腺素能受体的改变或 NO 释放的减少，可能会增加平滑肌张力及减弱对内源性肌松药的舒张反应（Christ et al,1990）。

获得性静脉分流——手术治疗阴茎异常勃起，可能导致持续性阴茎头/阴茎海绵体或阴茎海绵体/尿道海绵体分流。

（1）弹性纤维成分：在存在糖尿病、高胆固醇血症、血管疾病、阴茎损伤或年老等因素的患者中，可见阴茎海绵窦顺应性丧失、胶原沉积增多、弹性纤维减少。Sattar 及其同事（1994）研究发现，阴茎弹性纤维平均百分比在不同人群中差异显著：正常男性 9%，静脉渗漏 5.1%，动脉疾病 4.3%。在血管源性 ED 动物模型中，Nehra 及其同事（1998）证明，海绵体舒张能力与平滑肌含量相关，可用于小梁组织学预测。PGE1 通过 TGF-β1 抑制人海绵体平滑肌胶原合成，提示海绵体内注射前列腺素 E1 可能有助于预防海绵体纤维化。

（2）平滑肌：由于海绵体平滑肌控制着勃起的血管，所以平滑肌含量和超微结构的改变可能会影响勃起反应。Sattar 及其同事（1996）在一项对人阴茎组织的研究中，表明正常男性阴茎海绵体平滑肌(肌间蛋白 38.5%或肌动蛋白 45.2%)的百分比与静脉组(肌间蛋白 27.4%;肌动蛋白 34.2%)或动脉组(肌间蛋白 23.7%;肌动蛋白 28.9%)之间存在显著差异。一项体外生化研究表明,糖尿病 ED 患者阴茎平滑肌的神经和内皮相关舒张功能受损(Saenz de Tejada et al,1989a),在血管性和神经性 ED 中,受损的平滑肌可能是加重原发病因的关键因素(Mersdorf et al,1991)。Pickard 和他的同事(1994)的研究显示,在静脉或混合静脉/动脉闭塞患者中,神经诱发的舒张功能和 α 肾上腺素刺激海绵体平滑肌收缩功能受损。

离子通道与肌肉功能密切相关。Fan 和他的同事(1995)报道了 ED 患者细胞中 Maxi-K 通道的改变,认为这可能是导致 ED 患者细胞膜超极化能力降低、钙稳态改变和平滑肌舒张受损的原因之一。在动物研究中,Jünemann 及其同事(1991)发现,在喂食高胆固醇饮食 3 个月的家兔中,平滑肌变性明显,细胞与细胞失去联系。在兔的血管源性 ED 模型中,Azadzoi 及其同事(1997)证明了海绵体缺血可导致静脉闭塞性功能障碍。海绵体神经损伤也可能影响海绵体平滑肌舒张,这在狗的模型中也得到了证实(Paick et al,1991)。

①缝隙连接:缝隙连接是细胞间的通信通道,负责勃起反应的同步和协调(Christ et al,1991)。在严重动脉疾病中,细胞膜间胶原纤维减少,细胞之间的联系减弱。Suadicani 及其同事(2009)报道,在老年和链霉素诱导的糖尿病大鼠模型中,其阴茎海绵体缝隙连接蛋白 43 显著减少。

②内皮:内皮不仅是 NO 的重要来源,也是许多其他信号分子的重要来源,包括 EDHF、PGI$_2$和过氧化氢,此外,内皮通过转运的化学递质(如 NO 和 PGI$_2$)和(或)通过肌内皮缝隙连接的低阻电偶联,调节血流介导血管扩张,并影响有丝分裂活性、血小板聚集和中性粒细胞黏附。血管内皮功能的受损是血管疾病发展的早期指标(Triggle et al,2012),糖尿病和高胆固醇血症改变了内皮介导的海绵体平滑肌舒张功能,进而损害勃起功能(Azadzoi et al,1991)。在一项高胆固醇血症小鼠细胞连接蛋白的研究中,Ryu 及其同事(2013)报道了内皮特异性 c 细胞连接蛋白,包括 claudin-5、血管内皮细胞-cadherin 和血小板内皮细胞黏附分子 1 的下调,以及内皮细胞含量降低,可能与 ED 有关。

③结构完整性:SHH 是哺乳动物刺猬基因家族的三种蛋白之一,另外两种蛋白为 desert hedgehog 和 Indian hedgehog。SHH 在调节脊椎动物的器官发育中起着关键作用,例如四肢手指和大脑组织。同时 SHH 对人类也有重要作用,它控制着机体干细胞的细胞分裂,并参与了一些癌症的发生发展。SHH 通过接收来自海绵体的神经信号,进而调节海绵体平滑肌的凋亡。在神经性 ED 动物模型中,给予阴茎 SHH 蛋白治疗能够阻止海绵体神经诱导的细胞凋亡和结构改变(Podlasek,2009)。

④勃起功能标志:多样性的编码序列蛋白 A1(Vcsa1)被认为是大鼠勃起功能的标志。Vcsa 1 在神经源性、糖尿病和老年 ED 动物模型中的表达下调。Vcsa 蛋白产物 sialorphin 是内源性中性内切肽酶抑制剂。在人类中,Vcsa1 基因至少有 3 个同源基因(hSMR3A,hSMR3B 和 PROL1)。据报道,hSMR3A 的基因表达在 ED 患者中下调(Davies and Melman,2008)。

各种心血管危险因素与 ED 的发病和严重程度相关,其中包括内皮功能、血栓形成和血脂异常的标记物。这些标记物可用作 ED 患者的心脏代谢风险指标。尽管 NO、ADMA、内皮素和遗传多态性的生化指标在心血管疾病和 ED 具有一定的临床应用前景,但仍在研究中(Lippi et al,2012)。

6. 药物性

ED 在老年男性中很常见,并且不可避免地与其他疾病并存,这些疾病本身就是导致 ED 的危险因素,例如抑郁症、糖尿病和心血管疾病(Feldman et al,1994)。此外,与药物有关的性症状可能和欲望、性唤醒和性高潮的多种性行为相关,而不仅限于功能受损。应谨慎地解读药物不良反应表现为 ED 的自我报告和问卷数据。

(1)抗高血压药:几乎所有的抗高血压药都将 ED 列为潜在的不良反应。然而,最新的临床对照试验澄清了一些误区。

①利尿药:噻嗪类利尿药是一种碳酸酐酶抑制剂,可碱化微环境并引起血管扩张。噻嗪类利尿药的主要活性是抑制肾远曲小管直接偶联的 Na-Cl 协同转运体。实际上,当由于氯化钠的消

耗而发生细胞外液体积减少时,心输出量趋于下降,导致反应性血管收缩。然而,长期来看,心输出量的调节取决于机体新陈代谢的需要和血管舒张功能,通过调节使心输出量回到基线水平;这促使低血容量低血压转变为血管舒张性低血压(Ellison et al,2009)。

　　噻嗪类利尿药已得到广泛研究。来自英国的一项大型试验的数据显示,服用噻嗪类利尿药治疗轻度高血压的男性患者发生 ED 的数量是服用普萘洛尔或安慰剂的男性患者的 2 倍——这也是苄氟噻嗪研究退组的最常见原因。

　　在治疗轻度高血压的研究中也发现了类似的结果,该研究中显示,2 年内服用低剂量噻嗪类利尿药的男性 ED 的患病率是服用安慰剂或替代药物的男性的 2 倍(Grimm et al,1997)。然而经过 4 年的治疗后,安慰剂组 ED 的患病率趋于或接近噻嗪类组,这一发现并未完全被研究者所解释。这可能是噻嗪类药物并不能直接引起 ED,而是促使 ED 早期阶段表现出来。一项比较噻嗪类利尿药、安慰剂或阿替洛尔对高血压患者性功能研究也发现,噻嗪类组患者 ED 的发生率较高,但这可通过减轻体重得到改善(Wassertheil-Smoller et al,1991)。但是,利尿药诱发 ED 的机制尚待阐明。

　　②β-肾上腺素受体拮抗剂:受体研究表明,阴茎组织中只有 10% 的肾上腺素能受体是 β 型的,它们兴奋后的作用是介导舒张(Andersson and Wagner,1995)。这种反应在体外可被非选择性药物如普萘洛尔所抵抗,而不能被心脏选择性药物如普拉洛尔所减弱(Srilatha et al,1999),其可能主要是通过 β_2 受体发挥作用。β 受体拮抗剂在中枢神经系统内也发挥着抑制作用,并可能导致性激素水平的下降(Suzuki et al,1988)。

　　β-肾上腺素受体拮抗剂对勃起功能的不同作用取决于它们是普通拮抗剂、选择性拮抗剂还是具有血管舒张功能的药物。非选择性药物如普萘洛尔与安慰剂或 ACE 抑制剂治疗相比(Croog et al,1986),其 ED 患病率相比更高。随后使用 β_1 肾上腺素能受体选择性较高的药物,如乙酰丁醇,结果显示 ED 发病明显减少,安慰剂组和 ACE 抑制剂组之间没有差异(Grimm et al,1997)。卡维地洛是一种普通的 β-肾上腺素受体拮抗剂,它也

可通过阻断 α_1 肾上腺素能受体而引起血管舒张,与 ED 加重有关(Fogari et al,2001)。最近引进的一些 β_1-肾上腺素受体拮抗剂,如奈比洛尔,具有通过释放 NO 介导的血管舒张作用(Reidenbach et al,2007)。在与选择性 β_1-肾上腺素受体拮抗剂美托洛尔和阿替洛尔的交叉研究中,奈比洛尔没有降低高血压男性患者的性功能,在某些情况下反而对勃起功能有促进的作用(Boydak et al,2005;Brixius et al,2007)。

　　③α-肾上腺素受体阻滞剂:动物研究表明,α 受体阻滞剂,特别是对 α_1 受体起作用的拮抗剂可通过增加或延长海绵体平滑肌的舒张反应来促进勃起(Andersson and Wagner,1995),此外,α_2 受体的激活还对去甲肾上腺素的释放起调节作用,提示 α_2 受体阻滞剂可能具有舒张海绵体平滑肌的作用。在临床观察中,用于治疗高血压(Grimm et al,1997)或减少泌尿道症状(Flack,2002)的多沙唑嗪类药物与 ED 的发病无关,且发生率低于安慰剂组。α_2 受体激动剂,如可乐定,通过外周和中枢机制导致勃起功能减弱(Srilatha et al,1999)。甲基多巴是一种中枢作用药物,它可能通过拮抗下丘脑 α_2 受体发挥作用(Croog et al,1988),它与安慰剂和其他降压药物相比证实了其与 ED 发病有关。

　　④血管紧张素转换酶抑制剂:ACE 抑制剂没有明显的外周或中枢效应,不会干扰性功能。体内实验表明,ACE 抑制剂卡托普利对清醒正常血压大鼠的性功能无明显不良影响(Srilatha et al,1999)。在三项高血压治疗的临床研究中,将 ACE 抑制剂与其他药物和安慰剂进行比较,发现 ACE 抑制剂与安慰剂相比无差异,与其他药物相比,性功能得到改善(Croog et al,1988;Suzuki et al,1988;Grimm et al,1997)。

　　⑤血管紧张素 Ⅱ 1 型受体拮抗剂:在高血压或衰老的正常血压动物的研究中,AT_1 受体拮抗剂逆转阴茎血管的结构变化,可能起保护勃起功能的作用(Hale et al,2001,2002;Park et al,2005;Hannan et al,2006)。在临床横向研究中,AT_1 受体拮抗剂与其他抗高血压药物相比,有改善勃起功能的可能(Doumas et al,2006)。在一项交叉研究中,缬沙坦与 β-肾上腺素受体拮抗剂卡维地洛进行比较,缬沙坦对先前存在的性功能

障碍有良好的治疗作用,在治疗 12 个月期间无不良性影响(Fogari et al,2001)。据报道,氯沙坦治疗 3 个月也可改善性功能(Llisterri et al,2001)。

⑥钙离子通道阻滞剂:临床研究证实钙离子通道阻滞剂没有影响勃起功能的不良反应;射精方面的影响可能与降低了球海绵体肌的收缩力有关,持续时间较短(Suzuki,1988),在 TOMHS 研究中,与安慰剂组相比,氨氯地平组的 ED 患病率没有增加(Grimm et al,1997)。另一项研究也表明,在使用假阳性治疗高血压或与 ACE 抑制剂联合治疗时,ED 的患病率并没有增加(Cushman et al,1998)。

⑦醛固酮受体拮抗剂:螺内酯和依普利酮是盐皮质激素阻断药,用于阻止醛固酮的上皮性和

非上皮性作用。螺内酯是一种非选择性的盐皮质激素受体对抗药,对黄体酮和雄激素受体具有适度的亲和力。后一种特性增加了内分泌不良反应的可能性,包括性欲丧失、男性乳房发育和勃起功能障碍。依普利酮是一种下一代的醛固酮受体对抗药,仅针对醛固酮受体,它对黄体酮和雄激素受体的影响更小(Sica,2005)。

⑧总结:轻中度高血压的治疗药物的不良反应控制在可接受状态,以增加顺从性。噻嗪类利尿药具有较高的 ED 发病率,但可以通过联合治疗和减轻体重而使之降低。α_1 受体阻滞剂和血管紧张素 II 受体阻滞剂可改善性功能,因此,在治疗前即存在 ED 的患者应用这类药物是有益的(Khan,2002)(表 6-11)。

表 6-11　抗高血压药物对性功能的影响

药物	效应	机制
利尿药	ED(对照组的两倍)	不清楚
β 受体阻滞剂(非选择性)	ED	突触前 α_2 受体抑制
β_1 受体阻滞剂(选择性)	无	
α_1 受体阻滞剂	降低 ED 发生率但可导致逆行射精	尿道内括约肌松弛
α_2 受体阻滞剂	ED	中枢 α_2 受体抑制
血管紧张素转换酶抑制剂	无	
血管紧张素 II 受体抑制剂	降低 ED 发生率	
钙离子通道阻滞剂	无	

(2)抗精神药物:和高血压一样,潜在的疾病可能比药物更与 ED 相关。然而,中枢神经系统内受体的复杂性和通路的相互关系使参与性功能的神经元和神经节极有可能受到精神药物的影响,从而导致正面或负面的功能改变。例如,精神分裂症患者的性欲望丧失,而服用抗精神病药物的患者表现出更大的欲望,但出现勃起功能和射精障碍(Aizenberg et al,1995)。

①抗精神病药:这一类药物对中枢神经系统受体有很多作用,也可有外周性作用。它们的治疗效果被认为与大脑边缘系统和额前部区域的多巴胺能受体的阻滞有关。他们的不良反应与 β 肾上腺素能受体阻滞和抗胆碱能作用有关,与在基底节的抗多巴胺能受体作用一样,引起锥体外系的不良反应,通常会产生性功能方面的症状(Sul-

livan and Lukoff,1990)

锥体外系反应的发生可以区别典型的老一代抗精神病药物(性功能症状较频繁)和新一代不典型的抗精神病药物(性功能症状不常见)。这种差别可能与对特定种类受体的亲和力(Strange,2001)或大脑皮质特定区域的(Westerink,2002)亲和力有关。多巴胺能受体阻滞的另一个效应高催乳素血症,也可通过减少大脑中枢的多巴胺释放改变性功能,这在老的典型抗精神病药物较常见(Smith and Talbert,1986)。

动物实验表明,老鼠下丘脑 MPOA 区域的 D_1 受体的激活通过中间催产素能神经元和脊髓胆碱能通路促进勃起。可能这些区域的 D_2 受体激活具有相反的作用(Zarrindast et al,1992)。老一代抗精神病药物例如氟哌啶醇、三氟噻醇在实

验动物中已经显示,通过 D_1 受体的拮抗作用减少阿扑吗啡诱导的勃起(Andersson and Wagner,1995)。另外在兔子全身应用抗精神病药物通过局部多巴胺能作用产生勃起,可能是通过对其 α_1 受体的拮抗作用(Naganuma et al,1993)。因此,抗精神病药物对性功能的临床作用根据他们对特定受体的亲和力不同而不同。

在一项抗精神病药物的非随机对照试验中,性功能障碍的发病率为 $40\% \sim 70\%$(Wirshing et al,2002)。新的药物如氯氮平对性欲降低的影响较轻,应用利哌酮的患者勃起频率下降幅度最大。

②抗抑郁药:对所有患者来说,应用抗抑郁药物对性功能的不良反应程度不同,但重要的是这关乎药物使用的依从性,因为这类药物经常在年轻患者和中年患者中应用。在一份关于 15 个随机试验的综述中,除了改变药物外,添加安非他酮或 PDE5 抑制剂对抗抑郁药物似乎是一种有效的方法来纠正抗抑郁药物相关的 ED(Rudkin et al,2004)。

a. 三环类抗抑郁药:该类药物通过抑制中枢神经系统中儿茶酚胺的再摄取而发挥作用。它们在性功能方面的不良反应被认为与外周抗胆碱能和 β 肾上腺素能效应有关,也可能拮抗 5-羟色胺受体。临床对照研究表明,该类药物常引起两性的性高潮紊乱常见,说明这些药物可作为射精的抑制剂应用(Harrison et al,1986;Monteiro et al,1987)。

b. 单胺氧化酶抑制剂:在对照研究中发生性高潮障碍的概率较高(Harrison et al,1986),但是其中枢性和外周性的作用机制还不确定。

c. 选择性血清素再摄取抑制剂(SSRIs):是目前常用的一类治疗抑郁症的药物。它们抑制了5-羟色胺被中枢神经系统神经元再摄取,因此产生对不同 5-羟色胺能受体的刺激作用。据估计,近 50% 的应用这些药物的患者出现性功能变化(Rosen et al,1999;Keltner et al,2002)。可能的机制包括对 $5-HT_2$ 和 $5-HT_3$ 受体的抑制,从而抑制脊髓勃起通路(Tang et al,1998)、MPOA 的多巴胺释放减少(Maeda et al,1994)、对 NOS 的抑制,以及降低黄体生成素、卵泡刺激素、睾酮的血清水平。临床对照研究表明,性功能的改善是由于抑郁症状的减轻,与之相比其他的不良反应就

不重要了(Michelson et al,2001)。然而,另一项安慰剂随机对照研究显示,在选择性血清素再摄取抑制剂治疗组,性功能障碍发生率增加(Labbate et al,1998;Croft et al,1999)。进一步的研究表明,这些不良反应可以通过同时给予其他药物如西地那非(Fava et al,2006)或米安色林(Aizenberg et al,1997)而改善。

不同的选择性血清素再摄取抑制剂导致的 ED 的程度存在差异。应用帕罗西丁治疗的患者发病率较高(Kennedy et al,2000),西酞普兰影响最小(Mendels et al,1999)。这表明该类药物除抑制血清素的再摄取外,还有其他机制,这得到了一项关于急性或慢性帕罗西丁而非西酞普兰通过抑制 NO 产生引起老鼠发生 ED 的报道的支持(Angulo et al,2001b)。帕罗西丁对勃起功能的急性抑制效应,可以通过伐地那非对 PDE5 的抑制而得到预防(Angulo et al,2003a)。

③其他抗抑郁药:动物实验表明,刺激中枢神经系统内的 $5-HT_1$ 受体可调节性功能,其中刺激 $5-HT_{1A}$ 可增加射精,刺激 $5-HT_{1C}$ 亚型可促进勃起。最近开发的抗抑郁药,如米氮平和奈法唑酮,对性功能有益,可能是通过激活增加性反应的 $5-HT_{1C}$ 受体实现(Stancampiano et al,1994),当然它们也可能是通过拮抗 $5-HT_{2C}$ 受体产生作用(Millan et al,2000)。一项关于曲唑酮引起的阴茎异常勃起的独立报道表明,可能与其主要代谢物间氯苯哌嗪所引起的 $5-HT_{1C}$ 致勃起效应有关(Andersson and Wagner,1995)。一项临床研究表明,曲唑酮减少了快速动眼睡眠,但能增加夜间勃起活动(Ware et al,1994)。

④抗焦虑药:先前认为抗焦虑药与 ED 无关,但 MMAS 的研究表明,抗焦虑药已经涉及性问题(Derby et al,2001)。苯二氮䓬类可增强 GABA 在网状和边缘系统中的作用,但它们也可能影响 5-羟色胺和多巴胺能通路。实验研究表明,GABA 能抑制多巴胺激动剂阿扑吗啡诱导的勃起(Zarrindast and Farahvash,1994)。一项对照临床研究表明,锂和苯二氮䓬类药物联合治疗引起的性功能障碍发生率明显高于单用锂治疗(Ghadirian et al,1992)。最近的一些抗焦虑药,如安非他酮主要抑制多巴胺的再摄取,丁螺环酮主要作用于 $5-HT_{1A}$ 受体,在以安慰剂为对照组

的试验中未发现其不良反应与性功能有关（Coleman et al,2001），并且这些抗焦虑药可以用于缓解由其他抗抑郁药引起的性症状（Gitlin et al, 2002）。

⑤抗痉挛药：癫痫放电可能影响下丘脑-垂体轴的功能和对性功能重要的激素水平（Morris and Vanderkolk,2005），服用拉莫三嗪的癫痫患者在性功能、生物活性睾酮水平和性腺功能等方面与对照组和未治疗组水平相当，但显著高于使用卡马西平或苯妥英治疗的男性患者（Herzog et al,2004）。性高潮障碍在接受卡马西平治疗的患者中很常见，在服用丙戊酸盐的男性中，性欲丧失也十分常见（Kuba et al,2006）。有报道称，使用拉莫三嗪治疗的患者性功能和性欲亢进症状得到了明显改善（Gil-Nagel et al,2006；Grabowska-Grzyb et al,2006）。

7. 抗雄激素药物

雄激素是通过调节中枢神经系统内的雄激素受体来改变性行为。抗雄激素药物通过抑制雄激素的产生或拮抗雄激素受体而导致部分或几乎完全阻断雄激素的作用。雄激素缺乏对性功能的影响从完全丧失到不影响正常功能不等。一项关于人类的实验研究表明，在快速动眼睡眠期夜间勃起是雄激素依赖性的，而视觉性刺激下的勃起则是独立的（Andersson and Wagner,1995）。在动物实验中，去势降低了大鼠阴茎海绵体内一氧化氮合酶（NOS）的活性，导致勃起功能降低。睾酮可恢复 NOS 的活性，但非那雄胺可阻止这种恢复，提示 DHT 可能是阴茎组织中重要的雄激素（Lugg et al,1995）。

5α-还原酶抑制剂非那雄胺和度他雄胺是对雄激素循环影响最小的抗雄激素药物。一项以安慰剂为对照的随机研究表明，服用非那雄胺（每日 5mg）治疗前列腺疾病的患者中有 5% 抱怨性欲下降和勃起功能障碍，而对照组为 1%（Gormley et al,1992）。在使用低剂量（每天 1mg）治疗男性脱发的患者中，未检测到性功能障碍。然而，有报道称停用非那雄胺治疗脱发后可出现持续数月至数年的性功能障碍（普罗法斯特,1mg）。其不良反应包括性欲降低、勃起功能障碍、性兴奋减少、性高潮困难等（Irwig and Kolukula,2011）。

通过对雄激素受体的竞争性拮抗可实现更完全的雄激素阻断，阻止睾酮和 DHT 的信号转导。非甾体类药物如氟他胺和比卡鲁胺对雄激素受体有相对特异性的阻断作用。甾体类抗雄激素环丙酮乙酸酯对下丘脑也有抑制作用。这些药物用于局部晚期和转移性前列腺癌的姑息治疗，可单独使用，也可与黄体生成素释放激素（LHRH）激动剂或拮抗剂联合使用。单独使用时，非甾体类抗雄激素与血清睾酮水平增加有关。当非甾体类抗雄激素与 LHRH 激动剂或拮抗剂联合使用时，可使睾酮降低至去势范围。主要不良反应是性欲降低，发生率高达 70%（Iversen et al,2001）。

在一项样本量较大、持续时间较长的临床试验中，单用比卡鲁胺治疗的性欲下降幅度比去势更小（Iversen et al,2000）。然而，在另一项大型对照试验中，使用氟他胺或环丙肾上腺素治疗后，大约 80% 的患者在 2～6 年内逐渐失去性欲（Schroder et al,2000）。在一项以安慰剂为对照的研究中，接受比卡鲁胺疗法的患者中有一半患者勃起功能丧失，即使剂量已经低至 50mg（Eri and Tveter,1994）。

药物去势与 LHRH 拮抗剂（立即抑制睾酮）或激动剂（睾酮最初激增）所引起的几乎完全的雄激素剥夺会导致性欲的严重丧失，而且通常伴随着 ED（Basaria et al,2002）。在一项小型研究中，在开始治疗前后进行夜间阴茎勃起（NPT）监测为药物作用研究提供了客观的数据支持（Marumo et al,1999）。

8. 其他药物

许多其他药物被认为在性功能方面有不良反应，特别是引起男性 ED 等，但这些争论通常是基于单病例报告或上市后药物警报而非对照试验。

（1）地高辛：在用离体人海绵体组织进行的体外实验中，地高辛减弱了其对乙酰胆碱和内在神经刺激的松弛反应；这与在视觉性刺激后服用安慰剂的男性中未检测到阴茎硬度降低有关（Gupta et al,1998）。一项随机的临床研究证实，血浆睾酮水平下降会引起性功能的降低（Neri et al, 1987）。然而，其他研究人员并没有发现服用地高辛的男性在性激素和肾上腺激素水平上有明显变化（Kley et al,1984）。

（2）他汀类药物：他汀类药物用于降低血脂水平，在可能存在性功能障碍的男性中普遍使用，尤其是 ED。在一项安慰剂对照试验中,服用他汀类药物的男性虽然高脂血症内皮功能障碍的指标有所改善,但是 ED 的发生率提高了 1 倍(12%:6%)(Bruckert et al,1996)。在另一项研究中,93 例男性参加了心血管风险诊疗,经过 6 个月的他汀治疗后,IIEF 评分从 21 降低到 6.5(0~25,$P<0.001$),同时 22% 的患者出现了新发 ED。作者认为,由于年龄、吸烟和糖尿病等心血管危险因素所致的严重内皮功能障碍患者,经他汀类药物治疗后,ED 发生率更高(Solomon et al,2006)。相比之下,在斯堪的纳维亚地区的辛伐他汀生存研究中,4444 例冠心病患者被随机分配接受辛伐他汀或安慰剂治疗长达 6 年,在 28 例接受安慰剂治疗的患者和 37 例接受辛伐他汀治疗的患者中发现 ED(Pedersen and Faergeman,1999)。在服用他汀类药物的男性中,出现 ED 的原因似乎是患者潜在的疾病,而不是药物本身。

关于性功能的不良反应,研究最多的他汀类药物是阿托伐他汀。据报道,在临床研究中,阿托伐他汀具有以下积极效果:①在治疗 4 个月的高脂血症患者中,夜间阴茎活动得到改善并且男性性健康问卷调查表的平均得分从 14.2 提高到 20.7(Saltzman et al,2004);②与 ACE 抑制剂喹那普利联合应用时,对于确诊阴茎疾病的 ED 患者和对 PDE 抑制剂反应不佳的患者有积极作用(Bank et al,2006);③初始对西地那非无反应的 ED 患者对西地那非的反应改善(Herrmann et al,2006);④与西地那非合用时,使接受根治性前列腺切除术的男性的勃起功能恢复得到改善(Hong et al,2007);⑤对高脂血症患者随访 12 个月的 IIEF 问卷评分有积极影响(Dogru et al,2008)。

他汀类药物分为天然药物(洛伐他汀)、半合成药物(辛伐他汀)和合成药物(阿托伐他汀,西立伐他汀)而且具有结构异质性。他汀类药物可能对性功能有不同的影响,但仍有待阐明。

(3)组胺 H_2 受体拮抗剂:西咪替丁和雷尼替丁广泛用于预防和治疗消化性溃疡疾病。病例报告提示,西咪替丁与 ED 有关。一项体外动物研究表明,H_2 受体刺激可能通过内皮释放 NO 导致海绵体松弛(Andersson and Wagner,1995)。

(4)阿片类药物:阿片类药物长期鞘内给药导致低促性腺激素、性腺功能减退和相关的性功能障碍,可以通过适当的补充来恢复(Abs et al,2000)。然而,通过 NPT 监测客观地测量到患者使用阿片类拮抗剂治疗老年男性勃起功能障碍并未发现改善勃起功能(Billington et al,1990)。阿片类药物直接作用于大鼠大脑 MPOA 时对性功能具有广泛的抑制作用,但用阿片受体拮抗剂纳洛酮治疗健康男性志愿者对性功能没有影响(Andersson and Wagner,1995)。

(5)抗反转录病毒药物:与年龄相近的普通美国男性相比,性腺功能减退和 ED 似乎在感染人类免疫缺陷病毒(HIV)的男性中更常见(Crum et al,2005)。在引入抗反转录病毒疗法后,性功能障碍似乎是一种常见事件,平均发病率为 ED 46%;性欲下降 44%;射精障碍 39% 和性高潮障碍 27%(Collazos et al,2007)。这些紊乱在用蛋白酶抑制剂治疗的患者中似乎更常见。由于这些患者可能患有涉及多种器官系统的疾病,并且可能正在服用多种药物,因此确切的机制很难确定。

(6)烟草:由于其对海绵体平滑肌的收缩作用,吸烟可能引起血管收缩和阴茎静脉漏(Juenemann et al,1987a)。Hirshkowitz 及其同事在 1992 年的一项 NPT 研究中报道,夜间勃起(硬度和持续时间)与每天吸烟数量之间存在负相关,每天吸烟超过 40 支的人有最弱和最短的夜间勃起。波士顿地区社区卫生(BACH)调查使用多阶段分层随机样本从波士顿招募 2301 名 30-79 岁的男性,作者的报道指出了吸烟与 ED 之间的剂量与反应关系,并且在每年吸烟 20 包或更多包的暴露中观察到统计学显著效应。被动吸烟与 ED 风险的小幅增加有关,但统计学无差异;与每年主动吸烟 10~19 包的影响相当(Kupelian et al,2007)。在阐明与烟草使用有关的 ED 的机制的实验中,将不含尼古丁和无焦油的香烟烟雾提取物每天一次皮下注射到成年雄性家兔中共 5 周,作者报道了海绵体组织中 NOS 活性减弱、nNOS 蛋白下调、内源性 NOS 抑制剂的积累、精氨酸酶活性的增强,以及阴茎精氨酸酶Ⅰ蛋白的上调致使 NO 产物减少。香烟烟雾提取物还引起继发于二甲基精氨酸二甲基氨基水解酶活性受损的内源性 NOS 抑制剂的积累和二甲基二甲基氨基水解酶Ⅰ蛋白质表达的降低。使用香烟烟雾提取物后,这些改变可能与 ED 有关 (Imamura et al,2007)。

(7)乙醇:由于其血管舒张和抑制焦虑的作用,少量乙醇可改善勃起和性行为;然而大量饮酒可导致中枢镇静,性欲降低和短暂性 ED。在西澳大利亚州男性健康研究中,Chew 和他的同事(2009)报道,与不饮酒者相比,目前周末酗酒者的年龄校正 ED 概率较低,而曾经饮酒者的年龄校正 ED 概率较高。

慢性酒精中毒可能导致肝功能异常、睾酮水平降低、雌激素水平升高、酒精性多发性神经病变

(也可能影响阴茎神经)(Miller and Gold,1988)。在给予 5% 乙醇 6 周的兔子的体外研究中,Saito 和他的同事(1994)报道了电场刺激和血管收缩药如去氧肾上腺素和氯化钾而不是硝普钠,增加平滑肌收缩和舒张,表明改变的是神经血管功能。在对亚急性乙醇效应的研究中,将小鼠暴露于乙醇蒸气 7 或 14d,作者报道了接触 14d 的小鼠组中海绵状平滑肌的内皮依赖性舒张受损和内皮损伤,而暴露 7d 的那组无明显变化(Aydinoglu et al,2008)(表 6-12)。

表 6-12　药物诱导的勃起功能障碍以及替代治疗

分类	引起 ED 的药物	替代治疗
抗高血压药	噻嗪类利尿药 β受体阻滞剂	α受体阻滞剂 钙通道阻滞剂 特异性β受体阻滞剂 血管紧张素转换酶抑制剂 血管紧张素 II 受体拮抗剂
抗精神病药物	抗精神病药 抗抑郁药 抗焦虑药	新型抗焦虑药(安非他酮、丁螺环酮)
抗雄激素物质	雄激素受体拮抗剂 黄体素释放激素激动剂 5α-还原酶抑制剂	
阿片制剂		
抗反转录病毒制剂		
烟草		停止吸烟
乙醇	大量饮酒	少量饮酒

(8)处方药和勃起功能障碍的美国社区调查:BACH 调查随机抽取年龄在 30-79 岁的 2301 例男性患者进行多阶段分层研究,旨在探究 ED 和常用药物(包括降压药、抗精神病类药物、镇痛或抗炎类药物)之间的关系。采用 IIEF-5 问卷来评估 ED 情况。多变量分析表明苯二氮䓬类药物和三环类抗抑郁药物与 ED 相关,而抗抑郁药 5-羟色胺-去甲肾上腺素重吸收抑制剂和非常规抗精神病药物则与 ED 无关。在排除其他干扰因素影响的情况下,使用降压药物、镇痛药物或抗炎药物进行治疗(无论是单药治疗还是与其他药物联用治疗)都与 ED 发生无关(Kupelian et al,2013)。

9. 衰老、全身性疾病及其他原因

大量研究表明健康的衰老男性性功能会逐渐下降。Masters 和 Johnson(1977)指出,老年男性的诸多改变包括勃起潜伏期延长、阴茎勃起程度降低、射精无力、精液量减少,以及不应期延长。一组以规律性交男性为研究对象的调查研究发现,随着年龄的增高,夜间勃起的频率和持续时间均有降低或减少(Schiavi and Schreiner-Engel,1988)。其他研究也发现,阴茎触觉敏感度也会随着年龄的增高而下降(Rowland et al,1989)。海绵体张力增加也会导致老年男性勃起功能降低(Christ et al,1990)。一项研究表明,老年 ED 男

性睾酮水平下降,而促性腺激素水平相对正常,提示下丘脑-垂体功能障碍(Kaiser et al,1988)。血管内皮功能障碍被认为是正常人衰老的主要表现,这种衰老诱导的障碍可能是导致衰老相关的心血管疾病和代谢类疾病发病率增高的潜在"元凶"。衰老通过降低 eNOS 的表达以及减弱其相应作用、加速 NO 降解、增加 PDE 活性、利用内源性 NOS 抑制剂来抑制 NOS 活性、增加活性氧的产生、诱导炎症反应、减少内皮祖细胞数目及降低其功能,还可以降低端粒酶活性或引起端粒缩短等途径损伤血管内皮功能(Toda,2012)。

　　阴茎结构和功能改变在多种动物实验研究中均有报道。Costa 和 Vendeira(2008)报道称,Wistar 大鼠随着年龄的增加,阴茎海绵体中的平滑肌含量会逐渐降低,而其血管口径会逐渐增大。Suadicani 及其同事(2009)发现,衰老的 Fischer-344 大鼠的阴茎海绵体间隙连接蛋白 cx43 和嘌呤受体亚型 P2X1R 的表达会显著降低,而嘌呤受体亚型 P2X7R 表达增加。Ferrini 及其同事(2001a,2001b)报道称,阴茎海绵体和下丘脑区域会出现诱导性 NO 产生增多、过氧亚硝酸盐形成,以及凋亡指数增高等表现。而衰老相关的勃起组织收缩能力增强可能是由于 RhoA/Rho 激酶活性升高(Jin et al,2006)、肾素-血管紧张素系统活性增强(Park et al,2005)或血管紧张素(1-7)受损介导的血管舒张导致(Yousif et al,2007)。

　　(1)糖尿病:糖尿病是一种常见的慢性疾病,全球范围内患病率可达 0.5%～2%。糖尿病男性患者 ED 患病率是普通男性的 3 倍以上(28%:9.6%)(Feldman et al,1994),这类患者 ED 常发生于早期,ED 患病率随着糖尿病病程的延长而增加,30 岁时 ED 患病率约为 15%,而到 60 岁时 ED 患病率可达 55%(McCulloch et al,1980,1984)。糖尿病男性患者 ED 患病率高于神经病变男性患者。在一项 ED 研究中发现,糖尿病男性患者性功能减退比率是正常男性的 2 倍(24%:12%)(Corona et al,2006)。与正常男性相比,糖尿病男性 ED 患者隐匿型冠心病发病风险增高 14 倍以上,同时伴有心血管发病率和死亡率增高(Gazzaruso et al,2004)。有证据表明,可以通过糖尿病男性患者 ED 的发生预测将来心血管疾病的发病情况。糖尿病可能通过影响以下一种或几种因素而引起 ED 发生:心

理健康、中枢神经系统功能、雄激素分泌、外周神经活性、血管内皮细胞功能,以及平滑肌收缩功能(Dunsmuir and Holmes,1996)。

　　12%的糖尿病男性患者首发症状可能是性功能减退。海绵体注射血管舒张药物后双相超声检查显示糖尿病伴 ED 男性患者中阴茎动脉血供不足发生率较高(>75%)(Wang et al,1993)。另外,其阴茎海绵体动脉病理改变(Michal,1980)、海绵体平滑肌超微结构改变(Mersdorf et al,1991),以及海绵体平滑肌内皮相关性舒张功能受损(Saenz de Tejada et al,1989)在糖尿病伴 ED 患者的阴茎样本检查中得到了证实。Hirshkowitz 及其同事(1990)报道称,与相同年龄的非糖尿病男性患者相比,糖尿病伴 ED 的患者睡眠相关性勃起减少,阴茎勃起时间缩短,阴茎硬度降低,深呼吸时心率降低,同时伴有阴茎动脉血压降低。有研究表明,对西地那非敏感与不敏感的糖尿病患者血管内皮细胞凋亡严重程度不一致(Condorelli et al,2013)。

　　过去有不少研究采用 1 型和 2 型糖尿病动物模型来研究糖尿病诱发 ED 的基本机制。在这些动物中,糖尿病会引起内皮细胞功能障碍及导致血管疾病患病率增高的阴茎海绵体血管内皮细胞连接不全(Ryu et al,2013)。另外,糖尿病引发的其他影响还包括 nNOS 减少、eNOS 活性降低、氧化应激、晚期糖基化终产物增加、弹性蛋白减少、VEGF 含量降低、阴茎勃起组织收缩功能增强,以及阴茎海绵体中平滑肌/胶原比例下降,后者可导致静脉闭塞功能受损。Kilarkaje 及其同事(2013)报道称,血管紧张素Ⅱ信号通路也与糖尿病诱发的大鼠阴茎海绵体中结构改变和氧化应激引起的 DNA 损伤有关。另外,卡托普利、氯沙坦和血管紧张素(1-7)可通过调节该信号通路来修复糖尿病的影响。有研究表明,活化的 Rho 激酶可以介导糖尿病诱发的血管精氨酸酶活化水平增高,以及阴茎海绵体舒张功能受损(Toque et al,2013)。Cellek 及其同事(2013)重新修订了糖尿病性 ED 过程中"不可逆点"的定义,同时提出研究的重点应当集中于神经滋养血管及晚期糖基化终产物的作用,该内容引自第二次性医学国际咨询委员会会议报告(Saenz de Tejada et al,2005),见表 6-13 和表 6-14。

表 6-13 糖尿病患者的研究进展

要点	研究发现
解剖	• 大动脉粥样硬化样病变及阴部和髂动脉狭窄
功能	• 夜间勃起次数及硬度减低
	• 海绵体内注射血管舒张药物后阴茎硬度降低
	• 超声多普勒检测发现阴茎动脉供血不足发生率高
海绵体组织研究	
超微结构	• 平滑肌含量下降,胶原增加,基底层增厚,内皮细胞缺失(糖尿病男性更严重)
功能	• 内皮和神经源性 NO 介导的阴茎平滑肌松弛减少而非硝普钠引起的舒张减少(提示 NO 释放或合成受损)
	• 海绵体组织中糖基化终末产物增加
	• α-肾上腺素受体激动剂引起的收缩反应在 1 型而非 2 型糖尿病患者中较高
	• 在人类阴茎动脉中,EDHF 介导的内皮依赖性舒张在糖尿病患者的阴茎阻力血管中显著降低
	• 高血糖诱导胶原蛋白表达增加,增殖减少和程序性细胞死亡(凋亡)增加。TNF-α 的表达也增加
	• 胰岛素被认为通过增加 L-精氨酸向细胞的运输并提供更大量的 NADPH 来增强 NOS 活性。这些影响在胰岛素缺乏或糖尿病胰岛素抵抗病人中发生逆转
	• 精氨酸酶的诱导形式(精氨酸酶Ⅱ)是一种与 NOS 竞争底物 L-精氨酸的酶。在糖尿病患者的阴茎海绵体中过度表达,从而抑制精氨酸酶恢复 NOS 活性

EDHF. 内皮衍生的超极化因子;NADPH. 还原型烟酰胺腺嘌呤二核苷酸磷酸;NO. 一氧化氮;NOS. 一氧化氮合酶

表 6-14 糖尿病动物模型的实验发现总结

模型	研究进展
链佐星诱导的糖尿病大鼠或小鼠	• 增加 AC 和 GC 的活性,导致 PGE₁ 和硝普钠分别作用产生更多的 cAMP 和 cGMP
	• 内皮和神经源性 NO 介导的海绵体肌肉松弛减少
	• 前列环素合成增加
	• 由 ET-A 受体的上调,导致海绵体肌张力增加
	• 高血糖状态下前列腺素和游离氧自由基增加,导致乙酰胆碱反应降低(可被吲哚美辛和抗氧化药逆转)
	• 氧自由基水平升高和氧化应激损伤。用抗氧化药预防性治疗可预防海绵体组织内皮功能障碍的出现,而用相同抗氧化药进行的恢复性治疗仅部分逆转内皮依赖性松弛的损害
	• 糖化血红蛋白增加,可损害糖尿病大鼠的主动脉和阴茎海绵体内皮依赖性松弛活动。超氧阴离子清除剂 SOD 可以逆转这种效应
	• 抑制 AGE 形成改善了糖尿病大鼠内皮依赖性舒张并恢复勃起功能
	• 损伤反应可归因于糖尿病动物脉管系统中的 EDHF
	• 在糖尿病大鼠中,L-精氨酸血浆浓度和在血管中的含量减少
	• 糖尿病 NO 依赖的选择性神经病变
糖尿病家兔模型	• 在 6 个月后,对 PGE₁ 或毛喉素的反应产生的 cAMP 减少,而 3 个月时无此反应
	• 在兔阴茎海绵体平滑肌细胞中由氧化应激介导的葡萄糖诱导 PKC 产生增加
	• 氧化应激反应影响糖尿病勃起组织中内皮功能。这在 SOD 或天然抗氧化剂,维生素 E 对家兔阴茎海绵体内皮依赖性松弛的增强作用中得到印证

AC. 腺苷酸环化酶;AGE. 晚期糖基化终产物;cAMP. 环磷酸腺苷;cGMP. 环磷酸鸟苷;EDHF. 内皮衍生的超极化因子;ET-A. 内皮素-A;GC. 鸟苷酸环化酶;NO. 一氧化氮;PGE₁. 前列腺素 E₁;PKC. 蛋白激酶 C;SOD. 超氧化物歧化酶

（2）代谢综合征：代谢综合征包括葡萄糖不耐受、胰岛素抵抗、肥胖、血脂异常和高血压。据报道，与对照组相比，代谢综合征男性的 ED 患病率更高（26.7％），且随着代谢综合征发生紊乱的成分数量增加，ED 患病率增加（Esposito et al，2005）。Rodriguez 及其同事（2007）进行了一项纵向老龄化研究分析，该研究对男性进行了平均5.8 年的跟踪调查，结果证实了代谢综合征的患病率。且随着年龄的增长而增加，并与较低的雄激素水平有关。他们还发现，较低的总睾酮水平，以及较低的性激素结合蛋白水平，预示着较高的代谢综合征发生率。La Vignera 等（2012）研究显示，血管内皮祖细胞和血管内皮微粒的细胞转化在代谢综合征和动脉生成 ED 患者中水平最高，其次是有代谢综合征且无 ED 的男性，然后是无代谢综合征和 ED 的男性。在对代谢综合征和ED 患者内皮功能的研究中，Tomada 等（2013）报道了代谢综合征和 ED 患者的血管生成素失衡，并指出血管生成素可能是心血管风险较高的人群中内皮功能障碍的早期标志物。在胰岛素抵抗的Zucker 大鼠中，Sánchez 等（2012）报道了在阴茎动脉功能失调的氮能血管舒张中 nNOS 的解偶联作用（见图 6-13）。

（3）慢性肾衰竭：慢性肾衰竭的男性发生性功能障碍很常见。Lew-Starowicz 等于 2009 年对 69 例血液透析患者的研究发现，这些人中只有 55％的人性活跃，其余都有不同的性功能障碍表现，主要表现为无性需求或性需求减少有84.7％，有 44.5％发生 ED，有 51.5％发生射精障碍。Lai 等 2007 年研究发现，有 52％的接受腹膜透析的男性发生了 ED。Peng 等 2007 年研究发现，在血液透析患者中抑郁症的发生是非常普遍的，这也是男性血液透析患者性功能障碍的独立因素。Tavallaii 等 2009 年研究发现，肾移植后性功能会发生显著改善。然而，Espinoza 等 2006 年研究发现，肾移植手术后的 182例男性中，有 49％的男性存在 ED，33％的男性有正常的性功能，18％没有性行为发生。尿毒症的许多因素可能有助于 ED 的发展，包括下丘脑-垂体-睾丸轴分泌紊乱、高催乳素血症、加速的动脉粥样硬化疾病和心理因素（Ayub and Fletcher，2000）。

Bagcivan 等 2003 年的研究发现，ED 可能是由于内源性 NO 含量降低或其生物利用度降低所致。慢性尿毒症动物模型的研究表明，功能性NO 的减少可能是对包括 ED 在内的疾病有血管不良反应。

在慢性肾衰竭男性中，自主神经病变能促成 ED 的发生，一项研究发现发生神经功能障碍的血管异常和球海绵体反射异常发生率升高（Campese et al，1982；Vita et al，1999）。神经病变是终末期肾病的常见并发症，通常表现为数月内发生的远端对称性隐性发作过程。据估计，60％～100％的透析患者出现神经病变。在透析开始前，尿毒症患者的神经表现为长期去极化状态，开始透析后静息膜电位得到改善并趋于正常。去极化程度与血清 K^+ 相关，提示慢性高钾血症造成的神经细胞去极化在终末期肾病患者神经功能障碍的发生发展中起重要作用（Krishnan and Kiernan，2007）。Kaufman 等 1994 年研究了 20 例接受肾替代治疗的男性患者，发现有 80％的患者海绵体存在动脉功能不全和静脉闭塞功能障碍。Kielstein 等 2005 年研究发现，尿毒症患者血清ADMA 水平的升高与海绵体舒张障碍相关的NO-cGMP 途径的损伤有重要的联系。

患有严重肺部疾病的患者通常会担心在性交时会加重呼吸困难；而心绞痛、心力衰竭或心肌梗死患者可能因焦虑、抑郁或动脉功能不全而性交无力。Santi 等 2014 年研究发现，HIV 感染是 ED 发生的最强预测因子，许多与感染有关的因素，比如对 HIV 病毒恐惧、HIV感染后身体形象的变化、HIV 有关的并发症、HIV 感染后自身名誉的损害、安全套使用等因素都能损害勃起功能。在两项欧洲大型研究中，Corona 等报道了甲状腺功能亢进增加了严重 ED 发生的风险，相反，研究没有观察到原发性甲状腺功能减退与 ED 之间的关联。其他全身性疾病，例如肝硬化、硬皮病、慢性衰弱和恶病质也可以导致 ED。

10. 原发性勃起功能障碍

原发性 ED 是指从第一次性接触开始，终身无法勃起和（或）维持勃起。尽管大多数 ED 是由于心理因素造成的，但少数患者存在阴茎发育不良或血液和神经供应导致的身体原因等情况。ED 主要的心理功能障碍通常与由于儿时不良事件、创伤性的早期性经验或错误信息导致的性焦虑有关。尽管性欲降低可能是主要症状，但内分泌异常尤其是睾酮低下也可能与原发性 ED 相关。支持以上观点的研究证据仅限于几个不同数量病例的观察研究。其中最大样本的研究是 Stief 等于 1989 年进行的，此项研究观察了 67 例患者，其中 10 例（15%）主要是心理因素。患者的身体异常包括各种神经、动脉和静脉闭塞功能障碍。

（1）小阴茎：对称性的阴茎发育不良小阴茎常与尿道发育异常有关，如尿道下裂和尿道上裂（Reilly and Woodhouse，1989）或内分泌不足。在这种情况下勃起组织功能正常，其性功能障碍通常与阴茎长度及阴茎下弯畸形的程度有关，而不是与 ED 发生有关（Woodhouse，1998）。

（2）血管异常：外部正常的阴茎发生原发性 ED 是不常见的。研究发现，海绵体组织的结构异常，如缺失（Teloken et al，1993）或纤维组织被取代（Aboseif et al，1992），还有其他研究发现的血管异常，包括海绵体动脉发育不全（Montague et al，1995）或由于海绵体静脉异常引流引起的静脉闭塞功能障碍（Lue，1999）。这些先天性发育异常的根本原因是未知的，大多数情况下的治疗是血管手术或阴茎假体植入。

要点：造成勃起功能障碍的其他原因

- 老龄化是 ED 最重要的促成因素；衰老会影响中枢调节机制，影响激素分泌、神经功能及阴茎组织结构。
- 糖尿病和代谢综合征可能影响多器官系统并引起中枢和外周的结构和分子早衰造成勃起障碍。
- 导致慢性肾功能衰竭的疾病也可能导致 ED，并且在成功行肾移植手术后 ED 仍可能持续。
- 原发性 ED 可能是心理性因素，缺乏性经验，先天性动脉供血不足或静脉通道异常所致。

要点：ED 的病理生理学

- 随着年龄增长和伴随疾病发生，ED 的患病率增加，其发病率为 25～30 例每 1000 人·年。
- ED 是许多潜在疾病的症状。
- 任何影响阴茎神经、动脉、内皮、平滑肌或白膜的情况均可导致 ED。
- 高脂血症、糖尿病、高血压和慢性肾功能衰竭患者发生内皮功能障碍是造成 ED 发生的共同原因。
- 与 ED 有关的最常见的药物包括抗雄激素药、抗抑郁药和抗高血压药。

三、展望

过去的 20 年，关于阴茎勃起的生理学和 ED 的病理生理学的新研究发现不断涌现。这些新发现不仅增强了我们对疾病发病过程的理解，而且为改善诊断和治疗方法提供了坚实的基础。可以预测，分子生物学、信号转导、生长因子、微阵列和干细胞中应用新的研究工具和研究信息，可在不远的将来使对勃起功能和 ED 的研究提升到一个更高的水平。

参考文献

完整的参考文献列表通过 www.expertconsult.com 在线获取。

推荐阅读

Andersson KE. Mechanisms of penile erection and basis for pharmacological treatment of erectile dysfunction. Pharmacol Rev 2011;63:811-59.

Feldman HA, Goldstein I, Hatzichristou DG, et al. Impotence and its medical and psychosocial correlates: results of the Massachusetts Male Aging Study. J Urol 1994; 151:54-61.

Gandaglia G, Briganti A, Jackson G, et al. A systematic review of the association between erectile dysfunction and cardiovascular disease. Eur Urol 2014;65:968-78.

Gratzke C, Angulo J, Chitaley K, et al. Anatomy, physiology, and pathophysiology of erectile dysfunction. J Sex Med 2010;7(1 Pt 2):445-75.

Lue TF. Erectile dysfunction. N Engl J Med 2000;342:

1802-13.

Montorsi F, Adaikan G, Becher E, et al. Summary of the recommendations on sexual dysfunctions in men. J Sex Med 2010;7:3572-88.

Nehra A, Jackson G, Miner M, et al. The Princeton Ⅲ Consensus recommendations for the management of e-rectile dysfunction and cardiovascular disease. Mayo Clin Proc 2012;87:766-78.

（袁明振 解孝帅 **编译** 孟 彦 赵升田 刘继红 **审校**）

第 7 章　勃起功能障碍的评估与治疗

Arthur L. Burnett II, MD, MBA, FACS

一、历史回顾

由于基础科学、流行病学、临床研究和卫生健康服务研究在勃起功能障碍（ED）领域取得了持续蓬勃的发展，ED 的防控（管理）在过去的几十年里已发展为一门成熟的临床学科。在 20 世纪 70 年代，这一领域的治疗最初以临床实践认知中的心理分析和性治疗为开端，结合催情药、草药及激素等方法，逐步发展到目前具有条理的、均衡且符合循证医学的临床评估与干预阶段，文献见表 7-1。

表 7-1　勃起功能障碍诊疗的演变

	诊断	治疗	指南
20 世纪 70 年代以前	性心理时期	性心理治疗	Masters 和 Johnson 的研究
		草药补品	
20 世纪 70 年代	医疗和性心理时期	阴茎假体手术	海绵体血管重建国际会议
	夜间阴茎胀大试验	阴茎血管重建	
20 世纪 80 年代	体格检查	口服药物治疗	目标导向管理
	内分泌评价	海绵体内药物治疗	
	阴茎多普勒超声检查、DICC	尿道内药物治疗	NIH 共识
20 世纪 90 年代	海绵体注射与性刺激联合试验	口服 5 型磷酸二酯酶抑制剂	医疗模型流程
2000 年至今	血管状态的生物标记物	? 基因疗法	ICUD 算法（以患者为中心的路径）
	神经影像	? 干细胞治疗	AUA 实践指南（循证路径）
		? 组织工程	

DICC. 阴茎海绵体动态测压及造影；ICUD. 国际泌尿外科疾病咨询委员会；NIH. 国立卫生研究院；AUA. 美国泌尿外科学会

性医学的研究人员和临床工作者均认为,良好的 ED 管理,应建立在以最高的伦理、质量、安全和成本效益为前提的临床标准基础之上。这些"指南"源于代表国际及跨学科权威性医学的各个共识机构的对该领域不断发展的知识体系、严格且及时的审查、组织及重新评估。最值得关注的是,由 WHO、ICUD、AUA、国际泌尿外科学会、国际性医学学会共同发起的国际性医学咨询委员会(ICSM),提供了这个角色并已发布了多个 ED 领域的新进展(Jardin et al,2000;Lue et al,2004;Montorsi et al,2010)。

二、公共卫生意义

ED 本身并不危及生命,但严重影响患者生活,是一种具有重大公共健康意义的医学病症。**正确地评估和管理 ED,不仅关系到患者本人及其性伴侣的身心健康水平,而且其范围还包括解决(或无法解决)性功能障碍、并发症管理问题及社会经济负担有关的身心健康等方面。**

(一)流行病学

通过对男性群体进行流行病学调查,我们对 ED 的性质、病因学及预后等有了更深入的理解。作为流行病学研究最深入的领域之一,据估计全世界 20 岁以上的成年男性中,ED 总患病率为 10%～20%,且多数研究报告中的患病率接近 20%。研究发现,世界范围内的 ED 患病率与年龄相关,40 岁以下成年男性患病率为 1%～10%,40－49 岁为 15%,50－59 岁为 30%,60－69 岁为 40%,而七八十岁男性患病率为 50%～100%。1995 年,据估计在全球有超过 1.52 亿男性受 ED 困扰,预计 2025 年将达到 3.22 亿人。这种增长趋势与种族、族裔背景或地理区域无关。

已有数据表明,ED 常合并其他一些疾病,如 2 型糖尿病、肥胖、心血管疾病、高血压、血脂异常、抑郁、前列腺疾病/良性前列腺增生。这一相关性证明 ED 与共患疾病有相同的病理生理机制,如内皮功能障碍、动脉闭塞、全身性炎症等。

新的疾病危险因素分析显示,ED 发病与伴随的病理生理改变相关,如内皮功能障碍和全身性炎症等。这类疾病包括癫痫病、感觉神经性听力下降、开角型青光眼、泌尿系结石、银屑病、特应性皮炎、慢性牙周炎、病毒性肝炎、精索静脉曲张、胃溃疡。

为数不多的前瞻性纵向研究发现了 ED 的真正发病率和疾病危险因素之间的联系。研究显示,在 40－69 岁男性中,ED 年发病为 25.9/1000 人年。另一项研究表明,55 岁以上的男性中,ED 5 年发病率为 57%,7 年发病率为 65%。**这些研究揭示了 ED 独特的预测因子,包括年龄、低学历、糖尿病、心血管疾病、高血压、吸烟、被动吸烟和体重超重。**

但反过来分析疾病的风险因素,ED 的确能预示伴发疾病的发病率和死亡率。目前为止,心血管疾病就是这一相关性的最好证明。在前列腺癌预防试验的安慰剂组中发现,与吸烟者或心肌梗死家族史相似,ED 是未来发生心血管事件风险的预警信号。该研究证实,经过 5 年随访后,患有 ED 的男性发生心血管事件的风险比没有 ED 的男性高 45%。另一项以人口为基础的纵向研究发现,患有 ED 的社区男性 10 年后冠状动脉疾病的风险约增加 80%。美国马萨诸塞州男性老龄化研究通过长达 15 年的随访发现,ED 与全因死亡率和心血管疾病的死亡率呈正相关,其危险性与传统的危险因素如体重指数增加、糖尿病和高血压等相似。流行病学研究结果使越来越多的人认识到,年轻时患有 ED 则预示未来患心血管事件的风险会增加。

最新的纵向研究 Meta 分析证实了上述结论,并提供了相对风险评估。一项包含 7 个前瞻性队列研究的 Meta 分析发现,与健康受试者相比,ED 患者出现心血管事件的相对危险度增加了 1.47 倍,全因死亡率增加了 1.23 倍。另一项包含 12 个队列研究的 Meta 分析显示,与对照组相比,ED 男性心血管病整体相对风险为 1.48 倍,冠心病为 1.46 倍,中风为 1.35 倍,全因死亡率为 1.19 倍。进一步 Meta 分析显示,与未患有 ED 的男性相比,ED 患者的心血管病死亡率相对风险为 1.44 倍,心肌梗死、脑血管事件和全因死亡率分别为 1.19 倍、1.62 倍和 1.25 倍。

ED 除了能预测心血管疾病,还能提示癌变的风险。中国台湾"全民健康保险研究资料库"研究发现,经过 5 年随访并调整社会经济和共患疾病变量后,与未患有 ED 的男性相比,ED 患者的癌变风险增加了 1.42 倍。

这些确切的发病率和风险因素研究,加深了人们对 ED 的理解。ED 评估提供了男性整体健康状况的临床晴雨表,旨在促进男性整体健康状况、预防疾病及改善生存率。

(二)卫生政策

性功能障碍特别是 ED,因其对社会经济的影响而日益引发关注。除了可能引发其他疾病,ED 还会降低生活质量,减少职业生产力,并增加医疗资源消耗。随着有效的一线治疗方法的普及,社会对 ED 的认知和治疗方法的认可,更好地利用医疗保健服务来管理 ED 逐渐成为一种趋势。

和许多泌尿系统疾病一样,ED 已成为一个沉重的公共卫生负担。2000 年美国 ED 门诊患者的临床管理支出(不包括医药费用)约为 3.3 亿美元,位列最常见泌尿系统疾病医疗费用第九位。而在 1994 年这项支出仅为 1.85 亿美元。2000 年,18-64 岁美国男性的 ED 诊断(包括药物成本)的年度个人支出为 1107 美元,2005 年,美国国会预算办公室估计未来 10 年里,政府在 ED 药品方面的支出为 20 亿美元。这些数据对美国和全球的政府和非政府机构都产生巨大影响,他们的工作必须考量 ED 的财政拨款及医疗资源分配。有专家建议,在规划医疗保险覆盖面时,应考虑 ED 医疗的必要性和治疗费用。而证据显示,相对于上升的 ED 患病率,ED 治疗的医保使用率非常低。事实上 ED 对生活质量、幸福程度和健康及生活水平有重要影响,理应进行临床干预。

要点:流行病学和卫生政策

- 全球大约 20% 的成年男性患有 ED。
- ED 的风险因素包括年龄和共患疾病,如 2 型糖尿病、肥胖、心血管疾病、高血压、血脂异常、抑郁、前列腺疾病/良性前列腺增生。
- 研究结果表明,ED 对生活质量、幸福程度和健康及生活水平有重要影响,应当进行临床干预。
- 在美国 ED 的费用支出位列泌尿系统疾病前 10 位,必须考虑医疗保健服务的财政分配。

三、治疗原则

ED 的评估和治疗,和其他泌尿系统疾病有很多根本性的差别。通常 ED 的诊断主要来自患者(或患者及其性伴侣)有关不能勃起的主诉,一般不需要更进一步的诊断程序。当前一线治疗主要是口服药物,这些药物容易获得,方便服用,对大多数患者非常有效。尽管 ED 的管理看起来不复杂,但为了帮患者获得最佳临床疗效,这将是一个包含诸多临床实践理念的结构化流程。

(一)早期检测

流行病学和临床研究发现,很多 ED 患者患有对勃起功能有潜在危害的其他疾病或存在有不良的生活方式,包括糖尿病、心血管疾病、前列腺疾病、过度肥胖、吸烟和缺乏运动。ED 患者的这些风险因素,导致了全球性心血管代谢疾病风险的增加。经过计算的比值比,强调了不同风险因素与 ED 的相关性(表 7-2)。这些数据证实具有可识别的 ED 风险患者,已出现或最终将出现性功能障碍。对这类患者进行临床监测,有助于 ED 的诊断和治疗。

表 7-2　勃起功能障碍的主要危险因素

疾病	多因素调整后风险比值比
糖尿病	2.9
高血压	1.6
心血管疾病	1.1
高胆固醇血症	1.0
良性前列腺增生	1.6
尿路梗阻症状	2.2
体重指数增高	1.5
($>$30kg/m^2)	
缺乏运动	1.5
现吸烟者	1.6
服用抗抑郁药	9.1
服用抗高血压药	4.0

From Francis ME, Kusek JW, Nyberg LM, Eggers PW. The contribution of common medical conditions and drug exposures to erectile dysfunction in adult males. J Urol 2007；178：591-6；Selvin E, Burnett AL, Platz EA. Prevalence and risk factors for erectile dysfunction in the US. Am J Med 2007；120：151-57.

越来越多的证据表明,患者基因型会影响 ED 的发病风险,这也符合分子和遗传机制共同决定 ED 表型的原理。在精准医学快速发展的今天,基因决定的生物标志物可以用来评估 ED 的风险,以及对某一特定治疗的响应水平。

有高达 25% 的 ED 与药物相关, 常见的药物包括抗高血压药,如噻嗪类利尿药和 β 肾上腺素受体阻滞剂,抗精神病药特别是选择性 5-羟色胺再摄取抑制剂(SSRI)和抗抑郁药。表 7-3 列出了几类与 ED 相关的常见药物。值得注意的是,药物可能影响男性性反应周期的其他阶段,如性欲、性唤醒和高潮,从而进一步影响勃起功能。要注意任何一个药物与 ED 的因果关系都是有条件的,对已知因素分层后目标群体的患病率应该比安慰剂组或另一等效药物组增加,此外还要有可靠的试验来解释其中的生理机制。

表 7-3 　与勃起功能障碍相关的药物

类别	具体药物
抗高血压药	噻嗪类利尿药、非选择性 β 受体阻滞剂
抗抑郁药	三环类药物、选择性 5-羟色胺再摄取抑制剂
抗精神病药	吩噻嗪类
抗雄激素	非甾体类(氟他胺)、甾体类(醋酸环丙孕酮)、促黄体激素释放激素类似物
抗溃疡药	组胺 2 型受体阻断药(西咪替丁)
细胞毒性药物	环磷酰胺、甲氨蝶呤
阿片类药物	吗啡

(二)目标引导管理

几十年前 Lue(1990)首次提出目标引导管理,此后该方法一直用于 ED 的管理。目标引导管理强调以患者为中心的架构体系,根据每个患者的陈述、需求与满意度进行评估诊断,制订治疗计划。**目标引导管理的主要目的,是让患者或伴侣与临床医师进行详细的讨论,充分了解所有的治疗方案后选择首选疗法。ED 患者各不相同,对性功能障碍的接受度以及寻求治疗的愿望都有差别,要根据患者的个人喜好、需求和期望值进行管理。** 目标引导管理法的实用性已得到证实,患者

更愿意选择侵入性最小的治疗方法。

(三)性伴侣访谈的作用

ED 管理开始前,对性伴侣的访谈至关重要。有数据显示,性伴侣访谈对 58% 的 ED 诊断和治疗都有影响。性伴侣可能提供重要信息,以协助采取最佳的干预措施,并能反馈治疗效果。**性伴侣能从不同角度看待影响伴侣的性问题,深入了解伴侣关系,以及他(她)在性功能障碍中的角色。性伴侣的参与和态度,可能决定患者是否开始或持续接受治疗。**

另一方面,ED 患者可能影响性伴侣的健康。研究表明,ED 患者的女性伴侣,更容易出现性功能障碍或完全停止性活动。这表明,性伴侣在 ED 管理中能起到易化作用,可以最大限度地提高治疗成功率和伴侣双方满意度。

在 ED 管理的实践中,必要时可增加性伴侣陪同访谈的次数,鼓励患者与性伴侣进一步交流管理信息。

(四)心脏风险评估

临床流行病学和基础科学研究发现,ED 和心血管疾病之间联系密切,应该把心血管健康风险评估纳入到 ED 管理中。21 世纪初期开始,共召开了 3 次多学科的普林斯顿共识会议,会上强调了性活动和心脏病风险的相关性,指出所有 ED 男性患者即使没有心脏病症状,也要看作有心血管疾病的潜在风险。

普林斯顿共识专家指南建议,ED 患者应进行完整的医疗评估,按心血管疾病风险的高、中、低分层(图 7-1)。高风险患者包括不稳定型或顽固性心绞痛、近期发生的心肌梗死、某些心律失常或未控制的高血压。这些患者应推迟进行 ED 治疗的性活动,直到心血管病情稳定。理想情况下,这些患者要先进行心血管风险评估,随后进行治疗以降低风险。即使是心血管事件的低风险患者,也要建议心血管疾病的管理。 基本措施包括生活方式的调整,如增加体力活动和控制体重,全科医师定期进行健康监测。经过无创性心血管风险评估后,需要专家或专业的协作医疗团队来降低心血管风险,并对性生活的活动强度做出评估。

(五)分步诊疗路径

ED 管理者一直在寻求合理的路径,来实施诊

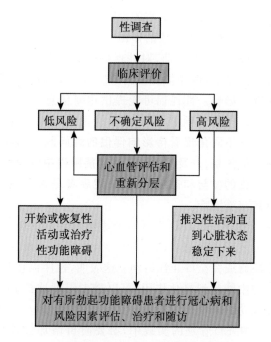

图 7-1 第二届普林斯顿共识会议推荐的性功
能障碍患者心脏风险评估流程

断和治疗方案。"ED 诊疗路径"是分步式管理法，结合了 ED 管理的流程、行动和结果。诊疗流程共识小组(1999)提出临床治疗决策的流程，除了考虑易管理性、可逆性、减少侵入性操作和治疗成本外，还要充分考虑患者的需求和偏好(目标引导管理)。这一流程提倡分级治疗(一线、二线和三线治疗)，包括生活方式的调整和外科手术。分级治疗的策略得到了其他共识小组的认可，患者教育咨询和医学疗法可以作为 ED 管理的初始形式。

(六)共同参与临床决策与诊疗计划

每个患者及其伴侣的治疗计划应考虑多个因素，如患者考虑、临床指征和禁忌证等，以便找到最佳的治疗方案。临床医师可主导讨论，分析所有医疗和非医疗的治疗选项，预期的优点及缺点。风险和收益评估会受到患者个人客观情况的影响，需要加以考虑。患者可以适当选择自己认可的治疗方式，不需要严格遵守尝试性的治疗计划，事实上，患者可能选择推迟治疗。无论患者(或伴侣)选择哪种治疗，都应在安全的前提下征得临床医师的同意。

(七)专家转诊

随着有效口服药的出现，很多家庭医师能较好地管理 ED 患者的多数临床症状。此外患者或家庭医师可能需要一名顾问或专家(如心脏医师、内分泌医师、心理医师或泌尿医师)，协助进一步诊断性评估和治疗(Process of Care Consensus Panel,1999)。ED 患者如果症状不典型或比较复杂，或非专科医师临床诊断有困难时需要考虑转诊，专科评估和管理能提供更好的治疗。

需要专科评估和咨询的常见情形有：初始治疗失败、有骨盆或会阴部外伤史的年轻患者、有明显阴茎畸形的患者(如阴茎硬结症、先天性阴茎下弯畸形)，转诊给泌尿科医师；复杂的内分泌病(如继发性性腺功能减退、脑垂体腺瘤)，转诊给内分泌医师；复杂的精神病或性心理失常(如难治性抑郁症、性欲低下)，转诊给精神科医师；需要血管或脑神经外科干预(如主动脉瘤、腰间盘疾病)，转诊给血管外科或神经外科医师；法医学原因(如工人的赔偿要求)，转诊给泌尿科医师。

转诊时应确保充分告知患者转诊的理由、费用、潜在风险、转诊可能的结果、可能的附加程序。这样做更符合以患者为中心的医疗原则，患者(可能包括伴侣)应该参与临床决策。

(八)随访

随访是 ED 管理中不可或缺的一部分，不应忽视。随访目标是多重的，最主要是确保治疗结果的持续有效。研究发现，不能规律复诊的患者，很可能会中断治疗。其他目标包括，评估对 ED 患者治疗产生不利影响的医疗和社会心理因素，评估是否需要调整剂量或替代治疗，监测药物不良反应或药物相互作用。总之，随访为患者和伴侣提供性健康的教育机会，并对相关的医疗保健进行指导。

四、诊断性评估

ED 评估主要包括详细的病史，最好是患者及其伴侣提供，以及体格检查和适当的实验室检查(图 7-2)。可以根据个人关于持续无法获得和维持足以使人满意地进行性交的阴茎勃起的能力报告来做出诊断。美国国立卫生研究院的 ED 定义没有明确该症状的持续期限，后来才把 3 个月作为 ED 诊断的最短期限，其中不包括外伤或手术引起的 ED。

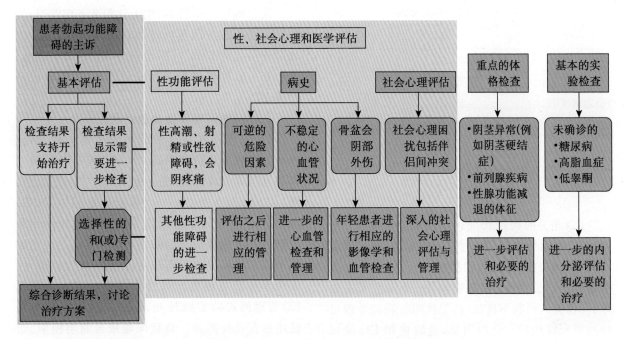

图 7-2　国际性医学咨询委员会推荐的勃起功能障碍诊断流程

(一)医学、心理及性生活史

任何性问题的评估都要从详细的病史开始,包括性、医疗和心理社会等方面。临床医师可能会用简单地核对表或调查问卷等,以找出问题并做出评估,但医师应该先详细问诊以明确性问题的主诉。自我及人际关系与 ED 息息相关,应当敏锐地对性生活史进行了解。和患者互动时还要注意人文方面的技巧。所有性问题的讨论都要私下进行并保密,临床医师要表达对患者的信任和关注,用非批判性的方式维护良好的医患关系。临床医师不能想当然地认为每个患者都是一夫一妻制和异性恋。性伴侣访谈时,患者同意后可通过伴侣来证实患者提供的病史,并明确共同的治疗目标。

1. 性生活史

性生活史是病史的核心部分,能证实患者 ED 的主诉。**访谈目的是明确发病时间、期限、产生条件、严重程度和病因等**,特别要关注促进或阻碍勃起功能的情况。促进勃起的情况有性接触过程中的刺激、晨勃、自我性刺激。妨碍勃起的情况有表现焦虑、无法与特定的伴侣完成性活动、影响性交的动机因素。其他情况还包括伴侣的配合、兴趣和健康状况、医疗状况的改变、与 ED 发病有关的其他事件,以及患者或其他护理人员曾尝试的 ED 管理。

按阴茎硬度及对性生活的影响,ED 可分为轻度、中度和重度(完全性)。轻度 ED 指阴茎达到或维持勃起的硬度轻度降低,间歇性不能达到满意的性交;中度 ED 指阴茎达到或维持勃起的硬度中度降低,经常性不能达到满意的性交;重度 ED 指阴茎达到或维持勃起的硬度明显降低,很少或没有满意的性交。

ED 按病因可分为心理性、器质性和混合性。心理性是指心理或人际关系等引起的 ED;器质性是指内分泌、神经或心血管等疾病引起的 ED;混合性是指心理或情感因素与器质性病因共同引起的 ED(表 7-4)。目前认为,在很多时候 ED 不能单纯地归为心理性或器质性,但病因的大致分类有助于 ED 的治疗。访谈时要评估 ED 是患者主诉的主要原因,还是继发于性反应周期的其他方面(如性欲望、射精或性高潮)。ED 与性唤醒降低有时存在相关性,就要分析性唤醒在 ED 前发生,还是偶然发生。

2. 病史

医疗史主要是评估 ED 的预测因素和危险因素,分析可能相关或潜在的医疗状况,明确是否有并发症。掌握医疗状况和 ED 间的关系,不但有助于了解病因指导治疗,还能纠正可逆性或可治疗的因素以改善勃起功能。

表 7-4　勃起功能障碍的分类

心理性 ED	器质性 ED
突发	逐渐发病
立即完全丧失	逐渐加重
一定情境下	全面的
晨间勃起	晨间勃起很弱或没有

Modified from Ralph D, McNicholas T. UK management guidelines for erectile dysfunction. BMJ 2000；321：499-503.

ED 相关的医疗状况包括疾病状态（如 2 型糖尿病、心血管疾病、高血压、血脂异常、神经系统疾病、性腺功能减退、甲状腺疾病），身体、骨盆或生殖器创伤后遗症（如脊髓损伤、骨盆手术或放疗、性伤害），药物不良反应，干扰阴茎勃起生理过程的娱乐性药物。众所周知，老龄化和 ED 密切相关，因此要记录年龄。对共患疾病（如抑郁症、焦虑症、易怒症）进行登记也很重要，因为它们与 ED 间存在双向的关系。

3. 心理社会史

心理社会史是临床病史的重要组成部分。**最佳性表现意味着身体和心理的协调行动，而内在和人际间的不稳定可能会影响性功能，**应查明过去和现在的精神健康问题、情绪应激源、人际关系障碍及其相互作用。还要了解影响性功能的其他方面，如工作状况、财务安全、家庭生活和社会支持等。

（二）体格检查

体格检查是性功能障碍评估和病史采集时必不可少的方面，可能会提示 ED 的某些病因。

体格检查包括基本的人体测量（如身高、体重、腰围），体型评估（第二性征的外观），心血管、神经和生殖系统等相关身体部分检查，特别是外生殖器。Kallman 综合征或 Klinefelter 综合征的典型外貌，或性腺功能减退的明显体征如男性乳房发育和男性化特征不明显等，能提示内分泌引起的 ED。

肥胖、血压升高、异常的股动脉或足部动脉搏动等心血管疾病现象，提示有潜在的血管性病因。异常的生殖器、会阴部感觉或球海绵体反射（轻捏阴茎头时引起球海绵体肌收缩，可以通过肛指感受到），提示可能有神经系统病变或糖尿病相关的外周神经病变。

阴茎畸形如小阴茎、先天性阴茎下弯畸形、阴茎硬结症引起的阴茎海绵体内纤维斑块，提示生理障碍引起的 ED。外阴检查时异常的睾丸位置、大小和一致性可能提示性腺功能减退，表示内分泌性 ED。

（三）问卷调查及性功能症状评分

ED 自评问卷是有效的病史采集工具，结合患者的自我报告就能明确 ED 的诊断。早期问卷都设计得非常详细，如 Derogatis 性功能量表（245 项），Golombok 和 Rust 性满意度量表（GRISS）（28 项）。这些问卷通常是为了区分心理性和非心理性 ED，或评估伴侣的性功能。最近的问卷都源于临床试验中的新药开发，特别注重性兴趣、性表现和性满意度的疗效终点事件。近年来随着 ED 管理模式向实践转变，临床上越来越重视和使用患者自我问卷。**自我问卷应当简明扼要、切实可行，能记录 ED 的存在、严重性和治疗效果。**

目前广泛使用的问卷包括 Rosen 等于 1997 年提出的国际勃起功能指数（IIEF）、O'Leary 等于 1995 年提出的简明男性性功能量表（BMSFI）、Glick 等于 1997 年提出的婚姻和性健康中心性功能问卷、Clayton 等于 1997 年提出的修订版性功能问卷、Althof 等于 1999 年提出的 ED 治疗满意度量表（EDITS）。IIEF 对 5 个项目 15 项内容进行了量化，包括勃起功能、性高潮、性欲、性交满意度和总体满意度，是目前最广泛应用的问卷（图 7-3）。简化版 IIEF-5 问卷是临床上专门评估 ED 的工具，按严重程度把 ED 分为 5 类：重度 5～7 分，中度 8～11 分，轻度至中度 12～16 分，轻度 17～21 分，没有 ED 22～25 分。男性性健康问卷能评估男性性功能的主要方面，如性欲望、勃起、射精性交满意度和总体满意度，适合临床和研究中使用。性生活问卷是评估与健康相关的生活质量的简明工具，能调查性勃起、个体满意度和伴侣满意度。

自评量表的一个已知的局限性是不能区分 ED 的各种病因，也不能像客观检查一样反映 ED 的严重程度。尽管可以肯定地说，ED 诊断的确切性质并不是目前使用现有治疗方案的绝对必要条件，但后续的临床评估与诊断测试都需要明确 ED 的发病基础（如血管性、神经性或内分泌性），然后才能针对病因采取最有效的治疗。

患者姓名：_____ 患者编号：_____ 日期：_____

在过去的4周内

1.性交时，有多少次能勃起？
　0=无性生活
　1=几乎没有或完全没有
　2=只有几次（少于一半时）
　3=有时（或大约为一半时）
　4=大多数时候（多于一半时）
　5=几乎每次或每次

2.受到性刺激后，有多少次阴茎能坚挺地进入阴道？
　0=没有尝试
　1=几乎没有或完全没有
　2=只有几次（少于一半时）
　3=有时（或大约为一半时）
　4=大多数时候（多于一半时）
　5=几乎每次或每次

3.尝试性交时，有多少次能进入阴道？
　0=没有尝试性交
　1=几乎没有或完全没有
　2=只有几次（少于一半时）
　3=有时（或大约为一半时）
　4=大多数时候（多于一半时）
　5=几乎每次或每次

4.性交时，有多少次能在进入阴道后维持阴茎勃起？
　0=没有尝试性交
　1=几乎没有或完全没有
　2=只有几次（少于一半时）
　3=有时（或大约为一半时）
　4=大多数时候（多于一半时）
　5=几乎每次或每次

5.性交时，保持勃起至性交完毕有多大困难？
　0=没有尝试性交
　1=非常困难
　2=很困难
　3=困难
　4=有点困难
　5=不困难

6.有多少次尝试性交？
　0=没有尝试
　1=1～2次尝试
　2=3～4次尝试
　3=5～6次尝试
　4=7～10次尝试
　5=11次及更多次尝试

7.性交时，有多少次能达到满意？
　0=没有尝试性交
　1=几乎没有或完全没有
　2=只有几次（少于一半时）
　3=有时（或大约为一半时）
　4=大多数时候（多于一半时）
　5=几乎每次或每次

8.性交时，享受性交的程度如何？
　0=没有性交
　1=不享受
　2=不很享受
　3=有点享受
　4=很享受
　5=非常享受

9.受到性刺激或性交时，有多少次能射精？
　0=没有性刺激或性交
　1=几乎没有或完全没有
　2=只有几次（少于一半时）
　3=有时（或大约为一半时）
　4=大多数时候（多于一半时）
　5=几乎每次或每次

10.受到性刺激或性交时，有多少次感到性高潮？
　0=没有性刺激或性交
　1=几乎没有或完全没有
　2=只有几次（少于一半时）
　3=有时（或大约为一半时）
　4=大多数时候（多于一半时）
　5=几乎每次或每次

11.有多少次能感到性欲？
　1=几乎没有或完全没有
　2=只有几次（少于一半时）
　3=有时（或大约为一半时）
　4=大多数时候（多于一半时）
　5=几乎每次或每次

12.对自己的性欲水平如何评分？
　1=非常低或完全没有
　2=低
　3=中
　4=高
　5=非常高

13.对自己性生活的整体满意度如何？
　1=非常不满意
　2=中度不满意
　3=满意与不满意各占一半
　4=中度满意
　5=非常满意

14.和性伴侣之间性关系的满意度如何？
　1=非常不满意
　2=中度不满意
　3=满意与不满意各占一半
　4=中度满意
　5=非常满意

15.对阴茎勃起及维持勃起有多少信心？
　1=非常低
　2=低
　3=中
　4=高
　5=非常高

图 7-3　国际勃起功能指数调查问卷(IIEF)

　　心血管风险评估工具：研究趋势表明，ED 评估可以作为心血管疾病的风险预测模型，对可能患有 ED 的患者应当进行评分。Framingham 风险评分或可替代的总体风险评分模型，结合了冠心病家族史、体重指数和代谢实验室生物标志物等心血管预测变量，能为记录和减轻心血管风险提供有力的初始证据。

(四)实验室检查

通过适当的实验室检查,能对 ED 患者进行系统的临床评估。实验室检查能筛查与性功能障碍有关的病因学情况,发现之前未诊断的疾病,识别可治疗的病因。一套标准化检查可常规用于性功能障碍和 ED 的男性患者,然后根据临床情况可以进行专门的实验室检查,有特定临床表现时可以做内分泌评估。

标准化的实验室检查包括血清化学成分、空腹血糖、全血计数、血脂和血清总睾酮。晨间抽血测定总睾酮能明确雄激素水平,异常偏低时要检查血清游离(或生物可利用)睾酮和黄体生成素(LH)。评估内分泌时可以检查催乳素,临床医师可自行决定甲状腺功能检查。如果怀疑注射外源性睾酮后能引起前列腺恶变,可检查血清前列腺特异抗原(PSA)。尿试纸分析能检查尿葡萄糖,提示糖尿病的诊断。

五、专业检测与评估

医学专业评价能提高诊断准确性,并进一步指导有效治疗,性医学也适用这一原则。尽管目前有各种检查手段能明确 ED 的病因,如血管性、神经源性、内分泌性和精神性,但不广泛检查的情况下临床上也能制定性功能障碍的治疗计划。这类专门检查通常由专家完成,多用于更精确的诊断特别是临床表现比较复杂的患者。表 7-5 列出了最常用的基于证据的 ED 诊断性评估流程。

(一)血管评估

ED 血管评估主要是检测参与勃起反应的性器官的血管需求:动脉血流入、血液充盈和海绵体内的血液滞留。从诊断角度看,血管评估的目的是诊断动脉或静脉闭合功能障碍。进行阴茎血流动力学检查前,要告知患者检查的目的、可选性、风险和好处。

1. 海绵体注射与性刺激联合试验

由于给药方式和评估方法简便易行,海绵体注射与性刺激联合试验(CIS)可作为一线的阴茎血流评估法。先向阴茎海绵体内注射一种或多种舒张血管药物作为直接药理刺激,同时给予生殖器或视听性刺激,然后进行客观观察并评定勃起反应。CIS 能排除勃起反应涉及的神经和激素影响,便于临床医师直接客观地评估阴茎血管状态。

表 7-5　基于循证医学的器质性勃起功能障碍的检查及推荐

检查项目	推荐等级 *
血管性	
阴茎海绵体动态测压及造影(DICC)	B
海绵体内注射的药物测试(ICI)	B
ICI 和彩色多普勒超声	B
动脉造影	C
CT 血管造影	D
磁共振成像(MRI)	D
红外分光光度法	D
放射性同位素阴茎造影	D
视听性刺激(AVSS)	
单独或与血管性检查联合	C
有或没有药物刺激(口服制剂、ICI)	C
神经生理性	
夜间阴茎勃起和硬度(NPTR)	B
勃起度和硬度	D
生物阈值(振动临界值)	C
背神经传导速度	C
球海绵体反射潜伏期	B
体积测量/电生理阻抗	D
阴茎海绵体电生理(CC-EMG)	C
MRI 或 PET 脑扫描(AVSS 过程中)	D

* 推荐等级

A. 至少有一项 Meta 分析、系统性综述或偏倚程度较低的随机对照试验,直接适用于目标人群

B. 高质量的具有总体一致性的系统性综述、病例对照研究或队列研究,直接适用于目标人群

C. 具有总体一致性的设计良好的病例对照研究、队列研究,其混淆或偏倚的可能性小,具有中等的因果关系,直接适用于目标人群

D. 非分析性研究(如病例报道、病例系列或专家意见)

Modified from Harbour R, Miller J. A new system for grading recommendations in evidence-based guidelines. BMJ 2001;323:334-6;and Rosen RC, Hatzichristou D, Broderick G, et al. Clinical evaluation and symptom scales;sexual dysfunction assessment in men. In:Lue TF, Basson R, Rosen F, et al, editors. Sexual medicine:sexual dysfunctions in men and women. Paris:Health Publications;2004. p. 173-220.

由临床医师选择血管扩张药方案，可单用前列地尔（Caverject 或 Edex，10～20μg），联用罂粟碱和酚妥拉明（Bimix，0.3ml），或以上三种药物的混合制剂（Trimix，0.3ml）。用 27～29G 针头的注射器，从阴茎根部外侧直接穿刺到阴茎海绵体后给药，拔出针头后在注射部位手法压迫 5min 以防止局部形成血肿，然后定时进行评估并记录勃起反应的硬度和持续时间。首次给药后如果勃起反应不好，可再次给药。必须等阴茎恢复疲软后，才能让患者离开诊室。如果注射后 1h 内阴茎不能自发地恢复疲软，可每隔 3～5min 注射一次稀释的去氧肾上腺素溶液（500μg/ml），直到阴茎恢复疲软。

正常 CIS 结果表现为持续性阴茎勃起，表示勃起的血流动力学正常，这时应当考虑心理性、神经源性或内分泌性 ED。有 20% 的临界动脉血流患者可能出现假阳性结果（多普勒超声测量海绵体动脉收缩期峰值血流速度 25～35cm/s）。有时也可能出现假阴性结果，常见的原因是患者焦虑、针头恐惧或剂量不足。

2. 双重多普勒超声检查（灰阶或彩色）

药物刺激或 CIS 后，双重多普勒超声检查可作为阴茎血流的二线评估法，也是最可靠的微创诊断方法。该检查评估阴茎血流时增加了图像维度和量化评估，而一线评估法依靠的只是评估者的主观判断。

多普勒超声检查包括高分辨率（7.5～12MHz）的实时超声和彩色脉冲多普勒，能选择性地显示阴茎背动脉和海绵体动脉，并进行血流动力学分析。检查时将探头放在阴茎表面，从会阴部阴茎脚扫描到阴茎头部。彩色多普勒超声能显示血管内的血流方向，红色时血流朝向探头方向，而蓝色时血流远离探头方向。药物注射前先测量血流速度，注射后每 5 分钟测量 1 次，最多 20min，也可以测量海绵体动脉直径。注意观察双侧海绵体动脉间或阴茎背动脉与海绵体动脉间的血管交通（图 7-4），同时也要评估阴茎勃起硬度，患者焦虑可能导致勃起效果不佳，应再次给药。

随着阴茎逐渐变硬到完全勃起，海绵体内血流动力学出现标准的多普勒波形改变（图 7-5）。填充期海绵窦内阻力较低（血管扩张药注射 5min 内），波形升高表现为收缩期和舒张期前向血流。

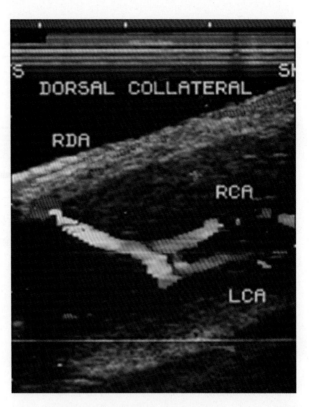

图 7-4　彩色多普勒纵轴图。显示右背动脉（RDA）、右海绵体动脉（RCA）及左海绵体动脉（LCA）间的侧支循环

随着海绵体内压力增加，舒张期血流速度降低。完全勃起时收缩期波形急剧达峰值，可以稍小于全胀大期。到最大硬度时海绵体内压力超过系统舒张压，舒张期血流可以是零。随着舒张期的逆转，海绵体动脉的超声彩色图可能呈现从红色到蓝色的显著改变。

阴茎动脉内血流增加时，海绵体动脉的直径和收缩期最大血流速度（PSV）的正常值已有相关的描述。早期研究表明，非动脉性 ED 患者（如心理性、神经性）注射血管扩张药后 5min，海绵体动脉 PSV 持续超过 25cm/s。随后有研究证实，正常人注射药物后，海绵体动脉 PSV 平均值为 35～47cm/s。对外阴血管造影异常的患者而言，PSV 小于 25cm/s 敏感度为 100%，特异性为 95%。重度血管性 ED 患者注射血管扩张药后，海绵体动脉的直径增加小于 75%，很少会超过 0.7mm。与 PSV 变化不同，海绵体动脉血管直径增加的百分比与阴部动脉造影间没有很好的相关性。

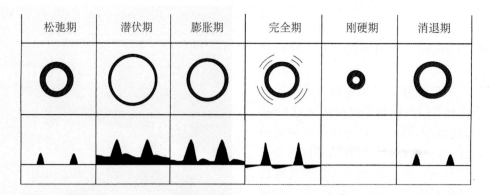

松弛期	潜伏期	膨胀期	完全期	刚硬期	消退期

图 7-5　多普勒超声。阴茎海绵体内注射前列腺素 E_1 后，一年轻男性强烈勃起过程中海绵体动脉内径和血流波形的变化，完全勃起时有明显且强烈的同心搏动

动脉血管的解剖变异可能影响多普勒超声的结果，海绵体动脉较早分支或有多个分支可能会影响海绵体动脉的血流速度，阴茎背动脉远端或海绵体动脉的穿行支也可能影响海绵体动脉血流速度。临床医生必须意识到这些解剖变异，以免错误诊断成动脉性 ED。另外非对称性海绵体动脉血流有一定的诊断意义，两侧海绵体动脉血流速度差＞10cm/s，或侧支血管血流逆转提示可能有明显的动脉粥样硬化病变。

多普勒超声检查有助于诊断血管性 ED。PSV＜25cm/s 提示海绵体动脉供血不足。PSV 持续＞35cm/s 是正常的海绵体动脉血流速度，海绵体动脉加速时间（PSV 除以收缩期上升时间）大于 122ms 也提示该诊断。海绵体静脉闭合性功能障碍时尽管有足够的海绵体动脉血流入，但不能维持阴茎勃起。多个超声参数能提示静脉功能障碍，比如注射药物 15～20min 后持续的高 PSV（25cm/s）、舒张末期高血流速度（EDV＞5cm/s）并伴有阴茎快速消胀。血管阻力指数（RI＝PSV－EDV/PSV）也有很高的诊断价值。勃起时阴茎海绵体内压力≥心脏舒张压，海绵体内舒张血流接近 0，RI 值接近 1。RI＞0.9 提示阴茎血管功能正常，＜0.75 提示静脉闭合功能障碍。

目前还有几种改良的阴茎超声评估技术。便携式 Midus 脉冲多普勒功能可连接笔记本电脑，虽然无法提供实时的超声图像，但能很好地记录海绵体动脉的多普勒波形。能量多普勒是一种更专业的技术，能显示海绵体动脉的远端分支及小动脉。还有一种侵入性的海绵体动脉血流评估法，向海绵体内灌注盐水，并用多普勒超声传感器测量海绵体动脉收缩压（CASOP）。与注射药物后阴茎超声检查不同，口服 5 型磷酸二酯酶（PDE5）抑制剂联合视听刺激是一种有效的无创检查法。超声测量的闭塞后海绵体动脉舒张性与阴茎的内皮功能有关，可以诊断器质性 ED。通过高分辨回波彩色多普勒超声，测量海绵体动脉内膜-中膜厚度，比 PSV 更能更好地预测血管性 ED。

3. 阴茎海绵体动态测压与造影

海绵体测压和造影主要评估阴茎海绵体的血流动力学和影像学，可作为阴茎血管的三线评估法，**适合那些怀疑会阴或盆腔外伤引起特定部位的血管漏血或终身 ED（原发性 ED）的患者，这类患者可能需要阴茎血管手术。**

该技术包括在阴茎进行药理学注射，将两根针刺入阴茎灌注生理盐水，同时监测阴茎体药物注射后的海绵体内压力。检查时要求小梁平滑肌完全松弛以避免错误结果，推荐重复和最大药效的给药方案。测量维持流速、压力下降和 CASOP，以验证平滑肌是否完全松弛（图 7-6）。

阴茎海绵体动态测压和造影主要评估阴茎静脉流出系统。**静脉闭合功能障碍时灌注盐水不能将海绵体压力上升到平均收缩压水平，而停止灌注后海绵体内压力迅速下降。海绵体压力超过 100mmHg 时维持勃起的流速通常小于 3～5ml/min，30s 内 150mmHg 下降幅度常小于 45mmHg。海绵体测压后行海绵体造影，能显示静脉漏血的部位**（图 7-7）。静脉闭合功能正常时，阴茎海绵体不透明，静脉结构或尿道海绵体极少或不显影。

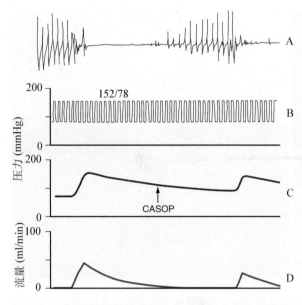

图 7-6　示踪图记录了动态灌注时的海绵体压力及海绵体造影时,在第 3 阶段所获得的 4 个变量。A. 连续波多普勒超声探头记录海绵体动脉流量;B. 肱动脉收缩压和舒张压(150/87mmHg);C. 海绵体内压(70～160mmHg);D. 海绵体内肝素化生理盐水流入量。海绵体动脉搏动恢复时,海绵体内压力为 108mmHg,也就是有效的海绵体动脉收缩期闭塞压(CASOP)。肱动脉与海绵体动脉收缩期闭塞压的压力差是 150－108(42mmHg),表示结果异常

静脉闭合功能受损时,阴茎头、尿道海绵体、阴茎背浅静脉、海绵体静脉和阴茎脚静脉等部位可能漏血,多数患者不止一个部位。

4. 阴茎血管造影

阴茎血管造影能显示阴茎动脉血管的解剖,是阴茎血管的三线评估法,常用于外伤后动脉破裂后年轻的 ED 患者或阴茎挤压伤患者,后期要进行阴茎血管重建手术。

检查时选择性阴部内动脉插管,然后注射 X 线造影剂,海绵体内注射血管扩张药能增加阴茎动脉供血,记录并评估髂动脉、阴部内动脉和阴茎动脉的解剖和影像学表现(图 7-8)。可同时评估腹壁下动脉,明确它在外科血管重建时的适用性。阴茎内动脉的解剖存在显著差异,血管影像医师要区分先天变异和后天异常,并判断与临床病理的相关性。

(二)阴茎血流的研究

1. 阴茎肱动脉压力指数

阴茎肱动脉压力指数(PBI)是指阴茎收缩压除以肱动脉收缩压。在疲软的阴茎根部套上小号儿科血压套袖,用连续波多普勒超声探头测收缩压,PBI≤0.7 提示动脉性 ED。这项检查不能评估勃起后功能性的血流动力学,因此不建议使用。

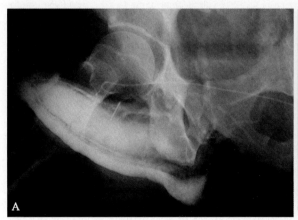
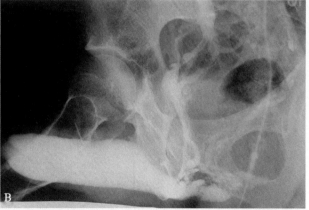

图 7-7　药物性海绵体造影。A. 1 例阴茎断裂患者,1 年后阴茎海绵体与尿道海绵体之间的交通。B. 1 例原发性 ED 的 27 岁男性,阴茎脚出现静脉漏血

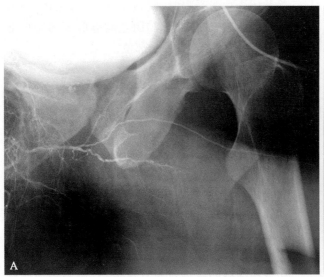
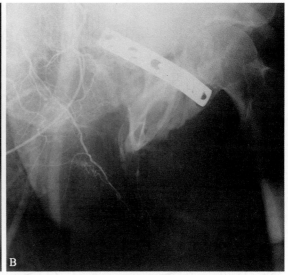

图 7-8　1 例盆腔损伤患者,药物性阴茎动脉造影(海绵体内注射罂粟碱 60mg)后清楚地显示阴茎总动脉、背动脉及海绵体动脉(A);阴茎总动脉及分支不显影(B)

2. 阴茎光体积描记法(阴茎脉搏容量测定)

阴茎光体积描记法能记录阴茎的动脉压力波形,并综合分析阴茎血管的情况。把一个 2.5 或 3cm 的套袖与阴茎根部的空气密度计相连,向套袖内充气超过肱动脉收缩压后再把压力降低 10mm Hg,记录压力波形的增加量。异常压力波形提示血管性 ED。**这项检查针对的是疲软阴茎,临床应用有一定的局限性。**后来经过技术修正能测量缺血后再灌注引起的扩张,有助于了解阴茎血管的内皮功能。

3. 放射性同位素阴茎造影

放射性同位素阴茎造影时用 ^{99m}Tc 标记红细胞,定量测定注射血管活性药物后阴茎血容量的变化,极低的血流量通常提示动脉性 ED。对比彩色多普勒超声与放射性核素阴茎造影,会发现两者的相关性较差。

4. 阴茎核磁共振

在评估阴茎和阴茎微循环的解剖方面,阴茎核磁共振具有重要的潜在应用价值。通过与血管造影技术相结合,可以评估髂内血管和阴茎血管的解剖状况。磁共振血管造影与彩色多普勒超声有很好的相关性。

5. 阴茎近红外光谱法

阴茎近红外光谱法采用专门的近红外分光度仪,持续定量地监测阴茎血流量。通过与勃起刺激相结合,就能记录阴茎勃起时的血流动力学表现。通过与尿道内药物治疗相结合,能记录勃起时阴茎血流量的增加。有必要进一步研究阴茎近红外光谱法,以明确它的临床应用价值。

6. 海绵体平滑肌含量

阴茎活检后进行显微镜和计算机形态计量学检测,评估海绵体组织的平滑肌成分能帮助诊断血管性 ED。老年男性出现静脉闭合性功能障碍(19%～36%)或动脉性 ED(10%～25%)时,海绵体平滑肌含量出现下降(相应的胶原蛋白增加),在年轻健康且具有正常勃起和阴茎弯曲度的男性中,海绵体平滑肌含量则较高(40%～52%)。这是一项侵入性检查,因此具有一定的争议性,目前还处于研究性阶段。

(三)生理心理学评估

ED 生理心理学评估时,直接测量阴茎膨胀和硬度以评估勃起反应,区分心理性或器质性 ED。一般来说,完全勃起表明调节阴茎勃起的神经血管轴功能完好,应该考虑精神性病因。生理心理学评估有多种方法,但受到现有技术和成本的限制,不能作为一线的 ED 评估法。当考虑进行这类检查时,要提前告知患者,说明其中的风险和益处。

1. 阴茎膨胀与硬度监测

夜间阴茎勃起试验(NPT)是经典的阴茎勃

起生理评估法,能监测夜间睡眠中的勃起。**夜间阴茎膨胀与硬度(NPTR)监测需要在睡眠实验室中进行,采用夜间监测设备监测勃起次数、膨胀程度(记录周长改变)、最大阴茎硬度、夜间勃起持续时间。**常规方法是监测脑电图、肌电图、鼻气流和氧饱和度,记录快速眼动睡眠及有无缺氧(睡眠呼吸暂停)。睡眠中发生的真正勃起与快速眼动睡眠阶段有关,所以有必要记录快速眼动睡眠。注意还要监测睡眠运动模式,因为周期性肢体运动障碍与 NPT 异常有关。在阴茎最大膨胀时唤醒患者,测量阴茎的轴向硬度,并对勃起的阴茎摄影。用屈曲设备在阴茎头部测量阻力(插入阴道最小为 500g,完全勃起时为 1.5kg)。NPT 一般连续监测 2~3 个晚上,以克服快速眼动睡眠不一致引起的第一夜效应。标准监测要有配备专门设备的睡眠实验室和训练有素的观察员,因此这是一项昂贵的检查。在日间诊室中,可以在患者白天小睡时通过白天阴茎勃起试验进行评估。

Rigiscan(Timm Medical Technologies,Inc,Minneapolis,MN)是一种自动化便携式的 NPTR 设备,监测勃起时的阴茎根部硬度、膨胀、数量和持续时间。Rigiscan 的两个环一个位于阴茎根部,另一个位于冠状沟(即根部和头部记录位置),这些环定时标准化收缩,就可以记录下来阴茎膨胀(周长)和根部硬度。要先在诊室对患者基线进行初始化,校准后带回家使用。在家中时每 3 分钟记录一次阴茎硬度,当根部环检测到阴茎周长增加 10mm 以上时,就变成每 30 秒记录一次(图 7-9)。**推荐的 NPTR 标准是每晚 4~5 次勃起,平均持续时间>30min,根部周长增加>3cm,头部周长增加>2cm,根部和头部最大硬度>70%。**计算机程序根据时间强度的累积分布计算出标准化数值,包括根部膨胀活动单位和硬度活动单位。Rigiscan 的局限是根部硬度不能准确预测轴向硬度,正常人中也有很大的变异。此外,Rigiscan 不能记录分析快速眼动睡眠。

夜间阴茎勃起生物电阻抗(NEVA)是一种新设备,能评估夜间勃起时阴茎的体积变化。在臀部、阴茎根部和阴茎头放 3 个小电极垫,在大腿处连接一个小型记录装置。检查时一个难以察觉的微弱交流电从阴茎头电极传到臀部,在阴茎根部的电极则记录电阻抗和阴茎长度变化。夜间阴茎

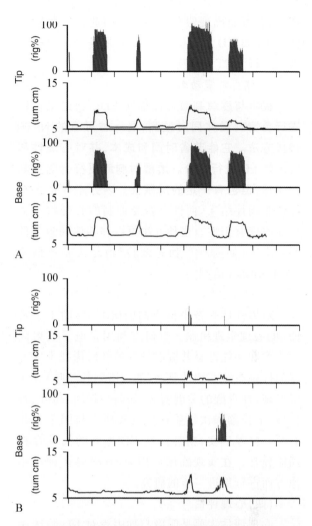

图 7-9　在家中用 Rigiscan 夜间监测阴茎的硬度。A. 至少 2 次夜间勃起良好,完全坚挺。B. 有 2 次维持时间较短、硬度较差的夜间勃起记录。但在家中用 Rigiscan 监测不能记录睡眠质量

胀大时,随着阴茎横截面积增大,电阻抗会变小。目前还需要更多的研究,来明确阴茎体积变化与硬度的关系。和 Rigiscan 一样,生物电阻抗也不能监测快速眼动睡眠及其相关性。

总的来说,NPTR 能对勃起功能的躯体基础进行客观评估,从理论上排除了心理因素的影响。NPTR 的一些明显缺点限制了它的常规应用,主要问题是 NPTR 不能诊断 ED 的病因及严重程度,结果重复性差。还有一个根本问题,NPTR 不能评估清醒状态下与性相关的勃起。事实上 NPTR 监测到的勃起,并不等于性行为时的勃起,很多时候(如多发性硬化症)可能出现假阳性结果。老年患者、抑郁症或焦虑症能影响睡眠相关勃起的生

理,患者可能出现假阴性结果。因此在一些特殊情况下(如 ED 原因不明或要求非侵入性检查),可以进行 NPTR 监测。

2. 视听与震动刺激

视听与震动刺激可以诊断 ED。**通过录像带进行色情刺激并同时监测,是一种可靠的 NPTR 替代方法。它能节省时间和成本,并对心理性和器质性 ED 进行区分。**清醒时刺激更符合阴茎勃起生理,但也有一定的局限性。内分泌异常可能导致假阴性结果,而性兴奋受抑制的心理状态下可能出现假阳性。这种方法可以和其他刺激条件联合应用,如药理学勃起试验、勃起功能评估法(如 Rigiscan 监测)。

3. 神经影像

对男性性兴奋中枢机制的研究,有助于了解 ED 的心理生理机制。有研究利用正电子发射断层成像和功能性磁共振成像等神经影像技术联合视频性刺激或药物性刺激(如口服阿扑吗啡)。研究发现,性觉醒的关键脑区(如前扣带回、岛叶、杏仁核、下丘脑和次级躯体感觉皮质),与阴茎勃起有关。已经证实,精神病性 ED 患者的大脑存在功能异常。在实现临床应用前,有必要在神经影像方面进行更进一步的研究。

(四)心理评估

心理评估主要是明确心理因素对 ED 临床表现的影响,特别是心理和人际因素对勃起的影响。心理因素的作用不容忽视,人群研究表明,ED 与焦虑、抑郁、低自尊、消极的人生观、自我报告的情绪压力和性胁迫史有关。泌尿科医师的心理评估不需要太复杂,基本的询问就能大致了解心理健康的状况。

诊断性访谈是心理评估的关键,直接询问可能会发现引起性功能障碍的某些原因,如害怕失败、表现焦虑(对鳏夫来说可能是约会、新伴侣、对伴侣的哀悼或内疚)、性刺激不足、对伴侣失去吸引力、慢性病、外科手术或关系冲突等。还有一些不易察觉的原因,对父母过分依恋、性身份问题、性创伤史、婚外情和文化及宗教禁忌等。

特别是在没有器质性危险因素时,要考虑到原发性心理性 ED 的可能,非性交勃起(夜间或清醒时手淫)更支持心理性 ED 的诊断。可进一步明确心理性 ED 的临床亚型:①广义型与情境型;

②终身型(原发型)与后天型(继发性,药物滥用、重大精神疾病)。

问诊时还要了解人际关系的情况,人际关系冲突可能导致心理性 ED,或者加重器质性 ED。伴侣间出现的问题有亲密和信任的不足、两者间地位差距、失去性吸引力、无勃起时实现性满意的能力及沟通问题。对患者和伴侣同时或分开问诊可以获得额外信息。

性功能障碍的复杂心理因素常和 ED 表现有关,在诊断性访谈过程中可能逐步显现,如重大生活创伤,文化或宗教冲突、强迫性行为或神经官能症。患者可能有严重的精神共患疾病,如药物滥用、抑郁症状、焦虑障碍或人格障碍等。泌尿科医师不具备相关的专业技能、舒适的环境或充足的时间来解决这些问题,应当转诊给心理专家。

(五)神经学评估

神经学评估主要针对神经性 ED,因为神经系统对勃起功能有重要的调节作用,包括外周神经、脊髓和脊髓上神经中枢,参与勃起反应的躯体和自主神经通路。现有的几项诊断试验在临床上应用比较少,主要用于科研和法医学。这些诊断试验缺乏敏感度、重复性、可靠性和有效性。与躯体神经功能检测相比,自主神经功能检测的可重复性和有效性比较差。阴茎勃起神经学评估方面很有潜力的检测如神经递质的释放等,目前还没有任何的进展。

1. 躯体神经系统

(1)生物阈值试验:该检查主要评估阴茎感觉神经的传入功能。将一个手持式电磁装置放在示指的指腹、阴茎干两侧和阴茎头上,记录不同振幅的振动引起的反应来检测感觉阈值。记录阴茎头皮肤对振动的反应时存在不足,研究者对阴茎头生物阈值测定提出质疑,认为不能准确反映阴茎背神经的神经生理功能。

(2)骶神经刺激反应(球海绵体反射潜伏期):该检查主要评估阴茎勃起时体神经的感受反射机制。先通过直流电刺激器产生方波脉冲,再连到环绕阴茎的两个环形刺激电极(一个在冠状沟附近,另一个在其根部方向 3cm 处),然后通过插入左右球海绵体肌的同心针电极记录反应。每个刺激开始到每个反应开始的间隔为潜伏期,高于平均值(30～40ms)三个标准差以上即潜伏期异常,提示很有可能存在神经病理。诊断神经病理时肢体神经功能电生理比单独的阴部神经功能检查更敏感,因此这项检查受到了一些质疑。

(3)阴茎背神经传导速度:这一检查的概念是从阴部神经反射延伸来的,对阴茎头和阴茎根部的 2 个刺激电极进行电生理刺激,记录 2 个球海绵体反射的潜伏期。背神经传导速度＝两个刺激电极的距离/两个部位的潜伏期之差。正常人平均传导速度是 23.5m/s,范围 21.4～29.1m/s。糖尿病患者出现神经传导速度异常,可以诊断神经性 ED。

(4)生殖器脑诱发电位:该检查主要评估脊髓和脊髓上神经系统的传入感觉神经机制和对刺激的应答。检查时需要复杂的电子设备,记录骶髓和大脑皮质对阴茎背神经电刺激的诱发电位波形。刺激后第一次重复的脊髓反应和第一次重复的大脑反应潜伏期的差,就是中枢传导时间。这项检查备受质疑,因为它不能很好地区分两者的反应潜伏期。但它仍是一项客观的检查法,能发现阴茎传入感觉功能障碍的患者在神经方面的微小异常。

2. 自主神经系统

(1)心率变异度和交感神经皮肤反应:心率控制试验(主要是副交感神经)记录患者安静呼吸、深呼吸和抬脚时的心率变化,已有相关的规范化参数。测定交感神经皮肤反应时,先对特定部位(如正中神经或胫神经)进行电击,然后记录其他部位的诱发电位(如对侧手、脚或阴茎)。从阴茎上获得的数据,在测试阴茎自主神经支配方面有潜在的应用价值。

(2)阴茎热感觉测试:该检查评估小的感觉神经纤维的传导,了解神经病变引起的自主神经紊乱,主要检测的是热阈值。通过对阴茎的研究,发现热感觉测试结果和临床确诊的神经性 ED 密切相关。

(3)海绵体肌电图与海绵体电活动单电位分析:该检查直接记录阴茎疲软和膨胀时不同的海绵体电活动。正常疲软阴茎的电活动是节律性慢波伴间歇性爆发,随着阴茎开始膨胀这种爆发就停止了(如视觉性刺激或海绵体内注射平滑肌松弛药),消胀期又恢复到基线电活动。自主神经病变的患者出现不协调的模式,受到刺激诱发勃起时会产生持续的电活动。这项检查的标准化参考值包括最大峰值-峰值间振幅差为 120～500mV,

平均电位持续时间 12s。该检查的临床效用目前还不确定。

(六)激素评估

激素评估主要研究性功能障碍的内分泌基础,有证据表明内分泌疾病能影响阴茎的生理勃起。**有些内分泌疾病如性腺功能减退(性腺激素分泌减少或不分泌)、甲状腺功能亢进(甲状腺激素释放过多)、糖尿病(影响雄激素功能)与 ED 密切相关。如果怀疑内分泌影响勃起功能,可以进行诊断性评估。**内分泌疾病的临床表现多种多样,临床病史有时能提供诊断线索。某些问卷可用于筛查,特别有性腺功能减退的患者。一种新型心理测量能对性腺功能减退进行筛查,这些工具对多数症状缺乏特异性,对其他症状又缺乏敏感度,限制了临床上的广泛应用。目前的激素评估,主要是血清激素水平的生化检测。

1. 血清睾酮测定

评估内分泌疾病对男性性功能的影响时,主要是检查雄激素。临床上只有 2%～33% 的 ED 患者会出现雄激素缺乏或睾酮水平偏低,受试人群不一致可能是统计结果差异较大的原因。老龄化是雄激素下降的主要原因,专家们据此提出了各种术语,如老年男性雄激素缺乏症(ADAM)、老年男性部分雄激素缺乏症(PADAM)、雄激素减退症、症状性迟发性腺功能减退(SLOH)和雄性绝经。

了解睾酮的生成和生物学功能,进行实验室检测很重要。**血液中的睾酮有 3 种形式:游离睾酮(0.5%～3%),与性激素结合球蛋白紧密结合的睾酮(30%),与白蛋白和其他血清蛋白松散结合的睾酮(67%)。游离睾酮、与白蛋白结合睾酮是生物可利用的,载体蛋白(性激素结合球蛋白和清蛋白)的相对浓度能调节雄激素的功能。**即使是总睾酮水平不变,很多因素能影响性激素结合球蛋白,因此间接影响了睾酮的生物利用。中度肥胖、肾病综合征、甲状腺功能减退,以及糖皮质激素、孕激素和雄激素类固醇的使用,会使性激素结合球蛋白减少,可生物利用的睾酮就相应的增多。老龄化、肝硬化、甲状腺功能亢进、人免疫缺陷病毒感染,以及抗痉挛药和雌激素的使用,会使性激素结合球蛋白增多,可生物利用的睾酮就相应的减少。研究发现,性激素结合球蛋白减少与胰岛素抵抗有关,而糖尿病男性患者的性激素结合球蛋白水平各有不同,这可能是肥胖和老龄化等因素混杂所引起的。要诊断性腺功能减退,主要取决于生物可利用的睾酮降低(见后文)。

理论上,游离或未结合睾酮能准确反映睾酮的生物利用度,但商业检测的结果多不一致,研究者认为这种检测是无效的。**目前评估雄激素的最佳方法,是直接计算生物可利用睾酮(游离睾酮和白蛋白结合睾酮)。** 国际老年男性研究学会(http://www.issam.ch/freetesto.htm)提供了计算公式,要分别输入总睾酮和性激素结合球蛋白睾酮。有严重肝病或低白蛋白血症的患者,输入血清白蛋白睾酮值能获得最佳计算值。

初步筛选可以只检测血清总睾酮水平,因为青年及中年男性的睾酮呈昼夜变化,建议在上午7—11点(血清睾酮峰值时段)抽血。**血清总睾酮的参考值是 280～1000ng/dl,低于这一范围时可以开始替代治疗。** 但睾酮水平存在明显的个体差异,睾酮≤正常下限时要再次抽血确认。有30%的重复检测患者,睾酮轻度降低属于正常。如果临床上有影响睾酮载体蛋白的情况,要进一步检测和评估。

2. 血清促性腺激素测定

促黄体生成素(LH)和催乳素在进行总睾酮的二次测定时也应加以评估。血清促性腺激素的测定,能对性腺功能减退进行定位分析。睾酮释放涉及下丘脑-垂体-性腺整体活性及其轴调节反馈机制影响,调节轴上任何部位的异常都可能引起性腺功能减退。 睾酮降低使下丘脑和垂体负反馈减少,LH 和卵泡刺激素(FSH)分泌会增加。垂体对睾酮降低产生反应,血清 LH 和 FSH 增多,这和睾丸功能衰竭(原发性性腺功能减退)相类似。反之,如果血清睾酮降低时血清 LH 和FSH 正常或减少,则表明反应不当或提示中枢神经功能紊乱(继发性性腺功能减退)。

3. 血清催乳素测定

高催乳素血症会抑制下丘脑的促性腺激素释放激素,从而引起性腺功能减退,并抑制性腺分泌睾酮所需的脉冲性 LH 分泌。 不依赖血液循环中睾酮水平的高催乳素血症患者,性功能障碍特别是性欲降低与外周血睾酮向双氢睾酮转化异常有关。**低血清睾酮患者 LH 降低或正**常,要考虑高催乳素血症。然而,围绕 ED 患者体乳素的常规测定一直存在争议。ED 患者检测催乳素有时收效甚微,有时低血清睾酮或低性欲并不一定有高催乳素血症,比如服用抗精神病药物、三环类抗抑郁药和阿片类药物、分泌催乳素的肿瘤、甲状腺功能减退、下丘脑病变、肾功能不全、肝硬化和胸壁病变。

4. 磁共振扫描

患者出现中枢性性腺功能减退(低促性腺激素)或原因不明的高催乳素血症时,可以考虑垂体影像检查。常用的是磁共振成像,可以发现结构异常。**目前认可的垂体显像指征包括严重中枢性性腺功能减退(睾酮<150ng/dl)、怀疑垂体疾病(垂体功能减退、持续高催乳素血症或肿瘤肿块效应)。**

要点:诊断性评估

- ED 基本评估包括详细病史、体格检查和适当的实验室检查。
- 性史采集时要明确 ED 的特征,如发病及持续时间、病情、严重程度和病因等。
- 心脏风险评估和减少风险干预措施,适合所有行 ED 评估的患者。
- 内分泌评估有助于了解 ED 的内分泌基础,特别是性腺功能减退、甲状腺功能亢进和糖尿病的影响。
- 问卷及其他患者自测法,能记录 ED 的存在及严重程度,并反馈治疗效果。
- 复杂或不典型的 ED 患者要进行专门的评估和测试,以便提供更好的治疗。

---

5. 血清甲状腺功能测定

甲状腺功能亢进与 ED 有关,主要是通过睾酮芳香化为雌激素(提高性激素结合球蛋白水平)、增加肾上腺素能(引起平滑肌收缩效应或产生心理行为效应)。 甲状腺功能亢进患者的常见主诉是活动增多、易怒、不耐热、心悸、疲劳和体重减轻,常见体征有心动过速、震颤、甲状腺肿和眼睑退缩等。发现甲状腺激素[总甲状腺激素、游离甲状腺素(T_4)、三碘甲状腺原氨酸(T_3)]增高、血清促甲状腺激素水平降低时,就可以诊断甲状腺功能亢进。

六、治疗注意事项

对 ED 的治疗是根据适当的诊断检查进行的。目前,有病因特异性和非特异性治疗两种治疗方向,理想情况下病因特异性治疗能更纠正 ED。**推荐以患者目标为导向的治疗,具体方案按分步护理临床管理法进行**(图 7-10)。

(一)生活方式调整

发生 ED 的风险与并存的健康状况(如糖尿病、心血管疾病和代谢综合征等)的存在密切相关,通过预防或优化健康状况的治疗能预防或改善 ED。

流行病学研究通过筛查潜在可改变的危险因素,证实改变危险因素后可能改善勃起功能。报告指出,停止吸烟能恢复功能性勃起状态,增加运动对于久坐式生活的 ED 患者也是有益的。在一项前瞻性研究中,患有中度 ED 且没有明显心血管疾病的肥胖男性,在运动和控制体重后 IIEF 评分较只接受患者教育的对照组显著改善。干预组的体重指数、C 反应蛋白、体力活动评分与对照组相比有显著差异。地中海饮食、减少热量摄入能改善代谢综合征男性的勃起功能。一项短期干预研究发现,把患有 ED 的职业自行车手的传统车座改为无鼻车座,患者又恢复了勃起功能,原因可能是无鼻车座减少了会阴损伤。

有研究发现,通过改变引起 ED 危险因素的生活方式,能改善 ED。这说明不良的生活方式可能引起性功能障碍。系统综述和 Meta 分析显示,生活方式调整能降低心血管危险因素、提高血清睾酮水平、改善总体情绪和自尊、进而预防或改善 ED。**目前进行的临床和基础研究,可能会明确生活方式调整的益处及其原理。**

(二)药物调整

某些药物可能会引发 ED 的临床症状,对此先改变药物的剂量或种类,同时观察能不能逆转 ED(Ralph and McNicholas,2000)。降压药如噻嗪类利尿药和 β 受体阻滞剂,可以改成钙通道阻滞剂和肾素-血管紧张素抑制剂(即血管紧张素转换酶抑制剂和血管紧张素受体阻滞剂),能恢复药物性 ED 患者的勃起功能。由 SSRIs 引起性功能障碍时(如 ED、延迟射精),可以使用替代药物

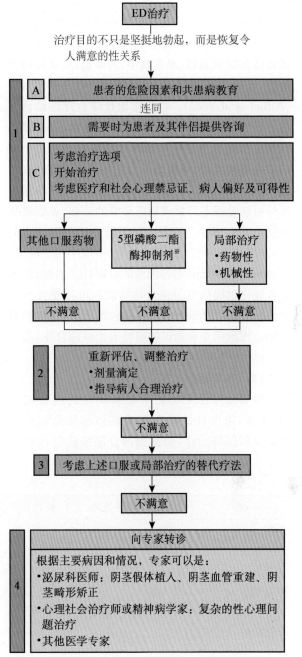

图 7-10　国际性医学咨询委员会推荐的 ED 治疗流程

(如安非他酮、尼法唑酮、丁螺环酮和米氮平),有计划的中断治疗、减少 SSRIs 剂量、观察等待或使用 PDE5 抑制剂等,能帮助患者恢复性功能。

(三)性心理治疗

心理和人际因素与 ED 临床表现密切相关,性功能障碍的治疗也包括了性心理治疗。已有的性心理治疗缺乏基于证据的调查和严密设计的大规

模研究,很难判断治疗措施是否有效。性心理治疗往往基于行为、关系、心理分析和认知心理学,治疗效果及其机制都不明确。**现有的干预措施有系统性降低焦虑或脱敏、感觉集中、人际治疗、认知行为治疗、性教育、伴侣沟通、性技能培训以及手淫练习**(Althof et al,2005)。**性心理治疗综合疗法结合了性心理治疗和药物疗法,例如口服药物、海绵体内药物注射或真空装置等医疗措施联合应用,对 ED 的治疗很有成效,特别是与动机障碍有关的 ED 患者**(Hawton,1998;Althof et al,2005)。普通泌尿科医师可能觉得不习惯或缺乏必要的培训,去解决那些复杂的心理社会问题。对于轻中度心理社会问题,泌尿科医师可以采取"生物-心理-社会"模式。这种模式下最低限度的涉及了心理社会问题,能向患者或伴侣提供有关正常性功能和可接受性行为方面的咨询(Althof and Needle,2011)。通过和具有性心理治疗专业知识的精神卫生医师合作,能给患者提供更好的治疗技术。

(四)激素治疗

激素治疗主要是针对临床确诊的内分泌性ED 患者,原发性性腺功能减退和高催乳素血症由泌尿科医师治疗,而其他内分泌疾病则由内分泌医师治疗。

1. 睾酮替代治疗

雄激素替代疗法能直接解决与性腺功能减退引起的 ED,治疗原则是每天 24h 的血清激素水平达到正常参考值,并接近正常昼夜节律。补充睾酮的治疗效果要通过临床反应来判断,而不是看精确的睾酮水平,但在治疗前和治疗期间还要监测血清睾酮水平。在现阶段我们推荐短期治疗(如 3 个月),如果没有反应就停用睾酮。雄激素治疗有潜在的不良反应,如红细胞增多、睡眠呼吸暂停、泌尿症状、前列腺癌风险、男性乳房发育和痤疮等。**ED 患者首先要进行基线评估,如直肠指检、血清 PSA、实验室检查(如血红蛋白/血细胞比容、肝功、胆固醇和血脂),3~6 个月后评估疗效,之后每年要评估一次疗效和不良反应。**患者初始治疗时要选择短效而非长效制剂,这样出现不良反应时能立刻中断治疗。

多种睾酮制剂能治疗性腺功能减退,同时有多种给药途径,如肌内注射、皮下给药、透皮给药(贴剂和凝胶)、含片和口服药物。主要疗法见表7-6。

表 7-6 睾酮制剂

制剂	化学结构	半衰期	标准用量	优点	缺点
口服					
十一酸睾酮	17-α-羟基	4h	120~240mg,每天2~3 次	口服方便,剂量可调	血清睾酮水平和临床反应各不相同,用餐时服用
甲基睾酮	17-α-烷基	3.5h	20~50mg,每天2~3 次	口服方便,剂量可调	有潜在的肝毒性,是一种过时的治疗
甲氢睾酮	1-烷基	8h	100~150mg,每天2~3 次	口服方便,剂量可调	不耐受雌激素
肌内注射					
烯酸睾酮	17-α-羟基	4~5d	250mg,每2~3 周1 次	价格低,剂量可调	血液中睾酮水平波动大,需要多次注射,有红细胞增多的风险
环戊丙酸睾酮	17-α-羟基	8d	200mg,每2~3 周1 次	价格低,剂量可调	血液中睾酮水平波动大,需要多次注射
丙酸睾酮	17-α-羟基	20h	100mg,每 2 天1 次	价格低	血液中睾酮水平波动大,需要多次注射,有红细胞增多的风险

（续　表）

制剂	化学结构	半衰期	标准用量	优点	缺点
十一酸睾酮	17-α-羟基	34d	1000mg，每 10～14 周 1 次	睾酮水平维持在正常范围内，持续时间较长，用药次数较少	注射部位疼痛
皮下给药					
手术植入	睾酮	-	植入 4～6 个 200mg 小球，持续时间≤6 个月	每年只需 2 次治疗	侵入性操作，取出和植入部位有感染风险
控释睾酮含片					
睾酮含片	睾酮	12h	30mg，每天 2 次	睾酮水平维持在生理范围内	口腔刺激（每天 2 次），口感不佳
透皮给药					
睾酮贴剂	睾酮	10h	每天 5～10mg	模拟昼夜节律	皮肤刺激，需要每天给药
1%～2% 睾酮凝胶	睾酮	6h	每天 5～10g	睾酮水平维持在正常范围内，剂量调整灵活，皮肤刺激比贴片更少	亲密接触时可能发生转移，需要每天给药
2% 睾酮溶液	睾酮	不可用	每天 60～120mg	睾酮水平维持在正常范围内	亲密接触时可能发生转移，需要每天给药

Modified from Corona G, Rastrelli G, Forti G, et al. Update in testosterone therapy for men. J Sex Med 2011；8：639-54.

（1）肌内注射：烯酸睾酮或环戊丙酸睾酮是注射型睾酮制剂，需要注射到肌肉深层（每次 200～250mg，每 2～3 周 1 次），可使睾酮达到超生理水平以上 72h，并在 10～12d 呈指数级稳定下降到生理水平以下。患者如果出现与早期性腺功能减退相关的情绪症状或性欲波动，可调整为每 7～10 天补充 100mg。另外一种肠外制剂丙酸睾酮的半衰期比较短，可每 2～3 天肌内注射 200mg，注射后可能有血清睾酮波动。十一酸睾酮是含 750mg 或 1000mg 睾酮的复合制剂，可每 10 周给药一次，2003 年在欧洲开始应用，目前美国还没有上市。

（2）皮下给药：往皮下植入小球，小球里包含长效睾酮制剂。睾酮丸是一种含有 75mg 睾酮的小球，通常每 3～6 个月要在皮下植入 2～6 个小球（150～450mg 睾酮）。

（3）透皮给药：包括贴片和凝胶，能模拟睾酮的正常昼夜节律。患者早晨用药时有较高的初始吸收，能模拟睾酮的昼夜变化。

睾酮透皮吸收贴剂 Testoderm 是最早批准的一种无黏合剂的阴囊贴剂（4～6mg），通过阴囊皮肤中大量的 5α-还原酶转化，能显著提高双氢睾酮水平。但这种贴剂使用不便，阴囊需要剃须，目前已停止使用。阴囊贴剂透皮给药系统（Testoderm TTS）是它的替代性贴剂（含有 5mg 睾酮），贴在手臂、背部或臀部等部位，比贴在阴囊上更方便。Androderm 是另一种替代性贴剂，每天释放 2.5 或 5mg 睾酮。这两种替代性贴剂能引起瘙痒、慢性皮肤刺激或过敏性接触性皮炎。局部用可的松乳膏可减轻皮肤刺激，建议患者常更换粘贴部位，避免阳光照射。

雄激素凝胶 AndroGel（1% 睾酮凝胶）是一种外用凝胶，含有 50、75 或 100mg 睾酮，其中 10% 的药物能在 24h 内吸收。Testim 同样含有 1% 的睾酮，5g 凝胶中含 50mg 睾酮。这 2 种凝胶可以每天早上使用，涂抹在肩部、上臂或腹部等清洁干燥的皮肤上，待皮肤晾干再穿衣服。Axiron（2% 睾酮溶液）是美国食品和药品管理局批准的透皮制剂，其中含有 30mg 睾酮，用计量喷头每天在 2 个腋窝各用 1 次。选择腋窝是因为它具有隐蔽性和高通透性，同时还有较高的 5α-还原酶活性。

（4）口腔黏膜给药：Striant 是一种贴在黏膜上的制剂（30mg 睾酮），能持续给药。每天 2 次涂在切牙上方的牙龈上，通过口腔黏膜来吸收睾酮。

（5）口服药物：口服睾酮制剂的应用十分有限，因为要达到正常的睾酮水平需要服用的剂量很大，容易引起肝毒性（肝炎、胆汁淤积性黄疸、肝癌、出血性肝囊肿和肝细胞癌）。口服的剂量比较大（>200mg/d），许多制剂在肝中进行"第一次循环"时代谢并不活跃，对口服睾酮进行化学修饰能减轻不良反应。现有的口服药是 17α-甲基睾酮和氟羟甲基睾酮，但都有潜在的肝毒性，对患者的疗效也不一样，因此不建议使用。十一酸睾酮是十八烯酸的口服制剂，避免了部分肝失活，因此相对安全，但达到最大反应和最大血清睾酮的时间个体差异很大，在美国还没获得上市批准。

2. 激素替代治疗

现有的激素替代治疗，有一定的可取之处和需要注意的事项。双氢睾酮是不会被雌二醇芳香化的纯雄激素，是一种直接的治疗方法，对前列腺生长或血脂状况也没有不利的雌激素效应。治疗性双氢睾酮凝胶的剂量是 125～250mg/d 的睾酮水平以达到与生理睾酮水平相当。脱氢表雄酮是一种具有雄激素样和雌激素样效应的激素补充剂，少量数据证明它能改善性功能。这种治疗并不是无害的，脱氢表雄酮和其他非睾酮雄激素前体制剂（如脱氢表雄酮-S、雄烯二醇、雄烯二酮），可能会刺激一些激素敏感的疾病（如乳腺癌或前列腺癌）。人绒毛膜促性腺激素能提高总睾酮、游离睾酮和雌二醇的基线值 50% 以上，对性腺功能减退的男性有类似雄激素给药的作用。临床研究显示，应用人绒毛膜促性腺激素会引起某些人体参数的变化（如脂肪量减少、瘦体量增加），提高雄激素缺乏男性的血清睾酮浓度，但不能改善性功能。抗雌激素和芳香化酶抑制剂能提高内源性睾酮水平，一些选择性的雄激素受体调节药正在研发中。激素替代疗法对性腺功能减退的老年患者的疗效和不良反应还不明确，暂时不建议使用。

3. 高催乳素血症治疗

睾酮替代疗法不能纠正和改善性功能，需要考虑治疗高催乳素血症，找出并解决潜在病因以改善 ED。应停用违禁类药物，如雌激素、吗啡、镇静药和抗精神病药等。需要对催乳素分泌腺瘤进行治疗，必要时手术。溴隐亭是一种多巴胺受体激动剂，能降低催乳素，使睾酮恢复正常并缩小肿瘤。如果药物疗效不佳或视神经受压迫影响视力，应考虑神经外科切除。血清催乳素显著升高（>40ng/ml）的患者，经治疗后勃起功能恢复的效果最好。

（五）药物治疗

药物治疗的原理，是模拟生理状态下勃起反应的生化和分子机制。**负责阴茎勃起的神经血管轴包括外周和中枢，药物治疗应改善促勃起机制，或减弱抗勃起机制。在外周水平上，主要是影响海绵体平滑肌张力。**改善促勃起机制时，通过细胞受体激动剂或组织松弛药途径的效应物[如刺激第二信使环核苷酸（环鸟苷酸或环腺苷酸）合成]来激活海绵体平滑肌，或抑制平滑肌松弛途径（如抑制磷酸二酯酶）；减弱抗勃起机制时，通过组织收缩途径的受体拮抗剂（如 α_1-肾上腺素受体阻滞剂），降低海绵体平滑肌收缩。在中枢神经水平（大脑和脊髓）上，通过促进勃起通路（如下丘脑内侧多巴胺 D_2 受体激动剂）或对抗勃起通路（如脊髓 $5-HT_{1A/2}$ 受体拮抗剂）来调节神经通路。

尽管现在各种新药层出不穷，但这些药物的有效性和安全性尚需明确。而经过监管机构批准的标准，有助于识别商业开发或已上市的各种疗法。

1. 口服药物

用于治疗 ED 的口服药物需含理想疗法的许多特征，包括使用方便、简单且无创。为了达到临床治疗目标，口服疗法所占的比重越来越大。

（1）5 型磷酸二酯酶抑制剂：此类药物在美国是公认有效的治疗 ED 的方法，1998 年 FDA 批准了西地那非（伟哥），2003 年盐酸伐地那非和他达拉非上市，2012 年阿伐那非上市。**cGMP 是勃起递质一氧化氮的下游效应器，PDE5 抑制剂能阻断降解 cGMP 的酶起催化作用，从而促进阴茎勃起时阴茎海绵体平滑肌松弛的信号传导。PDE5 抑制剂不会诱发但能增强勃起反应，在性刺激影响下阴茎神经末梢和血管内皮能释放一氧化氮，从而诱发阴茎勃起。**阴茎海绵体平滑肌中有高浓度的 PDE5 抑制剂，因而这类药物具有选择性作用。

尽管各种 PDE5 抑制剂作用机制类似,但生化、药动力学和临床表现各不相同(表 7-7)。PDE5 抑制剂化学结构很相似,都含有鸟嘌呤样碱基、核糖样或去氧核糖样系统及磷酸二酯样键,能有效与 PDE5 酶催化位点结合。西地那非和伐地那非的化学结构相似,但和他达拉非不同。化学结构的不同,能解释这些药物的某些作用差异。阿伐那非的化学结构与其他 3 种药物的标准模型不同,这可能是阿伐那非具有选择性作用的原因。**与他达拉非和阿伐那非不同,西地那非和伐地那**非与视网膜内表达的 PDE6 有较大的交叉反应,因此西地那非和伐地那非可能会引起视力障碍。与其他 3 种 PDE5 抑制剂不同,他达拉非与 PDE11 交叉反应最小,但这种差异的意义还不清楚。PDE5 抑制剂治疗常见的不良反应,主要是它能抑制血管和胃肠道平滑肌等靶组织中的 PDE5。他达拉非比其他 3 种 PDE5 抑制剂的半衰期更长,这个特征提示了他达拉非独特的更长的治疗窗口,这可能会给服用该药物的性伴侣带来更多的便利。

表 7-7 美国现有 4 种 PDE5 抑制剂的对比

	西地那非	伐地那非	他达拉非	阿伐那非
最大血浆浓度(ng/ml)	450	20.9	378	2153
达峰时间(h)	0.8	0.7～0.9	2	0.3～0.5
起效时间(min)	15～60	15～60	15～120	15～60
半衰期(h)	3～5	4～5	17.5	3～5
生物活性(%)	40	15	未检测	30
脂肪食物	减少吸收	减少吸收	无效果	减少吸收
推荐剂量(mg)	25、50、100	5、10、20	5、10、20	50、100、200
不良反应:				
头痛,消化不良,面部潮红	有	有	有	有
背痛,肌肉痛	罕见	罕见	有	罕见
视物模糊/蓝视	有	罕见	罕见	没有
预防性服用抗心律失常药	没有	有	没有	没有
禁用硝酸盐类	有	有	有	有

临床试验中,不同严重程度和病因的 ED 患者服用 4 种 PDE5 抑制剂后,表现出相似的疗效和耐受性。药物的试验设计各不相同,缺乏直接对比研究,很难判断哪种药物最好。总体上使用 PDE5 抑制剂后,有效成功性交的比例为 70%。糖尿病或前列腺根治性术后的 ED 患者,性交成功率有所下降(为 40%～50%)。保留双侧神经的前列腺根治性术后 ED 患者,性交成功率相对高一些,药物治疗后功能性勃起的比例为 60%～70%。

根据标准剂量建议,患者要按需要在准备性活动 30～60min 前服用药物,利用这一时间间隔能使药物达到血清浓度峰值(如阿伐那非 0.5h、西地那非 1h、伐地那非 1h、他达拉非 2h)。文献显示,每种药物服用后 20min 内就能起效,但对患者来说勃起硬度和持续时间更重要。目前每日 1 次作为他达拉非的替代方案已得到认可,它能为患者的性生活提供更大的便利。**所有 PDE5 抑制剂在使用前都要有适当的性刺激,这样能释放一氧化氮以获得最佳效果。同样减少食物摄入,能避免延迟药物吸收,根据需要增加药量或多次尝试药物(尝试 9～10 次的成功率最高)也可以实现 PED5 抑制剂最佳效果。改善影响药物疗效的不良状况,如控制血糖、控制高脂血症、雄激素替代治疗也被证明具有潜在的益处。研究证实,患**者和伴侣对治疗有很好的满意度(如西地那非)。有些患者疗效不佳或不能坚持用药(高达 47%),可能存在心理社会因素,要重复用药。

使用 PDE5 抑制剂的患者,应该全面了解药物的注意事项(框图 7-1)。已证明这类药物有很好的心血管安全性,但性活动本身有心血管风险及不良药物相互作用的风险,开始 PDE5 抑制剂治疗前要对所有男性进行心血管风险评估并加以处理。**研究表明,与对照组相比,PDE5 抑制剂不会增加心肌梗死或病死率。**冠心病或心力衰竭患者服用 PDE5 抑制剂后,缺血、冠状动脉收缩、运动试验的血流动力学、心导管术并没有加重。某些情况下,要谨慎使用 PDE5 抑制剂,如主动脉瓣狭窄、左室流出道梗阻、低血压和低血容量等。这类药物对 QTc 间期的影响很小。对服用 1A 型抗心律失常药(奎尼丁或普鲁卡因胺)、3 型抗心律失常药(如索他洛尔或胺碘酮)、先天性 QT 延长综合征的 ED 患者,不推荐伐地那非。

框图 7-1　警告和药物相互作用

所有 4 种 PDE5 抑制剂的包装上都提醒,禁止用于严重心血管疾病和左心室流出道梗阻(如主动脉瓣狭窄、特发性主动脉瓣下狭窄)、血压自主神经调节严重受损的患者,未经临床试验评估的患者(2013 年 9 月美国处方的西地那非、他达拉非、伐地那非和阿伐那非)。这些患者包括:

- 心肌梗死、中风或 6 个月内有过危及生命的心律失常
- 纽约心脏协会 Ⅱ 级或更严重的心力衰竭,或导致不稳定心绞痛的冠心病
- 静息状态低血压(<90/50mmHg)或高血压(>170/100mmHg)
- 已知的遗传性退行性视网膜疾病,包括色素性视网膜炎
- 严重肝损害(Child-Pugh C 级),或终末期需要透析的肾病

某些药物如酮康唑、伊曲康唑和蛋白酶抑制剂(如利托那韦),能阻断 CYP3A4 通路,减少 PDE5 抑制剂的降解,从而增加血液中 PDE5 抑制剂的水平,如果同时服用要减少 PDE5 抑制剂的剂量。另一方面,利福平等药物能诱导 CYP3A4,促进 PDE5 抑制剂的降解,如果同时服用要增加 PDE5 抑制剂的剂量。肾功能或肝功能不全的患者,需要调整剂量或禁用。

服用各种形式的硝酸盐(如舌下硝酸甘油、二硝酸异山梨酯、用于治疗心绞痛的其他硝酸盐制剂、亚硝酸戊酯和硝酸戊酯),都是 PDE5 抑制剂的绝对禁忌证。过去曾使用过硝酸盐但已超过 2 周,不是 PDE5 抑制剂的禁忌证。**如果服用 PDE5 抑制剂后在性活动中出现心绞痛,患者要立即中断性活动紧急就医。**要告知医务人员已服用 PDE5 抑制剂,服用西地那非和伐地那非 24h 及服用他达拉非 48h 后应避免使用硝酸甘油。如果服用 PDE5 抑制剂后又出现急性心肌梗死,需要采取有机硝酸盐以外的其他疗法。如果服用 PDE5 抑制剂后出现低血压,患者要采取头低足高位,必要时静脉输液并使用 α-肾上腺素受体激动剂(如去氧肾上腺素)。如果患者出现顽固性低血压,按美国心脏病学会/美国心脏协会指南行主动脉内球囊反搏。PDE5 抑制剂与硝酸盐间的相互作用没有解药。PDE5 抑制剂与 α-肾上腺素受体阻滞剂合用时要慎重,这 2 种药物都是有降压作用的血管扩张药。

PDE5 抑制剂的不良反应有头痛(7% ～ 16%)、消化不良(4% ～ 10%)、面部潮红(4% ～ 10%)、肌肉痛或背痛(0～3%)、鼻塞(3% ～ 4%)、视觉障碍(如畏光、蓝光)(0～3%)。随机对照试验证明,服用西地那非或伐地那非后面部潮红和视觉不良反应更常见,而服用他达拉非后肌肉痛或背痛更常见。这些不良反应都比较轻微,随着时间会逐渐减轻,很少有患者会因此停药。有报道指出,PDE5 抑制剂能引起非动脉炎性前部缺血性视神经病变进而导致失明,但药物安全性的系统评价却显示,并没有增加非动脉炎性前部缺血性视神经病变的风险或其他眼部不良事件。上市以后报道出来的受害患者,可能本身就有失明的风险因素(如高血压、糖尿病和高脂血症)。尽管没有证据证明 PDE5 抑制剂和严重眼部疾病的相关性,医师应建议患者停止使用 PDE5 抑制剂,及时就医以防突然失明。

PDE5 抑制剂除了用于治疗 ED,还可能用于 ED 相关疾病或状态时恢复或维持阴茎的自然活力。前列腺根治术的患者通过服用 PDE5 抑制剂来促进"阴茎康复",定期服药等促进阴茎自发勃起功能的恢复。由于 PDE5 抑制剂用于前列腺癌术后的高质量随机对照研究有限,其作用机制尚不明确。在一项西地那非的试验中,患者从前列腺根治术后 4 周开始用药,36 周时 27% 的患者恢复了"适合性活动"的勃起,而安慰剂组在术后 1

年仅有 4% 的患者恢复勃起。在另一项伐地那非治疗试验中,患者从术后 14d 开始,按需或每天服用伐地那非 9 个月,术后 1 年阴茎勃起恢复情况和安慰剂组之间没有明显差异。另一项随机试验中,患者每晚或按需服用西地那非 12 个月加 1 个月洗脱期,阴茎勃起恢复在两组患者间没有明显差异。针对其他 ED 相关状态的随机对照研究显示,停止服用 PDE5 抑制剂后,也没有显示出持续的自然勃起功能改善。

有人提出将 PDE5 抑制剂和其他 ED 疗法(如阴茎血管活性药物)联合使用,临床上应谨慎。

(2)α-肾上腺素受体拮抗剂:苯磺酸酚妥拉明是一种非特异性的 α-肾上腺素受体拮抗剂,与 α_1- 和 α_2-肾上腺素能受体有同等亲和力,通过阻断(抗勃起)突触后 α_1-肾上腺素能受体从而使海绵体平滑肌松弛。临床试验表明,轻度 ED 患者有效率为 40%。该药物相对安全,使用 40mg 时有不到 10% 的患者会出现头痛、面部潮红或鼻塞。应该进一步研究看它能否达到满意的性生活所需要的勃起,特别是那些中重度 ED 患者。

育亨宾盐酸盐(Yocon)是从育亨宾树皮中提取的一种吲哚烷胺生物碱,作为 α_2 受体拮抗剂能调节阴茎勃起的中枢。它最早是一种引起性欲和勃起的物质,现在成了真正的 ED 治疗方法。口服每天 3 次,每次 5.4mg,至少服用一个月观察改善情况。一项针对所有育亨宾研究的随机、安慰剂对照试验的 Meta 分析表明,育亨宾比安慰剂有更好的疗效。**对于证实为器质性 ED 的患者,与安慰剂相比育亨宾也不能促使性交成功。**育亨宾的不良反应相对较少,有高血压、焦虑、心动过速和头痛。育亨宾耐受性好,疗效温和,更适用于心因性 ED 患者。

(3)多巴胺受体激动剂:阿扑吗啡是一种多巴胺能药物,能激活中枢神经大脑室旁核的 D_1 和 D_2 受体,治疗心理性 ED 有特殊疗效。阿扑吗啡通过舌下给药,剂量为 2、4 和 6mg,吞咽后没有勃起效果。阿扑吗啡起效快,达到勃起的平均时间为 12min,50min 内达到最大血浆浓度,从给药开始能持续约 2h。在一项针对不同严重程度和病因的 ED 临床试验中,服用阿扑吗啡 4mg 后性交成功率是 50.6%,安慰剂组是 33.8%。阿扑吗啡

的不良反应有恶心(16.9%)、头晕(8.3%)、打哈欠(7.9%)、嗜睡(5.8%)、出汗(5%)和呕吐(3.7%)。使用药物最大推荐剂量时有 0.6% 的患者发生晕厥,先兆症状有恶心、呕吐、出汗、体虚和头晕目眩,但没有心脏后遗症。患者逐渐减少剂量时不良反应可减轻。阿扑吗啡于 2001 年初在欧洲获得批准,在美国尚未批准。

(4)黑素皮质受体激动剂:早期临床试验中,黑素皮质类似物(如美拉诺坦 II,PT-141)能诱导勃起反应。这类药物集中作用于黑素皮质-4 受体,这些受体与控制食物摄入、能量消耗、调节勃起功能和性行为有关。药物的不良反应有面部潮红和恶心,还没有法规批准用于 ED 治疗。

(5)5-羟色胺受体效应因子:曲唑酮(Desyrel)是一种抗抑郁药,使用过程中意外发现它能引起阴茎持续勃起,推测它能治疗 ED。曲唑酮在脊髓水平具有多重血清素能效应,它的活性代谢物通过再摄取抑制作用作为促勃起的 5-HT_{2C} 受体激动剂。另外它和 5-HT_{2A} 受体有一定的亲和力,也可能作为抗勃起 5-HT_{1A} 受体的拮抗剂。正式研究发现,在诱发阴茎勃起时曲唑酮并不优于安慰剂。曲唑酮有很多潜在的不良反应(如嗜睡、恶心、呕吐、血压变化、尿潴留和阴茎持续勃起),并且普遍缺乏疗效,该药物的 ED 治疗作用很有限。

(6)其他口服疗法:其他口服药物包括 L-精氨酸(一氧化氮的氨基酸前体)、L-多巴(多巴胺前体)、利马前列素(前列腺素 E_1)和纳曲酮(阿片类拮抗剂)。每种药物似乎都可能诱发勃起,但相关研究还不充分,临床作用机制也不清楚。

2. 海绵体内药物注射

1982 年研究发现,阴茎注射血管活性物质能诱发勃起,这极大促进了 ED 药物治疗的进展。**从此基础科学和临床研究快速发展,利用血管活性药物对海绵体平滑肌的松弛作用,开发了各种阴茎局部应用的药物。**临床上常用的药物有前列地尔、罂粟碱和酚妥拉明(表 7-8)3 种。**这些药物在临床上可单一(即单药)或联合使用(如 Bimix、Trimix)。联合用药加强了血管活性药物间的协同作用,特别是单药治疗失败的患者,替代疗法能避免某一制剂的不良反应(如前列地尔引起的阴茎疼痛)。**

表 7-8　海绵体内药物治疗

商品名	药物名称	剂量	疗效
Caverject	前列地尔（Prostin VR）	$5\sim40\mu g/ml$	$\approx70\%$
Viradal/Edex	前列地尔（Prostin VR）	$5\sim40\mu g/ml$	$\approx70\%$
Bimix	前列地尔＋酚妥拉明	$20\mu g/ml+0.5mg/ml$	$\approx90\%$
Bimix Androskat（欧盟）	罂粟碱＋酚妥拉明	$30mg/ml+0.5mg/ml$	$\approx90\%$
Trimix	前列地尔＋罂粟碱＋酚妥拉明	$10\mu g/ml+30mg/ml+1.0mg/ml$	$\approx90\%$
Invicorp	血管活性肠肽＋酚妥拉明	不可用	$\approx80\%$

常规治疗从小剂量开始，特别是非血管性 ED 患者。建议先在诊室进行自我注射培训后再考虑家庭注射，同时确定药物剂量以达到满意性交所需的勃起硬度，持续勃起不能超过 1h。**治疗的禁忌证包括心理不稳定、持续阴茎勃起的病史或风险、严重凝血病或不稳定心血管病史、手部灵巧度降低（即使伴侣能接受注射技术培训）、使用单胺氧化酶抑制剂（如果用 α-肾上腺素受体激动剂逆转阴茎持续勃起，可能引起高血压危象）。**

（1）前列地尔（Prostin VR）：前列地尔就是前列腺素 E_1，是一种天然脂肪酸合成药。前列腺素 E_1 能与平滑肌细胞上的特异受体结合，激活细胞内腺苷酸环化酶产生 cAMP，通过第二信使系统诱导组织松弛。前列地尔是 FDA 唯一批准的 ED 注射用药，商品名包括 Caverject、Vieldel/EDEX。经海绵体注射 60min 后，药物在局部代谢 96% 而很少进入外周循环。**经海绵体注射 10～20μg 前列地尔后，70%～80% ED 患者能完全勃起。**前列地尔常见的不良反应包括注射部位疼痛或勃起时疼痛（11%）、血肿或瘀血（1.5%）、勃起延长或阴茎持续勃起（1%～5%）、阴茎纤维化病变（2%）。经海绵体注射前列地尔治疗 ED 的优势包括勃起时间过长、全身不良反应小、阴茎纤维化发生率低；缺点包括痛性勃起，成本较高，从粉末重组为液体后如果不冷藏半衰期会变短。

（2）罂粟碱：罂粟碱是从罂粟中分离出来的一种生物碱，属于非特异性 PDE 抑制剂，它能阻止 cAMP、cGMP 降解从而使这些环核苷酸累积在平滑肌细胞中，促进组织松弛。罂粟碱还能阻断细胞膜上的电压依赖性钙通道，阻止钙流入细胞引起的平滑肌收缩。罂粟碱要在肝脏中代谢，血浆半衰期 1～2h。经海绵体注射罂粟碱后，阴茎勃起总有效率为 60%。罂粟碱的优点是价格便宜，在室温下性状稳定，缺点是肝酶升高、阴茎持续勃起（高达 35%）、阴茎纤维化（1%～33%），因此罂粟碱不能单药使用。

（3）酚妥拉明：甲磺酸酚妥拉明除了口服，还可以通过海绵体内注射（Regitine）治疗 ED。酚妥拉明能通过阻断突触后 α_1-肾上腺素能受体（抗勃起）而引起勃起，但对 α_2-肾上腺素能受体有潜在的抑制，能干扰去甲肾上腺素的再摄取，一定程度上拮抗它的阴茎勃起组织的松弛作用。酚妥拉明的这种双重效应，导致单药使用时效果十分有限。酚妥拉明的血浆半衰期比较短（30min），常见不良反应有低血压、反射性心动过速、鼻塞和胃肠不适。

（4）血管活性肠肽：血管活性肠肽是由 28 个氨基酸组成的激素，最初从小肠分离出来。它在各种组织里有强大的舒张血管作用，被认为是阴茎勃起的非肾上腺素能非胆碱能递质。血管活性肠肽通过与特异性蛋白受体结合，激活腺苷酸环化酶，促进 cAMP 合成并松弛平滑肌。血管活性肠肽单独使用效果不佳，与罂粟碱或酚妥拉明等药物联合应用能引起勃起反应。目前血管活性肠肽与酚妥拉明的联合制剂（Invicorp），正在积极寻求美国监管部门的批准。

3. 尿道内栓剂

经尿道注射血管活性药，可能是比海绵体内药物注射更微创的一种阴茎勃起疗法。**药物通过黏膜经尿道海绵体吸收，通过小血管进入阴茎海绵体，**从尿道到海绵体的转运因人体解剖变异而不同。初步试验表明，前列腺素 E_2 使 30% ED 患者达到完全膨胀，40% 患者部分膨胀。后来开发的合成制剂前列腺素 E_1，于 1996 年 11 月经美国 FDA 批准(MUSE 是经尿道治疗勃起障碍的药物,由 MEDA 制药公司生产)。MUSE 先将栓剂插入尿道开口,再把半固体颗粒状(1×3mm)前列地尔(125、250、500 或 1000μg)注入远端尿道(距尿道外口 3cm)。通过将药物放入适当的位置,手动把药物分散到阴茎内,患者用药后保持直立数分钟等方式,能提高治疗成功率。先要在诊室内对患者进行培训,监测初始反应,在家庭治疗前要调整好剂量。

MUSE 最终应答率约 50%,应答者中 70% 的患者用药后进行了性交。FDA 还批准了一种可调节阴茎收缩带,联合应用时能提高药物的局部留存和效果。在一项大约 400 例患者的多中心研究中,前列地尔联合 α_1-肾上腺素受体拮抗剂哌唑嗪(ALBRA)的经尿道复合制剂 Bimix,将家庭中成功性交的应答率从单独使用前列地尔的 47% 提高至 ALBRA 的 70%。

尿道内治疗具有一定优势,与 PDE5 抑制剂和海绵体自注射相比还有一定差距。尿道内治疗主要适用于自主神经支配受损后(如前列腺根治术、膀胱切除和创伤)且对 PDE5 抑制剂无反应的患者,或是希望联合应用 PDE5 抑制剂的患者。尿道内治疗还有一个少见的适应证,即临床上出现或阴茎假体植入后的软(冷)阴茎头综合征患者。

MUSE 常见的不良反应包括泌尿生殖系局部疼痛(约占 1/3)、少量尿道出血(5%)、低血压(3%)、头昏眼花(4%)、阴茎持续勃起(0.1%)。MUSE 禁忌证包括对前列地尔过敏、阴茎解剖异常、存在增加阴茎持续勃起风险的情况。MUSE 对女性伴侣来说相对安全,阴道灼伤或瘙痒发生率仅为 5.8%,但要杜绝不戴避孕套与妊娠妇女性交。

4. 经皮及局部药物治疗

许多经皮疗法(如凝胶和乳膏)给药方便、简单易行,全身不良反应少,可将血管活性药物直接用于阴茎表面。尽管经皮疗法没有广泛应用于 ED 治疗,但还有一些局部疗法方面的研究。硝化甘油是由 2% 的糊状物组成的一氧化氮供体,能引起阴茎膨胀但不足以达到性交所需的阴茎硬度。硝化甘油是一种有效的全身血管扩张药,吸收起效后能引起患者其伴侣的头痛,在临床上无法使用。罂粟碱制成的凝胶制剂,大分子(分子量

376Da)干扰经皮吸收,无法用于 ED 的局部治疗。

前列地尔有良好的应用前景,可以和经皮给药促进剂一起用在阴茎头处,0.3% 前列地尔与专有渗透增强剂结合称为 Vitaros,前列地尔与 NexACT 结合称为 Alprox-TD。临床研究发现,这类药物经皮应用后,阴道插入和性交成功率虽然小但显著大于安慰剂组,不良反应与安慰剂组没有显著差异(穿刺部位的灼热感)。前列腺素 E_1 乙酯是前列腺素 E_1 的前药,由于酯化作用比增强剂透皮性更好,皮肤刺激性更少。早期临床试验中,该药用于阴茎局部后阴茎硬度评分显著高于安慰剂组。一般来说,经皮前列地尔与经尿道治疗的临床效果相似,有必要进行更多的临床试验。

(六)医疗器械

拒绝口服或局部用血管活性药物或使用后无效的 ED 患者,可选择真空勃起装置作为替代疗法。**真空勃起装置能在阴茎周围利用机械产生负压吸引,使血流进入海绵体后抑制流出,达到维持类似勃起的效果。**虽然这不是真正的生理性勃起,充盈的主要是静脉血,但效果类似于正常勃起,足够完成性交。真空勃起装置能使阴茎海绵体和阴茎头都充血,对阴茎头功能不全的患者(软阴茎头综合征)非常有利。

标准真空勃起装置包含透明塑料吸筒、真空发生器(手动或电动泵)。装置直接放在松弛的阴茎上操作,勃起后在阴茎根部放一个弹性收缩环或带,释放真空移走装置。吸筒上有个压力释放阀,以防负压过大损伤阴茎。随后可进行性交,收缩环放置时间建议不超过 30min。要使用处方装置,禁用金属或其他非弹性环。

对不同严重程度和病因的 ED 患者,真空勃起装置使用后满意勃起率高达 90%,但对该装置的满意度较低(30%～70%)。患者长期使用真空装置的比率约为 60%,装置会出现损耗且严重 ED 患者的疗效略差。严重血管异常的 ED 患者(如近端静脉漏血、动脉功能不全、阴茎持续勃起或假体感染后纤维化),成功率十分有限。患者个人偏好决定了长期成功率,与年轻单身男性相比,关系稳定的老年男性更容易接受真空装置。治疗前需要告知患者不良反应,包括收缩带相关的局部不适或疼痛、收缩带远端膨胀引起的阴茎旋转

效应、海绵体外压迫导致的阴茎发绀和变冷、尿道收缩导致的射精不畅。常见并发症比较轻微,包括阴茎疼痛和麻木、射精困难、瘀斑和瘀点,重大并发症如阴茎皮肤坏死、尿道静脉曲张、Fournier坏疽等很少见。接受抗凝治疗(如阿司匹林、华法林)、有出血障碍的患者,应慎用真空装置。真空勃起装置还有一些其他用法,联合口服、海绵体内或尿道内药物治疗能成功引起勃起反应。真空勃起装置在阴茎假体故障时,也能增强勃起效果。真空勃起装置还能使阴茎异常勃起、阴茎假体移植或阴茎硬结症矫正手术后的阴茎保持组织弹性,帮助前列腺癌治疗后的阴茎恢复勃起。

(七)手术治疗

外科手术在 ED 治疗中有重要作用,**常用于生殖器或盆腔创伤引起的阴茎损伤、与阴茎硬结症有关的阴茎畸形、长时间缺血性阴茎持续勃起或感染导致的海绵体纤维化。当 ED 药物治疗存在禁忌、失败或不接受时,可以考虑手术。**

1. 阴茎假体手术

不同于生理性或药物诱导的勃起,阴茎假体植入手术是一种人为制造的阴茎硬度。目前有可延展(半硬性)与可膨胀(液压)2 种装置可用,细节内容见本书其他章节。

2. 阴茎血管重建术

阴茎勃起需要血液流入并滞留在阴茎内,因此可以通过血管手术促进或恢复阴茎勃起。

(1)动脉重建术:动脉重建术的原理是促进动脉血流入海绵体,主要针对动脉性 ED。有多种手术方式,比如将腹壁下动脉与阴茎海绵体直接吻合,或与阴茎血管吻合如阴茎背动脉(即血管重建)、阴茎背深静脉(即动脉化)、阴茎背深静脉结扎(即静脉重建动脉化)。这些手术成功率各不相同,需要仔细选择手术对象。通过阴茎动脉造影能明确阴茎动脉解剖异常,同时排除导致 ED 的其他器质性原因(如静脉功能不全),这些问题都可能导致手术不成功。**据现有文献行动脉手术的患者应符合以下标准:年龄＜55 岁、不吸烟、没有糖尿病、没有静脉漏血或影像学确诊的阴部内动脉狭窄。会阴或盆腔外伤后单纯动脉狭窄的年轻患者(＜30 岁),手术成功率最高。**动脉重建术的并发症包括阴茎头充血(13%)、分流血栓形成(8%)和腹股沟疝(6.5%)。

(2)静脉重建术:静脉重建术是为了阻止血液从阴茎中病理性漏出,主要针对静脉闭合性 ED。多数手术都是结扎或栓塞阴茎静脉(如阴茎背浅静脉、阴茎背深静脉、阴茎脚静脉),手术压迫阴茎脚(如阴茎脚折叠或结扎、包膜成形术)。**这些手术效果不明确,因为还缺乏相关手段来诊断或纠正静脉解剖异常,静脉重建目前属于试验性手术。**已知的并发症包括阴茎头麻木、皮肤坏死、伤口感染、阴茎弯曲或缩短、阴茎头充血。

(八)联合治疗

多数 ED 患者不能依靠单一治疗,有将近 40% 的患者对单一治疗没有反应。有些患者确实能通过联合治疗获得最佳疗效。ED 单药治疗可能受剂量限制,联合治疗就有一定的优势。目前比较成功的联合治疗方案包括口服 PDE5 抑制剂联合心理社会咨询、口服 PDE5 抑制剂联合睾酮替代疗法、口服 PDE5 抑制剂联合经尿道前列地尔、口服 PDE5 抑制剂联合海绵体内药物治疗、口服 PDE5 抑制剂联合真空勃起装置、海绵体内药物治疗联合真空勃起装置、经尿道药物治疗联合

要点:治疗考虑

- 决策过程要求结合患者(和伴侣)的目标和偏好,加上临床医师的详尽指导,最终确定最佳的治疗方案。
- 虽然还需要更多的证据来确认治疗的风险及获益(包括保持健康的勃起),但建议保持健康良好的生活方式。
- 患者教育、咨询和医疗手段,共同构成了 ED 的基本管理模式。
- 心理治疗在 ED 综合管理中有重要作用。
- 多种药物治疗包括口服、海绵体内、尿道内和经皮/局部途径,已成功地用于 ED 治疗。
- 除了口服或局部用血管活性药物外,真空勃起装置可作为 ED 的一种替代疗法。
- 手术干预主要是阴茎假体手术,是 ED 重要的治疗方法。在药物(非手术)治疗存在禁忌、失败或不接受时,可以考虑手术。
- 阴茎动脉重建手术需要对 ED 患者进行严格的临床和放射学筛查,才能获得理想的手术效果。

真空勃起装置、经尿道药物治疗联合阴茎假体手术。联合治疗开始后要注意因联合治疗可能产生的潜在并发症,先在诊室内培训及评估,再让患者回家继续治疗是相对安全的。

(九)替代治疗

长期以来,替代疗法被当作治疗 ED 的良方,包括草药、软膏、古老的维生素混合物、保健食品及今天的膳食补充剂。过去 10 年里随着 PDE5 抑制剂的出现,替代药物也有了长足的发展,出现了大量未经监管机构批准的 PDE5 抑制剂仿制药。替代治疗(如银杏叶、L-精氨酸、朝鲜红参)的疗效并不确定,缺少严格的随机对照临床试验。某种程度上这些产品的成功,是 ED 药物治疗的安慰剂效应,临床试验显示安慰剂有效率高达 25%～50%。**在提倡替代疗法前,有必要进一步研究其疗效和作用机制。**

七、未来展望

ED 管理领域取得了大量进展,包括流行病学、基础科学研究、临床研究和健康服务研究,未来人们还会继续探索新疗法。在不久的将来,药物治疗可能继续处于中心地位,阴茎勃起的分子和细胞机制的研究将进一步发展。介入治疗技术取得了迅速发展,在动脉粥样硬化病变的阴部内动脉植入西罗莫司洗脱外周支架,用于阴茎的低强度体外冲击波疗法都在研究当中,新技术的出现有望能恢复阴茎勃起或长期改善勃起。为了达到长期的治疗目标,基因治疗、干细胞治疗和组织工程等已发展到临床前期阶段,这些方法的最终效果还有待研究。这一领域的发展前景令人兴奋,希望尽快为 ED 患者找到最好的治疗方法。

参考文献

完整的参考文献列表通过 www. expertconsult. com 在线获取。

推荐阅读

Bhasin S,Cunningham GR,Hayes FJ,et al. Testosterone therapy in men with androgen deficiency syndromes:an Endocrine Society clinical practice guideline. J Clin Endocrinol Metab 2010;95;2536-59.

Khera M,Goldstein I. Erectile dysfunction. Clin Evid(Online)2011;Jun 29;1803.

Lewis RW,Fugl－Meyer KS,Corona G,et al. Definitions/epidemiology/riskfactors for sexual dysfunction. J Sex Med 2010;7;1598-607.

Montague DK,Jarow JP,Broderick GA,et al. Chapter 1: the management of erectile dysfunction:an AUA update. J Urol 2005;174;230-9.

Montorsi F,Adaikan G,Becher E,et al. Summary of the recommendations on sexual dysfunctions in men. J Sex Med 2010;7;3572-88.

Porst H,Burnett A,Brock G,et al. SOP conservative (medical and mechanical)treatment of erectile dysfunction. J Sex Med 2013;10;130-71.

(肖志英　郭立强　孟　彦　**编译**　陈慧兴　赵升田　陈辉熔　李　铮　刘继红　**审校**)

第 *8* 章 　阴茎异常勃起

Gregory A. Broderick, MD

阴茎异常勃起是由于调节阴茎硬度的机制发生异常而导致的一种持续勃起状态。阴茎异常勃起的正确诊断很大程度上依赖基本的血流动力学评估。学术组织推荐了异常勃起的诊疗指南,包括美国泌尿外科协会(AUA)于 2003 年制定的指南(www.auanet.org)以及国际性医学学会于 2006 年制定的指南(www.issm.info)。然而两份指南所纳入的文献均为一些小样本量的研究或者病例报道,文献中关于阴茎异常勃起的定义以及勃起功能的测定指标也不一致。近年来的病例系列研究对阴茎异常勃起的持续时间、病因,以及勃起功能的相关结局均进行了详细的评估。本章主要总结了阴茎异常勃起的病理生理学改变以及异常勃起治疗的相关临床研究,并提供了有效的临床经验及建议。

一、阴茎异常勃起的定义

阴茎异常勃起是指在无性刺激及性高潮的情况下,阴茎持续完全勃起或部分勃起 4h 以上,异常勃起与性刺激无关联。

(一)缺血性阴茎异常勃起(静脉性、低流量性)

缺血性阴茎异常勃起是指阴茎海绵体处于持续坚硬的状态,且海绵体内仅有少量甚至没有动脉血流灌注。在缺血性阴茎异常勃起中,阴茎海绵体内出现呈时间依赖性的低氧、高碳酸血症及酸中毒等代谢改变。在异常勃起持续 6~8h 后,患者会出现疼痛症状。体检显示阴茎处于持续勃起状态,与腔室综合征类似。缺血性阴茎异常勃起首先表现为静脉血流流出受阻,继而出现动脉血流流入中止。持续性的缺血会导致阴茎海绵体组织学变化。缺血性异常勃起发病 48~72h 后,干预也许可以缓解勃起以及疼痛症状,但无法保护患者的性功能。缺血发生 12h 后,阴茎海绵体发生间质性水肿,海绵窦内皮出现进行性损伤,并促使基底膜暴露,24h 后出现血栓黏附;缺血 48h 后,可见海绵窦内血栓,平滑肌坏死,并有成纤维细胞样的细胞浸润(Spycher and Hauri,1986)。缺血性阴茎异常勃起是临床急症,如果未及时救治,患者症状常常需要数日才能缓解,且均会出现勃起功能障碍(图 8-1A 和 B)。

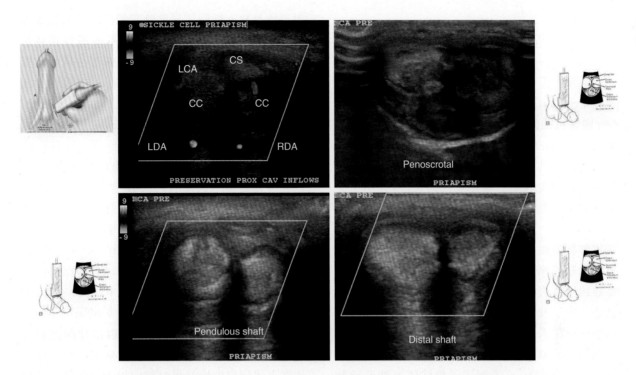

图 8-1　这是 1 例 21 岁的尼日利亚人在 SCD 性缺血性阴茎异常勃起复发后,出现勃起功能障碍。A. 经盆腔彩色多普勒超声显示阴茎海绵体根部尚有动脉血流。B～D. 阴茎超声示阴茎回声增强:阴茎阴囊部,垂直轴以及远端轴。这些为复发性缺血性阴茎异常勃起的影像学表现,患者的远端阴茎海绵体出现纤维化。CC. 阴茎海绵体;CS. 球状海绵体;LCA. 左侧阴茎海绵体动脉;LDA. 左侧阴茎背动脉;RDA. 右侧阴茎背动脉

(二)间歇性阴茎异常勃起

间歇性阴茎异常勃起主要表现为异常勃起复发。该术语最早用于描述患有镰刀形红细胞贫血(SCD)的男性患者出现复发的痛性勃起(Serjeant et al,1985),患者常常因勃起持续数小时而无法入睡。SCD 患者从幼年时便会出现间歇性阴茎异常勃起,随着年龄增加,异常勃起出现的频率及持续时间均会增加,最终发展成为完全无法自行缓解的缺血性阴茎异常勃起。患有缺血性阴茎异常勃起的患者,也有患间歇性阴茎异常勃起的风险。

(三)非缺血性阴茎异常勃起(动脉性、高流量性)

非缺血性阴茎异常勃起是由于流经阴茎海绵体内的血流不受控制地增加所致。阴茎往往表现为轻度膨胀,但通常不会完全坚硬或疼痛。患者常常有阴茎钝性外伤史或者医源性的阴茎药物注射史。不论阴茎损伤的机制如何,最终的结局表现为海绵体动脉解剖受到破坏,并出现动静脉瘘。阴茎海绵体不会缺血,血气分析也不会出现低氧、高碳酸血症及酸中毒表现。非缺血性阴茎异常勃

起一旦确诊,往往不需要急诊干预。除了急性外伤外,患者不会出现疼痛的症状。尽管这种部分勃起状态会一直持续,该类患者在经过一段时间的康复后,勃起功能可达到正常水平。

要点:阴茎异常勃起定义

- 异常勃起是指在无性刺激及性高潮的情况下,阴茎持续完全勃起或部分勃起 4h 以上。异常勃起与性刺激无关联。
- 缺血性阴茎异常勃起(低流量性,静脉性)表现为阴茎持续勃起、阴茎海绵体坚硬、阴茎海绵体动脉血流减少或消失。
- 非缺血性阴茎异常勃起(高流量性,动脉性)是由于流经阴茎海绵体内的血流不受控制地增加所致。阴茎往往表现为轻度膨胀,但通常不会完全坚硬或疼痛。
- 间歇性阴茎异常勃起主要表现为异常勃起复发。该术语常常用于描述患 SCD 男性患者出现复发的痛性勃起。

二、阴茎异常勃起：历史观点

从历史上讲，priapism一词来源于古希腊的神祇Priapus，一个生育及园艺的守护神。Priapus通常被描绘拥有巨大的阴茎。1845年，Tripe最先在 *Lancet* 杂志上应用了priapism这一词汇来描述异常勃起。历史上，Frank Hinman Sr.在北美文献中发表了一篇标志性的文章，介绍了异常勃起的自然病程，并被广泛认可及引用（Hinman，1914）。其后，他的儿子Frank Hinman Jr.发现静脉瘀血、血液黏稠度增加，以及缺血是导致异常勃起的原因，并强调无法纠正这些异常因素将导致治疗失败（Hinman，1960）。随着人们对勃起生理学及勃起功能障碍的病理生理学的研究逐渐变得深入，这些证据提示异常勃起所表现的长期的阴茎海绵体静脉闭塞可能与腔室综合征类似。1983年，Hauri等阐述了静脉闭塞性及动脉性阴茎异常勃起的影像学差异。

为了区分持续性阴茎异常勃起及快速复发性阴茎异常勃起，1914年，Frank Hinman首先使用"acute transitory attacks of priapism"这一概念来描述间歇性阴茎异常勃起。1980年，Emond等在一项关于SCD患者的观察研究中提出了stuttering priapism这一概念。间歇性异常勃起的发病频率和持续时间会逐渐增加，并导致无法缓解的缺血性阴茎异常勃起。针对这类合并SCD以及阴茎异常勃起的患者，早期研究推荐应用内分泌治疗抑制夜间勃起并间歇性使用雌激素（Serjeant et al，1985）。

在泌尿外科文献中，非缺血性阴茎异常勃起发病率远远小于缺血性阴茎异常勃起。**非缺血性阴茎异常勃起一般与既往盆腔或阴茎外伤病史有关。**1960年，Burt等首先报道了该类疾病。

三、阴茎异常勃起的流行病学及病理生理学变化

（一）缺血性阴茎异常勃起的病因（静脉闭塞性、低流量性）

根据既往发表的文献，缺血性阴茎异常勃起是最常见的一类异常勃起。性刺激及阴茎药物注射可能是缺血性阴茎异常勃起的诱因。**如性高潮后或者药物撤销后阴茎勃起仍不能缓解且持续4h以上，缺血性阴茎异常勃起的病理生理学改变便会出现。**一般认为，勃起持续4h以上即为勃起时间过长。助勃起药物（口服，注射，腔内）的说明书推荐患者如出现勃起时间过长，需去急诊寻求帮助。

人口调查可计算阴茎异常勃起的发病率（阴茎异常勃起第一次发病的人数/当时被研究人群的总数）。许多国家通过诊所以及医院记录的数据计算了阴茎异常勃起的发病率。1975—1990年，芬兰阴茎异常勃起发病率为0.34～0.52/（10万人·年）（Kulmala et al，1995），荷兰为1.5/（10万人·年）（Eland et al，2001），1985—2000年，澳大利亚为0.84/（10万人·年）（Earle et al，2003）。经阴茎海绵体内药物注射治疗阴茎勃起功能障碍可显著增加异常勃起发病率。然而此疗法在上述研究中恰好当时被应用于治疗勃起功能障碍。在芬兰最后三年的研究中，阴茎异常勃起发病率翻倍至1.1/（10万人·年）。

此外，这些人口调查还受到人群中SCD的发病率的影响。**SCD患者一生中发生缺血性阴茎异常勃起的概率为29%～42%**（Emond et al，1980）。两项回顾性研究——国家住院病例（Nationwide Inpatient Sample，NIS）以及国家急诊病例（Nationwide Emergency Department Sample）——提供了美国阴茎异常勃起发病信息。NIS研究显示，美国每年有1868～2960例患者因异常勃起收治入院（Chrouser et al，2011）。在所有发病人群（4237例阴茎异常勃起患者）中，30%是白种人，61.1%是黑种人，6.3%是西班牙裔和拉丁裔美国人；41.9%的患者被诊断患有SCD；36.2%患者需要接受阴茎手术治疗。SCD患者因阴茎异常勃起而收治入院时，平均年龄为23.8岁，非SCD性的阴茎异常勃起患者平均年龄为40.8岁。NIS研究显示2006—2009年，共有32 462次阴茎异常勃起就诊记录。异常勃起急诊就诊数量在夏天偏高，其中有13.3%的患者被收治入院。

1986年，Pohl等统计分析了230例阴茎异常勃起的患者，大多数的异常勃起都是原发性的；21%的病例与酗酒及药物滥用有关，12%与会阴部外伤有关，11%与SCD有关（Pohl et al，1986）。

尽管 SCD 为静脉闭塞性阴茎异常勃起的重要原因,尿潴留、昆虫咬伤等各种各样导致阴茎异常勃起的病因也渐渐被人们关注(Hoover and Fortenberry,2004)。有研究报道,被巴西游走蛛咬伤,毒液螫入可导致阴茎异常勃起(Andrade et al,2008;Villanova et al,2009)。巴西游走蛛(希腊语也称为女杀手)有 8 个亚种。P 种巴西游走蛛常常隐藏于黑暗潮湿的地方,游荡于丛林,或者隐匿于装有香蕉的集装箱中。在巴西,多数昆虫咬伤与 P 种巴西游走蛛有关。毒液中含有一种神经毒素,可以阻滞钙离子通道,抑制谷氨酸酯的释放,并抑制钙离子及谷氨酸酯的再摄取过程。P 种巴西游走蛛咬伤后可造成剧烈疼痛、肌肉麻痹、窒息,以及阴茎异常勃起。从 P 种巴西游走蛛的毒液中提取出的两种肽段与哺乳动物异常痛性勃起有关(Tx2~5 和 Tx2~6)(Leite et al,2012)。该肽段被命名为 eretina,已被证实可以干扰一氧化氮(NO)通路。在体实验表明,盆底注射 0.006μg/kg eretina 即可造成阴茎勃起(Andrade et al,2008)。

血液系统疾病是缺血性阴茎异常勃起的一个主要病因。在 SCD、地中海贫血、遗传性球形红细胞性贫血、阵发性睡眠性血红蛋白尿症、葡萄糖-6-磷酸脱氢酶缺陷、葡萄糖-6-磷酸异构酶缺陷以及红细胞生成异常性贫血中,阴茎异常勃起是一个常见的并发症(Burnett,2005;Kato,2012)。**血栓性疾病也可造成缺血性阴茎异常勃起。**脾切除、应用红细胞生成素、透析过程中应用肝素,以及华法林治疗中断均与血栓形成有关,并可导致阴茎异常勃起。海绵窦内注射肝素治疗高凝状态所致的阴茎异常勃起,反而会加重阴茎异常勃起。

血液白细胞计数显著增加也可导致阴茎异常勃起。患有白血病的成年男性患者发生阴茎异常勃起的概率为 1‰~5‰(Chang et al,2003)。白细胞数量增多是导致这些患者异常勃起的重要原因,此外,白血病患者常有脾大,可继发引起腹腔静脉压升高,阻碍阴茎海绵体静脉回流,导致阴茎异常勃起。恶性肿瘤引起的阴茎异常勃起,除了对原发疾病处理之外,也必须对阴茎进行直接干预。对于血液系统恶性疾病,白细胞除去法及化疗法(羟基脲及胞嘧啶阿拉伯糖苷)可减少血液循环白细胞(Ponniah et al,2004;Manuel et al,2007)。**与恶性血液系统疾病相比,恶性肿瘤转移浸润所致的阴茎异常勃起极为罕见**,且原发性肿瘤多起源于泌尿生殖系统(膀胱、前列腺常见)。局部浸润可表现为阴茎海绵体、球状海绵体及阴茎头内部的硬结。理论上位于阴茎海绵体内的转移灶可阻碍静脉回流,导致缺血性阴茎异常勃起。依据患者的身体情况,可以选择阴茎部分切除术、阴茎切除术、化疗,以及放疗治疗转移性阴茎异常勃起。由于目前实体肿瘤转移所致的异常勃起病例较少,所以最佳的疗法仍难以确定(Guvel et al,2003;Celma Doménech et al,2008)(框图 8-1)。

框图 8-1　阴茎异常勃起的病因	
α-肾上腺素受体拮抗剂 哌唑嗪、特拉唑嗪、多沙唑嗪、坦索罗辛	消遣性药物/娱乐性药物 乙醇、可卡因(吸入或局部用药)、快克可卡因、大麻
抗焦虑药物 羟嗪	泌尿生殖系统因素 骑跨伤、性交损伤、盆底外伤、阴茎盆底踢伤、动静脉或动脉海绵体旁路手术、尿潴留
抗凝药 肝素、华法林	血液系统异常
抗抑郁药以及抗精神病药物 曲唑酮、安非他酮、氟西汀、舍曲林、锂、氯氮平、利培酮、奥氮平、氯丙嗪、硫利达嗪、吩噻嗪	镰刀形红细胞贫血、地中海贫血、粒细胞性白血病、骨髓性白血病、淋巴细胞性白血病、多发性骨髓瘤、体外营养所致的脂肪栓塞、葡萄糖 6 磷酸脱氢酶缺陷
抗高血压药 肼苯达嗪、胍乙啶、普萘洛尔	激素 促性腺激素释放激素、睾酮
注意力缺陷/多动症药物 哌甲酯(哌甲酯制剂、皮肤贴剂、盐酸哌甲酯缓释片、哌甲酯、甲木质、奎利万特)	感染性因素 蝎螫伤、蜘蛛咬伤、狂犬病、疟疾
阿托西汀	代谢性因素 淀粉样变性、法布里病、痛风

（续）

肿瘤性因素（转移或局部浸润）	血管活性助勃起药物
前列腺、尿道、膀胱、职场、肺、肾肿瘤	罂粟碱、酚妥拉明、前列腺素 E_1、口服 PDE5 抑制剂、联合
神经性因素	海绵体内注射治疗
梅毒、脊髓损伤、马尾压迫、自主神经病变、腰椎间盘突出、	
椎管狭窄、脑血管事件、脑肿瘤、脊髓麻醉、马尾综合征	

Modified from Lue TF. Physiology of penile erection and pathophysiology of erectile dysfunction and priapism. In: Walsh PC, Retik AB, Vaughan ED, et al, editors. Campbell's urology. Philadelphia: Saunders; 2002. p. 1610-96.

1. 镰刀形红细胞贫血症

血液恶病质是缺血性阴茎异常勃起的高危因素。继发于 SCD 的阴茎异常勃起可能是由于生理勃起时镰刀形红细胞堵塞静脉，影响静脉回流，血液瘀滞于阴茎海绵窦内而造成的（Lue，2002）。1977 年，Nelson 和 Winter 通过观察一系列病例发现，SCD 是导致缺血性阴茎异常勃起的首要病因，与 23% 的成人缺血性阴茎异常勃起以及 63% 的儿童缺血性阴茎异常勃起有关。至少 1/3 的异常勃起是 SCD 引起的，在患有 SCD 的人群中，阴茎异常勃起的发病率显著升高。1980 年，Emond 等在牙买加金斯顿开展的一项著名的观察性研究显示，在 104 例 SCD 门诊患者中，阴茎异常勃起的发病率为 42%（Emond et al，1980）。在一项美国临床病例研究中，Tarry 等发现 6.4% 的门诊就诊的 SCD 男童曾发生过阴茎异常勃起。2002 年，Adeyoju 等开展了一项国际多中心研究，通过邮件与门诊随访了 130 例英国及尼日利亚的 SCD 患者。随访患者平均年龄为 25 岁（4~66 岁），首次发生异常勃起的平均年龄为 15 岁，75% 的患者于 20 岁前发病，仅仅极少数于 20 岁后发病。在该项调查中，作者区分了持续时长超过 24h 需要急诊关注的急性严重阴茎异常勃起与持续时长稍短可自行缓解的异常勃起，在该人群中，急性阴茎异常勃起的发病率为 35%，间歇性阴茎异常勃起的发病率为 72%。间歇性阴茎异常勃起发生的中位频率为每月 3 次，每次异常勃起持续的中位时间为 1.2h，最长异常勃起时间为 8h。导致阴茎异常勃起的诱因从强至弱包括性唤起或性交、发热、睡眠、天气寒冷及脱水。自行缓解的方式包括服用镇痛药物、饮水及运动。21% 的异常勃起患者有 ED 病史。在未发生过异常勃起的 SCD 患者中，仅仅 7% 的患者了解异常勃起是 SCD 的潜在并发

症。基于世界卫生组织对 SCD 全球发病率的调查，Aliyu 等估算了全世界 SCD 纯合子患者的例数（2008）：撒哈拉以南的非洲有 2000 万~2500 万，印度有 500 万~1000 万，世界其他地区约有 300 万患者，其中美国约有 7 万患者（Aliyu et al，2008）。

该病的主要原因是血红蛋白 S(HbS) 的 β 链的单个氨基酸被替换。仅仅纯合子的患者才会发病，表现为慢性溶血、血管闭塞、组织缺血，以及末梢器官损伤。去氧状态下，HbS 会发生聚合，导致镰刀形红细胞损伤，进一步导致溶血及血管闭塞。细胞膜损伤引起红细胞出现镰刀样变化，使镰刀形红细胞、内皮细胞及白细胞聚合在一起。溶血导致血红蛋白进入血浆，与 NO 反应产生高铁血红蛋白及硝酸盐。该反应为清除反应，血管扩张药 NO 被氧化为惰性氮。镰刀形红细胞可释放精氨酸酶 I 进入血浆，后者可将 L-精氨酸转化为鸟氨酸，有效地去除了 NO 合成的基质。氧自由基进一步降低了 NO 的生物活性。NO 的清除以及精氨酸的分解代谢使机体进入 NO 抵抗状态，并可引起溶血相关的血管功能失调（Morris et al，2005；Rother et al，2005；Kato et al，2007；Aliyu et al，2008）。

当代科学提示，溶血与 NO 的减少是 SCD 患者肺动脉高压、腿部溃疡、阴茎异常勃起，以及中风的发病因素，而血液黏稠度增加可能与疼痛、骨坏死及急性胸痛综合征有关（Kato，2012；Kato et al，2006）。患有阴茎异常勃起的 SCD 患者发生肺动脉高压的风险提高了 5 倍。SCD 性阴茎异常勃起与血红蛋白水平下降及溶血指标（网织红细胞计数、胆红素、乳酸脱氢酶及天冬氨酸转氨酸）的升高有关。脑血管意外更为常见，与完全性阴茎异常勃起的频率相近。ASPEN 综合征（与

SCD、异常勃起、换血治疗,以及神经系统事件有关)特指接受换血治疗的 SCD 患者出现了脑血管意外。镰刀形贫血特质是一种良性状态;少数并发症与过量体育运动有关。有个案报道显示,镰刀形贫血特质是缺血性阴茎异常勃起的诱发因素(Larocque and Cosgrove,1974;Birnbaum and Pinzone,2008)。

2. 医源性阴茎异常勃起:阴茎海绵体注射

在阴茎海绵体血管活性物质注射的诊疗过程中,"**阴茎勃起时间延长**"比"**异常勃起**"更为常见(Broderick and Lue,2002)。尽管自 1998 年以来,口服药物被推荐用于 ED 治疗,海绵体内注射(ICI)仍是 PDE5 抑制剂治疗失败或者正在服用硝酸酯类的重度 ED 患者的一种重要治疗方法。在一些群体中,接受海绵体内注射治疗的 ED 患者比 SCD 患者更多。ICI 后的阴茎异常勃起是所有泌尿外科医师均会遇到的急症且必须准备好应对方案。1990 年,Junemann 等回顾分析了全球 ICI 治疗相关研究,发现诊断性阴茎海绵体内注射可导致 5.3% 的患者出现缺血性阴茎异常勃起,同时 0.4% 的患者在家中行阴茎海绵体注射后出现异常勃起。在罂粟碱相关的 ICI 研究中,阴茎勃起时间延长或者异常勃起发病率为 0～32%(Broderick and Lue,2002)。在一项世界性的前列地尔阴茎海绵体内注射研究中,阴茎勃起时间延长(勃起时间在 4～6h)的发病率为 5%,异常勃起(勃起时间超过 6h)的发病率为 1%(Porst,1996)。在美国,一种被 FDA 批准名为 Caverject 的前列地尔类药物,其说明书指出发生阴茎勃起时间延长(4～6h)的概率为 4%,异常勃起的概率为 0.4%。该药物推荐"为减少阴茎勃起时间延长以及异常勃起的发生率,Caverject 须缓慢注射,且药物剂量应为有效的最小剂量"。在罂粟碱/酚妥拉明/前列地尔的 ICI 研究中,阴茎勃起时间延长的发生率为 5%～35%(Broderick and Lue,2002)。

3. 医源性阴茎异常勃起:口服磷酸二酯酶 5 型抑制剂及注意力缺陷/多动症的治疗

所有的磷酸二酯酶 5 型抑制剂均有相似的不良反应,不良反应与它们的作用方式、组织内的作用底物,以及对 5 型磷酸二酯酶的选择性有关。总不良反应发生率在 2% 以上,包括头痛、面部潮红、消化不良、鼻炎、光过敏,以及肌痛。Morales 等(1998)分析了一项纳入 4274 例 ED 患者的双盲对照试验,患者被分为服用西地那非或安慰剂两组并随访了 6 个月。其中 2199 例患者接受一年的非盲法的西地那非治疗。该研究中没有发生阴茎异常勃起(勃起时长超过 4h)的病例。Montorsi 等(2004)分析了一项共纳入 1173 例 ED 患者的多中心随机双盲对照试验,随访时间为 8～12 周,其后对服用他达拉非的患者进行了 2 年的随访以观察药物的长期疗效、安全性和耐受性,研究中没有一例患者发生阴茎异常勃起。**然而,美国食品药品监督管理局(FDA)所批准的 PDE 抑制剂的药物信息(美国处方信息,USPI)却含有以下警告:"有极少量的患者在服用该类药物后出现阴茎勃起时间延长(勃起时间长于 4h)或者阴茎异常勃起(痛性勃起长于 6h)"。**USPI 及欧洲药品信息均警告或提醒该类药物有诱发阴茎异常勃起的可能。2003 年,FDA 批准他达拉非作为一种口服药物治疗 ED(剂型包括 2.5mg、5mg、10mg 及 20mg)。2008 年,每日口服他达拉非(2.5 或 5mg)被批准用于治疗 ED。紧随其后,2011 年,他达拉非(2.5 或 5mg)被批准用于治疗良性前列腺增生(BPH)所致的下尿路症状以及 ED。在一项纳入 281 例继发于 BPH 的下尿路症状患者的 2 期临床研究中,所有患者每日口服 5mg 他达拉非持续 6 周,并继续口服 20mg 他达拉非 6 周,没有一例患者出现阴茎异常勃起(McVary et al,2007)。**在 2013 年刚被批准的 PDE5 抑制剂(阿伐那非,剂型有 50mg、100mg 及 200mg)的说明书中,均含有以下提醒:"有极少量的患者在服用该类药物后出现阴茎勃起时间延长(勃起时间长于 4h)或者阴茎异常勃起(痛性勃起长于 6h)"。**

1999－2007 年,至少有 9 例基于个案的研究报道了口服 PDE5 抑制剂可以导致阴茎异常勃起,至少有一例儿科患者因口服 PDE5 抑制剂出现阴茎异常勃起(Aoyagi et al,1999;Kassim et al,2000;Sur and Kane,2000;Goldmeier,2002;McMahon,2003;Wilt and Fink,2004;Galatti et al,2005;King et al,2005;Kumar,et al 2005;Wills et al,2007)。**在多数发生阴茎异常勃起的个案中,患者常常合并有其他导致阴茎异常勃起**

的高危因素,如 SCD、脊髓损伤、娱乐性地服用 PDE5 抑制剂、ICI 治疗、阴茎外伤、抗精神病治疗,以及服用毒品。Wills 等(2007)报道了 1 例体重 10kg 的 19 个月的男童误服 6 片 50mg 西地那非,患儿出现了持续性的窦性心动过速及阴茎部分勃起症状。由于阴茎勃起不是完全坚硬且没有疼痛,作者认为该阴茎异常勃起属于高流量性(HPF)的。在经过了一夜静脉补液和观察,患儿的勃起消失。

要点:阴茎异常勃起可以成为勃起功能障碍治疗中的并发症

- 诊断性或治疗性阴茎海绵体内注射血管活性药物时,更常使用阴茎勃起时间延长这一概念,而不是阴茎异常勃起。
- 在一项世界范围的临床研究中,前列地尔导致阴茎勃起时间延长(勃起时间介于 4～6h)的概率为 5%,导致阴茎异常勃起(勃起时间长于 6h)的概率为 1%。
- 临床经验显示,ICI 应用三联疗法(罂粟碱、酚妥拉明及前列地尔)导致勃起时间延长的概率为 5%～35%。
- 仅仅极少数服用 PDE5 抑制剂的患者出现阴茎异常勃起,患者常常合并有其他导致阴茎异常勃起的高危因素,如 SCD、脊髓损伤、娱乐性地服用 PDE5 抑制剂、ICI 治疗、阴茎外伤、抗精神病治疗,以及服用毒品。
- 哌甲酯及阿托西汀作为抗 ADHD 药物,可导致阴茎勃起时间延长或者阴茎异常勃起。

在 2013 年,FDA 发布一项警告,提示在注意力缺陷/多动症(ADHD)的治疗过程中,哌甲酯可造成阴茎勃起时间延长或阴茎异常勃起。此外,FDA 也警示另一种治疗 ADHD 的药物阿托西汀可导致儿童、青少年及成年男性的阴茎异常勃起。药物被广泛应用于 ADHD 的治疗以便提升患者的注意力并减少其多动症状。2012 年美国夏季儿童健康数据显示,国家健康访问调查(Bloom et al,2013),预计约 640 万年龄介于 4－17 岁的儿童被诊断为 ADHD,与前十年相比,发病率提高了 41%。疾病控制预防中心预计其中约 2/3 的

儿童正在接受哌甲酯的治疗。

哌甲酯是一种中枢神经系统兴奋剂,阿托西汀是一种选择性去甲肾上腺素再摄取抑制剂。FDA 注意到医师可能更倾向于让服用哌甲酯的患者改用阿托西汀,然而阿托西汀致阴茎异常勃起的风险更高。服用哌甲酯的男性患者发生阴茎异常勃起(勃起时间长于 4h)的中位数年龄为 12.5 岁。

(二)间歇性阴茎异常勃起的病因学

间歇性阴茎异常勃起主要表现为异常勃起复发。该术语最早用于描述 SCD 患者反复出现非自愿的痛性勃起。典型症状表现为,患者出现持续 4h 以上的勃起并可进展为痛性的缺血性阴茎异常勃起。SCD 患者可从幼年期即出现间歇性阴茎异常勃起。任何发生过缺血性阴茎异常勃起的患者均有患间歇性阴茎异常勃起的风险。在异常勃起缓解前数小时,患者会反复出现间歇性疼痛。受影响的年轻男性往往感受很尴尬、无法入睡、与性伴侣在一起时感到焦虑(Chow and Payne,2008)。在一项纳入了 130 例 SCD 患者的研究中,Adeyoju 等(2002)报道急性阴茎异常勃起有 46 例(发病率为 35%),其中,间歇性异常勃起有 33 例(发病率为 72%)。75% 的患者首次出现阴茎异常勃起的年龄小于 20 岁。2/3 的 SCD 性缺血性阴茎异常勃起的患者就诊时伴有间歇性阴茎异常勃起病史(Jesus and Dekermacher,2009)。SCD 性阴茎异常勃起常常发生在夜间或清晨、脱水、发热,以及受凉时。

(三)非缺血性阴茎异常勃起(动脉性、高流量性)的病因学及病理生理学

HFP 是由于不受控制的阴茎海绵体动脉灌注而出现的持续性勃起。非缺血性阴茎异常勃起的流行病学数据几乎均来自于小样本的病例系列研究及个案报道。非缺血性阴茎异常勃起发病率远远小于缺血性阴茎异常勃起,病因几乎均为外伤。可以为钝性或穿透伤,并导致位于阴茎海绵体内的海绵体动脉或其分支撕裂。最常见的外伤类型为骑跨伤,其他发病机制包括性交伤、阴茎盆底踢伤、盆底骨折、男性新生儿产道伤、针刺撕裂伤、阴茎诊断操作并发症、阴茎海绵体血管受到肿瘤浸润(Witt et al,1990;Brock et al,1993;Dubocq et al,1998;Burgu et al,2007;Jesus and

Dekermacher,2009)。尽管钝性外伤是最常见的病因,HFP 也可由医源性损伤引起,如冷刀下尿道切开术、Nesbitt 阴茎海绵体成形术、阴茎背深静脉动脉吻合术(Wolf and Lue,1992;Liguori et al,2005)。任何撕裂海绵体动脉或其分支的病因均可造成海绵窦内持续性不受控制的充血,并进一步造成阴茎异常勃起。典型的非缺血性阴茎异常勃起常常在钝性外伤一段时间后发生(Ricciardi et al,1993)。**持续的局部勃起可在盆底或阴茎钝性外伤 24h 后发生。**可能是由于夜间勃起导致血凝块脱落,引起动脉或者小动脉破裂。不受调控的阴茎海绵体动脉灌注造成了阴茎海绵窦瘘。伴随着组织修复过程,血凝块以及坏死的平滑肌组织逐渐被清除,瘘可形成假包膜。**假包膜的形成常常需要数周至数月。**

要点:高流量性阴茎异常勃起

- 非缺血性阴茎异常勃起发病率远远小于缺血性阴茎异常勃起。
- HFP 是由于阴茎海绵体内的海绵体动脉或其分支撕裂或受到破坏所致。
- 最常见的病因是骑跨伤。
- 其他发病机制包括性交损伤、阴茎盆底踢伤、盆底骨折、男性新生儿产道伤、针刺撕裂伤、阴茎诊断操作并发症、阴茎海绵体血管受到肿瘤浸润。
- HFP 也可由医源性损伤引起,如冷刀下尿道切开术、阴茎海绵体成形术、阴茎血管成形术。

当前研究显示 HFP 可有多种亚型。**一些学者提出在侵袭性医学处理或者手术分流后,缺血性阴茎异常勃起可能会快速复发,并从缺血性转变为高流量性。**在治疗缺血性阴茎异常勃起时,阴茎海绵体抽吸或者注射 α-肾上腺素受体拮抗剂可引起 HFP(McMahon,2002;Rodriguez et al,2006;Bertolotto et al,2009)。彩色多普勒超声(CDU)显示,在处理位点(针刺撕裂伤或者血管分流处)形成了动脉海绵窦瘘(图 8-2)。**极少数情**况下,在治疗缺血性阴茎异常勃起过程中,新的高流量性阴茎异常勃起的发生与瘘的形成无关。对于异常勃起快速复发、阴茎不完全坚硬或不伴有疼痛的患者,应该高度怀疑继发 HFP。没有瘘形成的动脉性阴茎异常勃起与阴茎海绵窦血液内流调节失控有关,且极为罕见(Seftel et al,1998;Cruz Guerra et al,2004;Wallis et al,2009)。阴茎触诊柔软易与持续性缺血性疼痛混淆。在经过手术治疗或其他措施缓解异常勃起后,软组织水肿及皮下瘀斑使得体检结果变得模棱两可。**不论有无瘘的形成,不受调控的动脉灌注性 HFP 可以通过 CDU 检测与缺血性阴茎异常勃起区分。**

(四)儿童阴茎异常勃起

儿童及成人的阴茎异常勃起最常见的病因为 SCD。文献报道,在儿科 SCD 患者中,异常勃起的发病率在 2%～6%(Tarry et al,1987;Jesus and Dekermacher,2009)。多数 SCD 性阴茎异常勃起为缺血性的。在新生儿期,胎儿血红蛋白占主导,而不是 HbS(Burgu et al,2007)。只要胎儿血红蛋白一直存在,新生儿便不会出现缺血性或阻塞性阴茎异常勃起等 SCD 表型。新生儿异常勃起极为罕见,数据来源于有限的个案报道,此外,这些个案也缺乏当代的诊疗手段。在婴儿期,男性婴儿渐渐出现频繁勃起。简单的触觉刺激如换尿布、洗澡,以及插入导尿管均可导致阴茎勃起。刺激终止后,阴茎勃起也会很快消退。目前全球仅有少于 20 例新生儿异常勃起的病例报道,且多数原因不明。可能的病因包括红细胞增多症、输血和新生儿产道伤(Amlie et al,1977;Leal et al,1978;Shapiro,1979;Walker and Casale,1997)。多数病例经过治疗后于数小时至数天后自行缓解。所有患儿均应行微创性的 CDU 加以诊断(Pietras et al,1979;Meijer and Bakker,2003)。儿童因骑跨伤而发生异常勃起后,应尽一切努力使动脉海绵窦瘘局限化。Hatzichristou 等(2002)报道,经过多普勒超声诊断瘘的患者合并手法挤压阴茎可加快高流量性阴茎异常勃起自行缓解的速度。他们认为这种无创治疗可能适用于儿童而非成人,因为成人盆底皮下脂肪较少且阴茎根部易被挤压。

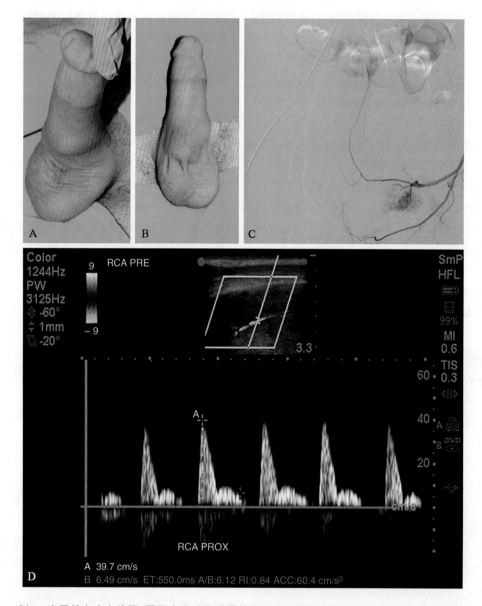

图 8-2　A. 1 例 21 岁男性白人在饮酒、服用大麻以及能量饮料后,出现缺血性阴茎异常勃起。为了逆转缺血性阴茎异常勃起,对患者进行了一系列的阴茎分流操作:Winter、AI-Ghorab 分流术,双侧阴茎海绵体分流至球海绵体。6 个月后,患者出现了持续性的部分勃起。与其他从缺血性异常勃起转变为高流量性阴茎异常勃起的患者相似,这例患者也未出现疼痛。A. 膨胀的阴茎头。B. 球海绵体肌处阴茎阴囊膨胀。C. 血管造影显示尿道球部动脉瘘。D. 多普勒超声显示收缩压峰速为 39cm/s,舒张末期流速为 6cm/s,抵抗指数为 84

四、缺血性阴茎异常勃起及间歇性阴茎异常勃起的分子机制

得益于在体动物模型和离体试验,我们对于异常勃起的分子机制有了更深入的了解。近年来,涌现出了很多缺血性阴茎异常勃起的理论,缺血性阴茎异常勃起表现为血管收缩和舒张平衡被打破,引起阴茎缺氧和酸中毒。离体实验表明,当阴茎海绵体平滑肌束或体外培养阴茎海绵体平滑肌细胞暴露于缺氧环境时,α-肾上腺素受体激动剂无法使阴茎海绵体平滑肌收缩(Broderick and Harkaway,1994;Saenz de Tejada et al,1997;Muneer et al,2005)。长时间的重度缺氧可损伤阴茎海绵体平滑肌的收缩性能,并引起平滑肌细胞的凋亡,最终导致阴茎海绵体纤维化。

在缺血性阴茎异常勃起动物模型中,缺血性阴茎异常勃起发生时及发生后,阴茎组织出现脂质过氧化(一种活性氧介导的损伤指标)以及血红素加氧酶升高(Munarriz et al,2003;Jin et al,2008)。此外,缺血性纤维化也与缺氧诱导因子的上调有关。转化生长因子 β(TGF-β)是一种对组织修复至关重要的细胞因子,但是过量分泌可导致组织破坏及瘢痕形成。缺氧过程中,受氧化应激的作用,TGF-β 上调(Moreland et al,1995;Jin et al,2008)。TGF-β 可能是导致阴茎海绵体平滑肌纤维化的重要因素(Bivalacqua et al,2000;Jeong et al,2004)。

转基因 SCD 小鼠模型可出现阴茎异常勃起(Beuzard,1996;Bivalacqua et al,2009b)。目前,有两项发现可以解释缺血性阴茎异常勃起的分子机制。Mi 等(2008)发现,转基因 SCD 小鼠阴茎海绵体在电场刺激下,平滑肌舒张增强。转基因 SCD 小鼠以及内皮 NO 合成酶(eNOS)缺陷小鼠表现为超生理性的阴茎勃起,并出现自发性的周期性阴茎勃起(Bivalacqua et al,2006,2007)。

在机械外力及神经内分泌调节因子所释放的一系列血管舒张收缩因子作用下,内皮细胞可主动调节血管舒张收缩频率。在阴茎中,血管内皮含有血管舒张因子如 NO 和腺苷,此外,也含有血管收缩因子如 RhoA/Rho 激酶。近期研究证据表明,阴茎异常勃起时,NO 和腺苷通路异常,进一步地明确了 NO/环磷酸鸟苷(cGMP),以及腺苷和 RhoA/Rho 激酶信号通路在缺血性阴茎异常勃起病理生理学过程中的潜在作用。

eNOS$^{-/-}$ 突变小鼠的阴茎对神经刺激异常敏感,且勃起功能的改变与异常勃起一致(Champion et al,2005;Bivalacqua et al,2006)。缺乏 eNOS 基因的小鼠内皮 NO/cGMP 信号通路异常,阴茎对 PDE5 的调节功能缺陷,进而表现为异常勃起(Lin et al,2003;Bivalacqua et al,2006)。与此理论一致,在缺氧或无氧的情况下,PDE5 在体外培养的阴茎海绵体平滑肌细胞(CCSMCs)内的表达显著下降(Lin et al,2003)。**在异常勃起相关的血管内皮损伤的影响下,cGMP 一直维持在稳定低含量,并降低了内皮细胞 NO 活性。这种情况降低了 PDE5 的功能,并进一步改变了 cGMP 依赖性的负反馈调节机制(Champion et**

al,2005;Bivalacqua et al,2006;Burnett and Bivalacqua,2007)。**当阴茎受到性刺激勃起或者夜间勃起时,由于 PDE5 功能下降,无法降解环核苷酸,NO 可导致 cGMP 爆发式分泌。此外,Rho 激酶活性下降(收缩调节因子)也可导致平滑肌舒张。两条不同的分子通路同时起作用而导致间歇性阴茎异常勃起:cGMP 不受抑制的升高可加强血管舒张,Rho 激酶受到抑制可抑制血管收缩。**转基因 SCD 小鼠也表现为 NO/cGMP 通路显著下调,导致了 PDE5 表达及活性下降,此外,RhoA/Rho 激酶表达下降。这些因素使小鼠勃起反应增强,并出现复发性阴茎异常勃起(Champion et al,2005)。另一个导致 SCD 相关的阴茎海绵体平滑肌舒张的潜在因素为阴茎内腺苷水平升高,使阴茎海绵体长期处于舒张状态(Mi et al,2008)。总体而言,缺血性阴茎异常勃起以及更重要的间歇性阴茎异常勃起与 NO 失衡导致的 PDE5 功能下降、腺苷含量过高、Rho 激酶活性下降有关,这些因素可以加强阴茎海绵体平滑肌舒张并抑制血管收缩。

要点:镰刀状红细胞贫血与阴茎异常勃起

- 镰刀状红细胞贫血占缺血性阴茎异常勃起病因的 1/3。
- 镰刀状红细胞贫血的突变结果为血红蛋白 S(HbS)的 β 链的单个氨基酸被替换。
- 仅纯合子 SCD 患者出现慢性溶血、血管闭塞、组织缺血、末端器官损伤临床症状。
- 溶血和 NO 下降是 SCD 患者肺动脉高压、腿部溃疡、异常勃起,以及中风的主要发病机制。
- 血液黏稠度升高可造成勃起疼痛、骨坏死,以及急性胸痛综合征。
- SCD 患者幼年时期可出现间歇性阴茎异常勃起。
- 间歇性阴茎异常勃起的 SCD 患者在异常勃起缓解前数小时,可反复发生痛性勃起。
- SCD 性阴茎异常勃起与分子机制失调所致的阴茎海绵体平滑肌舒张增强,以及血管收缩受到抑制有关。

五、阴茎异常勃起的评估与诊断

(一)病史

为了开始适当的治疗,医师必须首先明确阴茎异常勃起是否为缺血性的。**缺血性阴茎异常勃起需要急诊处理。**当患者出现与发病时间长短相关的进行性阴茎疼痛、用过可导致阴茎异常勃起的药物、合并有 SCD 或其他血液系统疾病、有神经系统异常(尤其是影响脊髓的神经系统异常)时,缺血性阴茎异常勃起的可能性较大。间歇性阴茎异常勃起往往为复发性的勃起时间延长,常常表现为无法缓解的晨勃。当患者勃起无疼痛且症状不随时间延长而加重时,**应该怀疑患者为非缺血性阴茎异常勃起。**患者常有骑跨伤、性交损伤、阴茎或盆底钝性外伤、阴茎注射药物、阴茎手术、盆底及阴茎血管诊断检测病史。盆底外伤所致的 HFP 可在受伤后数小时至数日后出现(框图8-2)。

> **框图 8-2 阴茎异常勃起病史的主要因素**
>
> - 勃起持续时间
> - 是否有疼痛
> - 之前是否患过阴茎异常勃起以及处理的措施
> - 基础性功能情况
> - 是否使用过改善勃起的处方药物或者营养品
> - 接受的治疗、娱乐性药物
> - 镰刀状红细胞贫血、血红蛋白病、高凝状态病史
> - 骨盆、盆底、阴茎外伤史

(二)体格检查

建议对患者阴茎进行视诊及触诊,以明确阴茎膨胀程度及勃起的硬度、阴茎海绵体是否受到牵连、是否有触痛、是否有盆底外伤痕迹。**缺血性阴茎异常勃起的患者阴茎海绵体处于完全坚硬状态,但阴茎头及尿道海绵体并不坚硬。**尽管恶性肿瘤导致的异常勃起非常罕见,腹部、睾丸、会阴部、直肠,以及前列腺体检可以帮助明确是否有原发性肿瘤。阴茎的转移性浸润表现为海绵体组织内的硬结,硬结也可直接替代海绵体组织。经验丰富的泌尿外科医师可发现阴茎检查的细微差别,而初次诊疗时急诊工作人员往往会漏诊(图 8-3A 至 F)。如果体检发现阴茎无触痛、膨胀、勃起硬度不高,需怀疑患者为非缺血性阴茎异常勃起。**在非缺血性阴茎异常勃起中,阴茎海绵体会膨胀,但不会完全坚硬。**对于成人或儿童的 HFP,依据外伤的部位以及发生时间,可以在盆底检查到骑跨伤的痕迹(表 8-1)。

(三)实验室检查

实验室检查应包括完整的血细胞计数(CBC)、白细胞计数、白细胞分类结果分析、血小板计数和凝血指标,以评估贫血、排除感染、检测血液学异常,并确保患者在首次治疗失败后能够安全地耐受外科手术。在非洲裔美国人中,镰刀状红细胞检查前的准备和血红蛋白电泳是必要的。其他血液系统异常可导致阴茎异常勃起,包括白血病、血小板异常和地中海贫血。如果病因不明显,则应探查患者是否患有这类疾病。网织红细胞计数升高是非特异性的,SCD 和地中海贫血引起的阴茎异常勃起均可出现网织红细胞计数

表 8-1 阴茎异常勃起的主要表现

临床表现	缺血性阴茎异常勃起	非缺血性阴茎异常勃起
盆底外伤	少见	常见
血液系统异常	常见	少见
近期 ICI 病史	有时	有时
阴茎海绵体完全坚硬	常见	少见
阴茎疼痛	常见	少见
异常的阴茎血气	常见	少见
阴茎海绵体动脉血流(多普勒超声)	少见	常见

Modified from Montague DK, Jarow J, Broderick GA, et al. American Urological Association guideline on the management of priapism. J Urol 2003;170:1318-24.

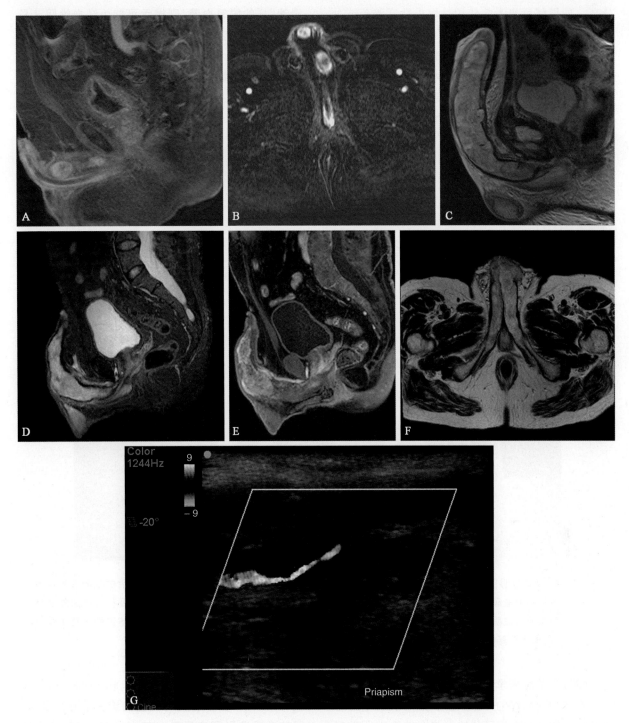

图 8-3　A. 矢状位 MRI 扫描显示转移性前列腺癌浸润阴茎海绵体。B. 该患者的冠状面 MRI 图像。注意前列腺癌的近端和远端转移灶。C. T_2 加权 MRI 显示软骨肉瘤浸润阴茎海绵体。D~F. 1 例 50 岁患有神经纤维瘤病的白人男子，有 6~12 个月的部分勃起和进行性阴茎畸形病史，被诊断为阴茎硬结症。阴茎活检显示，恶性外周神经鞘肿瘤或神经纤维肉瘤。T_2 及 T_1 加权 MRI 表现为巨大的不规则肿块取代了阴茎海绵体。G. 彩色多普勒超声显示，右侧海绵体动脉不规则血流（C,Courtesy David Ralph. ）

升高。如果怀疑患者曾使用过娱乐性麻醉药或处方的精神药物,尿液和血清相关指标也需要检测。在阴茎异常勃起急诊患者中,推荐抽吸阴茎海绵体获得血液测定血气。血气分析可以区分缺血性与非缺血性阴茎异常勃起。抽吸既可以诊断也可用于治疗。视诊血液颜色,如为黑色的"曲轴箱润

滑油"样的脱氧血液,则提示可能为缺血性阴茎异常勃起。最初的抽吸液可用于血气分析(pH、PO_2和PCO_2)(表8-2)。如果患者有阴茎或会阴外伤病史或阴茎海绵体抽吸液显示为富含氧气的血液,则应进行 CDU 检查(图8-4)。

表8-2　典型的血气分析数值

血液来源	PO_2(mm Hg)	PCO_2(mm Hg)	pH
正常动脉血(暴露于室内空气)	>90	<40	7.40
正常混合静脉血(暴露于室内空气)	40	50	7.35
缺血性阴茎异常勃起(第一管阴茎抽吸血液)	<30	>60	<7.25

Modified from Montague DK, Jarow J, Broderick GA, et al. American Urological Association guideline on the management of priapism. J Urol 2003;170:1318-24.

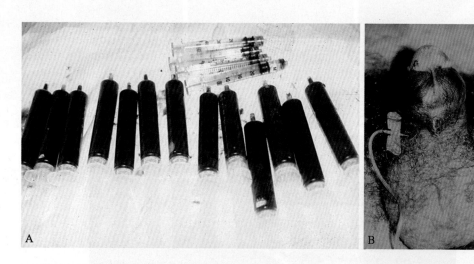

图8-4　A. 缺血性阴茎勃起患者的初始阴茎抽吸血液颜色黑暗为脱氧血。随着海绵体复氧,随后的抽吸液表现为更鲜亮的血液。空的注射器来自于连续注射去氧肾上腺素的注射器。B. 一个用于抽吸和注射的蝴蝶针应该放置在阴茎阴囊交界处。急诊科最初的尝试未能扭转阴茎异常勃起,因为其在阴茎远端放置了蝶形针,未能重复抽吸和注射 α-肾上腺素受体激动剂

(四)阴茎影像学检查

阴茎和会阴部的 CDU 被推荐用于阴茎异常勃起的评估,CDU 是区分缺血与非缺血性阴茎异常勃起的辅助检查方法。病程较长的缺血性阴茎异常勃起患者检测不到海绵动脉中的血流;而海绵状动脉波形恢复正常则往往伴随着阴茎消胀。非缺血性阴茎异常勃起的患者的海绵体动脉血流流速正常甚至高于平均水平;超声医师应努力定位从破裂的阴茎海绵体动脉或小动脉散发出的特征性红色区域(Broderick and Lue,2002)。建议

检查整个阴茎轴和会阴部,患者采取仰卧位,并盘腿(图8-5)。当准备实行阴茎海绵体动脉栓塞时,阴茎动脉造影可应用于 HFP 的治疗;阴茎动脉造影是一种侵入性的诊断方法,可以区分缺血与非缺血性阴茎异常勃起(Burnett,2004)。在侵入性检查干预后,阴茎血气评估的数据不再可靠。在治疗缺血性阴茎异常勃起时,应始终考虑通过 CDU 来评估阴茎异常勃起状况(完全勃起或部分勃起)。鉴别诊断包括缺血性阴茎异常勃起缓解后的阴茎水肿、持续性缺血和转化为高流量状态

的异常勃起。Chiou 等(2009a)建议,为准确鉴别异常勃起是否存在缺血,做 CDU 血流动力学检查时必须结合临床评估。他们描述了 8 例阴茎异常勃起(ICI)(持续时间≤7h)的患者,所有患者均有阴茎海绵体动脉血流。血流的收缩期速度峰值和舒张末期速度峰值并不一致。他们得出结论,

大多数 ICI 术后的阴茎异常勃起患者(持续时间<7h)同时具有动脉性和静脉闭塞性阴茎异常勃起的血流动力学特征。在他们的病例系列研究中,特发性缺血性阴茎异常勃起超过 20h 的患者无法检测到海绵体动脉血流。

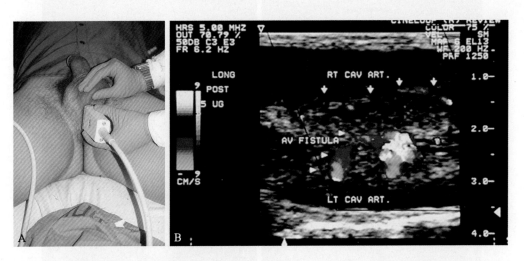

图 8-5　A. 在骑跨伤后寻找动脉窦瘘时,需要检查阴茎海绵体根部。B. 彩色多普勒超声显示左侧海绵窦动脉窦瘘

最近有研究将 MRI 应用于阴茎异常勃起的诊断。Kirkham 等(2008)指出,MRI 对评估**阴茎异常勃起的作用有三点,其中最主要的作用是可对已形成的小动脉窦瘘进行成像。**作者指出,MRI 也存在局限性,分辨率较低;不能像高频多普勒超声或血管造影一样清楚地显示小血管。第二个作用是在缺血性阴茎勃起的患者中,**评估是否存在组织血栓和平滑肌梗死以及梗死的程度。**Ralph 等(2009)使用 MRI 评估了 50 例顽固性缺血性阴茎异常勃起的患者。所有患者的阴茎异常勃起持续时间为 24～72h,且均有医学干预或手术治疗失败的病史。在行阴茎假体植入术前,患者均接受 MRI 来评估平滑肌坏死的程度(图 8-6)。MRI 的第三个作用是可以**发现原发性阴茎海绵体恶性肿瘤或转移性肿瘤**,用于鉴别因恶性组织浸润阴茎平滑肌所致的阴茎异常勃起和因静脉流出梗阻所引起的缺血性阴茎异常勃起。

> **要点:异常勃起影像学特点**
> - CDU 是区分缺血与非缺血性阴茎异常勃起的辅助检查方法。
> - 当有阴茎创伤或骑跨伤的病史时,CDU 成像应涵盖阴茎头和经会阴的阴茎脚。
> - 在治疗缺血性阴茎异常勃起时,应始终考虑通过 CDU 评估持续或部分勃起。
> - 阴茎动脉造影是一种侵入性的诊断方法,用于鉴别缺血性和非缺血性阴茎异常勃起。
> - MRI 可能有三种作用:对已确立的小动脉窦瘘的成像、识别阴茎海绵体血栓,以及识别位于阴茎海绵体的恶性肿瘤。

六、一般治疗措施

(一)缺血性阴茎异常勃起

阴茎异常勃起的患者往往是自行急救或由不熟悉阴茎异常血液动力学的医师接诊;这些干预

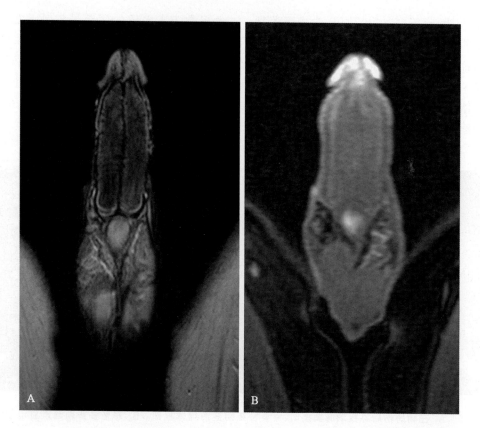

图 8-6　A. T$_2$ 加权 MRI 显示阴茎海绵体血栓形成。B. 同一例患者,钆输注后无增强作用。在手术中发现广泛的平滑肌坏死和血栓形成。患者的缺血性阴茎异常勃起未治疗过,且已经持续数天

措施包括射精、冰袋、冷水浴和冷水灌肠。这些疗法均被认为可以通过诱导血管收缩来终止勃起。以往报道建议,阴茎异常勃起的患者通过排尿和锻炼消除勃起。据报道,口服拟交感神经药物(依替福林、伪麻黄碱、苯丙醇胺和特布他林)能有效地逆转 ICI 治疗引起的勃起时间延长(＜4h),其有效率为 28%~36%(Lowe and Jarow,1993)。Lowe 和 Jarow(1993)将口服特布他林与伪麻黄碱或安慰剂进行了比较。研究共纳入 75 例因 ICI 前列地尔而出现勃起时间延长的患者,特布他林缓解率为 38%、伪麻黄碱为 28%、安慰剂为 12%。在一项随访研究中,Priyadarshi(2004)专门研究了口服特布他林治疗 ICI(罂粟碱/氯丙嗪)所致的勃起时间延长的疗效;持续勃起超过 2.5h 的男性被随机分配为口服特布他林 5mg 或安慰剂。特布他林与安慰剂的缓解率分别为 42% 和 15%。58% 的患者特布他林治疗无效的患者均接受了 α-肾上腺素受体激动剂的 ICI 治疗。

每次诊断性 ICI 或教学性 ICI 时,都必须准备应对阴茎异常勃起的措施。作者认为,当血管活性注射导致勃起时间延长,持续时间超过 1h 但小于 4h 的时候,也许并没有必要进行阴茎海绵体抽吸。通过超细针头和 1ml 注射器注射去氧肾上腺素(200μg)可逆转勃起。及时扭转勃起时间延长将使患者和医务人员免于治疗复杂的完全性缺血性阴茎异常勃起。

不推荐应用口服药物治疗急性缺血性阴茎异常勃起(＞4h)。推荐的初始治疗为抽吸阴茎海绵体减压。抽吸将立即软化勃起,减轻患者的疼痛症状。单纯抽吸可缓解 36% 的阴茎异常勃起。AUA 指南(2003)提示,目前没有足够的数据来推断抽吸放血后行生理盐水内灌洗比单独抽吸更有效(Montague et al,2003)。随后,Ateyah 等(2005)研究发现,阴茎海绵体抽吸联合冷生理盐水冲洗可有效地终止阴茎异常勃起,与单纯抽吸放血(缓解率 24%)相比,66% 的病例获得了缓

解。**目前支持冷盐水冲洗的数据仍是有限的。抽吸放血应反复操作,直到血液颜色由黑暗变为鲜红。抽吸放血可显著降低阴茎海绵体内的压力,减轻患者疼痛症状,恢复阴茎海绵体内环境,去除缺氧、酸中毒和高碳酸血症。在 3 或 9 点钟的位置,应在阴茎阴囊交界处插入一个大口径、19G 针,以避免刺穿背神经血管束。外科医师应用拇指及示指第一指节挤压阴茎,挤压部位在 19G 针的下方,抽吸放血直至阴茎柔软。针留置到位,阴茎可以重新充血。重新挤压阴茎根部,并重复抽吸放血。这些操作可能需要反复多次,现场应该提供几个小的空注射器(3～12ml 的注射器)。**

如果阴茎海绵体抽吸放血后仍无效,应继续应用 α-肾上腺素受体激动剂注入阴茎或灌洗。AUA 指南推荐抽吸放血后行拟交感药物 ICI(Montague et al,2003;Broderick et al,2010)。拟交感药物(依替福林、麻黄碱、肾上腺素、去氧肾上腺素、间羟胺)可使阴茎海绵体平滑肌收缩。实验室研究显示,在氧合环境良好、pH 适宜的情况下,人类、啮齿动物及兔子的阴茎海绵体平滑肌在去氧肾上腺素的作用下,都呈浓度依赖性的收缩(Broderick et al,1994)。阴茎异常勃起的患者,在持续勃起时间 6h 以内,阴茎海绵体内环境会随勃起时间延长而恶化(Broderick and Harkaway,1994)。动物模型表明,缺氧缺血性阴茎异常勃起可损伤平滑肌收缩功能,并进一步导致缺氧、酸中毒和低糖(Broderick,1994;Saenz de Tejada et al,1997;Munnarriz et al,2006;Muneer et al,2008)。长时间的阴茎异常勃起患者的阴茎海绵体标本对高剂量去氧肾上腺素无反应。

去氧肾上腺素是一种具有相对选择性的 $α_1$-肾上腺素受体激动剂,具有最小的 β 受体介导的离子通道作用和变时性心脏效应;它被 AUA 共识(2003)、国际性医学研讨会(2010)以及欧洲泌尿外科指南的阴茎异常勃起章节(2014)推荐(Montague et al,2003;Broderick et al,2010;Salonia et al,2014)。目前,尚没有研究比较不同交感神经激动剂治疗阴茎异常勃起的效能,也没药物剂量耐受性的相关研究。在阴茎生理学方面,α-肾上腺素受体激动剂可收缩阴茎海绵体动脉和小动脉。阴茎海绵体注射 α-肾上腺素受体激动剂可使阴茎海绵体平滑肌收缩,海绵窦内的血液回流至

静脉。另一方面,β-肾上腺素受体激动剂能使阴茎海绵体平滑肌舒张,并扩张阴茎海绵体动脉和小动脉,从而促进含氧的动脉血进入海绵窦内并洗去脱氧血液。间羟胺是一种单纯的 α-肾上腺素受体激动剂;依替福林、去氧肾上腺素和肾上腺素是混合性 α-和 β-肾上腺素受体激动剂;特布他林是一种单纯 β 受体激动剂。应用这些药物的病例报告显示它们的有效率在 43%～81%。除了特异性之外,这些药物也有明显的时间依赖性。对于缺血性阴茎异常勃起急诊的药物治疗,去氧肾上腺素或肾上腺素的稀溶液阴茎海绵体内注射在美国最为常用。在欧洲,依替福林更为常用。依替福林是去氧肾上腺素相关的 α-和 β-肾上腺素受体激动剂。在全世界,它有口服以及肠外等不同剂型(依替福林、乙基安替比林、乙基去氧肾上腺素、苯乙烯醇、乙基去甲肾上腺素)。目前,美国批准的口服肾上腺素能激动剂包括伪麻黄碱、苯丙醇胺和麻黄碱。伪麻黄碱(Sudafed)的售卖受到 2005 年的甲基苯丙胺(BSA)禁毒条例限制,该条例禁止药店销售含有伪麻黄碱的感冒药。没有处方仅可以在"柜台之外"买到。无论是速达菲(伪麻黄碱)还是速达菲 PE(去氧肾上腺素)都是在美国常用的逆转或预防阴茎异常勃起的口服药物。去氧肾上腺素通常需用生理盐水稀释至 100～200μg/ml,以 3～5min/ml 的速度注射入阴茎海绵体。1h 以后才可进行第二次注射。**依据作者的经验,苯肾上腺素可以在生理盐水中稀释至 200μg/ml,每隔 5～10min 间歇给药 0.5～1ml,最大剂量为 1mg。这将允许多达 10 次 0.5ml(100μg)的注射或 5 次 1ml(200μg)的注射。通过捏紧位于针头下方的阴囊接合处,阴茎在连续注射药物后收缩。抽吸放血应一直持续到阴茎远端空虚疲软,这样就能够去除脱氧的酸中毒血液。然后注射去氧肾上腺素,逐渐地减小在阴茎阴囊交界处的压迫,以便新鲜血液重新填充。**阴茎海绵体内注射拟交感药物前应考虑到患者的年龄和心血管疾病风险。在 ICI 拟交感神经药物期间和用药之后均应进行血压和脉搏的连续监测。**阴茎海绵体内注射拟交感神经药物的潜在不良反应包括头痛、头晕、高血压、心动过缓、心动过速和心律不齐。**Davila 等(2008)报道了 1 例 SCD 缺血性阴茎异常勃起患者并发蛛网膜下腔出血。患者为

24 岁的非洲裔美国人,每 3 分钟给予去氧肾上腺素 500μg/ml,共 4ml(2mg)后突然出现了严重的头痛症状。2005 年,宾夕法尼亚患者安全管理局发布了一个公告,"让我们避免过量用药! 防止错误应用肾上腺素。"该报道描述了 16 岁男孩的病例,他接受了 4ml 未稀释的 1∶1000 肾上腺素溶液以治疗阴茎异常勃起。该位医师认为肾上腺素在

1mg/ml 标签上的 1∶1000 比例意味着溶液被已经稀释了 1000 倍(Pennsylvania Patient Safety Authority,2006)。**无论是哪种阴茎海绵体拟交感神经药物用于治疗缺血性阴茎异常勃起,均建议泌尿科医师咨询药师并制定明确的药物稀释方案和剂量大小以确保安全用药**(图 8-7)。

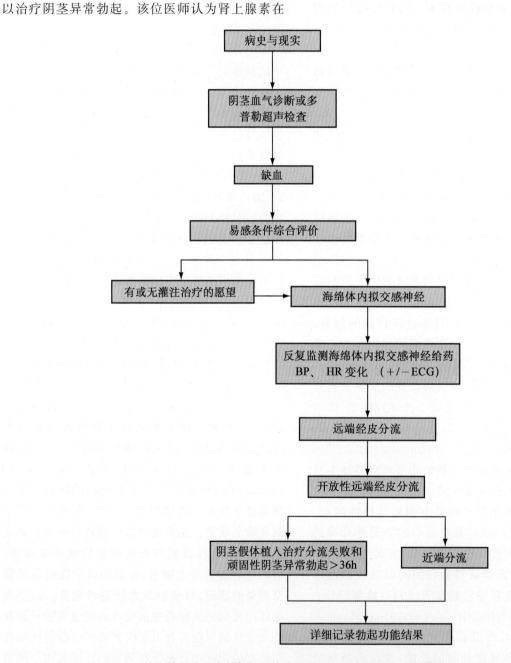

图 8-7　缺血性阴茎异常勃起处理的流程图。BP. 血压;ECG. 心电图;HR. 心率

SCD 和血液系统恶性肿瘤较为罕见,但却是导致缺血性阴茎异常勃起的重要原因。治疗 SCD 引起的缺血性阴茎异常勃起的经典方案包括镇痛药、吸氧、水化、碳酸氢盐碱化血液和换血治疗。不幸的是,换血治疗可引起急性的神经系统并发症。血液学家已经开始质疑水化碱化血液以及换血治疗是否可以作为 SCD 相关阴茎勃起功能障碍的一线治疗。羟基脲(hydroxyurea)是一种用于治疗镰刀形红细胞贫血患者血管闭塞危象的血液学药物(Saad et al, 2004;Morrison and Burnett,2012),其作用机制包括增加血红蛋白 F、减少白细胞、血小板和网织红细胞并促进 NO 的释放。**为了患者的最大利益,泌尿外科医师应该询问血液科医师的建议来治疗 SCD 阴茎异常勃起,但泌尿外科医师也应该知道单独使用血液科方案治疗 SCD 阴茎异常勃起的治疗方法是不够的**(Rogers,2005)。一项 2006 年的报道显示,输血对镰刀形红细胞贫血引起的阴茎异常勃起的治疗没有任何作用(Merritt et al,2006)。**来自血液学中心的报告表明,使用阴茎海绵体抽吸、注射和冲洗,合并阴茎海绵窦内注射拟交感神经药物治疗 SCD 性阴茎异常勃起的成功率较高**(Mantadakis et al, 2000)。Mantadakis 等(2000)进行了一项前瞻性试验,纳入年龄 3—18 岁的 SCD 性勃起时间延长的儿童(无安慰剂组)。对于勃起持续时间超过 4h 并小于 12h 的患儿,急诊科予以局部麻醉药、阴茎海绵体抽吸以及用 10ml 1:100 万肾上腺素溶液冲洗。如果勃起消退持续 30min,患者可以出院回家。他们共描述了 15 例总计接受 39 次干预的患者,其中 37 次干预成功,67% 的干预仅需要一次阴茎海绵体抽吸和冲洗治疗即可。**针对患有间歇性阴茎异常勃起的 SCD 患儿,多级干预是必要的。家长和急诊科人员的教育是第一级。**Gbadoe 等(2001)描述了 11 例(年龄 30 个月至 15 岁)急性缺血性阴茎异常勃起或间歇性阴茎异常勃起的 SCD 患者。在该系列病例中,如果患者阴茎异常勃起持续时间少于 6h,则在急诊行阴茎海绵体抽吸并注射 5mg 依替福林;对于间歇性阴茎异常勃起患者,给予每晚口服依替福林 0.5mg/kg(或每天 2 次,每次 0.25mg/kg),持续 1 个月。如疼痛勃起持续时间超过 1h,则患儿(父母)可以在家中注射药物以处理异常勃起。作者报道没有明显的高血压,只有 1 例患者因日常管理疏漏而导致"发病"。

要点:缺血性阴茎异常勃起的处理

- 不推荐应用口服药物治疗急性缺血性阴茎异常勃起。
- 首选的治疗方式应为阴茎海绵体抽吸减压。
- 应该反复进行抽吸放血,直至阴茎海绵体血液恢复为富氧血液。
- 抽吸放血后需应用稀释后的 α-肾上腺素受体激动剂进行阴茎海绵体内注射(ICI)或冲洗。
- 各地拟交感神经药物应用规范不一致,可用的拟交感药物包括去氧肾上腺素、依替福林、麻黄碱、肾上腺素、间羟胺。其中,去氧肾上腺素被 AUA 共识(2003)、国际性医学研讨会(2010)及欧洲泌尿外科指南阴茎异常勃起章节(2014)推荐。
- 建议泌尿科医师咨询药师并制定明确 α-肾上腺素受体激动剂稀释方案和剂量大小以确保安全用药。
- 去氧肾上腺素是一种具有相对选择性的 α_1-肾上腺素受体激动剂,具有最小的 β 受体介导的离子通道作用和变时性心脏效应。
- 去氧肾上腺素应在生理盐水中稀释至 $200\mu g/ml$,每次给阴茎海绵体内给药 $0.5\sim 1ml$。对于儿童和患有心血管疾病的成人,剂量应该减小。若异常勃起未能缓解,抽吸放血及药物注射可能需要重复应用。目前,没有关于最大安全剂量的建议,累计给药 2mg 可能出现高血压卒中。
- 医师应监测患者的主观症状和客观体征,观察是否发生已知的不良反应,如头痛、胸部不适、急性高血压、反射性心动过缓、心动过速、心悸及心律失常。患者和家长应了解这些潜在的并发症。
- 在重复应用拟交感神经药物期间,应进行血压监测,以及用药之后均应进行血压和脉搏的连续监测。对于合并心血管疾病风险的患者,建议同时检测心电图。
- SCD 相关的缺血性阴茎异常勃起需要阴茎海绵体抽吸治疗。血液科医师可以同时提供全身治疗(吸氧、水化、输血),但最有效的治疗方法仍是直接针对阴茎的治疗。

(二)间歇性阴茎异常勃起

治疗间歇性阴茎异常勃起时应考虑多种因素。虽然每次发作持续时间不到 4h,但间歇性发作的频率升高或持续时间延长可能预示即将发生严重的缺血性阴茎异常勃起。多次频繁的急诊治疗严重影响了患者的生活质量。如果性生活后诱发阴茎异常勃起,患者可能会逃避性生活(Adeyoju et al,2002;Chow and Payne,2008)。文献中关于间歇性阴茎异常勃起的各种治疗方法的安全性和有效性的描述较少。患者应了解推荐药物的不良反应。对于长期服用药物以减少间歇性阴茎异常勃起发生频率的患者,发生阴茎异常勃起后,自行在家中阴茎内注射单一拟交感神经药物可获益,该方法被推荐作为个人治疗方案的一部分(Virag et al,1996;Teloken et al,2005)。目前已报道多种治疗方案:口服和注射 α-肾上腺素受体激动剂、特布他林、地高辛、羟基脲、雌激素、促性腺激素释放激素(GnRH)类似物、抗雄激素、巴氯芬、加巴喷丁,以及最近被报道的 PDE5 抑制剂(Chow and Payne,2008)。

在欧洲的一些国家,依替苯福林可被用于口服或注射治疗。24h 内最大口服剂量为 100mg(Okpala et al,2002)。Okpala 等(2002)随访了 18 例成年人(17 例 SCD 患者和 1 例镰状细胞患者),均患有间歇性阴茎异常勃起。患者被给予口服剂量渐增的依替福林,初始剂量为每天睡前 25mg,渐渐增至每天 100mg。间歇性异常勃起的发作频率和持续时间减少了 72%。一个小的病例系列研究纳入了 6 例 SCD 儿童,患儿被给予每天两次、每次 0.25mg/kg 的依替福林(Gbod et al,2002)。多个研究者使用口服 α-肾上腺素能药物治疗 SCD 性间歇性缺血性阴茎异常勃起的经验表明,在间歇性阴茎异常勃起的治疗中应限制药物剂量;药物通常是在睡前服用。口服 α-肾上腺素能药物是预防间歇性阴茎异常勃起的一种策略。

1. 激素疗法

在间歇性阴茎异常勃起中,全身激素治疗的主要作用机制为抑制雄激素所致的勃起。尝试激素治疗可作用于影响男性性功能的各个靶点。通过靶向脑垂体(GnRH 激动剂),反馈抑制二乙基雌酚(DES)垂体功能,阻断雄激素受体(抗雄激素)和减少雄激素在睾丸和肾上腺的合成(酮康唑)。激素治疗预防间歇性阴茎异常勃起的共同目标,是降低血清睾酮至性腺功能低下水平或阻断睾酮对阴茎的影响。在唯一的一项随机安慰剂对照试验中,合成雌激素 DES 可使所有患者的间歇性发作终止(Chinegwundoh and Anie,2004)。然而,50% 以上的患者(5/9)在治疗停止后阴茎异常勃起复发。其他病例报告也得出类似的结果(Gbadoe et al,2002;Shamloul and el Nashaar,2005)。由于潜在的心血管不良反应,不推荐长期使用雌激素治疗。目前,已有病例报告应用 GnRH 类似物,醋酸戈舍瑞林和醋酸亮丙瑞林治疗阴茎异常勃起(Levine and Guss,1993;Shamloul and el Nashaar,2005)。此外,也有学者通过长期应用 GnRH 类似物联合必要时阴茎注射 α-受体激动剂治疗缺血性间歇性阴茎异常勃起(Steinberg and Eyre,1995)。停用 GnRH 类似物通常导致间歇性阴茎异常勃起复发。抗雄激素药物如氟他胺、比卡鲁胺和氯地黄体酮也被用来中断间歇性阴茎异常勃起,一些病例报告详细地描述了它们的用法。与 GnRH 类似物相比,抗雄激素药更有优势,因为它们是口服给药,且一些患者仍有性刺激下的勃起(Costabile,1998;Dahm et al,2002;Yamashita et al,2004)。Abern 和 Levine(2009)通过每晚口服抗真菌药酮康唑和泼尼松来抑制夜间勃起,以预防复发性缺血性阴茎异常勃起。研究共纳入 8 例患者,随访 1.5 年。该方案需要滴定药物剂量并监测夜间勃起以及血清睾酮水平;患者的平均睾酮水平从 475ng/dl 下降到 275ng/dl。睾酮水平的下降似乎是预防阴茎异常勃起的有效指标。酮康唑可抑制肾上腺和性腺组织中的类固醇生成,它的半衰期为 8h。酮康唑可抑制皮质醇的产生,因此用药同时需给予泼尼松。在 Abern 和 Levine 的方案中,复发性缺血性阴茎异常勃起的男性需每 8 小时口服酮康唑 200mg,并睡前服用泼尼松 5mg,方案持续 2 周,随后每晚服用酮康唑,不补充泼尼松。Rachid-Filho 等(2009)描述了口服 5α-还原酶抑制剂(非那雄胺)治疗 SCD 性间歇性阴茎异常勃起的效果。治疗时间一共为 120d,35 例患者被给予口服非那雄胺治疗,口服剂量每月减少,从 5mg/d 减少到 3mg/d,然后在最后 1 个月减少到 1mg/d。虽然这不是一个对照试验,但研究仔细观察了间歇性阴茎异常勃起的发作情况。在治疗开始时,每例患者间歇性阴茎异常勃起的平均发作次数为22.7,而在 4 个月末,每例患者的平均发作次数为 2.1 次。每日剂量为 5 和 3mg 时疗效最佳。本研究中的 35 例患者中有 6 例患者发展为无痛性男子女性型乳房。非那雄胺是一种5α-还原酶抑制剂,在美国被批准用于治疗症状性 BPH(保列治,5mg)和男性型秃头症(保法止,1mg);非那雄胺和度他雄胺是Ⅱ型 5α-还原酶抑制剂,这类药物减少了睾酮向双氢睾酮的转化,而在细胞水平上,药物的效力水平更高。矛盾的是,在临床试验期间,健康对照组和非那雄胺或度他雄胺给药的患者血清睾酮水平均升高。这两种药物均未被批准用于间歇性缺血性阴茎异常勃起的患者。

2. 巴氯芬

大鼠和人类的研究表明,巴氯芬通过影响 γ-氨基丁酸(GABA)受体的活性抑制阴茎勃起和射精。刺激大鼠腰骶部脊髓中的 $GABA_B$ 受体可抑制勃起(Bitran et al,1988;Paredes and Agmo,1995;Vaidyanathan et al,2004)。Denys 等(1998)报道了 9 例患有多发性硬化症或脊髓损伤的男性,他们用鞘内注射巴氯芬治疗肌肉痉挛44 个月;9 例患者中有 8 例出现了勃起功能减退,停止使用巴氯芬后,患者的勃起功能恢复。Rourke 等(2002)首次报道夜间使用口服巴氯芬 40mg 来治疗神经病变患者的复发性阴茎异常勃起。D'Aleo 等(2009)首次报道使用鞘内泵每日给予巴氯芬 180μg 治疗 1 例脊髓损伤患者的骨骼肌痉挛和复发性阴茎异常勃起;该患者每天口服 75mg 巴氯芬治疗时无效,但对鞘内注射 25μg 有反应。神经科的文献通常无法区分缺血性和非缺血性异常勃起。诱发因素可以是非性刺激的触摸,并可造成患者反复出现反射性勃起。更好地区分这些存在上运动神经病变的男性的异常勃起事件,有助于了解异常勃起的血流动力学变化、诱因、持续时间和对勃起功能的影响。有向 FDA 提交的报告显示,使用巴氯芬输液泵的男性在输液泵出现故障时会出现撤药综合征。撤药综合征的特征是肌肉痉挛、情绪激动、失眠,以及阴茎异常勃起。晚期症状与自主神经反射异常相似,可能包括横纹肌溶解症。在鞘内注射治疗恢复之前,口服巴氯芬可缓解患者的症状。在非神经源性的异常勃起患者中,每日使用巴氯芬会引起嗜睡、恶心、疲劳和 ED。复发性反射性勃起显然是与脊髓损伤和神经系统疾病患者肌肉痉挛相关的不良状况,但这种异常勃起事件的持续时间和血流动力学是否与典型的SCD 缺血性间歇性异常勃起相似仍有待证实。

3. 磷酸二酯酶 5 型抑制剂治疗间歇性阴茎异常勃起:一种直观的治疗策略

要点:间歇性阴茎异常勃起的治疗

- 间歇性阴茎异常勃起的治疗目的包括预防发作、保护勃起功能、平衡各种治疗方案的风险与益处。

- 每日口服 α-肾上腺素受体激动剂可用于治疗血红蛋白病相关的间歇性阴茎异常勃起的患者(成人和儿童)。应通过评估间歇性阴茎异常勃起发作频率和持续时间、血压和勃起功能来监测疗效。

- 每日口服 PDE5 抑制剂可用于治疗患有血红蛋白病有关的间歇性阴茎异常勃起的患者(成人和儿童)。应在阴茎完全疲软的条件下开始治疗。应通过评估间歇性阴茎异常勃发作的频率和严重程度以及 PDE5 抑制剂的不良反应和勃起功能来监测疗效。

- GnRH 拮抗剂或抗雄激素疗法可用于治疗间歇性阴茎异常勃起的成年患者。激素制剂不能应用于尚未完全性成熟和达到成人身高的患者。长期使用 GnRH 拮抗剂或抗雄激素疗法可能会影响性欲或生育能力,导致男性乳房发育,引起潮热,骨质疏松症,增加心血管疾病的风险,并使性功能恶化。

- 当在家中治疗长时间晨勃时,阴茎海绵体内注射 α-肾上腺素能药物可以避免发生完全性缺血性阴茎异常勃起。对于间歇性阴茎异常勃起的患者,由成年患者或父母进行阴茎海绵体内注射去氧肾上腺素(ICI)应被视为日常全身治疗的辅助部分。

Bialecki 和 Bridges(2002)首次报道了西地那非在控制 3 例 SCD 患者的间歇性阴茎异常勃起方面有积极作用。尽管基于 PDE5 抑制剂可诱发阴茎异常勃起而言,该提议立即显得不合逻辑,但使用这些药物治疗阴茎异常勃起还是有科学依据的。

在一个小型病例系列研究中,Burnett 等指出,每日服用西地那非或他达拉非可减少间歇性阴茎异常勃起患者出现缺血性阴茎异常勃起的发作次数(Burnett et al,2006a)。**在不刺激勃起的情况下,长期应用 PDE5 抑制剂可减少 SCD 相关性阴茎异常勃起的患者出现复发性阴茎异常勃起,而不影响患者的勃起能力**(Burnett et al,2006b;Bivalacqua et al,2009a)。具体机制为 PDE5 水平下调导致 cGMP 的激增不受抑制;这类似夜间勃起的刺激,并可使阴茎平滑肌松弛。在最初的研究中,患者被给予每日口服短效 PDE5 抑制剂枸橼酸西地那非 25mg,并逐渐增加至每日 50mg。随后,这些研究者报道每周 3 次口服他达拉非(5 或 10mg)也有效果。目前,相关的多中心、随机、双盲、安慰剂对照临床试验正在进行。PDE5 抑制剂应该在阴茎完全疲软的条件下开始,而不是在间歇性阴茎异常勃起发作期间应用。在给药 1 周或更长时间后可观察到疗效。

七、缺血性阴茎异常勃起的手术治疗

如果缺血性阴茎异常勃起在阴茎海绵体抽吸且阴茎注射拟交感神经药物后仍未缓解,或者患者出现了显著的心血管不良反应,这时往往需要手术干预。尽管 2004 年巴黎国际性医学咨询委员会推荐分流术之前,至少需行 1h 的阴茎海绵体抽吸和注射 α-肾上腺素受体激动剂,但目前关于何时开始外科手术干预的资料仍很少(Pryor et al,2004)。对于恶性或控制不佳的高血压患者或使用单胺氧化酶抑制剂而无法使用 α-肾上腺素能药物治疗的患者,早期手术干预可能更为可取。术前需与患者及其监护人全面讨论并记录,包括基线勃起功能、阴茎异常勃起持续时间、手术风险和益处,以及术后 ED 风险,并由患者或其监护人签署知情同意书。

(一)分流术

普遍认为,缺血性阴茎异常勃起持续时间越长,未来勃起功能受损的可能性就越大。早期的综述观点认为,持续时间超过 24h 的阴茎异常勃起发生 ED 的概率高达 90%(Pryor and Hehir,1982)。Kulmala 等(1996)报道,在不超过 24h 的缺血性阴茎异常勃起患者中,勃起功能保留率为 92%,而阴茎异常勃起持续时间超过 7d 的患者的勃起功能保存率仅仅为 22%。目前多数研究未能较好地评估患者的勃起功能,相关的建议也很少。近期一项研究应用了现代标准[国际勃起功能指数(International Index of Erectile Function,IIEF)]来评估勃起功能。Bennett 和 Mulhall(2008)仔细记录了 8 年内来到他们急诊室的 39 例 SCD 性阴茎异常勃起的患者,通常对患者在阴茎异常勃起发生 4 周内进行勃起功能状态的评估。在随访的 39 例非洲裔美国男性中,有 73% 患有间歇性阴茎异常勃起;85% 曾被诊断为 SCD;但只有 5% 作为 SCD 患者接受医疗机构随访或意识到阴茎异常勃起是 SCD 的并发症。患者均接受了标准的阴茎海绵体抽吸放血和去氧肾上腺素阴茎海绵体注射治疗过程;28% 的患者因药物治疗失败而接受分流手术治疗。对于阴茎异常勃起逆转的患者,当逆转时间小于 12h 时,100% 的男性恢复勃起功能(无论是否使用西地那非);当逆转时间介于 12～24h 时,78% 的男性恢复勃起功能;当逆转时间介于 24～36h 时,44% 的男性恢复勃起功能。在这一系列 SCD 患者中,持续 36h 或更长时间的阴茎异常勃起患者没有一例恢复自发性勃起。国际性医学协会标准委员会指出,对于持续 72h 或更短时间的缺血性阴茎异常勃起,可考虑行分流手术。对于缺血时间较长、出现明显海绵体血栓并且无法抽吸出血液的患者,应该首先考虑行分流手术(Pryor et al,2004;Mulhall,2006)。

分流手术的目的是恢复海绵体平滑肌的氧供。分流手术的总原则是通过缓解静脉流出障碍来恢复阴茎海绵体动脉血流灌注,这需要在近端尿道海绵体(CC)和阴茎头、CC 和尿道海绵体或 CC 和背静脉或隐静脉之间形成人工瘘管。根据阴茎解剖位置不同,分流手术步骤可分为多种类型(Lue and Pescatori,2006)(图 8-8)。

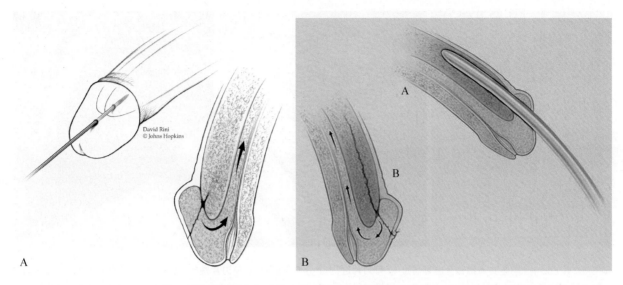

图 8-8　A. Winter 分流术。通过大口径针或血管导管连接远端阴茎头和阴茎海绵体,而形成远端分流术。B. 海绵体蛇形操作是对 Al-Ghorab 分流术的改进。在切除远端直径 5mm 圆形白膜后,将 7/8Hegar 扩张器通过白膜切口插入双侧阴茎海绵体(A,© Brady Urological Institute;B,from Burnett AL,Pierorazio PM. Corporal "snake" maneuver: corporoglanular shunt surgical modification for ischemic priapism J Sex Med 2009;6:1171-76.)

- 经皮远端分流术－Ebbehoj(1974),Winter (1976)或 T 分流术(Brant et al,2009)。
- 开放式远端分流术－Al-Ghorab(Hanafy et al,1976;Borrelli et al,1983)或海绵体蛇形手术(Burnett and Pierorazio,2009)。
- T 型分流联合海绵体蛇形操作－Zacharakis and colleagues(2014b)。
- 开放式近端分流术－Quackles(1964)or Sacher and colleagues(1972)。
- 隐静脉分流术－Grayhack and colleagues (1964)。
- 背深静脉分流手术－Barry(1976)。

　　远端阴茎海绵体阴茎头分流术应该为首选的分流术式,因为它在技术上比近端分流术更简单易行。经皮远端阴茎海绵体阴茎头分流术比开放远端分流术的侵袭性小,可以在急诊的局麻条件下进行。最新报道的远端分流手术(Brant et al,2009),主要在 CC 和阴茎头之间形成 T 形分流。Brant 等(2009)描述了 13 例阴茎异常勃起持续时间超过 24h 的男性(其中 6 例曾行其他远端或近端分流手术且手术失败)。所有 T 型分流均在阴茎神经阻滞后进行。13 例患者中有 12 例在初始干预后阴茎异常勃起症状成功获得缓解。在 T

型分流术中,将 10 号刀片垂直插入距离尿道 4mm 处的阴茎上;刀片穿过阴茎头至 CC,向尿道外方旋转 90°并拔出(图 8-9)。将缺氧的血液挤出伤口,然后用可吸收缝线缝合阴茎头。如果术后阴茎持续疲软 15min,则可建议患者出院回家(Brant et al,2009)。如果异常勃起反复复发或持续存在,推荐在尿道的另一侧进行第二次 T 型分流。当缺血性阴茎异常勃起时间超过 36h 时,建议立即放置双侧 T 型分流器,20Fr 扩张器通过瘘管进入 CC 直至阴茎海绵体脚部。这种技术更具创伤性,需要全身麻醉。Burnett 和 Pierorazio (2009)描述了一种类似的技术来解决一线治疗失败的缺血性阴茎异常勃起,手术对 Al-Ghorab 阴茎头分流术进行了改进,也被称为海绵体蛇形术(图 8-8B 和图 8-10)。患者在全身麻醉下,在阴茎头上做一个 2cm 的横切口;将坚硬的 CC 的远侧尖端切开,并用 2-0 缝线或 Kocher 夹钳夹住。将缺氧的血液挤出海绵体,而不是切除楔形白膜和其下的 CC 平滑肌,将 7/8Hegar 扩张器向前进入白膜数厘米以释放血液和血栓。反复手工挤压阴茎以使阴茎疲软;然后用 4-0 可吸收缝合线缝合阴茎头皮肤;放置尿道导管,并将敷料轻轻地加压包扎在生殖器上。

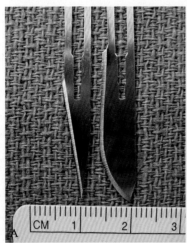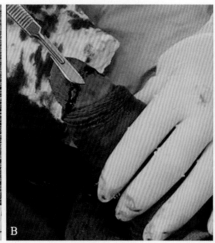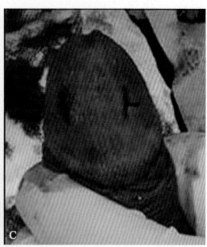

图 8-9 A. Ebbehoj 阴茎头海绵体分流可通过 11 号刀片进行,T 分流可通过 10 号刀片进行。B、C. 应该注意 Ebbehoj 分流术与 T 分流术的区别。在 Ebbehoj 分流术中,直接将 11 号刀片插入阴茎头及阴茎海绵体。在 T 分流术中,在插入 10 号刀片后,需将刀片旋转 90°后再拔出。在两种分流术中,均需将缺氧血液挤出阴茎。直至见到鲜红的富氧血液,才可以缝合皮肤。深处的瘘管可继续分流血液。两种分流手术均可在对侧重复进行(Courtesy Dr. Tom Lue.)

Segal 等(2013)回顾分析了约翰·霍普金斯医院海绵体蛇形操作的经验。10 例缺血性阴茎异常勃起患者的平均持续时间为 75h(范围为 24～288h),而且一般医疗干预及单纯远端分流术失败(Winter or Ebbehoj),患者接受了海绵体蛇形操作治疗。其中 8 例患者的异常勃起症状获得缓解,且术后 6 个月无复发。2 例患者手术无效,他们立即接受了假体植入治疗。并发症发生率较高(20%),包括伤口感染、阴茎皮肤坏死和尿道瘘。作者记录了这些顽固性阴茎异常勃起持续 24～288h 患者治疗后的性功能结局,所有患者在 6 个月时都有严重的 ED 主诉,在手术成功的 8 例患者中有 2 例随后接受了阴茎假体植入术(Segal et al,2013)。Zacharakis 等(2014b)分析了 T 型分流术(Brant et al,2009)联合海绵体蛇形操作术在 45 例患者中的疗效和结果。所有患者均为难治性缺血性阴茎异常勃起,且一般医疗措施无效。如果异常勃起持续时间少于 24h,联合手术可缓解急性阴茎异常勃起,但在阴茎异常勃起超过 48h 的情况下,联合手术疗效有限。每例患者均进行了海绵体细针穿刺活检以记录平滑肌坏死情况。异常勃起持续时间越长,平滑肌坏死越严重;缺血超过 48h 的患者均有平滑肌坏死的情况。术后 6 个月时,所有患者均通过 IIEF-5 评分来评估勃起功能。T 型分流联合海绵体蛇形术成功地逆转了所有异常勃起持续时间小于 24h 的缺血性阴茎异常勃起,但在术后 6 个月时,50% 的男性出现了 ED。作者的结论是,48h 内逆转缺血性阴茎异常勃起可能保留患者的勃起功能(Zacharakis et al,2014b)。他们建议,对持续 48h 以上的难治性缺血性阴茎异常勃起的患者,应与患者探讨是否立即放置阴茎假体。

决定手术成功的关键因素是血栓的清除、阴茎海绵体血流的重建,以及分流通畅。从理论上讲,较大的开放分流手术可导致更高的分流通畅率;目前,没有研究比较经皮和开放远端分流手术。外科医师一定要经过指导培训来熟悉经皮分流术、开放式远端分流术、近端分流术和静脉分流术各种技术。虽然远端分流手术可以在急诊条件下,通过局部阴茎阻滞和镇静的情况下进行,但开放式的分流手术,特别是需要将扩张器插入 CC 的分流手术,可能需要全身麻醉,并在手术室内完成。在分流手术完成后,可以通过多种方式在手术室和随后的恢复室中验证分流的通畅性:阴茎海绵体内为明亮的含氧血液;阴茎海绵体内的压力应该下降;通过连续挤压和放松阴茎可使其疲软或膨胀;CDU 显示阴茎海绵体动脉血流恢复(Lue,2002;Nixon et al,2003;Chiou et al,2009a)(框图 8-3)。分流术的并发症包括阴茎水肿、血肿、感染、尿道瘘、阴茎坏死和肺栓塞。远端分流失败的原因可能是由于扩张不充分和(或)该部位形成血栓造成的。远端分流

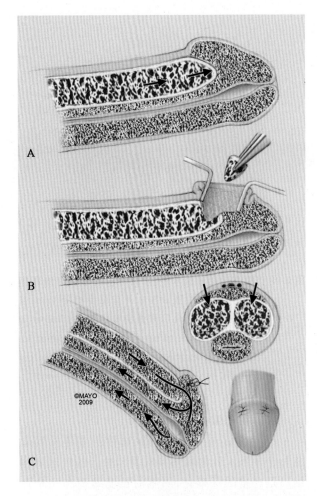

图 8-10　如果经皮分流术无法恢复阴茎海绵体血流,则需进行开放性阴茎头海绵体分流术。Al-Ghorab 分流术需切除一段环形的(5mm×5mm)远端阴茎白膜(By permission of Mayo Foundation for Medical Education and Research. All rights reserved.)

术失败意味着需要进一步的外科手术干预。分流手术切开了富含胶原蛋白的白膜;在白膜损伤的条件下,胶原蛋白激活血小板且纤维蛋白形成,有助于修复切口。手术部位过早血栓形成可能导致分流手术失败。为了防止分流受阻及随后的手术失败,作者提出了三点建议:①应避免使用弹性阴茎敷料;②患者应定期挤压、放松远端阴茎,以便分流开口持续通畅;③分流手术治疗时应考虑抗凝。该文献仅应用了一种围术期的抗凝治疗,以预防缺血性阴茎异常勃起分流手术后过早出现分流口堵塞。该方案包括术前口服阿司匹林 325mg,加上皮下注射肝素 5000U,以及术后每日口服阿司匹林 81mg,持续 2 周(Lue and Garcia,2013)。

框图 8-3　分流手术效果检验

- 肉眼可以见到抽吸出鲜红血液
- 阴茎海绵体血液血气分析
- 彩色多普勒超声检测
- 阴茎海绵体内压检测
- 通过连续挤压和放松阴茎可使其疲软或膨胀

要点:缺血性阴茎勃起的手术治疗

- 应对所有抽吸或阴茎药物注射 α-肾上腺素治疗失败的缺血性阴茎异常勃起的患者进行分流手术。
- 患者应该被告知如缺血性阴茎异常勃起持续 24h,勃起功能将显著下降;而如果持续时间超过 36h,将会发生完全性 ED。
- 分流手术的目的是恢复阴茎海绵体平滑肌的氧供。
- 缺血性阴茎异常勃起分流手术治疗成功的关键在于,成功清除血栓、分流通畅、恢复阴茎海绵体灌注。
- 远端阴茎头海绵体分流手术应该作为首选的分流手术。
- 与开放性远端分流术相比,经皮远端分流术侵入性小,并可在局麻下进行。
- 远端分流术操作较复杂,医师需熟悉所有手术步骤及其并发症。
- 如果经皮分流术失败,需考虑开放性远端分流术。目前尚无对照试验比较其安全性、手术效果,以及勃起功能结局。
- 如果远端分流术失败,可考虑进行近端分流术。近端分流术通过对阴茎海绵体和尿道海绵体吻合进行分流,医师需熟悉尿道海绵体及尿道的解剖。
- 静脉分流术也有效,但会增加血栓形成的风险。
- 在抽吸处理或手术处理后,缺血性阴茎异常勃起的逆转可表现为阴茎肿胀,而不是完全疲软。有病例报道患者从缺血性阴茎异常勃起转变为 HFP,但检查结果模棱两可。推荐通过 CDU 及阴茎海绵体血气分析评估分流术的效率与阴茎海绵体血流灌注情况。
- 分流术后,需随访患者的勃起功能及对应的治疗。

最常使用的近端分流手术是单侧分流,由 Quackles 在 1964 年报道(图 8-11)。近端尿道海绵体-阴茎海绵体(CC-CS)分流手术需要经阴囊或经会阴的途径进行(Quackles,1964)。目前,尚无研究比较双侧分流(Sacher et al, 1972)和单侧 CC-CS 分流术(Quackles,1964)的区别。通常情况下,双侧分流的尿道海绵体开口不在同一位置;右侧和左侧开口至少相距 1cm,以尽量减少 CC-CS 分流后尿道狭窄的风险(图 8-12)。如果近端分流失败,一些人主张经大隐静脉旁路分流或阴茎背深静脉分流(图 8-13)。手术需切除楔形白膜,并将静脉与 CC 的一侧进行吻合。目前,尚无研究比较不同静脉分流手术的差异。但有作者报道,静脉分流术后,患者发生大隐静脉血栓和肺栓塞的风险显著增加(Kandel et al,1968)。

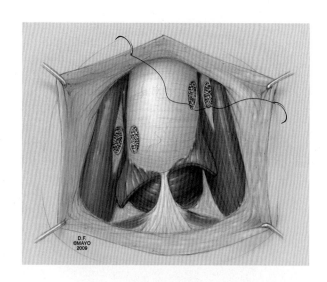

图 8-12 双侧近端分流术中,双侧分流的尿道海绵体开口不在同一位置。左右开口至少相距 1cm,以便减少术后吻合口尿道狭窄的概率(Sacher et al, 1972)(By permission of Mayo Foundation for Medical Education and Research. All rights reserved.)

(二)阴茎假体的即刻植入

不幸的是,未经治疗的缺血性阴茎异常勃起或对于干预无效的阴茎异常勃起患者的自然病程结局是严重的纤维化,阴茎的长度缩短和完全性 ED(见图 8-1)。Kelami(1985)通过耻骨下切口植入 Small-Carrion 阴茎假体来治疗阴茎异常勃起后 ED。Bertram 等(1985)描述了 6 例行阴茎假体植入术的阴茎异常勃起后 ED 的患者,6 例男子中有 5 例成功植入半硬质假体。两组患者均出现广泛的阴茎海绵体纤维化,建议优先选择半硬质假体,因为膨胀性的假体不足以克服阴茎海绵体的纤维化阻力以达到阴茎勃起。Douglas 等(1990)报道了 5 例假体植入术后的 SCD 性阴茎异常勃起患者,他们介绍了一种阴茎海绵体摘除的术式。术中多见损伤,随后的移植假体移位也较常见;在最初完成假体植入后仍需 11 个额外的操作。在 Douglas 等的病例系列研究中,患者从阴茎异常勃起到接受假体植入手术的平均时间为 4 年。Monga 等(1996)描述了假体植入术在年轻 SCD 患者中的应用(6 例患者,平均年龄为 26 岁);可膨胀的植入物既可以治疗 ED,也可以预防间歇性的阴茎异常勃起发作。这些研究人员

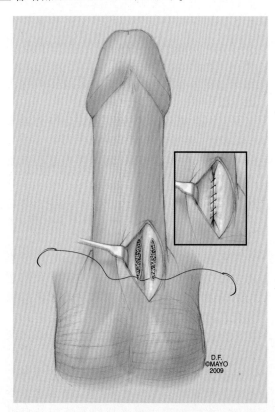

图 8-11 1964 年,Quackles 等首先开展了近端分流术,通过对阴茎近端的尿道海绵体和阴茎海绵体吻合进行分流(By permission of Mayo Foundation for Medical Education and Research. All rights reserved.)

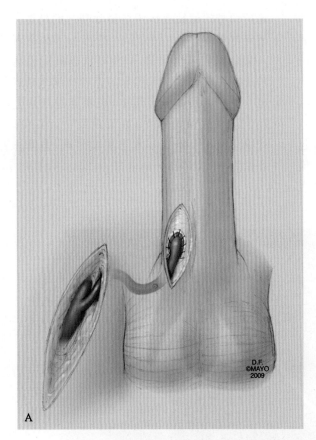
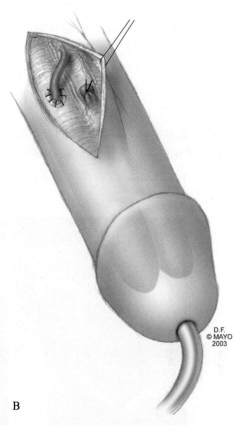

图 8-13　A. 1964 年,Grayhack 等首先描述了静脉旁路手术治疗缺血性阴茎异常勃起。Grayhack 分流术通过游离与股静脉相连的大隐静脉,并将之与阴茎海绵体吻合。B. 背深静脉分流术通过结扎背深静脉远端并将之近端与阴茎海绵体进行吻合以进行分流。手术需去除一块楔形阴茎白膜(By permission of Mayo Foundation for Medical Education and Research. All rights reserved.)

提出,"早期"假体植入可以控制缺血性阴茎异常勃起的发作强度和发作次数。一些学者建议,对拟交感神经药物阴茎海绵体注射治疗以及分流术治疗失败的缺血性阴茎异常勃起的患者,应该立即进行阴茎假体手术(Rees et al,2002)。假体的立即植入有阴茎海绵体纤维化尚未形成、可保留阴茎长度两个明显的优点。阴茎假体植入术治疗缺血性阴茎异常勃起的时机尚不清楚。缺血性阴茎异常勃起的处理,在进行远端经皮分流术、开放式远端分流术,然后进行近端分流术之后,进行阴茎假体植入术之前,有必要进行药物治疗吗?对于缺血性阴茎异常勃起和出现明显的下肢血栓的患者是否应该立即进行阴茎假体植入手术?显而易见的是任何有关早期假体植入手术的讨论都应记录在案,并应回顾分析理论上手术存在

的优势和实际风险。与经典 ED 患者的假体植入手术相比,阴茎异常勃起的病例中发生并发症的风险明显增高,包括感染、尿道损伤、假体移位、假体受侵蚀和再置换手术。外科医师必须熟悉先前分流手术区域的白膜较为薄弱所带来的额外技术问题。

在缺血性阴茎异常勃起的急性处理中,早期阴茎假体植入术的优点是可以保持阴茎长度,并且技术上更容易操作。如果缺血时间延长、阴茎海绵体纤维化严重,延迟放置阴茎假体将面临极大的技术挑战(见图 8-1B～D)。Ralph 等(2009)报道了 50 例缺血性阴茎异常勃起的患者,所有患者均接受缓慢阴茎海绵体注射 α-肾上腺素受体激动剂(重复注射 200μg 去氧肾上腺素,最大剂量1500μg)进行非手术治疗,但治疗均失败。在 50例患者中,有 13 例分流手术失败(Ralph et al,

2009)。阴茎异常勃起的平均持续时间为 209h（范围为 24～720h）。所有患者的 MRI 结果显示，存在阴茎海绵体血栓及平滑肌坏死。同时研究者在难治性缺血性阴茎异常勃起的急症治疗中进行阴茎假体植入手术，术后假体修补率非常高，为 24%（50 例患者中有 12 例需要行假体修补）；感染率（6%）也非常高，可能与多种因素有关，包括组织缺血和先前的阴茎干预措施（图 8-14）。最近，同一个手术组比较了两组接受阴茎假体植入治疗的难治性缺血性阴茎异常勃起的患者。在阴茎异常勃起开始后平均 7d 进行手术的患者被纳入为早期假体植入组，阴茎异常勃起后平均 5 个月进行阴茎假体植入手术的患者被纳入延迟手术组。在早期假体植入组中，患者可进行性生活和性生活满意度为 96%；在延迟组中，阴茎海绵体纤维化使得手术在技术上更加困难，整体患者满意度为 60%（Zacharakis et al，2014a）。

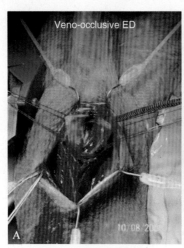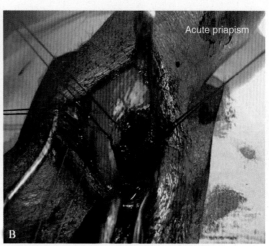

图 8-14　A. 对 1 例患有严重的静脉阻塞性勃起功能障碍的白种男性进行经阴茎阴囊切口阴茎假体植入手术。B. 1 例有 SCD 性缺血性阴茎异常勃起的患者，阴茎注射药物干预失败，在行分流术 48h 后进行阴茎假体植入手术（A，Courtesy G. A. Broderick，MD；B，courtesy David J. Ralph，MD.）

要点：缺血性阴茎异常勃起立即进行阴茎假体植入术

- 未经处理的缺血性阴茎异常勃起或难治性阴茎异常勃起的自然病程结局为阴茎海绵体严重纤维化、阴茎缩短以及完全性 ED。
- 早期假体植入术可预防阴茎缩短，且术中假体更容易植入。
- 需记录患者的基础勃起功能情况、异常勃起持续时间、异常勃起间歇性发作情况，以及之前的治疗情况。
- 在以下患者中，需考虑进行阴茎假体植入术：抽吸或 ICI 拟交感药物失败的患者、远端及近端分流术失败的患者，以及缺血时长超过 36h 的患者。
- 在假体植入术前，可考虑进行 MRI 检查或阴茎海绵体活检术，以评估阴茎海绵体平滑肌坏死情况。
- 伴有感染、尿道损伤、假体移位及假体突出的异常勃起患者，有较高的概率进行修复手术及出现并发症。

八、介入性血管造影术在动脉性阴茎异常勃起（非缺血性、高流量性）中的应用

动脉性阴茎异常勃起并非急症。在已发表的病例系列研究中，高达 62% 的患者异常勃起自发消退或非手术治疗有效（Montague et al，2003；Pryor et al，2004）。HFP 可能持续数月至数年，而对患者的勃起功能没有不良影响（Bastuba et al，1995）。Kumar 等（2006）描述了 1 例 24 岁的患者，其在骑自行车发生损伤后出现了 HFP，并已持续 10d。患者在受伤后的前 4 天没有勃起。检查显示阴茎肿胀且可压缩；阴茎海绵体抽吸和血气分析显示阴茎内为富氧血液；阴茎海绵体动脉 CDU 显示动脉窦瘘。在诊断评估后第 4 天，患者的部分勃起症状自发消退，并在 2 周后恢复正常勃起。作者假设，在钝性阴茎和会阴外伤的患者中，形成了动脉海绵体瘘；与动静脉瘘不同，这些瘘管因为管壁薄弱，易形成自发性血栓，可能会因此自发消退。HFP 通常延迟发生在受伤 72h 后。这种勃起是局部的，不坚硬，不伴有疼痛。会阴外伤部位可能有血肿，血肿扩散到中轴上可能会引起阴茎白膜破裂；这在钝性会阴（跨骑）损伤中非常罕见。HFP 的病理生理学机制为阴茎海绵体动脉末端分支破裂而出现的不受控制的动脉窦瘘，瘘管通常是单侧的。因为静脉回流不受影响，阴茎勃起不够坚硬，可以弯曲。患者在性刺激下可出现勃起，并在性高潮后恢复到部分勃起的状态。

目前，尚无研究比较积极干预与非手术治疗在 HFP 中的效果。有足够的病例研究显示，应首先建议患者观察等待，尤其在儿童中（Nehra，2006）。保守措施包括会阴冰敷及局部特定的加压包扎。阴茎海绵体抽吸仅在 HFP 诊断过程中具有作用。在非缺血性阴茎异常勃起中，阴茎海绵体抽吸、注射拟交感神经药物和冲洗没有效果。

要求立即缓解 HFP 的患者可以接受选择性动脉栓塞治疗。特异性动脉造影结果显示为动脉窦瘘；在阴茎海绵体动脉或小动脉裂伤处可见特征性的海绵体内圆锥形红晕（图 8-15）。目前，已经报道了多种药物或器材可用于选择性阴部内导管插入后的栓塞，如微小弹簧圈、聚乙烯醇、氰基丙烯酸正丁酯、凝胶泡沫和自体血凝块（Kuefer et al，2005）。由于更大永久性材料理论上有导致 ED 的风险；许多作者建议使用自体血凝块和可吸收凝胶作为栓塞材料（Pryor et al，2004；Kim et al，2007）。自体血凝块发生异物反应的风险小，免疫原性低；它是一种临时阻塞剂，并可以使阴茎海绵体动脉复通（Park et al，2001）。**无论使用何种栓塞材料，选择性阴部内导管术后栓塞的成功**

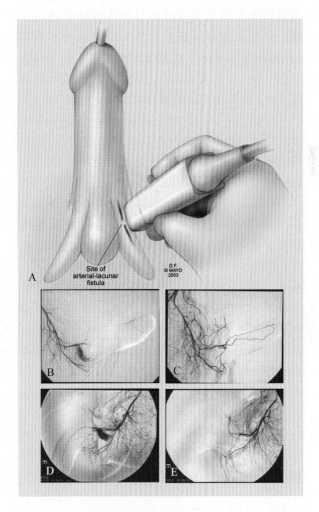

图 8-15　A. 当异常勃起患者有阴茎外伤病史或体检提示曾有阴茎外伤时，推荐对其进行阴茎及盆底的彩色多普勒超声检查。B～E. 多普勒超声可定位瘘管，结果与血管造影相似。B、D. 可见瘘道。C、E. 正常血管图像（A，By permission of Mayo Foundation for Medical Education and Research. All rights reserved. ）

率都很高(89%～100%)(Kuefer et al,2005;Numan et al,2008)。其他学者也报道了类似的结果(Savoca et al,2004;Alexander Tønseth et al,2006)。75%～86%的患者在栓塞术后勃起功能正常(Cakan et al,2006;Numan et al,2008)。值得注意的是,单次栓塞治疗的复发率为 30%(Ciampalani et al,2002;Gandini et al,2004;Ozturk et al,2009)。虽然最终可以成功,但 HFP 患者可能需要进行多次栓塞。双侧动脉栓塞最显著的不良反应是 ED。栓塞后再次发生 HPF 可能是由于栓塞性瘘管的再通或对侧海绵体动脉窦瘘的形成。虽然之前有报道称非永久性栓塞材料引起 ED 的概率低于永久性栓塞材料(发生率分别为 5%和 39%),但有报道称使用 IIEF 评估勃起功能后,二者发生 ED 的概率相似,分别为 15%和 20%(Savoca et al,2004;Alexander Tønseth et al,2006)。其他报道的不良反应包括阴茎坏疽、臀肌缺血、化脓性阴茎海绵体炎和会阴脓肿(Hakim et al,1996;Sandock et al,1996)。

　　Puppo 等(1985)对会阴多普勒超声和选择性阴部内动脉造影进行了比较,结果显示超声检查具有很高的敏感度,可发现动脉造影检查所检测到的所有动脉瘘(12 例全部测出)。一些报道描述了联合超声引导下加压及选择性动脉栓塞,以提高非缺血性阴茎异常勃起的治疗成功率(Hatzichristou et al,2002;Bartsch et al,2004;Cakan et al,2006)。如果后续临床检查怀疑 HFP 复发,会阴多普勒超声检查可以明确是否需要进行重复动脉造影和栓塞(Kim et al,2007)。

九、动脉性阴茎异常勃起(非缺血性、高流量性)的手术治疗

　　动脉性阴茎异常勃起不是泌尿外科急症。HFP 是无痛的,有报道称有的患者勃起可持续多年(Nehra,2006)。任何干预措施都必须与患者就该措施的风险和益处进行全面讨论。在长期动脉性阴茎异常勃起的情况下,瘘管周围将会形成假包膜,手术结扎有效。创伤后假包膜的形成可能需要数周至数月。在形成假包膜之前行手术探查可能结扎到阴茎海绵体动脉,而

不是瘘管。目前,这种干预措施仅适用于那些不希望进行非手术治疗的或经济条件差而无法行血管栓塞治疗的患者。它也适用于拒绝其他治疗的患者;没有技术进行血管栓塞的地方的患者;或者血管栓塞失败的患者(Ji et al,1994;Berger et al,2001;Mulhall,2006)。手术路径经过阴茎海绵体的。建议术中进行多普勒超声引导(图 8-16)。

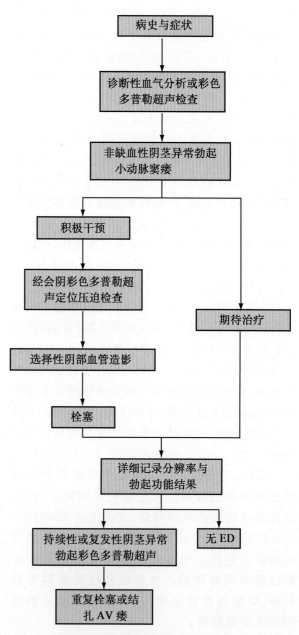

图 8-16　高流量性阴茎异常勃起的处理步骤。AV. 动静脉的;ED. 勃起功能障碍

> **要点：高流量性阴茎异常勃起的评估以及治疗**
>
> - 动脉性阴茎异常勃起并非急症，可择期处理。
> - 阴茎及盆底 CDU 是 HFP 的诊断金标准。
> - 不推荐对 HFP 患者进行阴茎抽吸以及注射拟交感药物。
> - 进行血管栓塞手术时，需彻底讨论自发性复发的风险、医源性 ED 的风险以及目前数据缺少阳性结果等情况。
> - 血管栓塞的总体成功率较高，尽管单次治疗复发率高达 30%～40%。
> - 当血管栓塞术失败或因禁忌证无法进行时，可以进行手术治疗。
> - 在创伤后数周至数月，瘘管处的假包膜逐渐形成。
> - 在寻找瘘管位置时候，推荐进行 CDU 引导。

十、小结

异常勃起是指在无性刺激及性高潮的情况下，阴茎持续完全勃起或部分勃起 4h 以上。异常勃起与性刺激无关联。及时诊断和适当的处理可以提高治疗效果并减少勃起功能的损失。缺血性阴茎异常勃起（静脉阻塞、低流量性）表现为海绵体持续坚硬地勃起。在缺血性阴茎异常勃起中，伴有进行性的时间依赖性的缺氧、高碳酸血症和酸中毒。缺血性阴茎异常勃起是一种泌尿外科急症。缺血性阴茎异常勃起应逐步治疗：通过阴茎海绵体抽吸减压、阴茎海绵体注射稀释后的拟交感神经药物、手术分流，并考虑在难治性病例中立即进行阴茎假体植入手术。缺血性阴茎异常勃起是 SCD 的常见并发症。在患有 SCD 的男孩和青少年中，间歇性缺血性阴茎异常勃起与非自愿且伴有疼痛的晨勃有关。患过缺血性阴茎异常勃起的患者也有发生间歇性阴茎异常勃起的风险。HFP（非缺血性阴茎异常勃起，动脉性阴茎异常勃起）是由不受控制的阴茎海绵体动脉灌注引起的持续性勃起。通常情况下，阴茎肿胀但不坚硬，且不伴有疼痛。患者常有钝性阴茎创伤（骑跨伤）

或医源性阴茎穿刺损伤的病史。HFP 患者阴茎海绵体不会缺血，无缺氧、高碳酸血症或酸中毒。HFP 一旦被正确诊断，就不需要紧急治疗。泌尿科医师应使用标准化问卷来记录勃起时间延长患者的病史：发病情况、创伤史、血液恶病质病史、使用非法药物、诱因、发病前的勃起功能、每次干预后复发情况及勃起功能恢复情况。根据缺血性阴茎异常勃起的持续时间，干预时间和干预类型分别记录勃起功能结局，将提供循证医学证据，指导临床医师操作。

参考文献

完整的参考文献列表通过 www.expertconsult.com 在线获取。

推荐阅读

Bastuba MD, de Tejada IS, Dinlenc CZ, et al. Arterial priapism: diagnosis, treatment and long-term follow up. J Urol 1995;151:1231-7.

Bennett N, Mulhall J. Sickle cell disease status and outcomes of African American men presenting with priapism. J Sex Med 2008;5(5):1244-50.

Bivalacqua TJ, Champion HC, Mason W, et al. Long-term phosphodiesterase type 5 inhibitor therapy reduces priapic activity in transgenic sickle cell mice. J Urol 2006;175:387.

Brant WO, Garcia MM, Bella AJ, et al. T-shaped shunt and intracavernous tunneling for prolonged ischemic priapism. J Urol 2009;181:1699-705.

Broderick GA. Priapism and sickle-cell anemia: diagnosis and nonsurgical therapy. J Sex Med 2012;9:88-103.

Broderick GA, Kadioglu A, Bivalacqua TJ, et al. Priapism: pathogenesis, epidemiology, and management. J Sex Med 2010;7:476-500.

Burnett AL, Bivalacqua TJ, Champion HC, et al. Feasibility of the use of phosphodiesterase type 5 inhibitors in a pharmacologic prevention program for recurrent priapism. J Sex Med 2006;3:1077-84.

Chan PTK, Begin LR, Arnold D, et al. Priapism secondary to penile metastasis: a report of two cases and a review of the literature. J Surg Oncol 1998;68(1):51-9.

Chiou RK, Aggarwal H, Chiou C, et al. Colour Doppler ultrasound hemodynamic characteristics of patient with priapism before and after therapeutic interventions. Can Urol Assoc J 2009a;3(4):304-11.

Kato GJ. Priapism in sickle-cell disease: a hematologist's perspective. J Sex Med 2012;9:70-8.

Ozturk MH，Gumus M，Donme H，et al. Materials in embolotherapy of high-flow priapism：results and long-term follow-up. Diagn Interv Radiol 2009；15（3）：215-20.

Ralph DJ，Garaffa G，Muneer A，et al. The immediate insertion of a penile prosthesis for acute ischaemic priapism. Eur Urol 2009；56：1033-8.

Salonia A，Eardley I，Giuliano F，et al. European Association of Urology guidelines on priapism. Eur Urol 2014；65：480-9.

Seftel A，Haas CA，Brown SL，et al. High flow priapism complicating venoocclusive priapism：pathophysiology of recurrent idiopathic priapism? J Urol 1998；159：1300-1.

Zacharakis E，Raheem AA，Freman A，et al. The efficacy of the T-shunt procedure and intracavernous tunneling (snake maneuver) for refractory ischemic priapism. J Urol 2014b；191：164-8.

（张建中　李宏军　**编译**　孟　彦　刘继红
审校）

第9章 男性性高潮及射精障碍

Chris G. McMahon, MBBS, FAChSHM

射精功能障碍是最常见的男性性功能障碍之一。射精功能障碍的范围从早泄(PE)、射精延迟,扩展到完全不能射精(称之为不射精症),还包括逆行射精、射精痛和最近刚定义的性高潮后疾病综合征(POIS)。

性反应周期包括欲望、唤起、高潮和消退四个相互作用的阶段。在性活动期间,持续增高的性唤起达到阈值水平后触发射精反应,随后会进入消退期,性反应终止期。盆腔感觉神经元所介导的横纹肌收缩,以及射精过程中精液排出的感觉产生性高潮快感,是一种认知和情感层面上所产生的特定皮质反应现象。

射精潜伏期是指从性冲动开始到射精的连续阶段;射精潜伏期在不同男性、不同环境下都会有所差异。尽管大部分男性在阴茎-阴道内刺激数分钟之后能完成射精和达到性高潮,且他们的伴侣都对射精潜伏期相当满意。但是,那些在插入后甚至插入前就快速射精或最低程度的刺激即引起快速射精的男性,其性伴侣则不太满意。另外一部分男性则射精困难,甚至长时间性刺激之后也根本不能射精。

一、射精反应的解剖学与生理学

射精反射包括感受器、感受区域、传入通路、大脑感受区、大脑运动中枢、脊髓运动中枢和传出通路(图9-1)。神经化学方面,射精反射涉及中枢5-羟色胺能神经元和多巴胺能神经元之间复杂的相互作用,还涉及胆碱能神经元、肾上腺素能神经元、催产素神经元、γ-氨基丁酸神经元的间接参与。

根据中枢性和外周性的功能调节基础,射精过程一般分为三个代表性阶段:泌精、射精(或精液射出)和性高潮。泌精过程包括精囊和前列腺收缩,使精子和精液排出进入后尿道,这个阶段由 $T_{10} \sim L_2$ 交感神经介导。射精由 $S_2 \sim S_4$ 躯体神经介导,涉及球海绵体肌和盆底肌的收缩,同时伴有尿道外括约肌的松弛。射精阶段为自主控制能力有限的脊髓交感神经反射包括膀胱颈关闭防止逆行,球海绵体肌、坐骨海绵体肌和盆底肌有规律的收缩,尿道外括约肌松弛。尿道括约肌间歇性收缩防止逆流进入近端尿道(Yeates,1987)。性高潮是阴部神经元感受后尿道压力的刺激、精阜的感觉刺激,以及尿道球部和性附属器官收缩对大脑皮质刺激的结果。

许多神经递质参与了射精的控制,包括多巴胺、去甲肾上腺素、5-羟色胺、乙酰胆碱、催产素、γ-氨基丁酸和一氧化氮(McMahon et al,2004a)。在许多研究大脑在性功能发生和调节作用的研究中,多巴胺和5-羟色胺作为重要的神经化学因子被发现。其中多巴胺通过 D_2 受体促进泌精/射精,而5-羟色胺起抑制效果。5-羟色胺神经元广

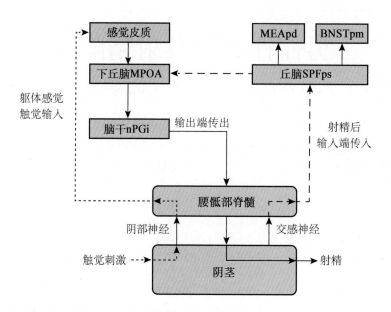

图 9-1 中枢神经系统某些核团涉及了射精前、射精期间和射精后过程。从阴茎/生殖器传来的躯体感觉触觉输入上传至大脑皮质。传出途径从下丘脑到骶髓和生殖器。射精后,生殖器的反馈信号返回大脑数个区域 BNSTpm. 终纹床核后内侧;MEApd. 内侧杏仁核后背部;MPOA. 视前内侧区;nPGi. 旁巨细胞核;SPFps. 下丘脑束旁核/室旁核内侧(From Waldinger MD. The neurobiological approach to premature ejaculation. J Urol 2002;168:2359-67.)

泛分布于脑和脊髓,主要在脑干、中缝核和网状结构中。目前,5-羟色胺(5-HT)受体可分为 5-HT_{1A}、5-HT_{1B}、5-HT_{2A}、5-HT_{2B} 等多种类型(Peroutka and Snyder,1979)。用 5-HT_{2C} 激动剂刺激 5-HT_{2C} 受体可以引起雄性老鼠射精延迟,然而刺激突触后 5-HT_{1A} 受体会引起射精潜伏期缩短(Ahlenius et al,1981),由此提出假设早泄男性可能是 5-HT_{2C} 受体弱敏和(或)5-HT_{1A} 受体超敏(Waldinger,2002;Waldinger and Oliver,2005)。

二、早泄

(一)早泄的分类

1943 年,Schapiro 提出将 PE 分为 B 型和 A 型两种类型(Schapiro,1943)。1989 年,Godpodinoff 将两种类型重新命名为原发性早泄(原发性)和继发性早泄(继发性)(Godpodinoff,1989)。多年来,也有其他的早泄亚型分类(如根据环境的影响分为全面型和境遇型)。

原发性早泄是以以下症状为特征的综合征,包括从第一次性接触开始,在每个或几乎所有伴侣的性交过程中,大部分病例在 30～60s 内(80%)或 1～2min(20%)出现早泄(Waldinger,1998;McMahon,2002)。

继发性早泄的不同之处在于,它是男性在其生命中某一时间点上发生的早泄,该时间点通常是境遇性的,在此之前有过正常射精的经历。两种综合征表现主要的不同在于,症状出现的时间,以及继发性早泄之前正常射精潜伏期的缩短。

以社区居民为基础的阴道内射精潜伏期(IELT)标准研究和早泄男性的观察性研究证明,尽管时间少于 1min 的 IELT 在总人群中的发生率较低,约为 2.5%,但实际有较高比例 IELT 正常的男性中主诉患有早泄(Patrick et al,2005;Waldinger et al,2005a,2009)。为了解释这种差异性,Waldinger 和 Schweitzer(2006b,2008)提出了新的早泄分类方法:根据 IELT 的持续时间、主诉的频率及生活经历分为四种早泄亚型。除了原发性早泄和继发性早泄之外,该分类还包括了自然变异性早泄(或变异性早泄)和早泄样射精功能障碍(主观性早泄)。变异性早泄偶尔会出现早泄,因此不应该看成是功能障碍,而应该看作男性射精时间的自然变化(Waldinger,2013)。而主观性早泄的男性主诉的早泄,实际上射精时间正常甚至是延长的。在这些男人中所讲述的早泄可能与其精神心理性因素或文化背景有关。相反,原发性早泄会持续地发生过早射精,提示潜在的神经生物功能紊乱;然而继发性早泄更可能与潜在的医疗原因有关。Serefoglu 及其同事(2010,2011)在土耳其男性研究中证实了这四种早泄亚型的存在。最近,Zhang 及其同事(2013)和 Gao 及其同事(2013)使用了类似的方法学研究,证实了在中国四种早泄亚型的患病率与 Serefoglu 及其同事报道的相似(2010,2011)。这种新的分类方法以及对早泄不同表现、原因和病理的深入研究,希望能对这四种早泄亚型有更好的认识(Waldinger and Schweitzer,2008)。尽管原发性早泄和继发性早泄的发病机制不同,还是有共同的方面,诸如都缺乏射精控制力和都会产生消极后果,这表明有可能对原发性早泄和继发性早泄进行一个统一定义。随着对变异性早泄和主观性早泄这两种其他早泄亚型的深入研究,在未来可能要适当地扩充这个统一定义。

(二)早泄的定义

对早泄治疗和流行病学的研究十分依赖于早泄的定义。医学文献包含了几种早泄单变量和多变量的操作性定义(Masters and Johnson,1970;American Psychiatric Association,1994;World Health Organization,1994;Metz and McCarthy,2003;Colpi et al,2004;McMahon et al,2004b;Montague et al,2004;Jannini et al,2005;Waldinger et al,2005b;McMahon et al,2008b)(表 9-1)。每种描述男性早泄的定义均使用全部或者大多数已被接受的范畴:射精潜伏期、可感知的控制射精能力、性满足的减少、个人痛苦、伴侣痛苦和人际或关系痛苦。这些定义均没有得到循证临床研究的支持。

这些基于权威定义的详细讨论请见 Expert Consult 网站。

表 9-1　早泄的定义

定义	来源
早泄是一种男性性功能障碍,其特征包括经常或几乎经常在插入阴道前或插入阴道 1min 内射精(原发性早泄),或者是射精潜伏期减少常≤3min(继发性早泄),在全部或者几乎全部插入阴道之后不能够足够长地控制射精时间,临床上表现明显的个人负面情绪,例如痛苦、烦恼、挫折和(或)疏远性接触	International Society of Sexual Medicine,2014
原发性早泄是指经常或几乎经常在插入阴道之前或插入阴道 1min 内射精、在全部或几乎全部插入阴道后不能足够长地控制射精时间,以及个人负面情绪[痛苦、烦恼、挫折和(或)疏远性接触]为特征的男性性功能障碍	McMahon et al(ISSM),2008b
在性生活中,射精出现在插入阴道后 1min 内,以及在只要有插入阴道的想法时,就会持续或反复出现早于个人预期时间的射精模式。这个症状必须持续至少 6 个月并且在大部分性活动中(75%~100%)均会发生。临床上给个人带来明显的痛苦	American Psychiatric Association(DSM-5),2013
在插入阴道前、插入阴道时或者插入阴道后不久,或有插入阴道的想法时,或微小性刺激情况下,就出现射精的情况,经常或者反复出现。该定义也必须包括直接或者间接地引起明显的沮丧或人际关系困难	American Psychiatric Association(DSM-Ⅳ-TR),2000
对于符合性功能障碍一般标准的人群,指不能够充分地控制射精以使伴侣双方享受性互动,表现为在性交开始之前或者开始之后不久就射精(确切时间一般在性交开始前或者开始的 15s 内),或者在没有达到充足的勃起来进行性交时就发生射精。该定义不包括长期缺乏性活动所导致的射精过快	World Health Organization(ICD-10),1994
插入阴道前,不能足够长地控制射精时间。若能阴道内射精,则不会影响生育	Hatzimouratidis et al(EAU Guidelines on Disorders of Ejaculation),2010

（续　表）

定义	来源
在插入阴道前、插入阴道时或者插入阴道后不久，或有插入阴道的想法时，或微小性刺激情况下，早于期望就出现射精，该状况经常或反复出现。男性对性刺激自控能力很低或没有自控能力，导致男性和(或)其伴侣烦恼痛苦	McMahon et al(ICUD),2004b
早于伴侣双方期待时间的提前射精，发生在阴道插入前，或在插入后不久，造成伴侣一方或双方痛苦	Montague et al(AUA Guideline on the Pharmacologic Management of PE),2004
男性不能够自主、有意识地控制射精，或者在大多数性交过程中没有能力控制射精时间	Metz and McCarthy,2003
专业学会指南认为，至少在 50% 的阴道内性交中不能够控制射精过程，并且获得充足性交时间来使他的伴侣性满足，即被认为早泄	Masters and Johnson,1970
IELT<1min 的男性(属于人群中的 0.5%)是明确早泄，IELT 在 1~1.5min 的男性(属于人群中的 0.5%~2.5%)可能是早泄(图 9-2)。此外，早泄的严重程度分级应该根据相关的心理问题进行定义。因此，对于明确的早泄和可能的早泄患者均需要进行进一步的心理亚型分类，包括无症状、轻度、中度和重度早泄	Waldinger et al,2005c
早泄的诊断包括采用秒表法测量异常 IELT 为基础的病理异常，以及采用 PRO 评估的射精自主控制丧失和(或)个人沮丧或配偶关系紧张的情绪异常	Jannini et al,2005

AUA. 美国泌尿外科协会；DSM-Ⅳ-TR. 精神障碍诊断与统计手册(第 4 版,文本修订)；DSM-5. 精神障碍诊断与统计手册(第 5 版)；EAU. 欧洲泌尿外科协会；ICUD. 国际泌尿系疾病咨询委员会；IELT. 阴道内射精潜伏期；ISSM. 国际性医学学会；PRO. 患者报告结果

1. 早泄的国际性医学协会定义

在过去的 10 年中，基于循证证据的早泄流行病学发展和使用客观 IELT 及使用主观有效的患者报告结果方法(PRO)来进行药物治疗研究均已经取得了实质进步。在 2007 年 10 月，国际性医学协会(ISSM)召开了第一届 ISSM 早泄定义特别委员会的首次会议，制订了首个临时性循证证据支持的原发性早泄定义。循证学依据的早泄定义努力减小分类的错误，从而对严格选定的功能障碍人群在现有及新发展的治疗策略中，获得真正的有效治疗(Metz and McCarthy,2003)。在对已发表数据进行鉴定评估之后，委员会一致同意原发性早泄定义的必要组成部分，包括了从插入到射精的时间、不能推迟射精和来自早泄的个人消极结局。委员会推荐的定义(McMahon et al,2008a)如下。

原发性早泄是一种性功能障碍，以出现这些标准为特征：①经常或者几乎经常在插入阴道之前或者插入阴道 1min 内射精；②在全部或者几乎全部插入阴道时不能控制射精；③对个人造成负面影响，如抑郁、烦恼、挫折和(或)躲避性亲密。

然而委员会未能够找出足够的发表客观数据来制订继发性早泄的循证学定义，委员会希望未来能有足够的研究数据来制订该定义。

在 2013 年 4 月，ISSM 在印度班加罗尔召开了 ISSM 早泄定义特别委员会第二次会议来定义早泄。委员会的简要任务是评估当前已发表的数据，并尝试制订一个目前循证医学证据支持的继发性早泄的定义和(或)继发性和原发性早泄的统一定义。委员们一致认同，尽管终身早泄和继发性早泄有不同的人口学和病因学人群，但他们可以根据射精潜伏期、不能控制过早射精以及因早泄而带来的个人负面影响等三个要素，进行部分性的统一定义。委员会一致认为，这些构成要素充分证明原发性和继发性早泄制定统一定义的合理性。委员会最终确定，临床存在且引起困扰的射精时间减少(通常少于 3min 或更短的时间)，是定义继发性早泄的关键时间要素。

第二次 ISSM 早泄定义委员会(2013)定义早泄(原发性和继发性早泄)为一种男性性功能障碍，主要有以下特点：

(1)射精总是或几乎经常发生在插入阴道之

前或插入阴道大约 1min(原发性早泄)或临床明显且引起困扰的潜伏时间缩短,通常大约 3min或者更短时间(继发性早泄);

(2)在全部插入或者几乎全部插入时不能够控制过早射精;

(3)个人负面影响,例如痛苦、烦恼、挫折和(或)避免性亲密。

ISSM 对原发性和继发性早泄的统一定义是首个循证医学证据支持的定义。**这个定义是诊断原发性早泄,以及观察和干预早泄临床试验设计的基础。**由于对男性同性恋或者其他性行为模式的早泄研究很少,这个定义只限于进行阴道内性交的男性研究。这个定义在一定程度上有意识地兼顾了诊断的原则性和灵活性。用 1min IELT时间节点来诊断原发性早泄,大多数情况下不应该死板教条,因为大约在 10%因为原发性早泄寻求治疗的男性中,其 IELT 为 1～2min。术语"大约 1min 以内"必须由临床医生解释,要有足够的灵活性来诊断早泄,对于那些报告 IELT 长达 90s的男性中也可诊断。同样,临床判断的灵活性对于识别和解释令人困扰的射精潜伏期差异也是很关键的,继发性早泄的男性射精潜伏期可以减少到 3min 或者更少的时间。男性射精潜伏期缩短,但是能充分控制射精时间,没有相关的个人负面影响者,不应该被诊断为早泄。

ISSM 定义终身和获得性 PE 的基本原理请见 Expert Consult 网站。

2. 精神障碍的诊断与统计手册(DSM-5)的早泄定义

根据支持 ISSM 原发性早泄定义的同一组数据,最近发表的 DSM-5 早泄定义(American Psychiatric Association,2013)包括了射精潜伏期的客观标准。DSM-5 按照如下定义早泄:持续或反复出现的,在与伴侣性活动插入阴道后约 1min内,或早于预期的提前射精。该症状必须存在至少 6 个月,且必须在几乎所有或所有性活动中均发生过(75%～100%),在临床上它会给个人造成明显痛苦。

DSM-5 早泄定义需要临床医师将早泄分类为原发性或继发性早泄,以及完全性或境遇性早泄。此外,DSM-5 将早泄定义分为了轻度早泄(插入阴道 30s～1min 内射精)、中度早泄(插入阴道 15～30s 内射精)和严重早泄(性活动前、性活动开始或者插入阴道 15s 内射精)。

(三)早泄的患病率

在一般男性人群中,原发性早泄和继发性早泄的患病率还缺乏可靠数据。据统计,在一般男性人群中的早泄发生率为 4%～39%(Reading and Wiest,1984;Nathan,1986;Spector and Boyle,1986;Spector and Carey,1990;Grenier and Byers,1997;Laumann et al,1999;Porst et al,2007),而且常被认为是一种最常见自我主诉的男性性功能障碍(Jannini and Lenzi,2005)。然而,这些研究中早泄发病率的流行病学研究结果存在很大的差异,这些研究依靠患者自我主诉,且对早泄定义的不一致,因此有效性较差(Laumann et al,1999;Patrick et al,2005;Giuliano et al,2008);而且以社区居民为基础的早泄研究,测定 IELT 的秒表法研究也存在问题(Waldinger et al,2005a)。后续的研究证明,IELT 分布为正偏斜,中位数为 5.4min(范围 0.55～44.1min),随着年龄增加而减少,因不同国家而变化。研究支持如下观点,即与整体西方人群男性相比,不同国家男性少于 1min IELT 的比率是有统计学差异的(图 9-2)(Waldinger et al,2005a)。

来自于患者主诉的患病率数据略高于通过使用较为保守的 ISSM 早泄定义的临床诊断所获得的患病率数据。随后的研究证实,不同的患病率估计从 30%波动到 3%。全球性的性态度和行为研究(GSSAB),调查了 27 500 例年龄40－80 岁男性和女性的性态度、行为、信仰和性满意度。所得到的数据报告显示,全球早泄的患病率(基于主观自我报告)在全年龄组中大约为30%(Nicolosi et al,2004;Laumann et al,2005)。对正常射精潜伏期的认识根据不同国家而变化,当通过患者或者伴侣评估正常射精潜伏期时,也会有所不同(Montorsi,2005)。GSSAB调查的主要局限是研究中最年轻参与者为 40岁,这个年龄早泄的发生率与年轻男性早泄发生率不同(Jannini and Lenzi,2005)。与 GSSAB 研究相比,早泄患病率和态度调查发现,年龄在18－70 岁男性的早泄患病率为 22.7%(Porst et al,2007)。早泄患病率在临床实践中很难评估(Jannini and Lenzi,2005)。

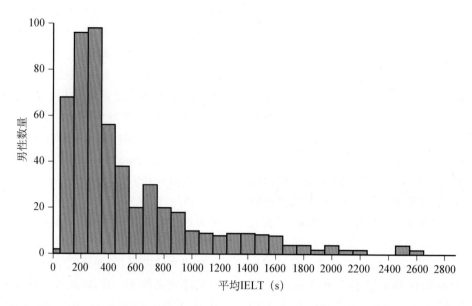

图 9-2　491 例男性随机对照试验中阴道内射精潜伏时间(IELT)分布(From Waldinger M,Quinn P,Dilleen M,et al. A multinational population survey of intravaginal ejaculation latency time. J Sex Med 2005;2:492-7.)

Basile Fasalo 及其同事(2005)报道,在参与免费男科咨询的 12 558 例男性中,有 2658例(21.2%)自我诊断有早泄,大部分认为有继发性早泄(14.8%),描述有原发性早泄的为4.5%。相反,Serefoglu 及其同事(2010)报道,大部分寻求早泄治疗的男性认为有原发性早泄(62.5%),而继发性早泄为 16.1%。Zhang和同事(2013)也报道了类似的结果,1988 例中国门诊患者中大部分描述有原发性早泄的为 35.6%,继发性早泄的为 28.07%。这些数据表明,原发性早泄和继发性早泄的患者,包含了大部分寻求早泄治疗的患者。此外,一般社区居民及积极治疗早泄的男性中不同早泄亚型的发生率之间似乎存在着差异。

与这个观点一致,Serefoglu 及其同事(2011)报道,早泄的总患病率为 19.8%,包含了原发性早泄(2.3%)、继发性早泄(3.9%)、变异性早泄(8.5%)和主观性早泄(5.1%)。利用类似的研究方法,Gao 和同事(2013)在 3016 例中国男性中报道了有 25.8% 的人有早泄,同时原发性早泄(3.18%)、继发性早泄(4.8%)、变异性早泄(11.38%)和主观性早泄(6.4%)的患病率也与之前研究相似。特别有趣的是,Serefoglu 及其同事(2011)报道继发性早泄男性比原发性早泄男性更

可能去寻求治疗(26.53%:12.77%)。Gao 和同事(2013)也证实了这个发现,继发性早泄患者比原发性早泄患者更可能寻求(17.12%:14.58%)和计划寻求早泄治疗(36.3%:27.08%)。这些数据表明,社区居民中的继发性早泄的患病率在性活跃的成年人中占到大约 4%,这些患者更有可能寻求医学治疗。

(四)早泄的原因

尝试解释早泄原因的理论历来很多,包括多种生物学和心理学理论。在这些建议的病因中,绝大多数没有循证证据的支持,最多也只是推测。尽管原发性早泄和继发性早泄男性看来有共同的要素,包括射精潜伏期短、主观控制射精能力的减少或缺乏,以及存在个体的个人负面影响,但它们仍然在不同的人口统计学和病因学人群中有所差异(Porst et al,2010)。

1. 原发性早泄

Waldinger 和同事(1998)提出假说,人类的原发性早泄可以通过 5-HT$_{2C}$ 受体和(或)5-HT$_{1A}$ 受体的超敏解释。最近的研究表明,在某些 ISSM 标准定义的原发性早泄男性中,神经生物和遗传因素变异可能是原发性早泄病理生理的基础,而且这种情况可能会被心理/环境因素保持或者加强(Janssen et al,2009)。

2. 继发性早泄

继发性早泄一般由于性行为焦虑(Hartmann et al,2005)、心理或者人际关系问题(Hartmann et al,2005)、勃起功能障碍(Laumann et al,2005)所引起,偶尔会与前列腺炎(Screponi et al,2001),或者甲状腺功能亢进(甲亢)(Carani et al,2005),或者按处方戒毒撤药期间(Adsonand Kotlyar,2003),以及娱乐性药物(Peugh and Belenko,2001)有关。与继发性早泄的主要器质性原因一致,存在这个问题的男性与原发性、变异性和主观性早泄的男性相比,他们常年龄较大、BMI 平均值较高,而且并发症发生率更高,包括高血压、性欲紊乱、糖尿病、慢性前列腺炎和勃起功能障碍(Basile Fasolo et al,2005;Porst et al,2010;Serefoglu et al,2010;Serefoglu et al,2011;Gao et al,2013;McMahon et al,2013;Zhang et al,2013)。

3. 早泄和性行为焦虑,心理原因和人际问题

许多作者报道焦虑为早泄的原因,尽管缺乏试验研究证据支持焦虑与早泄的因果关系,但焦虑是早泄最可能的原因,在性医学民间观念中根深蒂固(Jern et al,2007;Janssen et al,2009)。一些作者提示,**焦虑可以兴奋交感神经系统,泌精过程出现时间提前,从而导致射精阈值降低**(Janssen et al,2009)。

性欲低下可能导致早泄,因为潜意识中希望减少不必要的阴道插入。同样,长期令人沮丧的早泄可能导致性欲降低。女性性功能障碍,例如性快感缺失、性欲低下、性厌恶、性唤起障碍和性交疼痛障碍(例如阴道痉挛)(Dogan and Dogan,2008)也与继发性早泄相关。

4. 早泄和勃起功能障碍

最近的数据证实,多达一半的勃起功能障碍患者也有早泄(Basile Fasolo et al,2005;Laumann et al,2005;Porst et al,2007)。

5. 早泄和前列腺疾病

急性和慢性下尿路感染、前列腺痛或者慢性盆腔疼痛综合征(chronic pelvic pain syndrome,CPPS)均与勃起功能障碍(ED)、早泄(PE)和射精痛有关(Waldinger et al,2005c;Donatucci,2006;Zohdy,2009;Rowland et al,2010)。几项研究报道中,**将早泄作为慢性前列腺炎或者 CPPS**的重要性功能紊乱症状,患病率在 26%～77%(Rowland et al,2010)。慢性前列腺炎、勃起功能障碍和早泄相关的确切病理生理尚不清楚。据推测,前列腺的炎症可能导致感觉和射精反射调节的改变,但缺乏证据(Donatucci,2006;Shamloul and El-Nashaar,2006;Sharlip,2006)。据报道,经过微生物学证明存在细菌性前列腺炎的继发性早泄男性,在使用抗生素治疗后会使 IELT 增加2.6 倍,83.9% 的个体会提高射精控制力(El-Nashaar and Shamloul,2007)。

6. 早泄和甲亢

大多数甲状腺激素紊乱的患者发生过性功能障碍。来自于男性学和性医学科的特定患者群中的研究结果表明,早泄与被抑制的促甲状腺激素(TSH)值有统计学相关性。男性甲亢患者经过治疗,甲状腺激素恢复正常后,早泄的患病率从50% 下降至 15%(Carani et al,2005)。尽管在老年住院人群中报道过隐匿的甲状腺疾病,但在早泄人群中不常见,因此除非有临床指征,不必要常规进行促甲状腺激素筛查(Atkinson et al,1978)。

(五)对报告有早泄男性的评估

病史:自我报告有早泄的男性应该接受进一步的检查和评估,包括**全部病史和性生活史、重点关注查体、勃起功能障碍的调查和评估,以及根据这些发现所需要进行的任何研究**。治疗过程中,伴侣的加入对于治疗的成功非常重要,但也不是必需的。一些患者不明白为什么临床医师希望伴侣也加入治疗,而某些伴侣也不愿意加入到患者的治疗中。然而,如果伴侣不加入治疗,她们可能会抵触改变性行为(Donahey and Miller,2000)。伴侣的合作能够增强男性自我信心、技巧、自尊和男子气概,更加全面地帮助男性培养对射精的控制(Perelman,2003)。相应的,这可能会促进伴侣间的性关系和其他更加广泛的关系。有关伴侣参与对早泄疗效影响的对照研究目前尚未完成。然而,有关 ED 治疗研究的综述证实,注重人际因素对治疗成功有重要作用(Mohr and Bentler,1990)。

患者期望临床医师了解他们的性健康状况(Schein et al,1988)。患者常常会感到尴尬、害羞,而且不确定对性方面的诉求是否应该由卫生

保健诊室负责（Humphrey and Nazareth，2001）。询问性健康使得患者允许讨论他们的性问题，并能筛查相关的风险因素（例如心血管风险和勃起功能障碍）。框图 9-1 罗列了可选的推荐问题，那些诉说有早泄的患者将被问到这些问题（McMahon et al，2004b；Althof et al，2010）。这些推荐的问题能够明确诊断并考虑相应的直接治疗，可选问题能进一步收集实施治疗相关的疾病细节。然后，委员会推荐卫生保健人员应该了解患者的医学和心理的病史。

框图 9-1　确定早泄诊断和直接治疗的推荐问题及可选的问题

早泄诊断的推荐问题

插入阴道与射精（射出）之间的时间有多久？

你能够推迟射精吗？

是否为你的早泄感到困扰、烦躁和（或）受挫？

可选的问题

你的第一次性体验是什么时候？

从你第一次性体验开始，和每一个伴侣进行性爱时，每次或者常常都有早泄吗？

评估勃起功能

你勃起硬度是否足够能插入阴道？

性交中，在射精前维持勃起是否有困难？

你是否曾匆忙结束性交以避免疲软？

评估关系的影响

你的伴侣对你的早泄感到不满的程度如何？

你的伴侣是否回避性交？

你的早泄会影响了你的整体关系吗？

以前的治疗

你之前接受过早泄的治疗吗？

对生活质量的影响

你会因为尴尬而回避性交吗？

由于早泄问题，你会觉得烦恼、抑郁或难为情吗？

From Althof SE，Abdo CH，Dean J，et al. International Society for Sexual Medicine's guidelines for the diagnosis and treatment of premature ejaculation. J Sex Med 2010；7：2947-69.

（六）早泄的诊断

ISSM 的早泄定义应该成为早泄诊断的基础。一个自我报告患有早泄的男性人群不能够满足 ISSM 早泄定义的标准。这与自我报告早泄发生率与流行病学研究结果之间存在的显著差异相

类似（Laumann et al，1999），基于社区人群的规范性秒表法 IELT 研究中也显示这种差异（Waldinger et al，2005a）。自我报告患有早泄的男性人群最近被归类为变异性早泄或主观性早泄（Waldinger et al，2006b；Waldinger and Schweitzer，2008）。主观性早泄的男性报告有早泄但射精潜伏期正常，一般为 2～6min，有时长至 25min。它以主观性关注为特点，但是错误地理解了射精潜伏期（IELT）在正常范围内，但射精控制力降低的早泄。

（七）阴道内射精潜伏期的测定

临床实践中应该采用患者和伴侣自我评估的方法来测定 IELT。采用秒表法测定 IELT 在早泄的临床试验和观察性研究中得到了广泛应用，但是在早泄常规临床治疗中不应该推荐使用。尽管客观测量有潜在的优势，但秒表法也有影响和潜在干扰性快感和自然性生活过程的缺点。最近的研究已经表明，患者或伴侣自我报告的射精潜伏期相对较好的接近客观秒表潜伏期，作为测定 IELT 的替代措施可能非常有用（Althof，1998；Pryor et al，2005；Rosen et al，2007；McMahon，2008a）。由于患者自我报告在寻求治疗和满意度方面是决定性因素，因此建议患者和伴侣自我评估射精潜伏期作为临床上测定 IELT 的方法。

（八）评估患者报告结果

在评估自诉早泄的男性中，标准化的评估方法可以作为整个病史、性生活史和射精潜伏期自我评估的辅助方法，例如有效问卷和 PRO 方法。这些方法相对较新，主要被用来作为研究工具。一些方法已经显示具有良好的心理评估方面的特性，对于临床筛查和评估有潜在的辅助价值。

尽管只有一部分评估早泄的方法在心理测量方面接受过广泛的测试和验证，但几种方法在文献中都已有过介绍（Yuan et al，2004；Althof et al，2006；Arafa and Shamloul，2007；Symonds et al，2007a，2007b；Patrick et al，2008；Seregoglu et al，2009）。至今已经产生并发表了五个有效的量表，其中两个量表有广泛的数据库资料，符合大部分测试开发和验证的标准，即早泄项目组合表（PEP）及早泄指数（IPE）（Althof et al，2006；Patrick et al，2008）。第三个简要的诊断方法即早泄诊断工具（PEDT）具有一定规模的数据库可以供

临床使用(Symonds et al,2007a)。其他两种测量方法,阿拉伯和中国早泄量表,可靠性、不确切或临床试验数据很少,不推荐临床使用。

详细情况请见 Expert Consult 网站。

(九)勃起功能的评估

在勃起功能障碍作为合并疾病出现的时候,应该使用一个有效的评估工具,例如国际勃起功能指数(IIEF),或者 IIEF-5(SHIM)来评估。正常勃起功能应该被定义为 IIEF 评分大于 26 或者 IIEF-5评分大于 21(Rosen et al,1997;Cappelleri et al,2001)。最近数据证实,超过一半的勃起功能障碍受试者也会经历早泄(Jannini et al,2005)。在欧洲的早泄研究中(PEPA),31.9%早泄男性中出现勃起功能障碍,而在没有早泄的人群中只有 11.8%的男性会出现。在 GSSAB 研究中,勃起功能障碍患者发生早泄的比例指数,欧洲为 6.0,南非则高达11.9(Laumann et al,2005)。

与此相一致,继发性早泄男性中的勃起功能障碍比原发性早泄患者中更为普遍(Basile Faso-lo et al,2005)。在矫正年龄因素后,随着勃起功能障碍的加重,早泄更为普遍(Corona et al,2004;El-Sakka,2006,2008)。勃起功能障碍的男性要么需要更高水平的刺激来完成勃起,要么故意匆忙完成性交以防止阴道内勃起疲软,从而导致射精潜伏期变短(Jannini et al,2005)。上述表现可能因为与勃起功能障碍有关的过度焦虑混合存在,从而进一步加重早泄。然而,在诊断早泄男性是否患有勃起功能障碍的过程中应该谨慎,因为有 33.3%的早泄男性难以理解 SHIM 问卷中类似"射精前后维持勃起的能力"这样的部分或者全部问题,尤其是问题 Q3 和 Q4,因而回答可能是互相矛盾的,并会获得一个假阳性的 SHIM 早泄诊断(McMahon,2009)。

(十)体格检查

当前的文献表明,原发性早泄的诊断纯粹基于病史,因为没有发现预测性或者确定性的体检或检查结果(McMahon,2005)。因为在年轻男性,或者以前没有,或者几乎没有性伴侣和(或)性经验有限的男性中,原发性早泄和继发性早泄是很难鉴别的。体检仍然是高度推荐的,有机会能够筛查心血管疾病或生殖系统疾病。然而,在继发性早泄男性中,为了确定早泄的原因及缓解减

轻可能的早泄原因,体格检查是必需的(Jannini et al,2006b)。是否存在勃起功能障碍,应该根据病史或者在有效工具的辅助下进行评估。根据患者病史,偶尔可以进行实验室或者影像学检查。对于 40 岁以上的男性,在男科诊疗机构中应该常规进行前列腺肛门指诊,这将有助于发现前列腺炎和感染的可能证据(Jannini et al,2006a)。

(十一)早泄的治疗

图 9-3 是早泄治疗的流程表(Rowland et al,2010)。多种性心理治疗和药物治疗可用于治疗早泄。原发性早泄最好的治疗方法是单独运用药物治疗,或者结合患者及配偶不同级别水平的性心理治疗。继发性早泄的男性应该接受病因治疗,例如性心理咨询或者单独使用勃起功能障碍药物治疗,或者联合早泄药物治疗。自然变异性早泄的男性或者早泄样的射精功能障碍,应该主要以性心理教育或者患者及配偶不同级别的性心理治疗为主。

1.性心理治疗

所有寻求早泄治疗的男性均应该接受基础的性心理教育或辅导(Althof,2006c,2007;Perelman,2003,2006)。这包括给患者提供早泄的流行情况和普通人群的 IELT 时间,以消除对早泄的过度神秘感,还要提供愉悦的性爱资讯来扩展男性和伴侣的性活动方式,同时策略性解决患者回避性活动或者不愿意与伴侣讨论性问题的问题。这些教育策略被设计用来增加男性接受医疗干预的信心,减少性交焦虑,并纠正不良的性行为模式。

2.药物治疗

几种药物在早泄治疗中已经被使用(Giuliano and Clement,2012)。包括使用局部麻醉药物、SSRIs、曲马多、5 型磷酸二酯酶抑制剂和 α-肾上腺素受体阻滞剂。局麻药物例如利多卡因、丙胺卡因或苯佐卡因的单独或者联合应用可以降低阴茎头的敏感度,是治疗早泄最早的药物治疗方法(Schapiro,1943)。SSRI 类药物,如帕罗西汀、曲舍林、氟西汀和西酞普兰,以及三环类抗抑郁药(TCA)氯丙咪嗪的引入,对早泄的治疗产生了革命性的变化。这些药物阻断轴突利用 5-HT 转运体对中枢 5-羟色胺能神经元突触间隙中5-HT 的重摄取,增强了 5-HT 的神经传递和突触后 5-HT 膜受体激活。

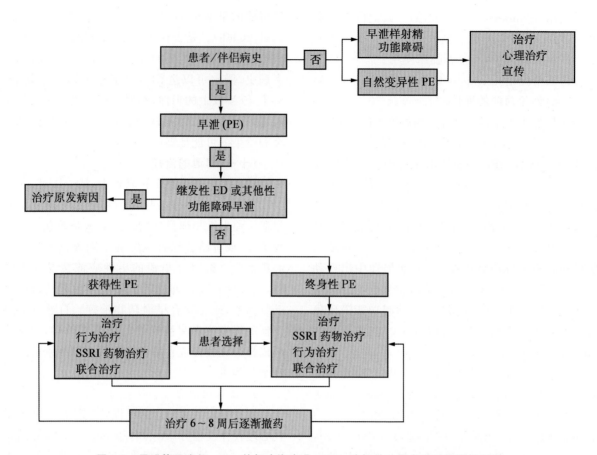

图 9-3　早泄管理流程。ED. 勃起功能障碍；SSRI. 选择性 5-羟色胺重摄取抑制剂

（1）选择性 5-HT 重摄取抑制剂和三环类抗抑郁药治疗：早泄通过按需使用选择性 5-HT 再摄取抑制剂（SSRI），例如达泊西汀，或按照非说明书标示使用氯米帕明、帕罗西汀、舍曲林和氟西汀；或者按照每日给药方式，非说明书标示使用帕罗西汀、氯米帕明、舍曲林、氟西汀或者西酞普兰。

①达泊西汀：达泊西汀在全球 50 多个国家中被批准用于治疗早泄，但是还没有通过美国食品药品监督管理局的批准。达泊西汀是一种快速起效但半衰期短的 SSRI 药物，其药代动力学支持其采用按需方案治疗早泄（Pryor et al，2006）。与达泊西汀有关的药物相互作用还未见报道，包括与磷酸二酯酶抑制剂的相互作用。在随机对照研究（RCTs）中，性交前 1～2h 服用达泊西汀 30mg 或 60mg 比安慰剂组更加有效，IELT 延长 2.5～3.0 倍，射精控制力增强、痛苦减少、满意度提高。达泊西汀在原发性早泄和继发性早泄中同样有效（Porst et al，2010），在合并有勃起功能障碍并服用 PDE5 抑制剂的早泄男性中也有相似治疗效果，而且患者的耐受性良好（McMahon et al，2013）。治疗相关的不良反应少见，且呈剂量依赖性，包括恶心、腹泻、头痛、头晕（McMahon et al，2011），由于这些少见的不良反应，使得在 30mg 剂量受试者中仅有 4％及 60mg 受试者中有 10％的患者在研究阶段中断。研究中没有迹象表明会增加自杀倾向和自杀未遂的风险，且几乎没有迹象显示，在突然停用达泊西汀时会出现撤药综合征（Levine，2006）。

②按照非说明书标示选择性使用 5-HT 再摄取抑制剂和三环类抗抑郁：按照非说明书标示每日使用的帕罗西汀 10～40mg、氯米帕明 12.5～50mg、舍曲林 50～200mg、氟西汀 20～40mg 和西酞普兰 20～40mg，对延迟射精有效。已发表的一篇 Meta 分析数据表明，帕罗西汀显示出最强的延迟射精能力，IELT 提高了大约基线水平的 8.8 倍（Waldinger et al，2004b）。

延迟射精经常发生在开始治疗的 5～10d 内，但是全部疗效可能需要 2～3 周，长期服用可以维持治疗效果(McMahon,2002)。不良反应通常较轻微,在治疗的第 1 周开始出现,2～3 周内可以逐渐消失。不良反应包括了疲劳、打呵欠、轻微恶心、腹泻或出汗。报告显示,与服用 SSRI 的抑郁男性相比,在服用 SSRI 治疗早泄的非抑郁男性中很少见性欲减退和勃起功能障碍(Waldinger,2007)。在少数患者中,神经认知方面的不良反应包括明显躁动和轻度躁狂,应该避免在有抑郁狂躁型忧郁症病史的男性中使用 SSRI 治疗早泄(Marangell et al,2008)。

血小板中 5-HT 的释放对于凝血有重要的作用(Li et al,1997)。SSRI,尤其是阿司匹林和非甾体类抗炎药同时使用,可能与上消化出血的风险增加有关。阴茎异常勃起是 SSRI 罕见的不良反应,需要立即进行治疗。长期服用 SSRI 与体重增加和患 2 型糖尿病的风险增加有关(Fava et al,2000)。在精液参数正常的男性中,据报道帕罗西汀能够在显著比例的受试者中诱导产生异常精子的 DNA 碎片,而精液参数测量无影响。相当数量的男性在服用帕罗西汀后,其生育能力可能因精子 DNA 完整性的变化而产生不利影响(Tanrikut et al,2010)。

系统分析有关抗抑郁药物(SSRI 类药物和其他类药物)对抑郁和(或)焦虑紊乱患者的 RCT 研究结果显示,青少年产生自杀想法或自杀未遂的风险有轻微增加,但不是成年人。相反,在没有抑郁的早泄男性服用 SSRI 的试验中,还没有发现产生自杀想法的风险。建议慎重给早泄的青少年(年龄≤18 岁)和合并有抑郁疾病的早泄男性使用 SSRI 药物,尤其是当患者有自杀想法的时候(Khan et al,2003)。应该给予患者用药建议,避免突然停止每日服药或者快速减少每日药物剂量,因为这可能与 SSRI 撤退综合征有关(Black et al,2000)。

氯米帕明、帕罗西汀、舍曲林和氟西汀在性交前 3～6h 适度按需给药是中度有效的且能完全耐受,但是在大部分研究中,与每日给药治疗相比,大体上该按需给药方法的射精延迟效果会差一些(Kim and Paick,1999;McMahon and Touma,1999;Strassberg et al,1999;Waldinger et al,2004a)。按需治疗可以在首次每日给药治疗后进行,或者联合每日低剂量治疗(McMahon and Touma,1999)。

患者通常不愿意接受超出说明书范围的 SS-RI 类药物治疗早泄。Salonia 和同事(2009)报道,有 30% 的患者拒绝起始治疗(帕罗西汀 10mg/d,持续 21d,之后可以按需给药 20mg),而另外 30% 的患者会停止治疗(Salonia et al,2009)。同样,Mondaini 和同事报道门诊人群中,有 90% 的患者要么拒绝开始,要么在开始治疗的 12 个月内中断达泊西汀(McMahon,2002),其原因包括不想服用抗抑郁药、治疗效果低于预期和费用问题。

是采用达泊西汀按需给药(条件允许的话),还是每日的超出说明书范围 SSRI 给药治疗早泄,应该基于治疗医师对个体患者需求的评估情况来确定。尽管许多性交频率低的早泄男性可能偏好按需给药治疗,而已经建立稳定性伴侣关系的男性中则可能偏好便利的每日给药方案。精心设计的选择偏好临床研究将会增加了解按需给药的作用。在一些国家中,超说明书配药可能给医师带来困扰,因为监管部门强烈反对给患者使用未经同意批准适应证的药物进行治疗。显然,这会使各个国家的治疗变得复杂,在这些国家中这种治疗未被批准,而且监管机构反对超说明配药。

(2)超出说明书使用范围局部麻醉药:表面局麻药,如乳膏、凝胶或喷雾剂等形式的利多卡因和(或)丙胺卡因,已被广为使用,并在延迟射精方面具有一定的有效性。数据表明,减少阴茎头敏感度可能抑制主导射精的脊髓反射弧(Wieder et al,2000)。Dinsmore 和同事(2007)临床试验报道使用 PSD502,一种利多卡因-普鲁卡因喷雾剂,在性交前至少 5min 应用在阴茎头上。治疗组报道 IELT 增加了 6.3 倍,并且患者报告的射精控制力和性的满意度也有提高(Dinsmore et al,2007;Henry et al,2008)。很少有报道阴茎麻醉过浅和麻醉效果转移到伴侣身上,因为该药物是一种独特配方的混合物。其他局麻药导致明显的阴茎麻醉过浅和阴道内吸收。除非使用安全套,否则阴道内吸收会导致阴道麻木,继而使女性的性快感缺失(Busato and Galindo,2004)。

(3)5 型磷酸二酯酶抑制剂:对于勃起功能正常的原发性早泄患者,超出说明书范围按需或每日 PDE5 抑制剂治疗早泄不被推荐。单独 ED 药物治疗或联合 PE 药物治疗,被推荐用于治疗合并有 ED 的原发性或继发性早泄患者。PDE5 药物如西地那非、他达拉非和伐地那非对治疗 ED 有效。几位作者已经报道了 PDE5 抑制剂单独或者联合 SS-RI 药物来治疗 PE 的经验（Abdel-Hamid et al，2001；Chia，2002；Erenpreiss and Zalkalns，2002；Linn et al，2002；Salonia et al，2002；Chen et al，2003；Li et al，2003；Lozano，2003；Tang et al，2004；Mattos and Lucon，2005；McMahon et al，2005；Sommer et al，2005；Zhang et al，2005；Atan et al，2006；Sun et al，2007；Mattos et al，2008；Aversa et al，2009；Mathers et al，2009；Jannini et al，2011）。PDE5 抑制剂治疗 PE 的假说是基于 NO/cGMP 转导系统的作用推测而来的，因为 NO/cGMP 是泌尿生殖系统抑制性非肾上腺素能、非胆碱能神经传导的中枢性及外周性介质（Mamas et al，2003）。尽管

系统总结了有关 PDE5 抑制剂药物治疗 PE 研究，不能够提供有力的经验证据来支持 PDE5 抑制剂在 PE 治疗中的作用；但在 PE 与 ED 合并发生的例外情况下（McMahon et al，2006a；Asimakopoulos et al，2012），最近设计良好的研究确实也支持了 PDE5 抑制剂治疗早泄的潜在作用，说明需要进一步的循证证据的研究（Aversa et al，2009）。

在治疗勃起功能正常的原发性早泄患者中，一些证据支持了超出说明使用范围按需或每日 PDE5 抑制剂方案的有效性和安全性（证据水平为 4D）。但是不推荐对勃起功能正常的原发性早泄患者使用 PDE5 抑制剂，需要进一步的循证证据研究来解释这些矛盾的数据。

表 9-2 是对 PE 的推荐药物的总结。

表 9-2　早泄的药物治疗

药物	剂量	用量说明	适应证	评论	证据水平
达泊西汀	30～60mg	按需，性交前 1～3h	原发性早泄 继发性早泄	超过 50 个国家 批准	高
帕罗西汀	10～40mg	每日 1 次	原发性早泄 继发性早泄		高
舍曲林	50～200mg	每日 1 次	原发性早泄 继发性早泄		高
氟西汀	20～40mg	每日 1 次	原发性早泄 继发性早泄		高
西酞普兰	20～40mg	每日 1 次	原发性早泄 继发性早泄		高
氯丙咪嗪	12.5～50mg	每日 1 次	原发性早泄 继发性早泄		高
	12.5～50mg	按需，性交前 3～4h	原发性早泄 继发性早泄		高
曲马多	25～50mg	按需，性交前 3～4h	原发性早泄 继发性早泄	可能阿片类成瘾	低
表面利多卡因/ 丙胺卡因	患者调整到最佳 水平	按需，性交前 20～30min	原发性早泄 继发性早泄		高
前列地尔	5～20μg	在性交前 5min 进行海绵 体内注射	原发性早泄 继发性早泄	阴茎异常勃起及 海绵体纤维化	极低
PDE5 抑制剂	西地那非 25～100mg 他达拉非 10～20mg 伐地那非 10～20mg	按需，性交前 30～50min	勃起功能正常的 原发性和继发 性早泄 有勃起功能障碍 的原发性和继 发性早泄	如果联合 SSRI， 治疗，效果会 不会增加？	极低 中等

PDE5.5 型磷酸二酯酶；SSRI. 选择性 5-羟色胺再摄取抑制剂

采用曲马多、α_1-肾上腺素受体拮抗剂、海绵体内注射血管活性药物、针灸、神经切断手术、冷冻消融和阴茎背神经的神经调节治疗在 Expert Consult website 网址上有详细讨论。

(十二)结论

最近的流行病学和观察性研究,已经对 PE 和相关的负性心理影响提供了新的看法。最近的标准化数据表明,80%～90%寻求原发性早泄治疗的患者在 1min 内射精,形成了 ISSM 原发性早泄定义的基础。尽管缺乏足够的经验证据来明确早泄的原因,但有限的证据表明,PE 男性可能有快速射精的遗传倾向、高水平的性焦虑和伴发勃起功能障碍。

要点:早泄

- PE 是一种常见的性功能障碍。
- PE 与不良的心理后果有关,包括痛苦、烦扰和挫败感,会影响生活质量、与伴侣的关系、自尊、自信,并且对单身男性确立新的性伴侣关系造成阻碍。
- 以循证医学为基础的 ISSM 原发性 PE 和继发性 PE 的定义应该作为原发性 PE 门诊诊断的基础。
- 有限的证据表明,原发性 PE 有遗传基础,而继发性 PE 则常常是性行为焦虑、心理问题和人际关系问题和(或)ED 的后果。
- 口服 SSRI 药物和表面麻醉药物是治疗 PE 安全有效的方法。
- 性心理认知行为治疗作为早泄一线治疗的作用有限,但在辅助药物治疗尤其是对性行为焦虑引起的继发性早泄中有重要的作用。
- 继发性早泄的男性常常继发于 ED、甲亢、慢性下尿路泌尿生殖器感染、前列腺痛或 CPPS 等疾病,需要接受适当的病因治疗或联合 SSRI 治疗。

达泊西汀和超出适应证使用范围的 SSRI,氯米帕明和表面麻醉药的使用,促使对早泄这个常见和经常忽视的性功能障碍引起了新的关注。PE 药物疗法不能够直接完全地解决具有因果关系的心理因素或相关因素。联合应用性心理咨询

和药物治疗的效果,以及停止药物治疗后控制射精能力的维持效果,这些研究数据仍然缺乏或者稀少。

三、射精延迟、不射精症和性快感缺失

任何心理、医疗疾病或手术操作,如果干扰了控制射精的中枢神经,或支配精囊和膀胱颈的外周交感神经、盆壁的躯体传入神经或阴茎的躯体传入神经,都会进而导致射精延迟、不射精症、逆行射精和(或)性快感缺失。因此,射精延迟、不射精症和性快感缺失的原因是多样化的。

(一)男性射精延迟的定义、术语和特征

射精延迟(DE)、射精迟缓(RE)或射精抑制(IE)可能是最少见、研究最少、对其认识最少的男性性功能障碍。然而,它们的影响是严重的,通常会导致男性和伴侣性满足感缺失,当配偶性交的目的是怀孕时,配偶间的性满足感缺失会进一步变得复杂化。

射精困难表现为从射精潜伏期不同程度地延长到完全不能射精(不射精)的各种变化;也可能会发生射精量、射精力度和性满足感的减少。不射精(时间)和逆行射精(方向)是两种极端情况,但是更常见遇到的是 IE、RE 和 DE。最后一种疾病是性快感缺失,指的是性高潮体验的欣快感觉缺失,与是否合并发生过任何形式的射精障碍无关。

术语和定义:RE、DE、IE、射精不充分、特发性不射精、原发性射精功能低下和心理性不射精,所有这些均被用作同义词来描述男性性高潮反应的延迟或缺失。尽管没有达成一致性共识,如果要作区别的话,IE 通常是以射精完全缺乏为特征的定义。在此,首选术语 DE 是描述任何导致射精延迟或无射精的射精功能障碍。

DSM-IV-TR 的 DE 定义如下 (American Psychiatric Association,2000):

患者在性活动周期的正常性兴奋阶段之后,性高潮持续或反复延迟或缺失,临床医师确诊 DE 需要排除年龄因素、集中力不够、性刺激强度降低和持续时间过短等干扰因素。这种疾病会导致明显的心理痛苦或人际关系困难。DE 大多是由药物或疾病直接造成的生理异常,最好采用一种新

的 AXIS I 分类(美国精神病学会的一种精神心理疾病分类法)解释这种(临床)病或独特病因。

同样,第二次性功能障碍国际研讨会将 DE 定义为,在充分性刺激之后,性高潮持续或反复的射精困难、延迟或缺乏,进而引起个人心理痛苦(McMahon et al,2004a)。

因为没有可行的诊断标准,男性何时真正符合 DE 的条件还没有明确的标准。鉴于大部分性功能良好的男性几乎都在插入后的 4~10min 之内射精(Patrick et al,2005),临床医师可以认为,射精潜伏期超过 25 或 30min(21~23min 意味着大约超过平均值标准差的 2 倍)并报告有心理痛苦的男性,或者因为遭遇这种情况导致绝望或痛苦而停止性活动的男性,可以做出 DE 的诊断。类似症状,结合男性和(或)其伴侣决心寻求帮助治疗的事实,常可足以做出 DE 的诊断。

(二)射精延迟的流行病学

射精障碍的患病率尚不清楚,部分原因是缺乏明确的正常射精潜伏期的数据,尤其是关于流行病学研究的右"尾"分布问题(即超过性高潮的平均潜伏期)。此外,大规模流行病学研究没有对不同类型的射精障碍进行分类(例如延迟与缺乏),进一步限制了对该疾病的认识。一般来说,文献中报道的 DE 患病率较低,很少超过 3%(Laumann et al,1999;Simons and Carey,2001;Perelman,2004)。由于射精功能整体上随着男性年龄而趋于降低,因此 DE 的发病似乎与年龄呈中度或强烈相关,这并不令人惊讶。

射精失败可能是终身性或后天继发性。它可能是完全性地发生在每一次的性接触,或者是间歇性或境遇性出现。目前还没有规范性描述男性射精延迟的大样本数据,但最近分析发现,临床样本中 25% 为终身性 DE,其余患者是继发性 DE(Perelman,2004)。尽管不射精症妨碍生育经常是患者求医的驱动因素(尤其是具有极端宗教信仰的个体对生育问题的考虑),但是当男性对伴侣的手淫、口交或阴道性交刺激没有反应并射精困难时,也会寻求治疗。许多继发性的射精失败男性可以通过自慰达到性高潮,然而由于多种原因其余患者不愿意或者不能通过手淫达到性高潮。也可以观察到情感或心理创伤之后手淫刺激射精能力丧失者。一项临床样本中大约 75% 的患者

能通过手淫达到性高潮,然而其余的人不愿意或者不能如此(Perelman,2004)。

与其他类型性功能障碍的男人相似,DE 男性有严重的关系困扰、性不满、性生活焦虑和全身健康问题,且明显高于性功能正常的男性。此外,与其他性功能障碍的人群一样,据报道 DE 男性一般性交活动频率较低(Rowland et al,2005)。具有治疗指征的 DE 男性的显著特征是,他们在获得或维持勃起方面很少有困难或者没有困难。事实上,他们经常能够长时间的维持勃起。但是尽管 DE 患者勃起良好,与正常男性相比,主观性唤起呈低水平(Rowland et al,2004b)。

(三)射精延迟和不射精症的原因

DE 和不射精症可以是终身性或继发性、完全性或境遇性。许多病理生理情况与射精问题有关(框图 9-2)。这些异常包括先天性疾病、心理因素、男性盆腔肿瘤手术或放射治疗、神经系统疾病、内分泌疾病、感染和其他疾病。**如果病史或症状有提示时**,需要查找上述这些可能的原因。临床上 DE 最常见的原因是心因性 IE、阴茎传入神经退行性病变、老年男性帕金森病、性腺功能减退、糖尿病性自主神经病变、使用 SSRI 抗抑郁药和强镇静药、前列腺癌根治术或其他主要的盆腔手术或放疗。

(四)心理性射精延迟

心因性 DE 常被描述为 IE,通常与性交焦虑有关,焦虑可以使男性注意力分散,容易偏离正常情况下有增强性唤起作用的性暗示。其他心理动力学的解释强调性心理发育异常,将原发性早泄归因于许多情况,包括恐惧、焦虑、敌对、宗教的正统教条,以及人际交往困难(Munjack and Kanno,1979;Waldinger and Schweitzer,2005)。尽管其中某些因素可以导致个别男性 DE,但是对此还没有设计良好的对照研究,来充分支持以往任何假说(Waldinger and Schweitzer,2005)。

Masters 和 Johnson(1970)是首个提出部分男性的 DE 可能与宗教信仰的正统教条有关。这样的教条可能限制了学习射精所必需的性经验,或者可能抑制了正常的性功能。许多虔诚的宗教男性仅最低限度地手淫,甚至完全不手淫。对于他们或者其中部分人来说,射精的内疚和焦虑可能会产生病态的手淫模式,这反倒会导致 DE。这

些男性婚前通常与女性接触很少,尽管会约会,但是他们不太可能跟世俗中的男性一样,通过性交与伴侣体验性高潮。

框图 9-2	逆行射精、延迟射精、不射精症和性快感缺失症的原因
老年男性
阴茎传入神经变性
心理因素
抑制射精
先天性因素
苗勒管囊肿
午菲管异常
梨状腹综合征
解剖原因
经尿道前列腺切除术
膀胱颈切开
神经源性原因
糖尿病性自主神经病变
多发性硬化
脊髓损伤
前列腺癌根治术
直肠结肠切除术
双侧交感神经阻断术
腹主动脉瘤切除术
主动脉旁淋巴结切除术
感染因素
尿道炎
泌尿、男性生殖系结核
血吸虫病
内分泌因素
性腺功能减退
甲状腺功能减退
药物
α-甲基多巴
噻嗪类利尿药
三环类及 SSRI 抗抑郁药
吩噻嗪类药物
酗酒
选择性 5-羟色胺再摄取抑制剂

特殊而有力的手淫方式是一种自恋倾向,在与伴侣的性交过程中不能够被重复。男性从手淫中继发性唤起和愉悦感要大于来自伴侣的性刺激,因此成为 DE 的风险因素(Perelman,2005;

Perelman and Rowland,2006)。这些男性认为他们自己很难从伴侣获得高潮,因此会遭遇继发性 DE。尽管缺乏相应的主观性唤起,但他们似乎能够充分勃起进行性交(Apfelbaum,1989)。此种勃起给本人和配偶造成错觉,男性已经准备好性交并能够达到性高潮。配偶真实性交与手淫过程中的性幻想存在的显著差异,抑制了男性的性唤起,继而成为导致 DE 的病因(Perelman,2001)。

(五)内分泌疾病

甲状腺功能减退通常与射精功能障碍强烈相关,然而甲状腺功能亢进很少与 PE 有关(Carani et al,2005;Corona et al,2006)。同样地,性腺功能低下和低睾酮与 ED 或不射精症有关(Corona et al,2008,2011,2012)。高催乳素血症通过抑制下丘脑促性腺激素释放激素 GnRH 的产生,与低睾酮水平、性欲降低、ED 和 DE 有关。催乳素对射精的抑制作用可能通过 5-羟色胺系统介导(Corona et al,2006,2009)。

(六)医源性原因

任何改变神经递质水平的处方药物或娱乐性药物,例如 5-羟色胺、多巴胺或催乳素,均参与射精的神经中枢或外周神经控制,可以影响射精潜伏时间。SSRI 通常被用来治疗抑郁症,与性功能障碍的高发生率有关,多达 60% 患者报告 SSRI 相关的某种性功能障碍,最常见的是射精功能障碍(Montejo et al,2001;Delgado et al,2005;Madeo et al,2008)。具有直接和(或)间接多巴胺拮抗作用的抗精神病药或增加催乳素水平的药物(Roke et al,2012),也常与 DE 和逆行射精有关(Madhusoodanan and Brenner,1996;Raja,1999)。与抗精神病药有关的逆行射精被认为是由于膀胱颈水平的 α 肾上腺素能系统拮抗作用所引起的(Holtmann et al,2003)。

(七)男性盆腔癌的治疗

在癌症患者治疗中,患者的整体生活质量和性功能已成为关键问题。由于现代化手术技巧、化疗药物质量的提高和现代化放射技术,更多患者在不严重影响性功能前提下能够成功地得以治疗。

1. 前列腺癌

在西方国家,前列腺癌已经成为男性中最常见的恶性肿瘤。体外放射治疗(EBRT)和近距离放射治疗（BT），与开放或机器人辅助前列腺根治术（RP/RALP），是最常见有效的前列腺癌治疗方式。尽管引入了非常现代化的放射治疗（RT）技术，许多患者前列腺癌治疗之后的性功能障碍仍是问题。在 RP/RALP 后，男性无法射精，但是保留了性高潮的欣快感觉，同术前相比，高潮强烈程度会有或多或少地降低，还会经历性唤起阶段的尿失禁或性高潮排尿，即性高潮期尿失禁。

早在 1980 年就有前列腺癌根治术后射精障碍的报道（Van Heeringen et al，1988）。最近一些研究已经评估了前列腺根治术对性欲、射精和性高潮的影响。在 EBRT 之后，64 例患者中有43％的患者被报道性欲减退，57％的患者性高潮频率降低，所有男性射精量均减少（Helgason et al，1995）。Borghede 和 Hedelin（1997）使用有效问卷之后，56％患者报告射精能力降低。低龄和术前较高的性交频率是前列腺根治术后性功能保留程度的良性预测因子。

早期前列腺根治术研究也评估了性功能。早在 1979 年 Herr 就已经报道了 51 例耻骨后^{125}I 放射治疗的患者，其中 6％的患者丧失射精能力。在随后的一篇研究中，近距离放射后有 16％的患者发生干射症（Kwong et al，1984）。在两项研究中，所有患者之前都做过经尿道前列腺电切术（TURP），这两项研究中首次提到了射精不适（高达 25％）（Kleinberg et al，1994；Arterbery et al，1997）。在临床实践中，这种结果在 BT 术后相当常见，因为前列腺水肿可能降低尿道弹性和诱导射精不适。在一些患者中，射精不适在 BT 术后18～24 个月不会消失（Beckendorf et al，1996）。此外，在多达 50％的评估患者中提到性活动、性渴望和性欲的降低（Beckendorf et al，1996；Arterbery et al，1997；Borghede and Hedelin，1997；Joly et al，1998）。

几项研究报道了放疗后性欲减退和射精障碍。Daniell 和同事（2001）回顾性研究了前列腺癌放疗后的睾酮和其他激素水平，发现在 EBRT后的 3～8 年，睾酮水平低下，在老年患者中更加明显。尽管睾丸对放射非常敏感，但与对雄激素产生的影响相比，精子生成更容易受到影响。前列腺癌放疗的男性睾丸中所测到的放射剂量仅占可能影响雄激素产生所需剂量的 3％～8％，这可

能解释了睾酮水平的低下是由于衰老因素而非放疗所致。TURP 很容易导致逆行射精，因为认为它会干扰膀胱颈的闭合机制，这可能解释了在大部分 TURP 后的患者中出现的逆向射精障碍。

2. 直肠癌

有关直肠癌放疗后的性功能知之甚少。直肠癌术前放疗与局部复发率降低有关，可能对生存有利。在欧洲，低分期结肠癌中采用全直肠系膜切除联合术前放疗已经成为常规的治疗方法。锐性剥离直肠系膜、直视下保留盆腔自主神经对勃起和射精功能会产生非常好的结果。只有一项研究专门分析了结肠癌术前放疗对男性性功能方面的影响，虽然初步结论是它可能会损害男性性功能（Bonnel et al，2002），但是由于样本量太小而无法得出最终结论。

3. 睾丸癌

睾丸生殖细胞肿瘤比较少见，大约占到男性肿瘤的 1％。早期治疗后的长期存活率接近100％。因为睾丸肿瘤主要影响青年男性的生育功能及性功能，性功能及射精障碍尤为重要。非精原细胞瘤化疗后残余肿块进行腹膜后淋巴结清扫术（RPLND）的不良反应报道，比择期腹部放疗治疗精原细胞瘤所产生的性功能后遗症的相关报道更全面。不射精症大部分发生在进行非保留神经技术的 RPLND 患者中。经过仔细的解剖研究，改进的腹膜后淋巴结清扫术保留了神经，使80％～100％的 RPLND 患者保持有正常的前向射精（van Basten et al，1997），且在这些患者中性欲和性高潮基本正常。

放疗后 1％～25％的患者会报道性功能退化（Schover et al，1986；Tinkler et al，1992；Jonker-Pool et al，1997；Caffo and Amichetti，1999；Incrocci et al，2002）。Tinkler 和同事（1992）报道了行睾丸切除术和腹部放疗的 237 例患者，并与402 例年龄匹配的正常对照组对比。在包括勃起、射精和性欲等几乎所有的研究参数中，患者组的评分低于对照组（性高潮、性欲、性兴趣的减退）；较为特别的是，在性活动中的射精能力没有差别。但是，经历放疗的患者在精液量方面与治疗前对比显著减少。Caffo 和 Amicetti（1999）评估了 143 例行早期睾丸癌治疗患者的毒性和生活质量，在这些患者中，23％的患者报告有性欲减

退,27%会有达到性高潮的问题,38%有射精障碍,包括早泄。性欲、性高潮和精液量的减少与年龄负相关(Schover et al,1986)。Jonker-Pool 和同事(1997)报道了三组患者,包括放疗后、等待观察及化疗患者,经历过放疗的患者被报道有 22%性欲减退,等待观察组为 12%,治疗组为 30%。射精能力减退或缺乏在三组中被报道分别为 15%、7% 和 21%。性高潮减退为 15%、12% 和 30%。尽管没有统计学差异,但是在放疗组中射精和性高潮障碍比观察等待组高。Arai 和同事(1997)也报道了类似的结果:在将近一半的患者中被报道有早泄(Arai et al,1997;Incrocci et al,2002),但是与回忆的治疗前早泄相似(Incrocci et al,2002)。

由交感神经介导的上腹下神经丛负责射精,它是下段腹主动脉前神经纤维组成的网状结构。腹下神经从上腹下神经丛的下极沿两侧发出,并与 S_1 和 S_2 神经根联系。正常的泌精要求该系统的完整。在 RPLND,这些神经很难识别,可能会被损伤,导致精液量减少或干射症。直肠和前列腺肿瘤的 RT 手术范围包括了射精神经通路。交

感神经的损伤可能由放射引起,但是放射剂量似乎不能够完全解释射精功能障碍。性高潮甚至比射精机制更复杂,因为它也会受到皮质输入的影响。

(八)神经系统疾病

老年人阴茎快速传入神经和环层小体的退行性病变、糖尿病自主神经病变、多发性硬化和脊髓损伤常与 DE/不射精症有关。

脊髓损伤:脊髓损伤(SCI)后射精能力受到严重损害。Bors 和 Comar 强调脊髓损伤平面和损伤程度影响伤后勃起和射精能力(Bors and Comarr,1960;Comarr,1970)(表 9-3)。与勃起能力不同,脊髓损伤水平越低,射精能力保留程度会越好。完全性上运动神经元病变的患者,少于 5%保留有射精的能力。在低位运动神经元病变和胸腰交感神经活动正常的患者中,正常射精率更高达 15%,将近 22%的不完全性上运动神经元病变患者和几乎所有的不完全性下运动神经元病变患者保留有射精能力。在能够成功射精的患者中,性高潮的感觉可能会缺乏,逆行射精经常发生。

表 9-3 勃起、射精和性交障碍与脊髓损伤水平及严重性之间的相关性

脊髓损伤(%)		反射性勃起(%)	心理性勃起(%)	性交成功(%)	射精(%)
上运动神经元	完全	92	9	66	1
	不完全	93	48	86	22
下运动神经元	完全	0	24	33	15
	不完全	0	1	100	100

From Comarr AE. Sexual function among patients with spinal cord injury. Urol Int 1970;25:134-168.

在 SCI 伴有射精障碍的男性中采用的几种获取精液技术已被报道。震动刺激可以在 70%的 SCI 男性中成功获取精液(Brindley,1984)。通过电刺激腹下神经丛传出的交感神经纤维来获取精液,使用电刺激射精法是一种安全有效的方法。Brindley(1986)报道 71%的 SCI 男性通过电刺激射精法实现了射精。然而,震动刺激和电刺激射精法与高风险的自主神经反射失调显著有关。当这两种治疗形式导致自主神经反射障碍时,会导致严重高血压,使用速效血管扩张药,如硝苯地平预处理,可以将其风险最小化(Steinberger et al,1990)。

从 SCI 患者初次收集到的精液通常是陈旧的,而且质量差,伴有精子数量少、活力低下,但是在随后的刺激取精中精液质量可以改善。这种精液质量差的原因,可能是由于慢性尿路感染、尿液对精子的稀释、不同药物的长期使用、长期坐位引起的阴囊温度提高和前列腺液淤滞。SCI 男性的睾丸活检结果证实,睾丸存在广泛的睾丸功能障碍,包括精子发生和成熟停滞、输精管萎缩、生殖细胞发育不全、间质纤维化和睾丸间质细胞增生。此外,继发于长期

留置导尿管的前列腺炎、附睾炎和附睾-睾丸炎,可能导致精道梗阻性病变和睾丸损伤的突然发生。Ohl 及其同事(1989)报道,在那些不完全性的损害病变中,精子浓度和活动力均较高。在最近一项 40 例截瘫患者的联合分析研究中,22 例通过取精后人工授精或辅助生殖技术而成功怀孕(Dahlberg et al,1995)。

(九)先天性疾病

典型的先天性疾病包括男性苗勒管残留、未能完全吸收引起的苗勒管梗阻、午菲管异常(影响输精管、射精管和精囊功能),以及梨状腹综合征。

(十)感染性疾病

性传播感染,例如淋病或非特异性尿道炎,可能在男性生殖道的任何部位产生瘢痕和梗阻,尤其是治疗不及时的患者。尿道感染,尤其是并发附睾炎时,也可能在射精管水平位置产生梗阻。血吸虫病在非洲大部分地区流行,在从非洲回来游客中发生率逐渐升高,这些游客在享受水上运动时感染上这种疾病。疾病可以表现为血精症(McKenna et al,1997)、精道纤维化和钙化,可能会导致精道梗阻。泌尿生殖道结核会对男性的生殖道产生严重损害,因为结核灶愈合会伴随钙化,而结核钙化灶可能无法修复。

(十一)男性延迟射精的评估

评估男性是否存在延迟射精(DE)或不射精症,应该包括全面的病史和性史、查体、血清睾酮水平,而且根据上述评估内容的阳性发现而进行额外的附加检查。

首先要确定 DE 是原发性还是继发性,是完全性还是境遇性(框图 9-3)。确定每次性交中的成功射精频率、射精潜伏时间(即 IELT)。如果未发生射精,那么必须要明确是否存在性交中断、性交中断之前的性交持续时间、性交中断的原因(如乏力、阴茎疲软、射精乏味感,或者伴侣要求中断性交等),以及性交中断后在自我手淫或伴侣辅助手淫情况下是否可以射精。在性交或手淫过程中如存在射精前兆的感觉,表明如获得足够的性刺激,患者达到射精阈值的可能性很大。要注意引起 DE 症状改善或者恶化的变化因素。要注意男性放松心情、维持勃起和提高性刺激的能力,以及对性感受注意力集中的程度。

框图 9-3　延迟射精诊断问卷表以及直接治疗方法

诊断延迟射精的推荐问题

诊断

在性交过程中多久射精?

在性交过程中,插入之后要过多久你才射精或停止性交?

在性交过程中你什么时候不能射精,你多久能感到快射精了?

如果你不能射精,你为什么不停止性交?

你曾经有感到你已经射精但没有精液流出?

你会因为你的 DE 而感到烦扰、痛苦和(或)受挫吗?

在你自己手淫或和你伴侣一起时多久射精?

可选问题

辨别原发性和继发性 DE

你何时第一次出现 DE?

从你第一次性经历开始,同每个性伴侣的性交中,每次或几乎每次都出现 DE 吗?

评估勃起功能

你是否勃起硬度足够能插入阴道?

性交过程中你维持勃起是否有困难?

评估人际关系影响

你的伴侣对你的 DE 有多沮丧?

你和你的伴侣是否因此而不愿意性交?

DE 是否影响你整体人际关系?

既往治疗

你曾经接受过任何治疗吗?

对生活质量的影响

你是否因为你的 DE 感到焦虑、沮丧或尴尬?

应该要明确患者本人、性伴侣或两性关系相关的负面情绪是否存在及其程度,例如烦恼、痛苦、挫折或逃避性生活等异常情绪。确认性交频率和是否愿意开始性交的意愿强度,可以作为评价这些负面情绪简单有效的办法。非性的普通男女交往关系也应仔细询问。

在继发性 DE 的男性中,应该追问既往病史、手术史、用药史,以及重要生活事件或环境因素。这些事件可以包括各种生活压力和其他心理因素(例如妻子乳房切除术后、男性惧怕女方性交痛等因素导致的性刺激不充分)。也要注意社会或宗教信仰对性交的负面解释可能会干扰男性的性兴奋,例如某些宗教将性交认为是一种不洁的罪恶行为。

查体和生殖器检查需要重点确定睾丸和附睾是否正常,有无输精管缺如。建议早晨检查总睾酮水平和其他性激素和甲状腺激素水平。根据病史或查体的提示来决定是否进行影像学检查,根据结果确认或排除器质性疾病。除了明确的境遇性和心理性射精障碍外,大部分射精障碍的青年男性均应进行肛门指检,以确定前列腺大小、肛门括约肌张力和球海绵体反射水平。神经病变因素可能需要电生理检测来评估,包括与控制射精的阴部躯体感觉和运动诱发电位有关的神经通路、骶骨反射弧和交感性皮肤反应。

在没有顺行射精而出现性高潮,提示逆行射精,可以通过手淫后首次排出的尿液中出现精子来证实。如果致病原因不清楚,进行前列腺按摩分泌物和尿液培养、尿细胞学和血清前列腺特异抗原分析,将排除前列腺炎和膀胱前列腺肿瘤疾病导致的继发性逆行射精。睾丸和附睾的超声扫描检查可以明确其他局部疾病。

单侧或双侧射精管阻塞或者先天性输精管缺如的患者常出现稀薄(黏滑)、精液量小、无精子症和不育症。精液分析证明了无精子症或少精子症,伴有果糖浓度低和 pH 低。必要时需要转诊至泌尿外科医师进行泌尿系超声扫描,因为精道发育异常可能同时存在肾发育异常。输精管双侧缺如或畸形可能与囊性纤维化基因突变有关(Mickle et al,1995)。

(十二)男性射精延迟或不射精症的治疗

图 9-4 是一个 DE 管理的流程表(Rowland et al,2010)。应该针对性的病因治疗,对育龄男性要关注其男性不育的问题,包括患者/配偶性心理教育和(或)性心理治疗、药物治疗或综合治疗。处于生育年龄并经历过骨盆手术的男性及其配偶应该被告知,不射精症会导致不孕的风险,必要时可以使用取精技术和辅助生殖技术。

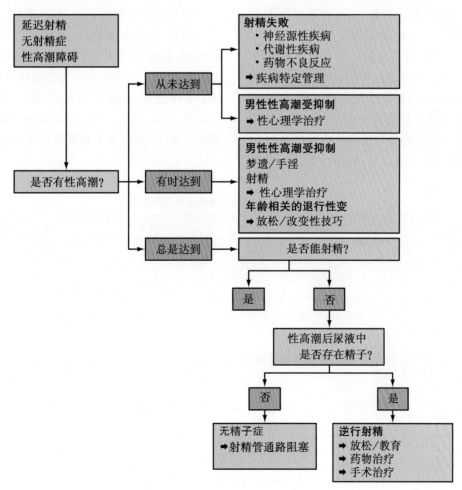

图 9-4　射精延迟、不射精症和性快感缺失症的管理流程

无论是否有明确的病理生理原因,患者需被告知要改变不健康的生活方式,包括和伴侣保持亲昵的两性关系、尽量少饮酒、在不疲劳的前提下增加性爱频率和提高性交技巧,例如盆底训练(Waldinger and Schweitzer,2005)。神经病理性的 DE 常常是不可逆的,因此患者可能被建议寻求替代方法来实现和伴侣双方的性满足。

1. 治疗延迟射精的心理策略

如果排除了器质性或药物性病因,就需要转诊至性心理治疗专家来评估病因中的心理性和行为性病因。心理治疗的疗效依赖于 DE 的严重程度和个人对性心理治疗专家的接受程度,以及依从性。

关于性心理治疗在药物治疗中作用的更多信息,请访问 Expert Consult 网站。

2. 射精延迟的药物治疗

DE 或 IE 的药物治疗成功率有限(表 9-4)。这些药物通过中枢多巴胺能、抗血清素或催产素作用机制或外周肾上腺素能作用机制来促进射精。然而,还没有任何药物被监管机构批准用于该治疗目的。被认为有潜在使用价值的大部分药物的效果是有限的,并会产生明显的不良反应,或者本质上说还都是实验性的。在心理性 DE 和神经病理性 DE 中的药物治疗结果是相对较差的。

α_1-肾上腺素受体激动剂,例如性交前按需服用伪麻黄碱(60～120mg 性交前 1～2h),或选择性去甲肾上腺素再摄取抑制剂(SNRI)抗抑郁药瑞波西汀(每天 4～8mg)可以抑制突触去甲肾上腺素再摄取,但这两种药物的作用有限。抗组胺药赛庚啶是一种中枢性 5-羟色胺拮抗剂,据说与抗抑郁药 SSRI 引起的性快感缺失症有关,但是还没有对照研究证实其确切疗效(McCormick et al,1990;Ashton et al,1997)。这些研究表明,性交前 3～4h 服药的有效剂量范围在 4～12mg,服用方法是以长期或者按需给药。然而,剂量过大引起的镇静效果可能会降低整体性交快感。

金刚烷胺作为一个能间接刺激中枢和外周多巴胺能神经的药物,按需服用(性交前 2d 使用 100～400mg)或长期服用(100～200mg,1 日 2 次),能提高服用抗抑郁药 SSRI 所引起性快感缺失患者的性刺激感受度,改善射精状况(Balogh et al,1992)。

尽管缺乏大样本量的 RCT 研究,许多其他种类的药物,包括卡麦角林、溴隐亭、安非他酮和丁螺环酮,据报道可作为治疗 DE 的潜在药物。需要关注的是 1 例其他治疗无效的性快感缺失症患者,在性交中从鼻腔内给予催产素成功病案(Ishak et al,2008)。然而,在缺乏强有力的 RCT 数据支持下,催产素不被推荐用来治疗 DE。

表 9-4 射精延迟和性快感缺失的药物治疗

药物	剂量	
	按需	日常
卡麦角林	—	0.5～2mg,每 3 天 1 次
金刚烷胺	100～400mg,性交前 2d	100～200mg,每天 2 次
伪麻黄碱	60～120mg,性交前 1～2h	—
瑞波西汀	—	4～8mg
催产素	24U,性交中鼻内给药	—
安非他酮	—	150mg,每 1 或 2 天 1 次
丁螺环酮	—	5～15mg,每天 2 次
赛庚啶	4～12mg,性交前 3～4h	—

要点:射精延迟

- 延迟射精和不射精症的原因多种多样。
- 射精失败可能是原发性(25%)或者继发性(75%),它可以是完全性的,出现在每一次性经历中,也可能是间歇性或境遇性的。
- 延迟射精应当进行病因治疗,并关注育龄男性的不育问题。
- 药物治疗延迟射精或不射精症成功率有限。

四、逆行射精

正常的顺行射精要求膀胱颈和近端尿道在射精过程中正常闭合。**手术操作会减弱膀胱颈关闭机制而导致逆行射精。**经尿道前列腺切开术(TUIP)会引起 5%～45%患者出现逆行射精(Hedlund and Ek,1985;Kelly et al,1989),其机制可能与重复 TUIP 手术或与 TUIP 手术切开部位包括膀胱颈或延伸至精阜有关。精阜水平尿道平滑肌的收缩功能,在预防逆行射精中的重要作用已被认同(Reiser,1961)。TURP 比 TUIP 会带来更高的逆行射精发生率。已有报道 TURP后逆行射精发生率从 42%～100%(Edwards and Powell,1982;Quinlan et al,1991)。尽管老年男性会顺行射精并伴有性高潮,但随着年龄增长,上述两种性反应会逐渐减弱。与年龄匹配的对照组相比,逆行射精在糖尿病中更常见($P<0.01$),据报道可达 30%,但是逆行射精与糖尿病病程、BMI、腰围或血红蛋白 A1c 或总睾酮水平没有统计学关系(Waldinger et al,2005a)。

逆行射精和泌精失败可以通过检测手淫后尿液标本中出现精子和果糖来加以区别。射精后尿液样本中,每高倍视野下出现超过 5～10 个精子就可证实逆行射精。在射精量小的患者中,如射精后尿液中精子数量比顺行射出的精液中含量多,表明大部分精液由逆行射精进入了膀胱尿液中(Sigman and Howards,1998)。

逆行射精的治疗:逆行射精可以通过膀胱颈重建手术治疗,但结果仍然很差(Abrahams et al,1975;Lipshultz et al,1981)。药物治疗是最有希望的方法。正如早前提到的,α-肾上腺素能神经支配膀胱颈的关闭和泌精。几种交感神经兴奋药物有关闭膀胱颈和泌精的双重作用,已经被认为可用于治疗逆行射精(Kedia and Markland,1975)。这些药物包括伪麻黄碱、麻黄碱、米多君、苯丙醇胺,它们通过刺激神经轴突末梢的去甲肾上腺素释放发挥作用,也可以直接刺激 α 和 β 肾上腺素能受体。最有用的是伪麻黄碱,性交前2～2.5h 服用 120mg。三环类抗抑郁药丙米嗪,可以阻断突触间隙中轴突对去甲肾上腺素的再摄取,偶尔也会有效果,使用剂量为 25mg,1 日 2次。当前的体会是长期使用丙米嗪治疗可能会更有效。尽管药物治疗不总会出现正常的射精,但它某些情况下会引起顺行射精,可以改善由于逆行射精导致的不育困扰。在通过手术或者药物没有实现顺行射精的患者中,精子获取和人工授精是另一种可替代的方法。精子获取的基本方法涉及回收手淫后导尿管或排尿而来的尿液,随后离心分离精子。

要点:逆行射精

- TURP 和糖尿病自主神经病变是逆行射精最常见的原因。
- 逆行射精或泌精失败可以通过检测手淫后的尿液样本中是否存在精子和果糖来区别。
- 药物治疗的成功程度具有不确定性,并与采用的药物有关,例如伪麻黄碱、米多君和丙米嗪等。

五、射精痛

射精痛,英文为 odynorgasmia,是一个疾病特征不太确定的综合征。它与尿道炎、BPH、急慢性前列腺炎、CPPS、精囊炎、精囊结石或射精管堵塞等有关(Weintraub et al,1993;Corriere,1997;Kochakarn et al,2001;Nickel et al,2005)。通常找不到明显的病因,射精痛在 LUTS/BPH男性中发生率为 17%～23%(Frankel et al,1998;Tubaro et al,2001;Brookes et al,2002;Vallancien et al,2003);同时患有 BPH 和射精痛

的男性有更严重的 LUTS 症状。此外,与仅有 LUTS 的男性相比,他们发生 ED 及射精量少的概率更高(Rosen et al,2003)。治疗 LUTS 使用的 α 受体阻断药物与射精痛有关。采用超选择性 $α_1$ 受体阻断药物阿夫唑嗪后,报告射精痛的发生率较低(van Moorselaar et al,2005)。射精痛治疗应关注明确及治疗潜在病因。

六、性高潮后疾病综合征

性高潮后疾病综合征(postorgasmic illness syndrome,POIS)近来有所报道,包含了一系列的症状,主要是发生在高潮后 30min 内,并与流感样症状有关的严重肌肉痛和疲劳。但是很难明确其特征,被描述为"罕见"疾病。

七、小结

近来的流行病学和观察性研究已经对 PE 和该功能障碍相关的负面心理影响提供了新的观点。最近 ISSM 依据多变量循证医学证据制订的原发性 PE 和继发性 PE 定义,为临床医师提供了一个更具有鉴别性的诊断工具,应该成为继发性 PE 临床诊断的基础。

尽管没有足够的经验证据来明确 PE 的病因,但有限的证据表明,原发性 PE 可能有遗传基础,继发性 PE 则最常见由性行为焦虑、心理因素或人际关系问题和(或)ED 引起,在较小程度上也可以因为慢性前列腺炎、慢性盆底疼痛综合征(CPPS)或甲状腺功能亢进引起。

当前的证据表明,性心理认知的行为治疗在现代 PE 管理中的作用有限,口服 SSRI 药物和局部麻醉药物的有效性和安全性已被证实。尽管达泊西汀对延长射精潜伏期中等有效,但在 PE 治疗中仍可能具有相当价值,一旦药品监督部门批准其适应证,大规模临床使用将进一步确定其临床价值。在主要国际同行评议的学术期刊发表设计良好的大样本 RCT 研究结果之前,曲马多、海

绵体注射疗法或替代医学治疗等均不被推荐使用。

DE 和不射精症存在多种多样的器质性和心理学原因,随着男性年龄老化将会更加常见。他们对男性和伴侣性满意度有重要的影响,在育龄人群中并可能导致不育。男性 DE 的治疗是性医学领域中最具有挑战性的典型疑难疾病,而治疗结果常令人失望。

参考文献

完整的参考文献列表通过 www. expertcon-sult. com 在线获取。

推荐阅读

Althof SE,Abdo CH,et al. International Society for Sexual Medicine's guidelines for the diagnosis and treatment of premature ejaculation. J Sex Med 2010;7;2947-69.

Corona G,Mannucci E,et al. Psychobiological correlates of delayed ejaculation in male patients with sexual dysfunctions. J Androl 2006;27;453-8.

Janssen PK,Bakker SC,et al. Serotonin transporter promoter region(5-HTTLPR) polymorphism is associated with the intravaginal ejaculation latency time in Dutch men with lifelong premature ejaculation. J Sex Med 2009;6;276-84.

McMahon CG,Althof SE,et al. An evidence-based definition of lifelong premature ejaculation;report of the International Society for Sexual Medicine(ISSM) ad hoc committee for the definition of premature ejaculation. J Sex Med 2008;5;1590-606.

McMahon CG,Jannini E,et al. Standard operating procedures in the disorders of orgasm and ejaculation. J Sex Med 2013;10;204-29.

Rowland D,McMahon CG,et al. Disorders of orgasm and ejaculation in men. J Sex Med 2010;7(4Pt 2);1668-86.

Waldinger MD,McIntosh J,Schweitzer DH. A five-nation survey to assess the distribution of the intravaginal ejaculatory latency time among the general male population. J Sex Med 2009;6;2888-95.

(蔡忠林　李宏军　**编译**　赵福军　田　龙　**审校**)

第10章 勃起功能障碍的手术治疗

J. Francois Eid, MD

自 20 世纪 70 年代中期以来,阴茎假体已用于勃起功能障碍(ED)的治疗(Scott et al, 1973;Small et al, 1975)。目前,每年约有 20 000 套阴茎假体应用于美国市场,占全球市场份额的 75%(Mulcahy and Wilson, 2006;Garber, 2008)。阴茎假体植入手术的主要目的是:使阴茎在硬度、周径与长度方面恢复到近似正常的勃起状态。由于 ED 常常与心理不满足感、失望和丧失自信联系在一起,故植入手术的另一个目标是使患者重获自尊并提高其生活质量。**ED 会持续困扰着患者,然而,接受假体手术后的 ED 患者可感受到一种几乎被治愈的自由感,而其他 ED 的治疗方法并未让患者获得这种感受**(Rajpurkar and Dhabuwala, 2003)。

阴茎假体装置植入的适应证包括:ED 保守治疗无效或拒绝采取保守治疗、ED 与勃起畸形并存的阴茎硬结症、不可逆的器质性 ED、阴茎纤维化、阴茎异常勃起后经非手术治疗无效、阴茎癌根治术后的阴茎成形术或变性手术,以及经其他治疗失败的心理性 ED(Anderson et al, 2007;Al-Enezi et al, 2011)。对其他治疗方法无效或无法耐受的 ED 患者而言,假体植入术是获得人工勃起的最有效方法(Bettocchi et al, 2010)。

一、假体的种类

近 40 年来,阴茎假体的设计经历了重大的改进,分为半硬性假体和可膨胀假体装置两大类(Scott et al, 1973;Small et al, 1975)。两者均可获得坚硬的阴茎勃起,区别在于阴茎的美观性不同,半硬性假体无法恢复阴茎的疲软状态。**假体的选择取决于医师的手术经验、保险覆盖范围、患者的喜好、术区解剖条件和(或)患者的病史。**

(一)半硬性假体

半硬性假体是一对植入阴茎海绵体的实心圆柱体。可以进一步细分为可弯假体和叠盘假体装置(图 10-1、图 10-2)。可弯假体装置的特点是允许 ED 患者在性交时阴茎向上伸直,在其他时间阴茎向下弯曲便于隐藏。叠盘假体通过内含金属芯连接一串聚乙烯盘,使其能够更好地保持伸直和折叠的状态。半硬性假体有数种直径和长度可以选择,其优点:相对便宜、易于植入(需要在白膜上做更大的切口)、易于使用及相对较低的机械故障率;其缺点:无法模拟阴茎的疲软状态、隐蔽性差,以及无法增加阴茎的粗度(Jain and Terry, 2006;Montague, 2011)。此外,随着使用时间的增加,假体周围形成的瘢痕组织囊渐渐松动,从而降低勃起的质量。应用半硬性假体装置辅助勃起时,阴茎的白膜存在弹性回缩,导致与半硬性假体装置末端接触的白膜更易萎缩,假体移向阴茎头的远端,并且可能从尿道口穿出(图 10-1、图 10-2)。

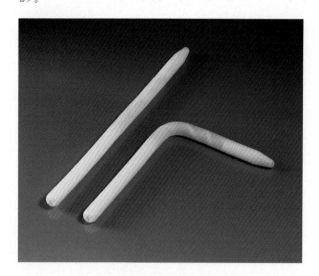

图 10-1 Coloplast Genesis 半硬性假体(Courtesy Coloplast Corp.,Minneapolis,MN.)

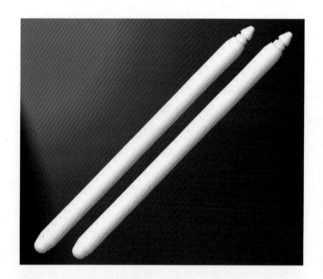

图 10-2 Spectra 半硬性假体(Courtesy American Medical Systems,Minnetonka,MN.)

(二)可膨胀假体

可膨胀假体勃起时,同时完成阴茎的伸长与增粗,且在不使用时保持阴茎疲软状态,这些设计使得可膨胀假体更接近于正常的阴茎勃起。可膨胀假体包含两个植入阴茎海绵体腔内的中空圆柱体,在性活动期间,通过盐水溶液循环完成阴茎勃起;性生活后,排出盐水溶液恢复阴茎疲软状态。

可膨胀假体可进一步细分为两件套装置与三件套装置。两件套装置由两个圆柱体和一个阴囊控制泵组成(图 10-3),圆柱体近端的储水囊预先填充盐水,并通过硅胶管预连接到阴囊控制泵上。按压控制泵中的阀门结构,将溶液从储水囊转移到每个圆柱体远端的膨胀部分。向下弯曲圆柱体几秒钟可以激活一个释放阀门,盐水溶液回流到储水囊中,从而使装置疲软(恢复装置非勃起状态)。圆柱体设有不同的长度和周径,便于个性化适配。圆柱体后方可延伸,使得两件套假体的长度适用于每位患者。

三件套装置由两个圆柱体、一个阴囊控制泵和一个盐水储水囊组成(图 10-4)。硅胶管把两个圆柱体连接到泵上,再将泵连接到储水囊上。反复挤压泵将盐水从储水囊输送到圆柱体,使得阴茎达到足够的硬度,按下泵中的阀门,可以恢复装置非勃起状态。与两件套装置类似,三件套装置也可以选择长度和周径及后部延伸长度。单触控释放模式和新近在泵方面的其他创新设计,使得盐水回流到储水囊这一操作变得更加便捷。

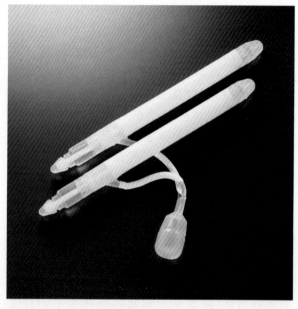

图 10-3 Ambicor 两件套假体(Courtesy American Medical Systems,Minnetonka,MN.)

无须植入单独的储水囊是两件套装置优于三件套装置的一大优点,不仅为泌尿外科医师的手术提供了便利,并且适用于结肠造口术、回肠造口术、肾移植或广泛的盆腔手术后难放置储水囊的患者。通过对泵的数次按压，两件套装置也能达到完全膨胀。然而，两件套装置的泵又小又硬，使得患者操作困难。另外，植入两件套装置需要更大的白膜切口。**相比较而言，无论从外观还是感觉上，三件套假体装置模拟更为自然地勃起，使用时更坚硬，不用时更疲软**（图 10-5）。

最初，半硬性假体比可膨胀假体装置更受欢迎，主要是因为它们更容易植入，且机械故障率低（Wilson and Mulcahy，2006）。然而，随着三件套假体机械可靠性的增加，半硬性假体的优势渐渐消失。目前在美国境内，70% 的患者选择植入了三件套假体装置，20% 的患者植入了两件套假体装置，10% 的患者植入了半硬性假体。而在其他地区，出于对成本考量，植入半硬性假体和可膨胀假体的患者的比例各占 1/2（Mulcahy and Wilson，2006）。

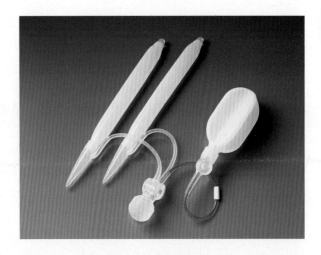

图 10-4　Coloplast Titan 零度圆柱体、控制泵、锁定阀储水囊的三件套假体（Courtesy Coloplast Corp.，Minneapolis，MN.）

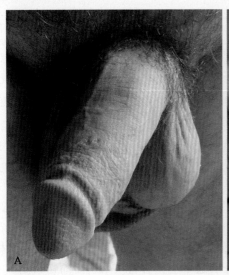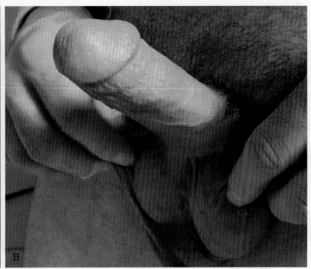

图 10-5　植入三件套假体患者疲软及勃起的阴茎，植入装置为 Coloplast Titan 零度圆柱体及控制泵式假体

二、术前患者评估与准备

虽然阴茎假体植入术是一种治疗 ED 非常有效的方法，但它是一种不可逆的手术，同时伴随着许多风险，所以，对患者审慎的评估和准备至关重要。充分的术前评估和教育有助于确定候选患者，也有助于在任何特殊情况下选用最优的假体类型。表 10-1 列出了选择假体的更多细节。

与患者第一次交流旨在提供信息，焦点不应放在决策上，让患者了解各种治疗 ED 的可选方案的有效性，以及阴茎假体手术潜在的禁忌证是更为重要的（框图 10-1）。给患者操控假体样品的机会并展示如何使用，有助于患者植入假体装置后的实际使用。首诊时，患者看到整个三件套假体设备可能会感到恐惧和不知所措。最好的做法是让患者先观看已接受植入患者的视频和照片，进而初步了解假体的外观和功能（Bettocchi et al，2010）。接下来，可以让患者操控假体样品的控制泵，而不必操作假体的储水囊及圆柱体。重

表 10-1   假体的选择

ED 患者病情	推荐假体	理论依据
海绵体纤维化（如继发于阴茎异常勃起）	AMS 的 CXR-细圆柱体型或 Coloplast 的细小型	海绵体腔空间不足
阴茎硬结症/阴茎弯曲	AMS 的 CX，Coloplast 的 Titan 或可弯假体	允许阴茎膨胀，但无须增长，避免阴茎弯曲加重
手部灵巧度受限或智力低下	可弯假体或半硬性假体	易于操控
阴茎长度<20cm	AMS 的 CX、LGX 或 Coloplast 的 Titan	允许最大数量的流体在圆柱体和储水囊之间流动，以获得最佳的硬度与柔韧度
小且细的阴茎	AMS 的 LGX 型	圆柱体可增长 18%，狭长的内腔防止膨胀时圆柱体变形
股动脉旁路全膀胱切除＋人工新膀胱术	AMS 的两件套假体 Ambicor	避免放置储水囊
广泛的腹部/盆腔开放手术及机器人辅助前列腺切除术后	AMS 的 Ambicor 或带有隐蔽储水囊的 AMS 的 CX，LGX 三件套假体	将储水囊置于腹横筋膜上的肌肉下面
神经损伤	AMS 的 CX 的柔软圆柱体型	腐蚀率低
白膜萎缩	AMS 的 CX	
组织脆弱及手无力的老年患者	AMS 的 CX 的瞬时压力泵型	AMS 的圆柱体更柔软，瞬时压力泵使得阴茎疲软操作更容易
具有更大更强壮阴茎的年轻患者	Coloplast 的 Titan，零度圆柱体、控制泵型	勃起时圆柱体更粗、更宽及更小、更隐蔽的泵
长度>20cm 和周长>21mm 的阴茎	Coloplast 的 Titan 20、22cm 或 XL 24～28cm 零度圆柱体型	Titan 圆柱体的周长可以达到 22mm，而 CX 可以达到 18mm

<table>
<tr><td colspan="1">框图 10-1   阴茎假体手术的潜在禁忌证</td></tr>
</table>

- 境遇性 ED/心理性 ED
- 人际冲突相关 ED
- 潜在可逆性 ED
- 无法操作
- 卫生问题及皮肤洁癖
- 不接受合并用药者（例如：高血压或糖尿病）
- 脊髓损伤
- 未控制的糖尿病

From Garber BB. Inflatable penile prostheses for the treatment of erectile dysfunction: an update. Expert Rev Med Devices 2008;5（2）:133-44; and Al-Enezi A, Al-Khadhari S, Al-Shaiji TF. Three-piece inflatable penile prosthesis: surgical techniques and pitfalls. J Surg Tech Case Rep 2011;3（2）:76-83.

要的是确保患者理解阴茎假体植入不会改变阴茎的感觉、性高潮和射精功能，而且不需要切除患者的任何组织器官即可植入假体。在看到假体装置时，患者通常会担心植入术所需的切口的大小，需告知患者手术仅需一个 1 英寸（2.54cm）的切口，从而消除患者这方面的担忧。

全面回顾患者的用药史、手术史和性生活史，对于评估既往非手术治疗的效果、选择最合适的假体类型、确定禁忌证，以及降低潜在不良事件的危险因素至关重要（Ulloa et al，2008；Wilson and Mulcahy，2006）。例如，应在术前治愈任何已知感染，糖尿病患者应积极控制血糖。框图 10-1 列出阴茎假体手术的潜在禁忌证。

评估还应进行详尽的泌尿检查，包括在海绵体内注射血管扩张药之后，应用阴茎多普勒超声评估 ED 的严重程度、阴茎血流、勃起状况，以及了解阴茎的解剖情况。血管扩张药注入阴茎后，阴茎更容易伸展,易于显示及评估阴茎的异常情况,例如阴茎短小、沙漏畸形或弯曲,在测量和记录伸展的阴茎长度的同时,向患者展示植入假体后能够达到的阴茎大小。在流程表上记录这些数据,用于术中确认测量的膨胀圆柱体长度与之相匹配。

最后,在讨论了手术程序、术后康复、潜在并发症(特别是可能需要手术干预的并发症)和预期结果之后,需获得患者的知情同意。确保患者(理想情况下和他的伴侣)对预期的结果有理性的预判是必不可少的(Anderson et al,2007)。更为重要的是,患者须了解植入过程是不可逆转的,放置假体设备会永久改变阴茎海绵体,丧失之前存在的勃起能力。**患者还应了解术前疲软状态下,完全伸展的阴茎长度通常是假体置入术后可以获得的阴茎最大长度,手术可能会导致一定程度的阴茎缩短和阴茎头变软**(Montague and Anger-meier,2003)。

为了减少术后感染的发生率,患者在手术前必须使用氯己定肥皂清洗 3d。美国泌尿协会还建议,任何涉及假体植入的开放手术前,需要针对革兰阳性和革兰阴性菌预防使用抗生素(Wolf et al,2008)。此外,患者应在手术前 7d 内避免服用阿司匹林和非甾体类抗炎药,因为这种药物会增加术后出血的风险。带有药物支架或既往有冠状动脉疾病病史的患者除外,应继续服用小剂量阿司匹林(81mg),包括手术当日也需服用。

要点:术前患者准备

- 患者通常会担心植入术所需的切口的大小,需告知患者手术仅需一个 1 英寸(2.54cm)的切口。
- 更为重要的是,患者须了解植入过程是不可逆转的,放置假体设备会永久改变阴茎海绵体,丧失之前存在的勃起能力。
- 患者还应了解术前疲软状态下,完全伸展的阴茎的长度通常是假体置入术后可以获得的阴茎最大长度。
- 确保患者(理想情况下和他的伴侣)对预期的结果有理性的预判是必不可少的。

三、术前准备与手术方法

手术方法取决于外科医师的喜好和植入假体的类型。本节重点介绍三件套可膨胀假体,因其在美国最为常用。三件套假体可以通过阴囊或耻骨下切口植入,对医师和患者来说,每种方法均各有利弊。选择耻骨下切口入路更有利于储水囊的植入;而经阴囊切口入路有利于控制泵的精确放置和更好地隐藏圆柱体与控制泵之间的连接管道。如果计划植入一个标准的三件套假体(如12～14mm),推荐在手术时同时准备更小号或者半硬性假体(如9～11mm),便于医师因不可预期的解剖限制导致植入多件套假体困难时,灵活选取较小的假体类型。例如,植入较为细小的假体优于冒着尿道穿孔的风险尝试对纤维化、瘢痕严重的白膜强力扩张。随着时间的推移,通过小号的假体对白膜的扩张,3～6 个月后,患者有机会更换三件套假体。

尽可能地缩短手术时间是十分重要的,这可以降低感染的风险。可以通过使用一套专用的外科器械来实现,这些器械连同缝合线及其他必要的设备需方便取用。手术室应配备的特殊器械、缝线、针头和各种圆柱体型号已在其他地方介绍过(Eid,2003)。至关重要的是,在进行最后消毒之前,所有器械都要彻底清洗,去除所有潜在的感染风险。尽可能少地使用器械,并限制与护士之间来回传递器械的范围,从而进一步降低感染的风险。理想情况下,应尽量减少进出手术室的人员,并应采用层流手术室来减少手术部位的感染。

麻醉医师决定麻醉方式,全身麻醉、局部麻醉、脊神经麻醉或神经阻滞麻醉均可实施假体植入术。脊神经麻醉的好处之一是它同时阻断了副交感神经和交感神经系统,导致阴茎扩张,为手术提供了方便,同时增加了腿部的血流量,这降低了发生深静脉血栓的风险。脊神经麻醉的不足是,患者需要在恢复室观察更长的时间,需留置导尿管,并在 24～48h 后拔除。全麻的一个风险是拔管诱发强烈的咳嗽反射可能会导致储水囊从外环口脱出。

患者住院当日接受阴茎假体植入术,并在同一天出院(门诊手术优于住院手术,因为后者增加了与重病患者交叉感染的风险）。患者术前用抗菌氯己定洗液洗澡，手术采用仰卧体位。手术台垫高臀部从而抬高骨盆和使下腹部平坦，这样可以更好地显露大腿根部，使得下腹部肌肉伸展，为储水囊的放置提供对抗牵引的作用。患者需备皮，术前氯己定液清洗生殖器区域。应用氯己定或 70％乙醇消毒皮肤，并根据院内最常见的耐药菌谱，静脉注射抗生素以防止革兰阳性和革兰阴性菌的侵袭。使用带有开小窗的碘伏罩覆盖术野皮肤，显露阴茎阴囊切口部位。插入并遮盖住 Foley 导尿管，触诊识别尿道，并在之后的手术过程中避免损伤尿道。最后，用跨越阴茎背侧根部的软管将 Scott 牵引器固定。大而钝的黄色钩比小且锐利的蓝色钩暴露得更好，并且将损坏假体设备或外科手套的风险降到最低。

从这个角度出发，根据外科医师的喜好，运用这种新的"无接触"外科技术可以减少阴茎假体感染（Eid et al,2012）。根据这项技术的要求，所有用于皮肤切口的手术器械都认为是被污染的，在放置圆柱体之前需移除术野，每位术中接触过皮肤的医师需更换手套（图 10-6）。

一项评估研究报告显示，无接触技术的感染率为 0.46％（Eid et al,2012），然而，无论采用何种技术，都必须尽量减少植入设备的所有部件与患者皮肤的接触，因为大多数阴茎假体的感染是由附着在装置上的皮肤菌群带入患者体内引起的。

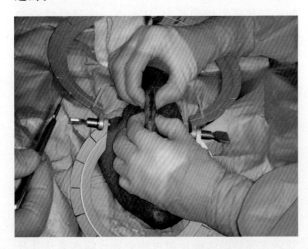

图 10-6　通过 Foley 导尿管确定尿道

（一）圆柱体的放置

阴囊高位正中入路位于阴茎阴囊连接处下 1 英寸左右，此入路优于传统的阴茎阴囊联合切口，因为切口长度不超过 1 英寸，便于缝合，不会留下瘢痕，且术后出血、肿胀和疼痛更少。此入路也适用于暴露不同体型患者的阴茎。阴囊高位入路也优于阴囊下入路，因为阴囊下入路使得控制泵更易迁移到阴囊内较高的位置，导致阴囊的前侧方突起更明显，更易在阴茎根部触摸到假体管路。确定切口时，将阴囊皮肤推到阴茎根部的轴线上，周围的组织通过固定在拇指和示指之间的 Foley 导尿管和尿道来侧向推开（图 10-6）。

垂直向下直至尿道的切口使解剖操作简化。此切口可减少术后肿胀和水肿，使尿道管与厚厚的皮下组织在皮肤缝合线上完全分离，并且利于更好地关闭切口。阴囊切口有利于将控制泵的输入管隐藏得更深（图 10-6）。使用 3M 无菌帘以覆盖术野并在伤口上开窗，Scott 牵开切口。用额外的四个钝钩将无菌帘固定于阴囊切口边缘，将拉钩固定于牵开架上来收紧切口处的皮肤和无菌帘（图 10-7）。此后的手术操作均是通过此窗口完成，从而避免了植入假体与皮肤之间任何直接或间接的接触。

在尿道两侧识别阴茎海绵体的白膜（图 10-8），预置 3-0Rb-1 聚二氧酮缝线（PDS），并在尿道外侧的海绵体上切开 1cm 的切口（图 10-9），切口应局限于白膜，避免损伤阴茎海绵体组织。海绵体上的切口靠近尿道侧，可使圆柱体和控制泵之间的管路垂直向下，减少患者触碰阴茎底部管路的机会。

在两个方向上均应用钝剪刀建立白膜和海绵体间的腔隙（图 10-10），使用海绵体扩张器（Lone Star Medical Products,Stford,TX）或黑格扩张器续贯扩大空间。超过一半的手术相关并发症发生在植入圆柱体的过程中（Henry and Wilson,2007）。**在手术操作中，无论是远端扩张还是近端扩张时，均应避免暴力操作，从而避免白膜穿孔和尿道在尿道口或阴茎脚部位的损伤**（Sadeghi-Nejad,2007）。使用特殊的扩张器，例如 Rossello 或 Uramix 双刃海绵体扩张器或 Otis Urerotome，可以在海绵体纤维化的情况下减少白膜穿孔的风险（Bettocchi et al,2008）。

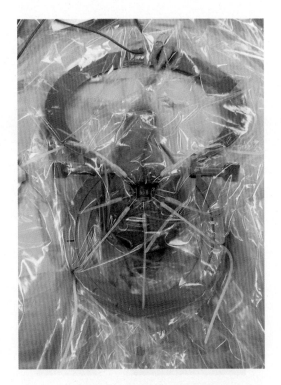

图 10-7　3M 无菌 1012 荧光帘开窗覆盖伤口并用黄色的拉钩牵开阴囊切口

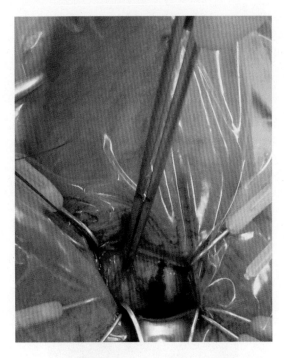

图 10-8　尿道旁左侧白膜上标记 1cm 的切口位置

在扩张筋膜远端或近端的初始阶段,为防止扩张进入对侧海绵体,应通过牵引阴茎头保持阴

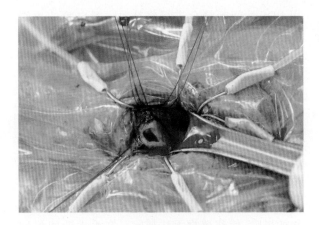

图 10-9　切开白膜的位置及长度

茎体伸直,扩张时保持弯剪刀远离阴茎的中线,直到白膜的尖端(图 10-10)。沿阴茎海绵体肌肉组织周围静脉丛的层次扩张更为合理(相对于海绵体肌的中央通过)。如果扩张到对侧海绵体,识别并即刻纠正优于进一步扩张或插入圆柱体之后再处理。

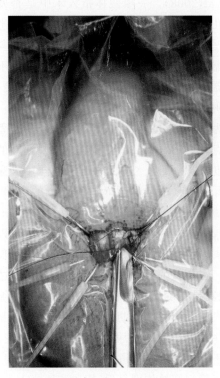

图 10-10　应用钝头 Mayo 弯剪刀进行初始扩张

为修复远端穿孔,应通过皮肤横切口显露受损的白膜尖端,并显露靠近阴茎头的白膜,通常可在阴茎海绵体腔远端的内侧打开一个小窗,并采

用 PDS 针间断缝合进行修补。远端白膜的顶端需要再一次连续缝合关闭,穿孔侧选择一个稍短的圆柱体,从而防止圆柱体的远端停留在修补处尿道的缝线上。一种更保守的方法是终止手术,3个月后,患者再次接受假体植入术。这种方法的缺点是海绵体的长度会缩短,且穿孔处的瘢痕更加难以扩张。如果在两侧海绵体扩张后发生穿孔,可以在非穿孔侧放置一个半硬性的圆柱体,以保持阴茎的长度。应避免使用 Dacron 或 Gore-Tex 套筒,两者明显增加了感染和组织长入移植物的风险,使移植物无法摘除。在手术期间评估近端穿孔时,可在每个海绵体腔内放置扩张器,比较两侧的深度从而确定其中一侧过深地穿入会阴内。修复的方法为:通过在圆柱体输入管的上方和下面预置缝线组织,将圆柱体锚定在其周围的白膜组织上从而防止圆柱体向近端移动,使得穿孔愈合。另一种方法是,应用不可吸收的缝合线穿过可填充圆柱体的固体部分制造吊索(Bettoc-chi et al,2008)。一项假体植入术中是否发生白膜穿孔的比较研究提示:对于初次植入的患者来说,扩张是没有必要的。研究人员报道说,与使用扩张器以利于圆柱体置入的患者组相比,不使用扩张器进行假体植入的患者组,术后疼痛更少,且增加阴茎的长度(Moncada et al,2010)。

为了选择最佳尺寸的圆柱体,应根据固定的参照点,例如牵引缝线,测量其近端及远端的海绵体长度(图 10-11)。过长的圆柱体会导致穿孔和 S 形阴茎畸形,这会增加假体弯曲点的磨损,并导致机械故障(Wilson et al,1996;Montague,2011)。与之相反,植入过小的圆柱体不足以支撑阴茎头;这种情况可简单通过增加延长帽长度来解决。**在测量的过程中,注意不要将阴茎过度伸展,尤其是在测量近端时。**用盐水灌洗海绵体腔制造人工勃起可以帮助评估阴茎是直的还是弯曲的。注意导尿管周的尿道口是否有冲洗液漏出,有助于评估潜在的尿道损伤。

当确定圆柱体型号后,假体装置放入术野内,并排出圆柱体和控制泵内的空气后准备植入。每个圆柱体远端的牵引缝合线固定在 Keith 针上,并通过 Furlow 引导器沿阴茎长轴侧面穿过阴茎头,牵引圆柱体到海绵体的远端(图 10-12)。

在圆柱体置入海绵体腔之前完成 Keith 针的

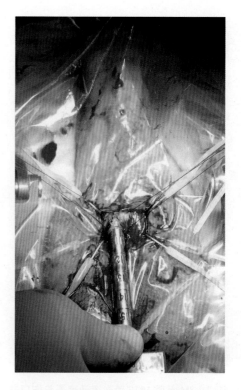

图 10-11　使用 Dilamezinsert 确定远端海绵体腔长度

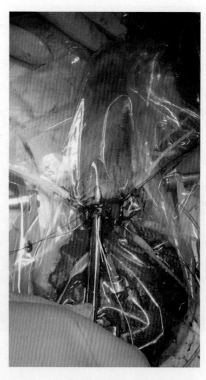

图 10-12　通过开槽引线器牵引右圆柱体上的缝线

导引过程,从而避免损伤假体装置(Bettocchi et al,2010)。因为大部分圆柱体都已经连接了控制泵,所以植入前确定圆柱体的方位很重要,避免置入圆柱体后连接控制泵的管道相互交叉。当两侧的引导线已经(穿出阴茎头)放置完毕后,首先将圆柱体的近端植入,将圆柱体折叠,将其远端置入白膜上的切口后,牵拉引导线完成圆柱体的植入。

每根圆柱体应平整置入海绵体腔内,若海绵体出现皱褶即提示植入的圆柱体过长或其近端未放置到位。

当双侧圆柱体植入后,作为临时储水囊的注射器,将 60ml 生理盐水注入圆柱体,评估其勃起状态的长度和质量。然后使圆柱体疲软,再次检查确定植入圆柱体的尺寸。这些检测也有助于识别圆柱体机械故障或破损。如果需要调整圆柱体的长度,在将圆柱体移出海绵体腔,更换或移除延长帽前,需要完全排出其内部的盐水,这样更有利于操作且降低损伤圆柱体的概率。**每一次移动、调整或重置圆柱体进入海绵体内的操作都可能污染圆柱体,破坏无菌状态,尤其发生在触碰皮肤后。**

应用 3-0PDS 连续止血缝合或应用预置的 3-0PDS 类似的缝合严密地关闭白膜(图 10-13)。虽然前一种方法花费更多的时间并有缝针损伤圆柱体的可能,但因其缝合更为严密而被推荐。关闭白膜后,需要数次开关控制泵,同时评估圆柱体的尺寸和位置。**如果应用后一种方法缝合,无法严密关闭白膜,需放置引流管引流出血和预防阴囊血肿。**

(二)控制泵的放置

在置入储水囊前放置控制泵,可最大限度减少泵阀与皮肤接触的时间。应用 Allis 钳轻柔地钳夹阴囊,尿道下距尿道 2~3cm 建立腔隙。用闭合的鼻镜从阴囊肉膜 1cm 的切口置入,在双侧睾丸之间指向阴囊底部,并到达尿道前 1~2cm 的深度。鼻镜用来在双侧睾丸之间稍靠后位置的阴囊脂肪层内建立一个腔隙(图 10-14)。

在到达阴囊底部前保持鼻镜的关闭状态是很重要的,防止包裹控制泵腔隙的过度扩张并且预防泵阀的远期移位,避免患者难以触碰到控制阀。**放置的最佳位置是控制阀上的泄水阀容易被患者识别同时又不引人注意,连接管路不被患者和其**

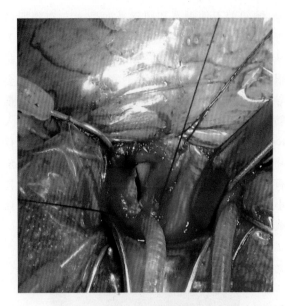

图 10-13　右海绵体切开术后的密闭缝合

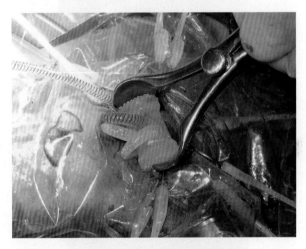

图 10-14　控制泵放置于阴囊内

性伴侣察觉。严密止血后,关闭控制泵的间隙。控制泵周围的出血导致感染、血肿形成及后期在泵周形成厚鞘,推迟患者使用假体装置的时间,并且使得患者触发装置变得困难。

(三)储水囊的放置

在放置储水囊之前,确保膀胱空虚很重要,这可以避免膀胱穿孔。向头侧牵拉阴茎,触诊大腿根部,钝性分离 Scarpa 筋膜,靠近阴茎根部与大腿之间及精索旁边,可以触及一个薄弱的部位,随后,术者的手指面向耻骨支,标识腹股沟外环,在阴茎根部和术者的手指之间,将大且钝梅奥弯剪刀置于耻骨支旁。剪刀尖端位于耻骨支旁,倾斜剪刀使得其和腹壁平面呈90°,在腹股沟管后壁上建立一个0.5cm的小缺口,控制剪刀从耻骨支上方进入且扩张的深度在1cm之内是很重要的。避免腹股沟管不完全贯穿,因为这会导致腹横筋膜与腹内斜肌的底面分离,降低腹横筋膜的对抗牵引,从而更难刺穿腹股沟后壁进入Retzius间隙。当腹股沟后壁的缺口建立后,移除剪刀更换侧翼为8cm的鼻镜(图10-15)。没有必要进一步扩张Retzius间隙,并且必须非常小心防止腹股沟管壁上缺口过大导致储水囊疝或储水囊移位。

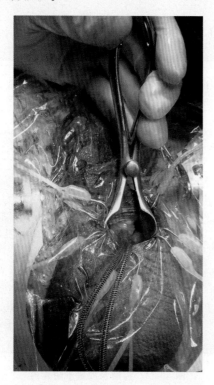

图10-15 储水囊放置于Retzius间隙

对于接受过植入网片的疝修补术患者,这步操作可能会变得困难。在这种情况下,可以另做切口以便于放置储水囊或将储水囊放置在肌肉下面。后一种方法可能使储水囊容易触及甚至可见(Henry and Wilson,2007;Al-Enezi et al,2011)。对于接受过盆腔手术的患者来说,试图以常规方式放置储水囊将会导致灾难性的结果,如肠道损伤、大血管损伤或将储水囊置入膀胱、结肠或腔静脉。储水囊放置在Retzius间隙只适用于以前未做过盆腔手术的患者。对于接受过机器人前列腺切除术、全膀胱根治术、经腹会阴直肠切除术、骨

盆骨折史导致膀胱破裂及骨盆手术后的所有患者,应另做切口或肌肉下放置扁平的储水囊(图10-16)。值得注意的是,放置在腹横筋膜上肌肉下的储水囊会导致假体装置自发勃起,通常发生在储水囊液体的压力超过泵阀的控制范围(Levine and Hoeh,2012)。

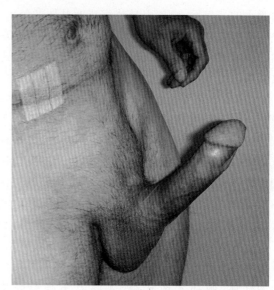

图10-16 右下腹切口肌下置入储水囊术后两周外观图。用于机器人辅助前列腺切除术后的患者(植入的圆柱体为Titan 24cm XL)

当长鼻镜进入并打开Retzius间隙,外科医师用示指确认位置。通过鼻镜将排空的储水囊放置在膀胱旁,移除鼻镜,储水囊内注入适量的盐水。轻轻压迫下腹壁完成压力测试。一个明显的可以触及的储水囊或盐水反流入注射器表明储水囊未放置到正确的位置。使用注射器作为临时储水囊进行测试,确认储水囊位置正确并检查负压。重要的是在连接储水囊的管路前,假体装置应处于完全疲软状态。**必须尽力防止术后设备的自发膨胀。**愈合期间保持储水囊部分充盈,保证其存储足够体积生理盐水的能力。如果出现血尿,表明可能损伤膀胱壁,必须在关闭伤口之前排除其可能性。

(四)关闭切口

关闭切口前,清洗手术部位并进行反复检查止血。确认已止血后,关闭Buck筋膜与肉膜,最后关闭皮肤。应用不可吸收缝线的好处是术后3d即可开始温水洗浴(站立位,避免坐浴),这有

助于缓解疼痛,减少肿胀或水肿,并保持阴囊清洁。导尿管可以患者回家后在次日晨起拔除,拆线需 14d 后。

可膨胀阴茎假体植入术后使用闭式负压引流减少血肿的风险是有争议的。两个回顾研究调查显示,负压引流的使用没有得出一致的结论,仍没有随机对照临床试验评估假体植入后使用负压引流的功效(Wilson et al 1996;Sadeghi-Nejad et al,2005;Kramer et al,2011)。支持者认为会降低阴囊水肿,增加舒适度,更早地启用设备。反对者认为,引流增加感染风险、引流管断裂、放置期间出血及损害假体设备,且患者需回到诊所移除引流管而带来的不便(Sadeghi-Nejad et al,2005;Kramer et al,2011)。2000—2012 年,在 Medline 和 EMBASE 数据库中发表的阴茎假体手术的回顾文章中得出结论,不推荐使用负压引流减少手术的感染率(Elmussareh et al,2013)。**如果医师对止血不满意,手术区域应放置负压引流。**

要点:术前准备与手术方法

- 尽可能缩短手术时间降低感染的风险。
- 尽可能减少植入设备的所有部件与患者皮肤的接触。
- 扩张时避免暴力操作,以防止白膜穿孔。
- 对于所有病例来说,均应准备细的可膨胀假体和半硬性假体以应对难以植入三件套假体的可能。
- 对于以前做过盆腔手术的患者,储水囊不应放置在 Retzius 间隙内。
- 出血控制不理想时需应用闭式引流。

四、术后护理

阴茎假体植入的结局与手术后护理息息相关。因假体植入手术通常为门诊手术或 23h 的留观手术,导尿管和引流管(如果使用)在术后第一天晨起拔出(Garber,2008)。前瞻性研究显示,术后预防性应用抗生素的有效性并没有得到证明且仍有争议。虽然没有关于术后口服抗生素的类型或持续时间的共识,但是调查 216 名泌尿科医师后发现,大多数医师仍为术后患者应用 7d 的抗生素,并且偏爱喹诺酮类的抗生素(Koves et al,2011;Wosnitzer and Greenfield,2011;Elmussareh et al,2013)。

术后第一周,患者应避免坐位压迫阴囊(因其导致控制泵向上移位),避免提拉超过 15 磅(6.81kg)或任何可能导致储水囊移位到腹股沟管的其他活动。**术后 1 个月内应穿着简洁风格的内衣,直到第一次使用假体前,阴茎应靠在下腹部,阴茎头部指向肚脐。阴茎保持这样的位置促进圆柱体周围纤维囊的形成,有利于装置勃起的方向向上。它还有助于愈合过程中,防止阴茎向下弯曲**(Wilson and Mulcahy,2006;Montague,2011)。

如果患者植入储水囊为不具有锁定阀的类型,应该告知患者术后假体装置有自发膨胀的可能,通常在腹腔压力增高后发生。自发膨胀令人尴尬,且增加圆柱体侵蚀的风险(Abbosh et al,2012)。如果出现了自发膨胀,患者需要早于常规提前回到诊所复诊,接受如何使得假体装置疲软的指导。通常在 3 个月后,储水囊周围形成的纤维囊可以保护其弱化外周压力的变化,减少自发膨胀的发生率(Wilson and Mulcahy,2006)。**让患者知晓在储水囊完全充盈而不是部分充盈的状态下形成纤维囊是很重要的。如果储水囊在部分充盈的状态下形成纤维囊,纤维囊将限制未来储水囊的扩张,导致圆柱体的液体不能完全回流至储水囊,并有引起自发膨胀的可能,必要时需要再次手术修正。**Abbosh 及其同事(2012)描述了在门诊应用腹腔镜切开纤维囊的术式来解决这一问题。

患者术后疼痛的程度因其耐受度和既存条件而异(例如神经病变)。阴囊瘀伤和肿胀很常见,阴囊血肿消退常规不需要手术干预(Wilson and Mulcahy,2006)。通常术后一周内给予口服麻醉药,根据需要给予非甾体类抗炎药物;冰袋可能会间歇使用。

患者首次复诊通常安排在术后 2 周,评估伤口愈合情况和自发膨胀的可能迹象。复诊期间,关键是确定局部感染的症状或早期迹象。大约手术后 4 周,患者需再次复诊学习如何操作假体装置。初次控制假体的勃起可能存在困难,应在术后 4~8 周内指导患者在洗温水浴的过程中,每天

操作假体装置两次(充液和放液)熟悉其使用方法。患者操作假体装置时未感到不适即可尝试性交。根据患者不同的体验,可能仍需要术后额外的复诊宣教。后续随访设在术后3个月和6个月,并且每年应定期评估疗效,尤其是圆柱体尖端在阴茎头内的位置、装置功效及患者的满意度。

五、并发症

手术中或术后均可发生并发症。术中并发症包括器官损伤、穿孔、圆柱体交错和植入过程中损坏假体装置,这些内容在手术准备和手术方法中已论述。术后可能出现的并发症详述如下。

(一)感染

感染是假体手术的严重并发症,导致患者经历不必要的痛苦和折磨。在植入特殊涂层的假体之前,初次植入假体装置感染的发生率约4%,再次修正假体感染的发生率约10%(Henry et al,2004);而且,可能存在患者医疗记录中断而漏报的情况(Muench,2013)。**研究表明,大多数感染是由皮肤上细菌附着在装置上随后进入患者体内导致的。**但手术医师往往想当然认为感染不常见,而且有证据表明皮肤细菌相对无害,污染难以避免,而把防治假体感染的重点放在术中灌洗,使用带有抗菌涂层的假体装置及静脉抗生素管理上(Henry et al,2008;McKim and Carson,2010),忽视了外科技术(如避免接触皮肤)作为补充进一步降低潜在的感染源。

了解假体疑似感染发生的时间表可以帮助早期诊断和管理。例如,术后以2周时间间隔安排随访,如果患者没有感觉到好转或主诉有持续的或与日俱增的疼痛,必须坚持拒绝给予患者应用口服抗生素。如果装置没有感染,患者的临床症状应该在未来的7~14d得到改善;如果装置被污染,应用抗生素也是没有用的,且可能延误诊断。在术后的复诊中,通常无法观察到晚期感染的症状和体征,如发热、红斑、肿胀、白细胞计数升高和切口渗液。越早诊断感染,挽救成功的机会越大。阴囊超声、CT和MRI等影像学检查并不有助于早期诊断。控制泵与组织粘连也可能是感染迹象,但有时是由于炎症和血肿导致纤维囊的形成所致。随着时间的推移,纤维囊会有所改善,而炎

症症状会持续或变得更加明显。当怀疑患者疑似感染时,密切的随访和每周血液中白细胞计数评估很重要。术后3~4周出现持久性的疼痛和紧缩感的临床恶化的信号提示感染,在系统性症状(如发热、白细胞计数升高、红斑、阴囊脓肿形成)出现之前,早期应考虑积极手术挽救(图10-17)。

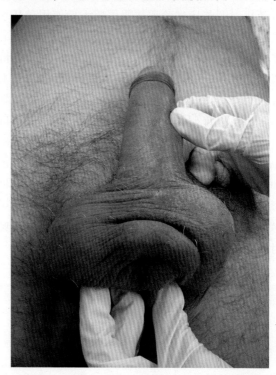

图10-17 粘连固定的控制泵与早期假体的感染并存

引起感染的细菌污染最常发生于手术期间,这些皮肤上的微生物通常为表皮葡萄球菌、金黄色葡萄球菌、白色念珠菌。尽管围术期应用了抗生素,这些生物仍可存活。当它们遇到严酷的环境,它们排泄的生物膜可以使其生活在一个低代谢的状态,表现为没有临床症状,直到植入术后至少4~6周,有时甚至数年才出现(Wilson and Mulcahy,2006)。**由于存在生物膜,系统地使用抗生素治疗有症状的患者通常是不够的,感染需要移除所有假体装置的组件,以及组织重建中任何永久性的缝合线或移植材料。试图移除部分感染设备通常导致持续的感染**(Garber,2008)。

一般来说,移除感染的假体后,外科医师考虑再次植入前需等待数月。然而,取出后严重的海绵体纤维化使得再次手术变得复杂,即使颇有经验的外科医师实施此手术也只有50%的成功率。

海绵体纤维化也会导致明显的阴茎缩短和潜在的感觉丧失，从而对患者满意度产生负面影响（Muench，2013）。"挽救性"手术包括移除受感染的假体、伤口清洗、立即更换装置便于再次植入和保护阴茎长度（Brant et al，1996；Jain and Terry，2006）。当感染提示为慢性和非化脓性时，抢救后再次植入的成功率超过 84%，其程序包括彻底的伤口灌洗结合一系列抗菌和消毒方案，同时更换手术服、手套、铺巾和手术器械，装置植入新的位置，伤口关闭时避免放置引流，并术后口服抗生素1 个月（Mulcahy，2000；Henry et al，2005；Garber，2008）。最近的研究表明，积极的生理盐水细致冲刷无菌技术可能进一步提高术后的感染和再次手术率（Masson，2012）。挽救手术还可以用于感染因素以外的原因导致的装置更换（Henry et al，2005）。**挽救手术禁忌用于肠球菌感染、组织坏死、败血症、糖尿病酮症酸中毒或圆柱体侵蚀到尿道等**（Mulcahy 2003；Wilson and Mulcahy，2006）。

当故障的阴茎假体被移除，经常在假体装置上发现致病病原菌的种植，但患者并未出现临床感染。例如，2006 年，Silverstein 和他的同事使用扫描激光显微镜，因机械故障移除的假体装置中，80% 的假体上检测到革兰阳性杆菌、球菌及真菌的成分；2004 年，Henry 和其同事报道，无临床感染的阴茎假体中，70% 的假体细菌培养的结果为阳性。然而，一项 2011 年 Kava 及其同事的研究显示，因机械故障或挤压移位而移除的假体装置中，致病性细菌种植的比率不到 10%。作者还发现，细菌培养阳性的患者与其术后感染并无相关性。他们解释，研究结果的不同可能与调查人员术前辅助应用抗生素或含乙醇的皮肤准备相关。

最近，一种新颖的手术技术已经开展，以便于假体装置设备的延迟植入。2013 年，Sword 和其同事报道，去除感染圆柱体，将合成高纯度硫酸钙与抗生素作为临时填充物植入阴茎海绵体，这种填充物持续释放自身的抗生素到受感染的区域，并在 30～60d 内吸收，在这段时间内，可以植入新的假体装置。

特殊涂层三件套假体由 AMS 和 Coloplast公司研发，可抑制细菌的黏附和增殖。AMS 700设备携带 InhibiZone 涂层，浸涂在假体装置表面的利福平及米诺环素可抑制细菌生长。Coloplast Titan 型假体装置有一个亲水的聚乙烯吡咯烷酮涂层，可以通过浸泡于抗生素溶液中吸收及释放抗生素。在过去 10～11 年的随访中，这些涂层的应用使得感染的发生率降低了 50%～70%（Carson et al，2011；Mandava et al，2012；Serefoglu et al，2012）。**感染发生率的降低证实了我们假设，感染是假体植入时的污染造成的。**看来从假体表面释放的抗生素和（或）光滑的假体表面减少了前面提到的相对温和的、晚期出现的细菌的繁殖和黏附。然而，尽管这种涂层已经明显降低总体感染率，侵袭性更强和早期出现的细菌，如肠球菌、大肠埃希菌、铜绿假单胞菌等，导致的感染率有所增加（Eid et al，2012）。

感染的危险因素可能与病史、术中情况、术后变量相关。病史危险因素包括患者不讲卫生、脊髓损伤、尿路感染、远离阴茎区域的感染和先前装置感染的修复手术。而且，目前不清楚机械故障的修复手术是否与较高的感染率相关（Cakan et al，2003；Kava et al，2011；Selph and Carson，2011；Elmussareh，2013；Muench 2013）。糖尿病也可能是一个风险因素，尽管研究报告得出矛盾的结果。例如，一项大型的 7 年 7 个月的回顾性研究发现，与非糖尿病的患者比较，糖尿病患者因感染而需要修复的比率更高。然而，其他研究尚未发现两组之间感染发生率的差异（Lotan et al，2003；Mulcahy and Carson，2011）；糖尿病控制不佳和免疫抑制是否增加感染的风险也是不清楚的（Bishop et al，1992；Wilson et al，1998；Elmussareh et al，2013）。**术中感染的风险因素可能包括：用乙醇/氯己定清洗皮肤不充分，手术时间较长（>2h），假体组件长期反复接触患者的皮肤，频繁地重新定位和调整圆柱体、控制泵或储水囊，阴囊血肿（特别是已液化的），处理假体装置前未更换手套。术后感染的风险因素是住院时间的延长。**

一项 2000—2012 年的关注阴茎假体感染回顾性研究建议，尽量减少假体装置感染的最重要的因素包括：抗菌涂层假体和流程的应用，降低细菌进入手术伤口（应用乙醇的皮肤准备、非接触手术技术、围术期抗生素的使用）（Elmussareh et al，2013）。尽管围术期抗生素的使用减少感染，仍没有具体的指南推荐的抗生素使用原则,且泌尿科医师实施假体手术的方法并不统一(Wosnitzer and Greenfield,2011)。

> **要点:感染**
> - 了解假体疑似感染发生的时间表可以帮助早期诊断和管理。
> - 感染需要移除所有假体装置的组件及组织重建中任何永久性的缝合线或移植材料。
> - 尽量减少假体装置感染的最重要的因素包括,抗菌涂层假体和流程的应用、降低细菌进入手术伤口(应用乙醇的皮肤准备、非接触手术技术、围术期抗生素的使用)。

(二)设备故障

随着时间的推移,假体设计的改善使得设备故障变得罕见(Bettocchi et al,2010)。既往的前瞻性调查估计首次植入假体的长期正常率评估(2384例)显示,机械使用无破损率10年为79.4%,15年为71.2%(Wilson et al,2007)。**最常见的三件套假体设备故障类型取决于制造商,包括硅胶管的断裂、连接到控制泵管路的泄漏,以及圆柱体内泄漏、储水囊变形和控制泵损坏(Garber,2008)。**自发膨胀在这一章已经讨论,总体而言,各种装置已经观察到故障发生率在2.4%～11%,但在具有锁定装置阀门的装置上,自发膨胀的发病率减少到1.3%(Carson et al 2000;Wilson et al,2002)。储水囊相关机械故障也很罕见,在修复手术中,目前尚不清楚是否应该更换功能性储水囊以解决其他问题(Levine and Hoeh,2012)。

如果故障发生在植入后的几个月内,应该考虑只更换有缺陷的组件,可以避免重复切开海绵体白膜;**如果故障假体装置植入已经超过2年,应该考虑完整的更换(Jain and Terry,2006)。**出现故障后的其他选择包括,不做任何治疗或移除装置但不植入新假体,当患者选择后者时,更为重要的是告知患者,因海绵体腔的空虚状态,白膜会缩回,内部形成瘢痕组织将使得阴茎永久地缩短。

(三)其他并发症

术后其他并发症的发生率经常低于感染和设备故障,包括侵蚀、阴茎S形畸形、阴茎头塌陷和阴囊血肿。侵蚀一般发生在植入后的数月或数年,可以体现在几个不同的位置。例如,一个超大的圆柱体,尤其是半硬性棒状假体,最有可能侵蚀在阴茎头的水平。控制泵和圆柱体的输入管如果放置的过长,有侵蚀阴囊皮肤的可能,尽管一个不活跃的低级的细菌感染是导致阴囊皮肤侵蚀的最常见原因(Natali,2010;Talib et al,2013)。同样,由于既往手术或辐射造成的肠道或膀胱粘连固定,储水囊也可以侵蚀到它们,尽管这样的案例是非常罕见的(Levine and Hoeh,2012)。**无论位置如何,发生侵蚀总是需要完全移除假体装置的所有组件,并尽可能进行补救替换。**如果只有一个圆柱体侵蚀了尿道,则需要移除整个设备,包括控制泵和储水囊,可塑的圆柱体放置在未侵蚀的一侧,防止缩短阴茎。必须等待穿孔愈合8～12周后尝试再次假体植入(Natali,2010)。

阴茎S形畸形发生于阴茎海绵体远端扩张不完全和(或)植入一个超大号的圆柱体(Wilson et al,1996;Bettocchi et al,2008),这种并发症需要更换假体装置。相比之下,植入的圆柱体过短可能导致阴茎头塌陷;这可以通过添加圆柱体后部尖端的长度或更换适合的圆柱体修复,无须更换阴囊内的控制泵。

由于阴囊位置较低,血液容易集聚于此,植入假体三件套可能发生阴囊血肿,发病率为0.7%～3.6%。降低阴囊血肿的发生率,包括保持较小的白膜切口、连续缝合严密关闭切口和使用止血密封贴(Cohen and Eid,2014)。2011年,Kramer和他的同事发表了一份使用负压引流管的相关风险和收益的分析。因缺乏大型前瞻性随机试验,目前尚不清楚如何选择是最有益的,最后的决定很大程度上取决于外科医师的偏好。**在作者看来,最好使用负压引流管降低血肿的风险。阴囊内的血肿导致明显的炎症和在控制泵周围厚纤维囊的形成,使得患者在痊愈后很难操控假体装置。**此外,血肿液化提供的铁和营养物质,为细菌生长和感染提供了理想环境。

六、特殊病例

少数情况使阴茎假体植入术特别具有挑战性。这些情况包括既往有盆腔手术史（在手术准备和手术方法中已详述）、阴茎硬结症、阴茎异常勃起、硬皮病和红斑狼疮，以及既往有根治性前列腺切除术史。

阴茎硬结症的特点是灶状纤维化替代健康的海绵体，最常导致阴茎向阴茎瘢痕侧弯曲和勃起功能障碍（Mulcahy and Wilson，2006）。假体植入手术类似之前手术准备和手术方法的描述，大约 40% 的患者的阴茎在假体植入术后可以充分勃起并伸直（Chaudhary et al，2005）。如果弯曲情况较为严重，在植入可膨胀圆柱体时可能会导致斑块破裂，故需要通过手术人工矫直阴茎——即通过在与阴茎曲率相反的方向上强制弯曲阴茎。很少需要白膜移植、折叠、切开或切除（Hudak et al，2013；Segal and Burnett，2013）。2005 年，Mulhall 及其同事提出了一种手术治疗阴茎硬结症和勃起功能障碍的算法，该算法包括在进行勃起治疗后，使用动态输注海绵体测量术和海绵体造影术对阴茎畸形进行客观评估。作者发现，对勃起疗法没有反应的患者接受阴茎假体手术可以得到良好的效果。随后其他的研究报道证实，选择外科手术植入可膨胀阴茎假体治疗阴茎硬结症有效（Levine et al，2010；Chung et al，2013）。然而，另一项研究表明，阴茎硬结症降低可膨胀假体装置的耐用性和增加故障率。可能是由于在手术过程中或使用中，或两者兼而有之，假体装置承载的压力所致（DiBlasio et al，2010）。

阴茎异常勃起定义为性交后或与性刺激无关的，超过 4h 以上的阴茎完全或部分持续勃起（Tausch et al，2013）。如果不及时治疗，由此通常产生阴茎远端广泛的高密度海绵体纤维化，应用常规设备对其扩张变得非常困难（Wilson and Mulcahy，2006；Martinez-Salamanca et al，2011）。在这种情况下的便于假体植入手术程序并且改善结局的回顾性研究建议，海绵体瘢痕切除应包括一系列组合技术，如广泛扩大切除、多切口小范围切除、海绵体对口切除、海绵体剜除或 Shaeer 技术，旨在进行海绵体瘢痕切除，并植入较小的假体（Shaeer and

Shaeer，2007；Martinez-Salamanca et al，2011）。17 例持续勃起后 ED 患者接受假体植入的回顾性分析显示，尽管所有患者成功植入假体装置，术后并未发生严重的并发症，但 2 例患者在扩张纤维化的海绵体时出现了尿道损伤（Durazi and Jalal，2008）。

根治性前列腺切除术治疗前列腺癌常常导致患者勃起功能障碍。有些医师认为，在这种情况下由于增加术中损伤的风险，禁忌植入三件套假体装置。两项根治性前列腺切除术后植入阴茎假体的研究调查论述这个问题。第一项研究中 Lane 和他的同事（2007）报道，115 例前列腺切除术的患者随后接受三件套可膨胀阴茎假体植入术，并没有出现术中并发症，包括膀胱或髂血管的损伤，所有病例在盲视下均成功进入耻骨后空间。第二项研究中，Menard 和其同事（2011）针对根治性前列腺切除术后接受阴茎假体植入术的患者，检查手术并发症和患者满意度后发现，与操作相关联的并发症少且满意度高，特别是对勃起功能满意度高；然而，他们指出，耻骨后空间的纤维化导致放置储水囊时需要第二个切口或使用两件套假体装置代替三件套装置。而且，有几个前列腺切除术后实施阴茎假体植入术的灾难性事故，如将储水囊放置在膀胱、乙状结肠或腔静脉内造成膀胱或肠道的损伤。**在作者看来，应选择另外单独的切口将储水囊放置（如果植入术选择阴茎阴囊切口），并放置在皮下位置。**虽然机器人可以通过腹膜外入路执行前列腺切除术，大多数前列腺切除术是通过经腹腔入路执行的，前列腺切除后并未关闭腹膜，在这种情况下，必须选择第二个切口（为了避开乙状结肠，切口最好选择在右边）或肌肉下放置储水囊。

七、患者满意度

一般来说，过去 40 年来，ED 患者接受阴茎假体植入术后的满意度在增加，部分是由于机械和假体设计改进的结果（Trost et al，2013）。**目前在所有治疗 ED 的方法中，阴茎假体植入术的患者满意度最高**（Mulcahy，2010；Rajpurkar and Dhabuwala，2003）。Bernal 和 Henry（2012）回顾了过去 20 年发表的所有相关研究，并确定了 9 项符合其纳入标准的研究，他们的入选标准为，三件套可膨胀假体植入术患者大于 30 例,且为英文发表的临床研究,所有这些报道均提示患者满意率高。满意度似乎与假体装置制造商或者患者年龄无关(Brinkman et al,2005;Villarreal and Jones,2012;Chung et al,2013)。

在一项用来识别特定的因素影响整体调查满意度的研究中,对 21 例患者术前的期望和术后 4 个月的满意度做了调查(Kramer and Schweber,2010)。**研究人员发现,患者的术前期望和术后满意度之间呈负相关,表明在术前为患者提供一个准确的描述,帮助患者拥有切实的期望,将获得植入术后更高的满意度。**

术后不满意的相关因素包括诊断阴茎硬结症、根治性前列腺切除术的既往史和体重指数超过 30(Akin-Olugbade et al,2006)。最常见的降低术后整体满意度的主诉为阴茎长度的缩短(Lee and Brock,2013)。保护阴茎假体植入术后阴茎长度的策略需在植入术前、术中或术后执行。Henry 和他的同事(2012)进行了一项前瞻性多中心研究,评估患者的满意度和比现有圆柱体更长的装置的轴向硬度的关系。调查人员得出的结论是,基于客观和主观评价,圆柱体越长,越具有更好的硬度。报道还指出,植入较长圆柱体的患者拥有良好的满意度。

八、小结

对于一线和二线治疗失败的 ED 患者来说,阴茎假体植入手术是一个非常有效的治疗选择。在过去的 40 年里,手术技术的改良明显减少感染和其他并发症的发生率,假体设计和创新对其故障率有积极的影响。患者及其伴侣较高满意度超过其他微创等治疗选项,提示阴茎假体植入已成为治疗勃起功能障碍的"金标准"这一事实。

请访问相关网站 www.expertconsult.com 查看与本章相关视频。

参考文献

完整的参考文献列表通过 www.expertconsult.com 在线获取。

推荐阅读

Al-Enezi A, Al-Khadhari S, Al-Shaiji TF. Three-piece inflatable penile prosthesis: surgical techniques and pitfalls. J Surg Tech Case Rep 2011;3(2):76-83.

Eid JF, Wilson SK, Cleves M, et al. Coated implants and "no touch" surgical technique decreases risk of infection in inflatable penile prosthesis implantation to 0.46%. Urology 2012;79(6):1310-5.

Elmussareh M, Goddard JC, Summerton DJ, et al. Minimising the risk of device infection in penile prosthetic surgery: a UK perspective. J Clin Urol 2013;6(5):280-8.

Muench PJ. Infections versus penile implants: The war on bugs. J Urol 2013;189(5):1631-7.

Mulcahy JJ. Current approach to the treatment of penile implant infections. Ther Adv Urol 2010;2(2):69-75.

(陈慧兴 **编译** 赵福军 韩 虎 雷洪恩 田 龙 **审校**)

第11章　阴茎硬结症的诊断与治疗

Laurence A. Levine, MD, FACS, and Stephen Larsen, MD

一、总论

　　阴茎硬结症(Peyronie disease,PD)最初被称为 *induratio penis plastica*。Francois Gigot de la Peyronie 在 1743 年首次描述了阴茎硬结症并且为该病提供了治疗,因此该病以他的名字命名(Peyronie,1743)。虽然,Guilielmus de Saliceto 在 13 世纪以及 Gabriele Falloppio 在 15 世纪就曾经报道过这种阴茎异常的疾病(Musitelli et al,2008)。

　　PD 目前被认为是由阴茎白膜创伤修复障碍而导致形成一个过度堆积的瘢痕(Devine and Horton,1988),可能发生于阴茎损伤后激活了异常的创伤修复反应(Van De Water,1997;Greenfield and Levine,2005;Ralph et al,2010;Levine and Burnett,2013)。由此产生的瘢痕或斑块没有弹性,可导致阴茎畸形,包括弯曲、凹陷、扭曲效应和缩短,并经常伴有勃起功能障碍(ED)。这种创伤修复障碍最重要的特征之一,是一旦产生瘢痕就不会进行正常的重塑,因此瘢痕和畸形会一直存在(Del Carlo et al,2008)。由于对 PD 病理生理机制不明确,使其治疗进展受限,表现为无法阻止疾病发生,或一旦疾病发生就无法阻止其进展。此外,由于没有可靠的治疗方法来逆转瘢痕过程,使得 PD 成为一种具有挑战性的疾病。

　　几十年来,对于 PD 的误解一直存在。许多不正确认识似乎已经影响了对 PD 患者的正确评估和早期治疗(LaRochelle and Levine,2007)。误解之一是,认为 PD 是一种罕见的疾病。恰恰相反,目前研究发现 PD 患病率在 3%～20%,并且在糖尿病和 ED 等人群中,PD 的患病率可能更高(Lindsay et al,1991;La Pera et al,2001;Rhoden et al,2001;Schwarzer et al,2001;Sommer et al,2002;Mulhall et al,2004b;El-Sakka,2006;Arafa et al,2007;DiBenedetti et al,2011)。另一种误解认为,PD 可能具有自限性。因此,临床医师常常告诉患者,在急性期没有特殊治疗,而在 6 个月到 1 年后将会有一个"好机会"可以自行愈合。目前,多项研究表明,在疾病的 12～18 个月,完全自行性愈合非常罕见,如果不提供治疗,多达 50% 的患者会病情加重导致阴茎畸形(Mulhall et al,2006)。

还有一种误解认为,PD 只有在中年男性才会出现。多项研究已经证明,PD 可以发生于青少年和 70 多岁的男性(Levine and Dimitriou,2000;Kadioglu et al,2002;Tal et al,2012)。PD 在中年男性中高发的原因尚不清楚,但有理论认为,在易感人群中老化的阴茎白膜更容易受到损伤,从而激活异常的创伤愈合过程(Devine and Horton,1988;Jarow and Lowe,1997)。

PD 在瘢痕生长阶段可能经历一个活跃期,导致进行性畸形和疼痛。但是一旦瘢痕稳定下来,就很少再有进展(框图 11-1)。

> **框图 11-1 PD 概要**
>
> - PD 并不罕见
> - PD 不是自限性疾病
> - PD 并非只是中年男性才有的疾病
> - PD 并非只是白人男性才有的疾病
> - 阴茎在疲软和勃起状态下的创伤都可激惹易感人群的瘢痕形成
> - 阴茎勃起功能障碍常见于 PD 患者
> - 斑块钙化不是疾病稳定和慢性期的指标

二、自然病程

了解 PD 的自然病程对指导患者和选择治疗方案至关重要。PD 主要有两个阶段。**第一阶段是活跃(急性)期,通常与阴茎勃起疼痛和阴茎畸形有关。第二个阶段是稳定(慢性)期,其特征是固定的阴茎畸形和勃起疼痛的消失**(Devine et al,1997;Jalkut et al,2003;Ralph et al,2010;Kadioglu et al,2011a)。一般认为,一旦瘢痕开始形成,阴茎畸形就会逐渐加重,然而,作者发现有多达 20% 的患者会突然出现阴茎畸形,并且畸形程度可高达 90°。

有报道称 PD 在某些患者中可以完全治愈,但这可能是一种误解。因为更多情况下,一些遭受过阴茎创伤的男性往往由于局部炎症过程而导致阴茎出现弯曲。在这些患者中,局部炎症会在瘢痕形成之前消失。因此,如果患者的阴茎畸形痊愈就可能不会发生 PD,可以认为这是一个缓慢

愈合的创伤,只是需要更长的时间来进行重塑。在一些临床研究中也观察到了自愈的可能,在疾病开始的 12～18 个月,未接受治疗的患者中约 13% 自诉阴茎畸形有不同程度的改善(Kadioglu et al,2002;O'Brien et al,2004;Mulhall et al,2006;Hatzimouratidis et al,2012)。**值得注意的是,PD 完全自愈很罕见。**最近,Berookhim 等(2014)报道了一组未接受治疗的 PD 男性,在症状出现后的第一年内寻求评估的可能性越小,就越少有可能出现进一步的阴茎畸形(Berookhim et al,2014)。

三、流行病学

(一)发病率

PD 发病率因筛查人群的不同而有很大的差异——从 0.39%～20.3%。目前估计,PD 发病率在 3%～9%,发病年龄高峰期为 50 岁以上(Schwarzer et al,2001;Mulhall et al,2004a)。以前认为,PD 主要发生在北欧血统的白人男性。**目前发现,每个种族的男性都可以发生 PD。**对 PD 人群认识和报道的变化,可能源于临床专科医师对 PD 的关注,以及当前的文化习俗让男性愿意与医师分享他们关于性功能改变的问题(Lindsay et al,1991;Arafa et al,2007)。日本最近的一项研究观察了 1090 例接受常规健康体检的男性,发现健康男性中 PD 的患病率很低,只有 0.6%(Shiraishi et al,2012)。在美国一项大型网络调查中,随机选取了 16 000 例 18 岁以上的男性,要求他们报告自身的症状、诊断和治疗,其中 13% 的被调查者有 PD 的症状,如阴茎畸形或明显的斑块,0.5%～0.8% 接受了 PD 的诊断或治疗(DiBenedetti et al,2011)。**此外,尸检数据显示,每 100 例男性中有 22 例患有至少轻度以上的 PD,可见未知病例的预计数目要远远大于寻求治疗的有症状患者的数目**(Smith,1969)。因此,PD 的发病率可能与一些重要的公共疾病(如糖尿病和泌尿系结石)相当,其发病率在普通人群中占 3%～4%(Sommer et al,2002)。**值得注意的是,由于 PD 患者可能不愿意主动倾诉疾病的症状和体征,因此 PD 的实际发病率可能高于研究结果。**

目前,症状性 PD 的发病率可能仍在增加,可能是由于越来越多的患者倾向于寻求医疗帮助,并且更多意识到在互联网寻找相关信息,或越来越多地使用药物来治疗 ED,如 5 型磷酸二酯酶(PDE5)抑制剂、海绵体注射药物(Hellstrom,2003)。PDE5 抑制剂不直接导致 PD,但应用 PDE5 抑制剂治疗伴发糖尿病等疾病的 ED,可能有利于解释服药后的高发病率,因为服药前患者并未意识到勃起并发的畸形。目前,还没有迹象表明使用 PDE5 抑制剂会加重或引发 PD。近期体外和动物模型研究表明,PDE5 抑制剂可能具有抗纤维化的作用(Valente et al,2003;Ferrini et al, 2006; Gonzalez-Cadavid and Rajfer, 2009; Chung et al,2011a)。一些 ED 的治疗手段,包括海绵体内注射治疗和真空助勃装置,也被认为是 PD 的病因之一(Carrieri et al,1998;Jalkut et al,2003;Bjekic et al,2006)。可能这些治疗方式目的在于引起更强烈的勃起,然后在性交过程中受伤,从而激活易感人群的 PD 疾病进程。到目前为止,还没有证据表明其他药物如 β 受体阻滞剂或苯妥英钠能引起 PD。

(二)相关因素

1. 老龄

PD 最常见诊断于 50 岁以上。从 30－49 岁,**患病率呈线性增长,而在 50 岁以上的患病率呈指数增长**(Sommer et al,2002)。Mulhall 等(2004b)在一项患者平均年龄 68 岁的研究中显示,在接受前列腺癌筛查的人群中,PD 患病率上升 8.9%(Mulhall et al,2004b)。此外,PD 也可能发生于年轻人。年龄在 40 岁以下的 PD 患者,阴茎畸形和勃起疼痛一般在发病的急性期出现(Tefekli et al,2001)。研究表明,约 10% 的 PD 患者年龄在 40 岁以下(Levine and Dimitriou,2000)。此外,Tal 等(2012)报道了有 10 年 PD 病史的 32 例患者,平均年龄 18 岁,其中 16% 的患者自诉曾经有过创伤,且 37% 的患者随后发生了 ED。此外,94% 的年轻患者有严重的困扰,34% 的患者寻求治疗焦虑或情绪障碍(Tal et al,2012)。**PD 的患病率随着年龄的增长而上升,一些疾病如高血压、高脂血症、糖尿病和低睾酮等可能导致 ED 的发生,这些都可能是与 PD 相关的致病因素。**从理论上讲,PD 的发生可能由于随着年龄增长的组织弹性降低,使这些组织易受到拉伸损伤。

2. 糖尿病

最近研究发现糖尿病和 PD 之间存在联系。**据报道,PD 患者的糖尿病患病率高达 33.2%,远远高于一般人群**(Kadioglu et al,2002;Bjekic et al,2006;Cowie et al,2010)。此外,糖尿病患者中 PD 的患病率高于普通人群,根据筛查的特殊人群不同,PD 的患病率为 8.1%～20.3%(El-Sakka and Tayeb,2005;Tefekli et al,2006;Arafa et al,2007)。这可能反映了特定的患者群体、种族群体、转诊模式,以及接诊医师的专业知识。长期糖尿病和血糖控制不良也可以显著增加 PD 的严重程度,包括 PD 的持续时间、畸形、弯曲度和勃起功能(El-Sakka and Tayeb,2005;Kendirci et al,2007)。最近的一项回顾性研究表明,随着基础疾病糖尿病的治疗,斑块大小和疼痛可能会改善(Cavallini and Paulis,2013)。这是一项小样本回顾性研究,需要进一步的前瞻性研究来证实这些结果。

理论上认为,PD 和糖尿病之间的关联是因为糖尿病男性患 ED 的风险更高,这可能与性交过程中阴茎损伤有关,由于硬度下降的阴茎反复扭转,容易导致组织疲劳性破裂,从而激活异常瘢痕形成(图 11-1)(Devine and Horton,1988)。另一种理论认为,糖尿病可能由于胶原蛋白交联增加,进而导致组织顺应性降低(Aronson,2003),使得尽管轻微的组织损伤也会发生异常重塑。

3. 勃起功能障碍

ED 在 PD 患者中比普通人群中更为常见(Ralph et al,2010)。**据报道,ED 在 PD 患者中的患病率为 37%～58%**(Kadioglu et al,2002;Usta et al, 2004; Casabé et al, 2011; Chung et al,2011b)。在一项对 76 例患有 ED 的 PD 患者多普勒超声研究中,ED 的病因有 36% 为阴茎动脉功能不全,59% 为静脉闭塞性疾病(Lopez and Jarow,1993)。根据他们的临床经验,约 80% 的 PD 患者发现阴茎勃起硬度下降。这些男性中有一半在 PD 发生前就已经患有 ED,通常是由于典型的血管危险因素所引起(如吸烟、糖尿病、高血压、血脂异常),而另一半则是在 PD 发病后出现。

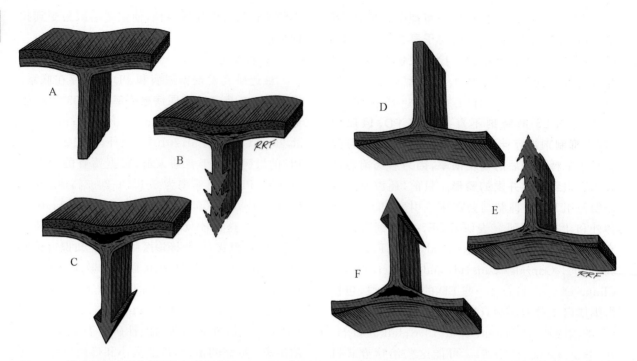

图 11-1　阴茎勃起过程中的损伤机制示意图。A. 纵隔背侧纤维与阴茎白膜内层环行纤维分散交织在一起,外层由纵向纤维组成。B. 在 PD 的慢性发病机制中,阴茎轻度肿胀勃起性交时屈曲,弹性组织容易疲劳,组织弹性进一步减少,导致阴茎白膜纤维多发性细小破裂和少量出血,最终形成多个瘢痕。C. 在 PD 的急性发病机制中,阴茎勃起时屈曲使纵隔产生张力,造成白膜层剥离,出血后空隙充满血凝块。这些病理变化产生瘢痕形成了 PD 的斑块。D. 阴茎腹侧白膜的双层排列结构变薄,中线处形成单层板状结构。纵隔纤维与内层环形纤维分散交织在一起,此处外层没有环形纤维。E. 在 PD 的慢性发病机制中,阴茎轻度膨胀勃起时屈曲如 B 图所示。F. 在 PD 的急性发病机制中,勃起阴茎过度屈曲使纵隔产生张力,导致纵隔纤维撕裂

与 PD 患者相比,同时患有 PD 和 ED 具有更高的并发症发生率,这表明高血压、吸烟、高胆固醇血症、糖尿病和高脂血症可能与 ED 相关性更高,而不是 PD 的发病机制(Usta et al,2004)。随后发病可能源于阴茎结构和(或)心理压抑的变化,尽管在研究中使用了多普勒超声和海绵体测压也很难确定(Levine and Coogan,1996;Kadioglu et al,2002)。

4. 心理方面

PD 不仅是一种身体上的畸形,也是造成心理上毁灭性打击的疾病。多项研究发现,男性心理障碍常与 PD 相关,包括降低自尊、羞愧、难堪、自我厌恶情绪、焦虑、缺乏性自信和抑郁等,所有这些都可以影响患者的家庭、工作和两性的关系(Gelbard et al,1990;Jones,1997;Rosen et al,2008;Smith et al,2008a)。与 PD 相关的情感压抑和交往问题,最常见的危险因素是阴茎缩短和性交失败(Rosen et al,2008;Smith et al,2008a)。

据报道,77%～94%的 PD 患者有社会心理压力(Gelbard et al,1990;Tal et al,2012;Nelson and Mulhall,2013)。近期研究使用有效的抑郁测量方法[流行病学研究中心抑郁量表(CESD)]发现,48%的 PD 患者表现为中度至重度抑郁,并且随 PD 患病时间的延长而加重(Nelson et al,2008)。PD 通常也会影响患者的性伴侣,产生无助感和由性交时创伤引起 PD 所造成的责任感,以及因失去性行为而产生的悲伤感(Rosen et al,2008)。

为了发展有效的评估 PD 患者社会心理和性功能的方法,Rosen 等(2008)进行了一项由一系列专门小组和 28 例 PD 患者组成的研究,并确定了共同关注的问题。这些关注点被分为四个核心领域:①外观和自我形象;②性功能和表现;③PD 相关的疼痛和不适;④社会歧视和孤立(Rosen et al,2008)。Rosen 利用这些数据,建立了有效的 PD 问卷(PDQ)调查,患者报告的阴茎弯曲严重程

度与 PDQ 相关,而与阴茎弯曲度的客观测量无关。因此,对于一些患者来说,即使是轻微的弯曲程度也可能会造成患者苦恼或引起痛苦(Hellstrom et al,2013)。PD 患者的阴茎弯曲自身估计值与客观测量值平均相差了 20°,有 54% 的患者高估了他们的阴茎弯曲度(Bacal et al,2009)。**值得注意的是,尽管"成功的治疗"可能会使患者的性功能恢复,但通常仍然会有持续的心理困扰,可能与患有 PD 前阴茎的改变有关**(Gelbard et al,1990;Jones 1997)。至关重要的是,医师要认识到这些心理影响,不仅要增强患者和医师之间的信任,还要识别一些更高级的抑郁指标,以便在治疗开始时就推荐给性治疗师、心理学专家或精神病专家(Levine,2013)。

5. 根治性前列腺切除术

前列腺癌和 PD 均在男性 50 岁以上时最为普遍。目前仍然缺乏研究支持或反驳根治性前列腺切除术和 PD 之间的联系。在一项对 1011 例根治性前列腺切除术患者的研究中,Tal 等(2010)发现,PD 的发病率为 15.9%,平均发生时间为 13.9 个月(Tal et al,2010)。虽然术后勃起功能并不能预测 PD 的发展,但在相对年轻的患者和白种人,根治性前列腺切除术被认为是 PD 的风险因素。Tal 等认为,需要前瞻性对照研究来阐明根治性前列腺切除术后 PD 的发生率,并确定根治性前列腺切除术是否与 PD 的发病机制有因果关系(Tal et al,2010)。

Ciancio 和 Kim(2000)同样研究了前列腺切除术对阴茎纤维化和性功能障碍的影响。他们发现,在所有接受前列腺切除术的患者中有 11% 发生阴茎纤维化,纤维化引起了 93% 患者的阴茎弯曲,其中"腰带样"畸形占 24%,可触及的斑块占 69%。**因此,通过开放或机器人方法进行根治性前列腺切除术的男性,其 PD 的风险比一般人群高。**造成这种情况的机制尚不清楚,但可能包括围术期的阴茎创伤、神经源性,或者是局部释放细胞因子,激活了 PD 易感男性人群的异常愈合过程。

6. 性腺功能减退

低血清睾酮与 PD 的相关性也曾研究过,但在这个问题上的研究结果各不相同。Moreno 和 Morgentaler(2009)报道,在游离和总睾酮水平低下的男性中,阴茎弯曲的程度更严重。但 Rhoden 等(2010)并没有发现雄激素水平和性功能障碍与 PD 之间有关联(Rhoden et al,2010)。

有研究报道,PD 患者性腺功能减退可能会增加 PD 的严重程度。Nam 等(2011)在一项对 106 例 PD 患者的研究表明,阴茎弯曲度、斑块大小、ED 和对药物治疗的反应在睾酮低下的患者中更严重,但仍需要进一步研究来确定这种关系。Cavallini 等(2012)研究了性腺功能减退的男性 PD 患者是否会影响维拉帕米注射的疗效。**在这些患者中,与未接受睾酮替代治疗的患者相比,补充睾酮能提高维拉帕米的病灶治疗效果。**此外,性腺功能减退的 PD 患者,其斑块面积和阴茎弯曲程度也更严重(Cavallini et al,2012)。

要点:流行病学

- PD 的发病率在很大程度上取决于被筛查的人群,并且可能比预计高很多。PD 发病率目前估计在 3%~9%,发病高峰年龄为 50 岁后。
- 从 30 至 49 岁,发病率呈线性增长,50 岁时呈指数增长。
- PDE5 抑制剂可能并不直接促进 PD 的发展,但 PDE5 抑制剂对于那些有 ED 状况的患者,可能会发现未识别的阴茎畸形。
- 糖尿病患者中 PD 的发病率为 8.1%~20.3%,高于一般人群。这可能反映出特定的患者群体、种族群体、转诊模式,以及接诊医师的专业知识。
- 在 PD 患者中,ED 的发病率为 37%~58%。
- PD 不仅是身体上的畸形,也是一种极具心理破坏性的疾病,有 48% 的患者表现出中度至重度抑郁的症状,并随着时间的延长而增加。阴茎缩短和性交失败是与 PD 相关的情感和关系问题的两个最常见和最一致的危险因素。
- 在接受根治性前列腺切除术的男性中,PD 的发病率似乎有所增加,但是还需要进一步的前瞻性研究来证实这种关联。
- 尽管性腺功能减退可能与 PD 有关,但没有明确证据表明这是一个危险因素。有必要进行进一步的研究和对血清睾酮的评估。

7. 胶原代谢障碍

PD 似乎与其他胶原代谢障碍有关,如 Dupuytren 病(DD)。DD 以常染色体显性方式遗传。DD 患病率在不同的地区差异很大(0.2%～56%),尚不清楚是由于遗传因素还是环境因素。关于 PD 患者合并 DD 的文献也显示出较大的范围(0.01%～58.8%)(Nugteren et al,2011)。与 PD 相同,DD 的患病率随年龄增长而增加,45－49 岁年龄组为 7.2%,70－74 岁增加到 39.5%(Gudmundsson et al,2000)。其他研究显示,21%～22.1%的 PD 患者有 DD,6.7%的 PD 患者与 DD 有相关性(Carrieri et al,1998;Nugteren et al,2011)。其他相关的纤维性疾病包括足底筋膜挛缩(Ledderhose 病)和鼓膜硬化症,这两种疾病都不常见(框图 11-2)。

框图 11-2　相关因素
老龄
糖尿病
勃起功能障碍
心理压力
前列腺根治性切除术
性腺功能低下
胶原病变

四、阴茎解剖和阴茎硬结症

PD 的确切病因仍有待研究。在遗传、分子和解剖水平上正在开展的研究继续阐明这种疾病。阴茎海绵体、阴茎体,以及外周包绕的白膜,通过充血而变得僵硬。**阴茎白膜是一种多层结构,主要由 1 型胶原蛋白组成,由内层环状和外层纵向纤维与弹性蛋白纤维交织在一起,并被一个不完整的隔膜分开**(Gentile et al,1996;Brock et al,1997;Kelly,2007)。隔膜被锚定在内环层,是保持白膜结构完整性的关键,计算机模型已证明,如果没有隔膜,一侧相邻海绵体完全勃起所产生的压力足以导致白膜破裂(Mohamed et al,2010)。**这些锚定部位容易受到微血管创伤和白膜层剥离的影响,可能是导致这种疾病的诱因之一**(Devine et al,1997)。海绵窦支柱进一步强化了海绵体结构,在 2－6 点和 10－6 点位置锚定跨越阴茎海绵体的白膜,在 5 和 7 点位置为细柱结构(图 11-2)(Brock et al,1997)。**有趣的是,60%～70%的斑块位于阴茎背侧,并且通常与隔膜有关**(Pryor and Ralph,2002)。在性交过程中,阴茎内的压力可能会导致两个层面的剥离,激活异常的创伤修复过程,这一过程被包裹在被膜内,从而进行性形成瘢痕。

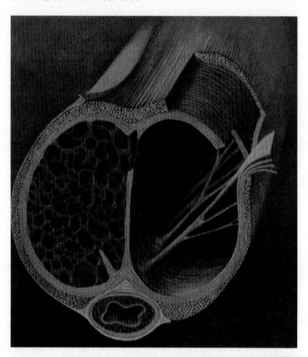

图 11-2　外层纤维比较粗糙,以纵向方式排列,通常会形成一个不完整的层面(区域 4－5,7－8,11－1 点方向),压缩成类似于韧带的结构。图片描绘阴茎背侧和腹侧增厚和形成纵隔(Data from Brock G,Hsu GL,Nunes L,et al. The anatomy of the tunica albuginea in the normal penis and Peyronie's disease. J Urol 1997;157;276-81.)

纵向层白膜最薄的地方在海绵体的 3 点和 9 点位置,在 5 和 7 点位置之间完全消失(Brock et al,1997)。这可能更容易造成背侧弯曲,并且解释了为什么大多数 PD 患者表现背侧弯曲(Devine and Horton,1988;Border and Ruoslahti,1992;Brock et al,1997;Devine et al,1997;Jarow and Lowe,1997)。在正常的白膜组织中,每一层都可明显区分,并且能够在相邻的层面上滑动。尽管白膜层很薄(1.5～3.0mm),主要取决于周围环状位置,但是白膜的正常三维结构为阴茎提供了巨大的组织弹性、硬度和强度。PD 源于阴茎组织**正常架构的破坏,导致所谓的"Peyronie 斑块"**,组织学检查表现为胶原纤维紊乱及弹性蛋白紊乱,造成海绵体不对称扩张而导致阴茎畸形(图 11-3 和图 11-4)(Akkus et al,1997;Brock et al,1997;Devine et al,1997;Costa et al,2009)。由于存在 Peyronie 斑块的无弹性瘢痕,在作用于环状海绵体的一个点膨胀受限时,就会向一侧偏移,环形斑块可能导致阴茎沙漏样畸形(Akkus et al,1997;Devine et al,1997)。

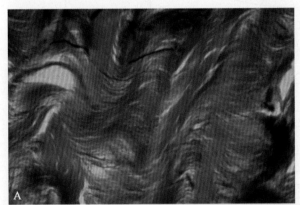
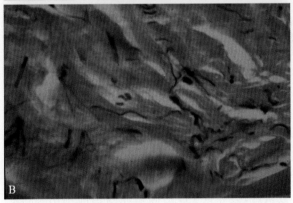

图 11-3　阴茎白膜显微照片。A. 正常白膜内胶原蛋白的极性排列。B. Peyronie 斑块,显示胶原蛋白的非极性排列和杂乱排列的弹性蛋白。胶原蛋白染色呈绿色,弹性蛋白染色呈黑色

创伤修复对 PD 发展的影响:一般来说,PD 被认为是一种阴茎白膜创伤修复紊乱导致的疾病。近期的研究主要集中在与 PD 人群相关的创伤愈合、纤维化和瘢痕形成的机制上。正常的伤口愈合包括急性期、增殖期和重塑期三个阶段,这与先前描述 PD 的急性期和慢性期不易混淆。通过对伤口愈合过程的理解可以更好地认识 PD,治疗 PD 的靶向药物,以及为 PD 研发的动物模型。

一般来说,在**急性期**,血管损伤导致血液的溢出、血小板的聚集和激活从而释放趋化因子,触发创伤修复的级联反应,在血凝块形成的 24h 后激活和吸引中性粒细胞,48h 后为巨噬细胞,最后在 72h 为淋巴细胞(DiPietro,1995)。巨噬细胞吞噬死亡或潜在的有害物质,并通过氧自由基反应破坏细菌或其他外来细胞。此外,巨噬细胞通过释放有效的组织生长因子,特别是转化生长因子,可以激活角质细胞、纤维细胞和内皮细胞,以及其他介质如 TGF-α、肝素结合表皮生长因子、纤维生长因子(FGF)和胶原酶(DiPietro,1995;Ravanti and Kahari,2000)。

正常创伤愈合的下一阶段是**增殖期**,组织修复的转变主要开始于损伤后 72h 左右,大约持续 2 周。特点是由 TGF-β 和血小板源生长因子(PDGF)触发的成纤维细胞和肌成纤维细胞迁移,以及由 I 型和 III 型胶原蛋白、透明质酸、纤连蛋白和蛋白聚糖新合成的细胞外基质(ECM)沉积(Velnar et al,2009)。TGF-β 可促进刺激成纤维细胞转变为肌成纤维细胞,厚实的肌动蛋白束可以使创伤收缩。转化生长因子-β 信号也可促进成纤维细胞和肌成纤维细胞合成 I 和 III 型胶原蛋白(Tomasek et al,2002;Gelbard,2008)。

最后是**重塑期**,在正常情况下可能持续 1~2 年。急性创伤的重塑机制严格受到胶原以及其他 ECM 大分子降解与合成平衡的调控。此过程中的任何改变都可能导致异常的创伤愈合和过度的瘢痕(Velnar et al,2009)。由伤口中的嗜中性粒细胞、巨噬细胞和成纤维细胞产生的基质金属蛋白酶(胶原酶)(MMPs)是胶原降解的原因。随后被金属蛋白酶组织抑制剂(TIMPs)因子抑制。随着 TIMPs 的活性增加,金属蛋白酶分解基质的活性下降,从而导致新的基质沉积(Ravanti and Kahari,2000)。**在 PD 的发病机制中也研究了 TIMPs 和 MMPs 之间的平衡,这将在本节后面部分讲述。**

随着时间的推移,在最后的重塑阶段,初始沉积的高度紊乱的胶原基质变得更加规整,呈交叉连接。这个过程在很多因子的调控下进行,其中最重要的是 PDGF、TGF-β 和 FGF(Velnar et al,2009),也包括 MMPs、TIMPs、纤维蛋白或纤溶酶

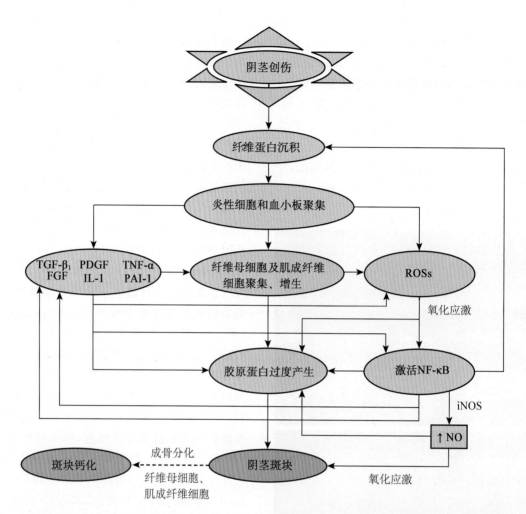

图 11-4　PD 的发病机制。FGF. 成纤维细胞生长因子；IL-1. 白介素-1；iNOS. 诱导一氧化氮合酶；NF-κB. 核因子-κB；NO. 一氧化氮；PAI. 纤溶酶原激活物抑制剂；PDGF. 血小板源生长因子；ROS. 活性氧化物；TGF. 转化生长因子；TNF. 肿瘤坏死因子（Data from Paulis G, Brancato T. Inflammatory mechanisms and oxidative stress in Peyronie's disease: therapeutic "rationale" and related emerging treatment strategies. Inflamm Allergy Drug Targets 2012；11：48-57. ）

原激活物抑制剂-1（PAI-1）（Taylor and Levine, 2007；Velnar et al，2009）。**重塑过程完成后，多余的成纤维细胞和肌成纤维细胞通过自噬清除。**对正常创伤愈合要素的基本了解为理解 PD 中哪种成分出现异常提供了基础。大多数的基础研究集中在瘢痕的发展过程，这一过程导致 PD 患者过多瘢痕形成。近期更多研究集中在重塑过程的失调，这可能是纤维化无法解决的原因所在。

五、阴茎硬结症的病因

　　在易感个体，一些损伤刺激是导致 PD 的一系列事件发生的必要条件，尽管这一点得到大多数认可，但导致 PD 的确切原因仍尚不明确（Devine et al，1997；Jarow and Lowe，1997；Carrieri et al，1998；Jalkut et al，2003；Bjekic et al，2006；Nachtsheim and Rearden，1996）。**创伤可能被视为患者经历过的单一事件或是发生于阴茎的重复性微损伤**，Furey（1957）首先认为创伤是 PD 的主要原因（Furey，1957）。

　　可能机制为勃起状态下，阴茎内部的压力相当高，尤其在性交时，施加于阴茎的外界力量使阴茎内部压力变得更高。这些压力可能超过了隔膜组织的弹性和强度，从而导致微断裂。通常持有的误解是阴茎的创伤仅发生在勃起状态下，然而，根据作者的经验，松弛状态下的阴茎创伤也会触发这一过程。最近一项对 228 例发生 PD 前不久存在阴茎损伤患者的回顾研究中,16% 患者创伤事件发生于松弛状态下的阴茎(如机动车事故、运动相关损伤)。随着瘢痕的发展,还可能存在炎性反应,导致疼痛的发生,疼痛可以出现在松弛的阴茎或阴茎受到压力时。性交时,发生于阴茎背侧和腹侧的剪切压力是瘢痕更常见于背侧的原因(Devine et al,1997)。研究者认为,阴茎反复微损伤会导致被膜中白膜和血管的分层(Somers and Dawson,1997),可导致微出血,并引发如前所述创伤愈合的级联反应。

在 1998 年,Carrieri 及其同事报道,在那些曾经接受过侵入性手术的患者中 PD 发生增加了 16 倍,在经历过生殖器和(或)会阴创伤的患者中 PD 增加近 3 倍(Carrieri et al,1998)。同样需要注意的是,尽管已经考虑过创伤最有可能触发 PD,在作者的临床经验中,不超过 30% 的患者在瘢痕或疼痛出现时能够回忆起近期涉及阴茎损伤的特定事件。其他研究报道 16%～40% 的患者存在前期损伤(Bjekic et al,2006;Tal et al,2012)。在性交过程中发生的阴茎损伤被公认为是与 PD 发生的相关事件。由于性交时一些特定姿势可能会更容易引起阴茎损伤,因此创伤与性交姿势有关这一观点已被提出一段时间。虽然尚未得到验证,但确实从一些事件中可以看出,在 PD 发生前最常见的性交体位是女上位。此种体位突然出现"失手"或力量错位可导致较高的海绵体内压力(Bitker et al,1988)。

虽然创伤在疾病的发展中起着关键作用,但无法单独解释为何一些男性会出现畸形,而其他男性则不会。最好的例子是关于 193 例阴茎折断患者的研究,其中没有一例发生 PD(Zargooshi,2004)。一些潜在因素被认为可能是 PD 的病因,如遗传易感性、自身免疫因子、局部创面愈合异常,以及感染(Devine et al,1991;Ralph et al,1996;Mulhall et al,2002;Jalkut et al,2003;Taylor and Levine,2007)。**因此,当涉及 PD 是由于 ED 的治疗、对松弛状态阴茎的创伤、导管或内镜导致时,应该注意 PD 引起的法医学意义。更有可能的情况是,上述只是为 PD 提供了一个机会来激活"基因"易感人群的异常创伤愈合反应,而不是 PD 的病因**(Carrieri et al,1998;Le-vine and Latchamsetty,2002)。以下讨论集中于对 PD 病理生理学的具体研究。

(一)氧自由基和氧化应激作用

氧化应激会导致组织纤维化,已经在 PD 的发病机制中进行了研究(Gonzalez-Cadavid and Rafjer,2005)。如前所述,微血管创伤导致血液外渗,随着血栓形成,导致纤维连接蛋白和纤维蛋白沉积。随后,炎性细胞的积聚和活性氧(ROSs)产生导致炎症的发生。**在 PD 早期阶段,自由基形式的氧化应激诱导纤维化细胞因子的过度表达,并增强胶原蛋白的转录和合成。TGF-β_1 可增加 ROSs,这也直接抑制胶原酶,促进胶原合成**(Magee et al,2002)。ROS 包括超氧化物阴离子、氢氧化物、羟基自由基、有机氢过氧化物、烷氧基和过氧自由基。尽管 NO 似乎起到抗纤维化的作用,但亚硝化应激和氧化应激可能导致大鼠损伤、细胞毒性作用、脂质过氧化、DNA 碎裂、胶原积累和细胞功能障碍(Paulis and Brancato,2012)。

(二)NO 在 PD 中的作用

NO 是充当细胞内和细胞外调节分子的反应性小自由基。已显示创伤部位细胞(包括单核细胞,巨噬细胞和成纤维细胞)通过核因子-κB(NF-κB)活化的诱导型 NO 合酶(iNOS)依赖性机制在损伤后合成 NO。iNOS 亚型产生 NO,通常被认为是防御感染或炎症的防御机制,与炎症有关,并且在人和动物 PD 斑块中显著增加(Gonzalez-Ca-david,2009)。iNOS 合成的 NO 与 ROS 发生反应,从而降低 ROS 水平或抑制纤维化。**NO 的抗纤维化作用可能至少部分是通过减少肌成纤维细胞丰度介导,并可能导致胶原蛋白 I 合成的减少**(Vernet et al,2005)。**NO 也可以通过激活鸟苷酸环化酶发挥抗纤维化作用,从而产生环磷酸鸟苷(cGMP),上述已被用于抑制斑块形成**(Ferrini et al,2002;Valente et al,2003)。

(三)肌成纤维细胞在 PD 中的作用

在某些情况下,肌成纤维细胞的出现和积累导致胶原和 ECM 的过度沉积,伴随表征组织纤维化功能细胞的丧失(Gonzalez-Cadavid,2009)。来自 PD 白膜的培养细胞中有 20% 实际上是肌成纤维细胞,表明它们可能是导致 PD 纤维化的主要因素之一(Mulhall et al,2002)。肌成纤维细胞持续存在的机制包括肌成纤维细胞凋亡的减少,以及通过 TGF-β 和机械应力刺激成纤维细胞向肌成纤维细胞转化,这与增生性瘢痕形成有关(Darby and Hewitson,2007;Gelbard,2008)。**肌成纤维细胞活化是纤维化发展中的关键事件。继发于白膜层微小损伤增加了成纤维细胞对其周围的黏附,使其暴露于 ECM 张力的变化,并且在适当的细胞因子的存在下启动其向肌成纤维细胞的分化**(Gelbard,2008)。当张力下降时,肌成纤维细胞倾向于发生细胞凋亡。Gelbard 假设,如果肌成纤维细胞在勃起过程中持续暴露于张力状态,它们可能无法发生细胞凋亡,并随后似乎变成 PD 的特点——不适当的持续刺激创伤愈合过程(Gelbard,2008)。

(四)TGF-β₁ 在 PD 中的作用

已显示 TGF-β₁ 与 PD 显著相关(El-Sakka et al,1997)。**TGF-β 是肌纤维母细胞的强激活剂,已知其通过刺激 ECM 沉积而成为有效的纤维化生长因子。**TGF-β 与细胞表面受体结合,通过信号级联转导,刺激细胞同时沉积和重塑 ECM。**①增加大多数基质蛋白的合成**(Ihn,2002);**②减少基质降解蛋白酶的产生,同时增加蛋白酶抑制剂的产生**(Knittel et al,1999);**③调节整联蛋白的表达**(Margadant and Sonnenberg,2010)。已显示 TGF-β 在组织修复中的作用,涉及单核细胞驱化作用的复杂序列的启动、血管生成的诱导,以及细胞因子和其他炎症介质产生的调控(Border and Ruoslahti,1992)。此外,TGF-β 刺激单个基质成分(包括纤连蛋白、黏蛋白、胶原蛋白和蛋白聚糖)的合成,同时通过降低蛋白酶合成和增加蛋白酶抑制剂水平来阻断基质降解(Balza et al,1988)。所有这些过程都有益于组织修复,然而,ECM 在组织损伤部位的沉积可导致瘢痕形成和纤维化。另外,**TGF-β 诱导其自身产生的能力可能是瘢痕形成和纤维化发展的关键所在**(Border and Ruoslahti,1992)。TGF-β₁ 不是 TGF-β 超家族生长和分化因子(GDFs)的唯一成员,GDFs 被认为是一种纤维化因子。肌肉生长抑制素,也被称为 GDF-8,不仅是肌纤维形成的抑制剂,还是纤维化的诱导剂。GDF-8 在正常人白膜(TA)中表达,并在 PD 斑块中过表达。GDF-8 刺激正常包膜中肌成纤维细胞的生成和胶原沉积,并被

TGF-β₁ 上调。GDF-8 似乎加强了 TGF-β₁ 的作用(Cantini et al,2008)。

(五)纤维化基因在 PD 中的表达

各种促纤维化和抗纤维化因素导致 PD 斑块的进展进而畸形(Grazziotin et al,2004)。Qian 和同事对从 PD 手术患者获得的 PD 组织进行 DNA 微阵列分析。在 PD 斑块中发现了上调最明显的基因是 PTN 或 OSF1,其编码分泌型肝素结合蛋白,被认为可刺激成纤维细胞有丝分裂和成骨细胞的募集,并且可能与斑块成骨有关。发现负责细胞增殖、细胞周期和凋亡的蛋白质增加,而肌成纤维细胞分化抑制剂 Id-2 下调。第二大上调基因 MCP-1 对炎症反应和骨化至关重要(Graves,1999;Graves et al,1999)。与伤口愈合过程中肌原细胞转化的相关基因和成维细胞分化为肌成纤维细胞的相关基因被上调,而对胶原蛋白降解至关重要且在纤维化中降低的胶原酶Ⅳ下调(Magee et al,2002)。Qian 和同事(2004)进行了一项对 PD 患者和 DD 患者的基因表达谱比较的研究:与正常白膜(TA)相比,在 PD 斑块中,15 个基因发生上调,没有基因下调。在半数 PD 斑块中,除了成纤维细胞和肌纤维母细胞产生收缩力所需的肌动蛋白——细胞骨架相互作用有关的基因之外,上调最显著的基因是参与胶原蛋白分解的 MMPs,特别是 MMP-2 或 MMP-9(Qian et al,2004)。根据另一项研究发现,凋亡基因的低表达可能导致胶原产生上调的细胞持续存在,从而导致斑块形成。白膜和斑块中凋亡基因的相似表达水平可能是由于白膜中广泛的病理生理改变引起,导致在易重复损伤区形成斑块(Zorba et al,2012)。

Del Carlo 及其同事(2008)通过使用来自 PD 患者的斑块组织研究了 MMP 和 TIMPs 在 PD 发病机制中的作用。发现 PD 组织样本中 MMP-1、MMP-8 和 MMP-13 与匹配的病灶周围膜组织及非 PD 对照组相比有所减少或缺失。可溶性 MMPs 和 TIMPs 与经 TGF-β 或白细胞介素 1β(IL-1β)处理后的 PD 成纤维细胞共同培养。他们发现,IL-1β 刺激增加 PD 成纤维细胞中 MMP-1、MMP-2、MMP-8、MMP-9、MMP-10 和 MMP-13 的表达,而 TGF-β 仅增加 MMP-10 表达并减少了 MMP-13 的表达,这表

明 PD 成纤维细胞可以被诱导产生 MMPs(Del Carlo et al, 2008)。一种细胞周期调节蛋白(p53)的异常表达也在 PD 成纤维细胞中被证明,成纤维细胞对亚致死 DNA 损伤缺乏应答。这表明 p53 通路异常在 PD 发病机制中起作用(Mulhall et al, 2001a)。

综上所述,就不难理解为什么复杂的疾病有众多的临床表现和治疗方法。特定患者可能存在多种改变,可能表现为伴有阴茎畸形的纤维化(见框图 11-2)。Qian 等证明了这一点,他们在 PD 患者中发现了显著的基因表达谱异质性(Qian et al, 2004)。正如随后关于药物治疗的部分所指出的那样,针对不同致病机制的药物治疗可能无法对所有 PD 患者起效(见图 11-4)。

> **要点:解剖学和生物学**
>
> - 白膜纵层在阴茎 3 点和 9 点位置最为薄弱,在 5 点和 7 点之间完全缺失。腹侧纵层的这种缺失可能有利于阴茎背屈,这可以解释为何大多数 PD 患者的阴茎呈背屈。
> - Peyronie 斑块中正常结构基本丧失。组织学检查证实胶原纤维异常及弹性蛋白减少和丧失,阴茎出现不对称扩张而导致阴茎畸形。
> - 先前报道的创伤率为 16%～40%,一些有害刺激对于引发易感人群中 PD 的级联事件是必要的,这一点得到大多数研究者的认同。
> - 氧自由基、氧化应激、NO、肌成纤维细胞、TGF-β_1 和纤维化基因表达均在 PD 的发展中发挥关键作用,并且是进一步阐明 PD 发展确切机制的关键途径。

六、症状

PD 患者最常见的症状包括阴茎疼痛、勃起畸形、可触斑块,以及勃起功能障碍(Pryor and Ralph,2002; Smith et al, 2008b; Chung et al, 2011a)。许多患有 PD 的男性自认为 ED 前来就诊,并非所有患者都会感到疼痛或能够触到斑块,但当存在短缩、扭曲效应、远端疲软和弯曲等情况时,就容易被识别。在急性期,松弛状态下可触及斑块,勃起或性交时可出现疼痛。一旦病情稳定后,大部分疼痛都会消失。但是一些男性在发生强烈勃起时,疼痛会持续存在,这是与斑块牵扯有关的"扭转"疼痛(Levine and Larsen,2013),不应与急性期的炎性疼痛相混淆。

虽然弯曲可能是 PD 最易被识别和令患者痛苦的畸形,但许多男性能够在弯曲达到 60°时进行性生活,特别是如果弯曲发生于背侧或沿轴向更平缓。有腹侧弯曲或侧弯的男性由于不适感可能会使得插入更加困难。然而,无论弯曲的角度和方向如何,大多数伴侣在性交时会抱怨不适。患者对弯曲的自我评估不准确。一项研究表明,50%的患者平均高估 20°的弯曲(Bacal et al, 2009)。Kelami(1983)介绍了弯曲的分类,单中心报告中,Kelami 对弯曲分布分类,39.5%的患者为 30°(轻度)或更低,35%为 31°～60°(中度),13.5%患者超过60°(严重),12%没有弯曲,但确认有沙漏畸形,导致勃起不稳定(Kadioglu et al, 2011b)。

PD 斑块可表现为多种结构,包括灯芯绒状、小结节、硬币状、不规则哑铃形或 I 型束斑。几乎所有的斑块看起来都有一个隔膜成分,这支持了由于隔膜轴向力导致的纤维分层的概念(Jordan,2007)。也有报道单纯间隔斑块,这种斑块可能会导致变窄、缩短或无法辨识的畸形(Bella et al, 2007)。

斑块的方向通常可决定畸形的方向。因此,有背侧单纯斑块的患者最易出现背屈,但是如果存在横向或螺旋形瘢痕(可能是局部或周边),可能出现不同程度的凹陷,包括沙漏畸形,导致不稳定阴茎,或者由于扭曲效应导致阴茎在勃起状态时无法承受轴向力(Pryor and Ralph, 2002)。动态输注海绵体测压和海绵体造影(DICC)发现,测量斑块近端和远端,海绵体内的压力相等,因此斑块远端阴茎疲软令人难以理解(Jordan and Angermeier, 1993)。远端疲软的原因仍然是推测性的,包括涉及被膜延伸的局部海绵体纤维化和特定部位的静脉漏(Ralph et al, 1992)。

七、病情评估

患者详细的病史是 PD 评估的关键（Levine and Greenfield，2003）。问诊应着重于出现的体征和症状，如疼痛、畸形和可触及的斑块。评估还应包括病情是渐进性还是突然发生，以及症状开始的时间，应确定是否有任何可能引发该过程的激发事件，包括对松弛或勃起状态下阴茎的直接损伤或器械损伤。应询问患者是否有任何其他纤维化疾病包括 DD 和 Ledderhose 病的个人或家族史（图 11-5）。应仔细询问患者的勃起能力，但最终问题为是否因为畸形和（或）硬度下降而影响插入能力。对于术后勃起功能的有效预测指标，可以这样询问：“如果阴茎是直的，且与现在具有同样的硬度，你认为是否足够进行性行为？”（Levine and Greenfield，2003；Taylor et al，2012）。很显然，如果患者觉得在使用或不使用药物治疗的情况下勃起状态都不满意，可推荐患者接受阴茎假体和矫正手术。非手术或其他手术方法可能会改善畸形，但如果存在持续性 ED，这种治疗可能不会给患者带来充分的勃起。

从性生活史中进一步获取是否有 ED 的血管危险因素，包括糖尿病、高血压、高胆固醇和吸烟史。也可确定是否存在早泄或延迟射精问题。服用药物清单也能表明可导致 ED 的潜在医疗状况。

经过验证的 PD 问卷（PDQ）（Rosen，2008；Hellstrom et al，2013）不仅涉及患者对阴茎结构改变的担忧，而且可了解 PD 如何影响其整体心理状况。目前问卷有 15 个问题评估三个领域，包括：①Peyronie 心理和生理状况（6 项）；②阴茎疼痛（3 项）；③PD 症状的影响（6 项）。每个领域为一个独立的衡量标准，这些分数加起来并不作为一个总和。分数越高表示负面影响越大。随着使用经验的积累，PDQ 被证明是一个有用的评估工具，可帮助患者做出治疗决策。PDQ 可以从 www. auxilium. com/PDQ 下载。

由于无法充分描述和测量三维畸形，在家中拍摄阴茎勃起照片的价值一直存在争议（Ohebshalom et al，2007；Bacal et al，2009）。目前，随着智能手机的普及，患者可以从阴茎上方和侧面拍摄照片，这在初步咨询期间有助于医师对患者阴茎畸形的方向和严重程度有一个总体的印象。

体格检查应包括对股动脉搏动的总体评估，松弛状态阴茎的外观，以及是否接受过包皮环切术。为了评估 Peyronie 斑块，应该在伸展状态下检查阴茎，更容易识别斑块（图 11-6）。记录斑块

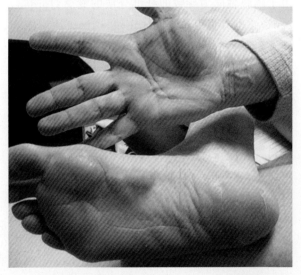

图 11-5　患者 Dupuytren 掌挛缩、足底纤维瘤病和 Peyronie 病的体征

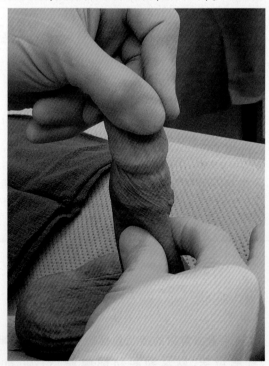

图 11-6　伸展状态下阴茎触诊辨识斑块

的位置可能有价值,但是用任何形式测量斑块的大小都不准确,因为斑块很少是孤立的损害(Bacal et al,2009;Ralph et al,2010;Hatzimouratidis et al,2012;Levine and Burnett,2013)。斑块边界不规则,且通常延伸到一侧中隔(Levine and Greenfield,2003;Ralph et al,2010)。**此外,没有证据表明治疗后斑块体积减小与畸形的改善完全相关**(Levine and Burnett,2013)。伸展后阴茎的长度(SPL)也是在初始咨询时测量的关键参数。这项检查通过牵拉阴茎头使阴茎与身体成

90°的拉伸来实现(Wessells et al,1996)。作者推荐从背侧测量,由耻骨到阴茎冠状沟,因为这是两个固定点,有助于在治疗和随访过程中重复测量,可以保持斑块记录的一致性。"硬石"斑块可能是钙化的指征,但需要用某种形式的成像,最好是超声检查来证实(图11-7)。超声检查容易鉴定出钙化斑块,因为斑块后方有声影表现。CT 和 MRI 对 PD 患者的评估没有多大价值,但正在进行深入的研究,以确定这些检查是否能提供预后的信息(Andresen et al,1998;Hauck et al,2003)。

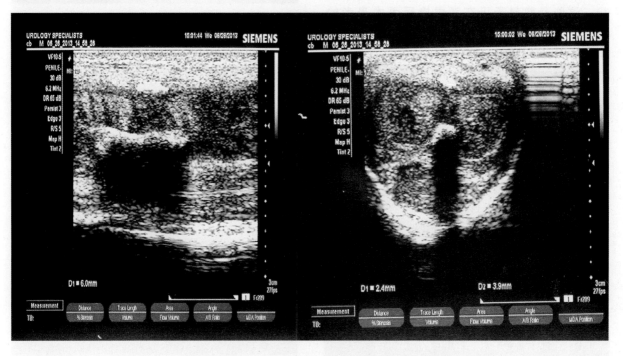

图 11-7　超声图像显示背侧和腹侧钙化区。请注意钙化斑块后方声影

直到近期,认识到钙化可能在瘢痕形成的早期发生,因此以前曾认为钙化是慢性、严重和(或)成熟疾病指征的概念似乎不确切(Levine et al,2013)。钙化很可能是 PD 不同遗传亚型的结果,其中有成骨细胞活性基因激活的参与(Vernet et al,2005)。为什么有些斑块会发生钙化,而其他斑块不会,仍然是未知,但似乎钙化的程度与非手术疗法的成功率有关,具有更加广泛钙化的患者不太可能从非手术治疗中受益(Chung et al,2011a)。一些研究者指出,用维拉帕米和干扰素(IFN)进行病灶内注射治疗不太可能使得显著钙化的男性获益(Levine et al,2002;Hellstrom et al,2006)。这是因为药物不

能进入或影响这种钙化组织。此外,研究人员还提出,广泛钙化的患者更倾向于放置阴茎假体(Breyer et al,2007;Chung et al,2012b)。**根据新近公布的钙化分级系统,研究者发现钙化≥3 级(钙化＞1.5cm 或多发钙化≥1cm)的患者,在他们尚有令人满意的勃起功能时,也倾向于接受手术治疗。与之相反,在钙化程度较轻的 1 级(＜0.3mm)或 2 级(0.3～1.5cm),以及无钙化的患者中,没有证据表明患者更愿意接受手术治疗**(Levine et al,2013)。

血管检测的作用尚未明确。在许多接诊这种疾病的男科中心,常规进行双功能超声作为初始评估的一部分,特别是对于手术候选患者

（Ralph et al，2010；Hatzimouratidis et al，2012；Levine and Burnett，2013）。评估勃起状态下的阴茎畸形至关重要。与家中拍照或真空助勃相比，已证明血管活性药物注射后的测量结果最准确（Ohebshalom et al，2007）。完整双功能超声评估的优势包括在初始监测期间阴茎弛缓状态确认钙化，评估海绵体内注射血管活性物质后的阴茎血流参数，观察血管活性物质注射对患者的勃起反应并可提供对畸形的客观评估（图 11-8 和图 11-9，框图 11-3）。这些参数对于正在考虑接受手术患者的决策非常关键（图 11-10）。

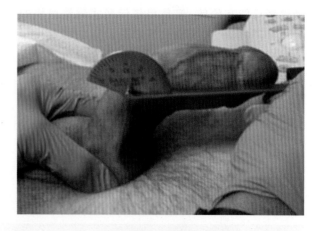

图 11-8 测角仪测量阴茎弯曲度

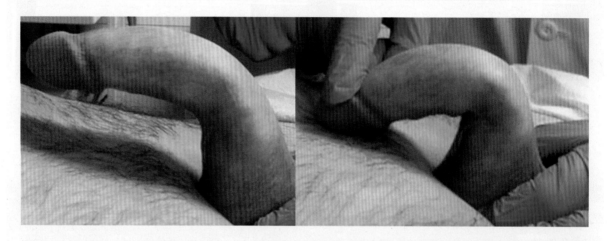

图 11-9 背侧弯曲严重的阴茎在施加轴向压力的情况下，显示了由于凹陷导致阴茎勃起的不稳定性或扭曲效应

框图 11-3 阴茎双功能超声在 PD 的应用价值
• 识别和测量钙化斑块
• 识别纤维化
• 观察阴茎对血管活性药物海绵体内注射的勃起反应
• 测量阴茎血管参数（收缩期峰值速度、舒张末期速度和阻力指数）
• 最佳客观测量阴茎勃起畸形（弯曲度、周径不规则、扭曲效应）

要点：评估
• 详细病史包括症状发作、ED 的血管危险因素、估计畸形程度，以及评估患者勃起质量及硬度。
• 经过验证问卷（包括 PDQ）调查，记录与 PD 相关的影响程度。
• 体格检查侧重于斑块的可触及性、需伸展阴茎以增强斑块的辨识度、伸展时阴茎的长度和触诊时有无疼痛。
• 在血管活性药物注射诱发勃起期间，使用测角仪和双功能超声检查评估畸形（如弯曲、凹陷），可评估斑块的钙化，尤其对于考虑手术治疗的患者。

多项研究表明，术前勃起功能与术后结局有很强的相关性（Jordan and Angermier，1993；Levine and Greenfield，2003；Taylor et al，2012）。在分析阴茎畸形与 PD 血管状态之间的关系时，腹侧弯曲患者最可能存在海绵体静脉闭塞功能障碍，进一步证实了腹侧弯曲移植术后 ED 的顾虑（Lowsley and Boyce，1950；Kendirci et al，2005）。

一些学者报道,使用 DICC 作为评估阴茎血管完整性的工具,特别是针对手术前的静脉漏(Jordan,2007;Alphs et al,2010)。这项测试似乎增加了不必要的侵入和费用,并且对已完成良好动态阴茎双功能超声检查后的诊断评估几乎没有价值。尽管尚未建立评估阴茎敏感度的标准,但可使用轻触和生物振动感觉测定(Levine and Burnett,2013)。生物振动感觉测定被认为是阴茎性感觉的间接测量方法。但是有争议,因为并

没有明确的对照研究报道(Padma-Nathan,1988)。假设是振动感觉神经与阴茎特有的性神经一起传导。因此,用示指作为阳性对照、大腿前侧作为阴性对照的振动检测可以作为性感觉的替代评估,这种评估可能因瘢痕浸润到感觉神经或由于其他潜在的系统性疾病(如糖尿病)而受到影响。为了应对 PD 患者普遍升高的性腺功能减退的风险,作者建议在初始评估期间检测早晨血清总睾酮水平(Moreno and Morgantaler,2009)。

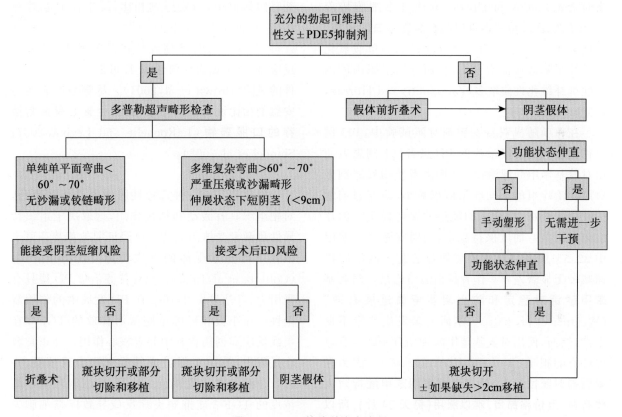

图 11-10　PD 的外科治疗流程

八、治疗方案

已制定并公布多种治疗方案。应认识到这些方案仅用作指导,个体化治疗对于成功率至关重要,具体取决于病史、体格检查、双功能超声检查和患者的期望(Levine and Lenting,1997;Levine and Greenfield,2003;Bokarica et al,2005;Ralph et al,2010;Hatzimouratidis et al,2012)。

九、阴茎硬结症的非手术治疗

自 PD 之后出现了许多 PD 的非手术治疗方式。直到最近,由于研究受试者人数少、缺乏随机对照和有限的客观评估,且没有切实的有意义的结果,药物治疗才未成为首选治疗(Schaeffer and Burnett,2012)。**此外,疾病表现的多样性及其知之甚少的病因,使得针对创伤愈合障碍的潜在病理生理学机制的药物治疗**收效甚微。在本节中,作者回顾当前的治疗方式,并尽可能将重点集中

于安慰剂对照研究。

一些患者需要的只是恢复信心,特别是如果患者或其伴侣在完成性生活方面没有困难或疼痛。患者还应消除顾虑,这不是一种会进展为癌症的疾病,因此不会危及生命。

(一)口服药物

1. 苯甲酸钾(Potaba)

氨基苯甲酸钾(Potaba)是维生素 B 复合物中的一员。直到 1959 年,才开始研究其作用机制,当时 Zarafonetis 和 Horrax 在成纤维细胞培养中,**证明氨基苯甲酸钾可以减少胶原蛋白的形成。**根据该体外研究,认为该药物通过增加单胺氧化酶活性来降低血清素水平,从而导致组织内的内源性抗纤维化性质增多(Zarafonetis and Horrax,1959)。

在一项随机双盲安慰剂对照试验中,103 例无钙化斑块的未经治疗的 PD 患者,51 例患者使用对氨基苯甲酸钾治疗,52 例患者使用安慰剂做对照。治疗组的平均硬结体积减小,而安慰剂组的硬结体积在 12 个月的随访中保持稳定。治疗组患者阴茎弯曲度保持稳定,然而安慰剂对照组中 32.5% 患者阴茎弯曲度明显恶化。两组间疼痛减轻无显著差异。作者得出的结论是,**"对氨基苯甲酸钾对稳定和防止阴茎弯曲进展有效"**(Weidner et al,2005)。本研究未发生严重不良事件,然而,使用对氨基苯甲酸钾治疗 PD 组有急性肝炎的报道(Roy and Carrier,2008)。**因为在安慰剂对照试验中,没有证据表明苯甲酸钾对人体有益,且价格昂贵、难以服用(每天 24 片),所以不推荐使用。**

2. 维生素 E

维生素 E 是最古老的口服治疗 PD 的方法之一(Scardino and Scott,1949)。维生素 E 是一种脂溶性维生素,经肝代谢、胆汁排泄的一种抗氧化药,认为可抑制伤口愈合急性和增殖阶段 ROS 增加引起的氧化应激。已经研究证明,在 PD 疾病中自由基表达增加,伤口愈合炎症期延长。**维生素 E 使循环自由基失去活性,自由基会抑制 NO 对血管平滑肌产生积极作用**(Safarinejad et al,2007)。

一些设计良好的研究表明,与安慰剂对照组相比,疼痛、弯曲度和硬结体积没有明显改善

(Ralph et al,2010)。Pryor 和 Farell(1983)进行了一项双盲、安慰剂对照的交叉研究,在 40 例受试者中评估维生素 E 治疗 PD 情况,结果表明硬结体积和阴茎弯曲度未见明显改善(Pryor and Farell,1983)。Gelbard 和同事(1990)将 97 例患者服用维生素 E 治疗与 PD 的自然病史做比较,病程 3 个月至 8 年不等,两组之间在弯曲度、疼痛或性交能力方面没有显著差异(Gelbard et al,1990)。在一项 236 例 PD 患者的随机双盲安慰剂对照研究中,与安慰剂相比,维生素 E 治疗在疼痛、弯曲或硬结体积方面没有疗效(Safarinejad et al,2007)。虽然本研究没有观察到明显的不良反应,但有证据表明维生素 E 可能增加脑血管事件的风险(Brown et al,2001)。**尽管研究表明与安慰剂相比没有任何疗效,但维生素 E 是最常推荐的口服药物**(LaRochelle and Levine,2007;Shindel et al,2008)。

3. 他莫昔芬

他莫昔芬是一种选择性雌激素受体调节药,对靶组织具有激动和拮抗作用,这取决于组织特异性雌激素受体的表达。已经证明他莫昔芬可不依赖于雌激素受体的方式诱导 TGF-β 的产生(Colletta et al,1990)。他莫昔芬治疗 PD 很具有吸引力,且凸显出 TGF-β 在 PD 发展中的作用复杂性。血小板和巨噬细胞激活释放的 TGF-β 在炎症反应和创伤愈合中起着核心作用。在正常愈合过程中,TGF-β 促进成纤维细胞合成基质,并以自分泌方式自我调节。然而,在细胞环境中高浓度的 TGF-β 能抑制炎症反应导致巨噬细胞失活和 T 淋巴细胞抑制,从而阻止进一步的纤维化发生(Wahl et al,1989)。这是 Ralph 和同事(1992)在非随机研究报道使用他莫昔芬治疗 PD 的最初理论依据(Ralph et al,1992)。

之前报道的最初疗效并未在随机安慰剂对照试验的 25 例 PD 患者中得到证实(Teloken et al,1999)。**研究表明,与安慰剂相比,疼痛、阴茎畸形或硬结体积没有显著改善**(Teloken et al,1999)。

4. 秋水仙碱

已证实秋水仙碱治疗 PD 有几种不同的潜在作用机制。通过与微管蛋白结合并使其解聚,秋水仙碱抑制细胞有丝分裂、移动性和白细胞黏附,抑制胶原的跨细胞运动,并刺激胶原酶的产生。

（Taylor，1965；Ehrlich and Bornstein，1972；El-Sakka et al，1999）。

为检测秋水仙碱的有效性和安全性，在一项随机双盲安慰剂对照研究中，84 例无钙化斑块的 PD 患者被随机分为秋水仙碱组或安慰剂组。测量显示硬结体积和阴茎弯曲没有任何差异。基于疾病持续时间或三个 Kelami 分类亚组，治疗反应并没有实质性差异（Kelami，1983）。秋水仙碱组有明显的药物相关不良反应，包括胃肠不适与腹泻（Safarinejad，2004）。

5. 肉碱

肉碱是一种三甲胺分子，在细胞能量代谢中起独特作用（Reda et al，2003）。**左旋肉碱可能通过增加线粒体呼吸作用和减少自由基形成起作用**（Bremer，1983）。

在先前提到的双盲安慰剂对照研究中，Safarinejad 及其同事比较了左卡尼汀和安慰剂的效果（Safarinejad et al，2007）。59 例 PD 患者在治疗 6 个月期间随机接受丙戊基-L-肉碱治疗，59 例随机接受安慰剂治疗。**这项研究再次显示，与安慰剂组 PD 患者相比，丙戊基-L-肉碱组 PD 患者疼痛、弯曲度或硬结体积没有明显改善。**

6. 己酮可可碱

已证实己酮可可碱具有阻断 TGF-β_1 介导的炎症途径并防止 I 型胶原沉积，是具有抗炎和抗纤维化性质的非特异性磷酸二酯酶抑制剂。在 PD 的动物模型中，己酮可可碱使胶原蛋白 I、α-平滑肌肌动蛋白（ASMA）表达下降，硬结体积减小 95%（Valente et al，2003）。己酮可可碱体外抑制白膜衍生的成纤维细胞增殖并减弱 TGF-β 介导的弹性组织形成和 I 型胶原沉积（Shindel et al，2010）。弹性组织生成的抑制不是通过减少的弹性蛋白的量，而是通过 α_1-抗胰蛋白酶相关机制来抑制其沉积（Lin et al，2010）。**已证实己酮可可碱能下调 TGF-β 并增加纤维蛋白溶解活性**（Schandené et al，1992；Raetsch et al，2002）。己酮可可碱已成功用于治疗实验性自身免疫性疾病，已认为自身免疫性疾病是 PD 的病因（Ralph et al，1996）。**己酮可可碱下调促纤维化细胞因子肿瘤坏死因子（TNF）的释放和产生，抑制血小板活化因子的产生并抑制其对嗜中性粒细胞的作用**（Safarinejad et al，2010）。

在一项随机双盲安慰剂对照研究中，114 例 PD 患者随机接受己酮可可碱治疗，114 例患者随机接受安慰剂治疗 6 个月。己酮可可碱组患者中有 12 例（11%）疾病进展，而安慰剂组有 46 例（42%）。**己酮可可碱组阴茎弯曲度和硬结体积大小改善显著大于安慰剂组。己酮可可碱组国际勃起功能指数（IIEF）评分增加较显著。**1 例患者由于不良反应停药，对生命体征或实验室数据均无任何不良影响。己酮可可碱是外周血管扩张药并可引起低血压，因此在用药期间应监测血压。最常见的不良反应包括恶心、呕吐、消化不良、不适感、潮红、头晕和头痛（Safarinejad et al，2010）。

7. 5 型磷酸二酯酶抑制剂

已经证明 PDE5 抑制剂治疗 PD 患者勃起功能障碍（ED）是安全和有效的（Levine and Latchamsetty，2002）。最近，与单用 ESWT 相比，他达拉非与体外冲击波治疗（ESWT）联合使用显著改善国际勃起功能指数（IIEF）和生活质量（QoL）评分，**在阴茎畸形方面没有优势**（Palmieri et al，2012）。

对于 PD 的治疗也建议使用 PDE5 抑制剂。**PDE5 抑制剂通过增加 cGMP 的水平抑制胶原的合成，诱导成纤维细胞和肌成纤维细胞凋亡，通过抑制瘢痕的形成起到抗纤维化的作用**（Valente et al，2003；Gonzalez-Cadavid and Rajfer，2010）。

Chung 和同事在一项研究中（2001）发现，35 例患有鼻中隔瘢痕男性接受他达拉非每日 2.5mg 治疗 6 个月，有 24 例患者（69%）鼻中隔瘢痕消失。作者的结论是，每日低剂量他达拉非对于鼻中隔瘢痕重塑是安全有效的治疗选择（Chung et al，2011a）。

（二）病灶内注射

1. 维拉帕米

最初发现钙通道阻滞剂能抑制脯氨酸掺入细胞外基质（ECM）蛋白，由此得出结论，即细胞钙代谢可以调节 ECM 产生，且创伤愈合的肥厚性疾病可能对钙通道阻滞剂的治疗有反应（Lee and Ping，1990）。

维拉帕米是一种钙通道阻滞剂，现已证明其可在多个水平上显著影响成纤维细胞功能，包括细胞增殖、ECM 蛋白合成和分泌，以及胶原降解。在体外，100～1000mg/ml 浓度的维拉帕米可抑制 65％的 Peyronie 斑块成纤维细胞增殖（Anderson et al,2000）。这些改变可使病灶内维拉帕米延缓、预防或逆转 PD 的斑块形成和进展（Levine and Estrada,2002）。最近一项大鼠模型研究,用生理盐水做对照,证实维拉帕米注射液的作用机制。维拉帕米注射后出现组织学改变,硬结体积、阴茎弯曲减小。维拉帕米注射液还可引起胶原蛋白和弹性蛋白纤维减少,以及 α-平滑肌肌动蛋白（ASMA）的降低,ASMA 是衡量成纤维蛋白活性的一个指标（Chung et al,2013b）。

Levine 及同事首次报道维拉帕米用于治疗 PD,是自 1957 年类固醇注射液问世以来第一次的病灶内治疗（Furey,1957;Levine et al,1994）。一项非随机的剂量递增研究,14 例男性接受维拉帕米注射,1 周 2 次,维持 6 个月。主观感觉硬结相关的阴茎狭窄（100％）和弯曲（42％）有明显的改善。在客观上,发现 30％受试者硬结体积减小超过 50％。所有患者均出现硬结软化现象,83％患者与硬结相关的勃起功能改变已被抑制或改善。无药物不良反应,也没有症状复发。研究初步表明,在 PD 治疗中,病灶内注射维拉帕米可能是一种经济合理的非手术治疗方法,值得进一步研究（Levine et al,1994）。在一项更大的非对照研究中,维拉帕米注射可使 97％患者疼痛减轻,72％性功能改善,86％主观畸形减少,93％远端勃起硬度改善,54％客观弯曲度下降（平均弯曲度下降 25°）（Levine,1997）。

Rehman 及其同事（1998）对 14 例 PD 患者进行了一项单盲研究,随机分配接受维拉帕米或生理盐水注射。这项研究表明,与对照组相比,维拉帕米治疗组的硬结体积、硬结相关的阴茎缩窄,以及勃起质量显著改善;在阴茎弯曲方面没有显著差异。除了注射部位偶尔出现瘀斑或瘀伤外,没有局部或全身不良反应（Rehman et al,1998）。Bennett 及同事报道 3 个月短期试验结果,在 94 例 PD 患者中,18％的患者阴茎弯曲度改善,60％没有改变,22％恶化,并得出结论,病灶内注射维拉帕米至少可以稳定阴茎畸形（Bennett et al,2007）。

目前,病灶内注射维拉帕米是非手术治疗 PD 的主要治疗选择之一,尽管有些研究尚未显示先前所述效果（Shindel et al,2008）。Shirazi 及其同事（2009）在一项随机单盲安慰剂对照试验中,80 例患者随机分配接受病灶内注射维拉帕米和 40 例患者接受局部注射生理盐水。研究结果表明,治疗组和对照组相比,硬结体积、疼痛、弯曲度、硬结软化或性功能障碍改善方面无显著差异。这项研究的结论是,尽管一些研究已经证明了病灶内注射维拉帕米是一种有效治疗 PD 的方法,但鉴于这些阴性结果,有必要进行更大规模的研究,以评估病灶内注射维拉帕米用于治疗 PD 的有效性（Shirazi et al,2009）。本研究强调了 PD 患者可能出现不一致的结果,这可能因患者选择、存在钙化、硬结位置、给药技术和样本大小而有所区别。对药物浓度也进行了评估,尽管 10mg/10ml 是最常用的剂量和体积,但 Cavallini 及其同事（2007）研究表明,10mg 维拉帕米用 20ml 注射用生理盐水进行稀释后显示出更好的疗效（Cavallini et al,2007）。**此治疗方法的适应证不包括广泛钙化、弯曲度大于 90°或难以充分浸润硬结的腹侧弯曲患者（Levine et al,2002）。病灶注射维拉帕米的成功预测因素包括年龄较小（40 岁以下）和弯曲度大于 30°**（Moskovic et al,2011）。

2. 尼卡地平

尼卡地平是一种二氢吡啶（DHP）类钙通道阻滞剂。一项体外研究表明,DHP 类比非 DHP 类维拉帕米在降低黏多糖生物合成和细胞外基质（ECM）生成方面更有效（Gürdal et al,1992）。Soh 和同事（2010）进行了唯一一项关于尼卡地平用于治疗 PD 有效性的研究,共有 74 例患者随机分配为尼卡地平与生理盐水组。与安慰剂组相比,尼卡地平组疼痛显著减轻,IIEF-5 评分改善,硬结体积减小。治疗组和安慰剂组的阴茎弯曲度均有显著改善,但两组间无显著差异,没有严重不良作用,如低血压或其他心血管事件（Soh et al,2010）。

3. 干扰素 α-2b

1991 年,Duncan 和同事在体外研究中,首次将干扰素 α-2b 作为 PD 的治疗方法进行研究。在源自 Peyronie 斑块的成纤维细胞中,干扰素 α-2b 以剂量依赖性方式降低其增殖速度,减少了细胞外胶原的产生,并增加了胶原酶的产生（Duncan et al,1991）。

在一项单盲、多中心、安慰剂对照的平行研究中,评估了病灶内干扰素 α-2b 治疗的安全性和有效性。Hellstrom 及同事(2006)将 117 例 PD 患者随机分配至干扰素 α-2b 治疗组或生理盐水组中。干扰素 α-2b 治疗组患者的阴茎弯曲度、硬结体积和密度,以及疼痛的改善明显高于安慰剂组。**治疗组的平均弯曲度下降 27% 或 13.5°,安慰剂组为 9% 或 4.5°。**虽然这些结果具有统计学差异,但考虑到药物的高成本及不良反应,常包括流涕症状(发热、寒战和关节痛)和轻微的阴茎肿胀伴瘀斑,干扰素与生理盐水之间的微小差异是否具有临床意义值得思考。所有这些不良作用都在注射前服用非甾体类抗炎药而得到有效的治疗,而且都不会超过 36h(Hellstrom et al,2006)。**这项研究非常重要,因为这是第一个病灶内注射治疗 PD 的多中心随机安慰剂对照试验。**同样也表明了注射生理盐水对阴茎畸形几乎没有影响。

4. 梭菌属胶原酶

溶组织梭菌产生的溶组织梭菌胶原酶(CCH)是美国食品药品监督管理局(FDA)批准用于治疗 PD 的第一种药物,选择性降解结缔组织中的 I 型和 III 型胶原,尽管金属蛋白酶组织抑制因子 TIMP 存在,已证明在 PD 患者中升高以及能增加成纤维细胞的细胞凋亡(Morales et al,1983;Matsushita et al,2001;Del Carlo et al,2008;Syed et al,2012)。Gelbard 和同事(1982)第一次将梭菌属胶原酶作为 PD 一种治疗手段后,近年来,关于这种药物的一系列调查纷至沓来,已证实 CCH 显著减少 PD 硬结的大小,而弹性纤维、血管平滑肌和轴突鞘不受影响(Gelbard et al,1982)。

在第一个前瞻性、随机、双盲、安慰剂对照的 CCH 研究中,49 例 PD 患者接受 CCH 治疗,治疗后硬结体积和阴茎畸形明显改善(Golbard et al,1993)。所有阴茎弯曲度在 30°以下和(或)触诊硬结小于 2cm 的患者均有效(3 例)。阴茎弯曲度为 30°～60°和(或)2～4cm 的硬结的患者中,36% 的有效;阴茎弯曲度大于 60°和(或)大于 4cm 的硬结的患者,13% 有效。CCH 耐受性良好,无过敏反应,实验室参数无明显变化(Gelbard et al,1993)。鼓励进一步观察研究,但由于缺乏行业支持,调查耗时数年。

在一项临床试验第 2 期中,25 例 PD 患者在 7～10d 内接受了 3 次病灶内注射 10 000U CCH,3 个月后重复治疗,以评估阴茎偏差角度和硬结体积与基线的变化(Jordan,2008)。58% 患者的偏差角度至少减少了 25%,95% 患者硬结体积减小(Jordan,2008)。在这项研究中,超过 50% 的患者在任何时间点都认为"非常好"或"很大改善",约 1/3 的患者表现出极小的改善或没有变化,导致研究者给出"较差"的评估。

在一项试验的 2b 期中,147 例 PD 患者参与了 CCH 的随机、双盲、安慰剂对照,以及二次随机模型或无模型的试验(Gelbard et al,2012)。与安慰剂相比,接受 CCH 和建模的患者阴茎弯曲程度明显变化,PD 症状疗效评分明显降低(Gelbard et al,2012)。

对 Peyronie 最佳减少效果和安全性研究的调查第 3 期(IMPRESS)中,试验 I 和 II 检验了 PD 患者注射 CCH 的临床疗效和安全性(Gelbard et al,2013)。共有 417 例受试者,415 例受试者经历了最多 4 个疗程,每个疗程间隔为 6 周。男性接受多达 8 次注射 0.58mg CCH,每个周期注射两次,间隔 24～72h,注射后 24～72h 通过阴茎斑块建模。男性按照基线阴茎弯曲度(30°～60°和 61°～90°)进行分层,并随机分配至 CCH 组或安慰剂组 2:1。IMPRESS I 和 II 期数据荟萃分析显示,接受 CCH 治疗的男性阴茎弯曲度平均改善 34%,平均改变(-17.0±14.8)°,在安慰剂治疗的男性中,平均改善 18.2%,平均改变为 (-9.3±13.6)°(P<0.0001)。治疗组与安慰剂组的男性相比较,PD 症状疗效评分的平均值显著改善(-2.8±3.8:-1.8±3.5,P=0.0037)。广泛钙化、腹膜斑块和病程少于 12 个月的患者不纳入本研究。尽管几乎在所有研究的患者中都发现了 CCH 的血清抗体,但结果没有发现不良事件。主要和常见的不良事件是局部阴茎不同程度的瘀伤;严重不良事件包括 3 例阴茎海绵体破裂和 3 例阴茎血肿。手术成功修复了 3 例阴茎海绵体破裂和 1 例阴茎血肿,另 1 例血肿经皮成功引流(Gelbard et al,2013)。**更多的经验将有助于确定哪些患者可能从 CCH 中获益最多。**这可能取决于阴茎弯曲方向、硬结大小、钙化发生率,以及疾病持续时间等因素。最近一项报告表明,在 CCH 注射后,可以成功进行手术矫正或移植,而不会增加技术难度(Larsen and Levine,2012)。2013 年 12 月 CCH

用于 PD 治疗获得了 FDA 的批准。

（三）局部药物治疗

一些研究评估了局部药物治疗 PD 的有效性。局部药物治疗避免了局部注射治疗的疼痛和创伤。第一项使用局部药物 β-氨基丙腈，研究结果显示，对畸形改变没有效果（Gelbard et al，1983）。

局部应用人脂质体重组体超氧化物歧化酶（lrhSOD）也在随机对照试验中进行了研究（Riedl et al，2005）。这种物质是一种氧自由基清除剂，可以阻断炎症级联，从而阻止疾病的进一步发展。治疗 4 周后与安慰剂相比，在 23% 患者阴茎弯曲度改善 $5° \sim 30°$，疼痛也显著减轻（$P = 0.017$）。作者认为，对于 PD 的疼痛期，lrhSOD 是一种简单、安全、有效的局部治疗（Riedl et al，2005）。关于 lrhSOD 的使用没有进一步的研究，因此目前的数据不足以推荐其使用。

Fitch 及其同事（2007）报道了局部使用维拉帕米治疗 PD（Fitch et al，2007）。在本研究中，进行了两项同时进行的三组实验设计、双盲、安慰剂对照研究。在维拉帕米局部使用研究中，18 例患者中有 14 例（77.8%）阴茎弯曲度改善，平均弯曲度改善 43.6%。这项研究还表明，患者硬结体积减小达到 100%，勃起功能的改善达到 72.7%。这项研究最初旨在比较局部使用维拉帕米与三氟拉嗪，但由于不良反应（焦虑、激动、视物模糊、失眠和抑郁症）严重，局部使用三氟拉嗪在随机化完成前终止。由于样本量小，这项研究的结果受到质疑，缺乏安慰剂对照及客观评估（Levine，2007）。此外，已证明维拉帕米单纯局部给药对于达到足够治疗效果的白膜内组织水平无效（Martin et al，2002）。

目前，没有证据表明药物局部应用对治疗 PD 有效。

（四）电化学药物导入治疗

经皮给药优于口服或者注射治疗，因为可绕过肝代谢，减少注射疼痛。不同于局部使用维拉帕米凝胶，维拉帕米电化学导入可以使药物到达海绵体白膜水平（Martin et al，2002；Levine et al，2003）。

为检测维拉帕米有效性，设计了一项双盲、安慰剂对照试验，对 42 例阴茎硬结症患者进行维拉帕米和生理盐水治疗。每周进行 2 次治疗，为期 3 个月。结果显示，两组阴茎弯曲度的减少基本相同。结论认为，为确定电化学药物导入在阴茎硬结症治疗中的作用，有必要进行进一步的研究（Greenfield et al，2007）。总体而言，电化学药物导入有很好的耐受性，所有患者在家里操作都很方便。唯一的不良事件报道是治疗部位出现短暂性轻度红斑（Greenfield et al，2007）。

在另一项经皮电化学药物导入的前瞻性安慰剂对照研究中，Di Stasi 及其同事（2004）随机把患者分为维拉帕米和地塞米松组、安慰剂组。与安慰剂相比，应用药物治疗患者的硬结体积明显减少，阴茎弯曲度从 43° 降到 21°。两组中疼痛均明显缓解，在对照组中为短暂性，治疗组中为永久性。所有患者均在电极部位出现短暂性红斑，除此外没有其他不良反应（Di Stasi et al，2004）。尽管这种方法治疗有一些证据，然而大多数中心并没有采用。

（五）体外冲击波疗法（ESWT）

ESWT 治疗阴茎硬结症的具体机制仍不清楚，目前有两个假说：①冲击波对阴茎硬结造成直接损伤；②ESWT 通过产生热量增加目标区域的血管分布，诱导炎症反应的发生，引起硬结的裂解和巨噬细胞清除（Gholami et al，2003）。

在第一个前瞻性随机双盲安慰剂对照临床试验评估 ESWT 治疗 PD，100 例病程小于 12 个月初始治疗的阴茎硬结症患者，随机分为 ESWT 组和安慰剂对照组（各 50 例）。安慰剂组使用一个无功能的传感器。ESWT 组结果表现为疼痛、IIEF-5 评分和平均 QoL 评分改善。ESWT 组和安慰剂组中硬结大小和阴茎弯曲度在治疗中没有显著差异。24 周后，在 ESWT 组中的 IIEF-5 评分和 QoL 评分稳定。在两组中，当与基线比较时，视觉模拟量表评分显著降低。值得注意的是，与基线值和 ESWT 组相比，安慰剂组的平均硬结体积和平均弯曲度显著恶化。弯曲度区别小于 3°，虽然有统计学意义，但并无临床意义（Palmieri et al，2012）。

最近，第二个随机安慰剂对照单盲前瞻性研究，对 102 例 PD 患者随机分为 ESWT 组或安慰剂组各 51 例（Hatzichristodoulou et al，2013）。ESWT 组和安慰剂组中，分别有 17 例和 12 例疼痛减轻。ESWT 并没有减少阴茎弯曲，ESWT 组和安慰剂组分别有 40%、24.5% 阴茎弯曲加重（$P=0.133$）。性功能的改变和硬结体积的减少在两组间没有差别。此外，ESWT 组中 5 例患者（10.9%）硬结体积增加。**作者的结论是，尽管 ESWT 在减轻疼痛方面有一些潜在益处，但应强调，疼痛通常随时间而自然减轻。考虑到这一点，以及 ESWT 可能会加重阴茎弯曲，故不推荐这种治疗。**

（六）阴茎牵引

通过固定支架使阴茎处于紧张状态的装置控制阴茎伸展或"阴茎牵引"，PD 患者似乎可以使用此前未有的一种非侵入性、非手术性的首选治疗方式。

在非阴茎组织模型中已证实牵引可以通过多种途径诱导细胞增殖（Ilizarov，1989；Sun et al，1996；Molea et al，1999；Assoian and Klein，2008；Bueno and Shah，2008）。阴茎牵引也可以引起瘢痕重塑，已经证实应用于组织的拉力可引起平行于应力轴的胶原纤维重新定位（Molea et al，1999；Shapiro，2008）。这些变化是机械转导过程的结果，在此过程中，机械刺激转化为细胞内的化学反应（Alenghat and Ingber，2002），细胞骨架上的张力可以激活多个信号级联，从而导致增殖反应和各种基因的激活（Assoian and Klein，2008）。**为探讨牵引对 PD 细胞效应，体外研究结果显示，与无张力 PD 细胞培养相比，有张力的 PD 细胞 α-平滑肌肌动蛋白（ASMA）显著降低，同时也观察到参与胶原降解的基质金属蛋白酶（MMPs）增加。**相反，涉及成纤维细胞增生、炎症细胞因子和蛋白表达没有上调，如 ASMA、热休克蛋白 47（HSP47）、TGF-β_1 受体（Chung et al，2013a），已进行了一些研究探讨牵引治疗的临床效果，尽管没有一项是对照试验。

Levine 及其同事（2008）首次在 10 例男性的初步研究中证实了阴茎牵引治疗 PD 的效果。在几乎所有（90%）病例中，先前的药物治疗都失败了。牵引作为唯一的治疗方法，$2\sim8h/d$，持续 6 个月。所有的受试者都进行了治疗前和治疗后的体格检查，包括拉伸松弛的阴茎长度和生物测量。在主观上，所有男性阴茎弯曲度减小 $10°\sim40°$，阴茎长度增加（$1\sim2.5cm$），并且增加

了缩进或狭窄区域的周径。客观评估结果显示，10 例男性的阴茎弯曲度下降共达 45° 以上，该组的平均下降幅度为 33%，从 $51°\sim34°$。松弛的阴茎长度（SPL）增加 $0.5\sim2.0cm$，勃起的周径增加 $0.5\sim1.0cm$。值得注意的是，在完成治疗后的 6 个月，结果保持不变。IIEF 勃起功能评分从 18.3 上升至 23.6。没有不良事件发生，包括皮肤变化、溃疡、感觉减退或硬度降低（Levine et al，2008）。

Gontero 及其同事（2009）对 15 例弯曲度不超过 50°，且轻度或无 ED 的 PD 患者进行了 2 期前瞻性研究。6 个月时阴茎弯曲度从平均 31° 下降到 27°，无统计学意义。在 6 个月时平均拉伸和松弛的阴茎长度分别增加 1.3cm 和 0.83cm，12 个月时结果依然维持。尽管弯曲度改善有限，从"无变化"到"轻微改善"不等，总体治疗效果主观评分为可接受。**研究人员得出的结论是，使用阴茎延长器只能对阴茎的弯曲程度有微小的改善，患者满意的原因，可能是归因于阴茎长度的增加。选择伴有许多钙化斑块、阴茎弯曲度不超过 50° 的病情稳定的患者，可能导致潜在的治疗效果被低估**（Gontero et al，2009）。

最近，一项前瞻性非随机研究探讨 PD 急性期患者进行牵引治疗，PD 急性期定义为在过去的 12 个月里，渐进性阴茎弯曲度超过 15° 和（或）休息或勃起时疼痛（Martínez-Salamanca et al，2014）。共有 55 例患者接受了 6 个月的牵引治疗，与 41 例同样处于急性期但没有接受牵引治疗的患者对照。建议患者每天至少使用该设备 6h，不超过 9h，避免在睡眠时使用。平均使用时间为每天 4.6h（$3.1\sim9.2h$）。此外，告知患者每 2 小时将装置移除至少 30min 以防止阴茎头局部缺血。**平均弯曲度从基线的 33° 下降到 6 个月时 15°，9 个月时 13°，牵引组平均下降 20°。6 个月后疼痛 VAS 评分由 5.5 降至 2.5（$P<0.05$）。性生活无法插入的患者比例从 62% 降至 20%（$P<0.03$）。**未牵引治疗组，阴茎畸形明显增加，松弛状态阴茎长度减少，疼痛评分增加，勃起硬度下降。**此外，对于那些需要手术治疗的患者，其中 40% 可避免手术，并且每 3 例中就有 1 例患者手术操作（从移植到折叠）复杂性降低。**与治疗有关的不良事件包括 2 例红斑，在停止牵引 $24\sim48h$

后红斑消失。14例患者(25.5%)报道有一定程度的不适。治疗期间未观察到勃起功能的恶化,9个月时**整体满意度为85%(范围60%~90%)。**牵引后无感觉改变报道(Martínez-Salamanca et al,2014)。在作者看来,**牵引疗法有潜力成为最有效的非手术治疗,可恢复失去的长度,减少弯曲度,并增加周径。**需要注意的是,患者每天佩戴该设备3h或更长时间,可获得满意的治疗效果。

(七)真空负压助勃疗法

在一项开放非对照研究中,应用阴茎真空助勃装置来机械性地矫直阴茎,其中受试者每天2次佩戴真空装置10min,持续12周。这项研究显示,31例患者中21例弯曲度减少5°~25°,3例患者的弯曲度恶化,7例患者弯曲度保持不变。51%的患者对结果感到满意,另外49%接受了手术矫正(Raheem et al,2010)。**虽然真空助勃装置通常认为是安全的,但似乎短期的阴茎拉伸不会引起预期的生理变化,已知的生理变化发生在机械转导和长期拉伸治疗。**有报道显示,伴随使用缩窄环和长时间不适当过高压力施加于阴茎会出现若干并发症,如PD进展、尿道出血、皮肤坏死和阴茎瘀斑(Kim et al,1993;Ganem et al,1998)。

(八)联合治疗

一项研究探讨了阴茎牵引的机械作用与病灶内维拉帕米和口服药物(己酮可可碱和L-精氨酸)的化学疗效结合对白膜和Peyronie斑块是否有协同治疗作用(Abern et al,2012)。所有患者均口服己酮可可碱和L-精氨酸,39例选择接受牵引,35例选择不使用牵引。两个治疗组在阴茎直立弯曲度方面在统计学差异显著降低。牵引组从基线的平均44.4°[标准差(SD)27.5°]降至24周后的平均33.4°(SD 25.3°)($P=0.03$)。未使用牵引治疗组的患者弯曲度从基线的平均36.6°(SD 18.5°)降至治疗后的平均21.5°(SD 19.3°)($P<0.01$)。两组在弯曲度方面没有显著统计学差异。在使用牵引的患者中,治疗后松弛状态阴茎长度(SPL)整体平均增加0.3cm(SD 0.9cm),有统计学意义($P=0.06$),而未使用牵引的松弛状态阴茎长度(SPL)平均减少0.7cm(SD 1.1cm),没有统计学差异($P=0.46$)(Abern et al,2012)。然而,这项研究并未控制牵引治疗的持续时间,在牵引治疗组中一些男性仅佩戴该设备每周1~2h,而有些患者佩戴每周超过50h。对牵引持续时间和畸形变化的分析表明,平均每天佩戴该设备3h或更长时间,可使畸形得到明确改善,并以时间剂量反应依赖的方式发生。

另一项组合研究维拉帕米注射和维拉帕米离子导入法联合使用或不使用药物,包括维生素E(36mg)、对氨基苯甲酸(100mg)、蜂胶(如高良姜素100mg)、蓝莓花青素(80mg)、大豆异黄酮(50mg)、铁青树碱(25mg)、达米阿那(25mg)和牛油果(50mg)。组间分析显示联合使用药物时,硬结体积减小(30.8%∶18.0%)和弯曲度减小(85%∶53.5%)(Paulis et al,2013b)。

(九)放射治疗

自1964年以来,一直认为放射治疗是PD的一种治疗方法(Duggan,1964)。**体外研究表明,低剂量放射疗法具有有效的抗炎作用、抑制白细胞-内皮相互作用**(Arenas et al,2012)。近年来,有学者提出用放疗治疗顽固性疼痛。1975年,一项回顾性研究探讨放射治疗的应用,发现其疗效并不好(Incrocci et al,2000)。**在该领域多位专家一致认为,由于老年人潜在发生恶变的风险和ED风险的增加,应避免放疗**(Ralph et al,2010;Hatzimouratidis et al,2012;Mulhall et al,2012)。

(十)结论

目前作者的观点是,**联合治疗将提供最佳的改善机会,通过口服和(或)注射剂的化学作用和对阴茎的外力机械作用之间产生协同作用。最近FDA批准注射用CCH可以作为PD一种合理的非手术治疗选择。**进一步的经验将更好地区分具有适应证的患者。显然,非手术治疗的目标至少应该是防止急性期畸形的进展。所有PD治疗的最终目标是,减少畸形以改善性功能并减少瘢痕造成的影响(表11-1,表11-2,表11-3)。

要点：PD 的非手术治疗

- 没有疼痛或可以完成插入性行为的患者可能只需要安慰，因为这不是一种会转化为癌症的疾病，也不会危及生命。
- 由于对这种创伤愈合障碍的发生机制缺乏了解，到目前为止，临床上非手术治疗对畸形并没有显著改善。
- 目前，在安慰剂对照试验中，没有任何口服药物能在临床上改善阴茎弯曲。
- 目前尚未发现局部治疗和 ESWT 能改善阴茎畸形。
- 已经有文献支持病灶内注射维拉帕米和 IFN α-2b 可以减少阴茎弯曲和改善性功能。然而，大多数研究并不是对照试验。这些药物至少能在疾病急性期控制阴茎畸形。
- 第一个由 FDA 批准用于治疗 PD 的药物是由溶组织梭菌细菌 c 产生，选择性地降解胶原蛋白 I 和 III。在第三期临床试验中，平均弯曲度减少了 34%（17°），而安慰剂组为 18.2%（9.3°）。进一步的经验将有助于确定哪些患者可能受益于 CCH，这可能取决于阴茎弯曲方向、斑块大小、钙化程度，以及疾病持续时间。随着 CCH 的出现以及公众意识的增强，寻求治疗的患者数量可能会在未来几年增加。
- 联合治疗，也称为"三联疗法"，己酮可可碱和 L-精氨酸每天 1 次，牵引每天 1 次和注射用维拉帕米 2 周 1 次，通过口服、注射药物和机械外力的协同效应改善阴茎畸形。

表 11-1　PD 的口服药物治疗

药物	机制	疗效	不良反应
对氨基苯甲酸钾	通过增加单胺氧化酶活性来降低血清素水平，从而增强组织抗纤维化作用	斑块大小及阴茎弯曲均没有改善	厌食症、恶心、发热、皮疹、低血糖、急性肝炎
维生素 E	抗氧化药，限制 PD 活性氧的氧化应激作用	无	可能发生脑血管事件、恶心、呕吐、腹泻、头痛、头晕
他莫昔芬	以雌激素非依赖受体的方式诱导 TGF-β 的产生，理论上可引起巨噬细胞失活以及抑制 T 淋巴细胞，从而阻止纤维蛋白原进一步增加	无	脱发、视网膜病变、血栓栓塞、全血细胞减少症
秋水仙碱	微管解聚，抑制细胞有丝分裂、迁移、白细胞黏附，以及胶原的跨细胞运动并刺激胶原酶的产生	无	骨髓抑制、腹泻、恶心、呕吐
卡尼汀（肉碱）	增加线粒体呼吸作用，减少自由基的形成	无	癫痫、腹泻、恶心、胃痉挛、呕吐
己酮可可碱	阻断转化生长因子-β$_1$ 介导的炎症途径；防止 I 型胶原蛋白的沉积；是一种非特异性磷酸二酯酶抑制剂；降低血小板活化因子	33% 患者的阴茎弯曲改善，平均改善 23°	恶心、呕吐、消化不良、不适、潮红、头晕和头痛

表 11-2　PD 病灶局部注射疗法

药物	机制	疗效	不良反应
维拉帕米	钙通道阻滞剂抑制成纤维细胞增殖，细胞外基质蛋白合成和分泌；增加胶原酶活性	可改善阴茎弯曲和斑块相关的阴茎缩窄，改善勃起质量	恶心、头晕、阴茎疼痛、瘀斑
尼卡地平	DHP 型钙通道阻滞剂。体外研究表明，他比非 DHP 型维拉帕米更有效地降低糖胺聚糖的生物合成和细胞外基质如胶原蛋白的产生	可减轻疼痛，改善勃起 IIEF-5 评分，可缩小斑块，但不能改善阴茎弯曲	没有严重的不良反应，无低血压或其他心血管事件
干扰素 α-2b	以剂量依赖性方式减少斑块成纤维细胞增殖，减少细胞外胶原蛋白的产生并增加胶原酶的产生	治疗组阴茎弯曲改善 27%（13.5°），对照组改善 9%（4.5°）	鼻窦炎、流感样症状（发热、寒战和关节痛）和轻微的阴茎肿胀伴瘀斑
梭菌胶原酶	在结缔组织中有选择性地降解胶原蛋白Ⅰ和Ⅲ，TIMPs 在 PD 中升高并且增加了成纤维细胞的凋亡	阴茎弯曲减少 34%，平均减少 17°，安慰剂组阴茎弯曲减少 18%，平均减少 9.3°；PD 症状烦恼评分与安慰剂相比显著改善	挫伤、瘀斑、海绵体断裂

DHP. 二氢吡啶；IIEF. 国际勃起功能评分；TIMPs. 组织金属蛋白酶抑制剂

表 11-3　PD 的外力作用治疗

药物	机制	疗效	不良反应
电化学药物导入治疗	与局部应用不同，绕过肝代谢，增加药物对靶组织的浓度	单用维拉帕米无益 维拉帕米＋地塞米松：斑块体积减小，阴茎弯曲度从 43°降至 21°	局部红斑
体外冲击波治疗	对阴茎斑块直接作用；增加目标区域的血管性，引起炎症反应，导致斑块溶解并被巨噬细胞吞噬	疼痛、IIEF-5 评分、平均 QoL 评分提高，阴茎弯曲无改善	局部瘀点瘀斑
阴茎牵引	减少 α-平滑肌肌动蛋白，增加参与胶原蛋白降解的基质金属蛋白酶	长度增加了 0.5～2.0cm；周径增加 0.5～1.0cm；阴茎弯曲平均减少 20°；疼痛减少；斑块软化或收缩；整体满意度 85%	阴茎头冠状沟红斑或不适
真空负压	未知，与牵引机械效果相似	31 例患者中有 21 例阴茎弯曲角度降低 5°～25°	腹膜透析、尿道出血、皮肤坏死和阴茎瘀斑
放射治疗	通过功能性调节白细胞激活的内皮细胞黏附和调节活化的巨噬细胞中一氧化氮合酶产生抗炎作用	无临床疗效	增加恶性变风险，老年 ED 风险增加

ED. 勃起功能障碍；IIEF-5. 国际勃起功能评分-5；QoL. 生活质量

十、手术治疗

(一)适应证

手术重建适用于那些不能进行令人满意的性生活或在性生活过程中给自己及伴侣造成疼痛，或由于阴茎痛性勃起伴有阴茎畸形的男性（Kadioglu et al,2006）。

手术仍然是最快速和可靠纠正与 PD 相关畸形的金标准疗法，对于同样患有 ED 的男性来说，放置阴茎假体可以为性生活插入提供硬度。手术矫正指征包括：疾病稳定期、起病至少 1 年，以及畸形至少稳定 6 个月。这些适应证尚未正式研究,但似乎已被该领域的专家普遍接受(Jordan,2007;Ralph et al,2010;Levine and Burnett,2013)。其他适应证包括畸形,由于非手术治疗失败的畸形和(或)硬度不足,使患者不能进行性交(框图 11-4)。没有一种单一的手术方法被公认为是标准(Kendirci and Hellstrom,2004;Gur et al,2011)。有多种因素需要考虑,包括阴茎弯曲严重程度、弯曲方向、存在扭曲状畸形、勃起质量和患者预期。在图 11-10 中列举 PD 的外科诊断流程(Levine and Larsen,2013)。

术前知情同意至关重要,因为 PD 患者会感到痛苦和不安。据报道,接受 PD 治疗的男性往往不满意其结果,因为他们往往期望恢复患病前阴茎外观(Jones,1997)。因此,重要的是与患者充分交流,了解手术的局限性,并设定适当的预期,以改善患者满意度(Jordan and McCammon,2007;Ralph et al,2010)。患者应知晓 PD 可导致阴茎持续或反复弯曲,阴茎勃起长度、硬度及敏感度减少(框图 11-5)。持续性或复发性阴茎弯曲并不常见,但仍高达 16%,其中绝大多数男性不需要再次手术(Taylor and Levine,2007;Ralph et al,2010)。患者应知晓,治疗目标是使阴茎“功能性直立”,专家将其定义为不超过 20°或更少的阴茎畸形(Ralph et al,2010;Levine and Burnett,2013)。欧洲泌尿外科学会(EAU)将 PD 治疗成功定义为保持在 15°以内的阴茎弯曲(Hatzimouratidis et al,2012)。虽然所有的矫正手术都与长度减少有关,阴茎勃起长度的变化更可能伴随折叠而不是补片。对于患者术前知情同意非常重要,因为 70%~80%的患者最初由于纤维化疾病过程而丧失了长度(Pryor and Ralph,2002;Jordan and McCammon,2007;Ralph et al,2010)。因此,阴茎进一步缩短可能是主要关注的问题。可以通过手术记录比较术前和术后的阴茎长度。研究表明,多达 50%的男性可能会出现术后勃起硬度降低,这可能与服用 PDE5 抑制剂的反应有关。阴茎硬度并不能通过阴茎矫直得到改善,因此对于口服药物无效患者,应放置阴茎假体(Taylor and Levine,2007;Ralph et al,2010)。

框图 11-4　手术适应证

- 从有症状开始至少 6 个月的畸形
- 由于畸形或者硬度不足,无法拥有满意的性生活
- 非手术治疗失败
- 患者希望手术

框图 11-5　术前知情同意

- 长期或反复阴茎弯曲:手术预期达到“功能性直立”(阴茎弯曲度<20°)
- 术后长度改变:与阴茎补片术相比,阴茎折叠术更容易造成阴茎缩短
- 术后阴茎硬度减少
  - 在所有研究中≥5%,阴茎补片术发生率大于阴茎折叠术
  - 如果患者术前硬度不佳≥30%,依赖于术前勃起质量
- 术后性感受下降
  - 通常在 1~6 个月内自行恢复
  - 很少会影响到性高潮和射精

对于行阴茎矫直而不行阴茎假体植入手术的男性,应仔细评估术前勃起质量,这是术后 ED 最可靠的预测因素(Flores et al,2011;Taylor et al,2012)。在一些患有 PD 和 ED 的男性中,纠正阴茎的几何结构可以改善其勃起硬度(Pescatori et al,2003)。无论如何,至关重要的是患者要知晓,在阴茎上进行的任何矫正 PD 的手术都可能导致勃起硬度降低,可以通过口服 PDE5 抑制剂、注射疗法或真空助勃装置进行治疗,这些方法失败的患者可以植入阴茎假体(Kendirci and Hellstrom,2004;Levine et al,2010;Chung et al,2012c)。文献报道,出现性敏感度下降概率很低,大约 20%会出现这种情况,这些患者的性高潮和射精很少受到影响。在术后的急性期,可能会有性敏感度增加或感觉减退,并在术后 6~12 个月的时间内趋于稳定(Taylor and Levine,2008;Ralph et al,2010)。手术方式的选择主要取决于两个因素,包括术前勃起硬度的质量和畸形的严重程度(弯曲程度和凹陷)。对于通过或者不通过药物能达到正常性生活硬度的男性,可以使用白膜折叠术、斑块切除术或局部切除移植术。白膜折叠术适用于那些单纯的弯曲且小于 70°,没有沙

漏状畸形或扭曲状畸形和预期损失长度少于总勃起长度的 20%(Levine and Lenting,1997;Ralph and Minhas,2004;Mulhall et al,2005)。在术前阴茎勃起时,通过测量阴茎的长侧和短侧之间的差异来确定阴茎长度的预期损失。移植术适用于阴茎弯曲超过 60°~70°的复杂患者和(或)伴不稳定的沙漏状畸形导致的扭曲状畸形。这种扭曲状畸形导致阴茎弯曲或不稳定,从而难以进行性生活。这些患者必须有强烈的性冲动才能减少术后 ED 的发生(Flores et al,2011;Taylor et al,2012)(表 11-4)。对于难治性 PD 和 ED 患者,可选择阴茎假体植入术(Levine and Dimitriou,2000;Mulhall et al,2005;Ralph et al,2010;Levine and Burnett,2013)。此手术可矫正阴茎畸形,同时也

可治疗 ED。如果在手术过程中由于膨胀的假体不能很好地矫正阴茎弯曲,可以进行额外的矫直。作者推荐 Wilson 和 Delk(1994)报道的人工矫正作为一线治疗。如果术后阴茎弯曲度超过 30°,则可以在覆盖最大弯曲区域的白膜上做一减张切口。如果切口缺损大于 2cm,则应在缺损处放置移植物(心包膜或小肠黏膜下层)以防止假体的切口瘢痕挛缩或假体疝(Levine and Dimitriou,2000;Ralph et al,2010)。置入假体前推荐折叠术矫正阴茎弯曲,而不是人工矫正(Rahman et al,2004;Dugi and Morey,2010)。在这种情况下,如果阴茎向背侧弯曲,同时注射血管活性药物和注射生理盐水来确定有勃起畸形,可用 Lembert 法进行缝合,从而使阴茎拉伸至腹侧矫正阴茎弯曲。

表 11-4　斑块切除和移植矫形术

移植材料	作者和日期	例数	平均随访时间(月)	连续最新随访率(%)	ED(%)	满意度(%)
皮肤移植	Wild et al,1979	10	11	60	6	70
	Levine,1997	15	11	73	12	70
	Chun et al,2001	48	19.6	80	25	73
	Kovac and Brock,2007	50	45	94	NR	NR
	Chung et al,2011a	6	102	50	NR	35
隐静脉移植	El-Sakka et al,1998	113	9.72	96	12	92
	Kadioglu et al,1999	20	13.2	75	5	NR
	Montorsi et al,2000	50	12	80	6	96
	Akkus et al,2001	58	16	86	7	92
	Adeniyi et al,2002	51	32	82	8	88
	Hsu,2003	24	31.2	96	4	100
	Kalsi et al,2005	113	>60	80	23	60
	Kim et al,2008	20	>12	85	35	NR
颊黏膜	Shioshvili et al,2005	26	38	92	8	NR
	Cormio et al,2009	15	13	100	0	93
近心端下肢静脉	Teloken et al,2000	7	6	86	0	86
	Schwarzer et al,2003	31	NR	84	19	94
	Da Ros et al,2012	27	NR	96	4	70
睾丸鞘膜	Das,1980	15	4~16	87.5	0	100
	O'Donnell,1992	25	42.2	88	68	NR
硬脑膜	Fallon,1990	40	12~72	95	25	NR
	Sampaio et al,2002	40	12~24	95	15	NR
颞肌筋膜	Gelbard and Hayden,1991	12	NR	100	0	100

（续　表）

移植材料	作者和日期	例数	平均随访时间（月）	连续最新随访率（%）	ED(%)	满意度（%）
阔筋膜	Kalsi et al,2006	14	31	79	7	93
小肠黏膜下层（4 层）	Breyer et al,2007	19	15	63	53	Score of 2.7/5.0
	Kovac and Brock,2007	13	7.8	77	NR	85
	Lee et al,2008	13	14	100	54	NR
	Staerman et al,2010	33	14	67	11	79
	Chung et al,2010	17	75	77	13	NR
牛心包膜	Egydio et al,2002	33	19	88	0.0	NR
	Knoll,2007	162	38	91	21	NR
心包膜移植	Hellstrom and Reddy,2000	81	58	79	20	78
	Leungwattanakij et al,2001	19	22	84	16	74
	Usta et al,2003	11	14	91	NR	NR
	Levine et al,2003	40	22	98	30	92
	Kovac and Brock,2007	13	30	100	NR	NR
	Chung et al,2011a	81	58	91	32	75
	Taylor and Levine,2008	23	79	87	NR	NR
脱细胞真皮	Adamakis et al,2011	5	6	100	0	100
合成材料	Faerber and Konnak,1993	9	17.5	100	0	100
TachoSil	Licht et al,1997	28	22	61	18	30
	Horstmann et al,2011	43	63	41	9	20

（二）白膜缩短术

阴茎折叠术的目的是缩短白膜较长（或凸起）侧,使其长度与较短侧相匹配（Syed et al,2003;Ralph,2006）。这些方法的优点包括手术时间短、美容效果好、硬度影响最小、手术简单安全、有效矫直（Hudak et al,2013;Hatzimouratidis et al,2012）;缺点包括阴茎缩短和不能纠正沙漏状畸形或扭曲状畸形。一项关于 Nesbit 手术失败的研究发现,患者术后不满意与三个因素相关,包括术前勃起功能受损、阴茎缩短大于 2cm、阴茎畸形大于 30°（Andrews et al,2001）。从 Nesbit 手术开始,已经为 PD 提供了多种手术应用技术（Nesbit,1965）（图 11-11）。这项手术切除阴茎弯曲对侧白膜的椭圆部分,即在腹侧弯曲的情况下,根据 Buck 筋膜凸起,小块楔形切除背侧的白膜,缝合缺损。这种方法有多种变化,包括使用 Heineke-Mikulicz 技术的 Yachia 术式（Yachia,1990;Yachia,1993）。阴茎向背侧弯曲时,于最大弯曲区域的对侧,于腹侧轴上做一个短的（0.5～1.5cm）全层垂直切口,然后横向闭合以缩短

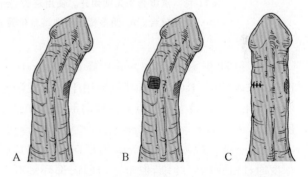

图 11-11　A. Nesbit 的手术采用了一种横向的椭圆形切口。B. 弯曲最明显处对侧切口。C. 可吸收或不可吸收缝线永久性缝合横向切口

腹侧面并校正阴茎弯曲（图 11-12）。这种方法必须小心使用,切口的长度不能太长,否则横向缝合可导致阴茎过度狭窄,导致不稳定勃起。有多位医师提出,这种方法导致阴茎缩短的风险较低（Klevmark et al,1994;Nooter et al,1994;Sulaiman and Gingell,1994;Kümmerling and Schubert,1995;Poulson and Kikeby,1995;Ralph et al,1995;Savoca et al,2000;Savoca et al,2004)。

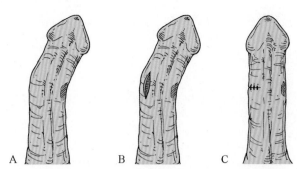

图 11-12 A.Yachia 法全层垂直切口。B. 于弯曲度最大处对侧白膜横向缝合。C. 不切除白膜

为了避免做全层白膜切口并折叠白膜以纠正阴茎弯曲,可以采用镶嵌法。1985 年,Essed 和 Schroeder 首次介绍了无切口手术,使用不可吸收缝线八字缝合,并将线结埋藏(Essed and Schroeder,1985)。两年后,Ebbehoj 和 Metz 描述了他们的应用技术,使用多排缝线缩短先天性弯曲较长的一侧(Ebbehoj and Metz,1987)。16 点法已经成为一种流行的手术方法,没有白膜切口,但白膜使用 Lembert 型缝线永久性缝合(Gholami and Lue,2002;Brant et al,2007;Rolle et al,2005)(图 11-13)。

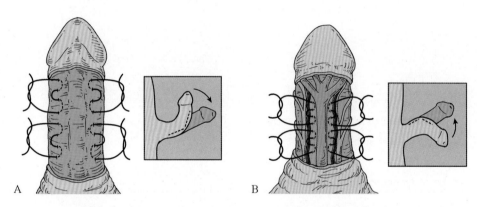

图 11-13 点缝合法无须切开。使用延长 Lembert 法永久缝合折叠阴茎白膜,每次折叠四点缝合。A. 阴茎背侧弯曲缝合位置。B. 阴茎腹侧弯曲缝合位置

另一种折叠法是 Levine 修改 Duckett-Baskin 白膜折叠术(TAP),其最初用于先天性阴茎弯曲儿童。在最大弯曲点对侧横向形成部分厚度切口(Baskin and Duckett,1994;Levine,2006)。一对长度为 1~1.5cm 的横向平行切口深度通过白膜纵向纤维,但未达白膜内部环形纤维。因此,下面的海绵体组织不被侵及,可以降低术后 ED。根据所需的缩短量,切口间隔 0.5~1.0cm。切除两个横切口之间的纵向纤维,以减少皱褶面积。在手术切口中间用不可吸收线缝合(2-0Tevdek suture,Teleflex Medical,Research Triangle Park,NC,or TiCron suture,Medline,Mundelein,IL)并内翻缝合以掩埋线结,然后用可吸收缝线[3-0 聚二氧环己酮(PDS),Ethicon,Somerville,NJ]以 Lembert 方式放置以减少明显的折叠和结节(图 11-14)。

关键问题是,**所有的折叠术都缩短了阴茎的**长度,因此会导致阴茎长度的减少。研究检测使用 TAP 技术后阴茎长度的损失,长度损失的预测因素包括阴茎弯曲的方向和程度(Greenfield et al,2006)。Greenfield 和同事(2006)发现,阴茎腹侧弯曲 60°以上时潜在的长度损失最大。术前阴茎长度、弯曲程度和方向畸形与术后满意度相关(Mulhall et al,2005;Greenfield et al,2006)。

所有治疗 PD 的阴茎折叠手术,都不能纠正阴茎缩短,反而可能会损失更多的阴茎长度,不能解决扭曲状畸形或沙漏状畸形,并可能使其恶化,导致阴茎不稳定;斑块也留在原位并未处理。据报道,有 17% 的阴茎缩小或缩窄是由于采用了这些技术。此外,还可能由于线结和缝线肉芽肿导致相关的疼痛(Tornehl and Carson,2004;Taylor and Levine,2008;Ralph et al,2010)。79%~100%的患者可以采用折叠术矫正阴茎弯曲,满意度可达到65%~100%(Van der Horst et al,2004;

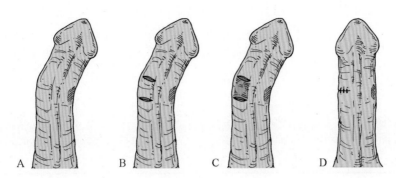

图 11-14 白膜折叠手术(TAP)过程。A. 采用一对横向平行切口;B. 间隔 0.5～1.0cm,切口深度穿过纵行纤维,但未达白膜内部的环形纤维;C. 移除两个横向切口之间的纵行纤维以去掉大部分褶皱;D. 然后将横向缺口缝合在一起

Ding et al,2010;Larsen and Levine,2013)。在有限数量的长期研究中,阴茎弯曲畸形(>30°)的复发率高达 12%(Taylor et al,2008;Levine and Burnett,2013)。据报道,新发 ED 的风险范围从 0～38%,而且在长达 89 个月的随访中患者感觉减退的发生率为 4%～21%。其他不常见的并发症包括高达 9% 的患者出现血肿,不到 2% 的患者出现尿道损伤,以及高达 5% 的患者出现包皮相对过长(Tornehl and Carson,2004;Kadioglu et al,2011b;Larsen and Levine,2013)。国际性医学会议(ICSM)在 2010 年发表了关于阴茎折叠术建议的报道,与阴茎移植术相比,“没有证据表明哪一种手术方法比另外一种更好,但与移植物矫形手术相比,可以校正预期曲率并具有较小的 ED 风险发生率”(Ralph et al,2010),表 11-5 总结了白膜缩短术的效果。

表 11-5 PD 白膜缩短术效果

程序	作者和日期	病例数	平均随访时间(月)	连续最终随访率(%)	缩短率(%)	勃起功能障碍发生率(%)	满意率(%)
Nesbit	Licht et al,1997	28	22	79	37	4.0	79
	Schneider et al,2003	48	25	23	44	0	75
	Syed et al,2003	42	84	91	50	2.0	76
	Savoca et al,2004	218	89	86.3	17.4	12.9	83.5
	Bokarica et al,2005	40	81	88	15,[*] 100[**]	5.0	NR
	Ralph,2006	9	31	NR	NR	NR	67
Plication	Geertsen et al,1996	28	34	57	NR	3.5	82
	Levine and Lenting,1997	22	20	91	9	9	NR
	Thiounn et al,1998	29	34	79	NR	38	81,[*] 62[**]
	Schultheiss et al,2000	61	39.8	70.5	45.9	3.3	NR
	Chahal et al,2001	44	49	29	90	36	NR
	Gholami and Lue,2002	124	31	85	41	6	96
	Van der Horst et al,2004	28	30	83	NR	0	67.8
	Paez et al,2007	76	70	42	NR	60	NR
	Kim et al,2008	26	≥12	65	69	11	65
	Kadioglu et al,2008	15	21	87	NR	NR	93

（续　表）

程序	作者和日期	病例数	平均随访时间（月）	连续最终随访率（%）	缩短率（%）	勃起功能障碍发生率（%）	满意率（%）
	Taylor and Levine，2008	61	72	93	18	10	84
	Dugi and Morey，2010	34	6	98	NR	2.9	93
Yachia	Licht et al，1997	30	12	100	NR	NR	83
	Rehman et al，1997	26	32	92	100	7.7	78
	Daitch et al，1999	14	24.1	93	57	7	79

*患者明显缩短；**客观测量缩短；NR. 未报道

（三）白膜延长术（斑块切开或部分切除与移植矫形）

PD 外科矫正的斑块切开和移植矫形术（PIG）或局部斑块切除和移植术（PEG）适应证包括具有以下几种（或全部）特征的复杂疾病：阴茎弯曲度＞60°～70°、长度缩短、扭曲状畸形和广泛的斑块钙化（Levine and Lenting，1997；Kendirci and Hellstrom，2004；Ralph et al，2010；Kadioglu et al，2011b；Levine and Burnett，2013）。对于斑块切开或局部斑块 PEG 的患者，患者必须有较强的术前勃起能力很重要（Taylor et al，2012）。可以在与患者面谈时直接询问确认，如"当阴茎勃起时，硬度是否足以插入进行性行为？"除非患者能完全理解术后发生勃起功能障碍（ED）的风险，以及甚至需要通过植入假体来获得最佳的勃起硬度，否则不应该进行手术。部分患者直接拒绝假体植入作为首选的手术治疗方案；另外一部分白膜皱褶的患者因为担心阴茎长度缩短也拒绝这种方法。而当这部分患者充分理解阴茎假体可以在最少负面影响的情况下植入之后，也可以接受这种修复方式。进行假体植入治疗具有修正阴茎弯曲度并使之恢复正常周径的益处，甚至有可能使其在原有长度基础上增加 0.5～3.0cm。

文献还报道了可以作为预测术后 ED 状况的其他因素，包括患者年龄大于 55 岁，有证据显示海绵体静脉闭塞功能障碍，即双功能超声分析中阻力指数小于 0.80、白膜缺损较大和假体向腹侧弯曲并且弯曲度大于 60°（Leungwattanakij et al，2001；Levine et al，2005；Alphs et al，2010；Flores et al，2011）。但这些预测因素仅仅是单中心研究的结果，每个队列中患者数量有限。更大规模研究表明，移植手术最关键的标准是患者术前勃起

的质量（Flores et al，2011；Taylor et al，2012）。事实上，Jordan 和 Angermeier（1993）发现，患者术前和术后发生 ED 之间存在线性关联（Jordan and Angermeier，1993）。专家一致认为，阴茎腹侧畸形的患者进行移植手术的效果不佳。Hellstrom 对阴茎畸形与 PD 患者血管状态关系的分析表明，事实上阴茎腹侧弯曲的男性出现海绵体静脉闭塞功能障碍的可能性更大（Lowsley and Boyce 1950；Jordan and Angermeier，1993）。

手术移植技术包括 PIG 和 PEG。斑块切除在历史上曾被用于治疗 PD，然而这会导致移植过程中出现令人难以置信的高 ED 发生率（Kendirci and Hellstrom，2004；Kadioglu et al，2006）。因此，在最大弯曲度范围内引入了改良的 H 或双 Y 型切口（Gelbard，1995），使该部位的白膜得到扩张，从而使得阴茎弯曲度和周径得到改善，但海绵体组织的暴露减少和潜在静脉闭塞是移植术后发生 ED 的主要原因（Dalton et al，1991；Hatzimouratidis et al，2012）。使用改良的 H 切口可以改善阴茎弯曲度和周径。Gelbard（1995）建议采用多个切口并用移植物填充可以使阴茎弯曲更加平滑，同时可以减少深部海绵体组织的潜在损伤（Gelbard，1995）。

作者更倾向于切除广泛畸形区域的 PEG 治疗，特别是与阴茎严重凹痕相关时。越来越多严重畸形的患者存在凹痕，如果阴茎被拉伸时不加以处理，局部缩窄将会导致阴茎勃起不稳定。畸形部位的处理以放射状进行，从而加强对缩窄部位的修复（Levine，2011）。移植中应用几何原理来获得适当尺寸的移植物，从而达到最佳的畸形矫正效果（Egydio et al，2004）。但也有人认为，这种复杂的方法缺乏

必要性,有报道称使用这种技术时患者术后 ED 的发生率更高(Flores et al,2011)。**显而易见,要降低患者术后 ED 的风险,关键是减少对深部海绵体组织的损伤,维护海绵体组织和白膜移植物之间的静脉闭塞关系。**

1. 移植材料

理想的移植材料应接近正常白膜的强度和弹性,具有最小的复发率和组织炎症反应,应该容易获得、不太厚、柔韧、易于测量和缝合、便宜、抗感染,并且应该有维持勃起的能力(Gur et al,2011;Kadioglu et al,2007)。历史上曾使用过多种自体移植材料,包括脂肪、皮肤、阴道内膜、硬脑膜、颞肌筋膜、大隐静脉、小腿或白膜,以及颊黏膜(Lowsley and Boyce,1950;Devine and Horton,1974;Das,1980;Lue and El-Sakka,1998;Teloken et al,2000;Sampaio et al,2002;Leungwattanakij et al,2003;Kargi et al,2004;Shioshvili et al,2005;Kadioglu et al,2007)。但由于需要扩大手术范围来获取移植材料,同时会造成第二个手术部位,其在愈合过程中可发生瘢痕和淋巴水肿等潜在并发症,这些方法已经不再作为首选。当无法获得足够的移植材料来治疗大的缺损时,也可以用足部和口腔组织进行移植(Hatzichristou and Hatzimouratidis,2002;Schwarzer et al,2003;Shioshvili et al,2005)。曾经使用合成聚对苯二甲酸乙二醇酯(PETE)和聚四氟乙烯(PTFE)移植材料,但由于潜在的感染风险、局部炎症反应和纤维化,现在已不被推荐使用(Devine et al,1997;Brannigan et al,1998)。目前已出现"可用的"同种异体移植材料和异种移植材料,包括牛或人来源处理过的心包、猪肠黏膜下层和猪皮肤。目前最常使用的移植材料是自体移植材料 Tutoplast(Coloplast US,Minneapolis,MN)、处理过的人和牛心包,以及猪小肠黏膜下层(SIS)移植物(surgissis,Cook urology,Spencer,IN)(Hellstrom,1994;Hellstrom and Reddy,2000;Knoll,2001;Levine and Estrada,2003)。这些经过处理的移植材料由于使用便捷、减少手术时间而被越来越多地使用。心包移植材料薄、坚韧、不回缩,且未出现感染或排斥的报道。Chun 和 Associates(2001)在改进的 Horton-Devine 手术中对皮肤和非 Tutoplast 处理的人尸体心包移植材料进行了比较,其中92%的患者能够在有或没有辅助的情况下成功完成性交。研究人员报道了33%的总复发率,26%接受表皮移植的患者和44%接受心包移植的患者出现复发。但这项研究并没有报道复发的严重程度,所有患者均能产生足够勃起,满意度相似。接受心包移植的患者手术时间较短,且与移植供体部位缺失相关的发病率降低(Chun et al,2001)。除了有报道提到 SIS 移植材料(特别是单层移植材料)发生术后收缩外,其他具有与心包相似的优点,弯曲复发在37%~75%的范围内(Santucci et al,2005;John et al,2006;Breyer et al,2007;Kovac and Brock,2007;Taylor and Levine,2008)。其他 SIS 移植术后并发症报道包括26%的皮下血肿和5%的感染(Breyer et al,2007)。

近来研究考虑使用组织工程移植材料,因为其具有细胞接种移植材料的优点,可以增加移植物获取的同时减少局部组织缺损和术后勃起功障碍的发生。脂肪组织来源的干细胞接种 SIS、人脱细胞基质白膜移植材料和自体组织工程内皮化白膜移植材料,已经被研究用于切开修复过程(Schultheiss et al,2004;da Silva et al,2011;Imbeault et al,2011;Ferretti et al,2012;Ma et al,2012)。Imbeault 及其同事(2011)使用人表皮成纤维细胞和人内皮细胞体外创建人工白膜,他们得出组织工程内皮化管状移植材料在结构上类似于正常白膜的结论,此外还具有抗裂性良好和足够的机械张力。与其他移植材料相比,该模型的突出优势为自体特性(Imbeault et al,2011)。这种研究可能有助于阐明未来如何利用组织工程移植材料重建白膜治疗 PD。为了使基础研究在实践中应用,需要进一步研究组织工程移植材料的生物力学性质、与白膜的相容性,以及有效的新生血管形成。

2. 移植手术技术

一旦患者达到满意的全身麻醉,建议为患者静脉注射一定剂量的抗生素,并应用预防深静脉血栓保护装置。同时,还需检测阴茎背侧 SPL。然后,通过将血管活性药物(罂粟碱、三羟甲基吡啶、前列腺素 E_1),以 21 号蝶形针穿过阴茎头注入海绵体产生人工勃起。为了产生足够硬度的勃起可以注入生理盐水,从而使得弯曲和扭曲效应产生的局部凹陷畸形更加直观。移植手术的首选方法是在冠状沟附近 1.5～2cm 处或通过包皮环切手术部位切开包皮，再将包皮向下脱套深度至 Buck 筋膜，此时用双极烧灼止血。推荐外科医师使用放大镜来降低神经血管受损的可能。暴露后可重新产生勃起以显示主要畸形部位。在背侧或背外侧弯曲的情况下，在尿道的侧面，Buck 筋膜上神经血管束的外侧做一对由 Buck 筋膜到达白膜的平行切口，小心地将 Buck 筋膜从白膜上提起。通常情况下，可以精细剥离完成手术，但如果 Buck 筋膜和白膜之间有明显的黏附，可以用双极电凝完成手术将神经永久性损伤的风险降到最小。一旦 Buck 筋膜被抬离，就重新建立阴茎的完全勃起。标记最大畸形区域的切口或切除部分斑块；允许扩大切除严重凹陷的区域。应该注意的是，即使是单纯的侧屈，切除也必须穿过背侧隔膜，因为这是瘢痕的锚定点，如果不切除很有可能会导致弯曲的残留（Jordan，2007）。当广泛的钙化延伸到斑块部分切除区域之外时，可以去除钙化成分从而保留外层完整，因为钙化涉及内部环形纤维。一旦产生缺损，就会延长径延伸，以恢复凹陷区域的正常口径。作者通过简化几何技术原理以确保缺陷侧边的长度相等（Egydio et al，2004；Levine，2011）。在实施过程中，作者创建一个均匀大小的正方形或矩形，从而满意地修复了阴茎侧面和背面弯曲。由于阴茎的远端逐渐变细，近端周径通常比远端周径长。可以拉伸阴茎测量，通常情况下背侧长度可从 0.5cm 增加到 3.0cm。将 4-0PDS（Ethicon、Somerville、NJ）缝线放置在缺损的四个角，以及横向、远侧和近侧的中点处。当这些缝线处于拉伸状态时，可以延纵向和横向测量缺损部位。作者倾向于使用处理过的心包移植材料（Coloplast，Minneapolis，MN），因为移植物通常收缩很小。移植材料的尺寸应不超过拉伸时测量的缺损的 10%。猪 SIS 移植材料（Cook Urological，Spencer，IN）需要加大 25%。一旦移植材料被裁剪成合适的尺寸，就应被固定在先前放置的缝线上，然后放置 4-0PDS，将移植材料固定到缺损处。如果产生较大的缺损，建议在隔膜区域放置几根中断的 4-0PDS 缝合线以减少移植材料下的积血。重新产生人工勃起，如果仍有明显的弯曲可以通过白膜折叠来解决。作者发现，这一操作对多达 25% 的患者是必要的。对于曲线较长或在局部有严重凹陷的患者，移植应在凹陷区域进行，一旦移植完成，可以通过折叠术解决残留的背侧或侧方的弯曲。使用单个移植材料在这种情况下没有表现出比使用多个移植材料的术后更高的 ED 发生率，但却具有手术时间更短的优点。一旦畸形矫正达到满意，用 4-0 铬制肠线重新关闭 Buck 筋膜，将阴茎皮肤横向中断并于 4-0chromic 的冠状沟下皮肤重新缝合。值得注意的是，对于那些未进行包皮切除且没有任何包茎的患者，没有必要进行包皮环切术（Garaffa et al，2010）；但如果有包皮过长或包茎，应进行包皮环切术，以减少术后并发症的可能（Garaffa et al，2010）。阴茎包皮环切切口用干纱布（3M，St. Paul，MN）包扎，然后用 Coban 包裹（3M，St. Paul，MN）并轻柔压迫。通常敷料包扎 3d 后去除，此时患者可以淋浴，但不建议患者将伤口浸入水中，以免可能会导致伤口裂开。

3. 术后管理

术后康复对于降低术后 ED 发生和长度缩短的风险，以及良好愈合至关重要。 可以将阴茎术后康复的重要性比作成功关节置换手术的术后康复。通常情况下，患者在术后两周就应开始按摩和拉伸疗法（Horton et al，1987）。应指导患者从阴茎头部位抓住阴茎轻轻将其拉离身体，然后用另一只手按摩阴茎，每天两次，每次 5min，持续 2～4 周。如果可能的话，按摩和拉伸可以由患者伴侣进行。这可重新激发夫妇之间的性体验，并有望减少患者对阴茎再次受伤的恐惧，同时伴侣也可能会富有责任感。研究人员建议，夜间使用 PDE5 抑制剂来增强术后血管扩张，这可能有助于移植物的吸收和减少瘢痕收缩，理论上也可以保护海绵体组织，从而减少术后 ED 的发生（Levine et al，2005）。最近有研究证明，使用外部阴茎牵引装置可以减少术后阴茎长度的缩短，甚至可以在术后增加阴茎长度（Levine et al，2013）。在最近一份报道中，使用术后牵引疗法患者显示，在折叠组和局部斑块切除和移植手术后 SPL 分别增加了 0.85cm 和 1.48cm，而不使用术后牵引患者的折叠组和局部斑块切除和移植手术组的长度变化则相反，分别减少0.53cm和0.24cm。事实上，50%的折叠患者和89%的局部斑块切除和移植手术患者使用术后牵引都观察到了阴茎长度的增加。报道显示的平均每日治疗时间为2.5h，每周4.5d，平均持续3.8个月。使用术后牵引治疗的患者中未出现术后长度缩短，尽管缺乏统计学意义，但术后牵引治疗的患者对勃起长度有更高的满意度。在伤口能够承受拉伸装置3个月的情况下，建议患者从术后3～4周开始每天使用3h或更长时间（Rybak et al，2012）。

回顾过去12年间发表的PD移植术后报道，74%～100%的患者对治疗满意。虽然文献中对ED缺乏统一的定义，但仍有5%～54%的患者出现阴茎硬度下降甚至完全丧失。在连续随访不到5年的文献中报道，患者出现术后感觉减退（Taylor and Levine，2008）。在少数单中心5年或更长时间随访的手术结果评估中，ED的发生率高达24%，有8%～12%的患者出现复发或持续弯曲（Montorsi et al，2004；Kalsi et al，2005；Chung et al，2011a；Usta et al，2003）。斑块切开或切除移植阴茎矫正效果总结见表11-4。

（四）阴茎假体植入

1. 适应证

对于患有PD同时对PDE5抑制剂不敏感的难治性ED男性，推荐选择阴茎假体植入（Levine and Lenting，1997；Levine and Dimitriou，2000；Kendirci and Hellstrom，2004；Ralph and Minhas，2004；Mulhall et al，2005）。**手术过程可能需要额外的修复步骤，包括手动建模和在无论有无移植的情况下切开白膜。**最近的报道提示，在塑形或松解切口之前，可使用经海绵体途径、从海绵体内切除斑块或斑块拉伸（Shaeer，2011；Perito and Wilson，2013）。

2. 阴茎假体植入时的矫正技术

可膨胀式阴茎假体（IPP）目前是外科首选的植入物，因为假体内的压力可以通过手动调节以进行更好的弯曲度校正，同时改善增加周径。历史上将半硬性假体用于PD时，常常与狭窄、冰冷和缺乏自然勃起有关（Montorsi et al，1993；Ghanem et al，1998；Marzi et al，1997）。

推荐使用高压可膨胀假体对阴茎进行手术重建，所有可用的三件式和两件式假体装置都已成功用于矫正畸形（Wilson and Delk，1994；Montague et al，1996；Montorsi et al，1996；Levine et al，2001；Chung et al，2012c）。作者的方法是先放置假体，然后通过泵管连接到贮存器，使假体膨胀产生足够硬度，以产生直观的变形。为了防止泵在手动重建过程中压力过高，在泵和圆柱体之间的管道应先使用止血钳钳夹。然后将阴茎弯曲畸形向对侧方向弯曲。建议将阴茎保持该状态60～90s，也有经验表明30s左右也可以达到效果。一旦重建完成，阴茎可以通过增加液体灌注、重新应用止血钳、然后重复执行并评估建模过程直到获得满意的弯曲度。建模过程应该是逐渐弯曲而非粗暴的操作，从而减少意外撕裂白膜或损伤神经血管的可能性。据报道，在实施这种技术过程中，由于假体的远端挤压舟状窝，可以造成尿道损伤（Wilson and Delk，1994；Wilson et al，2001）。为了减少这种情况的发生，操作者手应放置于阴茎而非阴茎头上，以避免在阴茎的顶端向下施压。另一只手用力抓住阴茎根部压向身体提供支撑，同时减少缝线断开的可能性。

已有报道表明，在不增加装置维修发生率的情况下，成功矫正的预期比率为86%～100%；手术重建后发生感觉障碍很少见，但作为一种潜在的并发症应在术前告知患者（Wilson and Delk，1994；Montague et al，1996；Wilson et al，2001；Levine et al，2010；Chung et al，2012c）。尽管更严重的弯曲需要更先进的技术，但已有的经验表明，人工修复可作为假体植入后弯曲度矫正的首选治疗（Levine et al，2010；Chung et al，2012c）。另一种选择是放置假体之前，在弯曲畸形的对侧进行白膜折叠，以矫正弯曲（Rahman et al，2004；Dugi and Morey，2010）。当残余弯曲度大于30°或残余凹陷导致阴茎弯曲时，建议将该区域的筋膜提起后切开白膜（Levine and Dimitriou，2000）。

横向阴茎皮肤切口可以暴露整个阴茎，除非弯曲在阴茎的远端和背侧，否则阴茎被膜并非必须剥离。在植入物偏离的情况下切开被膜，使用电凝烧灼分离被膜，尽可能地保留植入物上的海绵体组织。当使用Titan植入物（Coloplast，Minneapolis，MN）时，能量应该小于30W，以减少潜在的植入物热损伤(Hakim et al,1996)。一旦切口操作完成,就应重新膨胀圆柱体,可以进一步塑形以改善畸形。**虽然缺乏一个明确可行的方法,但当缺损大于 2cm 时,建议通过移植来减少瘢痕挛缩和假体疝**(Levine and Dimitriou,2000;Carson and Levine,2014)。**虽然历史上曾使用人造移植材料,但目前推荐使用心包或猪 SIS 的生物膜。不推荐使用局部皮肤移植,因为存在将细菌转移至假体的风险。**

关于 PD 和 ED 的患者影响阴茎假体植入结果和满意度的长期报告有限。Levine 和同事(2010)报道了 90 例连续接受 IPP 植入术的男性,其中 4% 的患者仅用假体植入就能满意地矫正弯曲,79% 用假体和塑形获得了满意的弯曲矫正,4% 需要切开白膜,12% 用切除和心包移植术矫正弯曲。在长达 8 年的随访中,尚无证据表明额外的操作增加了机械损伤和感染的比率。在本研究的问卷调查中,患者总体满意度为 84%,而弯曲矫正满意度仅为 73%。这表明问卷设计中可能存在缺陷,但也反映了 PD 患者的普遍失望和沮丧(Levine et al,2010)。因此,术前咨询与适当的期望与假体放置一样至关重要(Akin-Olugbade et al,2006)。建议术前讨论应集中在获得功能性勃起的目标上,其中任何方向上残余弯曲 20° 或更小都不会影响性活动,并且可能由于植入物引起

的组织膨胀而及时纠正。北美两个三件式植入装置之间的比较结果发现,在装置可靠性、感染或患者满意度方面没有明显优势(Chung et al,2012c)。

目前为止,接受阴茎假体置入术的男性最常见的术后抱怨是阴茎长度减少(Montague,2007)。第一个客观评估假体植入后阴茎长度变化的是 Wang 和他的助手,患者在术后 6 周、6 个月和 1 年分别表现出 0.8、0.75 和 0.74cm 的减少(Wang et al,2009)。这在阴茎长度通常已经缩短的 PD 患者中更加令人担忧。由于植入物导致的任何额外阴茎长度损失会使患者感到痛苦,这一切应该在术前得到处置。对于不能承受任何进一步长度损失的患者,最近有一项在对 PD 患者阴茎假体放置前,以及导致阴茎缩短的其他疾病(例如假体外植体、根治性前列腺切除术)使用牵引疗法的小规模试点研究表明,经过 3~4 个月每天平均 3h 或更长时间的牵引后,假体放置后不会造成进一步的长度损失,并且大多数患者与术前相比可以部分增加伸展的阴茎长度(SPL)长度(0.5~2.0cm)(Levine and Rybak,2011)。建议患者术后延长假体膨胀时间,以保持阴茎长度和减少残留弯曲,自术后 6 周开始,每天保持 10~30min,持续 3 个月。阴茎假体植入矫正阴茎的效果总结见表 11-6。

表 11-6　阴茎假体植入术治疗 PD 的效果

作者和日期	假体类型	病例数	平均随访时间(月)	额外矫正率(%)	满意度(%)
Garaffa et al,2011	可膨胀	129	NR	37	86
	半硬性	80	NR	16	72
Levine et al,2010	可膨胀	90	49	96	84
DiBlasio et al,2010	可膨胀	79	20	11	NR
Wilson and Delk,1994	可膨胀	138	NR	8	NR
Montague et al,2007	可膨胀	72	NR	8	67
Chaudhary et al,2005	可膨胀	46	12	61	93
Rahman et al,2004	可膨胀	5	22	100	100
Levine and Dimitriou,2000	可膨胀	46	39	NR	NR
Akin-Olugbade et al,2006	可膨胀	18	≥6	22.2	60

（续　表）

作者和日期	假体类型	病例数	平均随访时间（月）	额外矫正率（%）	满意度（%）
Usta et al，2003	可膨胀	42	21（12～48）	30	84
Wilson et al，2001	可膨胀	104	60	0	99
Carson et al，2000	可膨胀	63	NR	NR	88
Morganstern et al，1997	可膨胀	309	42	NR	NR
Montorsi et al，1996	可膨胀	33	17	40	79

NR. 未报道

要点：手术管理

- 当阴茎畸形与硬度影响插入行为时，有或无阴茎假体植入的外科矫正手术仍然是 PD 矫正畸形的金标准。
- 外科医师需要详尽、全面地获取知情同意，使患者能了解手术的潜在局限性，并且具有恰当的个人期望，从而提高术后满意度。
- 对于术前阴茎硬度良好、弯曲度小于 60°～70°且无明显凹陷的患者，可采用某种形式的白膜折叠术。因为目前未发表过任何一对一的对照试验，证明某一项应用技术优于其他技术。
- 具有较严重、复杂的畸形但术前勃起功能强，且在双功能超声分析中没有静脉功能不全的男性，被认为是应用斑块切除或局部斑块切除和移植术矫正的合适对象。
- 手术相关的并发症包括矫正不完全、弯曲复发、阴茎长度缩短、阴茎感觉减弱和勃起功能障碍。
- 移植材料特性不是发生术后勃起功能障碍的决定因素。另一方面，最佳治疗结局是患者术前勃起功能状态和选择正确手术技术相结合的结果。
- 对于那些没有足够勃起硬度的 PD 男性，有必要考虑将阴茎假体植入和矫正畸形作为一线手术方案。

十一、小结

目前 PD 发病率要比以前认为的多，PD 在泌尿外科临床实践和基础科学研究领域的地位均不断增加。这种创伤愈合失调的机制需要被探明，以期得到更好的潜在治疗策略以阻止疾病进展。应认识到疾病分为急性和稳定阶段，只有在瘢痕形成稳定 3～6 个月之后，才能进行手术。PD 患者应被告知不可能完全矫正畸形（包括弯曲、凹陷和缩短），治疗目标是让患者再次拥有正常的性功能。应该认清 PD 对于患者心理造成的严重破坏性影响，向患者指出并提供心理咨询服务。对于处于急性期的患者，不提供任何治疗对改善他们的情绪和身体痛苦影响大，甚至可能会导致畸形的进展。包括口服、注射或机械治疗在内的非手术治疗可以阻止疾病进展，并可能改善畸形和性功能。手术目的是矫正畸形和防止 ED 发生，从而有可能进行有效性活动。患者必须明白，阴茎不可能恢复到患有 PD 前的状态，手术会产生阴茎勃起不全、弯曲复发、长度缩短、敏感度降低，以及术后勃起硬度降低的风险。对于药物难治性 ED 和 PD 的男性来说，放置阴茎假体的矫正是一次手术治疗解决这两个问题的最佳方法。

参考文献

完整的参考文献列表通过 www. expertconsult. com 在线获取。

推荐阅读

Gonzalez-Cadavid NF，Rajfer J. Mechanisms of disease：new insights into the cellular and molecular pathology of Peyronie's disease. Nat Clin Pract Urol 2005；2：291-7.

Gur S，Limin M，Hellstrom WJ. Current status and new developments in Peyronie's disease：medical，minimally invasive and surgical treatment options. Expert Opin Pharmacother 2011；12（6）：931-44.

Hatzimouratidis K，Eardley I，Giuliano F，et al. European Association of Urology. EAU guidelines on penile curvature. Eur Urol 2012;62(3):543-52.

Jalkut M,Gonzalez-Cadavid N,Rajfer J. Peyronie's disease:a review. Rev Urol 2003;5(3):142-8.

Levine LA,Burnett AL. Standard operating procdures for Peyronie's disease. J Sex Med 2013;10:230-44.

Mulhall JP,Schiff J,Guhring P. An analysis of the natural history of Peyronie's disease. J Urol 2006;175(6):2115-8,discussion 2118.

Ralph D,Gonzalez-Cadavid N,Mirone V,et al. The management of Peyronie's disease:evidence-based 2010 guidelines. J Sex Med 2010;7(7):2359-74.

Taylor FL,Levine LA. Peyronie's disease. Urol Clin North Am 2007;34(4):517-34.

（赵志刚　**编译**　陈慧兴　田　龙　李　铮　**审校**）

第12章　女性性功能及性功能障碍

Alan W. Shindel, MD, MAS, and Irwin Goldstein, MD

一、性健康

世界卫生组织（World Health Organization，2006）将性健康定义为：①与性有关的身体、情感、心理和社交等方面都处于良好的状态；②不仅仅是没有疾病、功能障碍，和（或）虚弱状态；③人成长和成熟重要的一方面；④是一种人权。

性功能障碍会影响人们的生活质量和身心健康（Laumann et al，1999；Davison et al，2009）。尽管有证据表明，许多女性患者存在性健康问题（Bekker et al，2009），但是许多泌尿外科医师却低估了女性性健康问题的发病率，并不会常规评估就诊女性患者的性健康状态（Elsamra et al，2010）。

只有很少一部分女性会与他们的医师讨论关于性健康的问题（Lindau et al，2007）。导致该现象的原因有很多，医师未与患者提及性健康方面的问题是重要的原因之一（MacLaren，1995；Sadovsky et al，2006；Sobecki et al，2012）。尽管人们常认为老年女性的性生活已不再重要，但有研究表明，相当一部分老年女性仍然非常关注性生活问题（该部分数据可参阅 Expert Consult 网站）。

由于泌尿外科疾病和操作可以显著影响女性性健康，因此对于女性性反应基础的理解十分重要。**泌尿外科医师只有认识到泌尿系疾病与女性性功能之间的关系，才会更好地为女性患者解决泌尿系疾病问题。**

二、女性性反应

（一）性反应周期

William Masters 和 Virginia Johnson 最先报道了人类性反应周期（human sexual response cycle）（Masters and Johnson，1966）。性反应周期从**性唤起期**（sexual arousal phase）开始。**此期主要表现为外阴和阴蒂的肿胀，阴道润滑和长度增加，全身反应有乳头勃起、心率加快、呼吸急促和主观上的愉悦和兴奋**（Masters and Johnson，1966；Basson et al，2010b）。随之而来的是**性持续期**（sexual plateau phase），**在此期性兴奋和激动状态持续稳定在较高水平**（Masters and Johnson，1966）。

在足够的性兴奋和性刺激下将达到性高潮（sexual orgasm phase）。**女性性高潮产生瞬间强烈快感，通常伴随着无意识的盆腔环阴道周围肌肉、子宫和肛门的收缩，感受欣快的满足感**（Masters and Johnson,1966；Meston et al,2004）。

人们长久以来，对于女性性高潮存在着较大的争议；甚至有人认为健康女性并不存在性高潮。多年来，女性性高潮及如何达到性高潮一直是一个充满争议的话题（Colson,2010）。许多女性可通过直接或间接的刺激阴蒂而达到性高潮；一些人在阴道插入时才能体验到性高潮；还有部分人从未体验过性高潮（Masters and Johnson,1966；Wallen and Lloyd,2011）。还有一小部分人可通过刺激肛门而获得性高潮（Herbenick et al,2010b）。

经历性高潮后，性反应周期将进入**性消退期**（sexual resolution phase），性兴奋将恢复到性唤起前的水平。在此阶段，女性的生理变化包括生殖器充血、肿胀消退，乳头勃起疲软，心率恢复平稳，感觉舒畅，心理满足（Masters and Johnson,1966）。

女性正常性反应的表现多种多样（Bancroft and Graham,2011）。一些人在与性伴侣性交时并不能体验到性高潮，而有些女性却能在恢复至消退期前获得一次或多次性高潮（图 12-1）（Masters and Johnson,1966）。这些性反应表现的差异与性满意度间并不完全相关。

在 20 世纪 70 年代，Kaplan 在线性的性反应模型中提出了性欲（sexual desire）的概念。**性欲被认为是产生于性唤起之前**（Kaplan,1977）。在 21 世纪伊始，Basson 认为线性性反应周期模型不能够反映出女性在性行为过程中的真实体验；并提出主观的性欲在性健康中对女性而言并不都是必需的。**一些女性在受到性伴侣或外界刺激时才会产生反应性性欲。这类人群中的性反应周期可能遵循环形模型，在环形模型中性活动可以引发自我和个体间的激励机制，这将激发更多的性体验**（图 12-2）（Basson,2002）。这些多样的性反应周期模型只用于性反应分类中，并不适用于解释所有人的性反应情况（Bancroft and Graham,2011）。

关于更多性反应周期模型的研究细节可参

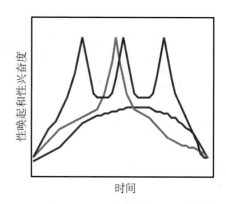

图 12-1 线性性反应周期大致对应于 Masters 和 Johnson(1966)和 Kaplan(1977)的模型。性活动期间性唤起和兴奋度增加，高潮时达到峰值并最终降至基线。女性性反应存在差异性，一些女性在性活动期间经历单次性高潮（橙色线）。其他女性可能会经历多次性高潮（红线）或没有性高潮（蓝线）。这些性反应模式可能是正常的表现

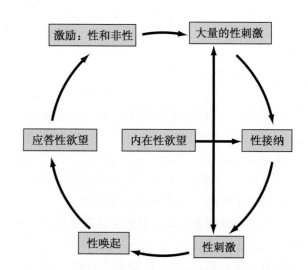

图 12-2 环形的性反应周期对应于 Basson(2002)的模型。在这种模型中，性行为可能会因性欲或以前的性行为激励而发生。有了正面的激励，再次发生性行为的可能性就更大

阅 Expert Consult 网站。

（二）盆腔解剖和生殖器官的性反应

关于骨盆解剖的详细论述可参阅 Expert Consult 网站。

与女性性反应有关的解剖结构包括阴蒂（阴蒂头和阴蒂脚）、大小阴唇、阴道前庭、阴道、前庭球和肛提肌（O'Connell et al,2008）。**在性唤起**

阶段,所有的生殖器组织结构都将充血肿胀(Suh et al,2004;Yang et al,2006)。阴蒂头和前庭球中含有较大的脉管间隙,构成了女性勃起组织。由于阴道、小阴唇和尿道的脉管间隙中缺乏类似阴蒂中的血窦组织,这些组织结构在性唤起阶段只能变得湿润而不能像阴蒂因充血而勃起(Yang et al,2006)。

血流量增加可导致阴道壁内钠离子重吸收的改变和渗透压升高(Munarriz et al,2002a)。**升高的渗透压可造成阴道内超滤渗透膜的形成,进而导致阴道的润滑**(图 12-4 请参阅 Expert Consult 网站图 32-4)(Martin-Alguacil et al,2006)。水通道蛋白是润滑液转运的关键蛋白,这些可溶性蛋白通过在细胞质和细胞膜间的移位转运润滑液至阴道内(Kim et al,2009)。阴道自身并无腺体结构,小的宫颈腺体、阴道口周围的巴氏腺及尿道旁腺可能在阴道润滑中也起着较小的作用(Woodard and Diamond,2009)。

生殖器反应主要由自主神经系统调控。通常情况下,副交感神经通过扩张血管增强性反应;交感神经通过收缩血管减弱性反应,但交感神经在控制盆腔肌肉收缩,引发性高潮的过程中起着重要作用(O'Connell et al,2008)。而躯体神经系统则主要控制盆底感觉传递和运动神经支配(Schober and Pfaff,2007)。

详细的与性唤起相关的非生殖器反应可参阅 Expert Consult 网站。

(三)分子机制

关于女性性反应周期的分子机制和神经解剖的详细内容可参阅 Expert Consult 网站。

(四)神经生理学

1. 5-羟色胺

5-羟色胺是一种重要的中枢神经系统的神经递质,与性反应有着密切的关系。5-羟色胺受体在周围神经系统、脉管结构和前庭腺体中都有表达(Fetissof et al,1985;Frohlich and Meston,2000)。5-羟色胺受体激动剂通过与 5-羟色胺 2A 受体结合可引起血管平滑肌的收缩(Yang and Mehta,1994)。**通常而言,5-羟色胺能药物(如选择性 5-羟色胺再摄取抑制剂 SSRIs)对性欲望、性唤起和性高潮有抑制作用**(Balon,2006)。

更多信息参阅 Expert Consult 网站。

2. 多巴胺和催产素

在中枢神经系统中,多巴胺和催产素与性高潮的产生密切相关。当催产素和多巴胺在内侧视前区释放后,将增加性唤起和激发性行为(Caldwell et al,1989;Graham et al,2012)。

催产素在下丘脑室旁核处合成,可在中枢和外周神经系统发挥作用。在一些物种中,催产素介导了配偶关系形成(Moscovice and Ziegler,2012)。在人体中,催产素的产生与性高潮有关,且其释放量与性高潮感受强度相关(Blaicher et al,1999;Meston and Frohlich,2000)。

3. 去甲肾上腺素

去甲肾上腺素是交感神经系统在周围神经系统中的主要神经递质,可介导生殖器血管的紧张性收缩和抑制性唤起反应(Giuliano et al,2002)。

已有证据表明,肾上腺素受体阻滞剂酚妥明可提高女性性反应的客观指标(Rosen et al,1999b);肾上腺素受体激动剂也有减少阴蒂肿胀的作用(Pescatori et al,1993)。因此,这些间接证据表明去甲肾上腺素可促进生殖器官血管收缩。这种效应与肾上腺素能神经递质在其他血管组织中的作用相对微弱;这表明女性生殖器官的交感紧张基本很大程度上是由去甲肾上腺素介导的(Giuliano et al,2002)。

4. 其他与性反应有关的神经递质

血管活性肠肽(VIP)在中枢神经系统中对于非性交性亲密行为起作用(Eriksson and Uvnas-Moberg,1990),且这种作用与 VIP 对女性生殖器的外周效应有关。γ-氨基丁酸(GABA)或谷氨酸盐分别通过抑制或兴奋在脊髓水平调节神经纤维的神经递质(Giuliano et al,2002),这些神经纤维可整合性刺激(Schober and Pfaff,2007)。乙酰胆碱在女性生殖器反应中起着相对较弱的兴奋作用。抗胆碱能类药物在人体(Wagner and Levin,1980)和动物中几乎不影响阴道血流(Giuliano et al,2001)。

(五)性反应相关激素

1. 雌激素

雌激素是女性的主要激素,其中雌二醇(E_2)是最重要的雌激素。雌激素通过与雌激素受体(ERs)结合而发挥作用。雌激素受体包含 ERα 亚型和 ERβ 亚型,二者在生殖器中都有表达,但 α

亚型是最主要的亚型（Hodgins et al,1998；Saunders et al,2000）。

雌激素通过对中枢神经系统的作用影响性反应（Rachman et al,1998）。**雌激素维持女性生殖器组织结构的完整性和厚度**（Martin-Alguacil et al,2006）。雌激素的峰值出现在月经周期的中点，与阴道最大黏液厚度和糖原含量有关；目前这被认为是一种在受孕窗口期促进性活动的进化性适应（Farage and Maibach,2006）。**当女性绝经后，其生殖器敏感性、阴道厚度、糖原含量、基础湿度和酸性显著下降**（图 12-5，请参阅 Expert Consult 网站图 32-5），这可能是由于在低雌激素环境下 VIP 活性下调所致（Farage and Maibach,2006；Martin-Alguacil et al,2006）。

血清雌激素水平＜50pg/ml 的女性患者阴道干燥和性交疼痛风险显著增加（Sarrel,2000）。**绝经后女性使用雌激素替代治疗通常有较高的性兴趣和性愉悦，较少的性交痛，以及更多的性高潮**（Nathorst-Boos et al,1993；Dennerstein et al,2005）。在使用选择性雌激素受体调节药（SERMs）和新型合成激素的女性中表现也是与雌激素替代治疗是相类似的（Laan et al,2001）。在非绝经女性中使用雌激素治疗的益处尚未明确（Nastri et al,2013）。雌激素替代治疗可增加静脉血栓形成风险；一些研究报道雌激素替代治疗可能在女性中导致肿瘤和心脏疾病的发生。关于雌激素替代治疗仍然存在争议（Utian et al,2008）。

已经通过动物实验证实，雌激素可增强生殖器中感受区域、增加神经密度和介导组织敏感性（Komisaruk et al,1972；Kow and Pfaff,1973；Pfaff et al,1977）。这种效应可能是通过调节生殖器感觉中重要的局部感觉介质来实现的（Martin-Alguacil et al,2006）。在动物模型中，雌激素还可促进阴部神经创伤的恢复（Kane et al,2004）。

尽管低雌激素血症与性功能和性活动的下降有关，但许多低血清雌激素的女性仍对性兴趣和性活动表示满意（Cawood and Bancroft,1996；Avis et al,2009）。此外，绝经后女性仍可保留阴道润滑的能力；在健康女性中，绝经前后其性唤起过程中阴道血流的变化相似（Laan and van Lun-

sen,1997）。当性刺激足够时，阴道润滑可代偿阴道湿度基础水平的下降（Berman et al,1999）。绝经前性活动满意度是绝经后性活动满意度最重要的预测指标（Bachmann and Leiblum,1991）。因此，**雌激素水平虽然重要但不是女性性满意度的唯一预测指标**（van Lunsen and Laan,2004）。在某些情况下，由于性兴趣的下降，老年女性的性痛苦也可能较低，这也减少了衰老过程中性功能下降带来的烦恼（Hayes and Dennerstein,2005）。

2. 睾酮

睾酮（T）是一种雄性激素，但是女性体内也少量存在。女性在绝经前，体内循环睾酮约一半是由肾上腺产生，另外一半是由卵巢产生（Judd et al,1974）。睾酮的活性受性激素结合蛋白（SHBG）和白蛋白影响，与 SHGB 和白蛋白结合的睾酮其生物学效应较弱（Bachmann and Oza,2006）。

女性生殖器组织中存在雄激素受体（ARs）的表达（Hodgins et al,1998）。AR 的活性很大程度上决定了机体对循环中雄激素的反应效应。多种因素决定了不同的 AR 活性，其中 AR 引物序列中三核苷酸（CAG）重复频率被认为是较为重要的因素之一（Chamberlain et al,1994）。已有研究发现，较多的 CAG 重复序列会抑制酶的活性，进而影响血清睾酮水平，产生显著的临床意义。这一假说在女性中仍需证据进一步验证（Davison and Davis,2011）。

有证据表明，睾酮在女性性行为中与性欲望、性唤起及生殖器组织结构完整性有关（Van Goozen et al,1997；Riley and Riley,2000；Traish et al,2010）。另外有学者报道，睾酮水平降低和性活跃度及性欲望的降低有关（Bachmann and Leiblum,1991），但是在女性中，睾酮与性行为的相关性目前尚无定论（Davis et al,2005；Brotto et al,2010）。

女性体内睾酮水平随年龄升高而降低，其降低速率在 35 岁减缓。由于女性体内一大部分睾酮是肾上腺来源，因此女性绝经后睾酮的下降是极其缓慢的。绝经后卵巢仍可少量产生睾酮，因此与自然绝经的女性相比，手术切除卵巢的患者其体内睾酮下降更加显著（Davison et al,2005）。此外，由于随着年龄的增长，女性体内 SHBG 含量增加,绝经后女性睾酮的生物活性也将显著下降,尤其在使用外源性雌激素的女性中(雌激素可导致 SHBG 水平升高)(Bachmann and Oza,2006)。

在低雄激素血症的女性患者中,补充外源性雄激素可增加性欲,增强性唤起和性高潮(Braunstein et al,2005;Somboonporn et al,2005;Shifren et al,2006;Blumel et al,2008;Davis et al,2008b)。一些小样本量的研究已表明,外源性雄激素可用于治疗外阴阴道萎缩(Witherby et al,2011)。使用雄激素可能的不良反应包括用药部位反应,多毛症、痤疮、阴道出血和血脂异常等(Braunstein et al,2005;Braunstein,2007)。**此外,使用雄激素可能增加肿瘤发生的风险也是很大的顾虑因素**(尤其是激素敏感的肿瘤,如乳腺癌和子宫内膜癌)(Braunstein,2007)。目前女性使用外源性睾酮长达 2 年的研究中并未观察到肿瘤发生风险显著提高(Braunstein,2007;Davis et al,2009;Jick et al,2009)。

Janssen 等报道,女性高血清睾酮水平与心血管疾病的发生具有相关性(Janssen et al,2008)。然而,在一项对绝经女性进行 19 年的纵向研究中,研究者发现女性性激素水平与心血管病死亡率无相关性(Barrett-Connor and Goodman-Gruen,1995)。此外,在另一项针对 365 名变性男性(由女性变性为男性)的长期研究中,他们接受长期的雄激素补充治疗,其心血管疾病的风险并未增高(Asscheman et al,2011)。仍需要更长期的研究以支持睾酮应用的安全性(White et al,2012)。

在美国,睾酮在女性中的使用属于超适应证用药。如果女性患者需要使用睾酮,医师应当与患者充分沟通,并告知其可能存在的问题(Shifren et al,2006;Wierman et al,2010)。

3. 脱氢表雄酮

脱氢表雄酮(DHEA)是一种由肾上腺皮质生成的弱效雄激素。DHEA 可被转化成睾酮和雌激素共同的前体物质——雄烯二酮。与睾酮类似,体内 DHEA 的水平也会随年龄的增加而降低(Davison et al,2005)。

一项在澳大利亚女性中进行的调查表明,人群中体内硫化脱氢表雄酮水平处于末位 10% 的女性,其发生性欲低下、性唤起困难和性反应淡漠的风险更高(Davis et al,2005)。然而,**补充 DHEA 在女性性功能中的作用并未明确**(Arlt,2004;Davis et al,2011)。

(六)月经周期与性行为

女性月经的产生是受多种激素调控的,其中雌激素是主要的激素之一(Bancroft and Graham,2011)。雌激素在卵泡期逐渐升高并促进子宫内膜的增厚,孕激素(P)是维持子宫内膜稳定性的主要激素。雌激素水平的增加可正反馈作用于垂体,促进黄体生成素(LH)的大量释放,引起成熟的卵泡排卵,并进入黄体期。在卵泡期间,女性体内睾酮水平逐步升高,并在排卵期前后达到峰值(Roney and Simmons,2013)。许多女性在排卵期性欲最为强烈(Burleson et al,2002);然而由于不同女性间存在明显的差异(Burleson et al,2002;Sheldon et al,2006;Wallen and Lloyd,2011),该结论尚需进一步验证(Brown et al,2011)。排卵之后,体内雌激素、孕激素和睾酮的水平逐步下降,导致子宫内膜的剥脱和月经来潮(Wallach,1970)。

不同剂型的激素避孕药(口服、皮下注射)都是通过改变雌激素水平而抑制排卵。该类避孕药多可降低血清睾酮水平(Coenen et al,1996;Kovalevsky et al,2010;Battaglia et al,2012)和增加血清 SHBG(Warnock et al,2006),二者协同作用下降低了睾酮的生物利用度(Coenen et al,1996);同时也可能对性功能带来负面影响。**有报道表明,使用激素避孕药的女性中出现包括性欲减退、阴唇等生殖器的萎缩和疼痛、性交频率降低和性高潮减少等不良反应**(图 12-6,请参阅 Expert Consult 网站图 32-6)(Battaglia et al,2012)。部分女性对于激素避孕药耐受良好,未产生明显不适;且有相关研究报道表明,在使用激素避孕药的女性中并没有主观或客观的性功能改变(Shirtcliff et al,2002;Greco et al,2007;Flyckt et al,2009;Kovalevsky et al,2010;Lee et al,2011)。然而,有部分女性却对于激素避孕药的降低雄激素作用十分敏感(Bancroft and Graham,2011)。当使用激素避孕药时,应该综合考虑其可能带来的益处和相关风险(如痛经和痤疮)。在使用激素避孕药时,同时使用具有雄激素作用的药物可能使其总体不良反应降至最小(Davis et al,2013)。

(七)盆底肌肉组织

肛提肌的收缩可引起阴道的收缩和扩张,以及子宫颈的抬高(Shafik,2000)。球海绵体肌和坐骨海绵体肌在远端阴道浅表处环绕着阴道,在性唤起和性高潮时收缩以增加远端阴道的张力和压力(Shafik,1993)。Kegel 和 Graber 曾报道,女性肛提肌的力量与性快感和性高潮有关(Kegel,1952;Graber and Kline-Graber,1979)。肛提肌张力降低可影响性反应,并可导致盆腔器官脱垂和尿失禁(Strohbehn,1998),进而影响性功能(Graziottin,2005)。**而肛提肌张力增加可使女性在阴道性交时疼痛**(Rosenbaum and Owens,2008)。

三、女性性反应的心理因素

在女性中,心理和身体的性唤起可能彼此独立发生。当女性暴露于符合自己性偏好和取向的色情影像时,多会体验到主观的性唤起和阴道的血流增加。但在某些情况下,即使主观上并没有性唤起意识,女性也可对并无性吸引力的色情影像产生生殖器反应(Laan et al,1995;Chivers et al,2007)。

更多关于女性性唤起的资料可参阅 Expert Consult 网站。

要点:女性性反应

- 多种内源性和外源性因素可以启动女性性反应。
- NO、VIP 和许多其他的细胞信号分子在女性生殖器的唤起反应中发挥作用。
- 中枢神经系统整合性刺激,并在性唤起过程中调控生殖器的反应。
- 雌激素和睾酮对维持生殖器组织结构和调节性反应起重要作用。
- 心理、情绪和情感因素在女性性反应中发挥了主要作用。

四、女性性健康的评估

(一)历史

性行为和性健康是一个敏感的话题,许多患者(尤其是年长的女性)不愿意与他们的医师讨论这类话题(Roos et al,2012)。究其原因,可能是由于患者个人对于性行为感到羞耻或尴尬,也可能是由于患者认为性功能障碍不是医疗问题和(或)不是急需解决的问题,或者只是因为没有足够的时间与医师沟通(Nicolosi et al,2006b)。遗憾的是,许多医师也认为询问患者性健康的问题难以启齿(Merrill et al,1990;Tsimtsiou et al,2006)。而许多医师则认为自己缺乏良好的教育培训以解决患者的性健康问题(Parish and Rubio-Aurioles,2010;Shindel et al,2010)。

女性性健康问题可在泌尿外科门诊常规问诊。客观地陈述事实(如"许多患者对她们的性生活有疑问或担忧")可使患者能够安心地讨论性问题(Sadovsky et al,2006)。**建议用几个简单的开放性问题(如"你对性行为有什么顾虑和疑问?")用于性健康的初次问诊**(Kingsberg and Althof,2009)。是非问题在筛查性健康问题时更加实用、方便(如"你的性生活有什么问题吗?""你满足于你目前的性生活吗?","你有没有困扰的性问题?")(Roos et al,2012);当医师给予肯定的答复后,通过后续的开放式问题可以得到更多细节和答案(Kingsberg and Althof,2009)。

耐心倾听患者关于性生活的所有问题是医师促进患者性健康最基础且极其重要的措施之一。**作为专业人士,为患者提供讨论性生活问题的机会,可以大大减少性健康相关的苦恼**(Goldstein and Alexander,2005)。

更多关于询问性健康病史的建议可参见在线资料。

调查问卷:经过验证的性行为调查问卷简单、隐私且可靠(Rosen,2002;Kingsberg and Althof,2009)。在临床实践中,这些调查问卷可作为有关性问题交谈开始的手段(Clegg et al,2012)。**调查问卷不能代替详细的病史问诊和体格检查**(Kingsberg and Althof,2009)。2010 年的一项研究表明,男性 ED 患者的女性伴侣的性满意度有所提高,但调查问卷指标评分却一直较低(Conaglen et al,2010)。

有关调查工具的信息可参见 Expert Consult 网站。

(二)性伴侣评估

性痛苦和性伴侣之间不和谐有关(Witting et al,2008)。**因此,性伴侣在任何女性性健康问题的管理上至关重要。**考虑到社会中普遍对女性的性反馈了解较少,因此对性伴侣的教育可能尤为重要(Goldstein and Alexander,2005)。

配偶评估的更多信息可参见在线资料。

(三)体格检查

常规体格检查是必要的。同时应评估患者是否有内分泌疾病、神经损伤、糖尿病或肥胖(Goldstein and Alexander,2005;Basson et al,2010b)。生殖器的评估应该从检查外生殖器开始,**包括阴阜、大阴唇、小阴唇、阴蒂和外阴前庭。体格检查可以发现生殖器损伤,可能易患性交疼痛的红斑,阴唇冗长或外生殖器萎缩**(图 12-7,见 Expert Consult 网站图 32-7)(Goldstein and Alexander,2005;Basson et al,2010b)。外阴的皮肤异常很常见,并可能导致各种性问题,如湿疹、银屑病、接触性皮炎、真菌感染、非典型溃疡和药物反应。

一些皮肤病是外阴特有的,可参见图 12-7,见 Expert Consult 网站。

生殖器神经病变的检查可通过热/冷刺激,振动和(或)使用牙签或小针来完成,同时有必要对尿失禁进行简单的评估(咳嗽试验、Q-tip 试验等)。泌尿系统症状与性问题相关,属于泌尿科医师治疗管理的范畴。

阴道双合诊可以评估盆腔器官脱垂和卵巢病变(Goldstein and Alexander,2005)。评估肛提肌应作为双合诊的一部分(Rosenbaum and Owens,2008)。也可以考虑使用窥阴器进行检查。

评估阴道 pH 是一项简单易行的检查。高 pH 意味着雌激素缺乏和(或)正常阴道菌群失衡,这可能与周期性感染、外阴阴道萎缩或其他问题有关,因此该项目应该作为常规检查(Bachmann et al,1999)。

评估性健康的血液检查和其他实验室检查

血液检查的作用在评估女性性健康是有争议的(Goldstein and Alexander,2005;Basson et al,2010b)。血清生化、血脂和糖化血红蛋白检测是有必要的,因为这些检测是针对与女性性功能的常见问题有潜在关联的低风险检测。**如果存在明显的内分泌病变,则应考虑对性激素进行评估,尤其是血清雌激素和睾酮**(Utian et al,2008;Kingsberg,2009)。

由于结果的相关性和精确性问题,血清睾酮检测同样存在争议;常用的睾酮检测方法在检测正常女性睾酮水平时不够准确(Stanczyk et al,2003;Bancroft and Graham,2011)。在月经周期中的化验时间应该明确,睾酮应该在 28 天月经周期的第 8 天和第 14 天之间的清晨进行测定(Davison and Davis,2011)。质谱分析是评估女性睾酮水平的首选方法,但通常在研究背景之外无法获得(Stanczyk,2006)。已经有研究显示放射免疫测定法(RIA)在对于女性雄激素水平定量测定方面具有理想的精确度。另一方面,是否测量血清睾酮只能在与患者就可能出现的未知情况进行充分说明之后做出决定,并且如果检测结果与雄性激素缺乏有关,应清楚地了解如何处理这些数据(Bachmann et al,2002;Bachmann and Oza,2006)。

在性激素水平非常低的情况下,可以评估催乳素,其水平升高与性欲降低及血清睾酮水平的降低相关(Atis et al,2010)。同时可以考虑某些激素,如 DHEA(Munarriz et al,2002b)和双氢睾酮(DHT)的测定,但这些测试的实用性尚不清楚(Davis et al,2011)

更多有关血清学检测的信息可参见 Expert Consult 网站。

要点:女性性健康的评估

- 完整的病史(用药,性行为,性伴侣等)和全面的体格检查(特别是生殖器)是评估女性性健康的基础。
- 许多患者不愿意询问关于性方面的问题,医师应该主动发起关于性方面的对话。
- 问卷调查和辅助测试在某些情况下是有益的,但不能取代病史和体格检查。

五、特殊人群

(一)孕妇

怀孕在生理和心理方面都对女性性行为有影响(Farage and Maibach,2006;Pauleta et al,2010)。**通常来说怀孕期间性活动是安全的。**适应怀孕时生理和心理变化的挑战会影响女性对自己性行为的体验,因此产科医师的参与和咨询至关重要(Millheiser,2012)。

性行为问题最常于孕晚期(Leite et al,2009)。处在该时期的孕妇可能会出现一些性交体位不适,这在某些情况下可通过使用替代的性交体位或辅助垫/工具来解决。有宫颈功能不全史的孕妇发生性行为应慎重;理论上讲,从阴道插入对子宫颈的反复刺激和精液中的前列腺素可能增加早产的风险。

分娩可能会对外阴和会阴造成创伤。阴道撕裂、手术阴道分娩和外阴切开术可能是性交过程中持续疼痛的来源,撕裂越大导致的风险越大(Signorello et al,2001;Leeman and Rogers,2012)。有证据表明,高达 80% 的孕妇分娩时会造成盆底力量丧失和盆底神经退行性变(Allen et al,1990)。**通过剖宫产分娩和通过阴道分娩的产后妇女的性功能并没有明显差别**(Leeman and Rogers,2012)。

尽管大约 90% 的妇女在产后 3 个月都恢复了性生活(Brubaker et al,2008),但几项研究表明,女性性功能指数(Female Sexual Function Index,FSFI)在产后 3 个月尚未恢复到基线水平(Pauls et al,2008)。造成这种评分降低的主要因素是性交困难,大约一半的产后妇女在 3 个月内出现性交困难(Barrett et al,2000);而 3 个月后出现的性交困难则较少,这意味着分娩后出现性交困难的可能性随时间推移而减少(Lal et al,2011)。

哺乳需要催乳素的大量分泌,而这种激素会抑制雌激素和雄激素的分泌,这些激素的改变通过对生殖器官组织的影响,导致性欲降低和性交障碍(Leeman and Rogers,2012)。养育新生儿和从分娩中恢复所面临的压力是性行为的短期障碍,不过在某些情况下可能会导致长期的性行为

问题(Pauleta et al,2010)。

(二)种族/少数民族

文化因素可能导致对性问题认识上的差异(Laumann et al,2005)。女性判断她所经历的性问题是否存在异常取决于她对性问题的认知(Anderson et al,2011)。保守或压抑环境下妇女的性满意度普遍较低(Laumann et al,2006)。对传统文化中性问题的认知有重要影响,然而,个别女性可能并不符合她们文化中的陈规。

2005 年的一项研究报道了亚洲、欧洲和非洲血统的美国女性在性方面的差异。在所有种族群体中,女性的性问题普遍存在,然而,这些问题的具体性质各不相同。与白人女性相比,非洲裔美国女性并不担忧阴道润滑和吸引力,但对性传播疾病感到担忧。亚裔美国女性相比白人女性更不容易产生性欲望、性冲动、性高潮和对性生活的不满,但更担忧阴道插入性交的状态(Nusbaum et al,2005)。

波士顿地区的社区健康研究报道显示,黑人女性出现性问题比拉丁裔和白人女性的概率低(Rosen et al,2009a)。对低收入乳腺癌生存者的研究表明,与白人女性相比,拉丁裔女性在控制了干扰因素后,在性问题上(性欲低下、缺乏满足感,难以达到性高潮)的患病率更高(Christie et al,2010)。

不同族裔间可能存在生理差异,这些因素可能是由基因、文化因素和物理因素共同作用的(Ravel et al,2011)。例如,相对于白种人和东亚人,在非洲和拉丁裔的女性血清睾酮浓度相对较低(Randolph et al,2003)。这些差异是否具有临床意义,是未来研究的热点。

(三)与同性和变性人发生性关系的女性

美国女性中,分别有 1%~2% 和 1%~4% 是女同性恋和双性恋者(Aaron et al,2003;Conron et al,2010;Herbenick et al,2010b)。变性人占人口的 1% 或更少,但在西方国家中呈增长趋势,变性人包括女性变为男性(FtM 或"跨性别男性"),男性变为女性(MtF 或"跨性别女性"),以及选择不进行性别分类的个体。在不使用相对性别的激素替代治疗或变性手术的情况下也可被识别为变性人(Persson,2009)。

多数医师对与同性(WSW)和变性人发生性

关系的女性性功能问题知之不多,所以医师应该与患者构成融洽的关系,并提出尊重对方的问题,以充分了解性关系的确切性质。需要事先设计有针对性的问题和避免对性倾向的假设。医师以尊重和非批判的方式询问这些问题,大多数患者会做出积极的正面回应(Stott,2013)。医师还必须照顾到每一个患者的性别认同,性取向和性关注点(Wierckx et al,2014)。

关于与同性和变性人发生性关系女性的更多信息可参阅 Expert Consult 网站。

(四)残疾女性

残疾是指精神和(或)身体上的损伤(先天或后天的)限制了个人独立工作的能力。身体残疾,如慢性疼痛、背部受伤、关节炎、脊髓损伤、多发性硬化(MS)、脑血管损伤、截肢和(或)代谢性疾病,可能使性活动变得困难或不适(Basson et al,2010a)。然而,许多患有严重残疾的人能够适应她们的性行为,以获得她们满意的性生活。因此,不应先入为主认为残疾人不能或不应该享受健康的性生活(Tepper et al,2001;Kreuter et al,2011)。

中枢神经系统损伤或损害会对性行为造成特别的伤害。有报道,患有脊髓损伤的女性通常会出现生殖器感觉减退、性自尊丧失、性高潮困难及对性反应的不满(Tepper et al,2001)。但在一些患有脊髓损伤的女性中,生殖器感觉被保留了下来,这可能是通过迷走神经纤维介导的,它绕过了脊髓,投射到髓核的孤束核区域(Komisaruk et al,2004)。

精神残疾者的性活动问题是一个在道德上和法律上都具有挑战性的问题(Appel,2010)。出于对人权的尊重,精神残疾的人不应被剥夺享受性快感的权利;但与此同时,在认知障碍患者中,无法区分其进行性活动是同意的还是被强迫的(Spiecker and Steutel,2002)。当出现这种情况时,应进行仔细的分析和伦理咨询(Kennedy,2003)。

(五)性暴力受害者

据估计,美国女性一生中遭受强奸(强迫性侵犯)或强奸未遂的发生率为 18%(Black et al,2011)。世界卫生组织 2013 年的数据显示,全球约有 1/3 的女性会经历亲密伴侣或非伴侣实施的性暴力。为避免女性性暴力/性虐待的盛行,对被实施性暴力后的女性提供性行为教育非常重要。

性功能障碍是性暴力和(或)胁迫的常见后果(Nusbaum et al,2005)。生殖器的物理创伤可能会导致因受伤或肌肉功能障碍产生的疼痛(Postma et al,2013)。在大多数情况下,更重要的是被迫进行非意愿性交带来的心理负担。多学科管理建议治疗的主要目的是使女性能够控制自己的性行为,并将两相情愿的性行为与创伤经历分离开来(Basson et al,2010b;Daglieri and Andelloux,2013)。

女性生殖器切割是在 Expert Consult 网站上讨论的一个特殊的性暴力案例。

(六)女性泌尿系疾病

大量研究证实,膀胱过度活动、压力性尿失禁和性活动相关尿失禁为女性性功能障碍的独立危险因素(Rosen et al,2009b;Wehbe et al,2010)。据测算,存在性功能障碍和(或)合并下尿路症状而使性活动减少的女性占 19%～50%(Chen et al,2013)。伴有泌尿系疾病的女性性活动受影响的可能性是同龄人的 2 倍。其中 88% 的患者其性反应、性回避和性疼痛与痛性膀胱综合征和间质性膀胱炎有关(Bogart et al,2011;Gardella et al,2011)。

膀胱过度活动和(或)压力性尿失禁的治疗能明显提高患有此类疾病女性的性反应(Rogers et al,2008;Wehbe et al,2010)。然而,盆腔器官脱垂或压力性尿失禁患者接受吊带悬挂手术治疗后,可能会出现性交困难,阴道润滑程度改变,和(或)性伴侣的不适(Helstrom and Nilsson,2005;Boyles and McCrery,2008)。吊带悬挂手术也可能会破坏支配生殖器官的神经、血管(Benson and McClellan,1993)。虽然该类手术存在一定风险,但有研究表明,许多患者在吊带植入后,性功能有所改善,这种改善是由于因尿失禁和(或)盆腔脱垂导致的性功能障碍得以纠正(Roovers et al,2006;Altman et al,2009)。

(七)妇科手术患者

子宫切除术对性功能的影响在很大程度上取决于手术的指征(Roovers et al,2003),手术可能改善由于妇科疾病(如平滑肌瘤、子宫内膜异位症等)所导致的性功能障碍(Helstrom,1994;

Grimes,1999),而那些没有性问题的妇科疾病患者术后可能会因手术出现性功能损害(Dennerstein et al,1977;Carlson,1997)。

(八)肿瘤患者

性功能障碍在女性盆腔肿瘤手术后很常见,如膀胱切除术、外阴切除术、结肠切除术、腹膜切除术和直肠切除术等手术后(Raina et al,2007;Donovan et al,2010;Philip et al,2013)。性功能障碍也是盆腔放疗的主要风险之一(Incrocci and Jensen,2013)。盆腔神经、血管系统的破坏、治疗的不良反应和身体外形的改变可能会导致性反应的缺失和疼痛(Raina et al,2007)。

在膀胱切除术和(或)输尿管切除术中,阴道前壁可能被部分切除或因其他原因损伤,导致阴道插入困难(Yang et al,2006)。外生殖器、阴道和阴蒂支配神经的损伤是膀胱/输尿管切除术的常见并发症(Stenzl et al,1995)。2004 年的一项研究表明,在根治性膀胱切除术后,性高潮、性欲和性唤起困难非常普遍。**在接受根治性膀胱切除手术的女性患者中,约一小部分患者术后能进行基本满意的性交,其中大部分患者性生活满意度下降**(Zippe et al,2004)。

对于癌症存活率的问题在 Expert Consult 网站上进行了更详细的讨论。

> **要点:特殊人群**
> - 女性的性行为可能受到医疗、社会文化和生活因素的影响。
> - 需要有专业素质的医师处理少数族裔和(或)遭受创伤女性的性健康需求。

六、女性性功能障碍

(一)定义和争议

女性性功能障碍(FSD)是一个概括性术语,包含了影响女性满意性生活而产生痛苦的多种情况。FSD 并不是一个真正的诊断,而是一个概括性术语,它可能包含一个或多个令人痛苦的情况,这些情况会影响女性享受满意性生活的能力。

关于 FSD 的争议参见 Expert Consult 网站。

(二)流行病学

不同地区间性问题的发生率有显著差异(Laumann et al,2006)。由于选择偏倚、数据收集有限及关于性问题定义的分歧,女性人群中性问题的发病率难以准确统计。关于 FSD 发病率的研究见表 12-1。

表 12-1 一般人群中女性性功能障碍(FSD)的流行病学

研究	区域	人群	FSD 定义	FSD 流行率	备注
Laumann et al,1999	美国	年龄 18—59 岁的 1749 名女性	≥1PRO	43%	
Oksuz and Malhan,2006	土耳其	年龄 18—55 岁的 518 名女性	FSFI≤25	48%	
Nicolosi et al,2005	亚洲	年龄 40—80 岁的 3350 名女性	有时或者偶尔经历>1PRO	32%~82%	以缺乏兴趣最常见
Nicolosi et al,2006b	英语地区	年龄 40—80 岁的 3006 名女性	有时或者偶尔经历>1PRO	28%~57%	以缺乏兴趣最常见
Nicolosi et al,2006a	欧洲	年龄 40—80 岁的 5023 名女性	有时或者偶尔经历>1PRO	23%~46%	以缺乏兴趣最常见
West et al,2008	美国	年龄 30—70 岁的 1944 名女性	PFSF≥40 为低性欲 PFSF* < 40 + PDS[+] ≥60 为 HSDD	低性欲 36%; HSDD8%	仅以性欲进行评估

（续　表）

研究	区域	人群	FSD 定义	FSD 流行率	备注
Valadares et al,2008	巴西	年龄 40—65 岁的 315 名女性且有 11 年以上的受教育经历	PEQ 评分≤7	36%	
Shifren et al,2008	美国	年龄 18 岁以上的 31 581 名女性	CSFQ 反应为"从没有"或者"极少"	43%	性痛苦为 22%,同时伴有 FSD 为 12%
Witting et al,2008	芬兰	年龄 18—33 岁的 6601 名女性	FSFI<26.55	35%	
Chedraui et al,2009	厄瓜多尔	年龄 40—59 岁的 409 名女性	FSFI<26.55	56%	润滑和痛域是最低的
Rosen et al,2009b	美国	年龄 30—79 岁的 3202 名女性	FSFI<26.55	40%	过去 4 周有性活动的只有 51%
Blumel et al,2009	拉丁美洲	年龄 40—59 岁的 7243 名女性	FSFI<26.55	57%	74% 有性活动
Ishak et al,2010	马来西亚	年龄 18—65 岁的 163 名女性	马来西亚人,FSFI ≤55	26%	
Echeverry et al,2010	哥伦比亚	年龄 18—40 岁的 410 名女性	FSFI<26.5	30%	
Shindel et al,2011	美国	年龄 25±3 岁的 1241 名女性	FSFI<26.55	50%	
Mezones-Holguin et al, 2011	秘鲁	年龄 40—59 岁的 335 名女性	FSFI<26.5	35%	
Shindel et al,2012	北美	年龄 18—86 岁的 1566 名女性	修正后 FSFI<26.55	25%	
Moghassemi et al,2011	伊朗	年龄 43—64 岁的 149 名女性	FSFI<26.5	87%	
Zhang and Yip,2012	中国香港	年龄 19—49 岁的 1410 名女性	使用 DSM-Ⅳ-TR 标准面对面咨询	38%	

　　* From Derogatis L,Rust J,Golombok S,et al. Validation of the profile of female sexual function(PFSF)in surgically and naturally menopausal women. J Sex Marital Ther 2004;30:25-36

　　† From Derogatis L,Rust J,Golombok S,et al. A patient-generated multinational inventory to measure distress associated with low desire(PDS). International Society for the Study of Women's Sexual Health(ISSWSH)2004 Annual Meeting,Atlanta,Georgia,October 28-31,2004

　　CSFQ. 性功能变化问卷;DSM-Ⅳ-TR. 精神障碍诊断与统计手册第 4 版,文本修订;FSFI. 女性性功能指数;HSDD. 亢奋型性欲障碍;PDS. 个人的痛域;PEQ. 个人经历问卷;PFSF. 女性性功能特征;PRO. 患者报告结果

　　性反应中断和与性有关的痛苦可能是独立发生的。在英国一项针对女性双胞胎的调查研究中,只有 37% 患有性功能障碍(用女性性功能指数 FSFI 评估)的女性伴随性痛苦(用女性性痛苦量表 FSDS 评估)(Burri et al,2011)。同样值得注意的是,并不是

所有的性痛苦都是性功能障碍,女性对性行为感到苦恼可能与人际关系有关,而不是她自己本身性反应不良所致。英国的这一双胞胎研究表明,在有"正常"性功能(FSFI 正常)的女性中,仍有 16% 的人存在明显的性痛苦。在没有性功能障碍的性痛苦情况

下(Burri et al,2011),人际关系和(或)心理问题是最主要原因。在一项针对美国 31 000 多名女性的研究中,43%的女性有过性方面的担忧,但其中只有 22%的女性赞同性痛苦,同时只有 12%的人有过性痛苦问题(Shifren et al,2008)。芬兰的一项类似的研究报道称,FSD 的患病率为 34%,性痛苦发生率为 36%,同时伴有性功能障碍和性痛苦患病率为 20%(Witting et al,2008)。

由于术语的模糊性,Raina 等(2007)提出了女性性功能障碍的三分类体系。

(1)**性抱怨**:是与性功能相关的不满表达。有性抱怨的女性可能会存在与伴侣和(或)她们性行为有关的问题。关于性反应的解剖学和生理学教育,以及交流和人际交往技巧足以解决大部分性抱怨问题。

(2)**性功能障碍**:是性反应周期中一个或多个阶段的干扰和(或)性活动期间的疼痛。性功能障碍的女性可能会以某种方式弥补这一缺陷,从而保持性满足或基本满足的感觉。

(3)**性异常**:是性功能障碍及与性功能障碍相关个人痛苦的结合。这些女性需要进行完整的评估以确定病因和治疗方案

无论是否认同这个分类方案,评估研究或观察患者以测定个人痛苦都非常重要,因为这是决定使用哪些治疗方法的关键因素。

性功能障碍在老年女性中更为常见;在年轻女性中,性抱怨可能更为频繁(Roos et al,2012)。同样,相比于绝经女性,与性问题有关的痛苦似乎在绝经前女性中发生率更高(Berra et al,2010),这可能与老年女性的适应性有部分关系。在女性中,最普遍存在性问题的年龄段是 45 — 64 岁(Shifren et al,2008)。产生此种现象的原因,是因为这一年龄阶段存在更年期和年龄增长,但仍然对性行为有较多需求,这些因素会对性反应产生影响。在有伴侣的女性中,痛苦也更频繁,没有伴侣的女性可能不存在性生活方面的顾虑,更不会因为无法满足其伴侣而烦恼。

研究证实,**FSD 与以下因素有关**:包括年龄增长(Hisasue et al,2005;Ponholzer et al,2005;Oksuz and Malhan,2006;Valadares et al,2008;Blumel et al,2009;Chedraui et al,2009)、**更年期**症状(Oksuz and Malhan,2006;Valadares et al,2008;West et al,2008;Chedraui et al,2009;Nappi and Lachowsky,2009)、**缺乏性伴侣**(Valadares et al,2008)、**性伴侣的年龄**(Chedraui et al,2009)、**性伴侣出现性功能障碍**(Hisasue et al,2005;Blumel et al,2009;Chevret-Measson et al,2009;Zhang and Yip,2012)、**夫妻关系不和谐**(Zhang and Yip,2012)、**尿失禁**(Rosen et al,2009b;Kim et al,2011)、**泌尿系统疾病**(Blumel et al,2009;Rosen et al,2009b;Mezones-Holguin et al,2011;Shindel et al,2012)、**抑郁症**(West et al,2008;Rosen et al,2009b;Echeverry et al,2010)、**吸烟**(Oksuz and Malhan,2006;Roos et al,2012)、**久坐**(Esposito et al,2010)、**不孕症**(Millheiser et al,2010)、**HIV 感染**(Wilson et al,2010)、**甲状腺功能减退**(Atis et al,2010)、**糖尿病**(Giraldi and Kristensen,2010)、**睡眠呼吸暂停综合征**(Subramanian et al,2010)及**身体一般情况较差等**(Valadares et al,2008;Blumel et al,2009;Ishak et al,2010;Navaneethan et al,2010)。

有些因素是否与 FSD 有关还存在争议。有报道认为,雌激素替代治疗有利于绝经后女性改善性功能(Chedraui et al,2009);也有报道认为,不利于改善女性性功能(Blumel et al,2009)。与此类似,接受教育程度高(Chedraui et al,2009)或者低(Blumel et al,2009;Echeverry et al,2010)、肥胖是否与 FSD 有关也存在争议。一些研究认为,肥胖(Smith et al,2012)和代谢综合征(Martelli et al,2012)的女性患者容易出现性欲低下。然而,另一些研究(Christensen et al,2011)认为,二者(Christensen et al,2011;Kim et al,2011)与女性性功能障碍没有关系。尽管研究结果还不明确,但医师应该鼓励患者维持健康的体重指数(Goldstein and Alexander,2005)。

(三)分类

大部分现代 FSD 分类的依据是线性性反应周期(Masters and Johnson,1966)。尽管线性模型不能完美反映所有女性的性反应,但它可以很便捷制订诊断标准。表 12-2 是各种类型 FSD 定义和流行病学的汇总。所有女性性功能障碍的本质是相同的(Giles and McCabe,2009)。

表 12-2　**女性性功能障碍的流行病学和定义**

	发病率[*]	定义[†]
性欲减退/性欲低下	9%～60%	性兴趣或性欲减弱,缺乏性生活的想法,和(或)不接受性生活[‡]
性唤起障碍/无性快感	5%～51%	**女性生殖器性唤起障碍(GFSAD)**:阴蒂勃起障碍,阴道壁充血,阴道湿润障碍
生殖器润滑障碍	8%～60%	**女性心理性性唤起障碍(PFSAD)**:对性刺激缺乏或极度缺乏兴奋或愉悦
		女性混合性性唤起障碍:GFSAD 和 PFSAD
持续性性兴奋	约 1%	持续性,周期性,侵入性,与性刺激无关,并且在性高潮后不缓解
女性性高潮障碍	7%～65%	缺乏性高潮,或足够的性刺激或性唤起后性高潮的感觉明显减弱
性交疼痛	4%～42%	**性交困难**:阴茎、手指或其他物体尝试/完全插入阴道而出现的持续性/周期性疼痛
		阴道痉挛:尽管想要性生活,但当阴茎、手指或其他物体插入阴道后会引起阴道痉挛或疼痛[‡]
性焦虑	6%～16%	N/A

[*] Laumann et al,1999;Nicolosi et al,2005,2006a,2006b;Shifren et al,2008;West et al,2008;Witting et al,2008;Garvey et al,2009

[†] Waldinger et al,2009;Basson et al,2010b

[‡] 现在已不推荐使用阴道痉挛这一术语,因为性交痛这一疾病包含有很明显的心理障碍

第 5 版精神障碍诊断和统计手册(DSM-5)对 FSD 诊断标准做了一些改变。DSM-5 强调 FSD 应该按先天性与后天性,或一般性与境遇性进行分类。除了药物诱导的性功能障碍,诊断 FSD 至少需要病史达到 6 个月时间。

在 DSM-5 中,女性性欲低下和性唤起障碍合并为"女性性兴趣/性唤起障碍"。 这一改变强调并不是所有的性健康女性都有强盛的性欲(Basson,2002),以及一些女性从性欲到性唤起没有什么区别(Graham et al,2004;Brotto et al,2009)。与此类似,DSM-5 中将"阴道痉挛"和"性交困难"合并为**"泌尿生殖-盆腔疼痛/性交障碍"**。但对 FSD 的重新分类仍存在争议(Derogatis et al,2010)。

要点:女性性功能障碍

- FSD 的定义还具有一定争议,但对许多女性性健康来说十分重要。
- 疾病和心理问题都明确与女性性健康相关。
- 女性性功能障碍的分类还存在争议,但大部分的分类都包括性欲异常、性唤起障碍、性高潮困难、性交痛

使用新的诊断标准开展的研究还较少。为了方便描述,我们根据以往的诊断分类编写本书的章节(Basson et al,2004)。

七、性欲减退

(一)病因

许多原因可以造成女性性欲减退(HSDD)。Hubin 研究团队(2011)提出五大因素(认知、生理、行为、情感、环境)(表 12-3)与 HSDD 有关。**没有体验过性快感,但对性唤起有反应,并没有因此而困扰的女性不符合 HSDD 的诊断标准**(Basson,2002)。

在早期研究中多依据自发的性兴趣和欲望来定义性欲,而准确阐明性欲的定义是非常重要的。越来越多的研究表明,许多女性缺乏性欲,并且与抑郁无关,这种关系可能因自我归因论而变得更加复杂。自我归因论认为,个体通过自己的行为来确定自己的思想,而不是通过自己的思想来确定个体行为。例如,一位女性并不想发生性行为,但她对性刺激仍会有反应并享受性刺激带来的快感会被误认为她对性不感兴趣(Eccles and Wigfield,2002)。

表 12-3 性欲减退的危险因素

认知	缺少性知识、想法消极、精神分散、消极身体意向、抑郁
生理	神经、激素、外科操作、医源性、年龄
行为	逃避、不合常规的行为、习惯性低频率性生活
情感	内疚、焦躁、缺乏安全感、矛盾
环境	工作/家庭责任、缺乏交流、吸引力降低、社会影响

Modified from Hubin A, De Sutter P, Reynaert C. Etiological factors in female hypoactive sexual desire disorder sexologies. 2011;20:149-57

医师应该详细评估发生在性欲减退之前的事件或诱因。常见的诱因包括:激素水平改变、药物使用、情感状态改变,或者生活压力(Brotto et al, 2010)。女性经常会因为其他影响性生活的事情而导致性欲减退。判断性欲减退的原因是精神方面,还是情感方面,或者两个都有,有助于对于该病的合理诊治。缺乏内心对性生活的欲望(非特异性的/也称之为对性的冲动)和缺乏对于性生活的兴趣(可能与社会心理或者性伴侣有关),这两者之间有着微妙而又重要的区别。患者本身可能无法区别这两者之间的差别,但对于这一点的问诊非常有价值。

对于绝经后女性,性欲减退与低雌激素血症有明显关系。由于外科手术造成的绝经后女性相对于有月经的女性(de Almeida et al,2011)及自然绝经后的女性(West et al,2008)更容易发生性欲的严重波动。女性性欲减退与雄激素水平不足也有关系(Warnock et al,1997)。

社会心理压力对于女性的性欲影响很大。抑郁症非常普遍,并且和 HSDD 关系密切。登记注册的女性 HSDD 报道显示,1/3 的 HSDD 女性都存在抑郁(Clayton et al,2012)。与性伴侣之间关系不和谐也会造成女性性欲减退(Segraves,2002)。有意思的是,年龄与 HSDD 有关,但随着年龄增长紧张焦虑也会减少,所以年长女性相对于年轻女性 HSDD 发生率反而会降低(West et al,2008)。

药物治疗,特别是 5-羟色胺再摄取抑制剂(SSRI)类抗抑郁药的使用,与 HSDD 有关(Montejo et al,2001;Clayton et al,2006)。框图 12-1 显示的是其他和 HSDD 有关的药物。事实上,所有的药物都存在导致性问题的风险。

框图 12-1　与女性性功能障碍相关的药物
抗雄激素药
螺内酯
LHRH 激动剂
抗惊厥药
抗胆碱能药
抗抑郁药
抗雌激素药
他莫昔芬
雷洛昔芬
LHRH 激动剂
抗组胺药
抗高血压药
利尿药
β受体阻滞剂
钙通道阻滞剂
化疗药
环磷酰胺
皮质类固醇
激素
避孕药
GnRH 激动剂
甲氧氯普胺
甲硝唑
不良嗜好
酒精
安非他命

GnRH. 促性腺激素释放激素;LHRH. 促黄体素释放激素

Modified from Jha S, Thakar R. Female sexual dysfunction. Eur J Obstet Gynecol Reprod Biol 2010;153:117-23.

(二)治疗

到目前为止,还没有针对女性 HSDD 有特效的药物。治疗的关键在于社会心理、性伴侣的支持和关爱。尽管相关研究还很少,积极的干预包括减压、维持身体健康、和谐人际关系等。

对性生活的兴趣可能自己减弱甚至消失，但有些女性尽管没有性生活，仍然可以感受到旺盛的性欲（Wallen and Lloyd，2011）。这一研究结果说明，"满意的性生活"并不是治疗 HSDD 的终点（Derogatis et al，2011）。许多女性从性欲中获得满足，或者"渴望被需要"，而且并不需要十分满意的性接触来获得满足（Meana，2010；Bancroft and Graham，2011）。这些观点都存在争议，所以需要更多的高质量研究来探索女性性功能的基础。

1. 心理治疗

有许多针对女性 HSDD 的心理健康治疗。治疗的目标包括个体所需要的性生理和性反应教育，性生活频率，以及提高人际沟通的技能（Kingsberg and Althof，2009；Althof，2010）。

2. 中止/调整药物治疗

对于药物导致的 HSDD，最好的治疗是中止药物或者使用相同疗效但不良反应小的药物。这对于 SSRI 相关的性功能障碍是首选的治疗方案。其他备选方案包括："休药期"，降低药物剂量，或替换新的药物（Ahrold and Meston，2009；Fabre et al，2011；Clayton et al，2013；Taylor et al，2013）。

一项 Meta 分析表明，对于 SSRI 诱导的性功能障碍，每日 2 次安非他酮 150mg 可以提高性功能，每日 1 次药物使用没有观察到类似的效果（Taylor et al，2013）。服用 SSRI 治疗抑郁症的女性患者，使用 5-HT$_{1A}$ 部分激动剂丁螺环酮（每日 20～60mg）相对于安慰剂可以明显提高性功能（使用丁螺环酮患者有 50% 症状缓解 VS. 使用安慰剂患者有 20% 症状缓解）（Landen et al，1999）。另一项随机研究表明，服用 SSRIs 治疗抑郁症的女性患者使用西地那非（50～100mg）相对于安慰剂组可以增强性高潮（Nurnberg et al，2008）。

3. 雌激素

雌激素对于女性性欲非常重要（Nappi and Polatti，2009）。补充雌激素的不足可以提高女性性功能，包括性欲（Gast et al，2009；Nastri et al，2013）。这可能是因为雌激素可以直接激活性欲，或者提高性唤起反应，以及减少由于外阴阴道萎缩导致的性交痛。

4. 雄激素

低雄激素血症导致低性欲的女性患者，补充睾酮可以提高性欲（Lobo et al，2003；North American Menopause Society，2005）。表 12-4 显示使用雄激素来治疗女性 HSDD 的研究。还有研究表明，睾酮可以改善性功能的其他方面，如性高潮、性愉悦、性反应及自我形象（Davis et al，2006；Shifren et al，2006；Davis et al，2008a，2008b）。尽管许多研究表明，在提高女性性功能方面睾酮相对于雌激素只是起辅助作用，如绝经前或绝经后女性补充雌激素替代治疗的同时使用雄激素。有研究表明，通过单独补充雄激素也可以起到类似的效果，如提高性兴趣、性欲和性生活质量（Davis et al，2008b）。雄激素补充治疗可以部分提高女性的生活质量，如健康的感觉、精力、幸福感（Shifren et al，2000）。良好的情绪和情感对于性反应非常重要，对于改善性功能很有价值（Middleton et al，2008）。

在欧洲曾批准睾酮补充治疗女性 HSDD，但随后又被撤销（European Medicines Agency，2012）。考虑到这种治疗方式的长期安全性，以及对女性雄激素水平不足缺乏充分的认识，美国并没有批准睾酮补充治疗女性 HSDD。虽然美国并没有批准雄激素治疗女性性功能障碍，睾酮治疗也没有经过临床研究验证（Wierman et al，2006），很多临床医师仍尝试使用睾酮来治疗女性性功能障碍（Bachmann et al，2002；Goldstein and Alexander，2005）。

甲基异炔诺酮、氟班色林、布雷黑肽及其他用于 HSDD 的药物参见 Expert Consult 网站。

八、女性性唤起障碍

女性性唤起障碍（FSAD）包括生殖器反应障碍（GFSAD）和心理性唤起障碍（PFSAD），或者 GFSAD 和 PFSAD 两者的混合型（Basson et al，2010b）。

(一)病因

在 FSD 动物模型中，动脉粥样硬化可以减少生殖器血流及生殖器反应（Park et al，2000；Traish et al，2010）。血管或神经疾病也可能造成 GFSAD（Goldstein and Berman，1998；Traish et al,2010)。盆腔手术(妇产科、泌尿外科、结直肠手术)也可能会破坏盆腔的支配神经(特别是盆腔的自主神经)和血供(Raina et al,2007)。尼古丁与生殖器反应性降低也有关系。糖尿病是 FSD 的一个特殊危险因素,与神经、血管及激素水平降低等相关(Kim et al,2009;Giraldi and Kristensen,2010),同时也会增加心理疾病发生率(Bitzer and Alder,2009)。

除了已知的对性欲有影响的因素外,抗抑郁药也会损害生殖器对性唤起的反应。在动物实验中,给实验动物服用 SSRIs、5-羟色胺/去甲肾上腺素再摄取抑制剂,刺激盆腔神经后生殖器血管舒张明显减弱(Angulo et al,2004)。相同实验的结果并不一致,说明这个结果并不适用于所有的抗抑郁药或者所有的女性患者。此外,由于抑郁症本身是性功能障碍的一个危险因素,所以部分女性在服用抗抑郁药之后会提高性功能(Ishak et al,2013)。

激素水平对于生殖器功能非常重要,因此内分泌疾病也是 GFSAD 的一个重要病因。绝经后雌激素水平降低导致生殖器反应性降低(阴道壁变薄、阴道干燥及 pH 升高)(Bachmann et al,1999)。

PFSAD 通常是由心理疾病引起的。常见的原因包括对性伴侣不满意、压力过大以至于降低了性兴趣、抑郁等(Basson et al,2010b)。

(二)女性性唤起障碍的评估

FSAD 合适的特征性描述有助于确定病因及治疗方案,所以问诊显得尤为重要。对于发生的时间及可能的诱因都应进行评估。询问女性患者的感觉及人际关系状态也非常重要(Brotto et al,2010)。

(三)女性性唤起障碍的治疗

1. 社会心理治疗

社会心理干预是治疗 FSAD 的重要组成部分。社会心理因素可能是也可能不是造成 FSAD 的最初原因,但实际上所有的 FSAD 患者都会存在社会心理问题。所以需要强调这一点,并在治疗中加以注意。

2. 仪器治疗

厄洛斯阴蒂治疗仪(Eros Clitoral Therapy Device,Eros-CTD)是一种安装在阴蒂的通过电池供能,真空吸引的治疗设备。在效能试验中,无论是否存在性功能障碍的女性使用该设备都可以增加性生活感觉,提高性唤起及性高潮潜能(Billups et al,2001)。

在治疗设备领域,有许多可以提高性功能的产品,如振动器/按摩器,假阴茎,以及情趣/角色扮演设备(Queen,2013)。这些设备在提高性反应方面可能都很有帮助。研究显示,许多女性会使用振动器进行性刺激,使用振动器可以提高 FSFI 评分(Herbenick et al,2009,2010a)。有部分女性会采用角色扮演和角色互换,如捆绑/支配/施虐与受虐(BDSM)来获得性刺激(Moser and Kleinplatz,2006;Richters et al,2008)。

制造商会将一些性增强产品作为一种"新奇产品"进行推广销售而不是用于性生活,以规避产品对人体潜在的损害而带来的责任。泌尿外科医师对于这些设备不需要很精通,但是应该建议患者在使用这些设备时注意不要损伤自身(如撕裂、电击、麻痹、身体损伤等)(Aaronson and Shindel,2010)。

3. 口服药物

5 型磷酸二酯酶抑制剂(PDE5-I)可以有效治疗 FSAD,其促进阴蒂勃起的机制与促进男性阴茎勃起的机制类似(Kim et al,2003;Munarriz et al,2003)。系统回顾,发现用西地那非(50～100mg)治疗 FSAD 的效果存在争议(Chivers and Rosen,2010)。对于有明确病因的 FSAD 女性患者,如脊椎损伤、多发性硬化症、糖尿病,药物治疗的效果显著(Sipski et al,2000;Dasgupta et al,2004;Caruso et al,2006)。**PDE5 抑制剂并没有批准用于女性的适应证,因此说明书上并没有显示女性可以使用。**

阿扑吗啡、外用药物、润滑油、激素的使用参见 Expert Consult 网站。

表 12-4　睾酮治疗 HSDD 的随机对照试验

研究	例数	治疗	相对于对照组变化					
			SSE	PFSF-AROUSAL	PFSF-DESIRE	PDS	BISF-W	AE
Braunstein et al.2005	447 例女性 HSDD 患者,手术性绝经,雌激素替代	经皮睾酮贴(150~450μg/d)	NR	8*	5*	NS	NR	6%
Simon et al.2005	562 例女性 HSDD 患者,手术性绝经,雌激素替代	经皮睾酮贴(300μg/d)	1.1†	5†	5†	−7.7†	NR	−2%
Davis et al.2006	77 例女性 HSDD 患者,手术性绝经,雌激素替代	经皮睾酮贴(300μg/d)	0.5	19†	10†	−19.3†	NR	−1%
Shifren et al.2006	238 例 HSDD 患者,自然绝经,雌激素替代	经皮睾酮贴(300μg/d)	1.6†	26%†	5.8†	−9†	NR	6%
El-Hage et al.2007	36 例女性 HSDD 患者,手术性绝经,雌激素替代	经皮睾酮乳膏(10mg/d)	NR	NR	NR	NR	8.2†	NR
Davis et al.2008a	261 例女性对性生活满意度降低者,绝经前	经皮睾酮喷雾(2.8~9.0mg/d)	0.4~0.8†	NR	NR	NR	NR	11%~16%
Davis et al.2008b	814 例女性 HSDD 患者,绝经,无系统性雌激素‡	经皮睾酮贴(150μg 或 300μg/d)	1.4*	10†	8†	−11†	NR	0
Panay et al.2010	272 例女性 HSDD 患者,自然绝经(26%雌激素替代)	经皮睾酮贴(300μg/d)	1.2†	14†	7.6†	11.5†	NR	9%

AE. 不良事件发生率;BISF-W. 女性性功能指数;NR. 未报道;NS. 无统计学意义;PFSF. 女性性功能描述;PDS. 个人痛苦量表;SSE. 满意的性生活

* 与 300μg/d 的经皮睾酮贴相比有统计学意义

† 有统计学意义(P<0.05)

‡ 女性患者采用稳定剂量的阴道持续性激素释放药

九、持续性性兴奋症候群

持续性性兴奋症候群（PGAD）是一种持续性的、反复发作的、侵入性的和（或）对性唤起感到痛苦的症候群，与性刺激无关，并且在性高潮后不缓解（Basson et al，2010b）。PGAD 患者的生殖器感觉包括抽动、湿润、盆腔充血、性高潮无快感、自发的性高潮。持续性性唤起会给患者带来很大的痛苦（Waldinger and Schweitzer，2009）。一项研究显示，超过 20％的女性患者要求进行阴蒂切除术（Waldinger and Schweitzer，2009）。不过，也有女性觉得这种不自主的性兴奋会带来愉悦感（Leiblum and Chivers，2007）。

目前尚不十分清楚持续性性唤起的患病率（Leiblum and Nathan，2001；Waldinger et al，2009）。一项研究显示，在 96 名寻求性保健治疗的女性中，仅有 1 名患者符合持续性性唤起诊断标准中的全部 5 条，约 1/3 的患者自诉有持续性性唤起的至少 1 种症状（Garvey et al，2009）。不过这些症状可能会受到个人主观感受差异的影响。

（一）流行病学

持续性性唤起与性观念障碍（Carvalho et al，2013）、多动腿综合征（Waldinger and Schweitzer，2009）、焦虑、强迫症（Leiblum and Chivers，2007）、大豆摄入（Amsterdam et al，2005）、睡眠紊乱（Wylie et al，2006）、阴蒂周围肿块（Bedell et al，2014）、脊柱肿瘤、SSRI 药物停药（Goldmeier et al，2006；Leiblum and Goldmeier，2008），以及盆腔动静脉畸形（Goldstein et al，1995）等有一定的联系。

荷兰的一项研究纳入了 18 位确诊的持续性性唤起女性患者，该研究发现 2/3 的患者是绝经期妇女，高达 55％的患者有盆腔静脉曲张。目前尚不清楚绝经期和盆腔静脉曲张是否有关联，但有报道显示盆腔静脉曲张在老年女性更常见（Waldinger et al，2009）。其他检查（脑部 MRI、盆腔 MRI、脑电图、经阴道超声和血清激素水平）均未发现明显异常（Waldinger et al，2009）。不过，临床检查显示 2/3 的患者有多动腿综合征和（或）膀胱过度活动症。很多女性表示压力会加重持续性性唤起的症状。有学者认为，持续性性唤起是生殖器过度兴奋的一种表现。

（二）诊断

仔细的体格检查可能会发现引起性兴奋的生殖器异常。激素水平检测很有必要。如果有其他神经系统异常的表现，可以进行脊柱 MRI 检查。

（三）治疗

Waldinger 等报道，在 56％的患者中苯二氮䓬类药物氯硝西泮（0.5～1.5mg/d）对控制持续性性唤起有持久疗效，曲马多 50mg 或奥沙西泮 10mg 也有一定的疗效（Waldinger and Schweitzer，2009）。

认知或行为治疗也可以作为治疗方法之一，如训练将注意力从生殖器的感觉转移到其他方面，学习如何减少焦虑等（Leiblum and Chivers，2007）。对患者的关心和支持也会对症状有缓解作用（Waldinger and Schweitzer，2009）。

十、女性性高潮障碍

（一）流行病学

诊断女性性高潮障碍（FOD）的时候，必须考虑是否有"足够的性刺激"。很多健康的女性无法从阴道插入中获得高潮，有的则需要长时间的阴道插入才能达到高潮。这些都是女性性反应的不同表现。

受弗洛伊德理论的影响，通常人们认为，阴道插入会引起性高潮（Freud，1905），如果无法从阴道插入中获得性高潮就意味着有心理方面的疾病（Nicholas et al，2008；Brody and Costa，2011）。但是，不能说那些依靠阴蒂头刺激获得性高潮的女性是异常的（Colson，2010）。我们应该鼓励这些女性通过非阴道插入的方式获得性高潮，而不是把她们看作是性冷淡或性功能障碍。

夫妻关系是否和谐对于女性能否从性爱中获得高潮也有影响（Kelly et al，2004）。夫妻关系不和谐会降低女性获得性高潮的概率（Dennerstein et al，1999）。社会心理学的问题或者抑郁也会对女性性高潮有抑制作用（Dennerstein et al，1999）。抗抑郁药的使用也会影响女性性高潮（Rosen et al，1999a）。

性高潮障碍与社会人口学因素是否有关目前存在争议。年龄、种族及绝经期等与性高潮障碍没有必然的联系（Graham，2010）。有研究显示，性高潮障碍可能与遗传有关,不过需要进一步验证(Witting et al,2009)。生殖器的手术或者损伤可能会造成女性性高潮障碍,这可能与心理因素或者早期性反应的破坏有关(Graham,2010)。

(二)诊断

应该对就诊者的性健康进行全面评估。必须了解就诊者是否受到了合适的性刺激(Basson et al,2000)。另外,需要评估就诊者及其伴侣的认知力。

(三)治疗

正确的自慰可有效治疗女性性高潮障碍(Andersen,1981;Heiman and Meston,1997)。性伴侣之间需要坦率、真诚地交流彼此所喜欢的性爱方式。应该让患者及其性伴侣知道每个人的性偏好和性反应都是不一样的。将阴蒂刺激和其他性刺激结合起来可能会使部分女性获得性高潮。

其他行为干预措施详见 Expert Consult 网站。

目前尚无治疗女性性高潮障碍的药物。PDE5-I 可以改善 SSRI 药物导致(Nurnberg et al,2008)的性欲减低女性及绝经后女性的性高潮(Cavalcanti et al,2008),不过这是超适应证用药。雌激素和雄激素可能有一定的疗效(Gast et al,2009),这与性激素能增加早期性反应有关。

十一、性交疼痛

(一)流行病学

性交疼痛是复杂且多病因的疾病(Pauls and Berman,2002)。性交疼痛会通过生理和心理的防御机制进一步增加性行为过程中的疼痛,形成恶性循环(Pauls and Berman,2002)。例如,如果一个神经元增生性阴道前庭痛的患者在性交时发生疼痛,那么在她下一次性交时会出现焦虑心理,且阴道无法充分润滑。另外,盆底肌肉也会因为疼痛而防御性地收缩。这一系列的反应会相互影响,使疼痛越来越剧烈。由于性交疼痛是多种因素叠加造成的,通常患者在症状出现后很久才就诊(Pauls and Berman,2002)。

框图 12-2 列出了与性交疼痛有关的一些疾病。20%～57% 的青少年和年轻女性(＜25 岁)表示有性交疼痛的经历(Landry and Bergeron,

2009)。**性交疼痛在老年女性也很常见**(Farage and Maibach,2006),这可能与外阴阴道萎缩有关。外阴阴道萎缩最常见的原因是绝经(手术引起或者自然绝经)引起的雌激素缺乏(North American Menopause Society,2013),盆腔放疗也会引起阴道萎缩(Incrocci and Jensen,2013)。

框图 12-2　与性交疼痛有关的疾病
浅表性交疼痛
神经元增生性阴道前庭痛
外阴部皮肤病
外阴阴道萎缩
尖锐湿疣
深部性交疼痛
子宫内膜异位症
间质性膀胱炎
盆底肌肉功能障碍
子宫肌瘤
盆腔炎
盆骨骨折
盆腔放疗
外阴阴道萎缩

Modified from Boardman LA,Stockdale CK. Sexual pain. Clin Obstet Gynecol 2009;52:682-90;and Vallier HA,Cureton BA,Schubeck D. Pelvic ring injury is associated with sexual dysfunction in women. J Orthop Trauma 2012;26:308-13.

浅表性交疼痛可能由阴道前庭的神经元增生引起。阴道前庭来源于内胚层,因而在组织胚胎学上不同于相邻的其他阴道黏膜和外阴鳞状上皮(O'Connell et al,2008)。这个区域比较敏感,易发生触摸痛而无法进行性生活(Zolnoun et al,2006)。外阴皮肤病是一种常见病,所以在寻找浅表性交疼痛的病因时往往被忽略(Burrows et al,2008)。一项回顾性研究显示,在三级转诊中心就诊的外阴阴道疾病患者中,60% 以上都有外阴皮肤病(Bowen et al,2008)。深部性交疼痛与子宫肌瘤、卵巢囊肿和子宫内膜异位症等妇科疾病有关(Vercellini et al,2012)。

精神因素、认知力、伴侣相关因素等在任何疼痛障碍的诊治中都应予以注意。很多性交疼痛的女性有焦虑或情绪失常等,这些表现也应引起重视(Basson et al,2010b)。夫妻关系和谐的女性发生性交疼痛的可能性比较小(Bois et al,2013)。性保守、性压抑或者某些宗教信仰的女性比较容易发生性交疼痛(Yasan and Gurgen,2009)。遭受过性侵的女性也比较容易发生性交痛(Nusbaum et al,2005;World Health Organization,2013)。怕痛、爱小题大做(如把疼痛想象得很可怕)、缺乏自信(如觉得自己不可能有美好的性生活或者觉得自己无法避免疼痛)等都会加重性交疼痛。其中,缺乏自信是对性交疼痛影响最大的心理因素(Desrochers et al,2009)。

(二)诊断

性交疼痛出现的时间很重要。终身都有性交疼痛的女性可能有先天性或心理性的疾病。以前性交过程很美好,但近期才出现性交疼痛的患者可能患有骨骼肌、盆腔、生殖器、皮肤或心理疾病。

体格检查对性交疼痛的诊断有重要意义。应仔细检查外阴,以免错过微小的病变。通过检查外阴和大阴唇可以发现某些皮肤病,如扁平苔藓、慢性单纯性苔藓、硬化性苔藓、外阴上皮内瘤变、尖锐湿疣、接触性皮炎等(图 12-11 见 Expert Consult 网站图 32-11)。可以进行活检以明确或排除某种疾病。

检查完外阴和大阴唇后,要检查小阴唇、阴蒂和阴道前庭。小阴唇的皱褶处有红疹是正常现象。巴氏腺囊肿、斯基恩腺炎、阴蒂包皮过长、外阴红斑和阴唇皲裂等都可以通过体检发现(Goldstein and Burrows,2008)。阴道前庭来源自内胚层,可能发生神经元增生而导致浅表性交痛(图 12-12 见 Expert Consult 网站图 33-12)。(O'Connell et al,2008)。阴道前庭、外阴和阴道之间的界限不明显,所以应进行仔细的检查。小阴唇退化在激素缺乏的女性中很常见,但很容易被忽略(Goldstein and Burrows,2008)。

另外,应进行外阴的感觉功能评估,可以用棉签、冷敷、热敷、生物震感阈测量器等进行检查。对于患有神经元增生性阴道前庭痛的患者,轻轻触碰阴道前庭组织就会产生疼痛(Goldstein and Burrows,2008)。

还应该经过阴道触诊肛提肌,无法耐受者可经过肛门触诊。患者需要将感觉分为愉悦(正常)或者疼痛(异常)。局部疼痛的患者可以进行理疗或者注射治疗。最后应触诊附件和子宫,并在坐骨结节附近触诊阴部神经(Goldstein and Burrows,2008)。

(三)治疗

阴道和前庭的疼痛多不牵涉阴蒂,因而有性交疼痛的女性可以通过刺激阴蒂享受性生活,这样有利于维持夫妻关系的和谐。多模式治疗对于性交疼痛有重要意义(Rosenbaum,2011),心理行为治疗可以降低性活动相关的焦虑症状,认知行为治疗、心理动力学治疗等也都可以尝试(Bergeron et al,2001)。

1. 盆腔及腹腔疾病的治疗

妇科疾病(子宫肌瘤、多囊卵巢综合征、子宫内膜异位症、阴唇融合、阴道隔膜等)和其他盆腔疾病(肠易激惹综合征、克罗恩病等)可能会引起性交疼痛,解决好这些问题有利于性交疼痛的治疗(Basson et al,2010b)。

2. 经验医学治疗

用于治疗性相关疼痛的经验医学治疗包括氟康唑、色甘酸钠、肉毒素注射、辣椒素、局麻药、地昔帕明、三环类抗抑郁药、新型抗抑郁药、抗痉挛药、孟鲁司特、依诺肝素、肿瘤坏死因子-α单抗、骶神经刺激及联合治疗。不过这些药物的疗效尚需进一步研究(Kamdar et al,2007;Koninckx et al,2008;Bertolasi et al,2009;Ramsay et al,2009;Basson et al,2010b)。

3. 外阴皮肤病

规律的清洁可很好地控制外阴皮肤病。抗组胺药可以减少瘙痒症状,从而防止皮肤病进一步加重。类固醇不能用于治疗未经诊断的性交疼痛。在使用类固醇之前最好进行皮肤活检,否则可能会使扁平苔藓和硬化性苔藓等疾病恶化(Salim and Wojnarowska,2005)。

4. 外阴阴道萎缩

阴道保湿霜可以修复阴道的润滑作用,可用于治疗阴道干燥,并能增加女性的性快感。但是,这类药物会在性交过程中变干,因而不能作为阴道润滑剂使用。目前市场上有很多润滑剂可供选择(Herbenick et al,2011a)。

全身或局部应用雌激素可用于治疗雌激素缺乏引起的阴道萎缩(North American Menopause Society,2007)。局部应用低剂量的雌激素可以不需要配合黄体酮,不会对子宫内膜造成损伤(North American Menopause Society,2013)。很多类型的雌激素药物可局部应用,包括阴道乳剂、栓剂、环、子宫托、片剂等。阴道局部应用雌激素药物不会影响全身的雌激素水平(Weisberg et al,2005;Simon et al,2010;North American Menopause Society,2013),因此更适用于那些只有局部症状的患者。全身应用雌激素可能对部分人有效(Bachmann,1995),但需谨慎使用,其对健康的长期影响目前尚不明确(Utian et al,2008;Jick et al,2009)。

局部或全身应用雄激素可能对阴道疾病也有一定效果。有研究显示,局部使用睾酮可使性交疼痛症状和阴道 pH 有所改善,而全身的睾酮和雌激素水平无明显变化(Witherby et al,2011)。一项荟萃分析表明,睾酮治疗可以改善女性性功能(性唤起、阴道的润滑和疼痛),不过其安全性还有待研究(Somboonporn et al,2005)。

阴道内给予脱氢表雄酮(DHEA)也被用于治疗外阴阴道萎缩导致的性交疼痛,其可以改善阴道的组织结构、pH,缓解性交疼痛(Labrie et al,2011)。不过,睾酮和 DHEA 的疗效和安全性都需要进一步研究(Nappi and Davis,2012)。

奥培米芬是 FDA 批准的第一个用于治疗绝经后女性性交疼痛的非雌激素药物。奥培米芬是一种选择性雌激素受体调节药(SERM),在骨骼和阴道上皮中具有雌激素活性(Rutanen et al,2003)。一项随机对照试验发现口服奥培米芬 30~60mg/d 可改善阴道组织结构、pH,缓解性交疼痛(Bachmann et al,2010;Portman et al,2013)。其最常见的不良反应是潮热、念珠菌病和尿路感染(Bachmann et al,2010)。奥培米芬治疗性交疼痛的效果可持续一年,且出现子宫内膜增生的概率很低(0~1%),不会引起乳腺和子宫内膜肿瘤(Goldstein et al,2013;Simon et al,2013)。

5. 骨骼肌肉功能障碍/瘢痕

盆底理疗可以治疗肌肉骨骼功能障碍引起的盆腔疼痛或性交疼痛。正规的按摩、锻炼和盆底生物反馈可长期缓解某些类型的性交疼痛(Rosenbaum,2005;Bergeron et al,2008)。与阴道插入相关的疼痛可以通过渐进性的阴道扩张来治疗。治疗的时候,在患者阴道内插入直径从小到大的扩张器,最终目标是使患者在性生活时不会感到不适。治疗者需要鼓励患者以提高患者的依从性(Rosenbaum,2011)。

苯二氮䓬类阴道栓剂药物(地西泮 10mg)可以治疗盆腔疼痛和性交疼痛。尽管 FDA 没有批准这个药物,但多项研究证实其在多模式治疗方案中有效(Rogalski et al,2010)。肌肉松弛药可以用来减少躯体肌肉张力,可以全身应用,也可局部使用。肉毒素注射治疗可以缓解伴有阴道抽搐的高张力型盆底肌肉功能障碍(Bertolasi et al,2009;Goldstein et al,2011;Nesbitt-Hawes et al,2013)。

6. 激惹性/神经元增生性阴道前庭痛

外阴阴道前庭切除术可用于治疗神经元增生引起的浅表外阴疼痛(Goldstein et al,2006)。有随机对照试验显示,阴道前庭切除术对性交疼痛的疗效优于认知行为治疗和生物反馈治疗(Bergeron et al,2001),其作用在术后两年半依然有效(Bergeron et al,2008)。有经验的治疗者会仔细筛选适合手术治疗的患者,**患者的筛选至关重要,该手术只能用于神经元增生性阴道前庭痛的治疗**(Goldstein et al,2006)。该手术需要完整切除 Hart 线(皮肤和黏膜之间的界限)和处女膜环之间的组织,并重新吻合阴道黏膜和外阴皮肤,这样既可以去除病损组织又不影响美观(Goldstein,2006)。

十二、小结

女性性功能障碍是泌尿外科领域的重要疾病。泌尿外科医师应该了解女性性功能障碍相关疾病。对女性性功能障碍进行合理治疗可以提高患者的满意度和依从性。

> **要点:女性性功能障碍**
> - 女性性功能障碍是一种多病因疾病。
> - 不同性功能障碍疾病之间互相重叠。
> - 目前经过批准的治疗女性性功能障碍的药物不多;虽然有很多治疗方法可供选择,但多数都是超适应证用药。
> - 多学科、个体化治疗是有效的治疗方法。
> - 社会心理支持对性功能障碍疾病的治疗有重要作用。

参考文献

完整的参考文献列表通过 www. expertconsult. com 在线获取。

推荐阅读

Bachmann G,Oza D. Female androgen insufficiency. Obstet Gynecol Clin North Am 2006;33:589-98.

Basson R,Wierman ME,van Lankveld J,et al. Summary of the recommendations on sexual dysfunctions in women. J Sex Med 2010b;7:314-26.

Davis SR,Moreau M,Kroll R,et al. Testosterone for low libido in postmenopausal women not taking estrogen. N Engl J Med 2008;359:2005-17.

Giuliano F,Rampin O,Allard J. Neurophysiology and pharmacology of female genital sexual response. J Sex Marital Ther 2002;28(Suppl. 1):101-21.

Goldstein I,Alexander JL. Practical aspects in the management of vaginal atrophy and sexual dysfunction in perimenopausal and postmenopausal women. J Sex Med 2005;2(Suppl. 3):154-65.

Kingsberg S,Althof SE. Evaluation and treatment of female sexual disorders. Int Urogynecol J Pelvic Floor Dysfunct 2009;20(Suppl. 1):S33-43.

Laumann EO,Paik A,Rosen RC. Sexual dysfunction in the United States:prevalence and predictors. JAMA 1999;281:537-44.

Shifren JL,Monz BU,Russo PA,et al. Sexual problems and distress in United States women:prevalence and correlates. Obstet Gynecol 2008;112:970-8.

Wehbe SA,Whitmore K,Kellogg-Spadt S. Urogenital complaints and female sexual dysfunction(Pt. 1). J Sex Med 2010;7:1704-13,quiz 1703,1714-15.

（阮亚俊　李　浩　汪道琦　宋靖宇　**编译**
王　涛　赵志刚　刘继红　李宏军　**审校**）

第13章 腹膜后外科、影像学及腔镜下解剖

Drew A. Palmer,MD,and Alireza Moinzadeh,MD

体表标志	胃肠脏器
后腹壁	脉管系统
腰背筋膜	淋巴系统
腹膜后筋膜及间隙	神经系统

对于一名优秀的泌尿外科医师而言,掌握腹膜后解剖结构至关重要。本章将对腹膜后解剖进行系统讲解,包括泌尿生殖器官、骨骼肌肉系统、筋膜、血管、淋巴、神经系统及胃肠脏器。可通过表 13-1(见 Expert Consult 网站表 33-1)对腹膜后的解剖和外科学进行回顾。

腹膜后间隙为前方的腹膜后反折、后方的后腹壁、上方的膈肌、下方的腹膜外盆腔形成的一个整体结构(图 13-1)。腹膜外盆腔需与腹膜外间隙区分,后者包括了腹膜后腔及周围的间隙(Miralis and Skandalakis,2009,2010a,2010b,2010c,2010d)。

腹膜后组织结构包括肾、输尿管、肾上腺、胰腺、部分十二指肠、升结肠、降结肠、主动脉及其分支、腔静脉(IVC)及其分支、淋巴管、淋巴结、交感神经干和腰骶神经丛等(图 13-2 见 Expert Consult 网站图 33-2,框图 13-1,图 13-1)。

一、体表标志

腹部脏器体检对于临床诊断及制订手术计划非常有用。肾位置可以根据后腹壁骨性结构的关系来确定(图 13-3)。左肾上极通常位于第 11 肋水平。右肾位置稍低于左肾,其上极位于第 12 肋水平。肾下极位于第 3、4 腰椎之间,肾门通常位于第 1 腰椎水平。

框图 13-1 腹膜后器官和组织结构
器官
肾(PR)
输尿管(PR)
肾上腺(PR)
部分十二指肠(SR)
升结肠(SR)
降结肠(SR)
胰腺(SR)
脉管系统
腹主动脉(及其分支)
下腔静脉(及其分支)
腰升静脉
门静脉
腰淋巴结
腰淋巴干
乳糜池
神经系统
腰骶丛分支
交感神经干
自主神经丛
自主神经节

PR. 腹膜后内位器官;SR. 腹膜后间位器官

Modified from Miralis P,Skandalakis JE. Surgical anatomy of the retroperitoneal spaces—part I: embryogenesis and anatomy. Am Surg 2009;75(11):1091-7.

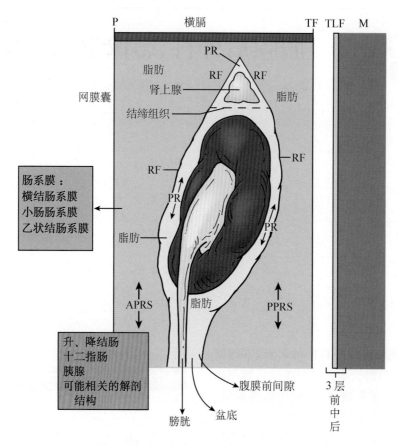

图 13-1 腹膜后间隙。APRS. 肾前间隙；M. 肌肉；P. 腹膜；PPRS. 肾后间隙；PR. 肾周间隙；RF. Gerota 筋膜（肾筋膜）；TF. 腹横筋膜；TLF. 胸腰筋膜（Modified from Skandalakis JE, Colborn GL. Skandalakis' surgical anatomy: the embryological and anatomic basis of modern surgery. Athens, Greece: Paschalides Medical Publications; 2004. p. 155. ）

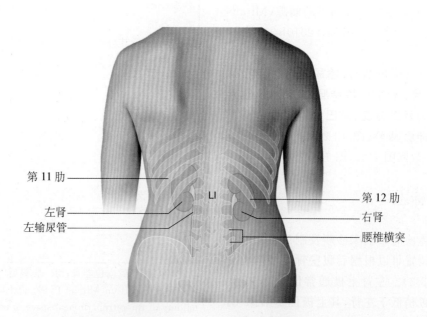

图 13-3 女性肾、输尿管体表投影背侧观（From Drake RL, Vogl AW, Mitchell AWM. Gray's anatomy for students. 2nd ed. Philadelphia: Churchill Livingstone; 2010. ）

二、后腹壁

(一)侧方肌肉(图 13-4 至图 13-7;表 13-2)

最浅表的外侧肌肉是腹外斜肌,位于浅筋膜的下方,起自第 5—12 肋,其肌肉纤维前行插入髂嵴,止于白线。**腹外斜肌腱膜的下缘构成腹股沟韧带**。腹外斜肌深面为**腹内斜肌**,后者起自腰背筋膜和髂嵴。对称性止于两侧肋骨下缘及白线。每层肌肉都融合为一层筋膜。**腹横肌**因肌纤维横向走行而命名,位于腹内斜肌深部。位于腹横肌层深部的**腹横筋膜**在前方中线交叉,后方与腰背筋膜融合。这些侧壁肌肉起伸缩、伸展、旋转躯干及维持腹腔压力的作用。

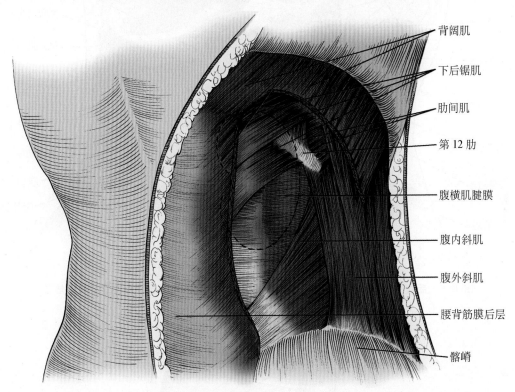

背阔肌

下后锯肌

肋间肌

第 12 肋

腹横肌腱膜

腹内斜肌

腹外斜肌

腰背筋膜后层

髂嵴

图 13-4　后腹壁浅层肌肉解剖。一部分背阔肌已移除,腹膜后右肾所在位置以虚线轮廓标识

表 13-2　侧后方腹壁肌肉

肌肉	起点	止点	功能
竖脊肌	骶骨和椎骨	肋骨下缘和椎骨	脊柱伸展
腹外斜肌	5—12 肋	髂嵴外侧止于白线	维持腹压,弯曲躯干
腹内斜肌	腰背筋膜、髂嵴、腹股沟韧带	最下四根肋骨,腱膜止于耻骨嵴	维持腹压,弯曲躯干
腹横肌	腰背筋膜、髂嵴内侧缘、7—12 肋	腱膜止于中线,耻骨嵴	维持腹压
腰大肌	第 12 胸椎至第 5 腰椎	股骨小转子	屈髋
腰小肌	第 12 胸椎至第 1 腰椎	骨盆上缘,髂耻隆起	腰椎小幅弯曲
髂肌	髂窝、骶骨	股骨小转子	屈髋
腰方肌	第 5 腰椎,髂嵴	第 1—4 腰椎,第 12 肋	稳定第 12 肋,躯干侧向弯曲

Modified from Drake RL,Vogl AW,Mitchell AWM. Gray's anatomy for students. Philadelphia:Churchill Livingstone;2005.

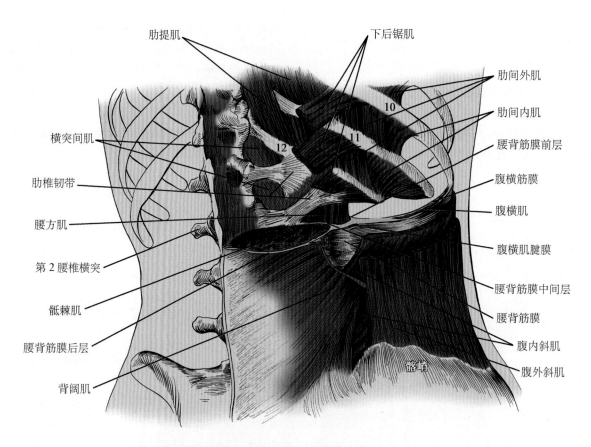

图 13-5　后腹壁中层肌肉解剖。断面可见骶棘肌和三层前外侧肌及后方三层腰背筋膜

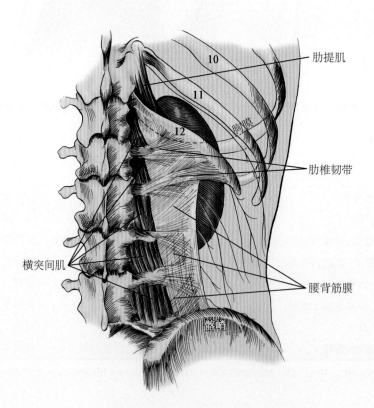

图 13-6　后腹壁深层肌肉解剖。可见腰背筋膜及肋椎韧带起于腰椎横突。图中也显示了肾与胸膜的关系

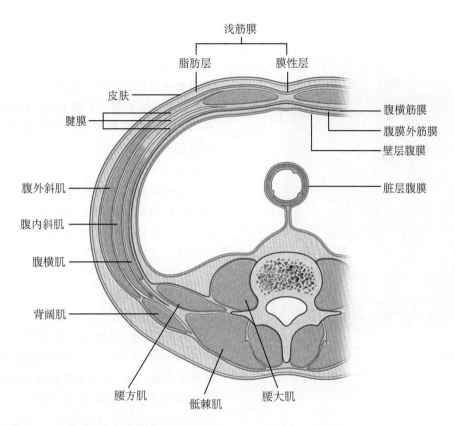

图 13-7 横截面显示为外侧肌层(From Drake RL, Vogl AW, Mitchell AWM. Gray's anatomy for students. 2nd ed. Philadelphia: Churchill Livingstone; 2010.)

(二)腰肌、髂肌、腰方肌和竖脊肌

(图 13-8,见图 13-4 至图 13-7;表 13-2)

腰大肌起自第 12 胸椎至第 5 腰椎,沿骨盆边缘,腹股沟韧带后方走行止于股骨小转子。腰小肌起于第 12 胸椎及第 1 腰椎,止于骨盆边缘及髂耻隆起,但该肌肉在部分人群缺失。腰大肌主要作用于髋关节使大腿屈曲,由 L_1、L_2 和 L_3 的前支支配。**髂肌**起源于髂窝骶侧和骶骨外侧,止于股骨小转子,与腰大肌在髋关节屈曲时起协同作用。**腰方肌**起于第 5 腰椎及髂窝,并附着于 12 肋下缘和 L_{1-4} 横突,位于腰大肌的后方和内侧,有助于躯干的侧向弯曲和第 12 肋的稳定。**竖脊肌**(骶棘肌)是具有伸展脊柱功能的一组背部肌群。

(三)脊柱

脊柱由 7 节颈椎、12 节胸椎、5 节腰椎,以及骶骨和尾骨组成。每个椎骨都由一个较大体积负责承重的**椎体**和一个形成椎间孔的后弓和侧弓组成(图 13-9,见 Expert Consult 网站图 33-9)。椎体的**棘突**凸向下后方,**横突**凸向侧后方。对于后腹膜腔解剖,腰椎有重要临床意义。腰椎比其他椎体大,且横突更薄更长。

脊柱与脊柱内的脊髓节段水平有不同的对应关系。例如,成人骶髓节段水平通常发于 T_{12} 至 L_1 椎体。所以在讨论脊髓损伤时,一定要仔细分辨脊椎和脊髓的对应关系。

(四)第 10、11、12 肋

最下方的数根肋骨起着保护腹膜后组织结构免受创伤的作用。**在临床上,这些下端肋骨的骨折应当高度警惕出现腹膜后组织或器官的损伤**(图 13-10,见 Expert Consult 网站图 33-10)。与上端肋骨相比,最下端的几根肋骨较短,夹角不明显。第 10 肋通过肋骨头与椎体相连,通过肋骨颈与横突相连。第 11 肋因缺乏肋骨颈,因此不与脊椎横突相连。第 11 肋与脊椎夹角没有上端肋骨明显。第 12 肋为最短的肋骨,且与脊椎无夹角。

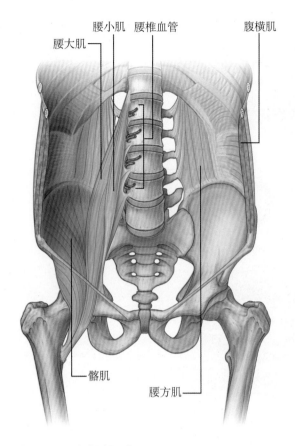

图 13-8 后腹壁肌肉（From Drake RL，Vogl AW，Mitchell AWM. Gray's anatomy for students. 2nd ed. Philadelphia：Churchill Livingstone；2010.）

肋骨下缘通过腰椎韧带附着在 L_1 和 L_2 横突上，在后入路手术时，切开该韧带可以对腹膜后的上部空间进行更充分的显露。类似的情况，通过分离肋骨间较厚的纤维带，亦称肋间韧带的结构，可增加术中视野及空间的显露。

第 11 肋和第 12 肋必须与其他肋骨区分开，因为没有连接胸骨，通常被称为浮肋。这两根肋骨是决定手术入路时进行体表触诊的重要标志。

肋间血管和神经在上一肋骨下缘肋沟内、肋间内肌和肋间最内肌之间走行（图 13-11）。通常静脉位置最高，动脉在静脉下方，而肋间神经在最下方且往往缺乏肋沟的保护。

三、腰背筋膜

腰背（胸腰）筋膜由三层组成，分别对应后腹壁肌肉组织（图 13-12）。这三层结构向侧方走行最终融合成一层，并终止于腹膜后靠近第 12 肋的尖端前侧方。单层的腰背筋膜与腹横肌腱膜融合。其中后层起于腰椎棘突并覆盖竖棘肌，中层将竖脊肌与腰方肌分隔，前层覆盖腰方肌的腹侧面，其继续向内侧延伸，前层附着于椎体棘突，并与腰肌筋膜相延续。

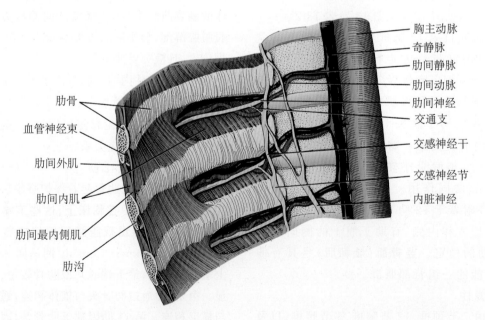

图 13-11 肋间神经血管束（From MacLennan GT. Hinman's atlas of urosurgical anatomy. 2nd ed. Philadelphia：Saunders；2012.）

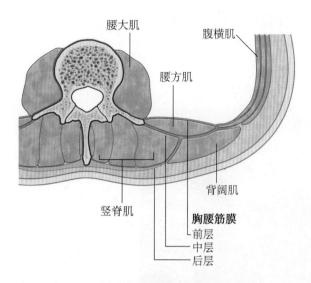

图 13-12　腰背筋膜及背侧深层肌（From Drake RL, Vogl AW, Mitchell AWM. Gray's anatomy for students. 2nd ed. Philadelphia：Churchill Livingstone；2010.）

腰背后方切口可以不切开肌肉而直接进入腹膜后间隙（图 13-13）。可采用垂直切口，穿过竖脊肌和腰方肌肌腱外侧的腰背筋膜进入腹膜后间隙（图 13-14，见 Expert Consult 网站图 33-14）。

四、腹膜后筋膜及间隙

源自中胚层的原始间充质分化形成皮下层、体壁层和腹膜后层。腹膜后层在胎儿发育晚期形成三层：外层、中层和内层（图 13-15，见 Expert Consult 网站图 33-15）。过去根据这个胚胎发育理论，腹膜后结构也被分为三层（Tobin,1944）。外层覆盖腹壁肌肉的外膜，形成腹横筋膜，中间层与泌尿器官有关，内层与胃肠脏器有关（MacLennan,2012）。在此介绍的目的不是为了让读者记住每个胚胎层发育过程中的变化，而是**因为这些筋膜区分了腹膜后的各种间隙，因此强调这些胚胎层有助于将腹膜后筋膜分类。**

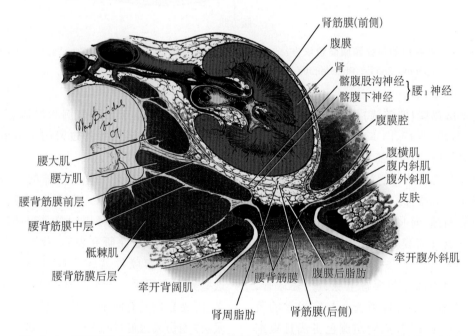

图 13-13　通过肾和后腹壁的横切面显示切开的腰背筋膜。通过这样的腰背切口入路，可以不切开肌肉到达肾（After Kelly and Burnam,from McVay C. Anson ＆McVay surgical anatomy. 6th ed. Philadelphia：Saunders；1984.）

（一）腹横筋膜和肾旁后间隙

前述的筋膜结构中腹膜后层中的外层形成**腹横筋膜**，位于腹横肌深层的后方，腹膜前脂肪和腹膜浅层的前方，在肾后方腹横筋膜位于腰方肌和腰大肌周围筋膜前（图 13-16）。**腹横筋膜可与 Gerota 筋膜（肾筋膜）的后层相融合，必须切开此**

筋膜才可以进入肾门,因此该结构在后腹膜切开术中具有重要临床意义。此融合形成了肾旁后间隙的内侧边界。肾旁后间隙的前边界由 Gerota

筋膜的后层形成,后侧和外侧边界由腹横筋膜形成(Tobin,1994)。

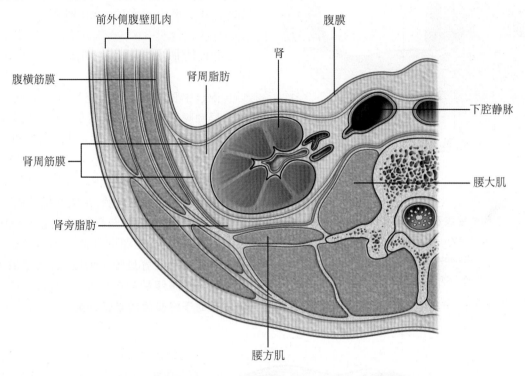

图 13-16　肾周围的筋膜和脂肪组织(From Drake RL,Vogl AW,Mitchell AWM. Gray's anatomy for students. 2nd ed. Philadelphia:Churchill Livingstone;2010.)

(二)Gerota 筋膜(肾筋膜)和肾周间隙
(图 13-16,图 13-17,图 13-18)

肾筋膜的前层(Toldt 筋膜或肾前筋膜)和后层(Zuckerkandl 筋膜或肾后筋膜)来源于中间层,其间包裹泌尿生殖器官。参与形成腹膜后间隙的界限有肾旁后间隙、肾周间隙和肾旁前间隙。前后两层一起形成肾筋膜,并以罗马尼亚解剖学家 Dimitrie D. Gerota(1867－1939)的名字命名为 Gerota 筋膜。肾周间隙包含肾上腺、肾、输尿管、肾周脂肪、肾血管蒂和性腺血管。与较粗糙的黄橙色肾上腺脂肪相比,肾周脂肪颜色更浅且更细腻。关于肾上腺、肾和输尿管的解剖结构将在各自的章节中详细讨论。

Gerota 筋膜的后层较前层更厚,且在影像学上更清晰可见。这两层横向融合形成的侧椎筋膜将前后肾旁间隙分隔开,并继续向前外侧走行深入至腹横筋膜。关于肾周中、下部分的分界存在一些争议。以往一直认为左右两肾周间隙之间没

有联系,但是,基于活体病例和尸体灌注研究,发现左、**右肾周间隙可能跨过肾门下方的中线进行联系**(Lim et al,1998)。

此外,学术界关于肾周间隙的开放性和尾侧的范围尚未达成共识。先前有学者提出,由于 Gerota 筋膜的融合,肾周间隙是封闭的。然而活体病例和尸体灌注研究表明,肾周间隙有一个圆锥形结构向腹膜外盆腔开放(Lim et al,1998)。这些界限在泌尿系统疾病的病理学中具有重要意义,因为它们具有收纳局限肾周液体的功能,包括尿液(创伤或医源性尿外渗、肾盂破裂或伴尿路梗阻)、血液(创伤或医源性肾周血肿、动脉瘤破裂)或脓液(肾周脓肿或尿性囊肿感染)。

(三)肾旁前间隙和内胚层

肾旁前间隙的前侧面为壁腹膜后层,后侧面为肾筋膜的前层(图 13-19,见 Expert Consult 网站图 33-19)。

在临床上此间隙很重要,因为可以沿 Toldt

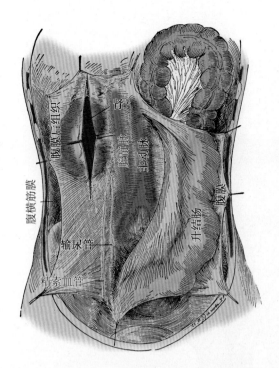

图 13-17　右侧 Gerota 筋膜的前视图,分开右肾(被其包裹),并显露出下方延伸包裹的输尿管和性腺血管。内侧显示升结肠和覆盖的腹膜(From Tobin CE. The renal fascia and its relation to the transversalis fascia. Anat Rec 1944;89:295-311.)

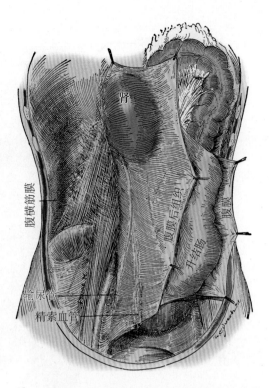

图 13-18　右侧 Gerota 筋膜的后视图,与包含其中的肾、输尿管和性腺血管一起向内翻转,显露出由腹横筋膜覆盖的后腹壁肌肉(From Tobin CE. The renal fascia and its relation to the transversalis fascia. Anat Rec 1944;89:295-311.)

白线向内侧进入肾前方。这个典型标志是在胚胎发生过程中内胚层在胃肠脏器的旋转和后附着过程中与初级背腹膜形成多层融合筋膜时形成(图 13-20,见 Expert Consult 网站图 33-20)。在此期间,在结肠系膜与后腹膜融合的外侧边缘形成 Toldt 白线。

　　肾旁前间隙含有次生腹膜后位器官:升结肠和降结肠、胰腺、十二指肠的第二和第三部分。这些器官在胚胎发生期间的某个时刻在腹膜内,但当内胚层与初级背腹膜融合时,就附着于后腹壁附着变成了腹膜后。

五、胃肠脏器

　　腹膜后非泌尿系统脏器包括胰腺和部分十二指肠及结肠(图 13-21 和图 13-22)。胰腺具有内分泌和外分泌功能,其结构由四部分组成。头部位于 IVC 的前方,并且被十二指肠的第二部分包围,在右侧肾手术过程中存在潜在损伤的风险。颈部连接头部和体部,体部在主动脉前方和肠系膜上动脉(SMA)的起始部穿过。胰尾与脾关系密切,在左侧腹膜后手术中必须要留意,因为它们靠近左肾上极和左肾上腺。此外,胃在左肾上极的前方,因此在经腹腔左肾手术中必须明确定位(图 13-23,见 Expert Consult 网站图 33-23)。

　　十二指肠长 20～25cm,可分为四个不同的部分。第一部分(上部)在腹膜内位,从幽门延伸至胆囊颈部。十二指肠的第二部分(降部)和第三部分(水平部或下部)包含在腹膜后。其中第二部分降部靠近右肾门,因此对于泌尿科医师至关重要。使用 Kocher 手法可以将十二指肠移向内侧并显露这些右侧腹膜后结构。胆总管和主胰管汇合进入位于十二指肠降部的 Vater 壶腹(肝胰壶腹)。十二指肠的水平部从右向左走行,位于 SMA 后方、主动脉前方。第四部分(升部)上升并在进入空肠时变为腹膜内位。

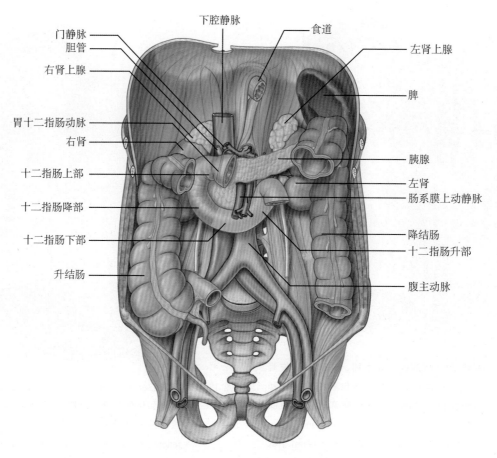

图 13-21 腹膜后结肠、十二指肠和胰腺(From Drake RL,Vogl AW,Mitchell AWM. Gray's anatomy for students. 2nd ed. Philadelphia：Churchill Livingstone；2010.)

与十二指肠相同,部分结肠是继发腹膜后位,因为它们在腹膜内发育,但在胚胎发育过程中与后腹壁融合。升结肠和结肠肝曲位于右侧腹膜后,结肠脾曲和降结肠位于左侧腹膜后。在经腹腔入路的肾手术时,在大多数情况下,同侧结肠经由内侧反折,可通过推动 Toldt 白线处的结肠来实现,可以观察到结肠从脏腹膜向后壁腹膜的过渡。在必要时须仔细分离肝结肠韧带和脾结肠韧带,以避免医源性损伤肝和脾,损伤通常是在试图获得充分显露时过度牵拉引起。

六、脉管系统

(一)动脉系统

如图 13-24(见 Expert Consult 网站图 33-24)所示,动脉结构有三层:内膜、中膜和外膜。内膜由一层内皮下结缔组织包围的内皮细胞组成。中膜含有血管平滑肌细胞和控制血管口径的弹性结缔组织。该层由内部和外部的弹性薄层包围。**外膜**是血管周围的结缔组织鞘。包含控制血管舒缩和血管滋养的神经(拉丁语"血管中的血管"),其中的小血管可为大血管壁供能。

腹膜后主要动脉结构包括腹主动脉(图 13-25 和图 13-26,见 Expert Consult 网站图 33-25 和图 33-26)及其分支(图 13-27 和表 13-3),**腹主动脉**通过膈肌主动脉裂孔进入腹腔,位于 T_{12} 的水平,处于 IVC 的中央和左侧,其第一个分支是成对的**膈下动脉**,负责膈下供血(图 13-28,见 Expert Consult 网站图 33-28)。**肾上腺上动脉**从膈下动脉分支并提供同侧肾上腺血供。肾上腺上动脉血供是固定的,但肾上腺的中、下动脉存在一定解剖变异。这些动脉在数量和位置上有所不同,其中最常见的变异是由主动脉发出的肾上腺中动脉和肾动脉发出的肾上腺下动脉。

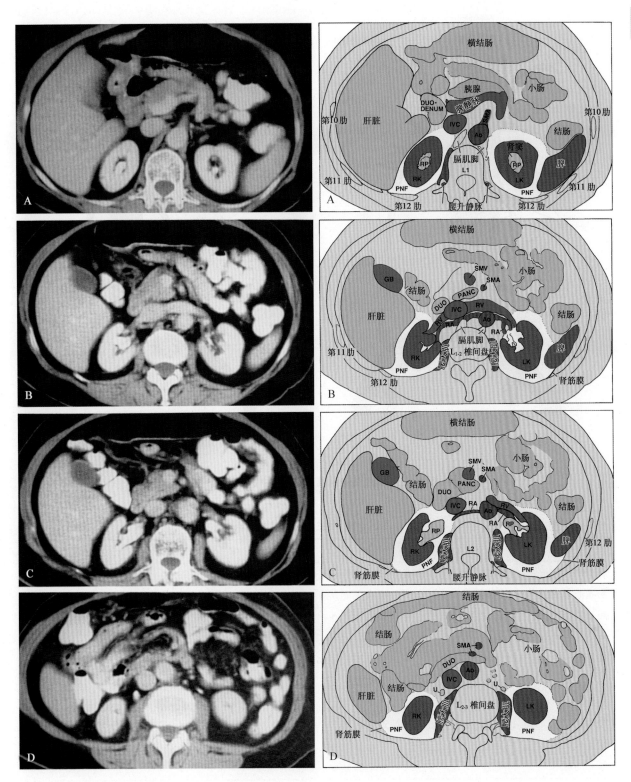

图 13-22　计算机断层扫描显示肾水平上腹部横断面解剖结构。截面的顺序为从头到尾排列。A. 肾上极切面,显露肾血管蒂。

B. 肾动脉和静脉水平切面。C. 显示肾盂及右肾门与十二指肠的关系。D. 肾下极切面,显示输尿管上段

Ao. 主动脉;DUO. 十二指肠;GB. 胆囊;IVC. 下腔静脉;LK. 左肾;PANC. 胰腺;PNF. 肾周脂肪;RA. 肾动脉;

RK. 右肾;RP. 肾盂;RV. 肾静脉;SMA. 肠系膜上动脉;SMV. 肠系膜上静脉;U. 输尿管

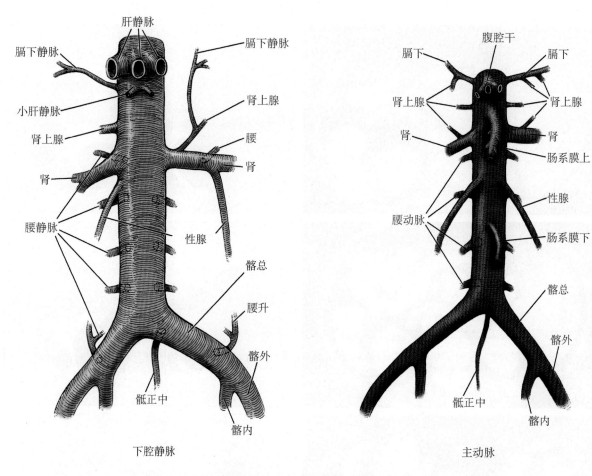

图 13-27　下腔静脉及其分支,腹主动脉及其分支

表 13-3　腹主动脉及其分支

血管	分支位置	起始	血供
腹腔干	前方	紧邻膈肌的主动脉裂孔	前肠
肠系膜上动脉	前方	腹腔干下方	中肠
肠系膜下动脉	前方	肾动脉下方	后肠
肾上腺中动脉	侧方	肾动脉上方	肾上腺
肾动脉	侧方	肠系膜上动脉下方	肾脏
睾丸或卵巢动脉	成对位于前方	肾动脉下方	男性睾丸和女性卵巢
膈下动脉	成对位于侧方	主动脉裂孔下方	膈肌
腰动脉	后方	通常四对	后腹壁和脊髓
骶正中动脉	后方	主动脉分叉上方,向下穿过腰椎、骶骨和尾骨	
髂总动脉	终点	主动脉分叉一般在 L_4 水平	

Modified from Drake RL, Vogl AW, Mitchell AWM. Gray's anatomy for students. Philadelphia: Churchill Living-stone; 2005. p. 331.

腹主动脉的下一个分支是腹腔动脉（腹腔干），是一条短的单支动脉，在 T_{12} 水平的中线前方发出，继而分出胃左动脉、脾动脉和肝总动脉，负责腹腔内的食管、胃、十二指肠、脾、肝和胰腺等脏器的血供。在手术解剖学概念上，脾血管贴近胰体尾部的头侧走行。在经腹腔肾上腺或肾手术中，当游离胰腺下缘与肾前筋膜时，掌握脾血管和胰腺之间解剖关系对于防止血管损伤是非常重要的。腹主动脉的下一个分支是成对的肾上腺中动脉，负责同侧肾上腺血供。

SMA 位于 L_{1-2} 高度、肾上腺中动脉水平、中线前方的腹主动脉旁分叉，负责胰腺（胰十二指肠下动脉）、小肠和大部分结肠（回结肠动脉、右结肠动脉和结肠中动脉）的血供。结肠中动脉通过 Drummond 血管弓的边缘动脉融合了左结肠动脉与肠系膜下动脉（IMA）。这种融合形成了重要的 SMA-IMA 侧支循环，使得 IMA 即使被阻塞也不会发生结肠缺血。

在 L_1 水平处，成对的肾动脉是主动脉的下一个分支（图 13-29，见 Expert Consult 网站图 33-29）。肾上腺下动脉从肾动脉发出，供应同侧肾上腺。肾动脉的位置、大小和数量存在相当大的个体差异，其中 1/4 的病例表现为多支肾动脉，右侧较为常见。我们将在第 3 卷第 1 章深入讨论具体的解剖变异。

成对的性腺动脉是主动脉的下一个分支，通常从肾动脉下方的主动脉前外侧发出。也可因一些解剖变异从肾动脉发出，在这种情况下，通常会与性腺静脉伴行。在男性，性腺动脉被称为睾丸动脉，在女性被称为卵巢动脉。睾丸动脉通常在向腹股沟内环走行时发出分支至腰大肌、IVC、生殖股神经和同侧输尿管。

卵巢动脉起自于肾动脉下方主动脉的前外侧。穿过骨盆漏斗韧带（卵巢悬韧带）到达卵巢，并在输尿管的前方和内侧走行。两性生殖腺具有广泛的侧支循环网络，即使结扎睾丸或卵巢动脉也不会造成性腺缺血。

成对的腰动脉向后走行，与上四块腰椎相邻。负责脊柱和椎体后壁的血供。在一些人群中，存在第 5 对腰动脉，从骶正中动脉发出。

IMA 来自 L_{3-4} 水平的主动脉前方，负责结肠脾曲到上段直肠的血供。IMA 的分支是左结肠动脉、乙状结肠动脉和直肠上动脉。乙状结肠动脉分出 2～3 支汇入左结肠动脉。如前所述，IMA 的结肠分支通过 Drummond 的边缘动脉与 SMA 融合，使得即使结扎 IMA 也不会造成结肠缺血。直肠上动脉通过髂内动脉分支和直肠中动脉、直肠下动脉形成侧支循环。这些侧支提供直肠血供，并防止 IMA 结扎导致的缺血。

在分叉之前，骶正中动脉起自第 5 腰椎和骶骨上方水平、主动脉的后方。术中如果有必要，可将该血管进行结扎，不会造成终末器官局部缺血。在第 4 腰椎，主动脉分叉形成髂总动脉。髂总动脉继而进入骨盆并分支形成髂内动脉、髂外动脉，在此期间没有其他明显动脉分支。

输尿管近端和远端的动脉分布来源不同。大多数情况下，肾动脉供应近端输尿管，髂内动脉包括其分支，膀胱上、下动脉供应远端输尿管。中段输尿管通常由主动脉供血，也可由髂总动脉、性腺动脉、子宫动脉、直肠中动脉和阴道动脉供血。总之，腹部（近端）输尿管在内侧接受其血供，盆腔（远端）输尿管从外侧接受其血供。

（二）静脉系统

虽然没有明确定义，但静脉系统与动脉系统解剖层次相似。从最内层到最外层依次是内膜、内弹性膜、中膜、外弹性膜和外膜。如同动脉系统，内膜由一层内皮细胞及内皮下结缔组织组成。在静脉系统，即使在较大口径的血管中，内、外弹性膜也往往比较薄弱。静脉的中膜比动脉的中膜薄，血管平滑肌较少。相反，静脉的外膜大于中膜，功能与动脉的外膜相似。

静脉系统与动脉系统的不同之处在于静脉存在防止血流逆行的静脉瓣。这些瓣膜通常是双瓣结构，作用是保持静脉血流向心脏。

腹膜后最主要的静脉结构是 IVC，在主动脉分叉右下方由双侧髂总静脉汇合而成（见图 13-27）。IVC 通过腹膜后沿椎体前方和主动脉右侧上行（图 13-30 和图 13-31，见 Expert Consult 网站图 33-30 和 33-31），至肾下极水平时平行位于主动脉后方，而后继续上行，IVC 逐渐转向前方，在横膈膜水平穿过右侧膈肌脚。IVC 通过膈肌的中央肌腱在 T_8 水平进入胸腔并汇入右心房的下方。

尽管静脉系统比动脉系统变异更大，许多静脉仍与其动脉相伴行。骶正中静脉与其动脉一起伴行,通常汇入左髂总静脉,但也可能会汇入由两条髂总静脉汇合的夹角处。在阴道骶骨固定术中,在网片近端固定过程中避免损伤这些静脉非常重要。

腰升静脉引流后腹壁血流走行至腰大肌背侧和脊柱侧面(图 13-32,见 Expert Consult 网站图33-32)。腰升静脉与同侧**腰静脉**相连,与动脉相比其数量和位置变异较大。这些静脉可呈现网状分布在椎体前方。**随后腰升静脉进入胸腔,转变为左侧的半奇静脉和右侧的奇静脉。**

男性的**性腺静脉(睾丸静脉)**接受来自蔓状静脉丛的血液回流,这是从睾丸发出的静脉复合体。睾丸静脉通过腹膜后向内侧上升,在相应动脉的外侧伴行,位于同侧输尿管的前方。左侧睾丸静脉通常以直角汇入左肾静脉的下方,但也可直接汇入IVC。右侧睾丸静脉通常汇入 IVC 右前外侧,但约10%病例可汇入右侧肾静脉。这些解剖学差异具有临床意义,因为左侧睾丸静脉长度的增加和汇入左侧肾静脉的垂直角度可能导致左侧精索静脉曲张发生率增加。同右侧相比,这种解剖结构可能导致左侧睾丸静脉压力增高。由于右侧单发精索静脉曲张相对少见,因此突然发生的右侧精索静脉曲张应警惕存在肾或腹膜后恶性肿瘤压迫导致静脉梗阻和静脉血回流不畅的可能(如右侧肾细胞癌合并静脉血栓)。临床出现这种情况应该进行腹膜后影像学检查以排除恶性肿瘤。

卵巢静脉引流来自卵巢门附近的蔓状静脉丛,并穿过骨盆漏斗韧带。与男性的性腺静脉一样,左侧卵巢静脉汇入左侧肾静脉,右侧卵巢静脉汇入下腔静脉前外侧壁。

肾静脉走行于肾动脉的前方,并在 L_1 水平处汇入 IVC 侧方。右肾静脉和左肾静脉的长度和分支不同,右侧较短,通常没有分支。在极少数情况下,右侧的性腺静脉或腰静脉可能会汇入右侧肾静脉。约 1/6 病例可能存在双右肾静脉。左肾静脉较长,通常在其下端有左侧性腺静脉汇入。至少有一支腰静脉在性腺静脉开口处或其附近进入左肾静脉。**左肾上腺静脉位于肾静脉的上缘,在大多数患者中,其在性腺静脉内侧直接汇入肾静脉。**左肾上腺静脉有时与左膈下静脉相连。**右肾上腺静脉**短,数量单一,没有分支,直接汇入IVC 的后外侧。虽然存在一些解剖变异,但右侧膈下静脉通常也汇入 IVC 的上半部分。

胃肠道静脉引流不像上述静脉与动脉系统那样直接。肝的门静脉系统接受肠道、脾、胰腺和胆囊的静脉汇入(图 13-33,见 Expert Consult 网站33-33)。肠系膜上静脉(SMV)接受来自小肠和脾近端结肠的静脉回流。SMV 的分支包括胃网膜右静脉,胰腺十二指肠下前、下后静脉,空、回肠静脉,回结肠静脉,结肠右静脉,结肠中静脉。SMV 与脾静脉连接汇合形成**门静脉**。脾静脉的分支是胃短静脉,胃网膜左静脉,胰腺的静脉和典型的肠系膜下静脉。**肠系膜下静脉**接受来自脾远端结肠的静脉回流。门静脉分成左右两支,静脉血进入内皮覆盖的肝血窦。通过这些血窦后,静脉血液通过肝静脉离开肝,在进入胸腔前汇入IVC 的前侧。肝静脉有两组:通常上组口径较大,下组口径较小。**肝静脉阻塞可导致布-加综合征,这是一种进行性肝衰竭综合征,常常表现为黄疸、腹水、腹痛和肝大。**

七、淋巴系统

淋巴管在组织间隙中穿行将淋巴液运输至称为淋巴结的特定区域。**淋巴结通常具有多个传入淋巴管和单个传出淋巴管,可将淋巴液汇入更大的淋巴管中。淋巴液通常从右向左流向头部,通过左无名(brachiocephalic)静脉进入静脉循环。**头部、颈部、右胸、右臂和右心的淋巴液流入右无名静脉。

来自骨盆和下肢的淋巴液引流至髂内、髂外、髂总、髂骨、闭孔和骶骨淋巴结。然后这些区域淋巴结向腰部淋巴结传出,其传出淋巴管形成腰干(Parker,1935)。泌尿科医师对腰部淋巴结较有兴趣,因为它们为主动脉外侧分支供血的组织结构(肾、肾上腺、输尿管和生殖腺)提供主要的淋巴回流(图 13-34)。**经典的解剖学可将腰淋巴结分为三组:左腰组(主动脉)、主动脉下腔静脉间组(主动脉腔静脉间)和右腰组(腔静脉)。**

左腰组包括腹主动脉前、左主动脉旁(主动脉外侧)和腹主动脉后淋巴结。主动脉前淋巴结位于腹主动脉前方,分布在胃肠道的主要前动脉分支周围。腹腔淋巴结、肠系膜上和肠系膜下淋巴结根据命名接收相应动脉供血解剖区域的淋巴回流。这些淋巴结向更高一级输出形成肠淋巴干。

左主动脉旁区域包括主动脉中线外侧淋巴结和左侧输尿管内侧淋巴结。腹主动脉后淋巴结可因解剖变异位于主动脉和椎骨之间。主动脉腔静脉间淋巴结从 IVC 中线延伸至主动脉中线。

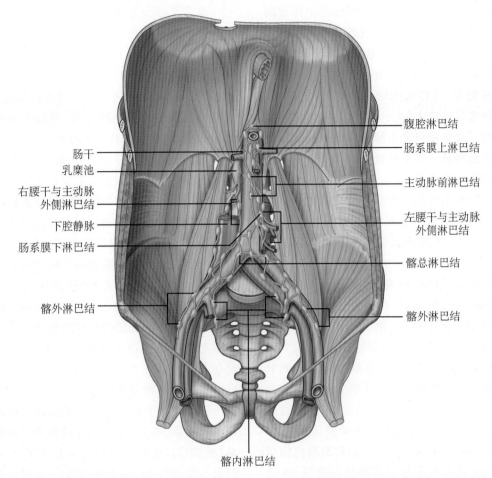

左侧
- 腹腔淋巴结
- 肠系膜上淋巴结
- 主动脉前淋巴结
- 左腰干与主动脉外侧淋巴结
- 髂总淋巴结
- 髂外淋巴结

右侧
- 肠干
- 乳糜池
- 右腰干与主动脉外侧淋巴结
- 下腔静脉
- 肠系膜下淋巴结
- 髂外淋巴结

髂内淋巴结

图 13-34　腹膜后淋巴组织（From Drake RL，Vogl AW，Mitchell AWM. Gray's anatomy for students. 2nd ed. Philadelphia：Churchill Livingstone；2010.）

右腰组包括腔静脉前组、右侧腔静脉旁组和腔静脉后组淋巴结。腔静脉前组淋巴结位于 IVC 的前壁。右侧腔静脉旁组包括 IVC 中线外侧的区域，延伸至右侧输尿管。腔静脉后组位于腔静脉和腰大肌之间。

睾丸淋巴回流具有重要意义，从胚胎学角度讲，睾丸位于腹膜后，接受腹膜后血供和淋巴回流。 在实际讨论睾丸恶性肿瘤时，存在三个重要的淋巴结区域，分别是左侧腹主动脉旁、主动脉腔静脉间和右侧腔静脉旁区域。早期转移的相关研究证实了睾丸的淋巴回流模式。**左侧睾丸淋巴一部分回流至左侧主动脉旁淋巴结，一部分回流至主动脉腔静脉间淋巴结。无明显向右侧腔静脉旁淋巴结的回流，这与从右向左淋巴回流的大致方** 向一致。**右侧睾丸主要回流到主动脉腔静脉间淋巴结，部分向右侧腔静脉旁淋巴结回流。左侧主动脉旁区域从右侧睾丸接受少量的淋巴回流，这与前述的从右至左回流方向一致。**

外侧腰淋巴结的传出淋巴结聚集形成右侧和左侧腰干。在腹主动脉右侧后方和 L_1、L_2 椎体前方，这些淋巴干以囊状扩张结构聚集在一起，称为乳糜池。乳糜池标志着胸导管的起始，其在主动脉的后方向头侧走行并汇入左无名静脉。

八、神经系统

腹膜后神经结构可分为自主神经系统和躯体神经系统。自主神经系统支配腹腔脏器、血管和

平滑肌。躯体神经系统支配骨骼肌、皮肤和腹膜。

(一)自主神经系统

自主神经系统的基本结构由两个细胞体及两条神经纤维组成。中枢神经系统内**节前神经元**具有细胞体,并由轴突延伸至周围神经系统,与神经节内的其他神经元一起形成突触。另一个神经元称为**节后神经元**,其伸入的轴突结构可提供神经支配。这种常见结构中的一个特例是肾上腺神经解剖。**节前纤维直接与肾上腺髓质细胞构成突触控制儿茶酚胺释放。肾上腺被认为是受自主神经系统支配的特殊神经节。**

自主神经系统可进一步分为副交感神经和交感神经系统。**副交感神经系统**具有颅、骶外周神经纤维,因为节前纤维起源于第Ⅲ、Ⅶ、Ⅸ和Ⅹ对颅神经及第 2、3、4 骶神经的腹侧支。来自 S_{2-4} 的节前纤维形成盆腔内脏神经,为盆腔和腹腔内脏提供副交感神经支配,通常在其壁内包含节后副交感神经纤维。迷走神经(第Ⅹ对颅神经)还为胸、腹和盆腔内脏提供节前副交感神经支配。

与副交感神经系统相反,**交感神经系统**的节前纤维起源于第 1 胸椎至第 2 腰椎水平之间。这些纤维通过前根从 T_1 至 L_2 脊髓发出,并通过相应的脊神经和前支进入同侧交感神经干(图 13-35),然后神经纤维沿脊柱的前外侧向腰肌内侧延伸。**成对的交感神经干靠近腰动脉和静脉,并呈垂直交叉分布。**节前纤维可在交感神经干的神经节内形成突触并将节后纤维发送至躯干和下肢。

节前纤维也可离开躯干作为内脏神经与主动脉自主神经丛的神经节产生突触(图 13-36)。

第一个最大的神经丛是腹腔神经丛,包含位于腹腔动脉外侧成对的神经节。肾、肾上腺、肾盂和输尿管的大部分自主神经支配通过此神经丛。睾丸的一些自主神经支配通过腹腔神经丛并与睾丸动脉一起向尾侧延伸。在肾动脉附近,肾自主神经丛与腹腔神经丛相延续,其包含主动脉肾神经节,是腹腔神经节向下的延伸。

大部分交感神经通过邻近的腹下神经丛支配盆腔脏器。上腹下神经丛起源于腹主动脉的尾部并延伸至第 5 腰椎前方表面。**广泛的腹膜后分离可导致这些神经丛的破坏引起精囊排放或膀胱颈闭合功能的丧失,导致逆行射精。**

用于副交感神经系统和交感神经系统的术语"内脏神经"可能会引起混淆(图 13-35)。具体来说,胸内脏神经(内脏大神经、小神经和最小神经)、腰内脏神经和骶内脏神经包含交感神经纤维从成对的交感神经干到自主神经丛,而盆内脏神经包含从骶骨发出的副交感神经纤维。

(二)躯体神经系统

下腹部和下肢的躯体感觉神经和运动神经起源于腹膜后,与 T_{12} 及腰骶神经前支一起形成腰骶丛(图 13-37,见 Expert Consult 网站图 33-37)。由腰骶丛发出的神经靠近腰大肌,上方神经穿行入肌肉,下方神经在肌肉内走行(图 13-38)。腰骶丛为下肢皮肤感觉提供神经支配(图 13-39 和表 13-4)。

表 13-4　腰骶神经丛的分支

分支	起始	脊髓节段	运动功能	感觉功能
肋下神经	T_{12} 前支	T_{12}	腹壁肌肉	股外侧皮肤
髂腹下神经	L_1 前支	L_1	腹内斜肌和腹横肌	后外侧臀部皮肤和耻骨区皮肤
髂腹股沟神经	L_1 前支	L_1	腹内斜肌和腹横肌	大腿内侧上部皮肤和阴茎根部和阴囊前部或阴阜和阴唇皮肤
生殖股神经	L_1、L_2 前支	L_1、L_2	生殖支:男性提睾肌	生殖支:阴囊前皮肤或阴阜和阴唇皮肤 股骨支:大腿上侧前部皮肤
股外侧皮神经	L_2、L_3 前支	L_2、L_3	无	膝关节以上大腿前外侧
闭孔神经	L_{2-4} 前支	L_{2-4}	闭孔外肌、耻骨肌及大腿内侧肌肉	大腿内侧皮肤
股神经	L_{2-4} 前支	L_{2-4}	髂肌、耻骨肌,大腿前侧肌肉	大腿前内侧皮肤

Modified from Drake RL, Vogl AW, Mitchell AWM. Gray's anatomy for students. Philadelphia: Churchill Livingstone; 2005.

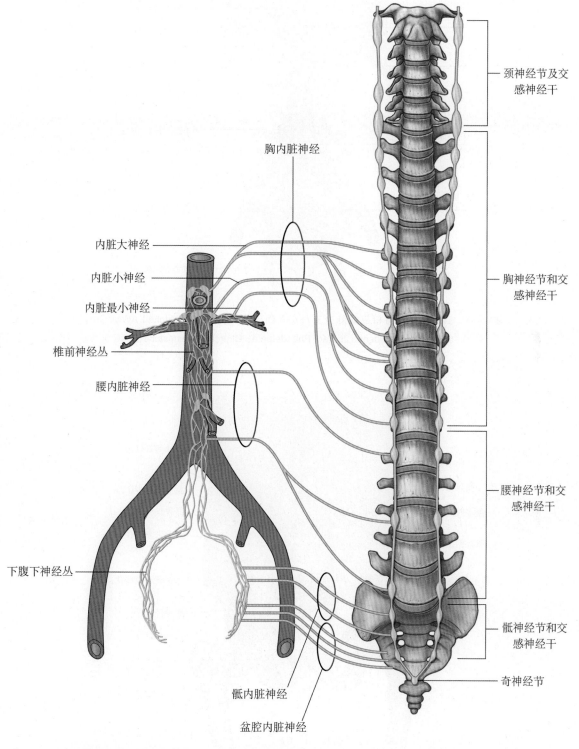

胸内脏神经

内脏大神经

内脏小神经

内脏最小神经

椎前神经丛

腰内脏神经

下腹下神经丛

骶内脏神经

盆腔内脏神经

颈神经节及交感神经干

胸神经节和交感神经干

腰神经节和交感神经干

骶神经节和交感神经干

奇神经节

图 13-35　**交感神经链和内脏神经**（From Drake RL，Vogl AW，Mitchell AWM. Gray's anatomy for students. 2nd e-d. Philadelphia：Churchill Livingstone；2010.）

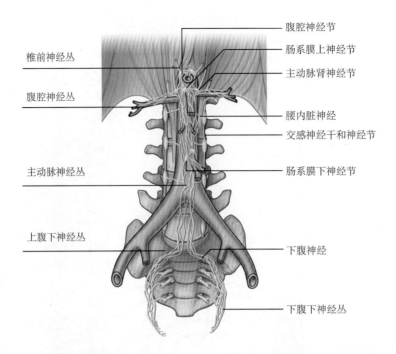

椎前神经丛

腹腔神经丛

主动脉神经丛

上腹下神经丛

腹腔神经节

肠系膜上神经节

主动脉肾神经节

腰内脏神经

交感神经干和神经节

肠系膜下神经节

下腹神经

下腹下神经丛

图 13-36　**自主神经丛与相应动脉分支**（From Drake RL，Vogl W，Mitchell AWM. Gray's anatomy for students. 2nd ed. Philadelphia：Churchill Livingstone；2010.）

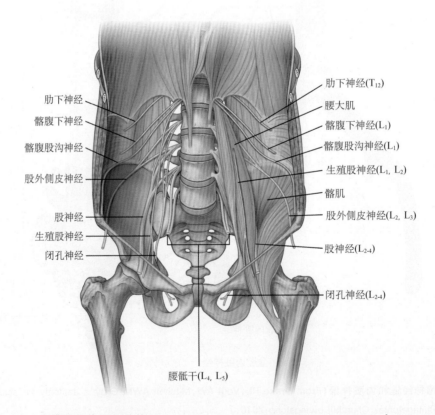

肋下神经

髂腹下神经

髂腹股沟神经

股外侧皮神经

股神经

生殖股神经

闭孔神经

肋下神经(T_{12})

腰大肌

髂腹下神经(L_1)

髂腹股沟神经(L_1)

生殖股神经(L_1, L_2)

髂肌

股外侧皮神经(L_2, L_3)

股神经(L_{2-4})

闭孔神经(L_{2-4})

腰骶干(L_4, L_5)

图 13-38　**腹膜后腰神经丛结构**（From Drake RL，Vogl AW，Mitchell AWM. Gray's anatomy for students. 2nd ed. Philadelphia：Churchill Livingstone；2010.）

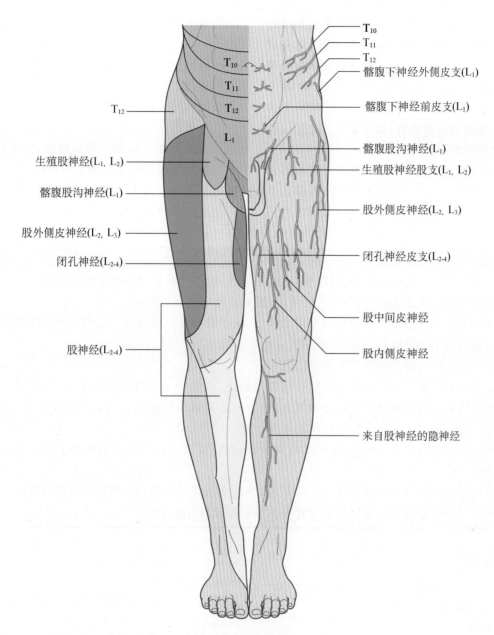

T₁₀
T₁₁
T₁₂
髂腹下神经外侧皮支(L₁)

髂腹下神经前皮支(L₁)

髂腹股沟神经(L₁)
生殖股神经股支(L₁, L₂)

股外侧皮神经(L₂, L₃)

闭孔神经皮支(L₂₋₄)

股中间皮神经

股内侧皮神经

来自股神经的隐神经

T₁₀
T₁₁
T₁₂
L₁

T₁₂

生殖股神经(L₁, L₂)

髂腹股沟神经(L₁)

股外侧皮神经(L₂, L₃)

闭孔神经(L₂₋₄)

股神经(L₂₋₄)

图 13-39　**腰丛的神经皮肤分布**(From Drake RL，Vogl AW，Mitchell AWM. Gray's anatomy for students. 2nd ed. Philadelphia：Churchill Livingstone；2010.)

　　肋下神经是第 12 胸神经的延伸，并在第 12 肋下方走行。**髂腹股沟和髂腹下神经**来自 L₁ 的前支。三根神经横向走行在腰方肌的前方，穿过腹横肌深入到腹内斜肌，为腹壁肌肉提供神经支配，并为大腿后外侧皮肤、大腿上方内侧和生殖器提供感觉神经支配。

　　生殖股神经起源于 L₁ 和 L₂，平行于腰肌前部走行。通常在腹股沟韧带水平附近发出分支。股支通过腹股沟韧带下方进入股骨鞘，为大腿前

上部提供感觉支配。生殖支进入腹股沟管深环，为提睾肌提供运动神经支配，控制提睾反射过程中的肌肉收缩。除了运动神经之外，生殖股神经还为男性的阴囊前部、女性阴部的阴阜和阴唇提供感觉支配。在腰大肌悬吊术（缝线固定）和腹腔镜精索静脉曲张手术（结扎术）中，可能会损伤生殖股神经。**股外侧皮神经**（大腿外侧皮神经）来自 L₂ 和 L₃，提供大腿前侧和外侧的感觉神经支配。

　　闭孔神经起源于腰肌后方 L₂₋₄ 的前支，并且

在闭孔管的下方走行。**闭孔神经的功能包括通过运动神经支配大腿内侧可使髋关节内收,这在经尿道膀胱侧壁切除术和盆腔淋巴结清扫术中具有重要临床意义。**在经尿道膀胱肿瘤切除术(TURBT)过程中使用的电能量可刺激闭孔神经,引起快速有力的髋内收,如果没有对此加以警惕,则可能导致严重的膀胱穿孔。

股神经起源于 L_{2-4} 的前支,提供大腿前部和髂骨耻骨肌群的运动神经支配,分别负责膝关节伸展和髋关节屈曲。股神经也承担下肢前内侧的皮肤感觉神经支配。股神经压迫可能发生在术中,将牵开器朝向后外侧腹股沟韧带放置时,可产生压迫性损伤导致股四头肌运动麻痹,影响膝关节伸展。此外,在盆腔微创手术期间,低截石位髋关节屈曲时可出现股神经拉伤。

坐骨神经接受来自 L_4 至 S_3 的传入神经,并提供下肢大部分运动和感觉神经,包括运动支配至股后侧筋膜及腿部和脚部的所有肌肉。在阴道和尿道手术中由于长时间截石位髋关节过度屈曲可造成坐骨神经损伤。

要点

- 后腹膜间隙后方为腹膜反折,前方腹壁,横膈为顶部,腹膜外骨盆结构由底部构成。
- 腰背筋膜与腹横肌前外侧合并,由三层组成,覆盖后腹壁肌肉组织。
- Gerota 筋膜的前后层形成了肾周区域的边界,形成了底部开口于腹腔外盆腔的圆锥样结构。
- 腹膜后胃肠道结构是胰腺、十二指肠的第二和第三部分及升结肠和降结肠。
- 肾门处于 L_1 水平,肾静脉位于肾动脉之前。
- 左侧睾丸的淋巴液主要向左侧主动脉旁淋巴结回流,少量向主动脉腔静脉间淋巴结回流;右侧睾丸一部分向主动脉腔静脉间淋巴结回流,一部分向腔静脉旁淋巴结回流,少量回流到左侧主动脉旁区域。这与从右至左的全身淋巴回流方向一致。
- 自主神经系统中副交感神经有颅、骶的外周神经分布,并且神经节后纤维通常包含在神经支配的内脏器官壁内。
- 节前交感神经系统纤维由脊髓 T_1 至 L_2 发出,并在交感神经干或自主神经丛内形成突触。
- 躯体神经系统通过腰骶丛为盆腔和下肢提供感觉和运动神经支配。

参考文献

完整的参考文献列表通过 www. expertconsult. com 在线获取。

推荐阅读

Drake RL, Vogl AW, Mitchell AWM. Gray's anatomy for students. 2nd ed. Philadelphia:Churchill Livingstone;2010.

MacLennan GT. Hinman's atlas of urosurgical anatomy. 2nd ed. Philadelphia:Saunders;2012.

Smith JA,Howards SS,Preminger GM. Hinman's atlas of urologic surgery,3rd ed. Philadelphia:Saunders;2012.

(向 帆 潘 峰 **编译** 赵福军 李宏军 李 铮 **审校**)

第14章 睾丸肿瘤

Andrew J. Stephenson, MD, MBA, FACS, FRCS(C),
and Timothy D. Gilligan, MD, MS

生殖细胞肿瘤

非生殖细胞肿瘤

睾丸附件肿瘤

睾丸肿瘤形态多样、临床表现不一,95%以上是生殖细胞肿瘤(germ cell tumors,GCTs)。由于自然病史和治疗上的差异,GCTs 可大体分为精原细胞瘤和非精原细胞瘤型生殖细胞肿瘤(non-seminoma germ cell tumor,NSGCT)。GCTs 是相对罕见的恶性肿瘤,在美国男性癌症中占 1%~2%。大约 95%GCTs 发生于睾丸,另外 5%发生于睾丸外。随着顺铂类化疗的进展以及与手术的联合,GCTs 已经成为可治愈的肿瘤,并被当作是癌症多学科治疗的典范(Einhorn,1981)。在顺铂类化疗之前的时期,进展性 GCT 患者治愈率为 5%~10%。而现在转移性 GCT 患者的长期生存率可达 80%~90%。在成功治疗疾病、不损害疗效的前提下,减少治疗带来的毒副作用成为一项重要的治疗目标。肿瘤对顺铂类化疗的固有耐药和治疗早期未能完全根除残余病灶是 GCT 患者死亡的原因。

睾丸的非 GCT 肿瘤罕见,包括性索-间质肿瘤、淋巴样及造血细胞肿瘤、睾丸网及集合管的肿瘤和睾丸附件肿瘤。睾丸肿瘤的分类如框图 14-1 所示。

框图 14-1 睾丸肿瘤的世界卫生组织分类

生殖细胞肿瘤	淋巴和造血系统肿瘤
前体病灶——小管内恶性生殖细胞(原位癌)	淋巴瘤
单一组织学类型的肿瘤(单纯型)	浆细胞瘤
精原细胞瘤	白血病
变异体——精原细胞瘤伴合体滋养层细胞	集合管和睾丸网肿瘤
精母细胞性精原细胞瘤	腺瘤
变异体——精母细胞性精原细胞瘤伴肉瘤	癌
胚胎癌	被膜、附睾、精索、支持结构和附件肿瘤
卵黄囊瘤	腺瘤样肿瘤
多胚瘤	间皮瘤
滋养层细胞瘤	良性
绒毛膜癌	恶性
绒毛膜癌伴其他细胞类型	腺瘤
胎盘部位的滋养层细胞肿瘤	癌

（续）

畸胎瘤	黑色素神经外胚层肿瘤
成熟畸胎瘤	促结缔组织增生性小圆细胞肿瘤
皮样囊肿	软组织肿瘤
未成熟畸胎瘤	未分类肿瘤
伴有恶性区域的畸胎瘤	继发性肿瘤
不止一种组织学类型的肿瘤（混合型）——须阐明各类型及其百分比	肿瘤样病变
	未成熟小管结节
性索-性腺间质细胞肿瘤	肾上腺性腺综合征的睾丸病变
单纯型	雄激素不敏感综合征的睾丸病变
Leydig 细胞肿瘤	结节状早熟
Sertoli 细胞肿瘤	特异性睾丸炎
大细胞钙化性 Sertoli 细胞肿瘤	非特异性睾丸炎
富脂的 Sertoli 细胞肿瘤	肉芽肿性睾丸炎
颗粒细胞肿瘤	软化斑
成年型颗粒状细胞肿瘤	肾上腺皮质的残迹
未成年型颗粒状细胞肿瘤	纤维瘤样腹膜炎
卵泡膜细胞瘤/纤维细胞瘤	精索炎
不完全分化的性索/性腺间质细胞肿瘤	胎便性腹膜炎残留
混合型	精子肉芽肿
未分类的	结节性输精管炎
含生殖细胞和性索性腺间质成分的肿瘤	硬化性脂肪肉芽肿
性腺母细胞瘤	脾性腺融合
混合生殖细胞-性索/性腺间质的肿瘤，未分类	中肾残留
混杂型肿瘤	子宫内膜异位
类癌	表皮囊肿
卵巢上皮类型肿瘤	囊性发育不良
	Mesolithial 囊肿
	其他

Data from Vogelzang NJ, Scardino PT, Shipley WU, et al, editors. Genitourinary oncology. Philadelphia: Lippincott Williams & Wilkins; 1999.

一、生殖细胞肿瘤

（一）流行病学

据估计，2014 年美国有 8820 名男性患有睾丸肿瘤，其中 380 名男性死于该疾病（Siegel et al，2014）。在美国，睾丸肿瘤是 20－40 岁男性中最常见的肿瘤，而在青春期男孩和 15－19 岁年轻男性中睾丸肿瘤为仅次于白血病的第二常见肿瘤（Horner et al，2009）。睾丸肿瘤有三个发病年龄高峰：婴儿期、30－34 岁和 60 岁左右。双侧 GCT 的发生率约为 2.5%（同期检出占 0.6%，未同期检出占 1.9%）（Fossa et al，2005）。

根据地理区域的不同，睾丸癌的发病率有显著差异。斯堪的纳维亚、西欧、澳大利亚和新西兰的发病率最高；美国和英国中等；非洲和亚洲最低（Weijl et al，2000）。美国非西班牙裔白人睾丸癌的发病率比黑人高 5 倍，比亚洲人高 4 倍，比西班牙裔高出 78%（Horner et al，2009）。

GCT 的发病率似乎在世界范围内逐渐增加（McKiernan et al，1999；McGlynn et al，2005；Purdue et al，2005）。在美国，青春期男孩和 15－49 岁的男性中 GCT 的年龄校正发病率从 1975 年的 2.9 人/10 万人增加到 2014 年的 5.1 人/10

万人(Holmes et al,2008)。在此期间,精原细胞瘤的增幅比 NSGCT 要大(McGlynn et al,2005;Powles et al,2005)。这可能部分由于人们意识的加强及早期诊断所致。各期 GCT 的分布比例在几个国家中发生了变化。在 1973—2001 年间,在美国白人男性中被诊断为局限性 GCTs 的比例从 55%上升到了 73%。该分布比例在同时期的美国非裔男性中则保持稳定(McGlynn et al,2005)。只有 10%~30%的男性患者存在远处转移。在英国,分期分布的变化主要为局限性精原细胞瘤的增加和转移性 NSGCT 的减少,而局限性 NSGCT 和转移性精原细胞瘤的发生率变化不大(McGlynn et al,2005)。目前,局限性精原细胞瘤是 GCT 最常见的类型,约占全部 GCT 患者的 50%(Powles et al,2005)。

(二)危险因素

睾丸肿瘤有 4 个明确的危险因素:隐睾、睾丸癌家族史、睾丸癌个人史、生精小管内生殖细胞瘤(intratubular germ cell neoplasia,ITGCN)。不育男性也有更高的睾丸癌发病率。大量研究报道显示,近来 GCT 发病率的增加很大程度上归咎于出生队列效应,这表明饮食和(或)环境因素在 GCT 的发生中扮演了重要的角色(Liu et al,1999;Huyghe et al,2003;McGlynn et al,2003;Richiardi et al,2004;Bray et al,2006;Verhoeven et al,2008)。

男性隐睾患者,患侧睾丸发生癌变的概率是正常睾丸的 4~6 倍,而在青春期前行睾丸下降固定术后癌变概率则降至 2~3 倍(Dieckmann and Pichlmeier,2004;Wood and Elder,2009)。隐睾相关研究的 **Meta** 分析指出,对侧已经正常下降的睾丸,其癌变的风险也轻微增加[相对风险 1.74(95%置信区间:1.01~2.98)](Akre et al,2009)。一级亲属患有睾丸癌的男性患睾丸癌的风险会显著增加,这些男性诊断为睾丸癌的中位年龄要比普通人群早 2~3 年(Mai et al,2009)。兄弟患病的男性患睾丸癌的相对风险为 8~12,而父亲患病的男性患睾丸癌的相对风险为 2~4(Westergaard et al,1996;Sonneveld et al,1999b;Hemminki and Chen,2006)。有睾丸癌病史的男性对侧睾丸患睾丸癌的风险增加为正常的 16 倍,但其 15 年累计发病率只有 2%。

大部分 GCTs 来源于一种前体病变,即 ITGCN(也叫原位癌)。ITGCN 会出现在 80%~90%的侵袭性 GCT 肿瘤邻近的睾丸实质中,5 年内癌变风险为 50%,7 年内 70%(Skakkebaek et al,1982;Dieckmann and Skakkebaek,1999;Montironi,2002)。尽管在隐睾男性及睾丸萎缩男性的对侧睾丸中 ITGCN 发生率可增至 36%,而只有 5%~9%的 GCT 患者对侧睾丸可发现 ITGCN(Dieckmann and Loy,1996;Dieckmann and Skakkebaek,1999)。基因表达谱显示 ITGCN 来源于出生前发育受阻的生殖母细胞(Hussain et al,2008;Sonne et al,2009)。有 GCT 病史的患者,若对侧睾丸超声显示微石症则提示其有更高发展为 ITGCN 的风险(Karellas et al,2007)。然而,普通人群中睾丸微石症的临床意义并不清楚。有研究表明,在 1500 名军队志愿者中,睾丸微石症的发病率为 5.6%,然而这些微石症患者中 5 年内发展为 ITGCN 的只有不到 2%(DeCastro et al,2008)。

(三)病因学和生物学

GCTs 的发生机制尚不清楚(Looijenga et al,2011;Turnbull and Rahman,2011;Sheikine et al,2012)。如前所述,睾丸 GCTs 来源于前体病变 ITGCN,而 ITGCN 可能来源于无法分化为前精原细胞的原始生殖细胞或生殖母细胞(Rajpert-de Meyts and Hoei-Hansen,2007;Hussain et al,2008;Looijenga et al,2011)。一般认为这些细胞青春期前处于休眠状态,青春期时由于受到升高的雄激素刺激而被唤醒。

从 20 世纪的前半个世纪以来,睾丸癌发病率升高的同时也伴随着尿道下裂、隐睾、不育等其他男性生殖系统疾病发病率的升高(Rajpert-de Meyts and Hoei-Hansen,2007;Sonne et al,2008)。这些发现引出一个假设:睾丸癌等疾病均来源于睾丸发育不良综合征,后者常与环境因素、生活方式、遗传易感性相关。具体哪种环境因素或生活方式还没有确定。产前雌激素的暴露增加被认为是一个危险因素,但仍有争议(Martin et al,2008)。更强的证据表明,雄激素活性的降低可导致睾丸发育不良综合征,包括隐睾、尿道下裂、生精障碍,但雄激素活性的降低与 ITGCN 的直接联系仍为假设性(Sonne et al,2008;Hu et al,2009)。

环境与生活方式相关的证据包括：近年来快速增长的睾丸肿瘤发病率及二代移民的发病率与其出生国家类似；另外，睾丸癌患儿的母亲相比别的母亲其血液里可检测到更高的某种有机污染物(Sonne et al,2008)。遗传相关的证据包括：睾丸癌会集中发生在某些家庭；黑人与白人的睾丸癌发病率显著不同；病例对照研究中发现了 5,6,12 号染色体上的易感基因位点(Mai et al,2009)。此外，某些基因的多态性，如编码 c-KIT 配体的基因，也与睾丸癌发病风险增加相关(Blomberg Jensen et al,2008;Kanetsky et al,2009;Turnbull and Rahman,2011;Sheikine et al,2012)。生殖母细胞的存活依赖于 c-KIT 配体，其表达的基因位于 12 号染色体的短臂上。**12 号染色体短臂上遗传物质拷贝数的增加是睾丸肿瘤和睾丸外肿瘤的普遍性发现。**在 70%～80% 的 GCTs 中，其 12 号染色体上的额外拷贝数以一种等臂染色体 12p 的形式存在(i12p)，而剩下的那部分 GCTs 荧光杂交则显示为整条 12p 序列(Looijenga et al,2003)。c-KIT 配体的突变及多态性与 GCTs 的相关性有其生物学合理性。

GCTs 的鲜明特征之一是对顺铂类化疗药物敏感。以顺铂类为基础的化疗可以治愈大部分广泛转移的 GCTs 患者。GCTs 的化疗易感性的生物学基础尚不清楚，可能是由于 GCTs 和胚胎干细胞及生殖母细胞关系相近，因为后两者对 DNA 损伤引起的凋亡有着较低的抵抗阈值(Mayer et al,2003;Schmelz et al,2010)。基因表达分析发现，有大量促凋亡的基因(如 FasL,TRAIL,Bax)上调，而 Bcl-2 则下调(Schmelz et al,2010)。控制 GCTs 中 G1/S 期检查点的基因表达模式似乎促进了细胞凋亡的诱导(Schmelz et al,2010)。此外，GCTs 缺乏从细胞中运出顺铂的转运蛋白，并且对顺铂诱导的 DNA 损伤有着较弱的修复能力(Mayer et al,2003)。GCTs 具有较高的内在水平的野生型 p53 蛋白(其在介导细胞周期停滞和细胞凋亡中发挥作用)，并且 GCT 中的 p53 突变很少见，但对比化疗敏感性和化疗耐受性 GCT 中的 p53 表达并未总是发现存在差异(Burger et al,1998;Houldsworth et al,1998)。类似地，抗凋亡蛋白 BCL-2 在 GCT 中的表达低，但 BCL-2 的水平并不能区分化疗敏感性和耐药性细胞系(Mayer ertal,2003)。GCT 的一小部分对化疗有抵抗力，而这种抵抗的基础仍然不明确(Veenstra and Vaughn,2011)。受损的 DNA 错配修复和 BRAF 突变的激活与治疗失败有关(Honecker et al,2009;Looijenga et al,2011;Veenstra and Vaughn,2011;Sheikine et al,2012)。

大约 5% 的 GCTs 起源于睾丸之外，在中线解剖部位发生(腹膜后和纵隔最常见)。关于睾丸外 GCTs 的发病机制主要有两种理论：第一种理论是，它们起源于沿生殖嵴错误迁移的生殖细胞，并能够在睾丸外的环境中生存；第二种理论则认为它们是从睾丸内反向迁移到睾丸外的位置(Chaganti and Houldsworth,2000)。

原发性纵隔 NSGCTs 在某些方面不同于来自睾丸和腹膜后的 NSGCTs(Moran and Suster,1997a;Moran et al,1997a,1997b;Moran and Suster,1998)。首先，他们对化疗敏感性较低，预后较差，5 年生存率约为 45%(Bokemeyer et al,2002b)。纵隔 NSGCT 更可能具有卵黄囊瘤成分并且与血清 α-甲胎蛋白(AFP)的升高有关(Moran et al,1997a;Bokemeyer et al,2002b;Kesler et al,2008)。正如 12 号染色体短臂在成人 GCT 中所见，它们也与 Klinefelter 综合征和携带额外拷贝的的血液系统恶性肿瘤相关(Bokemeyer et al,2002a;McKenney et al,2007)。**相比较而言，纵隔精原细胞瘤的预后与睾丸精原细胞瘤相似，成熟的纵隔畸胎瘤具有低的转移潜能，一般可通过手术治愈**(Lewis et al,1983;International Germ Cell Consensus Classification,1997;Allen,2002)。**原发性腹膜后 GCTs 在生物学上与睾丸 GCTs 无法区分，并且具有相同的预后。**

(四)组织学分类

GCTs 的组织学分类见框图 14-2(Sobin and Wittekind,2002)。**GCTs 大体上分为精原细胞瘤和 NSGCT，其相对分布比例分别为 52%～56% 和 44%～48%**(McGlynn et al,2005;Powles et al,2005)。**NSGCT 包括胚胎癌(EC)、卵黄囊瘤、畸胎瘤和绒毛膜癌等亚型，可能以单纯某类型出现，也可以伴或不伴精原细胞瘤的混合型 GCT 组合出现**(Ulbright,2005)。大多数 NSGCT 是由两种或更多种 GCT 亚型组成的混合肿瘤,包含 NS-GCT 亚型和精原细胞瘤的 GCTs 被归类为 NS-GCT。

From Sobin LH,Wittekind CH. UICC: TNM classification of malignant tumors. 6th ed. New York: Wiley-Liss; 2002.

1. 生精小管内生殖细胞肿瘤(intratubular germ cell neoplasia,ITGCN)

除母细胞性精原细胞瘤外,所有成人侵袭性 GCTs 均来自 ITGCN。ITGCN 由未分化的生殖细胞组成,位于生精小管基底部,具有精原细胞瘤的外观。生精小管通常表现为精子发生减少或缺失,正常成分被 ITGCN 所取代。在睾丸癌睾丸切除标本中存在 ITGCN 对于复发风险没有任何预后意义(von Eyben et al,2004)。ITGCN 在儿童患者 GCTs 中发生概率较低(Cheville,1999)。

2. 精原细胞瘤

精原细胞瘤是最常见的 GCT 类型。**一般而言,精原细胞瘤的发病年龄大于 NSGCTs,大多数诊断病例在 40-50 岁**(Cheville,1999)。大体标本上,精原细胞瘤是一种柔软的棕褐色至白色弥漫性或多结节样肿块(图 14-1A)。可存在坏死,但通常为局灶性,并不像其他 GCT 那样突出。

精原细胞瘤由层状排列的肿瘤细胞构成,肿瘤细胞有多边形细胞核和透明细胞质,被含有淋巴细胞的纤维血管组织分隔成巢状(图 14-1B)(Ulbright,2005)。人绒毛膜促性腺激素(hCG)染色阳性的合胞体滋养细胞可以在大约 15% 的病例中被发现,但是对预后没有明确的意义(Cheville,1999)。淋巴细胞浸润和肉芽肿性反应很常见,而且精原细胞瘤似乎与结节病的发病率增加有关(Rayson et al,1998;Tjan-Heijnen et al,1998)。精原细胞瘤可能与实性的 EC、卵黄囊瘤或支持细胞肿瘤相混淆(Ulbright and Young,2008)。尽管免疫组织化学染色在诊断 GCT 中的作用有限,但精原细胞瘤中 CD30 呈典型的阴性,CD117 呈阳性,而胎盘碱性磷酸酶(PLAP)呈强阳性。间变性精原细胞瘤是先前公认的精原细胞瘤亚型,但这种区分没有明确的生物学或临床意义,不再被认可。**精原细胞瘤起源于 ITGCN,被认为是其他 NSGCT 亚型的共同前体**(Ulbright,2004)。精原细胞瘤转化为 NSGCT 成分的这种能力对精原细胞瘤的治疗具有重要的意义(稍后讨论)(Ulbright,2004)。

3. 精母细胞性精原细胞瘤

精母细胞性精原细胞瘤很少见,占 GCT 不到 1%。虽然分类为精原细胞瘤的变异体,但这些肿瘤却代表了一种与其他 GCTs 不同的临床病理学实体。与其他 GCTs 相比,精母细胞性精原细胞瘤并非来自 ITGCN,也与隐睾症或双侧性疾病病史无关,不表现为 i(12p),也不是作为混合 GCT 的一部分发生(Ulbright,2005)。组织病理学上,它们与精原细胞瘤的不同之处在于 PLAP 或糖原(过碘酸-希夫染色)染色阴性;细胞核圆形;淋巴细胞浸润很轻微;并且存在三种不同的细胞类型,包括小淋巴细胞样细胞,具有致密嗜酸性细胞质和圆形核的中等大小细胞及大单核细胞或多形核细胞(Aggarwal and Parwani,2009)。发病高峰在 60 岁左右(Eble,1994;Chung et al,2004a)。**这是一种良性肿瘤(仅有 3 例有转移记录),且几乎均可以通过睾丸切除术治愈**(Chung et al,2004a;Horn et al,2011)。一种例外是十分罕见的精母细胞性精原细胞瘤伴肉瘤,其表现为肉瘤分化的成分和精母细胞性精原细胞瘤的间变性变异体;这两种实体都与广泛转移性化疗耐药性疾病和不良预后相关(Dundr et al,2007；Narang et al,2012；Wetherell et al,2013)。

4. 胚胎癌(embryonal carcinoma,EC)

EC 由未分化的恶性细胞组成,该细胞类似于具有拥挤的多形核的早期胚胎原始上皮细胞(Ulbright,2005)。大体上来看,EC 是一种棕黄色肿瘤,常常表现出大面积的出血和坏死。这些肿瘤的显微外观差异很大,它们可能以实体层状或乳头状腺泡状或管状形式生长(图 14-1C)。某些病例中可发现合胞体滋养层。EC 是一种侵袭性肿瘤,伴有高转移率,而常常血清肿瘤标志物却正常。**EC 是 NSGCT 中未分化程度最高的细胞类型,无论是在原发肿瘤内或转移部位,均具有全能分化为其他 NS-GCT 细胞类型的能力(包括畸胎瘤)。** 如后面要讨论的,EC 的存在和比例与临床分期(CS)Ⅰ期 NSGCT 中隐匿性转移的风险增加有关。典型的 EC 通常 AE1/AE3、PLAP 和 OCT3/4染色阳性,而 c-KIT 染色阴性。

5. 绒毛膜癌

绒毛膜癌是一种罕见的侵袭性肿瘤,通常表现为极高的血清 hCG 水平和病灶的播散。由于其血清 hCG 水平和(或)肺外器官的转移,这些肿瘤在诊断时通常被认为是预后不良(ⅢC)(Alvarado-Cabrero et al,2014)。**绒毛膜癌通常通过血行途径传播,** 并且转移的常见部位包括肺、肝和脑(Tinkle et al,2001；Allen,2002；Osada et al,2004；Yokoi et al,2008；Alvarado-Cabrero et al,2014；Alvarado-Cabrero et al,2014)。显微镜下,肿瘤由合胞体滋养层和细胞滋养层组成,前者hCG 染色阳性(图 14-1D)(Cheville,1999)。精原细胞瘤和 EC 也可能含有合胞体滋养层。睾丸绒毛膜癌出血和坏死区域明显。类似于妊娠滋养细胞疾病,睾丸绒毛膜癌容易出血,有时在化疗开始后即刻出现自发性出血,并且这种出血可能是灾难性的,特别是出现在肺或大脑时(Motzer et al,1987；Yokoi et al,2008；Kandori et al,2010)。另外,绒毛膜癌与激素紊乱有关,很可能是血清hCG 明显升高的结果。hCG 刺激甲状腺刺激素和黄体生成素的受体(它们享有共同的 α 亚基)可导致甲亢和雄激素生成增加(Ulbright,2005)。

也有造成高催乳素血症的报道。

6. 卵黄囊瘤

纯粹的卵黄囊瘤(有时称为内胚窦瘤)只占成年人性腺和腹膜后 GCTs 中的一小部分,在纵隔和小儿 GCTs 中更常见(Moran et al,1997a；Moran and Suster,1997b；Ross et al,2002；Ulbright,2005；Cao and Humphrey,2011)。混合型 GCTs 包含了卵黄囊瘤的成分,常由中等大小的立方上皮细胞交织成网,同时细胞内外常可见嗜酸性透明小体(Epstein,2010)。卵黄囊瘤可按腺体状,乳头状或微囊状形式生长。Schiller-Duval 小体是卵黄囊瘤的一个典型特征,类似于内胚窦,在大约一半的病例中可见(图 14-1E)。细胞质和细胞外的嗜酸性透明小体是另一个特征性组织学表现,可在 84% 的病例中存在。**卵黄囊瘤几乎总是产生 AFP 而不是 hCG。**

7. 畸胎瘤

畸胎瘤是包含三种生殖细胞层(内胚层、中胚层和外胚层)中至少两种分化良好或不完全分化成分的肿瘤,特点为具有混合的组织成分。高分化肿瘤标记为成熟畸胎瘤,而不完全分化(即与胎儿或胚胎组织相似)的肿瘤被标记为未成熟畸胎瘤。**在青春期男孩和成年男性中,成熟畸胎瘤和未成熟畸胎瘤之间的区别并没有临床意义,组织病理学家通常不会区分这两种实体病变。** 成熟畸胎瘤可能包括成熟的骨骼,软骨,牙齿,头发和鳞状上皮的成分(这或许解释了畸胎瘤的名称,这在希腊文中大致意思是"怪物肿瘤")(图 14-1F)。畸胎瘤的总体外观很大程度上取决于其中的成分,大多数肿瘤具有实性和囊性区域。**畸胎瘤的血清肿瘤标志物往往正常,但可能引起血清 AFP水平轻度升高。** 大约 47% 的成年混合 GCTs 含有畸胎瘤；纯型畸胎瘤并不常见(Leibovitch et al,1995b；Simmonds et al,1996)。

在男性中,畸胎瘤具有良性组织学表现,但其常常在进展性 NSGCT 患者的转移部位发现。**畸胎瘤对化疗耐药。** 鉴于其在进展性 NSGCT 转移灶中频繁存在,化疗后残留肿块的患者需要进行巩固性手术切除。畸胎瘤固有的化疗耐药性导致了 NSGCT 患者单独使用化疗治疗策略的局限性。

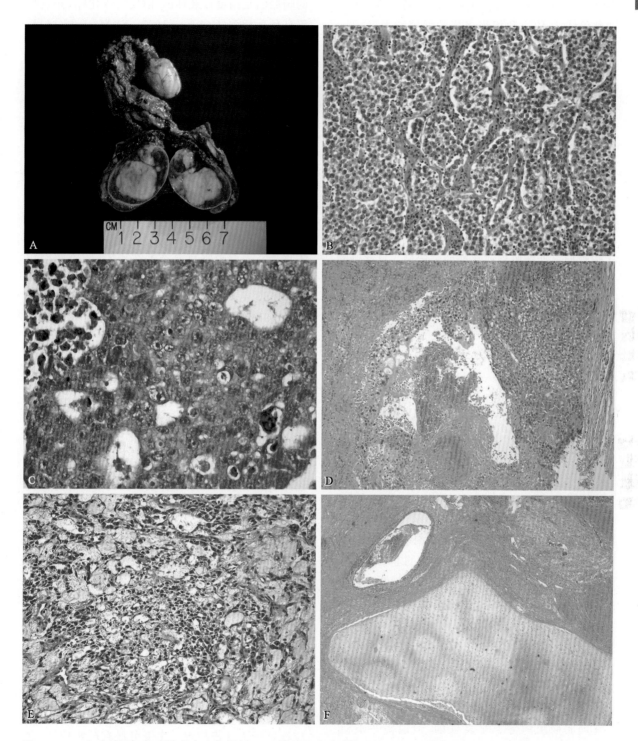

图 14-1　A. 包含精原细胞瘤的睾丸大体解剖。B. 精原细胞瘤［苏木精-伊红（H&E）染色］。C. 胚胎癌（H&E 染色）。
D. 绒毛膜癌（H&E 染色）。E. 卵黄囊瘤（H&E 染色）。F. 畸胎瘤（H&E 染色）

尽管畸胎瘤具有良性的组织学表现,但畸胎瘤含有许多常见于恶性 GCT 的遗传异常,包括非整倍体,i(12p)和相当多变的增殖能力(Castedo et al,1989;Sella et al,1991)。研究还表明,畸胎瘤囊液通常含有 hCG 和 AFP,证明其有恶性潜能(Sella et al,1991;Beck et al,2004)。畸胎瘤的遗传不稳定性具有重要的临床意义。**畸胎瘤可能无法控制地生长,侵入周围结构,并变得无法切除(称为成长性畸胎瘤综合征)**(Logothetis et al,1982)。**在极少数情况下,畸胎瘤可能转变为体细胞型恶性肿瘤,如横纹肌肉瘤、腺癌或原始神经外胚层肿瘤**(Little et al,1994;Comiter et al,1998;Motzer et al,1998)。这些肿瘤被称为体细胞型恶性畸胎瘤或恶变的畸胎瘤。这些肿瘤

要点:生殖细胞肿瘤

- GCT 是 20—40 岁男性最常见的实体肿瘤。
- 双侧 GCT 发生率为 2%,通常表现为双侧不同步发生。
- GCT 在白人发生率最高而在非裔美国人最低。
- 隐睾,GCT 个人史或家族史和 ITGCN 是已知的 GCT 危险因素。
- 青春期前隐睾切除术有利于降低 GCT 发生风险。
- 大约 70% 的 GCTs 有 12 号染色体或者 i(12p)的额外拷贝数,此遗传标志物可以用于 GCT 和起源于畸胎瘤恶变的非 GCT 性体细胞型恶性肿瘤的病理组织学诊断。
- 大约 5%GCTs 起源于性腺外,最常见的部位是纵隔和腹膜后。原发性纵隔 NSGCTs 预后不良。
- 畸胎瘤组织学上为良性。转移部位的畸胎瘤起源于转移性胚胎癌的分化。
- 畸胎瘤对化疗具有抵抗。
- 畸胎瘤组织学上是良性的,但遗传并不稳定,有不可预测的生物学行为。尽管罕见,畸胎瘤可以快速生长并发生内胚层、中胚层、外胚层成分的恶变,形成非 GCT 性体细胞型恶性肿瘤。

常常存在 i(12p)异常,表明它们来自 GCT。恶变的畸胎瘤是高度侵袭性的,耐受常规化疗,并且与不良预后相关(Comiter,1998;El Mesbahi et al,2007)。最后,进展性 NSGCT 患者未切除的畸胎瘤可能导致晚期复发(Sheinfeld,2003)。所有这些事件都可能导致死亡。

(五)初始表现

1. 体征与症状

睾丸癌最常见的表现是无痛性睾丸肿块。急性睾丸疼痛较少见,是由于肿瘤快速生长而引起的肿瘤内出血或梗死,继而导致睾丸的快速增大所致。在 NSGCT 中疼痛更常见,因为这些肿瘤往往血管更加丰富,并且与精原细胞瘤相比,生长更快速。患者常报告有睾丸外伤史;偶然的创伤可能使患者首次注意到睾丸肿块。患者也可能有阴囊不适或下坠的主诉。约 1/3 的 NSGCT 患者和 15% 的单纯精原细胞瘤患者**在诊断时出现区域性或远处转移。10%～20% 的患者主诉中有转移性疾病相关症状**(Sonneveld et al,1999a;Enewold et al,2011)。体积大的腹膜后转移可能导致可触及的肿块,腹痛,继发于输尿管梗阻的腰痛,因腰肌或神经根受累引起的背痛,继发于下腔静脉压迫的下肢肿胀或胃肠道症状。肺部转移可能表现为呼吸困难、胸痛、咳嗽或咯血。锁骨上淋巴结转移可表现为颈部肿块。**大约 2% 的男性具有男性乳腺发育**,这与血清 hCG 水平升高、雄激素产生减少或雌激素水平升高有关(最常见于 Leydig 细胞肿瘤的男性患者)。**虽然约 2/3 的 GCT 男性生育力下降,但很少作为首要的临床表现。**

2. 体格检查

医师应仔细检查受累侧睾丸和对侧正常的睾丸,注意它们的相对大小和一致性,并触诊睾丸或睾丸肿块。对侧睾丸受累或萎缩很常见,特别是有隐睾史的患者。睾丸内任何一个质硬的肿块都应该被认为是恶性肿瘤的可疑区域,并且应该进行进一步检查。患者可伴有鞘膜积液,造成难以通过体检评估睾丸。在这种情况下,必须进行阴囊超声来评估睾丸。还应检查患者是否有可触及的腹部肿块,腹股沟淋巴结肿大(特别是先前做过经腹股沟或阴囊的手术),男性乳腺发育和锁骨上淋巴结肿大。为诊断胸腔内疾病

还应做听诊。

3. 鉴别诊断

睾丸肿块的鉴别诊断包括附睾-睾丸炎、睾丸扭转、血肿或睾丸旁肿瘤（良性或恶性）、疝、精索静脉曲张或精液囊肿，虽然这些疾病通常可以通过体检与睾丸肿块区分开来。**质硬的睾丸肿块应考虑为睾丸肿瘤，除非被证明是其他的疾病，并且应通过阴囊超声检查进一步评估。对于初步诊断为附睾-睾丸炎的患者，完成口服抗生素的适当疗程后，应在2～4周用超声重新评估睾丸。对于持续的睾丸肿块或睾丸疼痛应该通过阴囊超声检查进一步评估。**

4. 诊断延误

诊断延误在该病常见，有患者和医师双方面的因素。患有睾丸癌的患者通常年轻，并且由于否认、忽视或获取信息途径有限，可能不太愿意就诊。**在以前的研究中，多达1/3的睾丸肿瘤最初被误诊为附睾炎或鞘膜积液**（Bosl et al，1981）。对于因转移性GCT而出现体征或症状的患者，这些转移性症状可能成为医师的关注焦点而未能做出GCT的正确诊断。这些患者可能会接受不适当的治疗、检查和不必要的手术，并延误肿瘤的根治。有个案报告显示，患者在未被怀疑转移性GCT时就接受了剖腹探查手术、颈部清扫或乳房切除术治疗。延误诊断可能导致更高的临床分期，化疗耐受性增加和生存率降低。Moul及其同事（1990）报道，在1970—1987年期间当GCT患者延误诊断＞16周时，其生存率就会下降，尽管在顺铂治疗的时代，这类患者没有观察到显著的生存差异。Stephenson及其合作者（2004）报道，由于不必要的剖腹探查手术，治疗延迟超过30d的男性中有更多患者需要接受强化化疗（多种给药方案，高剂量化疗和挽救性化疗）。

加强患者和医师的教育可以避免延误诊断。对于15—50岁的青少年男性或男性，若发现质硬的睾丸肿块，中线腹膜后肿块或左侧锁骨上窝肿块时，医师必须考虑到GCT的诊断。

(六)诊断和初期管理

1. 阴囊超声检查

当男性出现睾丸肿块、鞘膜积液或不明原因的阴囊症状或体征时，**阴囊超声检查应被视为体**格检查的延伸，因为它应用非常普及，价格低廉且无创。随着高频探头（5～10MHz）的应用，阴囊超声可以识别几毫米大小的睾丸内病变，比较容易与睾丸外病变进行区分。在超声扫描中，典型的GCT表现为低回声，并且可以识别2个或更多散发的病灶（图14-2）。由于精原细胞瘤通常具有均匀的回声纹理，因此病变内的异质回声更常与NSGCT相关。彩色多普勒超声检查发现病灶内血流增加表明有恶性肿瘤，尽管血流信号低并不能够排除GCT。睾丸微石症和GCT之间并没有明确的关联，单纯这个发现不应促使进一步的评估（DeCastro et al，2008）。**鉴于双侧GCT的发生率为2%，双侧睾丸均应进行超声检查，尽管诊断为双侧肿瘤很少见（占所有GCT的0.5%），且异时性表现更常见**（Fossa et al，2005）。

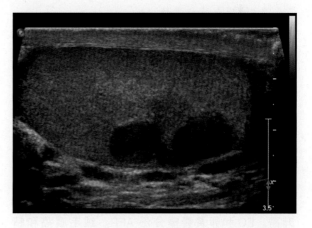

图14-2　左侧睾丸超声矢状面显示存在睾丸内多发结节低回声病变，睾丸切除术证实为单纯精原细胞瘤

对于睾丸体检正常的进展性GCT男性，应该进行阴囊超声检查以排除存在小的，不可察觉的瘢痕或钙化，这些发现提示有可能存在"退变的"原发性睾丸肿瘤。GCT是最常见的自发性消退肿瘤之一，精原细胞瘤是最常见的亚型（Balzer and Ulbright，2006）。对于睾丸内病变存在超声证据（散发结节、星状瘢痕、粗颗粒钙化）的患者应常规进行根治性睾丸切除术，因为经常会遇到ITGCN和残余畸胎瘤。在体格检查和超声扫描中正常睾丸的进展性GCT患者被认为是具有原发性性腺外GCT。

在 GCT 没有播散或血清肿瘤标志物没有升高时，小的（＜10mm）、不可触及的睾丸内病变的诊断可能是一个难题。尽管其中 20%～50% 可能代表小 GCTs（通常是精原细胞瘤），但这些病变中的大多数是良性的（睾丸囊肿、小梗死、Leydig 细胞结节或小 Leydig 细胞或 Sertoli 细胞肿瘤）（Hindley et al，2003；Connolly et al，2006；Muller et al，2006；Shilo et al，2012）。恶性肿瘤的风险随着病灶大小的增加而增加，＜1cm 的病变的恶性概率为 50%，而 1～2cm 的病变的恶性概率超过 80%（Carmignani et al，2005）。治疗选择包括经腹股沟的睾丸切除术、经腹股沟探查和保留睾丸的切除手术（冰冻切片分析排除 GCT）及后续定期的超声检查（发现是否有增大的病灶）。术中可以用超声定位睾丸病变。

2. 肿瘤血清标志物

睾丸癌是与血清肿瘤标志物［乳酸脱氢酶（LDH）、AFP 和 hCG］相关联的少数恶性肿瘤之一，其在诊断和治疗中必不可少（Gilligan et al，2010）。血清肿瘤标志物水平应在诊断时、睾丸切除术后，观察患者对化疗的反应及在随访观察和治疗完成后的复发情况时进行检测。

在诊断时，在 50%～70% 的低分期（临床 Ⅰ，ⅡA 和 ⅡB 期）NSGCT 和 60%～80% 的进展期（临床 ⅡC 和Ⅲ期）NSGCT 患者中存在 AFP 水平升高。EC 和卵黄囊瘤分泌 AFP。绒毛膜癌和精原细胞瘤不产生 AFP。原发性肿瘤中伴有血清 AFP 升高的单纯精原细胞瘤的患者被认为具有 NSGCT。AFP 的半衰期为 5～7d。以下患者 AFP 水平也可能增加：肝细胞癌，胃癌，胰腺癌，胆管癌和肺癌；非恶性肝病（传染性、药物诱导、酒精诱导的、自身免疫）；无菌性毛细血管扩张症；遗传性酪氨酸血症。

在 20%～40% 的低分期 NSGCT 和 40%～60% 的进展期 NSGCT 患者中存在 hCG 水平升高。大约 15% 的精原细胞瘤分泌 hCG。hCG 也可由绒毛膜癌和 EC 分泌。hCG 水平＞5000U/L 通常与 NSGCT 有关。hCG 的半衰期为 24～36h。在肝癌、胆管癌、胰腺癌、胃癌、肺癌、乳腺癌、肾癌和膀胱癌中，hCG 水平可能升高。由于 hCG 的 α 亚基在多种垂体肿瘤中共同存在，因此 hCG 的免疫测定是针对其 β 亚基。hCG 与黄体生成素的交叉反应性会导致原发性性腺功能减退症患者的 hCG 呈假阳性升高。性腺功能减退症引起的血清 hCG 升高，往往在给予睾酮后 48～72h 正常化，这可以作为区分 hCG 真阳性和假阳性的方法。大麻的使用也可能导致 hCG 结果呈假阳性。

在大约 20% 的低分期 GCT 和 20%～60% 的进展期 GCT 患者中 LDH 水平升高。LDH 在平滑肌、心肌和骨骼肌中表达。淋巴瘤也可能导致 LDH 水平升高。在 LDH 的 5 种同工酶中，LDH-1 是 GCT 中最常见升高的同工酶。LDH-1 水平与染色体臂 12p 拷贝数相关，这在 GCT 中经常被放大。LDH 升高的程度与大部分疾病相关。作为 GCT 的非特异性标志物，其主要用途是在诊断 GCT 时评估其预后。LDH 的血清半衰期为 24h。

疑似患有 GCT 的患者应该在进行睾丸切除术前抽取血清检测 AFP、hCG 和 LDH 等以协助诊断，并有利于解释睾丸切除术后的肿瘤标志物水平变化。为了肿瘤分期的目的，应该了解睾丸切除术之前获得的血清肿瘤标志物水平在睾丸切除术后是否下降，以及下降有多快。血清肿瘤标记物检测结果不应作为是否行根治性睾丸切除术的决策因素，因为 AFP 或 hCG 水平在正常范围内也不排除 GCT。如果组织病理学诊断为单纯精原细胞瘤，而血清 AFP 显著升高可以确定 NSGCT 的诊断，因为精原细胞瘤不产生 AFP。但是，应该小心谨慎地解释标志物处于"临界值"的原因。某些罕见的具有睾丸、腹膜后或纵隔原发性肿瘤的患者，其疾病负荷需要立即开始治疗，血清 AFP 和/或 hCG 的显著升高可被认为足以诊断 GCT。对于这种罕见的，医学上不稳定的患者，治疗不要延迟，可以在组织学给出诊断之前进行。然而，这些患者在完成化疗后应该接受根治性睾丸切除术，因为睾丸由于血-生精小管屏障（血-睾屏障）使其成为是一个恶性 GCT 的避难所，常常含有残留的侵袭性 GCT，畸胎瘤或 ITGCN（Geldart et al，2002）。

3. 经腹股沟根治性睾丸切除术

疑似患有睾丸肿瘤的患者应该进行根治性睾丸切除术，并将含有肿瘤的睾丸和精索切除至腹股沟内环的水平。**禁用经阴囊睾丸切除**

或活检,因其使精索的腹股沟部分保持完整,并可能改变睾丸的淋巴引流,增加局部复发和盆腔或腹股沟淋巴结转移的风险。由于 GCTs 的快速生长,应及时进行睾丸切除术;即使延迟 1～2 周也应该避免。根治性睾丸切除术可确定组织学诊断和原发性 T 分期,提供肿瘤组织学的重要预后信息,可治愈 80%～85% 临床 I 期精原细胞瘤的和 70%～80% 临床 I 期的 NSGCT 患者。

睾丸的组织病理学检查应确定肿瘤的组织学类型(框图 14-2)(Sobin and Wittekind,2002)、肿瘤大小、多灶性、局部肿瘤浸润(睾丸网、白膜、鞘膜、附睾、精索、阴囊)、原发性 T 分期(表 14-1)(Greene et al,2002;Sobin and Wittekind,2002)、ITGCN 的存在、血液或淋巴管侵袭(称为脉管浸润)和手术切缘状况。对于混合型 GCT 患者,应确定每个单独的肿瘤亚型,包括其相对比例。由于 GCT 的相对稀少性以及原发性肿瘤组织学对治疗决策的重要性,因此推荐由有经验的病理学家对原发性肿瘤标本进行审阅(Krege et al,2008a,2008b)。在一项随机多中心临床试验中,382 例 NSGCT 标本中有 5 例(1.3%)通过"集中病理阅片"重新分类为精原细胞瘤(Albers et al,2008)。

表 14-1　TNM Staging of Testicular Tumor: American Joint Committee on Cancer and Union Internationale Contrele Cancer

PRIMARY TUMOR(T)

The extent of primary tumor is usually classified after radical orchiectomy and, for this reason, a pathologic stage is assigned.

pTx	Primary tumor cannot be assessed
pT0	No evidence of primary tumor(e. g, histologic scar in testis)
pTis	Intratubular germ cell neoplasia(carcinoma in situ)
pT1	Tumor limited to testis and epididymis without vascular/lymphatic invasion; tumor may invade into tunica albuginea but not tunica vaginalis
pT2	Tumor limited to testis and epididymis with vascular/lymphatic invasion or tumor extending through tunica albuginea with involvement of tunica vaginalis
pT3	Tumor invades spermatic cord with or without vascular/lymphatic invasion
pT4	Tumor invades scrotum with or without vascular/lymphatic invasion

REGIONAL LYMPH NODES(N)

Clinical(as Determined by Noninvasive Staging)

NX	Regional lymph nodes cannot be assessed
N0	No regional lymph node metastasis
N1	Metastasis with lymph node mass ≤ 2cm in greatest dimension; or multiple lymph nodes, none more than 2cm in greatest dimension
N2	Metastasis with lymph node mass, > 2cm, but not more than 5cm in greatest dimension; or multiple lymph nodes, any one mass > 2cm but not more than 5cm in greatest dimension
N3	Metastasis with lymph node mass > 5cm in greatest dimension

Pathologic(pN)(as Determined by Pathologic Findings of RPLND without Prior Chemotherapy or Radiotherapy)

pNX	Regional lymph nodes cannot be assessed
pN0	No regional lymph node metastasis
pN1	Metastasis with lymph node mass ≤ 2cm in greatest dimension and ≤ 5nodes positive, none more than 2cm in greatest dimension

（续 表）

pN2	Metastasis with lymph node mass $>$ 2cm but not more than 5cm in greatest dimension；or $>$ 5nodes positive，none more than 5cm；or evidence of extranodal extension of tumor
pN3	Metastasis with lymph node mass $>$ 5cm in greatest dimension

DISTANT METASTASIS(M)

MX	Distant metastasis cannot be assessed
M0	No distant metastasis
M1	Distant metastasis
M1a	Nonregional nodal or pulmonary metastasis
M1b	Distant metastasis at site other than nonregional lymph nodes or lung

SERUM TUMOR MARKERS(S)

SX	Marker studies unavailable or not performed
S0	Marker study levels within normal limits
S1	LDH $<$ 1.5×N[†] and hCG(MIU/mL) $<$ 5000 and AFP(ng/mL) $<$ 1000
S2	LDH 1.5-10× N or hCG(MIU/mL) 5000-50,000or AFP(ng/mL) 1000-10,000
S3	LDH $>$ 10×N or hCG(MIU/mL) $>$ 50,000or AFP(ng/mL) $>$ 10,000

STAGE GROUPING

GROUP	T	N	M	S(SERUM TUMOR MARKERS)
Stage 0	pTis	N0	M0	S0
Stage Ⅰ	pT1-4	N0	M0	SX
Stage Ⅰ A	pT1	N0	M0	S0
Stage Ⅰ B	pT2	N0	M0	S0
	pT3	N0	M0	S0
	pT4	N0	M0	S0
Stage Ⅰ S	Any pT/Tx	N0	M0	S1-3
Stage Ⅱ	Any pT/Tx	N1-3	M0	SX
Stage Ⅱ A	Any pT/Tx	N1	M0	S0
	Any pT/Tx	N1	M0	S1
Stage Ⅱ B	Any pT/Tx	N2	M0	S0
	Any pT/Tx	N2	M0	S1
Stage Ⅱ C	Any pT/Tx	N3	M0	S0
	Any pT/Tx	N3	M0	S1
Stage Ⅲ	Any pT/Tx	Any N	M1	SX
Stage Ⅲ A	Any pT/Tx	Any N	M1a	S0

（续　表）

	Any pT/Tx	Any N	M1a	S1
Stage ⅢB	Any pT/Tx	N1-3	M0	S2
	Any pT/Tx	Any N	M1a	S2
Stage ⅢC	Any pT/Tx	N1-3	M0	S3
	Any pT/Tx	Any N	M1a	S3
	Any pT/Tx	Any N	M1b	Any S

* Except for pTis and pT4, extent of primary tumor is classified by radical orchiectomy. Tx may be used for other categories in the absence of radical orchiectomy.

† N indicates the upper limit of normal for the LDH assay.

AFP, α-fetoprotein; hCG, human chorionic gonadotropin; LDH, lactate dehydrogenase; RPLND, retroperitoneal lymph node dissection.

From AJCC. Testis. In: Edge SE, Byrd DR, Compton CC, editors. AJCC cancer staging manual. 7th ed. New York: Springer; 2010. p. 469-73. Used with permission of the American Joint Committee on Cancer (AJCC), Chicago, Illinois. The original source for this material is the AJCC Cancer Staging Manual, Seventh Edition (2010), published by Springer Science and Business Media, LLC, www. springer. com.

4. 保留睾丸的手术

保留睾丸的手术(或睾丸部分切除术)具有高度争议性,并且在有正常对侧睾丸的睾丸肿瘤患者治疗中没有意义。然而,对于肿瘤在双侧睾丸或在孤立性睾丸但伴有充足的雄激素合成的患者,若为不超过 2～3cm(30％睾丸体积)的局限性肿瘤,可考虑保留睾丸。当病变不超过 3cm 且血清 AFP、hCG 和 LDH 正常时,也应考虑到可能为良性肿瘤或不确定病变,因为此时为良性组织学结果的可能性为 80％(Giannarini et al,2010)。保留睾丸手术对于较大的肿瘤(＞3cm)可行性不高,因为完整切除肿瘤常常使残留的睾丸实质不足以保存。当进行保留睾丸手术时,进行术中冰冻切片分析可在大多数情况下区分组织学良性和恶性(Tokuc et al,1992; Elert et al,2002)。应该进行相邻睾丸实质活检以排除 ITGCN 的存在。对于 ITGCN 患者,应用 20Gy 或更高剂量对残留睾丸进行辅助放射治疗通常足以防止 GCT 的发展,同时可以保留睾丸 Leydig 细胞功能(和睾丸雄激素生成)。在该剂量下的辐射可导致睾丸永久性不育。Leydig 细胞功能可能会随着时间的推移而下降,接受放射治疗的男性中有 40％需要补充睾酮(Petersen et al,2002)。德国睾丸癌研究小组报道,46 例器官局限性小肿瘤患者在接受保留睾丸手术和 ITGCN 辅助放疗后没有局部复发病例(中位随访时间 91 个月)(Heidenreich et al,2001)。相反,5 例没有接受辅助放疗的患者,4 例发生了复发性睾丸癌。如果希望考虑生育问题,辅助放疗可在保留睾丸的手术后适当延迟,但必须密切随访(Giannarini et al,2010)。

5. 对侧睾丸活检

在 GCT 患者中,正常对侧睾丸有 5％～9％的可能性具有 ITGCN(Dieckmann and Skakkebaek,1999)。在存在睾丸萎缩,隐睾病史或年龄＜40 岁的患者中,对侧睾丸中 ITGCN 的发病率为 36％(Dieckmann and Loy,1996)。对于有 ITGCN 危险因素的患者或术前超声扫描存在可疑病变的患者,可考虑对侧睾丸进行经腹股沟开放活检(Motzer et al,2006)。

6. 疑似性腺外生殖细胞肿瘤

大约 5％的 GCT 来自性腺外(Bokemeyer et al,2002b)。无睾丸肿块的转移性 GCT 患者中,只有 1/3 的患者被明确诊断为原发性的性腺外 GCT;1/3 的患者在睾丸中有 ITGCN,1/3 的患者有超声检查证据表明有退变的原发肿瘤(Scholz et al,2002)。任何具有中线区域包块的 40 岁以下男性都应考虑 GCT。在正常的睾丸评估基础上,出现血清 AFP 和(或)hCG 升高,就足以诊断 GCT,并且在开始治疗之前不需要进行组织学活检确认。如果血清肿瘤标志物正常,应在开始治疗前进行肿块活检以确认 GCT 的诊断。如果肿瘤原发部位无法确诊,活检标本显示低分化癌则会为诊断带来困难。在这种情况下,恶性转化的性腺外 GCT 需要被考虑,活检标本中 i(12p)的表达则支持这一诊断。如果其转移模式与右侧或左侧睾丸原发肿瘤一致或者有超声证据显示为退变的原发肿瘤,那么怀疑有性腺外 GCT 的患者在治疗过程中的某一时间点应该进行经腹股沟睾丸切除术。

要点:生殖细胞肿瘤的诊断和初始管理

- 除非另有证据,否则青春期后男性患者睾丸内的实性肿块应被视为 GCT。
- 除极少数例外情况,怀疑患有 GCT 的男性应行经腹股沟高位精索结扎及睾丸切除术。应避免行经阴囊睾丸切除术和活检。
- 对某些特定 GCT 患者可以考虑行保留睾丸手术,这类患者存在孤立性睾丸或同时双侧睾丸小肿瘤,并且保留的患侧睾丸可以提供足够的雄激素。
- 在 GCT 中延误诊断很常见,大约 1/3 的病例初诊延误。
- 如果血清肿瘤标志物水平在睾丸切除术之前升高,则应在睾丸切除术后对其进行检测,以确定其水平是否下降、稳定或上升。睾丸切除术前获得的血清肿瘤标志物水平不应用于治疗决策。

(七)临床分期

GCT 的预后和初始管理决策取决于疾病的临床分期。临床分期是根据原发肿瘤的组织病理学分型和病理分期、睾丸切除术后检测的血清肿瘤标志物水平、是否存在体检和分期影像学所确定的转移性病灶及其程度。1997 年,美国癌症联合委员会(AJCC)和国际癌症研究联盟(UICC)制订了 GCT 分类的国际共识分类(表 14-1)。AJCC 和 UICC 分期系统独一无二,因为其首次基于睾丸切除术后 AFP、hCG 和 LDH 水平的血清肿瘤标志物类别用于补充基于疾病解剖范围所确定的预后分期。AJCC 和 UICC 分期系统在 2002 年进行了更新,新系统将在原发性肿瘤中出现淋巴血管浸润(LVI)视为以另一种器官局限性肿瘤形式存在的 pT2。临床 I 期被定义为临床上病变局限于睾丸,临床 II 期被定义为存在区域(腹膜后)淋巴结转移,临床 III 期被定义为存在非区域淋巴结和(或)内脏转移。

1. 影像学分期研究

GCT 遵循一种可预测的模式转移扩散,这有助于其成功治疗。除绒毛膜癌以外,最常见的病变扩散途径是通过淋巴管从原发肿瘤转移到腹膜后淋巴结并随后扩散到远处。绒毛膜癌有血行播散的倾向。腹膜后是 70%～80% 的 GCT 患者最初的转移扩散部位。腹膜后淋巴结清扫术(retroperitoneal lymph node dissection,RPLND)的系列详细定位研究增加了对睾丸淋巴引流的理解,并确定了最可能的转移扩散部位(Sheinfeld,1994)。对于右侧睾丸肿瘤,最初引流部位是肾血管下方的主动脉下腔静脉间淋巴结,随后是下腔静脉旁和主动脉旁淋巴结。左侧睾丸肿瘤的最初"着陆区"是主动脉旁淋巴结,其次是主动脉下腔静脉间淋巴结(Donohue et al,1982)。腹膜后淋巴引流的模式是从右向左。从初始"着陆区"向对侧传播在右侧肿瘤中很常见,但在左侧肿瘤中很少见,并且通常见于大体积肿瘤病变。转移性病变出现在骶尾部表明可能有巨大病变侵犯远端髂骨和腹股沟淋巴结逆行转移,也有可能是更罕见的异常睾丸淋巴引流。腹膜后淋巴随后流入右肾动脉和右膈脚后面的乳糜池。腹膜后淋巴转移的患者其影像学上可能显示膈脚后间隙淋巴结的转移。从该处,淋巴通过胸导管转移到后纵隔和左锁骨上窝。

(1)腹部和盆腔的临床分期:所有 GCT 患者均应进行腹部和盆腔的分期影像学检查。计算机断层扫描(CT)成像加上口服或静脉内注射造影剂是腹膜后和盆腔分期最有效的无创影像学检查手段。CT 还提供了对腹膜后的详细解剖评估,以识别可能使后续的 RPLND 复杂化的解剖异常,如回旋主动脉或腹主动脉之后的左肾静脉、下极肾动脉或腔静脉后右侧输尿管。磁共振成像(MRI)是 CT 的替代方案,尽管 MRI 需要更长的检查时间、更高的成本和更低的普及性。

10%～20% 的精原细胞瘤和 60%～70% 的 NSGCT 在 CT 上可发现增大的腹膜后淋巴结。

腹膜后是临床分期最困难的区域。尽管在过去的40 年中 CT 有所改善，但仍有 25％～35％ CT 结果显示阴性的临床Ⅰ期 NSGCT 患者，其病理检查显示腹膜后淋巴结阳性（Fernandez et al，1994）。关于腹膜后淋巴结大小的"正常"CT 标准尚没有共识。通常使用 10mm 来区分肿大的淋巴结，但是该尺寸标准据报道有高达 63％的假阴性率。在临床ⅡA 和ⅡB 期疾病的患者中，12％～40％的患者 CT 报告了过度的临床分期（即 RPLND 的病理学阴性而 CT 上显示腹膜后淋巴结增大）。

理解左侧和右侧肿瘤的初始引流部位能够使我们通过降低最初着陆区中临床阳性淋巴结的大小标准来增加腹部盆腔 CT 扫描的敏感性。Leibovitch 及其同事（1995a）的研究表明，在初始着陆区以 4mm 和该区域以外 10mm 作为区分阈值，其病理Ⅱ期疾病的敏感性和特异性分别为 91％和 50％。在一项类似的研究中，Hilton 及其同事（1997）报道，对最初着陆区的淋巴结使用 4mm 的区分阈值其敏感性和特异性分别为 93％和 58％，他们选择的区域位于主动脉分叉水平的前方。根据这一证据，初始着陆区 5～9mm 大小的腹膜后淋巴结应该怀疑为区域淋巴结转移，尤其是如果它们在横断面影像上位于大血管的前方（图 14-3）。鉴于 GCT 快速生长的特点，建议应基于治疗开始 4 周内的 CT 结果制定肿瘤管理决策。

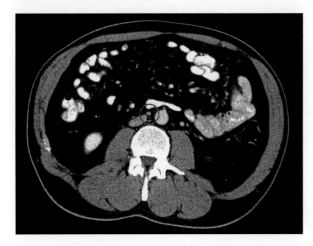

图 14-3　右侧睾丸 NSGCT 患者在睾丸切除术后所显示的腹部盆腔 CT 扫描图像。该图像显示在初始侵袭区域中有 7mm 大小的淋巴结。在行腹膜后淋巴结清扫后证实该淋巴结为畸胎瘤转移灶

恶性 GCT 会聚积氟脱氧葡萄糖（FDG），多项研究调查了正电子发射断层扫描与 FDG（FDG-PET）在 GCTs 诊断分期和化疗后反应评估方面的价值。几项小型试验研究表明，FDG-PET 能比 CT 更精确地鉴别早期精原细胞瘤和 NSGCT 腹膜后转移（Albers et al，1999）。在一项对 111 例临床Ⅰ期 NSGCT 患者的 FDG-PET 进行集中审阅的前瞻性试验中，87 例 PET 阴性患者中有 33 例复发，评估无复发率为 63％（Huddart et al，2007）。研究者得出结论：FDG-PET 对临床Ⅰ期 NSGCT 分期的准确性不够高。de Wit 及其同事（2008）也报道作为早期 NSGCT 主要分期工具，FDG-PET 的结果仅比 CT 略好。FDG-PET 目前在诊断时不用于常规评估 NSGCT 和精原细胞瘤。

根据腹部盆腔成像，以区域淋巴结大小，我们把临床Ⅱ期分为ⅡA（增大的腹膜后淋巴结≤2cm）、ⅡB（增大的腹膜后淋巴结＞2cm 但≤5cm）和ⅡC（增大淋巴结＞5cm）。

（2）腹部和盆腔的病理分期：在某些欧洲医学中心开展的开放 RPLND 手术和大多数腹腔镜RPLND 系列研究中，在临床Ⅰ期或ⅡA 期 NSGCT 患者中进行 RPLND 主要是为了分期而非达到根治的目的，根据区域淋巴结情况确定是否需要后续化疗（Nelson et al 1999；Janetschek et al，2000；Albers et al，2003；Bhayani et al，2003；Nielsen et al，2007；Albers et al，2008）。病理 N 分期与临床 N 分期不同，前者考虑淋巴结转移的数目：pN0，无区域淋巴结转移；pN1，5 个或少于5 个淋巴结并且不超过 2cm；pN2，涉及 5 个以上的淋巴结和（或）任何一个淋巴结 2～5cm；pN3，任何一个淋巴结＞5cm。Ⅱ期病变患者（pTany，pN1-3，M0）隐匿性转移及 RPLND 后复发的风险与区域淋巴结转移负荷密切相关（pN1 的 10％～30％与 pN2～3 的 50％～80％）。病理性 N 分期不适用于既往化疗患者的 RPLND 标本。

2. 胸部成像

所有 GCT 患者在做出治疗决策之前都应进行胸部影像学检查。若无腹膜后病变和（或）血清肿瘤标志物升高，胸部转移并不常见，特别是对于精原细胞瘤。常规胸部 CT 检查可能假阳性率高，这或许会使随后的治疗复杂化（Horan et al，

2007)。在诊断时作为初步分期,采用胸部 X 线平片检查是合理的;CT 检查应在睾丸切除术后血清肿瘤标志物升高的患者中进行,或者在体检或腹部盆腔 CT 显像发现有转移性病变,或者胸部 X 线平片影像存在异常或可疑病变的患者中进行。对淋巴血管浸润或 EC 占主导的临床 I 期 NSGCT 患者进行胸部 CT 定位可能是合理的。一些研究报道,在腹膜后 CT 扫描阴性时肺内血源性转移的比例很高(Hermans et al,2000;Sweeney et al,2000)。无腹膜后病变的纵隔或肺门淋巴结病变应高度怀疑非 GCT 疾病,如淋巴瘤或结节病,并且应在开始全身治疗前通过纵隔镜检查和活检进行组织学确认(Hunt et al,2009)。

在无临床症状或其他相关临床指标阳性的 GCT 患者中,骨和脑的脏器转移并不常见。在诊断时,常规骨显像或头颅 CT 成像没有意义。一个值得注意的例外是,对于 hCG 高度升高(>10 000mU/ml)的患者应进行头颅 CT 成像,因为这种水平往往与转移性绒毛膜癌相关联,后者倾向于脑转移。

3. 血清肿瘤标志物

睾丸切除术后测定的 AFP、hCG 和 LDH 水平对于分期、预后和治疗选择很重要。所有术前血清肿瘤标志物水平升高的患者均应在睾丸切除术后抽取血清肿瘤标志物,以根据半衰期及睾丸切除术前水平评估其合理的下降。睾丸切除术后血清肿瘤标志物水平新的升高和(或)持续增高表明存在转移性病变,这些患者应接受诱导化疗。在转移性评估阴性和标志物下降缓慢的情况下(即不符合半衰期)时,应对患者进行密切监测并定期检查其血清肿瘤标志物水平,直到恢复正常或开始升高。略高于正常范围的稳定 AFP 或 hCG 水平应谨慎解释,其他导致血清肿瘤标志物升高的原因应在治疗决策前排除。与分期影像学检查一样,治疗决策应基于治疗开始后 4 周内测量的血清肿瘤标志物水平。

4. 四期生殖细胞肿瘤的预后分类

一项对 1975－1990 年期间用含铂化疗方案(顺铂或卡铂)治疗的 5202 例晚期 NSGCT 患者的国际回顾性汇总分析把化疗开始时的 AFP、hCG 和 LDH 水平、是否存在肺外内脏转移和原发性纵隔 NSGCT 作为疾病进展和存活的重要和独立预后因素(International Germ Cell Consensus Classification,1997)。在 660 例晚期精原细胞瘤患者中,只有肺外内脏转移的存在是肿瘤进展和存活的重要预测因子(International Germ Cell Consensus Classification,1997)。

基于这些分析,开发了用于晚期 GCT 的国际生殖细胞癌协作组(IGCCCG)风险分类(表 14-2)(International Germ Cell Consensus Classification,1997)。IGCCCG 风险分类应针对每个转移性 GCT 患者确定,并且应该用于指导化疗选择的治疗决策(稍后讨论)。这种分类仅适用于诊断时为晚期 GCT 而不适用于复发的 GCT 患者。也是基于睾丸切除术后化疗开始时而非术前的肿瘤标志物水平。

表 14-2　国际生殖细胞癌协作组对晚期生殖细胞肿瘤的风险分类

NSGCT	精原细胞瘤
预后良好	
原发于睾丸或腹膜后且无肺外内脏转移	任何原发部位及无肺外内脏转移和正常的 AFP,任何 hCG 水平,任何 LDH 水平
肿瘤标记物在以下范围提示预后良好:	
AFP<1000ng/ml	
hCG<5000U/L(1000ng/ml)	
LDH<1.5×正常上限(N)	
56%NSGCT 5 年 PFS 89%,5 年生存率 92%	90%精原细胞瘤 5 年 PFS82%,5 年生存率 86%

（续　表）

NSGCT	精原细胞瘤
预后中等	
原发于睾丸或腹膜后且无肺外内脏转移	任何原发部位且无肺外内脏转移和正常的 AFP，任何水平的 hCG，任何水平的 LDH
任何一项肿瘤标记物达到下列要求	
AFP≥1000ng/ml 并且 ≤10 000ng/ml	
hCG≥5000U/L 并且 ≤50 000U/L	
LDH≥1.5×N 并且 ≤10×N	
28%NSGCT 5 年 PFS 为 75%，5 年生存率为 80%	10%精原细胞瘤 5 年 PFS 为 67%，5 年生存率为 72%
预后不良	
原发于纵隔或非肺的内脏转移或肿瘤标记物达到下列任一条	没有患者被归类为预后不良
AFP＞10 000ng/ml	
hCG＞50 000IU/L(10 000ng/ml)	
LDH＞10×正常上限	
16%NSGCT	
5 年 PFS 41%	
5 年生存率为 48%	

AFP. 甲胎蛋白；hCG. 人绒毛膜促性腺激素；LDH. 乳酸脱氢酶；PFS. 无进展生存率

From International Germ Cell Consensus Classification: a prognostic factor-based staging system for metastatic germ cell cancers. International Germ Cell Cancer Collaborative Group. J Clin Oncol 1997;15:594-603.

根据 IGCCCG 标准，大约 56% 的晚期 NS-GCT 患者被划分为低危，28% 为中危，16% 为高危，这三类患者的 5 年无进展生存率和总生存率分别为 89% 和 92%（低危）、75% 和 80%（中危）、41% 和 48%（高危）。精原细胞瘤没有高危类别。约有 90% 和 10% 的晚期精原细胞瘤患者根据 IGCCCG 标准分为低危和中危，这些患者的 5 年无进展生存率和总生存率分别为 82% 和 86%（低危）和 67%、72%（中危）。Van Dijk 及其同事（2006）发表了一项对 1989 年以后接受 NSGCT 治疗的 1775 例 NSCLC 患者（10 项研究）的荟萃分析，并报道了合并的 5 年生存率估计值为 94%（低危）、83%（中危）和 71%（高危）（按 IGCCCG 标准）。这些结果显示，与原始研究相比，生存率明显改善（特别是对于风险较低的患者），这归因于更有效的治疗和治疗 NSGCT 患者的更多经验。

TNM 系统在睾丸癌分期中包含肿瘤标记物水平（S0-3）和肺外转移。然而，该系统没有考虑精原细胞瘤及 NSGCT 伴肺外转移之间预后的差异。在 TNM 系统中，这两个实体瘤都被划分为 ⅢC 阶段，但 IGCCCG 将前者归类为中危，后者归类为高危。IGCCCG 系统优先用于预后评估和化疗的选择。

5. 精子冷冻保存

虽然不育症是 GCT 的一种不常见表现，但诊断时高达 52% 的男性患有少精子症，而 10% 为无精子症（Williams et al，2009a）。现有的有限数据表明，大约一半的男性在睾丸切除术后精液指标恢复正常（Carroll et al，1987；Jacobsen et al，2001）。生精上皮对基于铂的化疗和放疗非常敏感。几乎所有的患者在化疗后都会出现无精子症，初诊时精液参数正常的患者有 50% 和 80% 分别在 2 年和 5 年内精液恢复到正常水平（Bokemeyer et al，1996a；Feldman et al，2008）。精原细胞瘤放疗后精子发生的恢复可能需要 2～3 年或更长时间（Fossa et al，1999b）。RPLND 可能导致 80% 或更多的患者发生射精功能障碍，尤其是经历过完全双侧清扫而无保留神经的患者。大多数男性能够在 GCTs 的标准化疗后生育后代;放疗似乎比化疗对生育有更多的不利影响(Huyghe et al,2004)。**考虑到睾丸癌治疗对生育力的影响,建议在治疗开始前对尚未决定是否生育或未来有生育计划的男性进行精子冷冻保存。精子保存可以在根治性睾丸切除术之前或之后完成。**

(八)治疗

1. 治疗原则

GCT 的管理决策取决于肿瘤迅速增长的潜力和基本上所有患者可被治疗的潜力。**这意味着我们需要尽快地做出诊断和分期并采取恰当的治疗,这样可以避免患者不必要的死亡和治疗的不良反应。**睾丸切除术后,应当进行影像学分期、血清肿瘤标志物检测,然后尽快制订治疗计划,以便合理执行。

该肿瘤即使是转移也有治愈的可能,故应当采取积极的治疗措施,包括化疗及化疗后残余肿块的切除。无论患者是白细胞减少还是血小板减少,通常需要实施化疗,即使是在患者出现中到重度肾功能不全的情况下,肾毒性的化疗药物(顺铂)也仍然应该应用(Williams et al,1987;Einhorn et al,1989;Bajorin et al,1993;Loehrer et al,1995;Bokemeyer,et al,1996b;Nichols et al,1998;de Wit et al,2001)。同样,NSGCT 在化疗之后,即使肿瘤涉及多个解剖部位,仍然应当手术切除残余组织。年轻和总体健康状况良好的 GCT 患者,如果需要,应实施积极的治疗措施。

血清肿瘤标志物对 GCT 的治疗影响很大,尤其是 NSGCT。正如之前讨论的,睾丸切除术后血清 AFP 或 hCG 升高表明存在转移性疾病,这些患者应优先进行化疗。对于接受化疗的患者,在治疗期间或治疗后的血清肿瘤标志物的升高通常分别表示难治性和复发性病变。如前所述,化疗开始时的血清 AFP、hCG 和 LDH 水平是重要的预后因素,并影响化疗方案的选择和持续时间(International Germ Cell Consensus Classification,1997)。

睾丸癌是一种相对罕见的疾病,普通泌尿外科医师和普通肿瘤科医师通常不会治疗大量 GCT。此外,治疗方案复杂且微妙,支持某些治疗的数据(如 RPLND)仅来自于此类手术量较多的小部分外科医师(Donohue,1993,1995;Heidenreich,2003;Stephenson,2005b;Williams,2009b)。美国的大多数泌尿外科住院医师在结束培训时仅完成了 2 次或更少的 RPLND(Lowranceetal,2007)。多项研究显示,在处理过大量此类患者的医疗机构中,患者生存改善更好(Aass et al,1991;Harding et al,1993;Feuer et al,1994;Collette et al,1999;Joudi and Konety,2005;Suzumura et al,2008)。只要有可能,GCTs 患者应该在处理过大量此类患者的机构接受治疗,

---

要点:临床分期

- 睾丸 GCT 遵循一种可预测的模式转移扩散,从原发性肿瘤转移到腹膜后淋巴结再到远处转移。
- 左侧肿瘤最主要的侵袭部位是主动脉旁和左肾门淋巴结,而右侧肿瘤是最主要的侵袭部位是主动脉与腔静脉之间和腔静脉旁淋巴结。
- 尽管对于临床 I 期的 NSGCT 和精原细胞瘤患者,包块以 1cm 为分辨界限时,CT 影像学的假阴性发生率分别为 25%～35% 和 14%～20%,CT 仍是腹膜后病变分期的最佳方式。
- 在无腹膜后淋巴结病变或血清肿瘤标志物水平升高的情况下,胸部 X 线平片和胸部 CT 是可接受的肿瘤分期方式。
- 睾丸切除术后血清肿瘤标志物水平升高表明存在转移性 GCT,此类患者应接受化疗。
- 国际生殖细胞肿瘤协作组(IGCCCG)风险分类用于评估转移性 GCT 患者的预后和决定化疗方案的选择。对于 NSGCT,IGCCCG 风险根据睾丸切除术后血清肿瘤标志物水平,纵隔原发肿瘤和肺外内脏转移的情况决定。对于精原细胞瘤,IGCCCG 风险只根据肺外内脏转移灶出现的情况决定。
- 在 RPLND、化疗或放疗之前,应该向所有患者提供精子冷冻保存,因为这些治疗对生育具有潜在影响。

RPLND 应由有此操作经验的外科医师执行。

2. 精原细胞瘤和 NSGCT 的治疗对比

以治疗为目的,区分精原细胞瘤和 NSGCT 非常重要。与 NSGCT 相比,精原细胞瘤有较有利的自然病史。通常来讲,精原细胞瘤的侵袭性较低,更容易早期诊断,并可预测其沿淋巴管扩散到腹膜后,然后通过血液扩散到肺或其他器官。在疾病诊断时,临床 Ⅰ、Ⅱ、Ⅲ 期患者的比例在精原细胞瘤中分别为 85%、10%、5%,在 NSGCT 中分别约为 33%、33%、33%(Powles et al,2005)。临床 Ⅰ 期精原细胞瘤的患者隐匿性转移发生率较低(精原细胞瘤:NSGCT 为 10%～15%:25%～35%),并且腹膜后病变治疗后全身复发的风险较低(精原细胞瘤放疗后为 1%～4%,而 NSGCT 在 RPLND 后为 10%),此种情况应用化疗具有重要意义。精原细胞瘤血清肿瘤标志物升高的可能性小,并且血清肿瘤标志物的范围不如 NSGCT 波动大。此外,血清肿瘤标志物不应用于精原细胞瘤的 IGCCCG 风险分类。

与 NSGCT 相比,精原细胞瘤对放疗和铂类化疗极度敏感。与其他实体瘤相比,根除精原细胞瘤需要的辐射剂量较低。**放射治疗是临床 Ⅰ期,ⅡA 和 ⅡB 期精原细胞瘤的标准治疗选择,但对 NSGCT 无效,仅对脑转移瘤有作用。**尽管精原细胞瘤占所有 GCT 病例的 52%～56%,但仅占晚期 GCT 的 10%。对晚期精原细胞瘤而言,其在 IGCCCG 风险类别中不存在预后不良,90% 以上的转移病例被归类为低危(NSGCT 的比率为 56%)(International Germ Cell Consensus Classification,1997)。**对晚期精原细胞瘤而言,通常不考虑远处转移部位发生畸胎瘤的风险,这对于化疗后残留肿块的处理有重要意义。但是对于化疗效果差或者放疗后复发的患者,需要考虑病变由精原细胞瘤向 NSGCT 成分转化的可能。**治疗后复发的远处转移性精原细胞瘤患者,10%～15% 的患者在复发部位具有 NSGCT 成分。尸检研究表明,死于精原细胞瘤的患者,30% 在转移部位具有 NSGCT 成分(Bredael et al,1982)。

对于晚期 NSGCT 患者,转移部位的畸胎瘤风险对治疗方案有重要影响,并且对于具有晚期病变的患者经常需要化疗后进行手术(postche-motherapy surgery,PCS)。对于低分期的 NS-GCT,由于腹膜后畸胎瘤的风险也使得许多临床医师在远处隐匿性转移风险较低的情况下仍倾向于进行 RPLND 而非化疗。如前所述,畸胎瘤对化疗不敏感,而转移性畸胎瘤患者的预后与手术切除的完全性有关。

由于 GCT 几乎总是可以治愈,因此大量的临床试验以尽量将治疗减少到最低限度,避免不必要的治疗为目的,以减少短期和尤其是长期的不良反应和毒性。一种方法是限制接受两种干预措施("双重治疗")的患者人数:要么手术,要么化疗,而不是两者兼有。然而,由于 NSGCT 通常是混合型肿瘤,并且畸胎瘤通常存在于转移部位并有其他 GCT 成分,因此"治愈"通常需要化疗来杀灭化疗敏感成分并进行手术切除畸胎瘤。人们普遍认为,全身治疗和化疗后手术的成功整合是过去几十年转移性 GCT 治愈率提高的主要因素。虽然尽量减少不必要的治疗是一个重要目标,但化疗、放疗和 CT 检查与继发性恶性肿瘤和(或)心血管疾病的终身性风险增加有关(Meinardi et al,2000;Zagars et al,2004;Brenner and Hall,2007;van den Belt-Dusebout et al,2007;Tarin et al,2009)。相反,由有经验的外科医师进行的 RPLND 与长期毒性作用的降低相关联。

要点:精原细胞瘤和 NSGCT 的对比

- 与 NSGCT 相比,精原细胞瘤具有惰性自然病史,临床Ⅰ、ⅡA 和ⅡB 期患者的转移发生率较低,隐匿性腹膜后远处转移的发生率较低。
- 根据 IGCCCG 标准,与 NSGCT 相比,转移性精原细胞瘤的预后没有高危类别,更多的转移性精原细胞瘤患者被划分为低危。
- 与 NSGCT 相比,精原细胞瘤对放疗和铂类化疗具有更高的敏感性。
- 在转移性精原细胞瘤患者中,仅有 15% 的患者血清 hCG 升高,而血清肿瘤标志物水平不用于指导治疗决策。
- 与 NSGCT 相比,不太需要顾虑精原细胞瘤的转移部位出现畸胎瘤的可能性,但对常规治疗无效的患者,应考虑到其可能性。

3. 生精小管内生殖细胞瘤(ITGCN)

ITGCN 的诊断是通过对不育患者的睾丸活检,GCT 患者的对侧睾丸活检,或对保留睾丸手术患者的患侧睾丸活检来明确。治疗 IT-GCN 的基本原理是基于侵袭性 GCT 发展的高风险性(Skakkebaek et al,1982;Dieckmann and Skakkebaek,1999)。治疗方案包括睾丸切除术、低剂量放疗和密切观察。根据患者对未来生育的需求,对侧睾丸是否正常及患者是否希望避免睾酮替代治疗,进行个体化治疗。尽管低剂量放疗(≥20Gy)与手术具有相似的局部控制率,而且具有保留睾丸内分泌功能的机会,因为睾丸间质细胞和生殖上皮相比具有一定的放射抵抗性,但是根治性睾丸切除术仍是最确切的治疗方法(Heidenreich et al,2001;Montironi et al,2002;Dieckmann et al,2003)。然而,多达 40% 的患者最终需要睾酮替代治疗,放疗后应监测患者睾丸雄激素水平(Heidenreich et al,2001;Petersen et al,2002)。为了保留睾丸内分泌功能,已有研究将放射剂量减少至 20Gy 以下,但是减小剂量可能出现 IT-GCN 复发(Classen et al,2003;Dieckmann et al,2003)。对于具有生育要求的对侧睾丸功能正常的患者,首选根治性睾丸切除术,因为放疗辐射可能会损害对侧睾丸的精子发生。对于精液参数异常但足以用于辅助生殖的患者,通过定期的睾丸超声评估,进行密切监测是一种合理的延迟治疗策略,直到成功妊娠和(或)GCT 发展。这些患者的另一种选择是睾丸探查,采集精子和用于辅助生殖技术的冷冻保存以及根治性睾丸切除术后进行睾酮替代治疗。

计划接受顺铂化疗的 ITGCN 患者是一种独特的情况,因为化疗可能会降低(但不能消除)GCT 的风险。一项研究评估 ITGCN 患者化疗后睾丸 GCT 的风险在 5 年时为 21%,在 10 年时为 45%(Christensen et al,1998)。这些患者可以在化疗完成后接受小剂量放疗,或者化疗后 2 年或更长时间后,对于有 ITGCN 证据的患者,进行睾丸活检确诊,然后治疗(Krege et al,2008a,2008b)。

> **要点:生精小管内生殖细胞瘤**
> - ITGCN 是 GCT 的前驱病变,5 年内发生侵袭性 GCT 的风险为 50%。
> - 根治性睾丸切除术和低剂量(≥20Gy)放疗是 ITGCN 的有效治疗选择。

4. NSGCT

(1)临床Ⅰ期 NSGCT:大约 1/3 的临床Ⅰ期 NSGCT 患者在睾丸切除术后具有正常血清肿瘤标志物。这些患者的最佳治疗方案仍然具有争议,因为采用主动监测、RPLND 和化疗这三项治疗措施后的长期生存率接近 100%。产生争议的是腹膜后或远处部位的隐匿性转移仅占所有患者的 20%~30%。睾丸切除术后的任何可能导致短期和长期并发症的干预措施都代表针对病变局限于睾丸内的 70%~80% 患者的过度治疗。尽管在某些中心,无论风险如何,主动监测是首选方法,但是大多数中心采用基于隐匿性转移概率的风险适应方法。

①风险评估:许多研究试图鉴定原发肿瘤内可预测隐匿性转移的组织病理学因素。隐匿性转移最常见的危险因素是淋巴血管浸润和 EC 成分占主导。文献中 EC 成分占主导的定义为 EC 成分占 45%~90%。报道的淋巴血管浸润和 EC 占主导的隐匿性转移率(基于监测中观察到复发或 RPLND 后淋巴结转移)分别为 45%~90% 和 30%~80%(Heidenreich et al,1998;Sogani et al,1998;Hermans et al,2000;Sweeney et al,2000;Alexandre et al,2001;Roeleveld et al,2001;Albers et al,2003;Vergouwe et al,2003;Nicolai et al,2004;Stephenson et al,2005)。在没有这两种风险因素的情况下,隐匿性转移的风险<20%。其他明确的危险因素包括进展性病理分期、缺乏成熟畸胎瘤、无卵黄囊瘤、存在 EC(不论组成百分比)、MIB-1 染色百分比、肿瘤大小和患者年龄。Vergouwe 及其同事(2003)对 23 项研究进行汇总分析,评估临床Ⅰ期 NSGCT 隐匿性转移的预测因子,确定淋巴血管浸润(比值比 5.2),MIB-1 染色超过 70%(比值比 4.7)和 EC 占主导(比值比 2.8)作为最强的预测因子,并且这些因素存在于 36%、55% 和 51% 的患者中。

如前所述,在制订治疗建议时,应考虑腹部盆腔 CT 成像的结果,因为以 1cm 大小作为界值与高假阴性率相关联。在主要转移部位,腹膜后淋巴结在 5～9mm 就应该视为可疑区域淋巴结转移。

根据几种危险因素的存在或缺失,已经提出了许多风险和预后指数,这些指数多基于淋巴血管浸润和 EC 占主导(Freedman et al,1987;Read et al,1992;Heidenreich et al,1998;Sogani et al,1998;Hermans et al,2000;Alexandre et al,2001;Albers et al,2003;Nicolai et al,2004;Stephenson et al,2005)。**基于淋巴血管浸润和 EC 占主导的低危和高危患者分类,适用于评估临床Ⅰ期患者隐匿性转移性病变的风险,不应与 IGCCCG 的转移性 NSGCT 风险分类相混淆**(前文已讨论过)。这些预后模型中只有一个得到了前瞻性验证,而且都没有考虑分期 CT 影像的结果(Freedman et al,1987;Read et al,1992)。三项前瞻性研究提示,淋巴血管浸润和 EC 占主导可能与 35%～55% 的转移风险相关,而不是大多数早期研究所报告的 50%～70%。玛格丽特公主医院的一项监测系列报道,淋巴血管浸润和(或)单纯 EC 患者的复发率为 52%(Sturgeon et al,2011)。同样,来自不列颠哥伦比亚省和俄勒冈州波特兰的一系列研究报道,淋巴血管浸润与 50% 的复发率相关,而 EC 占主导与 33% 的复发率相关(Kollmannsberger et al,2010)。同样,来自斯堪的纳维亚的基于人群的监测研究报告淋巴血管浸润患者的复发率为 42%(Tandstad et al,2009)。最后,尽管事实上在原发肿瘤中,有 42% 的患者存在淋巴血管浸润的证据,但在随机试验中,通过 RPLND 治疗的临床Ⅰ期 NSGCT 患者只有 18% 存在腹膜后淋巴结转移(Albers et al,2008)。这种低于预期的隐匿性转移率可能是由于对异常淋巴结和(或)判断转移分期的 CT 影像学检查的过细解读所致。

②主动监测:**主动监测的基本原理基于以下事实:70%～80% 的临床Ⅰ期 NSGCT 患者仅通过睾丸切除术即可治愈,并且对低风险的转移性 NSGCT,能够通过化疗挽救几乎所有复发患者**(International Germ Cell Consensus Classification,1997)。主动监测通过治疗对有需要的患者提供了减少治疗相关毒性的可能。主动监测相关

系列研究显示,在进行 RPLND 和初始化疗的患者之间的总生存率和疾病特异性生存率没有区别。因此,**最初的监测被认为是临床Ⅰ期 NSGCT 的标准治疗选择。主动监测的缺点是它复发风险最高,需要长期监测(>5 年),由于密集的 CT 检测会增加继发性恶性肿瘤的潜在风险**(Brenner and Hall,2007;Tarin et al,2009)。**而且,如果患者在诊断时已接受治疗,在复发时就需要进行更加强化的治疗。**

已报道超过 3000 例男性的监测系列研究结果,平均复发风险为 28%,癌症特异性死亡率为 1.2%。表 14-3 中总结了 11 个大型研究的结果(Freedman et al,1987;Read et al,1992;Gels et al,1995;Sogani et al,1998;Colls et al,1999;Sharir et al,1999;Francis et al,2000;Daugaard et al,2003;Ernst et al,2005;Tandstad et al,2009;Kollmannsberger et al,2010b;Tandstad et al,2010;Sturgeon et al,2011)。**超过 90% 的复发发生在两年内,但 1% 的患者(一些报道中为 5%)出现晚期复发(>5 年)**(Daugaard et al,2003;Sturgeon et al,2011)。在同时期更多的系列研究中,65%～75% 的复发发生在腹膜后,伴或不伴血清肿瘤标志物升高(Tandstad et al,2009;Sturgeon et al,2011)。**因为大多数患者出现大体积(>3cm)的腹膜后淋巴结肿大,血清肿瘤标志物升高或远处转移,诱导化疗是复发患者最常用的治疗方法。然而,具有正常血清肿瘤标志物和复发的病变仅限于存在小体积的腹膜后淋巴结增大(<3cm)的患者最初可以用 RPLND 进行治疗**(Stephenson et al,2007)。

在已发表的系列研究中使用的主动监测时间表变化很大,没有一个时间表在生存率方面被证明优于另一个时间表。鉴于大多数复发发生在头两年内,影像学监测和化验检查在 2 年内应更加密集,在第 3～5 年频率可降低。晚期复发的风险要求主动监测超过 5 年,但主动监测是否应该包括 CT 是有争议的。在随访的前 5 年内,腹部盆腔 CT 扫描的频率在多个不同的系列研究中变化很大,从每年 2～13 次或更多。在第 1～2 年的随访中,一项每年进行 2 次和 5 次 CT 扫描的随机对照研究显示:在患者的生存率,IGCCCG 复发风险分类或复发时临床分期方面均无显著性差异

(Rustin,2007)。在已发表的系列研究中,35%~80%的患者没有依从医师制订的随访监测时间表 进行监测(Howard et al,1995;Hao et al,1998;Ernst et al,2005)。

表 14-3 临床Ⅰ期非精原细胞瘤主动监测系列研究

研究	患者数量	复发(%)	中位随访时间(月)	中位复发时间(月)	全身复发[*]	死于GCT(%)
Freedman et al,1987	259	70(32)	30	NR	61%	3(1.2)
Read et al,1992	373	100(27)	60	2(1.5~20)	39%	5(1.3)
Gels et al,1995	154	42(27)	72	4(2~24)	71%	2(1)
Sogani et al,1998	105	27(26)	136	5(2~24)	37%	3(3)
Sharir et al,1999	170	48(28)	76	7(2~21)	79%	1(0.5)
Colls et al,1999	248	70(28)	53	NR	73%	4(1.6)
Francis et al,2000	183	52(28)	70	6(1~12)	54%	2(1)
Daugaard et al,2003	301	86(29)	60	5(1~171)	66%	0
Ernst et al,2005	197	58(29)	54	6(2~135)	22%	0
Kollmannsberger et al,2010b	223	59(26)	52	NR	NR	0
Sturgeon et al,2011	371	104	76	7	33	3(0.8)
Tandstad et al,2009[+]	350	44(13)	56	8	27%	1(0.3)
Tandstad et al,2010[++]	129	19(15)	123	8	37%	0

[*] 复发伴升高的血清肿瘤标志物和(或)在腹膜后淋巴结以外的组织中复发

[+] 97%是淋巴血管浸润和低风险

[++] 96%为淋巴血管浸润和低风险

NR. 未报告

GCT. 生殖细胞肿瘤

③RPLND:RPLND 治疗临床Ⅰ期 NSGCT 的基本原理基于以下因素:腹膜后是隐匿性转移性疾病最常见的部位,且伴有全身性病变的风险较低;隐匿性转移患者腹膜后畸胎瘤(对化疗耐药)发生率为 15%~25%;完全的双侧标准的 RPLND 后腹部盆腔复发的风险低,无须行常规 CT 检查;对于低容积的(pN1)腹膜后恶性肿瘤和畸胎瘤患者(pN1~3),单独使用 RPLND 治愈率高;如果辅助化疗仅限于广泛的腹膜后恶性肿瘤患者(pN2~3),那么超过 75%或更多的患者可避免接受化疗;对于那些低危的复发和诱导化疗后复发的患者具有高挽救率;有经验的外科医师进行保留神经的 RPLND 时,近期和远期并发症发生率较低。在低分期 NSGCT 中,治疗重点是腹膜后,因为 RPLND 提供了最有效的癌症控制率和最低的长期严重并发症率。RPLND 的缺点是所有患者都接受了大型腹部手术,这需要非常有经验的外科医师,并非所有患者能得到这样的机会,并且 RPLND 常常导致最高比率的双重治疗。

表 14-4(Richie et al,1990;Donohue et al,1993;Hermans et al,2000;Nicolai et al,2004;Stephenson et al,2005b;Albers et al,2008;Williams et al,2009b)中总结了 RPLND 治疗临床Ⅰ期 NSGCT 的七项最大的系列研究。在这些系列研究中,病理Ⅱ期的比例为 19%~28%,这些患者中估计 66%~81%在 RPLND 后单独治愈(Donohue et al,1993;Hermans et al,2000;Sweeney et al,2000;Rabbani et al,2001;Nicolai et al,2004;Stephenson et al,2005a,2005b)。RPLND(有或无辅助化疗)的长期肿瘤特异性生存率接近 100%,晚期复发的风险可以忽略不计。大多数 RPLND 系列研究报道的腹膜后肿瘤复发率小于 2%,证明其可有效控制腹膜后转移(Donohue et al,1993;Hermans et al,2000;Stephenson et al,2005b)。

表 14-4　Published Series of Retroperitoneal Lymph Node Dissection for Clinical Stage I Nonseminoma Germ Cell Tumor

STUDY	NO. PATIENTS	PS II(%)	TERATOMA IN RETROPE- RITONEUM	RELAPSE, PS I	RELAPSE, PS II	ADJUVANT CHEMO- THERAPY	GCT DEATHS (%)
Donohue et al，1993	378	113(30)	15%	12%	34%	13%	3(0.8)
Hermans et al，2000	292	67(23)	NR	10%	22%	12%	1(0.3)
Nicolai et al，2004	322	61(19)	NR	NR	27%	NR	4(1.2)
Stephenson et al，2005b	297	83(28)	15%	6%	19%	15%	0
Williams et al，2009b	76	37(49)	NR	5%	11%	NR	0
Albers et al，2008	173	31(19)	NR	9%	NR	19%	0
Richie，1990	99	35(35)	NR	6%	15%	15%	0

GCT，germ cell tumor；NR，not reported；PS，pathologic stage.

运用保留神经技术，完全的双侧标准的RPLND 可以使腹部盆腔复发率达到最低风险（＜2%）和保留最高比率的顺行射精（＞90%）（Jewett et al，1990；Donohue and Foster et al，1998；Stephenson et al，2005b；Eggener et al，2007b；Subramanian et al，2010）。由于这个原因，现在许多人认为保留神经技术是初始 RPLND 的标准方法（Stephenson et al，2011）。针对临床 I 期NSGCT，一项随机对照临床试验，对比分析了进行初始 RPLND[病理性 II 期患者辅助博来霉素拓扑替康/顺铂（BEP）×2 治疗]和仅用 BEP×1化疗的治疗结果，显示化疗对患者的 2 年无进展生存率有明显提高（99% vs. 92%），尽管两组均未观察到 GCT 患者死亡（Albers et al，2008）。该项研究显示 RPLND 时腹膜后淋巴结组织学阴性患者的局部复发率为 11%，远高于有经验的中心所有患者的局部复发率。这项试验的患者是在德国的 61 个不同的中心接受治疗，外科医师相对经验缺乏和单侧淋巴清扫可能是导致该不良结局的原因。选择 RPLND 的患者应该由经验丰富的外科医师进行完全的双侧标准的切除手术。否则，患者应该接受主动监测或初始化疗。

RPLND 可以使 60%～90% 的 pN1 疾病患者和 100% 仅有畸胎瘤的患者治愈（无论淋巴结受累的程度如何）（Pizzocaro and Monfardini，1984；Williams et al，1987；Richie and Kantoff et al，1991；Rabbani et al，2001；Sheinfeld et al，2003；Stephenson et al，2005b）。pN2～3 疾病患

者复发的风险＞50%（Vogelzang et al，1983；Williams et al，1987；Socinski et al，1988；Stephenson et al，2005b）。在 2 个周期的辅助化疗[最常见的是 BEP×2 或依托泊苷顺铂（EP）×2]中，复发率降至 1% 以下（Behnia et al，2000；Albers et al，2003；Kondagunta et al，2004）。对病理 II 期病变患者进行 RPLND 后，一项随机临床试验对比研究了辅助化疗和进行观察的结果，显示化疗使复发风险明显降低（6% vs. 49%），但整体存活率无差异（Williams et al，1987）。辅助化疗和观察是病理 II 期患者可接受的治疗选择，应告知患者 RPLND 后复发的风险及这些措施潜在的益处和风险。

④初期化疗：与 RPLND 后给予病理 II 期患者的辅助化疗不同，初期化疗是指睾丸切除术后给予临床 I 期 NSGCT 的治疗。初始化疗的目标是使复发的风险最小化，并使患者避免 RPLND 和诱导化疗（针对监测复发的患者）。初始化疗的基本原理是基于 RPLND 后作为辅助治疗的两个周期化疗清除微小转移病灶的有效性及尽管进行了RPLND，仍有 20%～25% 的患者需要化疗（作为辅助治疗或用于治疗复发）（Donohue et al，1993；Hermans et al，2000；Nicolai et al，2004；Stephenson et al，2005a）。初始化疗为患者带来最大的无复发机会，并且可以在社区实施（Tandstad et al，2009，2010）。初始化疗的缺点如下：不能治疗腹膜后畸胎瘤，而且使患者有可能发生化疗耐药和（或）晚期复发（后面讨论）；需要长期进

行腹膜后 CT 监测；使所有患者都承受化疗和迟发性毒性作用的潜在风险（如心血管疾病和继发性恶性肿瘤）。**两个周期化疗的迟发毒性风险尚不明确，似乎没有安全的下限。**

在已发表的 12 篇文章对初期化疗进行了研究，其中大多数使用了 BEP×2 方案（表 14-5）（Abratt et al，1994；Cullen et al，1996；Pont et al，1996；Ondrus et al，1998；Bohlen et al，1999；Amato et al，2004；Chevreau et al，2004；Oliver et al，2004；Dearnaley et al，2005；Albers et al，2008；Tandstad et al，2009，2010）。在具有淋巴血管浸润和（或）EC 占主导的男性中，初始化疗可以将复发率从 30%～60% 降至 2%～3%。其中 8 篇文章提到，平均随访 5 年的结果没有死于

GCT 的报道。在另 4 篇包括 406 例患者的研究中，观察到 13 例复发（3%），其中 6 例（46%）复发的患者死于生殖细胞瘤。**虽然初期化疗与最低的复发风险相关，但这些复发不太适合于补救治疗，因为病变具有化学耐药性，特别是如果他们接受了标准剂量 BEP 以外的方案。相比之下，RPLND 或监测后复发的化疗初治患者，几乎全部可通过化疗得到治愈。虽然经初始化疗的患者，肿瘤复发并不常见，但几乎全部复发都发生在腹膜后，这就要求在随访中使用腹部盆腔 CT 进行监测。许多欧洲机构更愿意采用 BEP×2 化疗，而不是RPLND，因为后者主要用于临床分期，而不是治疗的目的**（Krege et al，2008a，2008b；Schmoll et al，2009b）。

表 14-5　临床Ⅰ期非精原细胞瘤初次化疗系列研究

研究	患者数量	化疗方案*	中位随访时间（月）	复发（%）	复发时间（月）	死于 GCT（%）
Abratt et al，1994	20	BEP×2（E：360）[+]	31	0	NR	0
Cullen et al，1996	114	BEP×2（E：360）	48	2（1.8）	7，18	2（1.8）
Pont et al，1996	29	BEP×2（E：500）	79	2（2.7）	8，27	1（3.5）
Ondrus et al，1998	18	BEP×2（E：360）	36	0	NR	0
Amato et al，2004	68	CEB×2（E：360）	38	1（1.5）	21	0
Bohlen et al，1999	58	BEP×2（E：360）；PVB×2（20pts）	93	2（3.4）	22，90	0
Chevreau，et al，2004	40	BEP×2（E：360）	113	0	NR	0
Oliver et al，2004	148	BEP×1（$n=28$）；BEP×2（$n=46$）；BOP×2（$n=74$）（E：360）	33	6（4.1）	NR	2（1.4）
Dearnaley et al，2005	115	BOP×2	70	3（1.7）	3，6，26	1（0.9）
Albers et al，2008	191	BEP×1（E：500）	56	2（1.0）	15，60	0
Tandstad et al，2009	382	BEP×1（$n=312$）；BEP×2（$n=70$）（E：500）	56	7（1.8）	Range：8～36	0
Tandstad et al，2010	100	PVB×1（$n=40$）or PVB×2（$n=60$）	116	5	1，9，10，27，126	0

* 化疗方案：BEP. 博莱霉素-依托泊苷-顺铂；BOP. 博来霉素-长春新碱-顺铂；CEB. 卡铂-依托泊苷-博来霉素；PVB. 顺铂，长春新碱，博来霉素

[+] E：360 是指每周期 360mg/m² 的依托泊苷剂量；E：500 是指每周期 500mg/m² 的依托泊苷剂量

NR. 未报告；pts. 患者

GCT. 生殖细胞肿瘤

一项随机临床试验和一项基于人群的研究调查了 BEP×1 作为临床Ⅰ期 NSGCT 的初期化疗方案的随访结果(Albers et al,2008;Tandstad et al,2009)。在这两项中位随访时间不足 5 年的研究中,BEP×1 化疗后复发的风险为 1%～3%,肿瘤特异性生存率均接近 100%。将来研究需要在随机试验中将 BEP×1 与 BEP×2 进行比较,以验证其安全性和有效性。

⑤临床Ⅰ期 NSGCT 的治疗选择:尚没有关于临床Ⅰ期 NSGCT 的标准治疗方法的随机对照试验。一项Ⅲ期随机临床试验比较了 BEP×1 与单侧改良 RPLND(病理Ⅱ期患者应用 BEP×2)(Albers et al,2008)。尽管应用 BEP×1 方案的患者复发风险显著降低[风险比(HR) 0.13,95%置信区间为 0.02～0.55],但两组均没有肿瘤特异性死亡。这项试验比较了临床Ⅰ期 NSGCT 的两种非标准治疗方法,故而受到批评(Sheinfeld and Motzer,2008)。

鉴于对患者进行主动监测、RPLND 和初始化疗的良好长期生存率,推荐任何特定的治疗方案都是不恰当的,因为每种方法在治疗相关毒性、后续治疗的需求、化验和影像学监测的强度等方面都存在相对的优缺点。同时,患者的偏好可能会有所不同,也应予以考虑。临床Ⅰ期 NSGCT 的一些临床实践指南已经出版,通常建议对低危患者进行主动监测,对高危患者进行主动监测、RPLND 或初始化疗(Albers et al,2005;Motzer et al, 2006;Hotte et al,2008;Krege et al,2008a,2008b;Schmoll et al,2009b;Stephenson et al,2011)。Nguyen 及其同事(2010)开发了一种决策分析模型,根据癌症预后,治疗相关毒性和患者对重要治疗后结局的偏好以确定临床Ⅰ期 NSGCT 的最佳治疗方案。当评估的复发风险在 33%～37%时,主动监测与最高质量的调整生存率相关联。当复发风险>46%～54%时,积极治疗(RPLND 或初期化疗)更有利。

(2)临床ⅠS 期 NSGCT:临床ⅠS 期被定义为睾丸切除术后血清肿瘤标志物升高,但无临床或影像学转移性病变的证据。临床ⅠS 期肿瘤患者进行初始 RPLND 的研究显示,37%～100%的患者因为腹膜后转移、血清肿瘤标志物持续升高或复发需要后续化疗(Davis et al,

1994;Saxman et al,1996)。**有共识认为,这些患者应该接受类似于临床ⅡC 期和Ⅲ期患者的治疗,并接受诱导化疗。**临床ⅠS 期患者化疗后癌症特异性生存率超过 90%(Culine et al,1996;International Germ Cell Consensus Classification,1997)。进行睾丸切除术后,血清肿瘤标志物水平略有升高和稳定,没有临床病变证据的患者,应谨慎解释,因为它们可能代表转移性 NS-GCT 的假阳性结果。

(3)临床ⅡA 期和ⅡB 期 NSGCT:临床ⅡA 和ⅡB 期 NSGCT 的最佳治疗方案是有争议的。RPLND(有或无辅助化疗)和诱导化疗(有或无化疗后 RPLND)是可接受的治疗方案,生存率均超过 95%。没有随机试验对这两个治疗方法进行比较。一项前瞻性、多中心、非随机的临床试验对进行 RPLND＋两个周期的辅助化疗与诱导化疗进行了对比。结果显示,两组在复发率(RPLND组为 7%,化疗组为 11%)或总生存率方面没有显著差异(Weissbach et al,2000)。对 RPLND(病理Ⅱ期辅助两个周期的化疗)和诱导化疗的单中心非随机回顾性比较研究显示,诱导化疗的复发风险显著降低(98% vs. 79%),但两种治疗方案的癌症特异性生存率均接近 100%(100% vs. 98%)。接受 RPLND 的患者接受较少的化疗周期(平均 4.2 vs. 1.4),其中有 51%的患者避免了化疗(Stephenson et al,2007)。

支持临床ⅡA 和ⅡB 期 NSGCT 进行 RPLND 的观点如下:①13%～35%的患者淋巴结病理呈阴性并且可避免化疗(Pizzocaro et al,1987;Donohue et al,1995;Weissbach et al,2000;Stephenson et al,2007);②约 30%的患者有腹膜后畸胎瘤,对化疗耐药(Foster et al,1996;Stephenson et al,2007);③伴或不伴辅助化疗的 RPLND 的长期癌症特异性生存率为 98%～100%(Pizzocaro et al,1987;Donohue et al,1995;Weissbach et al,2000;Stephenson et al,2007);④10%～52%的患者避免了任何化疗(Pizzocaro et al,1987;Donohue et al,1995;Weissbach et al,2000;Stephenson et al,2007);⑤70%～90%的患者保留了射精功能(Richie and Kantoff,1991;Donohue et al,1995;Weissbach et al,2000)。**RPLND 的缺点如下:**①48%或更多的患者需要额

外的治疗；②13％～15％的患者在 RPLND 后持续存在病变并且需要全程诱导化疗；③可能无法在所有机构完成高质量 RPLND（Weissbach et al，2000；Stephenson et al，2007）。

支持诱导化疗的观点如下：①60％～78％的患者可获得完全缓解，避免应用化疗后手术治疗；②可在社区机构进行治疗；③癌症特异性生存率为 96％～100％（Peckham and Hendry，1985；Logothetis et al，1987；Socinski et al，1988；Ondrus et al，1992；Horwich et al，1994；Lerner et al，1995；Culine et al，1997；Debono et al，1997；Weissbach et al，2000；Stephenson et al，2007）。化疗的缺点如下：①所有患者都有接受长期化疗毒性的风险；②未接受化疗后 RPLND 的患者有化疗抵抗性 GCT 复发的风险。

鉴于临床 ⅡA 期 NSGCT 患者中有 13％～35％是淋巴结病理阴性（假阳性 CT 结果），因此对于在分期腹部盆腔 CT 影像上显示不确定病变的患者，如果在其他方面存在转移性病变的风险较低，可以在最初进行密切观察，以澄清后续的治疗方案。**临床 ⅡA 和 ⅡB 期 NSGCT 的治疗考虑因素包括隐匿性全身性病变、腹膜后畸胎瘤的风险，短期和长期治疗相关的并发症发生率及双重治疗的需求。**最后一项考虑是最不重要的，但对这些患者的最佳治疗选择有强烈的影响。如前所述，由于转移性 NSGCT 经常作为化疗敏感性恶性 GCT 和化疗耐药性畸胎瘤存在，"治愈"通常需要化疗和手术相结合。

过去 20 年，在低分期 NSGCT 中应用初始 RPLND 的临床经验已经确定其是与全身复发相关的决定性因素。与临床 ⅠS 期 NSGCT 一样，睾丸切除术后出现 AFP 和 hCG 水平的升高与 RPLND 后全身复发风险增加相关。Rabbani 及其同事（2001）报道，睾丸切除术后血清肿瘤标志物正常的 45 例患者中 7 例（16％）复发，而术后 AFP 和 hCG 水平升高的 5 例患者中有 4 例（80％）复发。Stephenson 及其同事（2005）发现血清肿瘤标志物升高（HR＝5.6，$P<0.001$）和腹膜后淋巴结病变＞3cm（HR＝12.3，$P<0.001$）是 RPLND 后全身复发的重要预测因子。**有专家共识认为临床 ⅡA 和 ⅡB 期 NSGCT 患者，具有 AFP 或 hCG 水平升高或大体积的淋巴结（＞3cm）应接受诱导化疗。**

因为腹膜后畸胎瘤对化疗耐药，所以它的存在是任何转移性 NSGCT 单独使用化疗策略的限制。总体而言，大约 20％的临床 ⅡA 和 ⅡB 期患者存在腹膜后畸胎瘤，而在原发性肿瘤中具有畸胎瘤成分的患者，发生腹膜后畸胎瘤的比例增为 30％～35％（Donohue et al，1995；Foster et al，1996；Stephenson et al，2005）。残余微小畸胎瘤可能终身保持休眠状态并临床沉默。也可能表现出缓慢的生长，这可以应用 CT 影像进行监测，并可通过手术切除得以治愈。然而，畸胎瘤未切除的最严重后果是畸胎瘤综合征、恶变和晚期复发（尽管罕见）。**对于那些具有腹膜后畸胎瘤风险，而全身其他部位病变风险较低的患者（血清肿瘤标志物正常，淋巴结增大＜3cm），RPLND 是首选的初始治疗方案。**

（4）临床 ⅡC 和 Ⅲ 期 NSGCT：**以顺铂为基础的诱导化疗是用于治疗临床 ⅡC 和 Ⅲ 期 NSGCT 的初始方法。**如前所述，诱导化疗也是睾丸切除术后伴有 AFP 和 hCG 升高的临床 ⅠS 期和临床 ⅡA 和 ⅡB 期肿瘤的优先治疗方案。具体的方案和周期数以 IGCCCG 风险分层为基础（见表 14-2）（International Germ Cell Consensus Classification，1997）。

以顺铂为基础的化疗的发展代表了 GCT 治疗中最重要的进展。在确定顺铂之前，10％～20％的患者对化疗有完全反应，治愈率仅为 5％～10％（Einhorn et al，1990）。目前，预计 80％～90％的转移性 GCT 患者可以长期治愈。随机试验已经评估了各种不同药物组合的有效性和安全性，以确定基于 IGCCCG 风险的最佳方案（Debono et al，1997）。

最初的标志性研究是在印第安纳大学在 20 世纪 70 年代用顺铂-长春碱-博来霉素（PVB）×4 进行的，报道 74％的患者有完全反应，并且有 70％以上的长期生存率（Beck et al，2005）。一项多中心随机试验将 PVB×4 与 BEP×4 进行了比较研究，证实依托泊苷可以治愈部分 PVB 化疗后复发的患者。两种方案的总生存期没有显著差异（2 年生存率 80％，$P＝0.11$），但与 BEP×4 相关的神经肌肉毒性较低，随后被采纳为标准方案（Williams et al，1987）。

5. 低危 NSGCT 的化疗

BEP×4 成为进展性 GCT 的标准治疗方案后,随后的试验着重于降低具有低风险特征的患者的毒性,并改善中危和高危患者的预后。对于**低危患者,两项随机试验显示,BEP×3 并不逊于 BEP×4**(Einhorn et al,1989;Saxman et al,1998;de Wit et al,2001)。一项在美国纳入 184 例患者的研究显示,在最少 1 年的随访中,每组有 92％的患者表现为持续无瘤生存,在随后的分析中报告随访 10 年时每组有 4 例死亡(Einhorn et al,1989;Saxman et al,1998)。欧洲一项国际性研究比较了 BEP×3 与 BEP×4 在 800 多例 IGC-CCG 分类低危患者中应用的结果,显示 2 年无进展生存率(90％ vs. 89％)和总生存率(各组为 97％)均相似(de Wit et al,2001)。作为这些研究的结果,BEP×3 成为低风险 GCT 的标准治疗方案。

为了减少毒性,研究人员研究去除博来霉素和用卡铂替代顺铂的效果。**所有的随机试验中,顺铂与卡铂治疗方案相比,顺铂效果更好**(Bajorin et al,1993;Bokemeyer et al,1996;Horwich et al,1997,2000;Bokemeyer et al,2004)。**在低风险患者中是否可以从基于顺铂的方案中去掉博来霉素的问题尚不明确,并且是进展性 GCT 治疗中少有的争议之一。**去掉博来霉素的基本原理是基于肺部并发症(包括肺纤维化)和雷诺现象的风险。尽管在所有试验中均未显示出显著的生存率差别,但所有研究均显示含博来霉素方案具有优势倾向(Bosl et al,1988;Levi et al,1993)。EP×3 不如 BEP×3(Loehrer,1995)。一项欧洲随机试验比较了 BEP×4 与 EP×4(具有降低剂量的依托泊苷)的完全缓解率,显示前者具有明显较高的完全缓解率(95％对 87％,$P=0.008$),但总生存率没有差异(de Wit et al,1997)。最近,一项法国的随机试验比较了 BEP×3 与 EP×4(使用常规剂量的依托泊苷)两种方案,结果显示两者之间在复发风险或生存率方面未能发现统计学差异(Culine et al,2007)。**BEP×3 和 EP×4 均被 IGCCCG 标准接受为进展性 GCT 及低风险特征患者的治疗方案,5 年总生存率为 91％～94％**(International Germ Cell Consensus Classification,1997;van Dijk et al,2006)。

6. 中危和高危 NSGCT 的化疗

自 1987 年以来,BEP×4 一直是具有中危和高危进展性 GCT 患者的标准治疗方案,中危患者相应的 5 年生存率为 79％,高危患者相应的 5 年生存率为 48％(International Germ Cell Consensus Classification,1997)。已经有随机试验研究了使用依托泊苷-异环磷酰胺-顺铂(VIP×4)或长春碱-异环磷酰胺-顺铂(VeIP×4)的异环磷酰胺方案,并与 BEP×4 进行了比较(de Wit et al,1998;Nichols et al,1998;Hinton et al,2003)。一项美国多中心试验报告了近 300 例进展性 GCT 男性患者的结果,根据 IGCCCG 标准划分为低、中、高危的患者分别为 13％、23％和 64％(Nichols et al,1998;Hinton et al,2003)。BEP×4 和 VIP×4 两方案相比较,其 2 年生存率分别为 71％和 74％;5 年生存率分别为 57％和 62％。2 年生存率和 5 年生存率均无显著差异(Nichols et al,1998)。美国研究结果出炉后,欧洲的研究提前结束了。然而,其纳入 84 例患者,且中位随访时间超过 7 年的研究结果显示,BEP×4 组有 2 例死亡,VIP×4 组有 1 例死亡,5 年总生存率＞80％(de Wit et al,1998)。在 BEP×4 和 VIP×4 试验中,BEP×4 的死亡人数更多,但差异并不显著。**由于 VIP×4 导致更高的血液系统和泌尿系统毒性,因此 BEP×4 仍然是中危和高危 GCT 患者的标准治疗方案。**但是,这些试验表明异环磷酰胺替代博来霉素时可以获得类似的肿瘤治疗效果。**对肺功能受损患者和可能进行广泛胸部手术切除化疗后残余病变的患者,VIP×4 可替代 BEP×4**(Kesler et al,2008)。

对于预后不良的 GCT 患者,已有研究显示,可使用卡铂-依托泊苷为基础的高剂量化疗(HDCT)方案和自体干细胞支持(也称为干细胞救援)替代 BEP×4 方案。HDCT 的基本原理是假设增加剂量可能会克服化疗抵抗性。研究最广泛的方案包括单独使用卡铂-依托泊苷或联合使用环磷酰胺,异环磷酰胺,紫杉醇或塞替派(Beyer et al,1996;Bokemeyer et al,2002a;Einhorn et al,2007;Kondagunta et al,2007;Lorch et al,2007;Kollmannsberger et al,2009)。由于顺铂的肾毒性和神经病变的剂量限制,在 HDCT 方案中可应用卡铂。一项随机试验将 219 例中危(21％)和高危(79％)GCT 患者随机分配至 BEP×4 与 BEP×2 组，然后分别接受两个周期的高剂量卡铂-依托泊苷-环磷酰胺和自体干细胞支持治疗，结果显示其 1 年持续完全缓解率(48％ vs. 52％，$P = 0.5$)与总体生存率方面没有统计学差异(Motzer et al，2007)。对于两组患者，2 年生存率为 83％，5 年生存率为 71％。然而，接受 HDCT 的患者的毒性作用更为严重。一项较小规模的随机试验也未能证实 HDCT 与作为预后差的转移性 GCT 患者一线治疗的标准剂量方案相比能够改善生存率(Droz et al，2007)。**因此，BEP×4 仍然是中危和高危患者的标准一线治疗方案。**

尽管对于高危 GCT 患者的标准化疗在 20 多年中没有改变，但这些男性的预后似乎随着时间的推移有所改善。在最初的 IGCCCG 分析中，高危患者的 5 年总生存率为 48％，而随后的多中心随机试验报告生存率为 60％ 或更高(Hinton et al，2003；Droz et al，2007；Motzer et al，2007；Culine et al，2008)。一项包含 10 组研究，纳入 1775 例转移性 NSGCT 患者(包括 456 例高危患者)的 Meta 分析显示，高危患者的 5 年生存率约为 71％(van Dijk et al，2006)。

7. NSGCT 化疗后残留肿块的处理

为了评估对以顺铂为基础的一线化疗的反应，患者应接受血清肿瘤标志物和胸部、腹部和盆腔的影像学检查(包括化疗前存在的其他病变部位)。**根据患者对化疗的反应，将患者分为以下几类：**①完全缓解，定义为血清肿瘤标志物恢复正常和放射影像学检查病变消除(通常定义为残留肿块≤1cm)；②部分缓解-标志物阴性，血清肿瘤标志物恢复正常，但放射影像学显示具有持续肿瘤病变；③部分缓解-标志物阳性；④疾病进展，5％～15％ 的患者属于 3 类和 4 类，通常采用二线(也称为补救)化疗进行治疗(Einhorn et al，1989；Mead et al，1992；de Wit et al，1997；Debono et al，1997)。**有明确的共识认为残留肿块＞1cm 的患者应该接受化疗后手术治疗**(Albers et al，2005；Motzer et al，2006；Krege et al，2008；Schmoll et al，2009b)。完全血清学和影像学反应的患者的处理是有争议的，一些指南主张密切观察；另一些指南认为如果化疗前的肿块大小＞3cm，则建议化疗后手术治疗(Albers et al，2005；Motzer et al，2006；Krege et al，2008a；Schmoll et al，2009b)。

对于转移性 NSGCT 患者的残留肿块进行化疗后手术治疗的价值已经明确。其基本原理基于几个因素。**多项大样本系列研究显示，患者在一线化疗后接受残留肿块的手术治疗，均一致性显示在 50％ 或更多的切除标本中存在持续性的 GCT 成分。平均而言有 40％、45％ 和 15％ 的病例，其切除标本的组织学证实分别存在坏死、畸胎瘤和存活的恶性肿瘤(伴或不伴畸胎瘤)**(表 14-6)(Toner et al，1990；Gerl et al，1995；Steyerberget al，1995；de Wit et al，1997；Debono et al，1997；Hartmann et al，1997b；Sonneveld et al，1998；Stenning et al，1998；Steyerberg et al，1998；Hendry et al，2002；Albers et al，2004；Spiess et al，2006b；Carveret al，2007a)。完全切除其存活的恶性肿瘤的患者(有或没有进一步化疗)，5 年总生存率为 45％～77％(Toner et al，1990；Fox et al，1993；Gerl et al，1995；Hartmann et al，1997；Donohue et al，1998；Stenning et al，1998；Fizazi et al，2001；Spiess et al，2006a；Carver et al，2007a；Fizazi et al，2008)。相反，如果不进行切除，残留的存活恶性肿瘤注定会复发，只有 25％～35％ 的患者能获得二线化疗的持久缓解。

正如前面所讨论的，畸胎瘤对化疗有耐药性，并且存在于 15％ 或更多的转移性 NSGCT 患者的转移部位。转移性畸胎瘤的存在限制了 NSGCT 单独使用化疗的任何策略，并且在大多数转移性 GCT 患者中需要整合化疗和化疗后手术治疗。未被切除的畸胎瘤可能表现出快速生长(畸胎瘤增长综合征)，发生恶变或导致晚期复发，所有这些情况都可能具有致命性后果。**转移性畸胎瘤的结局与手术切除的完整性有关。**有研究报告显示，接受化疗后手术治疗其残余畸胎瘤的患者，长期存活率为 75％～90％(Toner et al，1990；Hartmann et al，1997b；Sonneveld et al，1998；Stenning et al，1998；Carver et al，2007)。最后，在进行完整的双侧标准的 RPLND 后，＜2％ 的患者发生腹膜后复发，基本上不再需要腹部和盆腔的影像学监测(Carver et al，2007)。

表 14-6　化疗后残留肿块组织学

研究	患者数量	坏死	存活恶性肿瘤±畸胎瘤	只有畸胎瘤
Steyerberg et al,1995	556	45%	13%	42%
Carver et al,2007a	504	49%	11%	39%
Hendry et al,2002	330	25%	9%	66%
Debono et al,1997	295	25%	7%	67%
Spiess et al,2006b	236	41%	17%	42%
Albers et al,2004	232	35%	31%	34%
Toner et al,1990	185	47%	16%	37%
Steyerberg et al,1998	172	45%	13%	42%
Stenning et al,1998	153	29%	15%	55%
de Wit et al,1997	127	35%	9%	56%
Oeschle et al,2008	121	45%	21%	34%
Sonneveld et al,1998	113	46%	9%	45%
Gerl et al,1995	111	47%	12%	41%
Hartmann et al,1997a	109	52%	21%	27%

　　6%～8%的化疗后手术切除标本具有畸胎瘤恶变引起的非 GCT 恶性肿瘤的证据(Toner et al,1990；Little et al,1994；Carver et al,2007)。最常见的组织学是横纹肌肉瘤,并且大多数标本中存在 i(12p)或 12 号染色体异常证明其起源于 GCT(Motzer et al,1998)。与畸胎瘤一样,恶变患者的治疗结果与手术切除的彻底性与否有关,因为它们通常对 GCT 特异性化疗方案有耐药性。在完全切除的情况下,50%～66%的患者存活,而未完全切除的大多数患者经历肿瘤的快速发展而死于 GCT(Little et al,1994；Comiter et al,1998；Motzer et al,1998；LutkeHolzik et al,2003；Carver et al,2007)。在选定的可检测病变仅限于一种组织学的患者中,对转化的组织学特异性化疗方案(如肉瘤特异性方案)进行了两个小型系列的研究。24 例患者中有 11 例出现部分反应,其中 6 例存活(Donadio et al,2003；El Mesbahi et al,2007)。

　　在化疗后手术切除标本中仅有坏死的患者预后良好,多数研究报告其复发率为 10%或更低(Toner et al,1990；Hartmann et al,1997b；Stenning et al,1998；Carver et al,2007a)。研究者试图寻找可预测高概率坏死的可靠因素,以避免在所有存在残留肿块的患者中应用化疗后手术

的治疗方案。在一项早期的研究中,Donohue 及其同事(1987)报道,15 例在原发性肿瘤中不伴有畸胎瘤,而且化疗后残留肿块体积缩小 90%或以上的患者,没有任何患者在化疗后手术治疗中发现存活的恶性肿瘤或畸胎瘤的证据。相反,在原发性肿瘤中存在畸胎瘤的 9 名患者,化疗后经历了相似的转移性肿瘤体积的减少,但化疗后手术治疗发现其中 7 例(78%)具有存活的恶性肿瘤和/或畸胎瘤的证据。原发性肿瘤中畸胎瘤的缺乏,化疗后腹膜后肿块减小的百分比和残留肿块的大小一直被确定为化疗后手术切除标本中坏死的预测因子(Toner et al,1990；Stomper et al,1991 年；Fossa et al,1992；Steyerberg et al,1995,1998；Albers et al,2004)。然而,尽管使用这些因素和其他因素进行了统计学建模,研究报告显示坏死的假阴性率仍有 20%(Steyerberg et al,1995,1998；Vergouwe et al,2001)。仅有腹膜后坏死的出现不足以准确预测具有残留肿块的患者是否可以安全地避免进行化疗后手术治疗。一个重要的概念是在原发性肿瘤中不存在畸胎瘤并不能排除其在腹膜后出现的可能(Toner et al,1990；Beck et al,2002)。研究人员还研究了 FDG-PET 在一线化疗后残余肿瘤组织学预测方面的应用。由于事实上畸胎瘤不具 FDG 亲和性,

因此 FDG-PET 在预测 NSGCT 腹膜后组织学中的应用有限。一项对 121 例存在诱导化疗后残余肿块的患者的前瞻性研究显示，FDG-PET(56%)对存活恶性肿瘤或畸胎瘤的预测准确性并不优于 CT(55%)或化疗后血清肿瘤标志物(56%)(Oechsle et al,2008)。FDG-PET 对 NSGCT 患者和化疗后残留肿块的评估没有作用。

26%～62%的患者经历了一线化疗后血清学和放射影像学完全缓解(Einhorn et al,1989；Dearnaley et al,1991；Mead et al,1992；Debono et al,1997；Stenning et al,1998；Ehrlich et al,2010；Kollmannsberger et al,2010a)。这些患者的最佳管理是有争议的。支持对这些患者进行化疗后手术治疗的学者认为，残留肿块的大小(或化疗减少百分比)不能用于可靠地排除腹膜后残留病变的存在。许多研究表明，平均而言，具有 20mm 或更小残留肿块的患者分别有 30%和 6%的畸胎瘤和存活恶性肿瘤的发生率(表 14-7)

(Fossa et al,1989b；Toner et al,1990；Stomper et al,1991；Fossa et al,1992；Steyerberg et al,1995；Beck et al,2002；Oldenburg et al,2003；Stephenson et al,2007)。印第安纳大学对 295 例 GCT 患者进行诱导化疗后的分析发现，仅 77 例(26%)在化疗后有完全的血清学和放射影像学缓解；在观察等待策略下，92%的患者在 5～10 年时间内存活(Debono et al,1997)。这一结果突现了对具有残留肿块的患者进行化疗后手术治疗的价值。诱导化疗后血清学和放射影像学完全缓解的患者仅占整体患者的一小部分，这表明只有一部分患者选择观察等待是合理的。有两项研究证实残留肿块<1cm 的患者在不进行化疗后手术治疗的情况下，所观察到的复发风险较低(4%～10%)并具有 97%～100%的癌症特异性生存率(Ehrlich et al,2010；Kollmannsberger et al,2010a)。然而需要强调，这些患者的特性是大多数属于 IGCCCG 标准的低危患者，并且在原发性肿瘤中没有畸胎瘤。

表 14-7　化疗后残留肿块(<20mm)的组织学

研究	患者数量	尺寸(mm)	坏死	存活恶性肿瘤±畸胎瘤	只有畸胎瘤
Steyerberg et al,1995	275	≤20	65%	5%	30%
Steyerberg et al,1995	162	≤10	72%	4%	24%
Oldenburg et al,2003	87	≤20	67%	7%	26%
Fossa et al,1992	78	<20	68%	4%	29%
Fossa et al,1989b	37	≤10	67%	3%	30%
Stephenson et al,2007	36	≤5	69%	6%	25%
Toner et al,1990	21	≤15	81%	7%	12%
Stomper et al,1991	14	≤20	36%	14%	50%

大约 1/3 的患者在多个解剖部位有残留肿块(腹膜后，胸腔和左锁骨上窝最为常见)，这些患者应该切除所有可发现的残余肿物(Toner et al,1990；Gerl et al,1994；Hartmann et al,1997a；McGuire et al,2003)。尽管一些中心已经描述，可同时进行腹膜后、胸部或颈部淋巴结清扫术，但我们的做法是将膈下和膈上切除作为单独的手术进行。22%～46%的病例存在不同部位间病理组织学的差异(Toner,1990)。一般来说，腹膜后以外部位的化疗后手术标本的组织学更多出现坏死(60%)，更少出现恶性肿瘤(10%)和畸胎瘤

(30%)(Toner et al,1990；Gerl et al,1994；Hartmann et al,1997a；Steyerberg et al,1997)。除了残留肿块的大小和解剖部位的数目之外，化疗后 RPLND 标本中出现坏死对其他部位的坏死有很高的预测力(Steyerberg et al,1997)。在不同部位存在残留肿块，进行化疗后手术治疗的患者中，159 例 RPLND 标本中存在坏死的患者，只有 19 例(12%)在其他部位有存活的恶性肿瘤或畸胎瘤(Tiffany et al,1986；Gerl et al,1994；Brenner et al,1996；Steyerberg et al,1997；Tognoni et al,1998；McGuire et al,2003)。RPLND

应在化疗后进行其他部位手术治疗之前进行,因为腹膜后残留病变的可能性最高,而 RPLND 后病理学是其他部位病理学的强有力预测指标。如果 RPLND 标本是坏死组织,应该选择观察其他部位的小残留肿块。

如前所述,化疗后手术治疗标本中有存活恶性肿瘤的患者的 5 年生存率为 45%～77%。在这种情况下术后化疗的作用是有争议的。Fox 及其同事(1993)报道 27 例接受化疗后手术治疗,因为有存活的恶性肿瘤病变,然后再行辅助化疗的患者,有 19 例(70%)无复发,而 7 例采用观察等待,没有再行辅助化疗的患者全部复发。在一项对 238 例化疗后手术标本中有存活恶性肿瘤的患者的国际联合分析中,Fizazi 及其同事(2001)将化疗前按照 IGCCCG 标准的中危和高危分类、不完全切除和化疗后手术标本中>10% 的存活恶性肿瘤确定为重要的预后指标。患者具有 0、1 和 2～3 个危险因素的 5 年总生存率分别为 100%、83% 和 51%。总的来说,术后化疗对 5 年无复发生存率有显著改善(73% vs. 64%,$P<0.001$),但 5 年总生存率无差异(74% vs. 70%,$P<0.001$)。在一项亚组分析中,具有一项危险因素的患者术后化疗的 5 年生存率提高(88% vs. 56%,$P=0.02$),但有零项危险因素(100% 生存率,化疗或无化疗)和 2～3 项危险因素(55% vs. 60%)的患者术后化疗对其 5 年生存率没有影响。在一项确证性研究中,这个预后指数被证实对无复发和总生存率有效,并且在术后化疗和未化疗的患者中观察到这些终点没有显著差异(Fizazi et al,2008)。对于一线化疗后手术标本中具有存活恶性肿瘤的患者,残留肿块的完全切除是决定患者治疗结果的最关键因素。根据切除的完整性,IGCCCG 风险分类,以及肿瘤活细胞的百分比来决定术后立即化疗和随访监测可能是合理的选择。关于这种情况的恰当的化疗方案以及应该应用的周期数尚没有共识。

在 257 例低危转移性 NSGCT 患者中,应用 BEP×3 与 EP×4 的随机试验研究强调了化疗后手术治疗的重要性(Culine et al,2007)。化疗后手术作为该试验的一部分,不受治疗方案的强行约束,仅仅 52% 患者接受了化疗后手术治疗,通常只涉及切除残留肿块。总的来说,20 例复发患者中有 14 例(70%)和 14 例死于 GCT 的患者中有 7 例(50%)是未行化疗后手术治疗或者在不充分的 RPLND 后出现腹膜后复发。这些结果表明,适当的化疗和手术相结合可以预防很大比例的 GCT 死亡。

8. 复发性 NSGCT

复发性 NSGCT 的治疗取决于患者先前接受的治疗方法及对某些病例而言其复发的部位。从未接受过化疗的转移肿瘤患者的预后要比已接受化疗后发生转移肿瘤的患者的预后好得多。

(1)未接受化疗的 NSGCT 复发:未接受化疗的初治复发病例发生于接受监测或 RPLND 治疗的临床 Ⅰ 期 NSGCT 患者及单用 RPLND 治疗的临床 ⅡA 和 ⅡB 期 NSGCT 患者中。在监测过程中临床 Ⅰ 期 NSGCT 患者复发时的血清肿瘤标志物升高了 60%～75%(Read et al,1992;Gels et al,1995;Sharir et al,1999;Alexandre et al,2001)。一般而言,这类患者接受诱导化疗,治疗的具体方案和持续时间根据 IGCCCG 的风险分类确定,且治愈率超过 95%。临床 Ⅰ 期患者,监测中发现腹膜后非大块(<3cm)肿瘤复发和血清肿瘤标志物正常时,可通过诱导化疗或 RPLND 治疗(特别是如果原发肿瘤中存在畸胎瘤)(Stephenson et al,2007)。应用 RPLND 的合理性是避免化疗毒性或使其化疗不良反应最小化,RPLND 无论是否联合应用辅助化疗,患者的长期治愈率均达到 100%(Stephenson et al,2007)。在 RPLND 后复发的临床 Ⅰ 期、ⅡA 和 ⅡB 患者通常累及肺或纵隔。几乎所有这些患者应用一线化疗可以治愈。在监测期间或 RPLND 后的大多数复发发生于起初的 2 年之内(Freedman et al,1987;McLeod et al,1991;Read et al,1992;Albers et al,1995;Gels et al,1995;Sogani et al,1998;Colls et al,1999;Sharir et al,1999;Francis et al,2000;Daugaard et al,2003;Stephenson et al,2005b;Albers et al,2008;Williams et al,2009b;Zuniga et al,2009;Kollmannsberger et al,2010a)。对于那些在睾丸切除术或 RPLND 术后 2 年以上复发且肿瘤标志物正常的少见患者,因为存在畸胎瘤的可能性较大,强烈建议应考虑进行活检或手术切除(Michael et al,2000;Oldenburg et al,2006)。虽然对于接受过化疗的

复发患者,其复发时间是预后的一个重要决定因素,但未接受过化疗的患者超过 2 年复发与早期复发预后相似。

(2)NSGCT 化疗后早期复发:先前接受了一线化疗后复发的男性应接受二线(挽救性)化疗。大多数复发出现于完成初始治疗的 2 年内,这些复发被归类为早期复发(de Wit et al,1998;Nichols et al,1998;Michael et al,2000;Culine et al,2007;Motzer et al,2007)。初次治疗后超过 2 年的复发被归类为晚期复发,并且在预后和治疗方面大不相同(稍后讨论)。那些表现为预后特别不好的早期复发患者是对一线治疗未能达到完全缓解或在完全缓解后 6 个月内复发的患者;这些患者常被称为不完全应答者(Fossa et al,1999c)。在一项来自 38 个中心,一线化疗后复发接受二线化疗的 1984 例患者的国际汇总分析中,中位无进展生存期为 10 个月,总生存期为 41 个月(Lorch et al,2010)。对诱导化疗的不完全应答(HR = 1.4 ~ 1.9)、原发性纵隔 NSGCT(HR = 3.0)、非肺部的内脏转移(HR = 1.3)、AFP(HR = 1.3~2.0)和 HCG(HR = 1.5)升高与二线化疗后的进展风险增加相关联。

如前所述,依托泊苷和异环磷酰胺在一线化疗后复发的患者中已被证实有明显效果,这导致了 VIP×4 作为二线方案用于 PVB×4 后复发 GCT 的研究(Loehrer et al,1986;Einhorn,1990)。对于曾接受过 BEP 方案中依托泊苷治疗的患者,VeIP×4 也作为二线治疗方案进行了研究(Loehrer et al,1998)。应用 VIP × 4 和 VeIP×4 的研究,报道的长期缓解率为 23%~35%,总生存率为 32%~53%(McCaffrey et al,1997;Loehrer et al,1998;Pico et al,2005)。20 世纪 90 年代早期紫杉醇研究所显示的对复发性 GCT 的疗效导致紫杉醇,异环磷酰胺和顺铂(TIP)方案的出现,并且报道的无复发生存率为 36%~47%(Kondagunta et al,2005;Mardiak et al,2005;Mead et al,2005)。TIP × 4,VIP × 4 和 VeIP×4 方案从未在随机试验中进行过比较,都被认为是标准的二线治疗方案。

虽然 HDCT 作为二线治疗的作用尚存在争议,但是它作为复发 GCT 患者的二线(和三线)方案进行了研究。印第安纳大学进行了一项最大的单中心研究,包括一线(73%)或二线(27%)化疗后发生进展的 184 例转移性 GCT 患者。这些患者 94% 接受了两个或更多疗程的 HDCT 治疗(Einhorn et al,2007)。在 4 年的中位随访时间中,63% 的患者持续无疾病生存,其中 70% 和 45% 的患者分别接受 HDCT 作为二线和三线治疗。一项国际配对分析比较了 74 例在单一机构接受了 2~3 个周期的 VIP 接着 1 个周期的使用卡铂-依托泊苷-异环磷酰胺的 HDCT 治疗的患者和 119 例在欧洲多个中心接受不同方案标准剂量二线化疗的患者的治疗结果,显示应用 HDCT 治疗的患者无事件生存率和总生存率提高了 10%(Beyer et al,2002)。在一项随机对照试验中,将 HDCT 与标准剂量二线化疗相比较,共纳入 43 个机构的 280 例患者。标准剂量组患者接受 VIP×4 或 VeIP×4,这取决于他们在一线治疗期间是否接受过依托泊苷。HDCT 组患者接受 VIP/VeIP×3,然后接受一个周期的高剂量卡铂-依托泊苷-环磷酰胺(Pico et al,2005)。在中位随访 45 个月后,完全和部分缓解率(两组均为 56%)或 3 年无复发生存率(35% 对 42%,P = 0.16),以及总生存率(两组 53%)无统计学差异。

尽管在两项非随机研究中报道了良好的结果,但在随机试验中 HDCT 缺乏益处。这有几种可能的解释:首先,单组试验的结果可能受到病例组合差异的选择偏差的影响。此外,具有 HDCT 独特经验的机构取得的成果可能在其他机构无法复制。或者,在随机试验中采用的三个周期的标准剂量化疗和仅一个周期的 HDCT 治疗策略可能是次优的。印第安纳大学的治疗理念是尽快让患者接受 HDCT,限制标准剂量化疗的周期,使患者能够更好地耐受 HDCT,并给予 2 个周期 HDCT。在随机试验中,只有 73% 被分配至 HDCT 组的患者能够接受 HDCT,HDCT 组因毒性作用造成的死亡是标准剂量组的 2 倍(7% vs. 3%)。在印第安纳大学的病例系列中,94% 的患者能够接受 2 个周期的 HDCT,与治疗相关的死亡率为 2.7%。尽管 HDCT 作为二线治疗可以治愈大量患者,但与三项随机试验(两项一线治疗和一项二线治疗)的标准剂量方案相比,未能证实存活率有所提高,不应被视为一种标准方法。目前,HDCT 应仅在具有丰富经验的专业中心进行。

复发的高危患者(如不完全应答者)的治疗选择包括标准剂量、二线化疗或 HDCT(如果在特定专业机构中进行)。对于一线化疗后 6 个月以上复发的患者,标准剂量二线化疗是首选方法。**特别需要提及的是在一线化疗期间,血清肿瘤标志物下降或正常,伴有肿块增大(通常是囊性)的病例。应被认为患有畸胎瘤生长综合征。在这些罕见的病例中,暂时中断化疗,接受手术切除。完全手术切除对这些患者的长期预后是有利的**(Logothetis et al,1982;Andre et al,2000;Spiess et al,2007)。

对于二线化疗后复发的患者,随后的选择是 HDCT(如果以前未用)和包括吉西他滨、紫杉醇、奥沙利铂和伊立替康的各种药物组合的方案(Pectasides et al,2004;De Giorgi et al,2006;Bokemeyer et al,2008;Nicolai et al,2009;Oechsle et al,2011;Veenstra and Vaughn,2011)。

(3)挽救性化疗后残余肿瘤的处理:**血清学完全缓解的二线化疗患者,如有残余肿块,应在挽救性化疗后进行手术切除。**挽救性化疗后进行手术切除的患者与一线化疗后残留肿块的手术患者在几个方面有所不同。只有 56%~72% 的患者可以完全切除残余肿块(与此相比,一线治疗后的患者≥85% 可以完全切除)(Fox et al,1993;Debono et al,1997;Hartmann et al,1997b;Stenning et al,1998;Eggener et al,2007a)。与一线化疗后的手术标本相比,挽救性化疗后手术标本的组织学特征是存活的恶性肿瘤检出率(53%)较高,坏死检出率(26%)和畸胎瘤检出率(21%)较低。患者的长期生存率也明显较差,在大多数病例系列中 5 年生存率为 44%~61%(Fox et al,1993;Hartmann et al,1997b;Donohue et al,1998;Stenning et al,1998)。**挽救性化疗后手术标本中有存活恶性肿瘤的患者预后特别差,且手术后化疗患者的生存率未得到改善。**

(4)绝望手术:一线和二线化疗后大多数进展性疾病患者预后不良。**然而,部分高度选择的患者仍可考虑行挽救性手术,这些患者血清肿瘤标志物升高,病变局限于单一部位(通常是腹膜后)并可被手术切除,我们通常称之为"绝望手术"。**虽然已发表的研究仅限于小型单个机构病例系列,但 47%~60% 的患者术后血清肿瘤标志物恢复正常,无论是否术后化疗,术后患者长期生存率为 33%~57%(Wood et al,1992;Murphy et al,1993;Eastham et al,1994;Albers et al,2000;Beck et al,2005)。

(5)NSGCT 化疗后晚期复发:**化疗后晚期复发定义为治疗后超过 2 年的复发。大约 3% 的NSGCT 患者出现晚期复发**(Ronnen et al,2005;Oldenburg et al,2006)。由于晚期复发罕见,应进行活检以确定诊断,特别是当血清 AFP 和 hCG 正常时。**晚期复发可分为三种组织病理学类型:存活的恶性肿瘤(54%~88%,卵黄囊瘤最常见),畸胎瘤(12%~28%)和恶变(10%~20%,腺癌最常见的)**(Baniel et al,1995;Gerl et al,1997;Michael et al,2000;George et al,2003;Sharp et al,2008)。

晚期复发的危险因素尚未明确,但既往有复发史和化疗后手术治疗标本中存在畸胎瘤(可能为切除不完全)与复发风险增加有关(Gerl et al,1997;Shahidi et al,2002)。大多数晚期复发的患者只存在一个部位的病变。大多数晚期复发发生于腹膜后(50%~72%),17% 发生于肺,9% 发生于纵隔,7% 发生于颈部,4% 发生于盆腔(Baniel et al,1995;Gerl et al,1997;George et al,2003;Dieckmann et al,2005;Oldenburg et al,2006;Sharp et al,2008)。**在初始治疗阶段未能控制腹膜后病变是晚期复发的一个主要危险因素。血清 AFP 和 hCG 水平分别在 50% 和 25% 的晚期复发病例中升高**(Oldenburg et al,2006)。血清肿瘤标志物升高作为晚期复发唯一表现的患者,应进行密切监测直至出现可检测的病变(George et al,2003)。

直到最近,晚期复发仍比早期复发的预后更差,尽管目前数据显示这些患者可能有相似的治愈概率。**一般来说,晚期复发对化疗有抵抗性,其治疗结果与能否通过彻底手术切除病变的能力有关**(Gerl et al,1997;Shahidi et al,2002;George et al,2003;Dieckmann et al,2005;Oldenburg et al,2006;Sharp et al,2008)。

手术的重要性与畸胎瘤及其恶变本身对化疗不敏感,并且在先前的化疗(铂类抗性)中通常有存活的恶性肿瘤有关。在印第安纳大学接受化疗的 32 例晚期复发患者中,只有 6 例(19%)获得完全缓解。在最初接受手术治疗的 49 例晚期复发患者中,有 45 例(92%)无疾病生存[22 例(45%)仅行手术治疗],29 例(59%)完全缓解。总体而言,69 例(85%)患者获得无瘤状态,38 例(47%)患者在 24.5 个月的中位随访期内无瘤生存(George et al,2003)。依据 Memorial Sloan-Kettering 的经验,5 年癌症特异性生存率为 60%。在晚期复发时,完全手术切除(60%)与未完全切除(40%)的患者相比生存率显著改善(79% vs. 36%,P<0.001)(Sharp et al,2008)。晚期复发的患者出现症状和多灶性病变与生存率低下相关联。在德国一项对 72 例 NSGCT 晚期复发患者的研究中,35 例(49%)在最后一次随访时完全缓解,其中大部分人接受化疗和手术联合治疗(Dieckmann et al,2005)。对于晚期复发,最有利的化疗是 TIP 方案(Kondagunta et al,2005)。采取激进的手术方法切除所有病变既适合作为初始的治疗手段,也适用于对不可切除的病变在化疗后再实施。

9. 精原细胞瘤

(1)临床 I 期精原细胞瘤:大约 80% 的精原细胞瘤患者为临床 I 期,并且是睾丸癌最常见的表现。在过去 20 年里,对于这一类患者的治疗与管理已经发生了很大的变化。主动监测、初始放疗及使用单剂卡铂的初始化疗是目前被认可的治疗选择。近几年关注的重点是降低治疗所带来的毒副作用。以铂类药物为基础的化疗和膈下放疗会导致后期心血管毒性及继发性恶性肿瘤的风险(Zagars et al,2004;Travis et al,2005;van den Belt-Dusebout et al,2007;Beard et al,2013)。为了减少放射治疗的毒副作用,对如何最小化靶体积和靶剂量已经进行了研究。卡铂与顺铂相比具有更小的神经毒性、耳毒性及肾毒性,但其心血管系统毒性及继发性恶性肿瘤的风险在很大程度上尚不清楚。在许多情况下,这些方法的短期有效性和安全性已经通过随机试验得到验证。每种方式对癌症的长期控制接近 100%。

①初始放疗:过去 40 年里对于临床 I 期精原细胞瘤最主要的治疗方法为针对腹膜后及同侧盆腔的一期放疗,该放疗范围被称为"狗腿野配置"。目前已知的针对临床 I 期精原细胞瘤的放疗方案在表 14-8 中列出(Fossa et al,1989a;Warde et al,1995;Fossa et al,1999b;Classen et al,2004;Jones et al,2005;Oliver et al,2005;Warde et al,2005;Tandstad et al,2011)。最佳放疗剂量尚未确定。大多数中心采用每日照射,经过 10～15 次照射,达到 20～30Gy 的剂量(Fossa et al,1989a;Warde et al,1995;Fossa et al,1999b)。长期癌症特异性生存率接近 100%,肿瘤无进展率为 95%～97%(Fossa et al,1989a;Warde et al,1995;Fossa et al,1999b;Warde et al,2005;Kollmannsberger et al,2010c;Tandstad et al,2011)。"狗腿野"放疗之后照射区域内复发率<1%,可避免长期进行腹部盆腔 CT 监测。在既往未行腹股沟或阴囊手术的患者中腹股沟转移并不常见。最常见的复发部位是胸部及左锁骨上窝。几乎所有的复发均可以被一线化疗药物所治愈。小部分仅腹股沟复发的患者可行放疗或手术切除挽救。"狗腿野"范围放疗后的患者的监测内容主要包括定期的临床评估、胸部 X 线片及血清肿瘤标志物检查。

大多数患者会出现一些辅助化疗后的急性副作用,包括一过性的恶心、呕吐及腹泻,但是一般症状较轻且多有自限性。II～IV 度急性血液系统毒性发生于 5%～15% 的患者(Fossa et al,1999b)。中、重度迟发性胃肠道毒性(慢性便秘或消化道溃疡)据报道分别发生于 5% 及 2% 的患者。睾丸内的生精上皮对电离辐射十分敏感,尽管有防护罩,但散射剂量也会对对侧睾丸造成明显的影响。"狗腿野"范围放疗后,8% 的患者会出现持续性少精子症(Fossa et al,1999b)。迟发性心脏毒性及继发性恶性肿瘤的问题与那些预期寿命较长的患者关系密切。精原细胞瘤放疗后 25 年继发性恶性肿瘤发生风险为 18%,放疗后 15 年死于继发性恶性肿瘤的风险为 2.64%,死亡率相较于非睾丸癌的患者增加了 89%(Travis et al,2005;Beard et al,2013)。继发性白血病与放疗、化疗相关,而上消化道癌、膀胱癌及可能还有胰腺癌的发生率增加可能与放疗相关。

> **要点 :NSGCT**
>
> - 对于临床 I 期的 NSGCT,最佳的治疗方案还存在争议。主动监测,初始 RPLND 及 BEP×2 的初始化疗是广泛接受的治疗选择,并且其远期生存率接近 100%。
> - 推荐基于是否存在淋巴血管浸润和胚胎瘤占主导的,与风险相适应的评估策略来指导治疗。主动监测适用于那些没有以上风险的患者,而积极治疗(RPLND 或 BEP×2)适用于存在淋巴血管浸润和胚胎瘤占主导的患者。一些中心采用了一种非临床风险适应方法,其中包括将主动监测作为所有患者的推荐方法。
> - 主动监测不适用于对影像学检测和随访临床评估依从性差的患者。对于在主动监测期间复发的患者,标准的治疗方案是基于 IGCCCG 风险评估的诱导化疗。但对于血清肿瘤标志物正常及非大块腹膜后腺瘤(<3cm),也可以通过 RPLND 进行治疗。
> - 对于选择进行化疗的临床 I 期 NSGCT 患者,BEP×2 是标准方案。目前还未有充足的证据支持 BEP×1 作为一种可接受的选择方案。
> - 初始 RPLND 推荐采用完全的双侧标准的保留神经的淋巴清扫术。试图保持射精功能不应影响对肿瘤的疗效。RPLND 应当由经验丰富的外科医师操作。
> - 病理分级 II 级的患者初始 RPLND 后进行辅助化疗可以有效降低复发的风险,但是与采用随访观察并在复发时进行诱导化疗的策略相比,远期生存率没有明显差异。辅助化疗经常推荐用于具有广泛腹膜后转移(pN2-3)及术后预期其对肿瘤影像学监测及检验缺乏依从性的患者。
> - 对于临床 II A、II B 期 NSGCT 患者,诱导化疗和初始 RPLND 均是可被接受的治疗选择,并且远期治愈率达到 95% 甚至更高。对于那些在睾丸切除术后血清肿瘤标志物升高和(或)大块腹膜后淋巴结肿大(>3cm),可能具有隐匿性转移性病变的高危患者,更加提倡接受诱导化疗。
> - 对于临床IS、IIC 及 III 期 NSGCT 患者的治疗是以顺铂为基础的诱导化疗。针对性化疗方案及化疗疗程数量根据 IGCCCG 风险标准来制定。对于低危患者,应该接受 BEP×3 或 EP×4 化疗,对于中危及高危的患者则应接受 BEP×4 化疗。采用与临床风险相适应的化疗方案和化疗后手术可使低危患者生存率达 89%~94%,中危患者生存率达 75%~83%,高危患者生存率达 41%~71%。
> - 由于半数或超过半数的患者会存在残留癌(存活的恶性肿瘤或畸胎瘤),因此化疗后应对所有残留的包块进行切除。
> - 对经一线化疗后在残余包块内存在存活的恶性肿瘤的患者,是否要进行辅助化疗仍存在争议。

表 14-8 临床 I 期精原细胞瘤放疗系列研究

研究	患者数量	随访时间(月)	靶区	剂量(Gy)	死于 GCT(%)	复发(%)	区域内复发(%)	盆腔复发(%)
Fossa et al,1989a	365	109	狗腿野	40	4(1)	13(4)	1(0.3)	0
Warde et al,1995	194	97	狗腿野	25	0	11(6)	0	0
Warde et al,2005	282	106	狗腿野	25	0	14(5)	—	—
Fossa et al,1999b	242	54	狗腿野	30	0	9(4)	0	0
Fossa et al,1999b	236	54	主动脉旁	30	1	9(4)	2(0.8)	4(1.7)
Classen et al,2004	721	61	主动脉旁	26	2(0.3)	26(4)	8(1.1)	13(1.8)
Jones et al,2005	313	61	主动脉旁	30	1(0.3)	10(4)	3(1)	6(2)
Jones et al,2005	312	61	主动脉旁	20	0	11(4)	2(0.6)	3(1)
Oliver et al,2005,2011	904	78	主动脉旁	20~30	1(0.1)	32(4)	3(0.3)	10(1.6)
Tandstad et al,2011	481	73	狗腿野	25	0	4(1)	2(0.6)	—
Kollmannsberger et al,2010c	159	65	主动脉旁	25	0	4(2)	—	2(1)

GCT. 生殖细胞肿瘤

为了减少放疗的毒性作用,尝试减少靶体积和剂量并在随机试验中进行了评估。英国医学研究委员会(MRC)主持了一项关于在临床Ⅰ期精原细胞瘤患者中采用"狗腿野"放疗方案与主动脉旁放疗方案对比的随机临床试验(Fossa et al,1999b)。不进行同侧盆腔放射治疗的理由是,既往未经腹股沟或阴囊手术的患者盆腔淋巴结受累率低(1%~3%)。限制主动脉旁带的放射治疗可以降低继发性恶性肿瘤的风险,提高精子发生的恢复。主动脉旁放疗和"狗腿野"范围放疗的 3 年无复发生存率(96% vs. 97%)和总生存率(99% vs. 100%)相似,但接受主动脉旁放疗的患者精子发生的短期恢复有所提高(尽管 3 年时没有发现差异)。然而,主动脉旁放疗的盆腔复发率显著升高(2% vs. 0,$P=0.04$)。这一细微但是明显的盆腔复发风险使得该放疗方案需要常规进行盆腔 CT 影像学监测随访,从而增加了患者费用与射线暴露(Brenner and Hall,2007)。

MRC 与欧洲癌症研究与治疗组织(EORTC)也对临床Ⅰ期精原细胞瘤进行了一项采用 20Gy 或 30Gy 剂量进行主动脉旁放疗的临床随机试验(Jones et al,2005)。5 年无复发生存率(96% vs. 97%)与总生存率(99.6% vs. 100%)十分接近,但是接受 20Gy 剂量的患者经历更少的急性胃肠道毒性,白细胞减少症及昏睡(在接受治疗的 12 周时两种剂量结果类似)。需要进一步随访以评估这些结果的持久性。

②主动监测:鉴于"狗腿野"放疗的迟发性毒性作用,睾丸切除术后 80%~85%的治愈率及进展性精原细胞瘤以铂类为基础的化疗后超过 90%的治愈率。多个中心对主动监测已经进行了评估,与 NSGCT 相比,临床Ⅰ期精原细胞瘤的血清肿瘤标志物对发现肿瘤复发效力有限,且由于 10%~20%的复发常发生于诊断后的 4 年或更久,精原细胞瘤需要长期的 CT 影像学监测,因此其主动监测要复杂得多(Chung et al,2002)。

临床Ⅰ期精原细胞瘤最大的主动监测系列研究在表 14-9 中列出(Horwich et al,1992;von der Maase et al,1993;Warde et al,1995;Aparicio et al,2003;Daugaard et al,2003;Aparicio et al,2005;Choo et al,2005;Warde et al,2005;Kollmannsberger et al,2010c;Tandstad et al,2011)。5 年无复发生存率为 80%~86%,肿瘤特异性生存率达到 100%。在这些患者中,84%~100%的肿瘤复发位于腹膜后,而 18%~24%的患者在复发时有巨大的腹膜后肿物和(或)远处转移(Horwich et al,1992;von der Maase et al,1993;Warde et al,1995;Aparicio et al,2003;Choo et al,2005)。"狗腿状"放疗被应用于 73%~88%的复发患者,治愈率为 70%~90%。几乎所有腹膜后以外部位复发的患者在使用一线化疗药物后可达到治愈。

表 14-9　临床Ⅰ期精原细胞瘤监测系列研究

研究	患者数量	随访时间(月)	死于 GCT (%)	复发 (%)	RPN 复发 (%)	CSⅡC 至Ⅲ 复发(%)	全身复发 (%)
Daugaard et al,2003	394	—	0	69(17)	—	—	—
Warde et al,2005	348	106	1(0.3)	55(16)	—	—	—
Warde et al,1995	172	50	1(0.6)	27(16)	24(89)	5(19)	1(4)
von der Maase et al,1993	261	48	1(0.4)	49(19)	46(94)	12(24)	1(2)
Aparacio et al,2003	143*	52	0	23(16)	19(84)	—	3(13)
Horwich et al,1992	103	62	0	17(17)	17(100)	3(18)	1(6)
Choo et al,2005	88	145	0	17(19)	15(88)	3(18)	2(12)
Aparacio et al,2005	100†	34	0	6(7)	6(100)	—	0
Tandstad et al,2011	512	60	0	65(14)	65(100)	—	—
Kollmannsberger et al,2010c	313	34	0	47(19)	—	—	—

*有淋巴血管侵犯或临床分期≥T2 的患者除外

†肿瘤体积>4cm 或睾丸再次侵犯的患者除外

CS. 临床分期;GCT. 生殖细胞肿瘤;RPN. 腹膜后

为了能在早期发现复发并予以治疗,主动监测的患者需通过临床评估、胸部 X 线片、血清肿瘤标志物及腹部盆腔 CT 检查进行随访。在发现疾病的第 1～3 年,随访监测计划为每 2～4 个月进行一次评估;在第 4～7 年,每半年进行一次评估;随后每年进行一次评估。CT 影像学评估的必要频率尚未有定论;许多中心在发现疾病的第 1～3 年,每 4～6 个月进行一次 CT 影像检测;第 4～7 年,每 6 个月进行一次;随后每年进行一次。一项来自 MRC 的临床试验表明对于低危临床 I 期 NSGCT 的患者发现疾病的 2 年内,CT 影像学监测的次数可以在不影响生存率及治疗负担的前提下由 5 次减少到 2 次(Rustin et al,2007)。目前还不能确定这些研究结果能不能被同样安全地应用到精原细胞瘤中。与 NSGCT 相比,精原细胞瘤 5 年后复发率更高,因此长期随访是必需的(Chung et al,2002)。

为了甄别出更适合进行积极治疗的患者,研究人员已经在积极努力寻找和鉴定隐匿性转移的预测因素。在一项包括了 3 个自 1980 年开始的大型主动监测系列研究的汇总分析中,基于多因素分析的结果显示,肿瘤>4cm 及睾丸网受累是复发的明确预测因子(Warde et al,2002)。与 NSGCT 相比,淋巴血管浸润并非临床 I 期精原细胞瘤复发的明确预测因子。存在 0 个、1 个和 2 个危险因素的患者,其 5 年复发率分别为 12%、16% 和 32%。在该人群中,21% 的患者同时有睾丸网受累与肿瘤>4cm。即使对所有的"高危"患者进行初始放疗或卡铂治疗时,仍会使 2/3 的临床 I 期精原细胞瘤患者(他们可以通过睾丸切除术治愈)经受不必要的治疗。然而这些危险因素仍缺乏前瞻性验证。

③单剂卡铂初期化疗:以单剂卡铂进行 1～2 个疗程的初始化疗作为可能减少初始放疗迟发性毒副作用的一种替代选择已经进行了研究。使用单药卡铂的根本原因是基于进展性精原细胞瘤患者对其反应的完全缓解率为 65%～90%(Horwich et al,2000),且其相较于顺铂毒副作用较轻。Oliver 及其同事(1994)首次阐述了在 78 例患者中使用 1～2 个疗程的卡铂,后续只发生了 2 例复发,且没有患者死亡。已发表的关于卡铂在临床 I 期精原细胞瘤中应用的研究在表 14-10 中列出(Dieckmann et al,2000;Reiter et al,2001;Steiner et al,2002;Aparicio et al,2003,2005;Oliver et al,2005;Kollmannsberger et al,2010c;Aparicio et al,2011;Tandstad et al,2011)。在以上研究中未发现患者死于精原细胞瘤,且 3～5 年无复发率在 91%～100%。

表 14-10　临床 I 期精原细胞瘤辅助化疗系列研究

研究	患者数量	随访时间(月)	周期数	死于 GCT(%)	复发(%)
Oliver et al,2005,2011	573	78	1	0	27(5)
Steiner et al,2002	108	60	2	0	2(2)
Reiter et al,2001	107	74	2	0	0
Dieckmann et al,2000	93	48	1	0	8(9)
Dieckmann et al,2000	32	48	2	0	0
Oliver et al,1994	78	51	2*	0	2(2)
Aparacio et al,2003	60	52	2	0	2(3.3)
Aparacio et al,2005	214	34	2	0	7(4)
Tandstad et al,2011	188	62	1	0	7(4)
Kollmannsberger et al,2010c	73	33	1～2	0	1(2)

* 33% 患者接受一个周期的卡铂化疗

GCT. 生殖细胞瘤

MRC 与 EORTC 在 1477 例临床Ⅰ期精原细胞瘤患者中进行了一项以 1 个疗程卡铂化疗与 20～30Gy 剂量的主动脉旁放疗进行对比的Ⅲ期临床试验（Oliver et al,2005,2011）。在中位随访时间超过 6.5 年的情况下,5 年无复发生存率两者接近（94.7% vs. 96%）,唯一 1 例死亡病例出现在主动脉旁放疗组。在这项试验中,接受卡铂化疗的患者比接受放疗的患者更少发生嗜睡,恢复正常工作的时间也更短,Ⅲ、Ⅳ级急性血液系统毒性作用发生于 4% 的患者。卡铂化疗还可降低对侧睾丸继发性恶性肿瘤的发生率（0.3% vs. 1.7%,$P=0.03$）。

对于单疗程卡铂化疗的担忧是剂量不足导致的复发率上升。在对不同的研究进行比较时,已经显示 1 个疗程比 2 个疗程卡铂化疗有更高的复发率。另外在 MRC/EORTC 的临床试验中还发现当患者接受的卡铂化疗剂量不足时,复发风险也会上升（Dieckmann et al,2000；Oliver et al,2008）。最佳的卡铂剂量通过公式计算得到,即 $7×[$肾小球滤过率（ml/min）$+25]$mg（Calvert and Egorin,2002）。**卡铂剂量不应该基于估算的 GFR 来确定。推荐根据放射性同位素肾扫描显像结果来确定 1 个疗程卡铂的剂量或行 2 个疗程的化疗。**

鉴于临床Ⅰ期精原细胞瘤复发的总体风险较低,临床上尚缺乏识别高危复发人群的前瞻性有效标志物,以及放疗与卡铂化疗所带来的迟发性毒性作用,许多临床指南现在都推荐主动监测作为首选措施（Krege et al,2008a,2008b；Schmoll et al,2009a）。主动监测能使 80%～85% 的患者避免治疗所带来的不良反应,并且"狗腿野"放疗可以有效挽救绝大多数发生复发的患者。然而,主动监测必须持续 5 年以上,同时频繁的 CT 影像学检查是必需的。对那些依从性差或不愿意接受主动监测的患者,则推荐进行初期放疗或 1～2 个疗程的卡铂化疗。

（2）临床ⅡA、ⅡB 期精原细胞瘤:15%～20% 的精原细胞瘤患者为临床Ⅱ期;这部分患者中有 70% 为ⅡA、ⅡB 期。大多数中心使用 25～30Gy 剂量（包括 5～10Gy 受累范围的增加剂量）的"狗腿野"放疗。对ⅡA、ⅡB 期患者应用更高剂量的放疗时,总体上具有良好的耐受性,文献报道 8%～10% 的患者发生Ⅲ、Ⅳ级胃肠道毒性作用（Classen et al,2003b）。对左侧锁骨上窝的预防性放疗只有少于 3% 的患者能够从中受益,所以不再在临床上应用（Zagars and Pollack,2001；Chung et al,2003）。临床ⅡA、ⅡB 期精原细胞瘤长期无疾病生存率分别为 92%～100% 和 87%～90%,而两者的原位复发率分别为 0～2% 和 0～7%（Zagars and Pollack,2001；Classen et al,2003b；Chung et al,2004b）。一项研究显示,在应用 30Gy 剂量的"狗腿野"放射治疗后增加单剂卡铂化疗,可使复发率从 30% 降低到 6%,尽管需要进一步的数据来评估这种方法的实用性（Patterson et al,2001）。**一线化疗可以使几乎所有的复发病例治愈,疾病特异性生存率达到 100%。在病变完全消除后,不必常规进行 CT 影像学监测。**

使用一线方案（BEP×3 或 EP×4）的诱导化疗是"狗腿野"放射治疗的可接受替代方案。西班牙生殖细胞肿瘤研究小组报告了在 72 例临床ⅡA 和ⅡB 期精原细胞瘤患者中使用 BEP×3 或 EP×4 的情况（Garcia-del-Muro et al,2008）。总体上,83% 接受治疗的患者达到了血清学与放射学上的完全缓解;仅有 1 例患者仍有 >3cm 的残余肿瘤,2 例患者化疗后行残留包块手术切除,结果发现在切除组织中仅存在坏死。5 年无复发生存率为 90%,总生存率为 90%～95%。SWENO-TECA 研究小组也报道临床ⅡA、ⅡB 期精原细胞瘤患者,73 例接受以顺铂为基础的化疗后无复发,而 29 例接受放疗的患者,3 例（10%）发生复发。**诱导化疗应作为有大块肿瘤（>3cm）和（或）存在腹膜后多发肿块患者的优先治疗选择,因其复发风险低于"狗腿状"范围放疗**（Patterson et al,2001；Chung et al,2004b；Garcia-del-Muro et al,2008）。

（3）临床ⅡC、Ⅲ期精原细胞瘤:**与 NSGCT 相同,临床ⅡC、Ⅲ期精原细胞瘤患者应当接受诱导化疗,剂量和疗程数需根据 IGCCCG 风险标准确定。**对于晚期精原细胞瘤,90% 的患者会被归为低危类别,需接受 BEP×3 或 EP×4 的化疗方案。影像学完全缓解的患者比例为 70%～90%,5 年总生存率为 91%（Loehrer et al,1987；Mencel et al,1994；International Germ Cell Consensus

Classification,1997；Gholam et al,2003）。仅有10%的晚期精原细胞瘤存在非肺部的脏器转移（在 IGCCCG 风险标准中被归为中危）。应用 BEP×4 进行化疗后,患者的 5 年总生存率为79%,5 年无进展生存率为 75%（International Germ Cell Consensus Classification,1997）。单剂卡铂与顺铂为基础的联合化疗相比,在治疗晚期精原细胞瘤时生存率较低（Bokemeyer et al,2004）。

化疗后残留包块的处理:在一线化疗药物治疗后,58%～80%的患者仍存在影像学可发现的**残留包块**（Motzer et al,1987；Puc et al,1996；Duchesne et al,1997；Fossa et al,1997；Herr et al,1997；Flechon et al,2002；De Santis et al,2004）。这些包块会在 50%～60%的患者中自发性消除,这些包块消除的中位时间为 13～18 个月（Flechon et al,2002；De Santis et al,2004）。这些残留包块的组织学结果显示,90%的病例为坏死,10%的病例为存活的恶性肿瘤（Puc et al,1996；Herr et al,1997；Ravi et al,1999；Flechon et al,2002；De Santis et al,2004）。精原细胞瘤的化疗后手术治疗在技术上是困难的（而且通常是不可行的）,因为化疗后发生的结缔组织增生反应导致围术期手术并发症增加（Mosharafa et al,2003）。只有 58%～74%的精原细胞瘤患者化疗后残留包块可通过手术完全切除（相比之下,NS-GCT 一线化疗后手术完全切除率≥85%）（Puc et al,1996；Herr et al,1997；Ravi et al,1999；Flechon et al,2002；De Santis et al,2004）。**畸胎瘤及其恶变与晚期精原细胞瘤关系不大。对于精原细胞瘤化疗后残留包块的处理与 NSGCT 相比差别很大。**

研究人员已经致力于寻找和明确与存在存活的恶性肿瘤高风险相关的因素,从而合理地界定化疗后手术的必要性。化疗后放疗在残留包块的治疗中没有作用（Duchesne et al,1997）。**残留包块的大小是存活的恶性肿瘤的重要预测因子;27%～38%单个＞3cm 的残留包块含有存活的恶性肿瘤组织,当肿物＜3cm 时这一比例为 0～4%**（Puc et al,1996；Herr et al,1997；Flechon et al,2002；De Santis et al,2004）。**FDG-PET 已被发现是 CT 影像学的一个有用的辅助手段,可选择**性用于需要进行化疗后手术的患者（De Santis et al,2004）。对于＞3cm 的肿块,FDG-PET 阳性扫描的特异性和敏感性分别为 100%和 80%。**离散性残留包块＞3cm 的患者应进一步应用 FDG-PET 进行评估,PET 阳性的患者应进行化疗后手术,PET 阴性的＞3cm 及＜3cm 的残留包块,都应进行观察随访。**如果患者在完成化疗后太早进行扫描,炎症和残留的不能生存的恶性肿瘤可能会导致假阳性的 PET 结果。FDG-PET 应延迟至化疗结束后至少 4 周进行。

（4）复发的精原细胞瘤

①未接受化疗的初治患者的精原细胞瘤复发:未接受化疗的初治患者的精原细胞瘤复发发生于进行主动监测的临床Ⅰ期精原细胞瘤及接受初期放疗的临床Ⅰ、ⅡB 期精原细胞瘤的患者。对于前者,有研究报道 73%～88%的患者接受了"狗腿野"放疗,治愈率为 70%～90%。有巨大腹膜后肿物（＞3cm）及全身性复发的患者需接受一线化疗,挽救率接近 100%。一线化疗几乎能治愈所有初期放疗后腹膜外复发的患者。接受单剂卡铂化疗后复发的患者应当被视为化疗初治患者,并应行以顺铂为基础的一线化疗。

②化疗后早期复发的精原细胞瘤:在诱导化疗后有 15%～20%晚期精原细胞瘤患者会出现复发,其中包括 10%在最初对化疗呈完全缓解的患者（Loehrer et al,1987；Mencel et al,1994；International Germ Cell Consensus Classification,1997）。总体上,对一线化疗反应不完全的患者或在初次化疗后有明显临床反应随后又复发的患者预后会较差,长期生存率为 25%～50%（Miller et al,1997；Vuky et al,2002；Gholam et al,2003）。由于需要进行二线化疗的精原细胞瘤患者数量较小,因此限制了对于独特治疗方案的评估,复发的患者所接受的化疗方案大多数是基于 NSGCT 复发而开发的。在 2 个小样本研究中,作为二线化疗方案的 VeIP×4 方案对 36 例复发的精原细胞瘤患者的治疗效果进行了评估,30 例患者（83%）获得了完全缓解（有或没有化疗后手术切除）,21 位患者（53%）在长达 72～84 个月的平均随访时间内无复发（Miller et al,1997；Vuky et al,2002）。Vuky 及其同事（2002）评估了 12 例晚期精原细胞瘤且进行一线化疗后不完全缓解的

患者,使用高剂量化疗的效果,其中 6 位患者(50%)达到了完全缓解并且无复发。**对于一线化疗后复发的晚期精原细胞瘤患者需要考虑复发灶为畸胎瘤的可能性。若患者的血清肿瘤标志物正常,在开始二线化疗前应当进行组织病理活检。**

③化疗后晚期复发的精原细胞瘤:在大多数已公开发表的系列研究中,单纯精原细胞瘤占晚期复发事件的不到 8% (Baniel et al,1995;George et al,2003;Ronnen et al,2005;Sharp et al,2008)。但是 Dieckmann 及其同事(2005)报道了 122 例晚期复发的患者,其中 50 例(41%)在诊断时为单纯精原细胞瘤。这些患者中仅 6 例(12%)之前接受过一线化疗,大多数患者在诊断为精原细胞瘤时接受的是单剂卡铂化疗或放疗。88%的患者获得肿瘤的长期控制。**精原细胞瘤的晚期复发可能有良好的预后,尤其是对那些先前未接受顺铂化疗的患者。**

10. 脑部转移

1%的转移性 GCT 患者在开始化疗前检测到在脑部存在转移灶,0.4%～3%的患者是在一线化疗后发生脑部转移(Raina et al,1993;International Germ Cell Consensus Classification,1997;Fossa et al,1999a)。**脑部转移常常和绒毛膜癌相关,而且所有血清 hCG 大幅升高的患者都应当怀疑其脑部转移的可能性**(Fossa et al,1999a;Kollmannsberger et al,2000;Salvati et al,2006;Gremmer et al,2008;Nonomura et al,2009)。**绒毛膜癌血管丰富且在化疗期间容易出血,文献报道由于颅内出血而导致的死亡率在 4%～10%**(Kollmannsberger et al,2000;Nonomura et al,2009)。这一风险在患者的治疗中需要被重视并应对神经系统的相关改变进行快速准确的评估。

要点:精原细胞瘤

- 对于临床Ⅰ期精原细胞瘤,最佳的治疗方案还存在争议。主动监测,初期放疗(20～30Gy,主动脉旁区域,包括或不包括同侧盆腔),1～2 个疗程初始卡铂化疗是广泛接受的治疗选择,并且每种治疗方案的远期生存率接近 100%。

- 临床Ⅰ期精原细胞瘤隐匿性转移的预后因素的研究尚没有 NSGCT 那么完善,考虑到总体较低的隐匿性复发风险(15%～20%),基于原发性肿瘤的组织病理学难以明确高危人群及初始放疗的潜在毒性作用,主动监测被推荐作为临床Ⅰ期精原细胞瘤的治疗方法。

- 主动监测不适用于难以定期进行影像学及临床评估随访的依从性差的患者。对于在主动监测期间复发的患者,标准的治疗方案是"狗腿野"放疗(25～30Gy),对于具有巨大腹膜后淋巴结肿大或远处转移的患者,应当接受与 IGCCCG 风险标准相适应的一线化疗。

- 初期放疗与单剂卡铂初期化疗在治愈率与生存率上结果接近。接受主动脉旁放疗及卡铂化疗的患者需要在治疗后定期进行 CT 影像学随访监测是否复发;接受"狗腿野"放疗的患者则不需要。

- "狗腿野"放疗(25～30Gy)与一线化疗(BEP×3 或 EP×4)是临床ⅡA、ⅡB 期精原细胞瘤和非大块腹膜后淋巴结转移(<3cm)患者的治疗选择。一线化疗(BEP×3 或 EP×4)被推荐作为具有大块腹膜后淋巴结转移(>3cm)和/或多发腹膜后转移的治疗方法。

- 临床ⅡC 及Ⅲ期精原细胞瘤患者的一线治疗方法是以顺铂为基础的化疗。具体的化疗方案及化疗周期数根据 IGCCCG 风险标准来制定。对于低危患者,应给予 BEP×3 或 EP×4 方案,对于中危患者则应给予 BEP×4 方案治疗。

- 一线化疗后存在散在且>3cm 的残留包块应采用 FDG-PET 进行更深入的评估。对于 FDG-PET 阳性的残留包块,需行化疗后手术切除。若残留包块 FDG-PET 阴性或<3cm 则可在化疗后安全地观察随访。

存在脑转移的转移性 NSGCT 患者与精原细胞瘤患者的 5 年总生存率分别为 33% 和 57%（International Germ Cell Consensus Classification，1997）。**化疗后完全缓解，然后发生脑转移复发的患者预后较诊断时就存在脑部病灶的患者更差**，孤立性脑转移的患者与脑转移伴其他部位转移的患者总生存率分别为 39%～44% 与 2%～26%（Fossa et al，1999a；Kollmannsberger et al，2000；Hartmann et al，2003；Salvati et al，2006；Gremmer et al，2008；Nonomura et al，2009）。在对伴脑转移的生殖细胞肿瘤患者的病例研究及汇总分析中已经报道了很多不同的治疗策略的结果，但是目前尚没有随机临床研究得出的明确最佳方案（Spears et al，1992；Fossa et al，1999a；Kollmannsberger et al，2000；Hartmann et al，2003；Salvati et al，2006；Gremmer et al，2008；Nonomura et al，2009）。治疗策略包括化疗、手术切除、全颅放疗及立体定位放射外科手术，大多数患者采用多模式治疗。**在诊断时就伴有脑转移的患者应该接受 BEP×4 化疗，随后进行残留包块切除术。**放疗在这种情况下的作用尚未明确（Fossa et al，1999a；Kollmannsberger et al，2000；Hartmann et al，2003）。在我们的医疗机构，放疗仅被考虑用于那些具有不能切除的残余病灶，而且鉴于辐射引起的神经毒性而不能接受立体定向放射外科治疗的患者（Doyle and Einhorn，2008）。**在一线化疗后脑部复发的患者应接受二线化疗药物治疗，后续再进行手术切除或放疗**（Fossa et al，1999a；Hartmann et al，2003）。若患者在脑部及其他部位同时发生复发，预后会非常差，尤其在非初次复发时。

要点：脑部转移

- 脑部转移和绒毛膜癌相关，而且所有血清 hCG 大幅升高的患者都应当怀疑其脑部转移的可能性。绒毛膜癌血管丰富且在化疗期间容易出血，造成颅内出血。

(九) 治疗相关并发症

睾丸肿瘤治疗的并发症可被分为早期与晚期并发症。睾丸切除术与 RPLND 的相关并发症在本卷第 15 章中进行讨论，这里不做详细赘述，但需要注意的是 RPLND 后主要的并发症是腹中线瘢痕、射精功能障碍、小肠梗阻及围术期并发症。同时，生殖细胞肿瘤行睾丸切除术后性腺功能减退症的发生率也会增加。

1. 早期毒副作用

顺铂为基础的化疗会出现很多早期并发症与毒副作用，包括疲劳、骨髓抑制、感染、周围神经病变、听力丧失、肾功能损害及死亡。对于低危患者化疗期间由于毒副作用导致的死亡率为 0～2.4%，而中高危患者在接受标准的一线化疗期间由于毒副作用导致的死亡率为 3%～4.4%（de Wit et al，1998；Nichols et al，1998，2001；Toner et al，2001；Culine et al，2007，2008）。化疗和放疗对生精功能的影响在此前已经进行了讨论。接受治疗的 GCT 患者，大多数都能生育孩子，但接受放疗和（或）化疗的男性的生育能力降低（Huyghe et al，2004；Brydoy et al，2005）。放疗的早期并发症包括疲劳、恶心、呕吐、白细胞减少症及消化不良（Fossa et al，1999b；Jones et al，2005；Oliver et al，2005）。

2. 晚期毒副作用

在接受治疗的 GCT 幸存者中有许多晚期并发症，包括周围神经病变、雷诺现象、听力丧失、性腺功能减退症、不育、继发性恶性肿瘤及心血管疾病（Brydoy et al，2009；Fossa et al，2009；Rossen et al，2009；Gilligan，2011）。文献报道，雷诺现象和周围神经病变的症状在生殖细胞肿瘤幸存者中的发生率分别为 20%～45% 与 14%～43%（Brydoy et al，2009；Rossen et al，2009）。在顺铂为基础的化疗后，20%～40% 的患者出现明显的听力损失和（或）耳鸣，30%～75% 的患者可通过听力测试记录到异常。性腺功能减退症在行睾丸切除术的患者中发生率为 10%～20%，在接受放疗的患者中发生率为 15%～40%，在接受一线化疗药物治疗的患者中发生率为 20%～25%（Nord et al，2003；Lackner et al，2009）。

基于生殖细胞肿瘤幸存者的大样本研究发现，放疗后死于胃肠道及心血管疾病的风险会增加，而化疗后患者死于感染，心血管疾病及肺部疾病的风险增加（Fossa et al，2007）。同时接受放疗与化疗的患者死于非肿瘤因素的风险最高。

GCT 幸存者心血管疾病发病率和死亡率的增加尤其有充分的证据(Meinardi et al,2000；Huddart et al,2003；Fossa et al,2007；van den Belt-Dusebout et al,2007；Fossa et al,2009)。这些心血管并发症的病因目前尚未明确,但可能的致病因素是放疗或化疗引起的血管损伤、化疗引起的心脏损伤和代谢综合征(Nuver et al,2005；Altena et al,2009)。

继发性恶性肿瘤的风险是一个特别值得关注的问题。与普通人群相比,接受顺铂为基础的化疗或放疗的 GCT 幸存者的非生殖细胞恶性肿瘤发生率增高 60%～100%,既接受放疗又接受化疗的患者的非生殖细胞恶性肿瘤发生率增高 200%(Travis et al,2005；Richiardi et al,2007)。接受放疗或化疗的 GCT 幸存者死于非生殖细胞恶性肿瘤的风险尚不完全明确,但似乎是普通人群的 2 倍(Fossa et al,2004)。接受治疗后的患者频繁进行 CT 影像学监测评估是另一个导致继发性恶性肿瘤风险增加的辐射来源(Brenner and Hall,2007；Chamie et al,2008；Tarin et al,2009)。

要点:治疗相关并发症

- GCT 的所有治疗(手术、放疗和化疗)都有早期和晚期毒副作用的风险。最令人关注的晚期并发症是心血管疾病和继发性恶性肿瘤。随着对患者(包括晚期疾病患者)的成功治疗,一个重要的治疗目标是在不影响治愈率的前提下使与治疗相关的毒副作用最小化。

二、非生殖细胞肿瘤

(一)性索-间质肿瘤

性索-间质肿瘤十分罕见,约占睾丸肿瘤的 4%。以性索-间质肿瘤命名是由于肿瘤包含 Leydig 细胞、Sertoli 细胞、颗粒细胞或卵泡膜细胞。这些肿瘤中大约 90% 为良性,10% 为恶性。已经建立了区分良恶性的组织学标准,包括肿瘤>5cm、坏死、血管侵袭、核异型性、高有丝分裂指数、MIB-1 表达升高、浸润性边缘、癌肿超过睾丸实质及 DNA 倍性异常(Kim et al,1985；Cheville et al,1998)。大多数恶性病例具有这些特征中的 2 项或以上。然而最终明确恶性诊断的唯一可靠标准是出现转移性病灶。

1. Leydig 细胞肿瘤

Leydig 细胞肿瘤占性索-间质肿瘤的 75%～80%。其发生与隐睾没有明确关联。这类肿瘤大多数发生于 30－60 岁男性,尽管大约 1/4 发生于儿童。成年患者主要表现为无痛性睾丸肿块、睾丸疼痛、男性乳房发育(雄激素过量并在外周转变为雌激素)、勃起功能障碍、性欲减退和不育。儿童通常表现为睾丸肿块和性早熟(包括外生殖器突出,阴毛生长及低沉男性声音)。

诊断性检查应包括血清肿瘤标志物与睾丸超声检查。这类肿瘤的超声表现多变且难以与 GCT 相鉴别。如果出现男性乳房发育、不育、性欲减退或性早熟的情况下,还应抽血检查 LH、FSH、睾酮、雌激素、雌二醇(若在睾丸切除术前未怀疑 Leydig 细胞肿瘤,应在术后完善以上检查)。当诊断确定后,患者需进行胸部腹部盆腔 CT 影像学检查以明确分期。

在过去,经腹股沟根治性睾丸切除术是最优先的治疗选择。如果术前怀疑该诊断,由于 90% 的患者均为良性肿瘤,对于<3cm 的患者,术中行冰冻切片明确病理性质,可考虑采取保留睾丸的肿瘤切除术(Carmignani et al,2006,2007)。如果切除肿瘤的组织学结果提示为 GCT(术中冰冻切片或最终病理结果)或切除的肿瘤的最终病理结果中出现此前列出的恶性肿瘤特征,则行睾丸根治切除术。由于 Leydig 细胞肿瘤很罕见,术前一般往往不被怀疑,大多数患者接受了根治性睾丸切除术。良性肿瘤往往较小,呈黄棕色,边界清晰,不伴有出血或坏死。组织学上,良性肿瘤的细胞呈规则的多角形,核圆。Reinke 晶体出现在 25%～40% 的病例中,表现为胞质内强嗜酸性,针状或长菱形的结构。Leydig 细胞肿瘤应与发生于萎缩睾丸和 GCT 邻近组织中的 Leydig 细胞增生相鉴别。在 Leydig 细胞增生表现为,Leydig 细胞在曲细精管间浸润,但没有取代或破坏曲细精管。恶性生物学行为在青春期前的病例中未被报道。年龄较大患者的 Leydig 细胞肿瘤更可能为

恶性。

最常见的转移部位是腹膜后和肺。RPLND 对一些具有不良特征的患者中是一种合理的选择,尽管病理结果显示淋巴结受累的患者进展率很高,这提示 RPLND 可能仅仅有助于临床分期(Mosharafa et al,2003)。**转移性 Leydig 细胞肿瘤对化疗及放疗均存在抵抗,因此生存率很低**(Mosharafa et al,2003)。Ortho,para-DDD 是一种有效的类固醇生成抑制剂,在转移和雄激素分泌过多的患者中会带来部分缓解效果,但是不能治愈(Schwarzman et al,1989)。主动监测推荐适用于临床或病理表现未提示恶性的患者。目前尚没有广泛被接受的随访标准,但患者需在 2 年内规律、定期进行临床评估,激素监测(包括 LH、FSH、睾酮、雌激素及雌二醇)及胸部、腹部、盆腔 CT 检查。**长期的 Leydig 细胞功能障碍及性腺功能低下可能会在原发肿瘤切除后发生,约 40% 的患者需要在术后进行睾酮替代治疗**(Conkey et al,2005)。

2. Sertoli 细胞肿瘤

Sertoli 细胞肿瘤在睾丸肿瘤中的比例＜1%。患者在诊断该病时的中位年龄为 45 岁,但是罕见的儿童病例已有报道。在极少数情况下该肿瘤与出现 Peutz-Jeghers 综合征与雄激素不敏感综合征有关,且常为双侧(同时或先后出现)。与隐睾无明显关联。男性乳房发育可在 1/3 的患者中出现。**与 Leydig 细胞肿瘤一样,由于其良性组织学的高发生率(90%),对于＜3cm 的肿瘤可以考虑保留睾丸的切除手术。对于肿瘤＞3cm 的肿瘤或术中冰冻切片或最终病理分析结果提示有 GCT 或有恶性特征的患者,应行经腹股沟根治性睾丸切除术。**Sertoli 细胞肿瘤边界清晰,呈黄白色或棕褐色,规则均质。显微镜下肿瘤含有类似 Sertoli 细胞的上皮细胞成分,与不同数目的基质形成小管。这类肿瘤会被误诊为精原细胞瘤从而导致错误的治疗选择。**诊断检查、分期研究、治疗标准、主动监测及随访的标准都与 Leydig 细胞瘤相似。**

3. 颗粒细胞肿瘤

睾丸颗粒细胞肿瘤非常罕见。青少年型为良性,且是最常见的先天性睾丸肿瘤(最常出现于＜6 个月的婴儿中),占了所有青春期前睾丸肿瘤的

7%。成人型与卵巢颗粒细胞肿瘤相似。男性乳房发育与雌激素升高是常见的表现。若术前怀疑该诊断,对于＜3cm 的肿瘤可考虑行保留睾丸的切除术。反之,则推荐行经腹股沟根治性睾丸切除术。由于这类肿瘤的转移风险非常有限,因此对于原发肿瘤的治疗通常是可以完全治愈的。

4. 性腺母细胞瘤

性腺母细胞瘤是一种由精原细胞瘤样生殖细胞和显示为 Sertoli 细胞分化的性索细胞组成的生殖细胞-性索-间质细胞混合性肿瘤。这类肿瘤几乎完全发生于性腺发育不全与双性综合征的患者。该类患者 80% 表型为女性,且伴有原发性闭经,余下 20% 的患者表型为男性,几乎总是表现为隐睾(发育不良的性腺位于腹股沟或腹腔)、尿道下裂及某种形式的女性内生殖器。**这类肿瘤应该被认为是恶性 GCT 的原位癌形式,因为大约 50% 的患者会发展成侵袭性 GCT(通常是精原细胞瘤,尽管也会发生卵黄囊瘤和胚胎癌)**(Ulbright,2004)。性腺母细胞瘤不发生转移,但是其中恶性生殖细胞瘤成分可能会发生转移。**因为具有双侧睾丸发生肿瘤的风险(40%),所以需要进行双侧睾丸切除术**(Scully,1970)。对于具有恶性 GCT 的患者,针对转移性病变无论是否已经进行了治疗,都应该立即进行后续的检查。

(二)其他睾丸新生物

1. 皮样和表皮样囊肿

皮样和表皮样囊肿是罕见的良性肿瘤,由保留胚胎成分的生殖细胞或异位化生间皮细胞发生发展而来(Ye and Ulbright,2012)。大体上,它们是边界清楚的单腔囊性肿块,充满角质化碎片,可能具有分层状外观,这使它们在超声扫描上具有典型的"洋葱皮"外观。皮样囊肿与表皮样囊肿的区别在于皮样囊肿存在皮肤附件结构,如腺样结构,脂肪组织和软骨。皮样囊肿和表皮样囊肿与畸胎瘤的区别在于其相邻睾丸组织中没有 IT-GCN。**该类病变可采用剜除术或睾丸部分切除术,尽管切除的病变组织应由病理学专家彻底取样以排除 GCT 或 ITGCN。**

2. 睾丸网腺癌

睾丸网腺癌是一种十分罕见但高度恶性的肿瘤,起源于睾丸集合系统。患者通常表现为无痛性睾丸肿块伴鞘膜积液。超过 50% 的患者有转

移性病变,总的中位生存期为 1 年。RPLND 对于局限于腹膜后淋巴结转移的患者可能是一种可治愈的治疗手段。化疗和放疗无效。

(三)睾丸继发性肿瘤

1. 淋巴瘤

原发性睾丸非霍奇金淋巴瘤是一种罕见的肿瘤,仅占所有淋巴瘤患者的 1%～2%。最常见的是,淋巴瘤通过睾丸外部位的播散而累及睾丸(Ulbright,2004)。85% 的睾丸淋巴瘤患者＞60岁。非霍奇金淋巴瘤是＞50 岁男性中最常见的睾丸肿瘤。35% 的患者为双侧睾丸受累。通常表现为在老年男性中的无痛性睾丸肿块。大约25% 的患者存在全身症状(发热、夜间盗汗、体重减轻)。10% 的患者在诊断该病时伴有中枢神经系统受累。最优先的治疗选择是经腹股沟根治性睾丸切除术。具有睾丸非霍奇金淋巴瘤的患者应向血液病学专家和肿瘤病学专家咨询以进行分期和下一步治疗。大多数病例存在全身性病变,总体预后较差。

2. 白血病

睾丸是儿童急性淋巴细胞白血病常见的复发部位。大多数患者发现睾丸肿大时处于完全缓解期。通过睾丸组织活检可明确诊断,而不必做睾丸切除术。低剂量放疗(20Gy)可达到局部控制,治疗应包括对侧睾丸,因为经常有双侧受累的风险。由于绝大多数患者存在相关的全身性病变,因此,总体来说预后很差。

3. 睾丸转移癌

睾丸转移癌较罕见。双侧受累比例占 15%。最常见的原发性肿瘤是前列腺癌、肺癌、黑色素瘤、结肠癌及肾癌。尽管治疗选择由原发肿瘤所决定,但睾丸切除术可作为姑息性手术。

三、睾丸附件肿瘤

睾丸旁肿瘤很罕见,大约占阴囊内肿瘤的5%,75% 起源于精索组织。

(一)腺瘤样肿瘤

腺瘤样肿瘤是最常见的睾丸旁肿瘤,最常累及附睾(尽管这些肿瘤也可以起源于睾丸被膜与精索)。最常见的临床表现是单个小的(0.5～5cm)无痛性睾丸旁肿块,常在 30－40 岁的男性常规体检时被发现。这类肿瘤为良性,通常采取腹股沟探查及手术切除治疗。显微镜下可见肿瘤由包含空泡及纤维间质的上皮样细胞组成。

(二)囊腺瘤

附睾囊腺瘤是一种良性的上皮增生。病变通常为多囊性,囊壁上布满上皮细胞结节,呈腺状或乳头状排列。大约 1/3 的病例发生于有 von Hippel-Lindau 病的患者,该患者通常为双侧病变。病变通常较小、无痛,常在年轻人常规体检中发现。

(三)间皮瘤

睾丸旁间皮瘤起源于鞘膜,通常表现为单个无痛阴囊肿块并伴有鞘膜积液。这类肿瘤最常见于老年人,但也可能发生在任何年龄组。已经研究报道了良性和恶性病例,其鉴别是根据异型性、有丝分裂活性和侵袭性(Ulbright,2004)。恶性病例可能与接触石棉有关。治疗方法是经腹股沟根治性睾丸切除术。RPLND 可考虑用于无广泛转移性疾病的恶性肿瘤患者。化疗对这类肿瘤的作用尚不清楚。

(四)肉瘤

精索、附睾、睾丸肉瘤是最常见的成人泌尿生殖道肉瘤。脂肪肉瘤是成人最常见的肉瘤亚型,随后为平滑肌肉瘤、恶性纤维组织细胞瘤、横纹肌肉瘤及纤维肉瘤(Coleman et al,2003;Ulbright,2004;Dotan et al,2006;Rodriguez et al,2014)。胚胎横纹肌肉瘤是＜30 岁患者中最常见的组织学亚型。肉瘤通常来源于精索,位于阴囊内;睾丸原发性间叶细胞瘤十分罕见。这类肿瘤往往表现为单个无痛性可触及的肿块,大部分情况下体积小＞5cm(Dotan et al,2006)。超声显示为实性肿块,但不能区分良恶性。所有突破睾丸白膜的阴囊内肿块应行腹股沟探查,并进行组织活检。位于腹股沟管的精索脂肪肉瘤会被误诊为腹股沟疝或脂肪瘤,CT 或 MRI 影像有助于分辨这些病变。

大多数患者在诊断该病时仅为局部病灶。肉瘤应优先行经腹股沟途径进行高位结扎的广泛精索及睾丸切除术。若患者首次手术未能完全切除,则应进行再次广泛切除术(Coleman et al,2003)。对于脂肪肉瘤而言,治疗最主要的失败原因是局部残留(Ballo et al,2001;Montgomery and Fisher，2003；Khandekar et al，2013）。**一些研究者主张对所有睾丸旁肉瘤，尤其是脂肪肉瘤及局部控制效果存疑的肿瘤采取术后放疗**（Ballo et al，2001；Hazariwala et al，2013）。**但这一治疗手段的有效性存在争议**（Fagundes et al，1996；Coleman et al，2003；Khandekar et al，2013）。**有腹膜后或远处转移迹象的患者应给予全身化疗。在进行正常的转移性评估的情况下，对于存在腹膜后淋巴结转移的脂肪肉瘤以外的肉瘤患者应当进行 RPLND 及术后化疗**（Dang et al，2013）。鉴于精索的淋巴引流包括同侧盆腔、腹股沟和腹膜后淋巴结，应考虑对这些区域进行淋巴结清扫或放疗。睾丸旁肉瘤患者的长期生存率约为 50%，其中脂肪肉瘤预后最佳，恶性纤维组织细胞瘤和平滑肌肉瘤预后最差（Coleman et al，2003；Rodriguez et al，2014）。

参考文献

完整的参考文献列表通过 www. expertconsult. com 在线获取。

推荐阅读

Albers P，Siener R，Krege S，et al. Randomized phase Ⅲ trial comparing retroperitoneal lymph node dissection with one course of bleomycin and etoposide plus cisplatin chemotherapy in the adjuvant treatment of clinical stage Ⅰ nonseminomatous testicular germ cell tumors：AUO trial AH 01/94by the German Testicular Cancer Study Group. J Clin Oncol 2008；26：2966-72.

De Santis M，Becherer A，Bokemeyer C，et al. (2-18)Fluoro-deoxy-D-glucose positron emission tomography is a reliable predictor for viable tumor in postchemotherapy seminoma：an update of the prospective multicentric SEMPET trial. J Clin Oncol 2004；22：1034-9.

Debono DJ，Heilman DK，Einhorn LH，et al. Decision analysis for avoiding postchemotherapy surgery in patients with disseminated nonseminomatous germ cell tumors. J Clin Oncol 1997；15：1455-64.

Dieckmann KP，Skakkebaek NE. Carcinoma in situ of the testis：review of biological and clinical features. Int J Cancer 1999；83：815-22.

Dotan ZA，Tal R，Golijanin D，et al. Adult genitourinary sarcoma：the 25-year Memorial Sloan-Kettering experience. J Urol 2006；176：2033-8，discussion 2038-9.

Einhorn LH. Treatment of testicular cancer：a new and improved model. J Clin Oncol 1990；8：1777-81.

Feldman DR，Bosl GJ，Sheinfeld J，et al. Medical treatment of advanced testicular cancer. JAMA 2008；299：672-84.

Fossa SD，Gilbert E，Dores GM，et al. Noncancer causes of death in survivors of testicular cancer. J Natl Cancer Inst 2007；99：533-44.

Fossa SD，Oldenburg J，Dahl AA. Short-and long-term morbidity after treatment for testicular cancer. BJU Int 2009；104：1418-22.

George DW，Foster RS，Hromas RA，et al. Update on late relapse of germ cell tumor：a clinical and molecular analysis. J Clin Oncol 2003；21：113-22.

International Germ Cell Consensus Classification：a prognostic factor-based staging system for metastatic germ cell cancers. International Germ Cell Cancer Collaborative Group. J Clin Oncol 1997；15：594-603.

Kollmannsberger C，Moore C，Chi KN，et al. Non-risk-adapted surveillance for patients with stage Ⅰ nonseminomatous testicular germ-cell tumors：diminishing treatment-related morbidity while maintaining effi cacy. Ann Oncol 2010；21：1296-301.

Motzer RJ，Amsterdam A，Prieto V，et al. Teratoma with malignant transformation：diverse malignant histologies arising in men with germ cell tumors. J Urol 1998；159：133-8.

Motzer RJ，Nichols CJ，Margolin KA，et al. Phase Ⅲ randomized trial of conventional-dose chemotherapy with or without high-dose chemotherapy and autologous hematopoietic stem-cell rescue as first-line treatment for patients with poor-prognosis metastatic germ cell tumors. J Clin Oncol 2007；25：247-56.

Oliver RT，Mead GM，Rustin GJ，et al. Randomized trial of carboplatin versus radiotherapy for stage Ⅰ seminoma：mature results on relapse and contralateral testis cancer rates in MRC TE19/EORTC 30982 study（ISRCTN27163214）. J Clin Oncol 2011；29：957-62.

Stephenson AJ，Bosl GJ，Motzer RJ，et al. Retroperitoneal lymph node dissection for nonseminomatous germ cell testicular cancer：impact of patient selection factors on outcome. J Clin Oncol 2005；23：2781-8.

Stephenson AJ，Bosl GJ，Motzer RJ，et al. Nonrandomized comparison of primary chemotherapy and retroperitoneal lymph node dissection for clinical stage Ⅱ A and ⅡB nonseminomatous germ cell testicular cancer. J Clin Oncol 2007；25：5597-602.

Steyerberg EW，Keizer HJ，Fossa SD，et al. Prediction of residual retroperitoneal mass histology after chemotherapy for metastatic nonseminomatous germ cell tumor: multivariate analysis of individual patient data from six study groups. J Clin Oncol 1995;13:1177-87.

Travis LB,Fossa SD,Schonfeld SJ,et al. Second cancers among 40,576 testicular cancer patients:focus on long-term survivors. J Natl Cancer Inst 2005;97:1354-65.

Vergouwe Y,Steyerberg EW,Eijkemans MJ,et al. Predic-
tors of occult metastasis in clinical stage Ⅰ nonsemi-noma: a systematic review. J Clin Oncol 2003; 21: 4092-9.

（金晓东　吴宏坤　刘家信　**编译**　李宏军
李彦锋　姜辰一　**审校**）

第15章 睾丸肿瘤的外科治疗

Kevin R. Rice, MD, Clint K. Cary, MD, MPH, Timothy A. Masterson, MD, and Richard S. Foster, MD

睾丸生殖细胞肿瘤(GCT)除了具有显著的化疗敏感性外,还是外科手术最易治愈的恶性肿瘤之一。在有效的化疗方案问世之前,沃尔特·里德陆军医院的研究人员发现,接受腹膜后淋巴结清扫术(RPLND)后,淋巴结阳性的睾丸 GCT 患者中能够获得将近50%的外科治愈率(Patton et al,1959)。目前,将近80%的临床 I 期睾丸非精原细胞生殖细胞瘤(NS-GCT)患者,仅接受睾丸切除术治疗就能获得治愈(Warde et al,2002;Hotte et al,2010),而60%~80%的病理 II 期患者可以经 RPLND 治愈(Donohue et al,1993;Stephenson et al,2005)。在肿瘤转移范围更大而需要接受诱导性化疗的情况下,对于腹膜后有残留肿块的患者,其中90%可在化疗后行腹膜后淋巴结清扫术获得治愈(PC-RPLND)(Donohue et al,1990)。这一章将着重描述睾丸肿瘤的治疗决策、手术技术及手术疗效。同时这一章节也将给泌尿科医师提供原发性睾丸肿瘤及存在局限性腹膜后转移的各分期睾丸肿瘤的基本手术处理方法。

一、睾丸肿块的处理

(一)病史、体格检查、超声检查及睾丸切除术前评估

睾丸肿块出现时需要及时和彻底的评估,其原则是理解任何相关症状随时间推移产生的变化,通过仔细的查体和超声检查了解阴囊内容物特质,以及获得血清学检查结果(Robson et al,1965;Sandeman,1979;Bosl et al,1981;Thornhill et al,1987;Richie,1993;Honig et al,1994;Petersen et al,1999;Jacobsen et al,2000;Simon et al,2001)。在肿瘤最早期及最易治愈的阶段对肿瘤进行识别和诊断是肿瘤治疗过程中最重要的步骤(Post and Belis,1980;Oliver,1985;Gascoigne et al,1999;Chapple et al,2004;Moul,2007)。

在评估睾丸肿块的过程中,体格检查是最重要的。虽然超声检查不是必需性的,但其可以从影像学角度提供肿瘤病变的细节特征(Horstman et al,1992;Shah et al,2010;Goddi et al,2012)。另外,检查对侧睾丸也是必要的。据报道,近1%

的患者对侧睾丸也同时存在肿块（Bokemeyer et al，1993；Coogan et al，1998；Che et al，2002；Holzbeierlein et al，2003；Pamenter et al，2003；Fossa et al，2005；Hentrich et al 2005）。获得甲胎蛋白、人绒毛膜促性腺激素和乳酸脱氢酶等血清肿瘤标志物（STM）的水平，有助于支持 GCT 的诊断，同时上述数据可以作为一个基准水平来比较各项指标在睾丸切除术后，在血液中的变化趋势。手术前应考虑到，在行根治性睾丸切除术时是否同期放置睾丸假体。

（二）根治性睾丸切除术

对于疑似罹患睾丸恶性肿瘤的患者，根治性睾丸切除术既是一种诊断方法，也是一种治疗手段。手术选择经腹股沟切口，可以保证完全切除患侧睾丸、附睾及腹股沟内环水平的精索。

手术过程：患者采取仰卧位。术前皮肤准备范围应上至脐上方腹部，下至两侧的大腿中下部，同时包括外生殖器并延伸至后侧会阴处。在消毒铺巾后，需显露髂前上棘、耻骨结节及阴囊。触摸和标识外环口处皮肤，便于对腹股沟管内侧范围进行定位。

手术时，在腹股沟管上方沿 Langer 线（皮纹线）取一长 3～5cm 的横行切口。在肿块太大而无法取出的情况下，可沿着阴囊前部向下继续取一"曲棍球杆样"切口。当显露腹外斜肌腱膜并找到外环口后，沿着腹股沟管旁切开约 4cm 进而打开腹股沟管。对肥胖患者而言，使用一些固定器（如 Weitlaner 或 Gelpi 牵开器）对术区的充分显露有帮助。打开腹外斜肌腱膜后，需对髂腹股沟神经进行识别并保护。髂腹股沟神经与精索平行，通常沿精索前表面的头侧走行。当神经被安全牵开后，在腹股沟管内于耻骨结节水平游离精索，再以烟卷式引流管牵引精索。然后分离包绕在精索周围的精索外筋膜和提睾肌，并向头侧轻轻牵拉，把睾丸拉出切口。该步骤可通过挤压患侧睾丸帮助完成。在分离睾丸引带后，游离精索至腹股沟管内环水平直至腹膜反折清晰可见。在此水平分别对输精管和睾丸血管进行分离、结扎。精索血管通常用不可吸收缝线进行结扎。结扎后在血管残端上留一个 1～2cm 线尾，作为以后腹膜后淋巴结清扫的标记。由于 RPLND 术中输精管不作为标本的一部分，单独结扎精索残端的输

精管有助于在随后的 RPLND 术中取出远端输精管残端。

手术结束后需冲洗伤口并仔细止血，然后将髂腹股沟神经安全放置在腹股沟管内，关闭腹外斜肌腱膜，皮下层和皮肤缝合 2 层或 3 层，然后贴上无菌敷料。一般来说，在术后最初的 48～72h 托起阴囊和加压包扎有助于避免不必要的阴囊肿胀和血肿形成。

（三）睾丸部分切除

因为睾丸癌治疗后长期存活的患者比例很高，治疗相关的不良反应和提高生活质量成为需要重点关注的问题（Skakkebaek，1975；Jacobsen et al，1981；Klein et al，1985；Haas et al，1986；Kressel et al，1988；Robertson，1995；Carmignani et al，2004）。**肿块直径≤2cm 且分布在睾丸两极伴有对侧睾丸异常或缺如的患者，可考虑行睾丸部分切除术。**在肿瘤性质不确定时，可行腹股沟探查和切除活检。一般来说，接受此类手术的患者需慎重选择，应在器官功能保留的获益超过局部肿瘤复发风险的情况下进行。在对侧睾丸正常的情况下，不推荐施行睾丸部分切除术。

手术过程：睾丸部分切除术的方法与经腹股沟根治性睾丸切除术的方法相同。是否采取低温防止缺血反应尚存争议，但如果切除时间限制在 30min 以内，缺血反应可被忽略（Giannarini et al，2010）。以无菌巾覆盖术野防止感染，术中使用超声检查有助于肿块的定位。当肿块被识别确定后，用手术刀切开肿块表面覆盖的白膜。当选择睾丸腹侧中线入路时，首选沿腹侧中线取一垂直于睾丸长轴的切口。否则，腹侧中线内侧或外侧的切口应该是水平方向，与白膜下的动脉走行一致。

肿块确定进行剜除时，建议连同周围少许生精小管一并切除。许多生殖细胞瘤患者常合并病变同侧的小管内生殖细胞瘤。生殖细胞瘤一旦确诊，同侧睾丸肿瘤周围软组织内存在伴发小管内生殖细胞肿瘤的可能，应考虑是否行根治性睾丸切除术或辅助放疗以降低肿瘤复发风险。由于上述风险，在 GCT 确诊的情况下，有些医师选择不对肿瘤周围软组织行活检筛查，对残存组织直接行睾丸全切术或其他辅助治疗。如果不进行根治性睾丸切除术，在切除肿块后，用可吸收缝线关闭

白膜,将睾丸放回阴囊并在睾丸引带或阴囊纵隔上缝合 3 针行内固定。

对所有接受睾丸部分切除术治疗的功能性孤立睾丸 GCT 患者,推荐行 18～20Gy 的辅助放疗来预防局部肿瘤复发(Heidenreich et al,2001;Krege et al,2008;Giannarini et al,2010)。在这些患者中,睾丸部分切除术的唯一获益是间质细胞功能的保留。任何患侧睾丸的局部复发,不管是否接受过辅助治疗,都应行根治性睾丸切除术。

(四)延迟睾丸切除术

大多数睾丸癌最初是在睾丸切除术时被确诊。然而,在一小部分广泛播散和(或)症状性的 GCT 患者中,诊断是基于转移性病灶活检或基于临床经验和血清肿瘤标志物的特征确定的。在这些特殊条件下,系统性(全身)化疗取代了诊断性睾丸切除术(Ondrus et al,2001)。因为睾丸内病理缓解率高度不一,推荐所有 NSGCT 患者在诱导化疗后行延迟睾丸切除术,包括腹膜后病变完全缓解者(Snow et al,1983;Simmonds et al,1995;Leibovitch et al,1996;Ondrus et al,2001)。

延迟睾丸切除术在治疗可疑原发腹膜后或性腺外的生殖细胞瘤中更具争议性。在涉及这类病例的研究中,睾丸活检结果显示 42% 的患者存在小管内生殖细胞瘤(Daugaard et al,1992)。经观察发现,上述患者在化疗后大约 5% 的人会发展成异时性睾丸癌(Hartmann et al,2001)。当腹膜后病灶的转移超出了睾丸原发肿瘤的固有转移范围,推荐行根治性睾丸切除术。在印第安纳大学的一个小型队列研究中,71% 可疑性腺外生殖细胞瘤患者接受化疗后延迟性睾丸切除,术后的组织学结果证实睾丸内存在畸胎瘤或坏死。坏死组织可能是化疗杀灭的原发灶或对化疗完全反应的区域(Brown et al,2008)。如果选择观察随访,必须进行每月的自我检查和定期的医师评估。

(五)睾丸切除术后评估

在睾丸切除术后,对病理结果、影像学和血清学检查的回顾性分析有助于确定临床分期。静脉注射或口服造影剂行增强 CT 是最有效的手段;然而,磁共振成像也是一种合适的替代选项。在 GCTs 确诊后,氟脱氧葡萄糖的正电子发射断层摄影术(PET)和淋巴管造影对肿瘤分期几乎没有

作用。血清肿瘤标志物(甲胎蛋白、人绒毛膜促性腺激素、乳酸脱氢酶)在睾丸切除术前后的水平和变化趋势使得初始评估更为完善,便于下一步治疗方法的选择。

要点:睾丸肿块的处理

- 在大多数睾丸肿瘤患者中,经腹股沟根治性睾丸切除术联合高位精索结扎,是明确诊断和初步治疗的方法。
- 睾丸部分切除术,仅适用于睾丸肿块直径≤2cm,且分布在睾丸两极,同时伴有对侧睾丸异常或缺如的患者。
- 对于少数病变进展较快或症状明显需立即进行全身化疗的患者,应进行延迟性睾丸切除术以清除可能残存的肿瘤。

二、腹膜后淋巴结清扫术

各种亚型的 GCT 均具有不同程度的腹膜后淋巴结转移倾向。绒毛膜癌也具有血行转移倾向。根据腹膜后病变是否存在、病变体积及 STM 水平情况,RPLND 可于化疗前后同睾丸 GCT 的治疗一起实施。尽管一期手术和化疗后手术的方法及技术相似,但它们是完全不同的手术。与其他大多数恶性肿瘤相比,一期 RPLND 的合理性在于,当腹膜后淋巴结仅区域性转移且体积较小时,在大多数情况下可以通过手术治愈。相反,对有残留腹膜后肿物的患者实施 PC-RPLND 的原因在于,未切除的畸胎瘤和(或)有活性的恶性肿瘤,易使疾病进展及患者死亡。在本节中,我们将讨论一期 RPLND 和化疗后 RPLND 类似的技术因素和术区显露。外科医师必须意识到上述两种手术之间的本质区别。图 15-1 展示了腹膜后淋巴结分布区域。

以下列举了不同 RPLND 的手术方式。

- **一期 RPLND**:睾丸肿瘤临床 I 期行睾丸切除术后或睾丸切除术后 STMs 正常的低肿瘤负荷临床 II 期 NSGCT 可实施一期 RPLND。

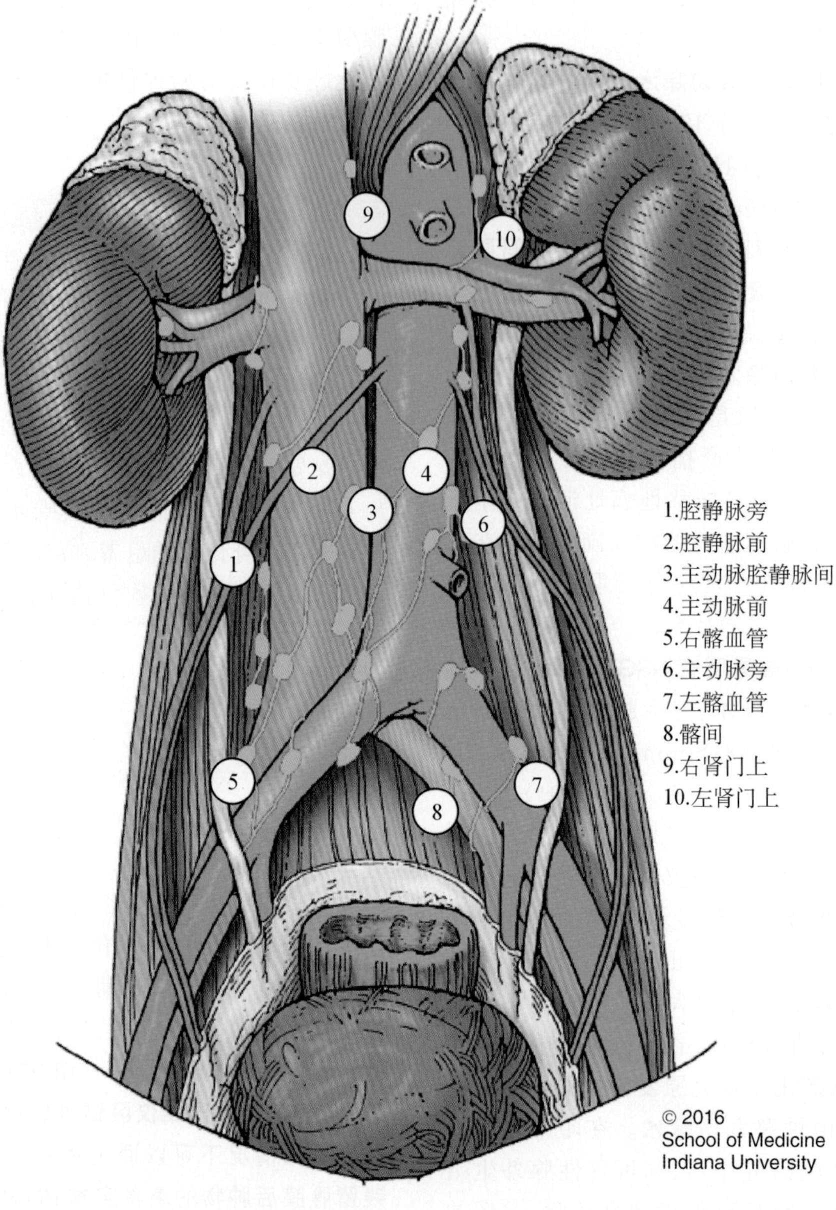

1.腔静脉旁
2.腔静脉前
3.主动脉腔静脉间
4.主动脉前
5.右髂血管
6.主动脉旁
7.左髂血管
8.髂间
9.右肾门上
10.左肾门上

© 2016
School of Medicine
Indiana University

图 15-1　**腹膜后淋巴结区域**(© 2016 Section of Medical Illustration in the Office of Visual Media at the Indiana University School of Medicine. Published by Elsevier Inc. All rights reserved.)

- PC-RPLND:全身诱导化疗结束后行 RPLND。当腹膜后有残余肿块且化疗后 STMs 正常时,某些临床中心通常进行此手术,甚至在化疗后临床完全缓解时(CR)(稍后讨论)仍需实施。

- **挽救性** PC-RPLND:在完全诱导性和挽救性(标准或高剂量)化疗后实施 PC-RPLND。

- **姑息性** PC-RPLND:不论 STM 水平如何,

依然行 PC-RPLND。

- **重复性** RPLND:在一期腹膜后淋巴结清扫术或化疗后腹膜后淋巴结清扫术后再次行手术。

- **延迟复发后切除术**:一期化疗后 CR 的患者在 24 个月或更久时间后出现腹膜后复发(曾接受或未接受 RPLND)时所实施的 PC-RPLND。

(一)术前准备

我们不建议在 RPLND 之前做肠道准备或饮食调整。STMs 检查应该在手术前 7~10d 进行。对于手术复杂、难度较大的患者,应该考虑增加术前备血量。如果腹膜后肿块位于交感神经纤维后神经节路径上,对于未来有生育需求的患者应术前冻存精子。**对泌尿外科医师来说,与临床肿瘤学专家合作很重要,可以评估博来霉素毒性和肺功能,在必要时限制博来霉素用量,同时评估术前肺功能以便降低术后急性呼吸窘迫综合征的发生风险。此外,外科医师应该告知麻醉医师之前使用的博来霉素剂量,便于熟练地管理手术患者。**降低吸入气体中的氧合指数(FiO_2)及谨慎的术中液体复苏能够帮助降低术后肺损伤风险(Goldiner et al,1978;Donat and Levy,1998)。

应该在初诊时和实施手术前仔细查阅腹部和盆腔 CT。有肺部肿块病史、计划一并切除胸部病变,或其他放射学/血清学证据证实疾病进展的患者,术前需进行胸部 CT 扫描。我们更希望术前的影像学资料都是在手术前 6 周内完成。术前仔细的阅片通常可以避免非计划性的其他外科台上会诊。术前识别下腔静脉(IVC)血栓很重要,可使术中进行 IVC 切除变得更简单(Beck and Lalka,1998)。不完全堵塞的患者行 IVC 切除,可能需要用移植术来进行血管重建。

(二)手术方法

留置胃管用于术中胃减压术。对于十二指肠受到侵犯需要进行切除或修复,或腹膜后病变体积较大需要彻底松解肠系膜并将肠管置于胸部的患者,鼻胃管通常需要保留。患者采取仰卧位,取腹部中线切口。进入腹腔后,应对腹腔脏器进行彻底检查。寻找、结扎并离断镰状韧带,以此降低肝撕裂伤的风险,并放置自动牵开器。

1. 显露腹膜后腔

对于较小的腔静脉旁和主动脉与腔静脉间的肿块,在盲肠下缘至肠系膜下静脉内侧打开肠系膜根部(图 15-2,绿色虚线)。对于较大的腔静脉旁和主动脉与腔静脉间的肿块,切口可以从盲肠以下沿 Toldt 线一直延伸至网膜孔,这样便于将肠管提出并放置于胸部(图 15-2,右侧紫色的虚线)。对于主动脉旁较大的肿块,为改善左侧腹膜

后腔的显露,通常结扎肠系膜下静脉(图 15-2,左侧紫色虚线)。在对临床 I 期患者行改良左侧入路术式时,可以沿 Toldt 白线切开以显露主动脉旁区域(图 15-2,红色虚线)。

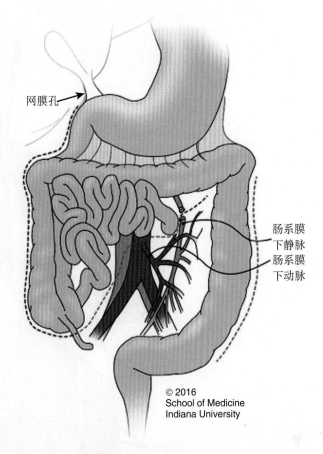

网膜孔

肠系膜下静脉

肠系膜下动脉

© 2016
School of Medicine
Indiana University

图 15-2　**显露腹膜后腔**(© 2016 Section of Medical Illustration in the Office of Visual Media at the Indiana University School of Medicine. Published by Elsevier Inc. All rights reserved.)

识别性腺静脉并沿其前方进行分离,以识别确认肠系膜和腹膜后脂肪之间的平面。解剖游离十二指肠以便显露下腔静脉和左肾静脉。牵引器放在这个区域之前,必须先分离确认肠系膜上动脉(通常是通过触诊),然后把牵引器叶片放置在肠系膜上动脉旁以避免脏器损伤。

2. 分离和剥除技术

对走行在左肾静脉上的大片淋巴组织应进行分离、结扎。**当选择既定的淋巴结清扫模式需要处理两根大血管时,我们更倾向于先处理主动脉,再处理下腔静脉淋巴结,以避开处于下腔静脉前的右侧下极副肾动脉。先处理下腔静脉的优点在**

于,可以沿右侧节后交感神经纤维寻找到骶前神经,从而在处理动脉时将神经丛损伤的风险降到最低。"分离"应从主动脉的 12 点钟位置开始,即可转入左肾静脉下侧进行(图 15-3),然后向下仔细分离,识别可能出现的肠系膜下动脉(IMA)。

如果行右侧改良 RPLND 则保留 IMA 如果行完全双侧淋巴清扫,则需要结扎、离断 IMA 以便显露左侧主动脉旁区域。如果行神经保留手术,应分离至 IMA 处,先识别左侧节后交感神经纤维后再继续向下清扫。

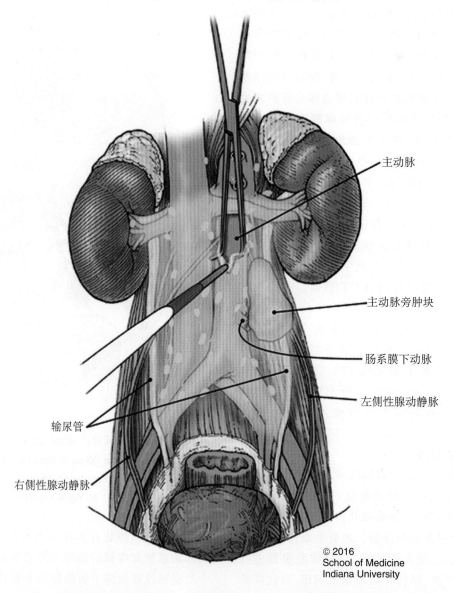

主动脉

主动脉旁肿块

肠系膜下动脉

左侧性腺动静脉

输尿管

右侧性腺动静脉

© 2016
School of Medicine
Indiana University

图 15-3 **"分离和剥除"技术**(© 2016 Section of Medical Illustration in the Office of Visual Media at the Indiana University School of Medicine. Published by Elsevier Inc. All rights reserved.)

3. 左侧主动脉旁淋巴结

如前所述,左侧主动脉旁组淋巴结可以经左侧 Toldt 白线或肠系膜根部内侧入路进行显露,具体主要取决于所采用的清扫模式。将左侧的性腺静脉于跨输尿管处进行双重结扎并切断。放置牵开器后方将输尿管迁离术野,以降低损伤风险。

继续沿主动脉 12 点钟位置及左髂总动脉向下分离至左输尿管与之交叉处。对主动脉和左髂总动脉旁淋巴组织进行剥离。识别在肾门和主动脉分叉之间的 3 条左腰动脉,进行双重结扎并离断。

这一组包绕在左肾静脉的淋巴结被剥离移除。将左性腺和腰静脉(当显露时)在它们流入左肾静脉的地方给予双重结扎并离断。随后沿着肾下极和输尿管解剖分离这组淋巴结的侧面。

将这组淋巴结的尾侧从后壁表面剥离。在可能的情况下,应该识别并保留左生殖股神经和交感神经干。应对腰静脉和被分离的腰动脉末端进行识别。这组淋巴结一直延伸到膈脚。通常在淋巴管通过膈脚进入膈脚后区域时进行结扎。当主动脉旁淋巴结切除完成后,应松开输尿管牵开器,以防止长时间压迫造成缺血。

4. 主动脉腔静脉间淋巴结

如果要实施保留神经的右侧 RPLND,可以先分离 IVC,然后剥除 IVC 旁淋巴结。否则,可以先处理主动脉内侧淋巴结。从肾门到右髂总动脉与右输尿管的交叉处对 IVC 进行分离。在汇入 IVC 处双重结扎右侧生殖静脉。从下腔静脉内侧向侧方剥离淋巴结组织。当从下腔静脉的内侧边缘被剥离时,沿着这组淋巴结的侧面边缘可以看到神经。识别位于肾门和髂总静脉之间的腰静脉,并予以双重结扎、离断。与腰动脉相反的是,腰静脉的数量和位置是无法预测的。当 IVC 的内侧部分被显露时,将周围淋巴组织自 IVC 内侧边剥离,另外需要结扎并离断术野内汇入下腔静脉内的腰静脉。在切除这组淋巴结前,在跨输尿管处结扎并离断右性腺静脉。将输尿管放置在牵开器后方,保持其在解剖区域之外。

淋巴组织从主动脉内侧向外剥离时,中间的三支腰动脉可以被识别、结扎并离断(图 15-4C)。

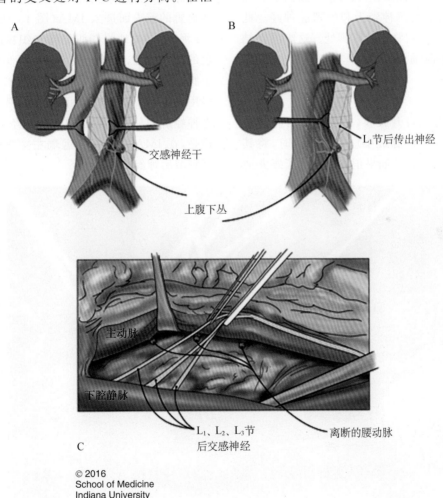

© 2016
School of Medicine
Indiana University

图 15-4　神经保留术。A. 右节后交感神经位置;B. 左节后交感神经位置;C. 右侧神经保留术中结扎的腰动脉

从棘突韧带前方切除主动脉腔静脉间淋巴结。当右交感神经干穿过这组淋巴结的右外侧边界时,应该在术中允许情况下保留神经。当这组淋巴结从前棘突前韧带处剥离时,腰血管的结扎断端在穿入和穿出体壁时应该加以控制。清扫淋巴结的上缘直至膈脚下方的肾血管处。小心操作避免肾动脉的损伤,而且必须将穿行进入膈脚后区的淋巴管结扎,以防止术后出现淋巴液渗漏和乳糜性腹水。

5. 腔静脉右侧淋巴结

由于右肾和输尿管紧邻 IVC 的侧缘,腔静脉右侧组淋巴结常是三组主要淋巴结组中最小的一组。淋巴组织在右髂总动脉上横向剥离至与右输尿管的交叉处。淋巴组织从腰大肌筋膜向上剥离时,注意保护右侧交感神经干和生殖股神经。此处剥离一直向上至右肾门及膈脚处。这组淋巴结在到达肾门之前通常会收窄变细并穿过 IVC 底部。

6. 生殖静脉

在生殖静脉上打开腹膜,并在静脉后方游离出输尿管。将生殖静脉轻柔地牵引的同时,将其解剖分离至内环口处。如果正确地进行了睾丸逆向根治术,那么就可以很容易地找到性腺静脉结扎的末端。当左生殖静脉靠近肠系膜根部时,一定先将其从乙状结肠肠系膜下穿过,再向下切除直至左侧腹股沟内环口。

7. 神经保留技术

与射精功能相关的四束节后传出交感神经纤维(L_{1-4})的解剖结构在不同患者身上存在显著差异。L_2 和 L_3 纤维常常融合在一起。虽然 L_{2-4} 纤维更多见于沿着主动脉和髂总血管前方走行,但 L_1 纤维在靠近同侧肾门处离开交感神经干,并沿着更表浅的、倾斜的路径走行。图 15-5 中显示了双侧神经保留的术中图片。

左侧节后交感神经沿着主动脉的外侧边界和左髂总动脉行进,他们在此处被首先识别,并在这些血管的前表面进入 IMA(图 15-4B)。用"Kittner 海绵"轻柔地将脂肪结缔组织剔除,露出亮白色的神经纤维,该神经沿主动脉上倾斜走过,并在上腹下丛与对侧节后神经纤维汇合。神经纤维可以用血管牵拉条标记,并可予以持续轻柔的牵引,将神经解剖分离至起始的交感神经干。另一种选择是,在 IMA 水平识别远端左交感神经干,并追踪到节后神经纤维。

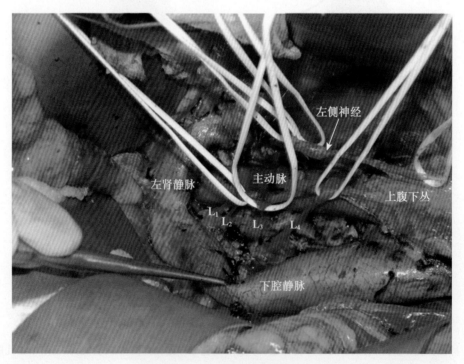

图 15-5　双侧神经保留术

由于在腔静脉前及主动脉腔静脉间的淋巴组织从 IVC 上剥离,因此右侧的节后神经纤维最容易被识别。可以观察到节后神经纤维斜着向前下方至上腹下丛的方向行进(图 15-4A 和图 15-5)。可以用"Kittner 海绵"来清除覆盖在上面的组织。正如前面所描述的,每根纤维应分别用血管牵拉条标记,并加以轻柔牵引以便追踪至右侧交感神经干的起始处。

当 RPLND 术中成功完整地解剖游离出神经纤维时,包绕着神经纤维的淋巴结组也要被解剖分离出来。当从体壁上游离下来时,标本必须依次通过节后纤维网。必须注意在获取标本过程中避免损伤纤维及血管。神经纤维通常会在靠近腰血管的地方离开交感干,如果遇到腰血管出血,则有可能造成这些神经纤维的损伤。

8. 缝合及术后护理

当完成 RPLND 时,应仔细检查术区是否有残留的淋巴组织、淋巴液渗漏和出血。淋巴漏可通过金属夹夹闭的方法予以控制。最后用温水冲洗腹腔,以便及时发现任何血管痉挛性出血。后腹膜壁应使用 2-0 铬制缝线来进行缝合关闭。此操作的目的在于防止小肠与大血管和后腹膜形成瘢痕性粘连。此外,对松解肠系膜根部和升结肠进行重新缝合固定被认为可以降低肠扭转的发生风险。在关闭腹膜后腔后,需检查全段小肠,以排除未发现的牵引损伤。此外,还应检查肝、结肠和胃部。不用常规放置引流管。然而,大体积的腹膜后、膈脚后肿块或十二指肠切除后,需要放置引流管。大体积肿块切除术后,通常会放置烟卷式引流管。在患者恢复正常饮食且 24h 内引出少于 100ml 清亮液体时即可拔除引流管。

在术中没有肠修复/吻合的情况下,患者在手术当天晚上可以含一些冰片。在术后第 1 天,可以不限制患者饮水,鼓励患者大部分时间坐在椅子上或者走动。在术后第 2 天,如果患者能够耐受流质饮食,可鼓励患者恢复常规饮食,并停止使用静脉注射镇痛药物。患者通常在术后 3～5 天出院,这取决于他们恢复常规饮食的时间。接受较大手术的患者往往住院时间更长。

三、辅助治疗手段

接下来讨论的辅助治疗方法适用于 PC-RPLND,因为此类方法即使需要也极少应用于初期 RPLND。根据文献报道,PC-RPLND 术中需要应用辅助手段的概率为 24%～45%(Beck et al,2009;Heidenreich et al,2009;Winter et al,2012)。其中最常用的为肾切除术,其次为血管重建或切除术。同时,随着腹膜后病变负荷的增加,需要切除器官及组织的可能性也会随之增加。

(一)肾切除术

肾切除术是在进行 PC-RPLND 时最常用到的辅助治疗手段,概率为 5%～31%(Base and Navratil,1984;Beck and Lalka,1998;Nash et al,1998;Stephenson et al,2006;Djaladat et al,2012;Cary et al,2013)。表 15-1 总结了关于术中同步行肾切除术及其相关的风险因素的研究报道。

表 15-1　腹膜后淋巴结清扫需肾切除术的相关风险因素及适应证[*]

研究	接受 Nx 的患者,N(发生率%)	年代	适应证/危险因素
Cary et al,2013	265(14.8)	1980—1997	腹膜后肿瘤大小 手术年份 原发肿瘤部位 挽救性化疗 高风险标志物
Djaladat et al,2012	12(14.1)	2004—2010	左侧肾门肿瘤大小
Heidenreich et al,2009	7(4.6)	1999—2007	肾血管及输尿管的侵犯程度
Stephenson et al,2006	32(5)	1989—2002	挽救性腹膜后淋巴结清扫术 姑息性腹膜后淋巴结清扫术

（续　表）

研究	接受 Nx 的患者,N(发生率%)	年代	适应证/危险因素
Nash et al,1998	162(19)	1974—1994	二次腹膜后淋巴结清扫术 晚期复发 肾侵犯程度 静脉血栓 肾功能异常 上述情况的结合

* 因为一些样本量偏小的缘故,并非所有风险因素都是由严格统计学意义上得出

NX. 肾切除术

　　正确的评估 PC-RPLND 术中同期行肾切除术相关的风险因素对于手术的准备及患者沟通有着非常重要的意义。**肾切除术通常应用于挽救性及姑息性 RPLND、出现术后延迟复发或需再次手术行 RPLND 等情况的高风险患者人群中。其他的风险因素还包括腹膜后肿块大小及原发肿瘤的位置**(如左、右侧睾丸)。据印第安纳大学的相关研究报道,腹膜后肿块直径＞10cm 的患者需行肾切除术的概率较肿块直径＜2cm 的患者增长了 9 倍。另外,左侧睾丸原发性肿瘤伴腹膜后主动脉旁占位的患者行肾切除术的概率明显高于右侧睾丸原发性肿瘤的患者(比值比:5.44,$P<0.0001$)(Cary et al,2013)。另有一些研究结果也支持这一发现(Heidenreich et al,2009;Djaladat et al,2012)。其原因可能是左侧睾丸原发肿瘤易转移至主动脉旁的肾门部位,而右侧睾丸原发肿瘤则易转移至主动脉腔静脉区域。

　　肾切除术后需要关注患者的肾功能情况,因为此类患者术后仍可能需要接受辅助化疗。印第安纳大学和 MSKCC 的相关研究发现,患者在接受肾切除术后肾功能出现进行性下降趋势(Nash et al,1998;Stephenson et al;2006)。但是术后肾功能下降并不会导致肾替代治疗或后续化疗方案的调整,大部分患者能够耐受后续的化疗且不需要行肾替代治疗。

(二)大血管重建

1. 下腔静脉切除术

　　大多数需行 IVC 切除术的往往是高分期肿瘤患者(Ⅱb 期或更高)。**目前文献报道的需行 IVC 切除术的概率为 5%～10%**(Beck and Lalka,1998;Nash et al,1998;Winter et al,2012)。Do-nohue 及其同事在 1991 年发表了一篇包含 40 例接受 IVC 切除术但未予重建的患者的文章。文中提出了 3 种情况需要 IVC 切除:清除肿瘤(38%);IVC 瘢痕性闭塞(14%);IVC 癌栓形成(48%)。不良的淋巴结病理结果证实了决定行腔静脉整块切除术的必要性,切除组织中 63% 含活动性癌组织,31% 含畸胎瘤成分。对于下肢极度水肿的患者,如腔静脉造影、超声检查、磁共振成像等的影像学检查能够帮助评估 IVC 阻塞情况,进而指导手术方式的选择。

　　德国报道了一项 34 例 PC-RPLND 术中处理 IVC 的研究(Winter et al,2012),23 例患者接受了完全性 IVC 切除术,而其中 4 例采用聚四氟乙烯补片对 IVC 进行了重建。作者发现,腹膜后肿物大小($P<0.0001$)及以按照国际生殖细胞瘤协会分组(IGCCCG)标准评定为中危/高危组与是否需处理 IVC 相关。当腹膜后肿物≥5cm 或被 IGCCCG 评定为中危/高危组时约 20.4% 患者需要 IVC 干预。相反,对于腹膜后肿瘤＜5cm 且具有利于预后因素的患者,需要 IVC 干预的概率约为 2.7%。

　　IVC 切除术后不需要常规进行重建。Beck and Lalka(1998)的一项包含 65 例接受肾下 IVC 切除术而未予重建的患者的研究结果也支持这一观点。这项研究由美国静脉论坛主持,根据慢性静脉疾病的国际专家共识对行 IVC 切除术的患者进行了长期的随访(Beebe et al,1996)。这些患者的中位随访时间为 89 个月。其中 75% 的患者残疾评分为 0～1(没有或者有轻微残疾)。只有 1 例患者残疾评分较高。虽然这些患者出现乳糜性腹水或其他围术期并发症的风险较高(Baniel et al,1993),但长期的静脉充血并没有造成严

重的后果;这在术后生成侧支循环的患者当中表现得尤为明显。腹膜后肿块的缓慢进展伴化疗后结缔组织增生导致的腔静脉血管逐渐堵塞,为侧支循环的充分形成提供了条件。相较于 IVC 急性闭塞患者,侧支静脉的形成可以降低腔静脉切除患者的术后并发症。

2. 主动脉切除与重建

在腹膜后肿块包裹主动脉的情况下,为完整切除病变,需行主动脉切除并重建。**若遇到这种临床问题时,则需要其他外科的支持(如血管外科),以确保成功完成手术。**术前能成功预见是否需要主动脉置换,对手术谈话及手术方案的调整有着很大的帮助。主动脉补片是重建中使用最多的材料,但是主动脉瓣补片的使用是根据肿瘤的侵犯范围来确定的。

曾有多个关于主动脉切除术的手术指征及其并发症的研究。在 2001 年,Beck 与其同事报道了 15 例在行 RPLND 后再行主动脉置换术的患者。**有时间跨度超过 30 年并且纳入超过 1200 名患者的研究发现,大约 1% 的患者需要这一干预。**2/3 的患者接受了至少 1 个疗程的挽救性化疗和(或)在手术时已出现 STMs 的升高。主动脉置换手术的指征为肿瘤组织侵犯主动脉需行主动脉切除以便完全切除肿瘤组织。腹膜后组织病理结果提示 80% 为有活动性的癌组织,20% 为畸胎瘤。该研究发现,在中位随访时间为 34 个月的患者中,33% 达到了根治。对于化疗药物抵抗及肿瘤组织侵犯严重的晚期 GCT 患者,行主动脉置换对于治疗是有利的。在德国的一项包含 402 例行 RPLND 的患者的多中心研究中,6 例需要接受主动脉切除联合重建手术(Winter et al,2012)。对于残留肿瘤组织>5cm 及被 IGCCCG 评定为中危/高危组的患者来说,虽然没有显著性差异,但这部分患者需要接受主动脉置换的趋势更为常见。

当决定要行主动脉切除术时,基本的手术原则不能改变。利用"分离剥离"技术对 IVC 与肿瘤组织及主动脉进行解剖分离,并将其与腰静脉分离开来。左侧输尿管应当从肿瘤组织中分离出来。如果肿瘤未侵犯左侧肾门,则需游离肾门血管。血管外科团队应当协助分离以确保获得的肿瘤两端的主动脉有足够长度,进而方便控制近端、远端的主

动脉及行人工血管吻合。通过十字钳夹闭主动脉,分离腰动脉,进而完整分离腹膜后肿瘤组织。在十字钳夹闭主动脉前,通常需要使用肝素来使动脉血栓形成的风险降至最低。人工血管的缝合通常是通过标准的血管外科手术方法进行的。

(三)肝切除术

早期伴有肝组织侵犯的患者,根据 IGCCCG 标准应归为预后不良组。根据 1997 年发布的 IGCCCG 风险分级方案,被归类于这一级的患者 5 年总生存率(OS)大约为 48%。伴有肝转移的患者当中,6% 的患者 GCT 级别较高。

Jacobsen 与其同事(2010)对接受了类似手术患者的腹膜后肿瘤组织及肝组织的病理结果进行对比后发现:其中 59 例患晚期 GCT 的患者接受了肝切除术。所有的肝组织标本中,73% 只包含了坏死组织,并且术后肝组织及腹膜后肿瘤的病理结果相似度达到 94%。因此作者提出,肝病变的治疗必须个体化,但对于复杂的肝手术,可能需要进行观察随访。相反,在其他团队的研究中,腹膜后肿瘤与肝组织的病理结果一致性相对较低。(Hartmann et al,2005;You et al,2009)。然而,根据既往的研究发现,肝坏死通常是在化疗之后的患者中出现。**肝病变的观察在某些情况下是必要的,特别是当肝受累需要广泛切除时。**通过术中冰冻切片的病理分析可以提供重要的信息,对于是否切除肝组织有较大帮助。

(四)盆腔淋巴结切除术

RPLND 通常很少需要同时行盆腔淋巴结清扫。1990—2009 年,在 2722 例接受 RPLND 的患者中大约 137 例(3%)存在盆腔转移。盆腔肿块的平均大小约为 6.5cm。其中接受单纯盆腔肿块切除的患者占 28%,盆腔肿瘤切除伴 RPLND 的患者占 3%,盆腔肿瘤切除伴 PC-RPLND 的患者占 69%。盆腔肿块的病理包括:坏死、肉瘤、畸胎瘤及有活动性的癌组织,其比例分别为 16%、5%、55% 及 24%。**与盆腔转移相关的影响因素包括:肿瘤的分期、性腺外原发病变及既往腹股沟手术史**(如腹股沟疝修补术)。(所有 $P<0.001$)(Mehan et al,2011)。

MSKCC 报道了一项包含 44 例(2%)接受盆腔淋巴结清扫患者的研究(Alanee et al,2013)。他们发现,盆腔肿块的平均大小约为 4cm。盆腔

肿块的组织病理报告中含有活动性癌组织的患者为 19 例(43%)、畸胎瘤 17 例(39%)。患者既往无腹股沟及阴囊手术史。总体来说,盆腔淋巴结清扫术通常不是必需的,但大约 80% 盆腔病变病理结果提示畸胎瘤或有活动性的癌组织的患者需要接受盆腔淋巴结清扫术。

(五)膈上病变的处理

在诊断为睾丸肿瘤的患者当中,10%～20% 合并有膈上疾病的表现或者在疾病进展中存在胸内播散的情况(Kesler et al,2011)。睾丸生殖细胞瘤通常通过血行途径转移至肺部,通过淋巴途径转移至纵隔及颈部(Kesler et al,2011)。在睾丸 GCT 纵隔转移的情况当中,80% 为低、中纵隔脏器转移。前纵隔中发现的 GCT 通常为纵隔原发性的 GCT。

通过研究对比腹膜后及胸部 GCT 的组织病理后发现,两者存在 25%～50% 的不一致性。大多数患者在腹膜后存在更具侵袭性的病变(Gerl et al,1994;Gels et al,1997;Steyerberg et al,1997;Besse et al,2009)。Steyerberg 及其同事(1997)报道了 215 例接受以顺铂为基础的诱导化疗的开胸手术患者的多机构研究,试图预测胸部病变组织学类型。RPLND 组织学结果是开胸术后组织学结果的强有力的预测因子。该研究发现,89% 的 RPLND 后组织病理提示坏死的患者,其胸部病变的组织病理仅为坏死。因此,**一般认为在进行胸部 GCT 切除前,应先进行 RPLND。若腹膜后病变组织病理为坏死或纤维化,则可避免一些患者接受不必要的胸部手术。** 做出是否及何时对腹膜后病变病理结果提示坏死的患者进行胸部病变切除的决定,需要基于具有多方面经验的多学科睾丸癌治疗团队根据处理这种疾病的专业知识来综合考虑。Kesler 及其同事(2011)建议,切除任何化疗后＞1cm 的胸部残余病灶。但对于有一些胸外侵犯的残余肿瘤组织,需要根据 RPLND 的病理结果来确定。

(六)膈脚病变切除

大部分膈上疾病的手术方式超出了本章节讨论的内容,但是膈脚后肿瘤的切除方式及时机需要根据 RPLND 的病理结果来决定。膈脚特殊的解剖位置对手术要求提出了较大的挑战,同时,手术方式也在随着时间推移而逐渐被改良。通常大部分情况下,该手术需与胸外科团队一起进行。

在印第安纳大学,早期的手术致力于通过胸腹联合切口或前正中线开腹和后开胸的方式来完成。近期一项手术技术通过腹中线切口联合经横膈入路来进行膈脚肿块切除的,同时完成了腹膜后淋巴结清扫(图 15-6)。该手术方式首先由 Fadel 等(2000)提出。他们对 18 位肿瘤组织同时侵犯低位纵隔及后腹膜的患者进行了此项手术。这种方法能够在可行的情况下尽量减少开胸手术的并发症。Kesler 及其同事(2003)发表了关于 268 例患者因 NSGCT 伴纵隔转移而接受纵隔切除手术的研究结果。其中 60 例(13.2%)经腹联合横膈途径。该研究中的手术并发症发生率较低,但有 3 例(1.1%)患者因肿瘤组织范围广泛、病灶巨大而死亡。

确定膈脚切除时机部分取决于腹膜后是否存在邻近病灶。总的来说,病灶范围小的膈脚合并腹膜后肿块可通过腹部单个手术切口经横膈入路一并切除,但是对于病灶范围大的腹膜后畸胎瘤样病变则需要更长的手术时间,进行腹膜后淋巴结清扫来确定是否行膈脚或纵隔占位切除术。如果纵隔肿瘤组织与腹膜后肿块间隔较远,是否行纵隔占位切除术则需要根据术中后腹膜病灶病理结果来确定。 上述理论是依据前文中提到的腹膜后占位及胸部肿块病理结果多呈一致性的发现得出的。

要点:辅助手段

- 肾切除术是最常见的辅助手术方式,通常应用于左侧巨大肿物及一些高危肿瘤患者。
- 完全性或接近完全性 IVC 堵塞患者行腔静脉切除术后通常不需要常规行 IVC 重建。
- 行主动脉切除的患者若需要主动脉重建,则术前准备需要非常完善。
- 由于肝病变病理结果提示坏死的概率很大,因此行肝切除时需要根据腹膜后组织病理结果及结合肝切除术后并发症来综合考虑。
- 腹膜后肿块与胸部肿块的病理不一致性非常常见,腹膜后肿物的病理分期通常较高。如果需要手术,则需先完成 RPLND。
- 当患者腹膜后及膈脚处有残留肿块时,需要考虑行 PC-RPLND,膈脚肿物切除可考虑经腹联合经膈手术入路。

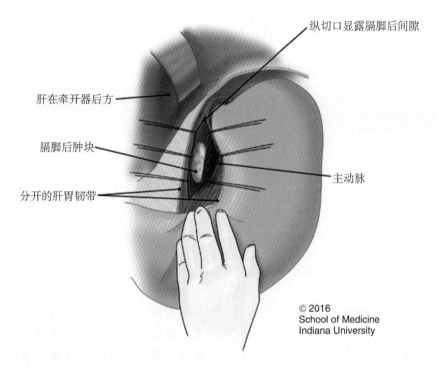

肝在牵开器后方

膈脚后肿块

分开的肝胃韧带

纵切口显露膈脚后间隙

主动脉

© 2016
School of Medicine
Indiana University

图 15-6　经腹联合经膈手术入路时暴露膈脚肿物()

四、手术决策

这部分主要讨论关于腹膜后淋巴结清扫的时机、清扫的范围及术后辅助化疗的时机。初次腹膜后淋巴结清扫的指征、优缺点已经在第 6 卷第 14 章讨论过，这里就不再重复讨论。

(一)诱导化疗临床完全缓解的管理

对于已实现完全血清学缓解但在诱导化疗后仍存在残余腹膜后肿块的播散性睾丸肿瘤患者需要行化疗后腹膜后淋巴结清扫(PC-RPLND)。然而，这种处理对于影像学检查提示无残余肿块＞1cm 和血清学缓解的转移性睾丸生殖细胞肿瘤(GTC)是充满争议的。大约 70% 的 Ⅱ 期或更高分期的睾丸肿瘤患者接受以顺铂为基础的化疗治疗有望得到治愈。这部分患者的治疗选择包括观察和化疗后腹膜后淋巴结清扫。

支持等待观察的学者认为，非手术治疗的患者表现出良好的长期生存率。Ehrlich 及其同事(2010)在一项对 141 例接受诱导化疗的临床完全缓解的患者进行观察研究中报道了 15 年无复发生存率(RFS)为 90%，癌症特异性生存率(CSS)为 97%。Kollmansberger 及其同事(2010)对 161 例中位随访时间为 4.5 年的患者进行了类似的研究，其中 RFS 为 93.8%,CSS 为 100%。

MSKCC 的研究人员建议对所有伴有腹膜后转移病史的患者进行 PC-RPLND,即使在临床完全缓解时也是如此,因为可能存在残留微小病变。2006 年, Carver 及其同事报道了 532 名在 MSKCC 接受 PC-RPLND 的患者,其中 154 例患者在化疗后进行的横断层面显像中显示＜1cm 的残留肿块,其中 22%、1% 和 5% 患者的肿瘤病理分别是畸胎瘤、畸胎瘤/GCT 和 GCT。

争论的主要问题是微小残留畸胎瘤的自然转归。支持对临床完全缓解患者行 PC-RPLND 的学者的担忧是,留在腹膜后的微小畸胎瘤可能导致进展的畸胎瘤综合征、晚期复发或恶性转化为体细胞型恶性肿瘤。支持等待观察的学者认为,微小畸胎瘤在大多数情况下具有生物惰性。表 15-2 列出了三项回顾性研究的结果,这三项回顾性研究评估了从临床 CR 到单独化疗这两种治疗策略。无论哪种方法,生存结果都很好(Karellas et al,2007;Ehrlich et al,2010;Kollmannsberger et al,2010)。仍有待回答的两个问题是:①在这些患者中进行 PC-RPLND 是否能预防癌症特异性死亡？②为证明这种方法的正确性，为防止死亡而接受手术的最少样本数是多少？

表 15-2 诱导化疗临床完全缓解患者的管理

	Ehrlich et al，2010	Kollmannsberger et al，2010	Karellas et al，2007
Management	Observation	Observation	PC-RPLND
No. patients	141	161	147
Follow-up(yr)	15.5	4.3	3
Good risk(%)	77	94	98
DFS(%)	91	94	97
CSS(%)	97	100	NR

CSS. 肿瘤特异生存率；DFS. 无疾病生存率；NR. 未报道；PC-RPLND. 化疗后腹膜后淋巴结清扫

（二）改良术式在初次腹膜后淋巴结清扫中的应用

由于 GCT 的淋巴转移途径已明确，已提出了各种 RPLND 方式，其目的是在治疗效果与潜在并发症之间寻找一个平衡点。历史上，RPLND 的清扫范围包括双侧肾门下区域、髂间区域至髂总血管分叉处所有淋巴组织（Ray et al，1974）。清除双侧肾门上淋巴结在一些中心也常规进行（Donohue et al，1982a）。有时通过大的胸腹切口进行手术，因为当时 GCT 缺乏治愈性化疗，这些切除术可以为治愈提供最佳的机会，但这显著增加了围术期并发症的发生率及使大多数患者丧失了射精功能（Donohue and Rowland，1981）。

在 20 世纪 70 年代和 80 年代，基于顺铂的治愈性化疗方案（Einhorn and Donohue，1977）的提出，阐明了右侧和左侧睾丸肿瘤的不同淋巴扩散方式（Ray et al，1974；Donohue et al，1982b；Weissbach and Boedefeld，1987），以及保护与泌精和顺行射精相关的节后交感神经纤维手术技术的提出（Jewett et al，1988；Colleselli et al，1990；Donohue et al，1990），都显著改变了对睾丸 GCT 患者后腹膜淋巴结的处理方法。1974 年，Ray 及其同事发表了他们的研究：1944－1971 年在 MSKCC 有 283 名接受 RPLND 的患者。清扫范围以肾门下为主，并且从完全双侧清扫演变为"改良双侧"清扫，并根据原发灶来自左右侧而有所不同。这些改良的双侧模式与改良后的单侧模式

非常相似，不同之处在于前者常规切除 IMA 下方的淋巴组织。这是同类研究中第一次详细描述基于睾丸原发性灶位置的不同而采用不同的淋巴清扫模式，为进一步的改进奠定了基础。

印第安纳大学的 Donohue 及其同事（1982b）发表了一项病理性淋巴结的测绘研究，纳入了 104 位初次 RPLND 淋巴结阳性（pN＋）的患者，对每位患者进行包括双侧肾门上淋巴结在内的全面双侧清扫，并且对淋巴结进行病理分析。研究人员发现，左侧肿瘤最有可能转移到左侧主动脉旁淋巴结，而右侧肿瘤最可能转移到主动脉腔静脉间和腔静脉前区域。虽然转移至对侧腹膜后区和肾门上区域很少见，但随着肿瘤体积增大，转移的概率也会增加。而转移到髂骨间区域（盆腔）是比较罕见的。这项研究确定了睾丸 GCTs 淋巴转移的相对可预测的模式，并为 Ray 和他的同事们（1974）在低分期腹膜后病变患者中使用"改良的双侧淋巴结"模式提供了强有力的病理证据。省去对侧腹膜后和髂骨间区域的清扫使大多数患者得以保留顺行射精的能力。保留肾门上区域会减少术后乳糜性腹水、肾血管损伤、胰腺损伤的并发症。

在 1987 年，Weissbach 和 Boedefeld 报道了一项纳入 214 例非大块型 PS Ⅱ期睾丸癌的多中心回顾性研究。作者建议简化的左侧淋巴清扫模式，包括主动脉旁和上段主动脉前淋巴结。作者还建议在主要转移区域做术中冰冻切片；如果该

部分术中冰冻为阳性,则应该改行完全的双侧肾门下的 RPLND。

这些清扫模式研究的最终结果是一种更有效率、更少并发症、临床效果最佳的 RPLND。但专家们对手术模式的最适范围仍存在争议。**大多数专家同意可以从标准 RPLND 模式中省去肾门上/膈脚后间隙和髂骨间淋巴结的清扫。然而,关于是否需要清扫对侧腹膜后淋巴组织仍存在争议。**改良的单侧和完全的双侧清扫的边界如图 15-7 所示。

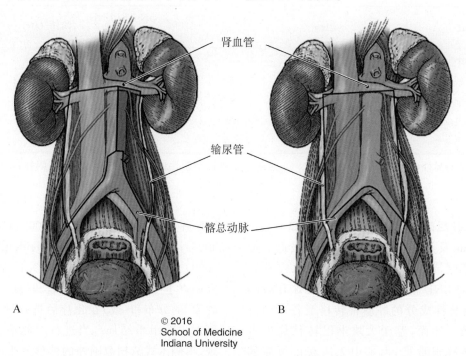

© 2016
School of Medicine
Indiana University

图 15-7　腹膜后淋巴结清扫。A. 改良的单侧清扫－右侧黄色阴影区;B. 改良的双侧清扫－阴影区(© 2016 Section of Medical Illustration in the Office of Visual Media at the Indiana University School of Medicine. Published by Elsevier Inc. All rights reserved.)

Eggener 及其同事(2007b)回顾了 500 例在 MSKCC 中因为 CSI 期或者ⅡA 期睾丸肿瘤需要行初次 RPLND 的患者。常规进行双侧肾门下淋巴结清扫。作者分析了 191 例(38%)PS Ⅱ疾病患者的阳性淋巴结解剖分布,并将 5 个修正过的模式应用到这些结果中。他们发现 3%～23% 的病理淋巴结阳性的患者在改良单侧模式后有清扫区域外的侵犯。与左侧肿瘤相比,清扫区域外的病变更常见于右侧。**鉴于这些结果,作者建议对 CS Ⅰ或ⅡA 期的睾丸肿瘤患者进行完全的双侧肾门下保留神经的 RPLND。**

　　到目前为止,没有前瞻性或回顾性研究比较改良单侧和完全双侧这两种手术方式之间的差异。正如前面所讨论的一样,在所有研究中 CSS 和 OS 都接近 100%。扩大清扫范围并不能提高治疗效果。完全双侧肾门下 RPLND 是否可以预防改良单侧清扫后的腹膜后复发仍然是一个问题。当将使用改良的单侧术式与使用双侧肾门下术式的中心进行比较时,发现结果非常相似(表 15-3)(Donohue et al,1993a;Hermans et al,2000;Nicolai et al,2004;Stephenson et al,2005)。虽然 MSKCC 报道单纯手术治愈的患者比例增加,但 pN2 期患者在该中心常规接受术后辅助化疗(Stephenson et al,2005)。在印第安纳州的一项研究中,大多数淋巴结阳性患者被随机分配到观察组和辅助化疗组(Donohue et al,1993a)。在印第安纳最新的研究中,pN1 和大多数 pN2 患者选择术后观察,而化疗仅用于肿瘤复发和 pN3 患者(Hermans et al,2000)。

初次 RPLND 术式的范围是有争议的。应用 Ray、Donohue、Weissbach 和 Eggener 等研究中推荐的术式无疑会带来极好的生存结果。哪一个术式可以最大限度地平衡肿瘤控制和减少并发症至今仍然没有答案。

表 15-3 选择性的初次 RPLND 研究

研究	病例	PN+(%)	PN0 复发率(%)	pN+RPLND复发率(%)	随访(年)	CSS(%)
Donohue et al,1993a	378	112(29.6)	31(12)	22(34)	6.2	99.2
Stephenson et al,2005	308	91(29.5)	NR(7)	NR(34)	4.9	99.7
Hermans et al,2000	292	66(22.4)	23(10.2)	7(22.6)	3.8	100.0
Nicolai et al,2004	322	60(20)	NR	NR	7.2	98.8

CSS. 肿瘤特异性生存率;NR. 未报道;PN+. 组织学上淋巴结阳性;PN0. 组织学上淋巴结阴性;RPLND. 腹膜后淋巴结清扫

(三)化疗后改良的腹膜后淋巴结清扫

Donohue 及其同事在 1982 年首先报道了他们的治疗经验,涉及以顺铂为基础的化疗及后续巩固性 RPLND 治疗方案。大多数含有畸胎瘤或活动性恶性成分的肿瘤常转移至各自的淋巴回流区域。然而,鉴于大块淋巴转移灶患者对侧交叉转移很常见,而术中无法获得可靠的组织学鉴定,因此作者强调了 PC-RPLND"尽可能彻底"的重要性(Donohue et al,1982a)。标准的 PC-RPLND 包括切除所有肉眼可见病变及双侧肾门下淋巴结的清扫。这种方法对腹膜后病变具有极好的局部控制效果,但有很高的并发症发生率,包括由于无法采用保留神经的清扫术式而出现的不射精症状。

几个研究小组调查了改良单侧模式是否可以安全地应用于经适当筛选的化疗后患者(Wood et al,1992;Herr,1997;Rabbani et al,1998;Ehrlich et al,2006;Beck et al,2007;Carver et al,2007a;Steiner et al,2008;Heidenreich et al,2009)。表 15-4 列出了几项研究的结果,这些研究调查了阳性淋巴结[畸胎瘤和(或)活动性恶性肿瘤]的分布和(或)在化疗后选择性使用改良单侧术式的手术结局。当进行双侧清扫时可以发现,单侧术式清扫范围外的转移发生率为 18%~32%(Carver et al,2007a)。但是,处在单侧淋巴结清扫模式的术野外,同时肉眼不可见转移灶的发生率则为 2%~18.6%。这些百分比的变化可能受患者选择和特定手术模式的影响。在化疗后使用改良单侧模式的安全性依赖于选择正确的模式及适当的患者。根据各中心提供的数据,符合以下标准的患者可以考虑改良单侧模式 PC-RPLND:①化疗前后影像学上转移灶位于原发肿瘤的常规淋巴回流区域且直径≤5cm;②化疗后 STMs 正常;③IGCCCG 评级为低/中危。

表 15-4 化疗后改良的单侧腹膜后淋巴结清扫的效果评估

研究	病例	N+(%)	N+和微小病灶(%)	B/LRPLND复发率(%)	U/LRPLND复发率(%)	保留射精能力	随访(年)	CSS
Wood et al,1992	113	14(21.4)	9(8)	NA	NA	NA	NA	NA
Herr,1997	62	NR	NR	1(4)	1(2.7)	NR	6	89%
Rabbani et al,1998	50	12(24)	1(2.6)	1(2.6)	1*(9.1)	50%	4~5	96%~100%
Ehrlich et al,2006	50	9(18)	1(2)	0	0	NA	4.4	NR
Beck et al,2007	100	NA	NA	NA	0	NR	2.6	100%

（续　表）

研究	病例	N+ （%）	N+和微 小病灶（%）	B/LRPLND 复发率（%）	U/LRPLND 复发率（%）	保留射 精能力	随访 （年）	CSS
Steiner et al,2008	102	NA	NA	NA	1(1)	94%	7.8	99%
Carver et al,2007a	269	20～86(7～32)	50(18.6)	NR	NR	NR	3.75	NR
Heidenreich et al, 2009	152	NA	NA	1(1.9)	0	85%	3.25	98%

* 仅切除肿瘤的患者

B/L. 双侧；CSS. 肿瘤特异性生存率；NA. 不适用；N+. 淋巴结阳性；NR. 未报道；RP. 腹膜后；RPLND. 腹膜后淋巴结清扫；U/L. 单侧

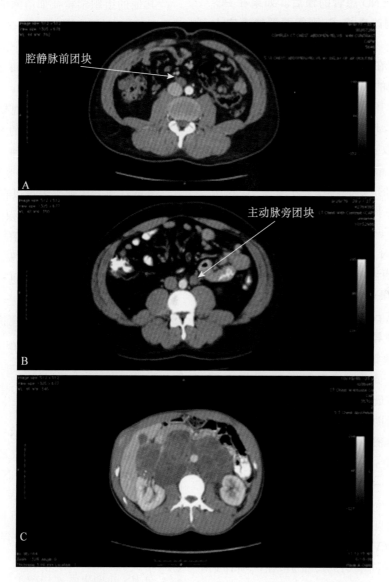

图 15-8　化疗后残余腹膜后肿块 CT。A. 可行改良右侧清扫模式的化疗后腹膜后淋巴结清扫术；B. 可行改良左侧清扫模式的化疗后腹膜后淋巴结清扫；C. 行双侧 PC-RPLND

图 15-8 显示了改良单侧和双侧 PC-RPLND 模式的 CT 影像。在术后 2.6～7.8 年的随访时间内,应用这些选择标准使腹膜后复发的概率为 0～1%,顺行射精为 85%～94%,CSS 为 98%～100%(Beck et al,2007;Steiner et al,2008;Heidenreich et al,2009)。虽然这些数据说明在 PC-RPLND 中使用改良单侧模式的效果是令人鼓舞的,但对于需要 PC-RPLND 的患者的标准处理仍然是切除所有肉眼可见的病灶及完全双侧肾门下 RPLND。迄今为止,还没有前瞻性研究比较双侧和单侧改良 PC-RPLND 患者的预后。如果在 PC-RPLND 上使用单侧改良模式,则需要严格遵守上述选择标准。

(四)辅助化疗在原发性腹膜后淋巴结清扫后病理分期Ⅱ期病变的应用

初次单独使用 RPLND 可治愈 70% 的 pN1～2 期的患者,几乎所有复发患者在复发时都能成功得到挽救治疗(Donohue et al,1993a,1995;Nicolai et al,2004;Stephenson et al,2005)。基于顺铂的两周期化疗方案,一致表明 RPLND 后复发几乎可以被完全消除(Williams et al,1987;Behnia et al,2000;Kondagunta et al,2004)。然而,对 pN＋患者常规使用辅助化疗会导致大约 70% 的患者过度治疗,并且 OS 没有任何变化。相反,如果使用辅助治疗方案而不是挽救治疗方案来治疗 pN1 和 pN2 期患者,可以避免复发疾病的全程诱导化疗(大多数情况下为博来霉素、依托泊苷、顺铂或额外两个周期的依托泊苷、顺铂)。研究人员试图确定哪些 PS Ⅱ期患者在初次 RPLND 后最有可能复发。

尽管在没有辅助化疗的情况下,初次 RPLND 中腹膜后病变的体积曾被认为是疾病复发的预测指标,但是当观察 PS ⅡA 和ⅡB 期患者的结局时,其预测价值并未得到一致认同。早期的大多数研究证实腹膜后肿瘤负荷与复发之间直接相关,其中显微镜下病变是与肉眼可见病变分开的(目前两者都被归为 PS ⅡA 组)(Vugrin et al,1981;Fraley et al,1985)。Williams 和同事(1987)报道,在一项评估以顺铂为基础的辅助化疗方案疗效的前瞻性随机多中心试验中,显微镜检阳性淋巴结复发率为 40%,肉眼可见的＜2cm 淋巴结病变复发率为 53%,肉眼可见＞2cm 淋巴结为 60%。但是,这个

变化并没有显著的统计学意义。几项回顾性研究报道比较 PS ⅡA 和ⅡB 患者的术后观察结果(Pizzo-caro and Monfardini,1984;Donohue et al,1993b;Nicolai et al,2010;Al-Ahmadie et al,2013),发现复发率无差异。在两篇关于 CSⅡNSGCT 患者接受初次 RPLND 治疗的报道中,较大的腹膜后肿瘤体积与高复发率相关(Donohue et al,1995;Weissbach et al,2000)。从这些回顾性研究中我们还不清楚哪些因素可以用于决定 PSⅡ期患者是否需要接受辅助化疗。

其他的组织学特征如清除的阳性淋巴结的数量和比例(Beck et al,2005a;Al-Ahmadie et al,2013)、组织学上可见的 GCT(Beck et al,2005a;Al-Ahmadie et al,2013)和淋巴结以外的侵犯(Beck et al,2007;Al-Ahmadie et al,2013)都未能可靠地预测在 RPLND 后出现复发的可能性。在腹膜后标本中仅显示畸胎瘤的 PSⅡ期患者表现出非常低的复发率。鉴于这种发现和畸胎瘤的化疗耐药性,不推荐这些患者接受辅助化疗。

普遍认为 pN1 期患者可以在 RPLND 后选择观察等待。pN2 期的管理是有争议的。一些研究者建议在这些患者中进行两个周期的辅助化疗(Konda-gunta and Motzer,2007)。印第安纳大学的做法是在 pN2 期患者在初次 RPLND 后进行术后监测。

要点:手术的选择

- 通常应监测使用诱导化疗而获得临床完全缓解(CR)的患者。因为可能存在显微残留病灶,所以关于 PC-RPLND 是否使这些患者获益尚存在争议。
- 睾丸 GCT 的可预测淋巴扩散途径允许建立用于低级别睾丸疾病的改良清扫术式。
- 残余肿块患者的 PC-RPLND 标准处理包括切除所有肉眼可见的残留病灶和完整的双侧肾门下清扫。当使用改良单侧术式时,必须严格遵守上述标准,以确保正确选择患者。
- 对 PSⅡ期患者使用两个周期的基于顺铂的辅助化疗,证实可将术后复发可见的 GCT 几乎完全消除而不影响 OS。

五、化疗后腹膜后淋巴结清扫术的组织学表现及生存结局

1982 年,印第安纳州关于应用顺铂后减瘤手术的研究报道很重要,因为它确定了在 PC-RPLND 中的三大组织类别(Donohue et al,1982a)。研究发现,畸胎瘤、纤维化和活动性 GCT 的所占比例相同。初次化疗方案的改进和更明确的手术指征已经使得在 PC-RPLND 后检测到活动性恶性肿瘤的患者数量减少。**纤维化、**

畸胎瘤和活动性 GCT 在最近研究中分别占 40％,45％和 15％(Steyerberg et al,1995;Donohue et al,1998;Hendry et al,2002;Albers et al,2004;Carver et al,2006;Spiess et al,2007)。

(一)组织学结果

在 PC-RPLND 中,纤维化、畸胎瘤和活动性恶性组织与生存结局相关。文献中报道的生存结局可以在表 15-5 中找到。每个组织学类型组内数值的不同与该时代治疗水平、预防水平、研究入选标准和随访时间相关。

表 15-5　化疗后腹膜后淋巴结清扫的生存分析

研究	病例	随访(年)	RFS	CSS
纤维化				
Donohue and Foster,1994	150	>2	NR	93
Eggener et al,2007a[*]	36	4.3	NR	85
Carver et al,2007c	113	NR	95	NR
Maroni et al,2008	184	4	92.1	NR
畸胎瘤				
Loehrer et al,1986	51	NR	61	82.3
Jansen et al,1991	26	7.7	88.5	88.5
Donohue and Foster,1994	273	>2	NR	93.4
Eggener et al,2007a[*]	15	4.3	NR	77
Carver et al,2006	210	3	85.4	94
Beck et al,2009	99	3.5	76.8	98
可见恶性肿瘤				
Jansen et al,1991	23	7.9	54.5	64
Fox et al,1993	133	3	30.8	42.8
Donohue et al,1998	122	9	39	51.5
Fizazi et al,2001	238	7.2	64	73
Eggener et al,2007a[*]	10	4.3	NR	56
Spiess et al,2007	41	3.9	50	71
Kundu et al,2010	90	NR	62	71

[*] 所有患者在行化疗后腹膜后淋巴结清扫前均接受挽救化疗

CSS. 肿瘤特异性生存率;NR. 未报道;RFS. 无复发生存率

1. 纤维化/坏死

仅在化疗后切除组织中发现纤维化/坏死与良好的 RFS 和 CSS 相关,因为这表明大多数患者的恶性细胞全部死亡。可以推断腹膜后转移性残

留物不包含化疗耐受性生殖细胞成分,并且任何其他亚临床转移性残留物可以通过化疗清除。CSS 和 RFS 在这些患者中预计可达 95％(Donohue and Foster,1994;Carver et al,2007c;Maroni et al,2008)。

2. 畸胎瘤

1986 年,Loehrer 及其同事第一次报道了仅行 PC-RPLND 的畸胎瘤患者的预后结局。RFS 为 61%,CSS 为 82.3%,这一系列报道的结果比后面研究中的结果要差。根据目前的研究,可预测仅行 PC-RPLND 的畸胎瘤患者 RFS 为 80%~90% 而 CSS 为 85%~95%(Jansen et al,1991;Donohue and Foster,1994;Carver et al,2006)。研究人员发现,化疗后较大的肿瘤体积、存在体细胞型恶性肿瘤和纵隔原发灶与肿瘤复发风险增加相关(Loehrer et al,1986;Jansen et al,1991;Carver et al,2007b)。然而,即使是腹膜后巨大畸胎瘤(>10cm),亦有报道 CSS 可达 98%(Beck et al,2009)。

3. 活动性恶性病变

在 PC-RPLND 术中存在活动性恶性病变预示比畸胎瘤或纤维化的预后更差。这类患者的长期生存率通常为 50%~70%(Jansen et al,1991;Donohue et al,1998;Fizazi et al,2001;Spiess et al,2007;Kundu et al,2010)。

在一项由 Fizazi 及其同事(2001)进行的多中心回顾性分析中,纳入的 238 例患者 PC-RPLND 术中发现活动性恶性肿瘤。该研究确定了三种与预后较差相关的因素:①切除不完全;②10% 或更高的活动性恶性肿瘤;③初诊时 IGCCCG 中/高风险分层。没有这些风险因素的患者被归类为"良好",他们的 5 年无进展生存率(PFS)为 90%,5 年 OS 为 100%。具有一种危险因素的患者被归类为"中度风险"(5 年 PFS 为 76%,5 年 OS 为 83%)。具有两种或更多风险因素的患者被归类为"高风险"(5 年 PFS 38%,5 年 OS 为 51%)。对 MD 安德森癌症中心 41 例接受 PC-RPLND 治疗的患者进行了回顾分析后发现,肿瘤大小和 IGCCCG 中/高风险与增加的复发率相关,而甲胎蛋白持续升高、挽救性化疗与较差的 CSS 有关(Spiess et al,2007)。

(二)辅助化疗

目前还没有前瞻性随机对照试验研究辅助化疗治疗 PC-RPLND 中活动性恶性肿瘤的效果。然而,早期研究显示这些患者术后的预后非常差(Einhorn et al,1981)。建议 PC-RPLND 患者中被证实有存活 GCT 的患者接受以顺铂为基础的术后辅助化疗。虽然具体方案有所不同,但 PC-RPLND 后辅助治疗的疗程一般为 2 次。

Fizazi 及其同事(2001)发现辅助化疗的应用与 PFS 增加相关,而 OS 在统计学上无差异。当将患者分为上述可行的 GCT 风险类别时,只有中危组患者在 5 年 PFS 和 OS 方面显示出具有统计学意义的显著改善。辅助化疗在低风险的患者中似乎是不必要的,而在高危患者中则无效。在没有随机分组的情况下,这些结果很可能受到选择偏倚的严重影响。类似地,当在挽救 RPLND 后评估活动性的 GCT 患者时,患者没有从两个周期基于顺铂的术后化疗中获益(Fox et al,1993;Kundu et al,2010)。一般不建议在这种情况下进行辅助化疗。

> **要点:化疗后复发性腹膜后淋巴结的组织学检查结局**
>
> - PC-RPLND 患者中,仅纤维化和畸胎瘤患者可获得大约 90% 的长期生存率。对于在 PC-RPLND 中被证实存在活动性 GCT 的患者,存活率会下降到 50%~70%。
> - 诱导性化疗后行 RPLND 提示仍存在活动性 GCT 的患者,一般推荐使用 2 个周期的辅助化疗。

六、高危人群的化疗后腹膜后淋巴结清扫术

(一)挽救性腹膜后淋巴结清扫

挽救化疗后接受 PC-RPLND 的患者与仅接受一线化疗的患者相比,顽固性活动性恶性肿瘤发生率较高,生存结局较差(表 15-5)。通常,该组中 OS 和 CSS 均为 60%~75%(Fox et al,1993;Donohue et al,1998;Eggener et al,2007a)。当仅比较在 PC-RPLND 中发现活动性恶性肿瘤的患者时,Fox 和同事(1993)报道仅接受诱导化疗的患者的 CSS 为 58.5%,而接受挽救化疗的患者为 36.7%。

目前关于高剂量化疗(HDCT)后 RPLND 的

经验是有限的(表 15-6)。2004 年,Rick 和同事报道了 57 例在 HDCT 后接受 PC-RPLND 患者的结果。他们观察到 59％的 RFS 和 65％的 CSS,中位随访时间为 7.3 年。同样,Cary 等(2011)报道了在 HDCT 后接受 RPLND 治疗的 77 例患者中位随访 4.2 年,OS 为 71％。

表 15-6　高危患者化疗后腹膜后淋巴结清扫

研究	病例	畸胎瘤(%)	纤维化(%)	可见恶性肿瘤(%)	随访(年)	CSS 或 OS
挽救治疗						
Fox et al,1993	163	NR	NR	55	5	36.7[*]
Donohue et al,1998	166	NR	NR	NR	9.7	61.4
Eggener et al,2007a	71	21	51	28	5	74
高剂量化疗						
Rick et al,2004	57	16	38	46	7.3	65
Cary et al,2011	77	33.8	27.3	39	4.2	71
姑息治疗						
Donohue et al,1998	150	NR	NR	NR	9.7	66
Ravi et al,1998	30	26.7	27.6	46.7	4.8	57
Albers et al,2000	30	11	25	64	11	57
Beck et al,2005c	114	34.2	12.3	53.5	6	53.9
Ong et al,2008	48	25	17	58	4.3	69
二次手术						
McKiernen et al,2003	56	37.5	28.6	33.9	4.1[†]2.4[‡]	56
Sexton et al,2003	21	67	24	24	4.7	63
Heidenreich et al,2005	18	33.3	44.4	22.2	1.9	89
Willis et al,2007	54	35	9	56	5	94.2
Pedrosa et al,2014	203	34	14.8	51.2	5	61.2
晚期复发						
Baniel et al,1995a	81	19	0	81	4.8	56.8
George et al,2003	83	17	0	78	2.4	74.7
Dieckmann et al,2005	72	NR	NR	NR	NR	58.3
Sharp et al,2008	75	19	3	78	4.5	61

[*] 仅包括可见恶性肿瘤患者

[†] 随访腹膜后淋巴结清扫

[‡] 随访初次腹膜后淋巴结清扫

CSS. 肿瘤特异性生存率;HDCT. 高剂量化疗;NR. 未报道;OS. 总体生存率

(二)"姑息式"腹膜后淋巴清扫术

一般而言,化疗后 STM 升高的患者不建议行 RPLND,而选择标准或大剂量的挽救性化疗。然而,在化疗后不能降至正常 STMs 的患者仍有可能手术治愈。"姑息式"RPLND 可应用于 STM 升高的患者中。RPLND 中的病理学结果见表 15-6。Beck 和同事在(2005c)的一项纳入 114 例接受 RPLND 的患者的回顾性研究中报道,上述患者 5 年 OS 为 53.9％,中位随访时间为 6 年。OS 在手术切除标本中发现存在活动性恶性肿瘤的患者,先前接受过挽救性化疗的患者,手术前人绒毛膜促性腺激素升高的患者或接受重复

RPLND 的患者,其 OS 最差。仅接受一线化疗且表现为 STM 下降(但未正常化)的患者最有可能(>75%)在 RPLND 中表现为纤维化或畸胎瘤。这部分患者进一步化疗不会获益。作者建议进行"姑息式"RPLND 的选择标准是:化疗后 STMs 下降或稳定,临床初始化疗完全缓解后 STMs 缓慢升高,有 1～2 处可切除病灶,以及选择所有合理的化疗方案后仍有可切除病灶伴有 STMs 上升。在随后的一份 Ong 及其同事(2008)对 48 例患者的研究报道中,接受 PC-RPLND 的纤维化患者的 OS 比活动性恶性肿瘤或畸胎瘤患者更差,可能表明存在腹膜后以外的全身转移。术后 STMs 正常的患者 OS 显著改善。在多因素分析中这是唯一影响预后的因素。多项回顾性研究的报告结果见表 15-6(Donohue et al,1998;Ravi et al,1998;Albers et al,2000)。

(三)二次腹膜后淋巴结清扫术

初次 RPLND 或 PC-RPLND 后腹膜后复发的再次手术被称为二次 RPLND。据报道,其 CSS 的范围为 55%～65%(Donohue et al,1998;McKiernan et al,2003;Sexton et al,2003;Heidenreich et al,2005;Willis et al,2007)。回顾性研究中的组织学发现和手术结果见表 15-6。在这一人群中,体细胞型恶性肿瘤的 GCT 比例很高,发病率为 15%～20%。鉴于二次手术的困难,约 1/3 的患者会出现并发症(McKiernan et al,2003;Pedrosa et al,2014)。据报道,在二次 RPLND 中伴有肉眼可见的 GCT 和先前接受挽救性化疗的患者中,生存率较差(McKiernan et al,2003;Pedrosa et al,2014)。

在大多数情况下,二次 RPLND 可能意味着初次切除不充分。 一些研究结果也同样支持这一观点。大多数患者在主要引流区内复发(McKiernan et al,2003;Heidenreich et al,2005)。Pedrosa 及其同事(2014)报道同侧复发与同侧腰椎血管结扎和同侧性腺静脉未切除有关。同样,Willis 及其同事(2007)报道 46% 的二次手术病例表现为主动脉后或腔静脉后病变,表明这些区域在初次的 RPLND 中被忽略了。在初次 RPLND 中良好的技术可降低二次 RPLND 的可能性。

(四)晚期复发

远期复发定义为 GCT 从初次治疗有效到复发的时间≥24 个月。在 GCT 的患者中这是少见的,发生率为 2%～4%(Baniel et al,1995a;Gerl et al,1997)。后腹膜是远期复发最常见的部位(Baniel et al,1995a)。大约 80% 的远期复发病例存在以卵黄囊肿瘤为主的肉眼可见 GCT(Baniel et al,1995a;Michael et al,2000;George et al,2003;Sharp et al,2008)。此外,具有体细胞型肿瘤相当程度恶性的 GCT,其比例异乎寻常的高。当接受过化疗的患者发生远期复发时,通过化疗很难治愈。**手术应该是所有远期复发病灶可切除患者的主要治疗方式。患有广泛病变或病变难以切除的患者应该接受化疗以减轻肿瘤负荷,为手术提供机会。** 研究报道的 OS 约为 60%。与较差生存结局相关的预测因子包括远期复发的体细胞型恶性肿瘤或活动性恶性肿瘤、既往化疗无效和切除不完全(Baniel et al,1995a;George et al,2003;Sharp et al,2008)。

要点:在高风险人群中化疗后肾功能不全的淋巴结清扫

- PC-RPLND 作为挽救性,姑息式的或二次手术或在晚期复发的情况下进行,与完成诱导化疗的完全血清学缓解后进行的 PC-RPLND 相比,存活率更差。

- 在所有这些亚群中活动性 GCT 的比例是增加的。另外,在经历二次 RPLND 的患者和晚期复发接受手术的患者中,体细胞型恶性肿瘤的发生率增加。

- 一般而言,诱导化疗后 STM 升高的患者应接受挽救性化疗。只有符合上述选择标准的患者才考虑"姑息式"RPLND。

- 二次 RPLND 通常表明初次 RPLND 不充分。二次 RPLND 的并发症发生率增高和较差的生存结果表明了初次 RPLND 手术技术的重要性。

- 先前接受化疗的患者远期复发一般会发生化疗耐药。所有可切除的远期复发患者一线治疗应该是手术治疗。

七、腹膜后淋巴结清扫的手术效果、功能考量及并发症

(一)淋巴结数目

有报道称,清扫的淋巴结数目愈多,其相关的恶性肿瘤预后也愈可能得到改善(Herr et al,2002;Le Voyer et al,2003;Schwarz and Smith,2006,2007)。鉴于这些发现,一些研究者提出将淋巴结数目作为淋巴结清扫是否充分有效的评估指标。近几年,一些团队对初次 RPLND 和 PC-RPLND 的淋巴结清扫数目进行了相关研究(Carver et al,2010;Risk et al,2010;Thompson et al,2010,2011)。尽管 MSCKK 的研究者在评估接受初次 RPLND 患者后,报道了淋巴结清扫数目与阳性淋巴结数目之间存在直接的联系,但在另外两项研究中并未发现类似的关联(Liberman et al,2010;Risk et al,2010)。四分位间距及较大的标准差揭示了以淋巴结数目作为评估指标存在显著的变异性,提示淋巴结清扫数目作为评估个体手术的充分性不是十分适用(Risk et al,2010;Thompson et al,2010)。但外科医师可以考虑对既往在治疗中心接受淋巴结清扫的恶性肿瘤患者进行回顾分析,统计清扫淋巴结的平均数或中位数,以确定它们的数目是否与文献中所报道的结果相符。如果清扫的淋巴结数目始终低于目前所公布的标准,那可能存在与手术的彻底性和(或)获得的标本的病理处理相关的问题。

(二)腹膜后淋巴结清扫与生育能力

1. 接受腹膜后淋巴结清扫患者的生育能力

保留接受 RPLND 的男性患者的生育能力比单纯保留节后交感神经更加复杂。已有较多文献记录,在新诊断的睾丸癌患者中,生育能力低下的患者占到很大一部分比例。当纳入所有分期的 TGCT 患者,将近有 40%～60% 的患者精液分析参数呈现异常(Fossa et al,1985;Lange et al,1987;Hansen et al,1991;Foster et al,1994)。对 RPLND 术后患者成功生育率的评估,需要考虑到患者基础的生育能力情况。

2. 射精功能障碍与腹膜后淋巴结清扫

男性要成功顺行射出含有精子的精液,机体需要出现以下几个生理过程:①精囊、输精管和前列腺的平滑肌收缩,导致精液射出及前列腺液分泌;②射精时,膀胱颈关闭以防止逆行射精;③坐骨海绵体肌、球海绵体肌及肛提肌的节律性收缩使精液从尿道排出体外。步骤①和②的完成需要来自传出神经系统中 L_{1-4} 的节后交感神经纤维参与,双侧对应位置的节后纤维左上腹下神经丛进行聚合。从上腹下丛开始,这些神经纤维伴随着精囊、输精管壶腹、固有输精管、膀胱颈及前列腺走行(Donohue et al,1990)。

在单侧改良 RPLND 及保留神经的手术技术出现之前,大多数接受双侧 RPLND 患者被报道术后不射精(Donohue and Rowland,1981)。根据 Walsh 和 Donker(1982)所提出的根治性耻骨后前列腺癌根治术中成功保留神经的技术,为了保留睾丸癌术后顺行射精功能而不影响诊断和治疗效果,手术医师尝试对 RPLND 的手术技术进行了改进。主要在两个方面进行了改进:①改变淋巴清扫范围(Pizzocaro et al,1985;Weissbach et al,1985);②提前识别节后交感神经纤维和上腹下神经丛,以便在随后的淋巴结切除术中保留这些结构(Jewett et al,1988)。

早前关于不保留神经的改良单侧 RPLND 的研究结果显示,术后 75%～87% 患者能够进行顺行射精(Fossa et al,1985;Pizzocaro et al,1985;Weissbach et al,1985)。然而,在最近的一项队列研究中 Beck 和他的同事(2010)发现,在接受不保留同侧神经的改良单侧 RPLND 患者中,多达 97% 的患者能够顺行射精。这些优异的结果反映出对节后交感神经纤维解剖结构了解的提高,能够避免对沿 IMA 下走行的神经纤维的损伤。

保留神经的 RPLND 能够使 90%～100% 的患者术后保留顺行射精功能(Jewett and Torbey,1988;Donohue et al,1990;Heidenreich et al,2003;Beck et al,2010)。虽然 Jewett 和 Torbey(1988)报道了大多数患者在术后存在暂时性不射精现象,但 Donohue(1993)并未发现术后存在此类暂时性不射精。在 Jewett 和 Torbey(1988)的研究中,所有患者都进行了双侧 RPLND,然而在 Donohue(1993)的研究中,多数患者进行了保留同侧神经的改良单侧 RPLND。神经功能性麻痹可能是造成 Jewett 和 Torbey(1988)报道的术后暂时性不射精的原因。

研究揭示了单侧的淋巴结清扫和保留神经技术在保存术后患者顺行射精功能方面的良好效果之外,也显示这些新技术并不影响肿瘤相关预后。在前述的队列研究中,经过 10 个月到将近 5 年的随访过程中,只有 1 例患者出现腹膜后复发现象。但是,RPLND 术后进行辅助化疗适应证的不同几乎确定会影响术后复发率。

在过去的 30 年中,对初次 RPLND 和 PC-RPLND 技术的改进显著降低了术后射精功能障碍的发生率。通过改良单侧淋巴结清扫术和(或)保留神经技术的应用,至少可以使预期超过 90% 的患者保留术后顺行射精功能。**接受保留神经的初次 RPLND 患者,其术后成功生育的比例能够达到将近 75%**(Beck et al,2010)。由于化疗诱导的精子生成功能障碍在化疗结束后可持续数年之久,因此 PC-RPLND 治疗后患者的生育能力情况尚不清楚(Lampe et al,1997)。

(三)腹膜后淋巴结清扫的并发症

初次 RPLND 术后总体的并发症发生率据报道为 10.6% ～ 24%(Baniel et al,1994;Heiden-reich et al,2003;Subramanian et al,2010)。PC-RPLND 术后并发症发生率为 20% ～ 30%(Baniel et al,1995b;Subramanian et al,2010)。由于缺乏相关研究,目前对 RPLND 术后并发症发生情况的预测因素尚未达到一致。通过对接受初次 RPLND 的患者进行评估分析,印第安纳大学的研究者发现,接受单侧淋巴结清扫术和在近期接受手术的患者,具有较低的手术相关并发症发生率。德国睾丸癌研究小组的研究结果显示,RPLND 模式与并发症发生情况间并未存在相关性。然而,据研究者报道,该手术若主刀的外科医师和(或)其所在的外科中心总计施行的该手术量较低,RPLND 术后并发症发生率会增加。因此,推荐将 RPLND 集中到大容量病例数的临床中心进行,并尽量减少在每个中心进行此类手术的外科医师数量。

表 15-7 总结了目前报道的初次 RPLND 及 PC-RPLND 术后并发症情况。以下是关于某些术后并发症的发生率、预防和处理的回顾总结。

表 15-7 腹膜后淋巴结清扫的并发症

	初次 RPLND			PC-RPLND	
	Baniel et al,1994	Heidenreich et al,2003	Subramanian et al,2010	Baniel et al,1995b	Subramanian et al,2010
患者数量	478	239	112	603	96
总体并发症率(%)	10.6	19.7	24	20.7	32
严重并发症(%)	8.2	5.4	3	NS	8
死亡率(%)	0	0	0	0.8	1
严重肺部并发症(%)	1.9	0.8	0.9	5.1	3.1
轻微肺部并发症(%)	0.2	0.4	3.6	5.1	3.1
乳糜性腹水(%)	0.2	2.1	2	2	2
症状性淋巴囊肿(%)	0.2	1.7	0	1.7	1
肠梗阻(%)	NR	2.1	17.9	2.2	20.8
切口感染(%)	4.8	5.4	0.9	4.8	4
肺栓塞(%)	0	0.8	0.9	0.1	3.1
输尿管损伤(%)	0.2	0.4	0.9	0.9	0
小肠梗阻(%)	2.3	0.4	2.7	2.3	1.8
术后出血(%)	0	0.8	0	0.3	1

NR. 未报道;NS. 未报道;PC-RPLND. 化疗后腹膜后淋巴结清扫;RPLND. 腹膜后淋巴结清扫

1. 肺部并发症

严重肺部并发症在初次 RPLND 术后非常罕见,但在 PC-RPLND 术后发生率为 3%～5%(Baniel et al,1994,1995b;Heidenreich et al,2003;Subramanian et al,2010)。由于大多数 PC-RPLND 治疗的患者术前接受了博来霉素的诱导化疗,因此严重肺部并发症主要表现为急性呼吸窘迫综合征和术后机械通气时间延长。**通过避免术中和术后进行积极的静脉液体复苏,并将 FiO_2 保持在尽可能低的安全水平,可以将博来霉素相关的围术期肺部并发症的发生率降至最低**(Goldiner et al,1978;Donat and Levy,1998)。对博来霉素诱导化疗患者具有管理经验的麻醉医师,与其共同合作非常重要。肺部并发症最有可能在其有大量肺部基础疾病的患者中发生,特别是同时进行腹膜后和胸部肿物切除手术的患者(Baniel et al,1995b)。

2. 肠梗阻

术后麻痹性肠梗阻发生率在初次 RPLND(0～18%)和 PC-RPLND(2.2%～21%)的患者中变化较大。这种变化可能源于不同研究对肠梗阻定义的不同。在肿瘤负荷相对较低的 PC-RPLND 患者中,在手术时使用口腔胃管并在术后即拔除。而在肿瘤负荷较高的患者中,发生较严重的肠梗阻的概率更大,应该使用经鼻胃管。

3. 淋巴囊肿

RPLND 术后亚临床淋巴囊肿的发生率目前仍尚不清楚。但是,淋巴囊肿在大多数病例中被认为相对常见且并无临床意义。症状性腹膜后淋巴囊肿十分罕见,目前报道的发生率为 0～1.7%(Baniel et al,1994,1995b;Heidenreich et al,2003;Subramanian et al,2010)。症状多与输尿管受压、腹腔脏器移位(如果囊肿非常大)或继发囊肿感染有关。CT 扫描可见在手术部位出现一薄壁的囊性病变。淋巴囊肿内出现空气和(或)边缘增强表现应注意囊肿可能发生感染,需引起关注。**在切除过程中,仔细结扎大内径淋巴管,可能会降低发生症状性淋巴囊肿的风险。**症状性和(或)感染性淋巴囊肿的治疗包括经皮穿刺引流,以及对感染性淋巴囊肿使用抗生素治疗。此外,在感染性淋巴囊肿的治疗中,应考虑留置引流管而不是单纯经皮穿刺。

4. 乳糜性腹水

乳糜性腹水是指含乳糜微粒的淋巴液在腹腔内积聚。**其发生率在初次 RPLND 治疗患者中为 0.2%～2.1%,而在 PC-RPLND 治疗患者中为 2%～7%**(Baniel et al,1994,1995b;Heidenreich et al,2003;Evans et al,2006;Subramanian et al,2010)。患者通常表现为腹胀、食欲缺乏、恶心呕吐、腹痛和呼吸困难等症状。患者腹部检查时常出现移动性浊音阳性表现,有助于鉴别腹水与肠梗阻。此外,不断累积的腹水可导致体重显著增加。若进行腹腔穿刺抽液,抽出的液体为乳白色。乳糜性腹水呈碱性,苏丹黑染色阳性,表明其三酰甘油浓度大于血清三酰甘油浓度。然而,这些检查通常是不必要的,因为临床检查和(或)穿刺抽液肉眼检查应该足以证实诊断。

由于乳糜池及其淋巴管的破坏,肾门上淋巴清扫被认为产生乳糜性腹水的风险较高。乳糜池位于 L_{1-2} 椎体的水平,位于主动脉后表面内侧的膈脚后间隙。IVC 切除和乳糜性腹水之间的关联被认为与下腔静脉水平以下的静脉压力升高,从而导致毛细血管渗漏增加有关,最终引起位于第三间隙的淋巴液流入到腹膜后腔(Baniel et al,1993)。在对 M. D. 安德森癌症中心经验进行回顾总结时,Evans 和他的同事(2006)发现术前化疗周期数增加、预期术中失血量增加及手术时间延长,均与乳糜性腹水的发生有关。

我们推荐采用渐进性的方法来治疗乳糜性腹水。一般情况下,有症状的乳糜性腹水患者应首先采用穿刺引流术进行治疗。虽然可留置引流管对乳糜性腹水进行持续引流,但我们建议对患者行简单的穿刺术抽液,并考虑辅以低脂肪/中链三酰甘油饮食和肌内注射奥曲肽治疗。若治疗后腹水重新积聚,此时应留置引流管引流。如果已经对这些饮食进行了调整,患者应该禁食、水,并且开始全胃肠外营养。虽然奥曲肽在治疗乳糜性腹水中的效果尚未在泌尿外科文献中得到研究证实,但其在肝、胆、胰手术后减少乳糜漏的效果已得到证实(Shapiro et al,1996;Kuboki et al,2013)。在接受这些治疗后,仍存在持续大量的乳糜引流

（＞100ml/24h）的情况是极为少见的。但当上述情况确实发生时,可选择的治疗包括持续非手术观察、放置腹膜静脉（LevEN）分流器,或手术探查以尝试对渗漏的淋巴管进行结扎。然而后两种治疗方法应作为最后的治疗选择。据报道,腹腔静脉分流治疗在放置分流器后可能会出现因分流器阻塞和（或）功能失常而需要对分流器进行修复,也可伴发脓毒血症及脂肪栓塞（Evans et al,2006）。不管最终治疗乳糜性腹水的治疗方式如何,应考虑在解除淋巴漏后继续进行 1～3 个月的中链三酰甘油低脂饮食治疗。

5. 静脉血栓

在初次 RPLND 或 PC-RPLND 治疗后,静脉血栓（VTE）的发生率一向较低,其原因很可能是由于患者大多是年轻健康人群。初次 RPLND 治疗后肺栓塞的发生率＜1%（Baniel et al,1994;Heidenreich et al,2003;Subramanian et al,2010）,而在 PC-RPLND 术后其发生率为 0.1%～3.1%（Baniel et al,1995b;Subramanian et al,2010）。因下肢深静脉血栓形成的病例在目前文献中没有一致报道,而且很有可能这些病例通常是无症状的,导致其发病率较难确定。目前在初次 RPLND 和 PC-RPLND 治疗后,文献所报道的发病率为 0～1%（Heidenreich et al,2003;Subramanian et al,2010）。

所有接受 RPLND 治疗的患者在麻醉诱导前均应穿下肢弹力加压袜,并且坚持贯穿整个住院时期。在允许的情况下,鼓励所有患者在术后第一天即恢复行走。目前从未有关于 RPLND 术后应用药物预防静脉血栓形成的相关研究。预防性皮下注射低剂量普通肝素或低分子肝素已被证实能够有效降低术后患者 VTE 的发生（Collins et al,1988;Kakkar et al,1993）。其潜在的缺点是术后发生出血及淋巴囊肿的风险增加。但几项关于对接受根治性前列腺切除术治疗患者的回顾性研究结果,显示了术后使用预防血栓形成的药物对预防血栓形成和淋巴囊肿形成存在相互矛盾的影响（Bigg and Catalona,1992;Koch and Jr,1997;Schmitges et al,2012）。因此,我们需要基于接受 RPLND 治疗患者的低

VTE 发病率及来自其他外科和专科相关风险/效益数据来决定是否使用药物预防 VTE。**对于术后 VTE 风险增加的患者,如有 VTE 既往史、肥胖、已知高凝状态或高龄患者,药物性血栓预防可能是最重要的预防措施。**

6. 神经系统并发症

在印第安纳大学关于对接受 PC-RPLND 治疗的病例回顾中,无术后下肢麻痹的病例出现。但有 7 例患者出现周围神经损伤（Baniel et al 1995b）。所有这 7 例患者均可能继发于不合理体位摆放及牵开器的使用（股神经功能麻痹症）。仔细注意在手术和麻醉过程中对患者进行合理体位摆放是避免外周神经损伤的重要操作。在一项 268 例患者因 GCT 伴纵隔转移或腹膜后转移而接受 PC-RPLND 治疗的回顾性研究中,Kesler 和同事（2003）报道了 6 例（2.2%）出现下肢麻痹的患者。**伴有巨大的纵隔及腹膜后转移灶的患者,术后出现下肢麻痹的风险会增加。清扫主动脉旁淋巴结范围越大,术后神经系统并发症发生的可能性也越大。**

7. 死亡率

初次 RPLND 术后患者死亡率基本为 0（Baniel et al,1994;Heidenreich et al,2003;Capitanio et al,2009;Subramanian et al,2010）。在 PC-RPLND 术后的死亡病例也是极其少见的,目前已报道的相关死亡率＜1%（Baniel et al,1995b;Capitanio et al,2009;Subramanian et al,2010）。在一项印第安纳大学回顾性研究中,0.8%（5/603）的患者在 PC-RPLND 术后发生死亡（Baniel et al,1995b）。其中 2 例患者死于严重呼吸窘迫、1 例死于多器官衰竭、1 例死于真菌性败血症,另外 1 例死于主动脉十二指肠瘘后的心肌梗死。在一项基于包含 822 例接受 RPLND 治疗患者的研究中,Capitanio 及其同事（2009）使用了监测、流行病学和最终结果（SEER）数据库来确定先前由优秀的临床中心报道的死亡率是否适用于社区。虽然未接受化疗,但病变局限的患者没有出现死亡,而伴有腹膜后转移和远处转移患者的死亡率分别为 0.8% 和 6%。

要点：腹膜后淋巴结清扫的手术效果、功能考量及并发症

- 通过使用改良单侧及保留神经技术，可以保留几乎所有接受初次 RPLND 治疗患者的顺行射精功能。当其中一种或两种技术能够安全地运用于 PC-RPLND 治疗的患者中，也可达到类似的成功率。但这在腹膜后肿块较大的患者中往往较难实现。
- 严重的并发症在初次 RPLND 和 PC-RPLND 术后较罕见。PC-RPLND 的并发症主要来源于肺部，这可能与术前博来霉素诱导的化疗或原有胸部疾病有关。麻醉科医师在减少这些不良反应的发生中起着关键的作用。
- 虽然乳糜性腹水极少发生，但其可能是一个较难处理并发症。仔细对腹膜后淋巴系统进行解剖，对大内径的淋巴管的结扎被认为是减少该并发症的有效措施。
- 对乳糜性腹水推荐采用一系列渐进性的方法来治疗。
- 尽管 RPLND 术后出现截瘫的现象较罕见。然而，对接受大范围腹膜后和内脏纵隔转移病灶切除术的患者而言，应对其关于发生这种灾难性并发症的潜在可能性进行讨论。

八、特殊情况下的腹膜后淋巴结清扫术

(一)化疗后腹膜后淋巴结清扫术治疗精原细胞瘤

单纯精原细胞瘤是一种特殊的化疗敏感性肿瘤，在以顺铂为基础的化疗治疗转移性病变的患者中，完全缓解率为 $70\%\sim90\%$（Loehrer et al，1987；International Gell Cell Consensus Classification，1997；Gholam et al，2003）。由于化疗引起的强烈促纤维增生反应，精原细胞瘤治疗后常伴有残余肿块存在。在大多数接受 PC-RPLLND 治疗的单纯精原细胞肿瘤队列中，大约 10% 的病例仍存在有活动性的恶性肿瘤，而其余患者仅表现为纤维化（Herr et al，1997；Ravi et al，1999；Fle-

chon et al，2002）。**此外，PC-RPLND 治疗精原细胞瘤患者的围术期并发症较 NSGCT 患者高**（Friedman et al，1985；Fossa et al，1987；Mosharafa et al，2003b）。**目前已有多种手术干预指征，其共同目的在于避免患者接受不必要的手术及防止可能的并发症。**

在 MSKCC 进行的一项回顾性研究，纳入了 55 例已知化疗后腹膜后占位病理结果（RPLND 或活检）的单纯精原细胞瘤患者，结果显示，在腹膜后肿块直径≥3cm 的患者中，30% 在切除时腹膜后仍有精原细胞瘤或畸胎瘤成分残留，然而肿块较小的患者腹膜后无残留病变（Herr et al，1997）。研究者推荐对腹膜后残存肿块直径在 3cm 及以上的患者行 RPLND。但相反地，印第安纳大学的研究人员在总结 21 例患者的治疗经验时，没有发现残余肿块大小与疾病复发/进展之间的存在联系。作者推荐对所有术后腹膜后有肿块残留的患者进行密切随访观察，当患者出现血清学或影像学进展证据时再进行手术（Schultz et al，1989）。

最近，PET-CT 已被用于检测评估腹膜后是否有精原细胞瘤残存。其阴性预测值接近 100%。但是，另外两项研究结果显示，假阳性 PET 扫描导致阳性预测值不一致，范围为 $67\%\sim100\%$（De Santis et al，2004；Lewis et al，2006）。**鉴于这些发现，一些指南提出，对于化疗后腹膜后无肿块残留或残留肿块直径＜3cm 的患者，推荐行随访观察；而对于肿块直径≥3cm 的患者，则建议在化疗完成后 6 周进行 PET-CT 扫描。若 PET-CT 检测到肿块，可接受 RPLND、标准剂量挽救化疗或大剂量环磷酰胺治疗（HDCT）。以上三种治疗方式中，当 HDCT 用于二线治疗时，对生存率最有益，总体生存率可达到 92%**（Agarwala et al，2011）。在一项回顾性研究中，Rice 及其同事（2012）纳入了 36 例 PC-RPLND 治疗后仍残存有活动性的精原细胞瘤成分的单纯精原细胞瘤患者进行研究分析。他们报道术后肿瘤特异性生存率（CSS）为 54%，仅有 9 例患者（25%）为术后无瘤生存。**鉴于 HDCT 良好的生存效果，该方式对于大多数在诱导化疗后复发的单纯精原细胞瘤患者而言为首选。但对于局部复发且易切除的肿块，为了避免 HDCT 的不良**

反应,PC-RPLND 仍可作为一种较好治疗选择。最终的选择需要权衡手术切除与 HDCT 治疗间的利弊来做出决策。

(二)性索间质瘤的腹膜后淋巴结清扫术

性索间质瘤(SCSTs)占所有睾丸肿瘤的 4%～5%,包括睾丸间质细胞、支持细胞和颗粒细胞瘤及这些病理类型的各种组合。据估计,10%～20% 的成人 SCSTs 为恶性(Kim et al,1985;Grem et al,1986;Kratzer et al,1997)。虽然转移性病变的存在是肿瘤恶性表型的唯一可靠的指标,但目前需要评估多种原发肿瘤的特征以预测肿瘤侵袭能力。在研究 SCSTs 的不同亚型时,各亚型中与侵犯行为相关的肿瘤学特征是极其相似的。这些特征包括高龄、原发肿瘤直径在 4～5cm、存在坏死、10 个高倍视野存在 3～5 个核分裂相、中重度核异形、肿瘤边缘的浸润/侵犯邻近组织和淋巴血管侵犯(Kim et al,1985;Dilworth et al,1991;Kratzer et al,1997;Young et al,1998)。预测恶性表型的多个特征经常出现在同一患者中,表现出恶性疾病病程的患者,通常具有两个或三个恶性特征(Kim et al,1985;Young et al,1998)。一些专家建议将具有两个及以上此类特征的肿瘤归类为恶性肿瘤(Kratzer et al,1997;Silberstein et al,2013)。然而,基于组织学特征来预测 SCSTs 的恶性行为准确率不如 GCT。

RPLND 在治疗 SCSTs 中的作用目前尚不明确。同意应用 RPLND 治疗 SCSTs 的理由如下:①系列研究发现腹膜后淋巴结是睾丸肿瘤最常见的(也可能是第一站)转移部位(Kim et al,1985;Kratzer et al,1997;Young et al,1998);②CS Ⅰ 期患者仍可在较长的时间间隔内发展为腹膜后转移,提示早期初次 RPLND 可能预防这种情况的发生(Mosharafa et al,2003a);③已有个例报道,手术可以治愈 RPLND 切除标本中存在 SCSTs 镜下转移灶的患者(Lockhart et al,1976;Gohji et al,1994;Mosharafa et al,2003a;Silberstein et al,2013);④虽然已有报道显示这些肿瘤对化疗部分敏感,但未发现有治愈病例。

反对应用 RPLND 治疗 SCSTs 的理由如下:①预测肿瘤恶性行为的原发肿瘤组织学特征表现不一致,使得患者选择困难(Mosharafa et al,2003a;Silberstein et al,2013);②虽然已有病例报道患者被手术治愈,但这些病例随访时间往往较短,并不能证实患者是否被真的治愈,并且大多腹膜后淋巴结阳性的患者死于该疾病。当前,对于应用 RPLND 治疗 SCSTs 患者仍未达成统一的共识。前述的利弊需要与患者进行充分沟通,使患者知情并参与治疗决策。

要点:特殊情况下的腹膜后淋巴结清扫术

- 由于组织化疗敏感性、手术切除技术难度及对 HDCT 的良好反应等方面原因,PC-RPLND 较少应用于精原细胞瘤患者的治疗。
- 因为 SCSTs 的恶性形式罕见,RPLND 在治疗 SCSTs 中的作用目前仍未被明确证实。

九、小结

在过去的 50 年中,通过开发和整合更有效和毒性更小的化疗方案,并持续改进手术切除技术,睾丸癌治疗领域经历了一个显著的演变过程。这些进展使超过 90% 的睾丸癌患者获得长久的治愈,同时减少了近期和远期的并发症。只有严格遵守既定的治疗原则,才能取得这些优异的成果。虽然对睾丸癌患者的治疗通常需要有经验丰富的多学科团队,但几乎每位睾丸癌患者的成功治疗都源于其泌尿外科医师。所有泌尿外科医师都应该对睾丸癌的合理治疗有一个全面而细致的了解。这种了解有助于确保提供合理的内科和外科治疗,同时必要时能够将患者及早转诊到具有大量病例诊疗经验的医疗中心进行进一步治疗。睾丸肿瘤手术治疗成功与否的衡量标准不仅包括预后结果,也包括尽可能保护功能和避免不必要的手术及减少并发症。

参考文献

完整的参考文献列表通过 www.expertconsult.com 在线获取。

推荐阅读

Baniel J,Foster RS,Gonin R,et al. Late relapse of testicular cancer. J Clin Oncol 1995;13:1170-6.

Carver BS, Bianco FJ Jr, Shayegan B, et al. Predicting teratoma in the retroperitoneum in men undergoing postchemotherapy retroperitoneal lymph node dissection. J Urol 2006;176:100-3, discussion 103-4.

Carver BS, Shayegan B, Eggener S, et al. Incidence of metastatic nonseminomatous germ cell tumor outside the boundaries of a modifi ed postchemotherapy retroperitoneal lymph node dissection. J Clin Oncol 2007;25:4365-9.

Donohue JP, Leviovitch I, Foster RS, et al. Integration of surgery and systemic therapy: results and principles of integration. Semin Urol Oncol 1998;16:65-71.

Donohue JP, Thornhill JA, Foster RS, et al. Primary retroperitoneal lymph node dissection in clinical stage A nonseminomatous germ cell testis cancer. Review of the Indiana University experience 1965-1989. Br J Urol 1993;71:326-35.

Donohue JP, Zachary JM, Maynard BR. Distribution of nodal metastases in nonseminomatous testis cancer. J Urol 1982;128:315-20.

Eggener SE, Carver BS, Sharp DS, et al. Incidence of disease outside modifi ed retroperitoneal lymph node dissection templates in clinical stage I or IIA nonseminomatous germ cell testicular cancer. J Urol 2007;177:937-42, discussion 942-3.

Ehrlich Y, Brames MJ, Beck SD, et al. Long-term follow-up of cisplatin combination chemotherapy in patients with disseminated nonseminomatous germ cell tumors: is a postchemotherapy retroperitoneal lymph node dissection needed after complete remission? J Clin Oncol 2010;28:531-6.

Fizazi K, Tjulandin S, Salvioni R, et al. Viable malignant cells after primary chemotherapy for disseminated nonseminomatous germ cell tumors: prognostic factors and role of postsurgery chemotherapy-results from an international study group. J Clin Oncol 2001;19:2647-57.

Jewett MA, Kong YS, Goldberg SD, et al. Retroperitoneal lymphadenectomy for testis tumor with nerve sparing for ejaculation. J Urol 1988;139:1220-4.

Stephenson AJ, Bosl GJ, Motzer RJ, et al. Retroperitoneal lymph node dissection for nonseminomatous germ cell testicular cancer: impact of patient selection factors on outcome. J Clin Oncol 2005;23:2781-8.

Williams SD, Stablein DM, Einhorn LH, et al. Immediate adjuvant chemotherapy versus observation with treatment at relapse in pathological stage II testicular cancer. N Engl J Med 1987;317:1433-8.

（何　宁　张　炎　编译　金晓东　陈向锋　审校）

第16章 睾丸肿瘤的腹腔镜及机器人辅助的腹膜后淋巴结清扫术

Mohamad E. Allaf, MD, and Louis R. Kavoussi, MD, MBA

生殖细胞肿瘤（GCTs）是 15—35 岁男性中最常见的恶性肿瘤（Carver and Sheinfeld，2005）之一。睾丸癌也是目前最易治愈的实体器官肿瘤之一，这在很大程度上得益于当前所形成的一种极好的多样化治疗模式，包括以铂类为基础的有效化疗及外科手术（Einhorn，1981）。**当前 GCTs 的存活率已超过 90%，其治愈率及患者的并发症主要取决于治疗方式的选择。**腹膜后淋巴结清扫术（RPLND）在 GCTs 患者治疗中起着重要的作用。由于化疗方案、临床分期方式的不断进展，以及外科手术技术的不断创新，目前外科手术在治疗 GCTs 方面的角色正发生着不断地变革（Sheinfeld and Herr，1998；Allaf et al，2005；Albers et al，2008）。

对于临床 I 期的非精原细胞生殖肿瘤（NSGCT）高危患者来说，欧洲更倾向于选择化疗；然而在美国，RPLND 已成为一种传统的治疗选择。RPLND 可以准确地对腹膜后情况进行分期，并帮助识别存在腹膜后转移的患者。此外，对于病理分期 I 期的患者能避免额外治疗所带来的毒性作用或并发症，因为 90% 及以上的患者在接受单纯的手术治疗后获得了长期的无病生存期。对于病理分期 II 期的患者，RPLND 能够帮助患者对

自身的疾病有进一步的了解，使患者知情并参与进一步治疗的决策。对于腹膜后存在小体积病变的患者，适当时机进行 RPLND 治疗能够治愈将近 70% 的男性患者，一定程度上可避免患者接受相关化疗（Richie and Kantoff，1991；Donohue et al，1993；Rabbani et al，2001）。由于腹膜后是化疗耐药性恶性 GCTs 和畸胎瘤最常出现的部位，RPLND 能够使以上两种化疗耐药现象出现的概率最小化（Baniel et al，1995）。鉴于在睾丸切除标本中存在畸胎瘤成分在一定程度上提示腹膜后存在畸胎瘤成分的可能性增加，一些团队主张对所有睾丸切除组织中存在畸胎瘤成分的临床 I 期 NSGCT 患者进行 RPLND 治疗（Sheinfeld et al，2003）。RPLND 能够避免这些化疗耐药性情况的出现，并且将治疗效果最大化。

对 GCTs 患者行 RPLND 治疗，传统的手术入路多是开放的经腹或胸腹联合入路。在过去的20 年中，各种恶性肿瘤的微创治疗方法已经开始流行起来。自 20 世纪 90 年代初以来，腹膜后腹腔镜手术已被证实在不影响肿瘤疗效的基础上，能够减少围术期并发症发生率、改善术区外观且缩短患者术后恢复期（Cadeddu et al，1998；Allaf et al,2004；Permpongkosol et al,2005）。腹腔镜辅助的 RPLND（L-RPLND）及近期出现的机器人辅助的 RPLND（RA-RPLND）在一定程度上是对开放手术的复制，但在技术要求上较开放手术更加严苛，需要由经验丰富的外科医师进行，以尽量减少手术相关并发症。**鉴于未经治疗的腹膜后病变及腹膜后病变晚期复发均是致命的，且以上两种情况中的病变多可能对化疗不敏感，因此在开放的 RPLND 治疗中，彻底的淋巴结清扫是至关重要的**（Whitmore，1979；Borge et al,1988；Baniel et al,1995；Carver et al,2005）。

在这一章节中，我们对 L-RPLND 及 RA-RPLND 技术的进展进行了总结，并围绕在手术技术、手术效果及相关并发症方面存在的争议进行了讨论。重点在于明确低分期 NSGCTs 患者更加合理的管理方式及化疗后微创治疗途径。

一、基本理论与进展

为了降低开放 RPLND 相关并发症发生率，在 1991 年首次实施腹腔镜下肾切除手术后不久，一些研究结果就证明了 L-RPLND 在治疗临床 I 期 NSGCT 方面的可行性（Rukstalisand Chodak,1992；Stone et al,1993；Klotz,1994）。紧接着，几项大样本回顾性研究结果发现，与开放的 RPLND 相比，L-RPLND 能够有效减少术中出血量，缩短住院时间，使患者更早的恢复活动，并且能使超过 95％ 的患者在术后仍保留顺行射精功能（Gerber et al,1994；Janetschek et al,1994,1996）。早期的一项多中心回顾性分析结果表明，L-RPLND 技术能够实现在所有患者中保留顺行射精功能，住院时间短（＜3d），以及术后 2～3 周即恢复正常活动（Gerber et al,1994）。**缩短术后恢复期患者能够尽早接受化疗，以尽可能延迟疾病进展**。这些极具吸引力的早期结果鼓励了更多学者对这种低分期 NSGCT 有效可行的治疗方式的 L-RPLND 技术进行进一步的研究。

二、腹腔镜下腹膜后淋巴结清扫术分期及相关争议

在所有的泌尿外科腹腔镜手术中，L-RPLND引起的争议最多。争议的存在主要是由于 RPLND 技术上的难度、有限的病例数及优秀的外科中心对此手术缺乏兴趣。腹腔镜技术是外科手术技术上的一次革新，但其内部操作与开放手术相似。有经验的外科医师能够应用腹腔镜技术对相关手术部位进行操作，达到与开放手术同等的解剖效果。在所有早期案例及一些当代研究中，L-RPLND 常被用作疾病分期的手段（Bianchi et al,1998；Janetschek et al,2000）。临床上可不通过开放性的 RPLND 排除不存在隐匿性淋巴结转移的患者，进而避免此类患者接受不必要的化疗。在这种情况下，不包括腔静脉后及主动脉后淋巴结切除的 L-RPLND 能够帮助发现存在转移性病变的患者，以便及时对此类患者进行化疗（包括 pN1 期患者）。因为确信在大血管后不可能有孤立的阳性淋巴结存在，故临床上可不对这一区域的淋巴结进行清扫（Holtl et al,2002）。既往在淋巴结清扫时，若发现阳性淋巴结的存在，则通常终止手术，然后对这些病例进行化疗（Bianchi et al,1998；Nelson et al,1999）。**但在目前，这种治疗理念已被摈弃，并且 L-RPLND 技术已逐渐取代开放手术演变成一种治疗方法，而并不仅仅用于疾病分期**（Allaf et al,2005；Steiner et al,2008；Hyams et al,2012）。

目前发表的关于 L-RPLND 的系列研究对使用有限范围的淋巴清扫和广泛使用化疗治疗病理分期为 II 期的患者产生了质疑。争议点在于采用 L-RPLND 的患者如果腹膜后有阳性淋巴结，其出现多灶性病变及对侧病变的情况会增加（Ray et al,1974；Donohue et al,1982；Weissbach and Boedefeld,1987；Eggener et al,2007）。反对者认为，化疗的广泛使用并不能补偿淋巴清扫的不彻底，因而不能阻止疾病的复发。

三、复制开放性腹膜后淋巴结清扫术

目前，在有经验的治疗中心，对所有 NSGCT 患者进行完全复制开放手术的 L-RPLND，对腔静脉后及主动脉后的淋巴结进行切除，使手术同时达到疾病分期和治疗的目的。在一些团队中，对所有患者进行双侧淋巴结清扫，而在另外的一些

团队中,仅对有淋巴结累及的患者进行双侧清扫(Allaf et al,2005;Steiner et al,2008)。

四、机器人辅助腹膜后淋巴结清扫术的进展

机器人技术目前已较多地应用于泌尿外科肿瘤的治疗中,其能够使泌尿外科医师从微创途径对一些复杂的泌尿外科手术进行操作,如前列腺癌根治术和肾部分切除术。机器人技术已被证明能够促进肾部分切除术的开展,这可能是由于外科医师能够从这种复杂的腹腔镜技术上感觉操作更便利(Patel et al,2013)。鉴于机器人技术大量的操作步骤,且 L-RPLND 技术需要外科医师掌握复杂的腹腔镜操作技能,目前仅有小样本的队列研究证实了机器人技术的安全性及可行性(Davol et al,2006;Williams et al,2011)。

五、外科技术

L-RPLND 是一项技术上具有挑战性的操作,需要较长的经验积累。操作者应该有丰富的腹腔镜经验并且擅长于先进的血管操作技术和开放手术,以防必要时需要开放处理。初次 L-RPLND 的适应证与开放性 RPLND 的适应证相同,包括临床 Ⅰ 期或 ⅡA 期的病变、血清肿瘤标志物阴性及不存在影响手术安全性的并发症。在化疗后的患者中,L-RPLND 主要局限于切除小体积残余疾病,但经验丰富的外科医师可对体积庞大的肿瘤进行切除。具体的手术操作需要由手术医师根据术中情况进行决定。手术切除范围的决定不应局限于为了减少术后并发症、保留患者射精功能,或是技术上的限制,而是可以根据术中发现进行适当扩大。

(一)术前患者准备和技术考虑

所有考虑接受 L-RPLND 的患者必须被充分告知其他所有的治疗方案,包括开放的 RPLND、化疗及观察随访。同时术前需要告知所有潜在的并发症,包括需要进行输血的大出血,对邻近器官(肝、肠、胆囊、肾、输尿管、胰腺、主要血管结构)的损伤,骨骼系统、神经系统或肺部并发症,以及由于相关并发症或手术切除不完全而需要转为开放

的情况(Allaf et al,2005;Winfield,1998)。未来想要生育的患者,术前需要接受关于保存精子的宣教。一些外科医师建议患者在术前进行 1~2 周的低脂饮食,以减少术后出现乳糜性腹水的风险,但目前的数据资料并不能够充分证明这一观点的正确性。患者需在手术前一天的下午接受肠道准备,且手术前夜仅用流质食物,以排空肠道。术前需预防性给予抗生素治疗。并且,为了减少下肢深静脉血栓形成,需给患者穿下肢抗血栓装置。

在整个手术过程中使用标准的腹腔镜器械(如无创伤抓握器、剪刀、夹钳、冲洗/吸引装置和腹腔镜拉钩)。可透射线的聚丙烯夹(Hem-o-Lok;Weck 闭合系统,Triangle Park,NC)可以减少术后腹膜后成像的伪影。另外,在血管损伤的情况下,要保证缝合线和辅助止血剂如明胶基质(FloSeal 基质止血密封剂;融合医疗技术,Frement,CA)或氧化纤维素(SaleCel,Ethicon,Piscataway,NJ)已准备好并随时能获得。在封闭大淋巴管时,超声刀或双极电凝装置的封闭效果不可靠,应谨慎使用。腹腔镜下牵开器可以将肠管向中间牵引,从而避免患者采用改良侧卧位。放置在腹腔的纱布海绵有助于对出血部位进行填塞止血。

(二)手术入路

虽然有些外科医师建议采用腹膜外途径入路(Hsu et al,2003;Hara et al,2004),但由于经腹腔入路具有更大及更加熟悉的操作空间,大多数的医师更喜欢采用此种入路。另外,由于便于操作者进入腹膜后四个象限进行操作,经腹腔入路更加适用于双侧淋巴结清扫的患者。

(三)腹腔镜下腹膜后淋巴结清扫时患者体位的摆放及套管的放置

在全身诱导麻醉后,插入胃管及导尿管。患者可以摆放成改良的侧卧位置(45°),手术侧抬高。但仰卧位更为可取,因为它在双侧淋巴结清扫时不需要中途对患者重新摆放体位,使手术过程不至于如此烦琐(图 16-1)。因为腹腔镜手术所花的时间可能比开放手术时间更长,为了降低神经损伤或横纹肌溶解症的风险,需要非常小心地用铺巾垫住所有的身体受力点。同时患者必须固定在手术台上,因为手术过程中需要使用倾斜位

来将肠管移出手术区。在达到进入腹膜腔内条件后（通过气腹针或 Hasson 技术），在开始于剑突下 1cm 处的中线位置，将 4 根内径为 10/12mm 的腹腔镜套管等距放置（图 16-2）。脐部不能作为入路部位。大口径的套管是必不可少的，以方便从不同角度进入更大（10/12mm）的器械。如果需要，可以在髂嵴和肋骨之间连线腋中线水平上额外放置一个内径 5mm 的套管，以进行额外的操作。手术过程中需最大限度地将手术台倾斜，以便使肠管受重力作用远离手术区域。

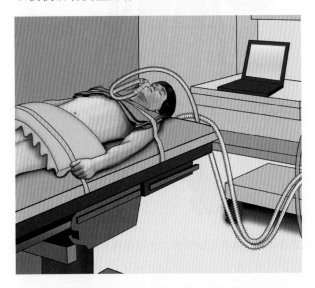

图 16-1　在行腹腔镜下腹膜后淋巴结切除时患者的体位。绑住患者手臂，同时身体被固定

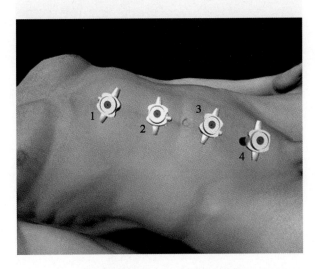

图 16-2　腹腔镜下腹膜后淋巴结切除时套管的放置位置。4 根内径 10/12mm 的套管被等距-放置于腹中线位置

（四）右侧清扫

通过切开盆腔和肝曲周围的 Toldt 白线，可将升结肠游离。找出十二指肠降部并将其游离，以便于充分显露包括其中段主动脉旁左侧间隙在内的腹膜后腔。

1. 精索清扫

为了在精索残端的解剖中便于可视化，需将镜头移至紧邻套管部位的下方（图 16-2）。切开精索内侧的腹膜，随后离断输精管。在腹股沟内环周围将腹膜环形切开（图 16-3）。轻轻牵引精索，切开纤维粘连及瘢痕直至看到精索上的缝线。切开粘连，向上沿着精索血管清除其周围淋巴结、纤维脂肪组织直至下腔静脉（IVC）。分离过程中注意识别输尿管，以防止输尿管受到意外的热损伤。结扎精索动静脉近端并离断。最后将标本置于取物袋放在对侧腹部。

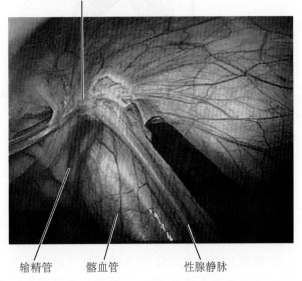

睾丸切除术后缝线处

输精管　　　髂血管　　　　性腺静脉

图 16-3　环形切开腹股沟内环处的腹膜

2. 淋巴结清扫

虽然在不同情形下，淋巴结切除的范围应个体化，但我们主张每个患者均应切除右髂总静脉、腔静脉旁、主动脉与腔静脉间、主动脉前及主动脉旁内侧的淋巴结（图 16-4）。针对肥胖患者（或进行双侧切除时），为了充分解剖最左侧边界，需要向对侧旋转手术台使术区得到充分显露。将镜头移至邻近顶部的套管部位。通过最低部位的套管放置一个桨状牵开器，以牵开并保护肠管。

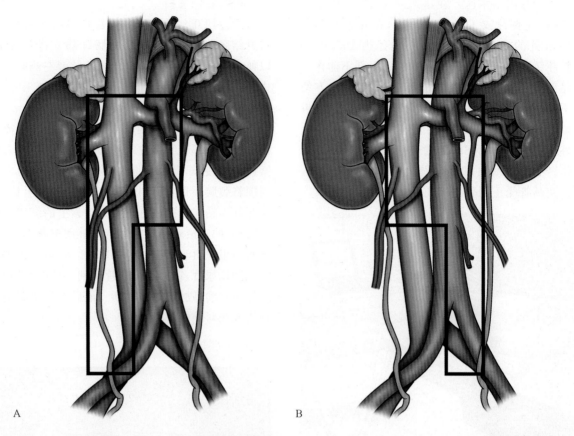

图 16-4　治疗性腹腔镜下腹膜后淋巴结切除术的右侧（A）及左侧（B）建议切除范围。这些范围可根据每个患者的肿瘤情况进行相应的扩大或缩小

术中需识别睾丸静脉残端，并尽量减少对其的操作，以防止假性血管瘤形成及破裂出血。轻轻牵起并切开覆盖在 IVC 上的组织（图 16-5），并将其以"分离翻卷"的方式从 IVC 上剥离。随后钝性解剖并分离淋巴组织下至髂总血管上至肾门。解剖过程中大约有 20% 的病例可能出现下极副肾动脉损伤情况，因此必须小心避免损伤跨过 IVC 前方的下极副肾动脉。解剖肾门时，需尽可能在 IVC 以下将所有纤维脂肪组织从肾动静脉上分离。随后，沿着输尿管找到其与髂总血管交叉处，并将淋巴管丛从这两种结构中分离出来。沿 IVC"分离"的组织"翻卷"到内侧以显露下腔静脉后间隙。识别、分离并夹闭腰部血管以便分离出后方的淋巴组织（图 16-6）。在完成这种分离后，将附着的脊柱淋巴组织游离并取出。在将淋巴结与交感神经链及节后神经纤维进行分离时需非常小心。其次需识别主动脉，在其上覆盖的组织以类似的"分离翻卷"方式剥离到肠系膜下动脉

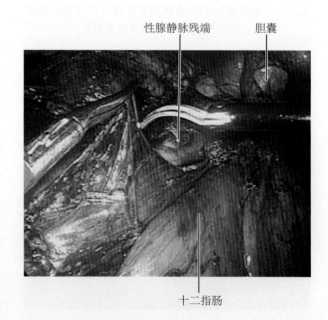

图 16-5　将覆盖在下腔静脉表面的纤维脂肪组织切开，并使用"分离翻卷"技术。十二指肠向中间牵引，精索静脉残端夹闭并分离

水平,并向内分离至主动脉后间隙。若需要对主动脉与腔静脉间的淋巴结群进行游离时,可对腰动脉进行控制。为了切除主动脉旁的淋巴结并同时小心保护横向交感神经纤维,可将主动脉拨向内侧。最后完成切除主动脉腔静脉间的淋巴结。

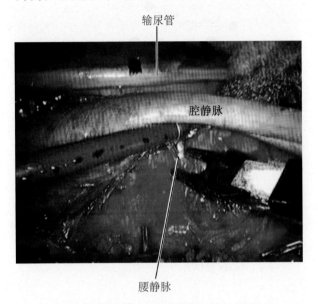

输尿管

腔静脉

腰静脉

图 16-6　牵拉下腔静脉以便结扎腰静脉。腔静脉旁及腔静脉前的淋巴结已被清除

　　解剖过程中的一个重要的技术点在于当结扎腰部血管时,在主动脉/腔静脉侧留下较长的残端,以便在夹子脱落时可以抓住和控制。缩回到髂腰肌内的腰部血管,通常可通过压迫或深部肌肉的"8"字缝合来处理。在手术过程中可能发生IVC 及主动脉的损伤撕裂,但在大多数情况下不一定需要转为开放。直接压迫通常可防止过度出血并达到止血目的,而不需要其他额外的操作。辅助止血药的使用在这种情况下也可达到成功止血的目的。但如果出血仍持续或在动脉性出血的情况下,暂时可以直接压迫止血,然后再进行确切的腔镜下缝合修复。

(五)左侧清扫

　　将腹膜沿着降结肠旁及脾曲进行切开。切断肾结肠韧带,将肠管钝性分离并推向中间。切开附着在脾侧方的韧带,并将胰腺尾部推向腹中部,从而充分显露包括腔静脉旁间隙在内的腹膜后腔。

　　1. 精索清扫

　　与解剖右侧精索类似,环形切开腹股沟内环周围的腹膜,识别精索静脉残端缝线。切除精索动、静脉及其邻近的淋巴结组织直至其分别汇入肾静脉及主动脉处,予以结扎后切断。手术结束时,将切下来的精索放在取物袋中取出。

　　2. 淋巴结切除

　　我们主张切除左侧髂总动脉、主动脉旁、主动脉前、主动脉与腔静脉间及腔静脉内侧的淋巴结(见图 16-4)。术中可以根据需要扩大切除的范围。分离并夹闭回流至肾静脉的腰静脉,以便对肾门进行充分解剖。贴着腔静脉切除汇入的腰静脉。为了便于解剖,在最低位置的套管内置入桨状牵开器。将所有淋巴组织从肾动脉上分离下来。术中可以频繁使用夹子以避免术后发生淋巴漏。清除覆盖在主动脉上的淋巴组织上至肾门下至肠系膜下动脉水平。术中应仔细识别并保护精索动脉以避免对其造成撕脱伤。与覆盖在腔静脉上的组织相比,主动脉前间隙的组织内可能包含节后交感神经,因此术中必须注意仔细分离该部位的淋巴结组织以避免损伤神经(图 16-7)。将输尿管及髂总血管从纤维脂肪组织中分离出来。主动脉前淋巴组织沿内侧向下剥离至腰动脉。为了便于对主动脉后的淋巴结进行清扫,需要对腰部血管进行结扎。随后识别腔静脉,通过清扫右侧淋巴结一样的"分离和翻卷"方式对腔静脉旁、腔静脉前及腔静脉与主动脉间的淋巴结进行清扫。操作过程中注意对右肾动脉进行识别辨认,以避免将其意外结扎。在接受过化疗的患者中,结扎肠系膜下动脉可能是必要的。如果探及可疑淋巴结,淋巴结清扫可扩大至完整的双侧切除,这可通过牵拉在同一侧完成。

　　在手术结束时,将淋巴结置于取物袋中取出。在清扫过程中,不同淋巴结区的淋巴结需分别放置在不同的袋中,以帮助对淋巴结数量计算和评估。其后用温水对腹膜后腔进行冲洗,确保无淋巴漏及彻底止血。仔细检查肠管及邻近脏器(肝、胆囊、肾、输尿管、胰腺和脾)有无损害。使用Carter-Thomason 装置对置套管的部位进行全层彻底缝合。术后不用常规放置引流管。

(六)腹腔镜下双侧腹膜后淋巴结清扫术

　　若有必要行双侧淋巴结清扫时,通常不需要更换患者的体位。当原发肿瘤的一侧的淋巴结用

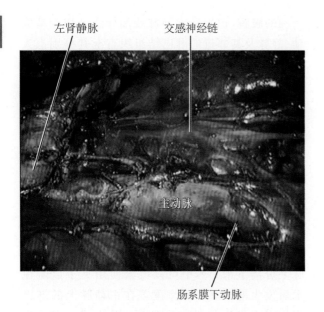

图 16-7 交感神经链和传出神经被保留,而主动脉旁和主动脉前淋巴结被切除

癌根治术的放置位置,但是手术切除区域相反(朝向头侧)。

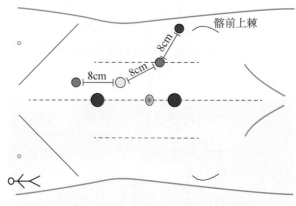

图 16-8 机器人辅助腹膜后淋巴结切除套管放置部位。黄色代表镜头入口,绿色为 8mm 的机械臂入口,而红色代表辅助入口

标准的模式进行清扫时,仍然会有一小部分组织残留在对侧输尿管内侧及髂总血管下方。这些组织无须切除,以便完成双侧淋巴结清扫术。另外,我们发现从右侧入路行双侧淋巴结清扫术更容易操作。

(七)机器人辅助腹膜后淋巴结清扫技术及套管的置入

对于 RA-RPLND,我们将患者摆放成标准的侧卧位,且套管的位置类似于机器人辅助的肾手术中套管的摆放位置,但其位置可能更偏下方以便协助髂淋巴结清扫(图 16-8)。使用机器人第四臂进行牵拉,可以留给外科医师 2 个工作通道。根据外科医师的偏好,可以使用 1 个或 2 个 12mm 口径的辅助套管。机器人手术的常规操作与开放及腹腔镜手术相似。机器人施夹钳允许外科医师在放置夹子时可以转向,特别有助于安全处理腰部血管。根据患者体型,将精索分离至睾丸切除后残端结扎线处时可能需要重装机械臂,以便对腹股沟内环处形成三角,使器械更为直接地达到该区域。目前已有相关文献报道了一种新的入路方法,这种方法描述须将患者置于头低足高的仰卧位,机器人则置于患者头侧(de Cobelli et al,2013)。新方法中,套管的放置部位有些类似于机器人辅助前列腺

六、术后护理

在拔除气管导管后可将患者转移至恢复区,术后不需留置鼻胃管。患者在术后当夜即可适当活动并恢复流质饮食。术后心动过速可继发于交感神经刺激(Bahnson et al,1989)。大部分患者在术后第一天即可出院。一些外科医师主张患者在术后 1~2 周坚持低脂饮食。

七、预期保留神经技术

在开放性 RPLND 中,保留神经技术包括有预见性地去识别、解剖分离及保留交感神经链、腹神经丛和节后纤维。根据经验,与淋巴组织相比,这些组织由于外形更倾向于纤维状而易于辨别。在右侧腹,节后交感神经纤维由于在主动脉前方跨过并汇入至腹神经丛,因此其最易在 IVC 后面被发现识别。他们从交感神经链上的发出部位总是邻近腰部静脉,因此在夹闭腰部血管时应特别小心。在左侧腹,由于节后交感神经在离开交感神经链后至汇入腹神经丛前途经主动脉前方,因此神经节处最容易预先被发现。在解剖分离神经纤维时,应注意避免使用电灼等(Peschel et al,2002;Bhayani et al,2003;Abdel-Aziz et al,2006;Steiner et al,2008)。

八、并发症

术中中转为开放手术最常见的原因是不可控制的出血,目前血管损伤已被认为是常见的术中并发症(Bhayani et al,2003;Abdel-Aziz et al,2006;Neyer et al,2007;Kenney and Tuerk,2008)。尽管出血及转为开放手术最常发生于高龄患者,但这些情况在近期的研究中并不常见。**在最近的研究中,中转开放手术率低于 5%,但相关文献已报道了高达 11.8% 的中转开放手术率**(Rassweiler et al,2000;Neyer et al,2007;Nielsen et al,2007;Cresswell et al,2008;Skolarus et al,2008)。**中转开放手术不应被视为是手术的失败,若转为开放手术是必需的,外科医师更应该熟悉开放性 RPLND 的步骤。**腹部主要脏器的损伤也有被报道,但仍属罕见情况(Neyer et al,2007;Kenney and Tuerk,2008)。

在目前的研究报道中,术后并发症发生率为 9%～25%(Albqami and Janetschek,2005;Neyer et al,2007;Nielsen et al,2007;Cresswell et al,2008;Skolarus et al,2008)。目前报道的并发症包括乳糜性腹水、肠梗阻、淋巴囊肿、神经损伤、肺栓塞、梭状芽性结肠炎、腹膜后血肿及输尿管损伤(Kenney and Tuerk,2008)。逆行射精是开放性 RPLND 和 L-RPLND 患者潜在的长期并发症。**在腹腔镜手术中,逆行射精的发生率一直很低,为 0～14%**(Albqami and Janetschek,2005;Neyer et al,2007;Nielsen et al,2007;Cresswell et al,2008;Skolarus et al,2008;Steiner et al,2008)。**术中精细结扎淋巴管,术后乳糜性腹水的发生率可低于 2%。**表 16-1 总结了 L-RPLND 在治疗临床 I 期 NSGCT 后并发症发生情况。虽然目前很难将腹腔镜手术的相关数据回顾性地与当前已报道的开放性 RPLND 的相关数据进行比较,但似乎前者所呈现的结果更好。一项关于开放性 RPLND 的研究报道了 6% 的输血率,且患者的平均住院时间为 6 天(Subramanian et al,2010)。与 L-RPLND 相似,该项研究还显示,血管损伤仍是术中最常见的并发症(4.5%),另外 2 例患者术后出现乳糜性腹

表 16-1　接受 L-RPLND 治疗的临床 I 期 NSGCT 的围术期结果

研究	患者数量	手术时间(平均,min)	中转开放	出血量(ml)	住院天数(d)	主要术中并发症	主要术后并发症	顺行射精
Hyams et al,2012	91	NA	4	200	2.1	7	2	87(95.7%)
Steiner et al,2008	42*	323	0	125	4.8	0	2(淋巴囊肿)	36(85.7%)
Skolarus et al,2008	19	250	0	145	1.5	0	4(淋巴囊肿)	23/26[†](88.5%)
Cresswell et al,2008	79	177	1	NR	6	1(因出血转开放手术)	7(1 淋巴囊肿,5 输尿管狭窄/损伤,1 肺栓塞)	78(98.7%)
Albqami and Janetschek,2005	103	217	3	144	3.6	3(因出血转开放手术)	0	217(100%)
Bhayani et al,2003	29	258	2	389	2.6	2(因出血转开放手术)	2(1 淋巴囊肿,1 筋膜室综合征)	28(96.6%)
LeBlanc et al,2001	20	230	0	<50	1.2	0	0	20(100%)

* 包含 21 例临床 II 期肿瘤患者的数据

† 所有患者的射精相关数据仅以百分比表示(包括 7 例非临床 I 期肿瘤的患者)

NA. 无法获得;NR. 未报道;L-RPLND. 腹腔镜腹膜后淋巴结清扫术;NSGCT. 非精原细胞瘤

水(1.8%),14例患者出现肠梗阻现象(12.5%)。且在这组患者中,80%的患者术后能够顺行射精,另有7例(6.3%)患者接受了2次手术(小肠梗阻2例,切口疝修补术4例,输尿管重建术1例)。2例患者需要接受肾切除术,1例为肾发育不全,1例为肾肿瘤。

化疗后L-RPLND的并发症发生率及中转开放手术率较高,且似乎也与手术经验相关。先前研究记录的主要并发症发生率超过50%(Palese et al,2002)及高中转开放手术率(Rassweiler et al,1996)。然而,类似于Primary L-RPLND,最近越来越多由有丰富经验的中心开展的研究显示,以上这些参数与以前的研究相比均得到了不同程度的改善(Steiner et al,2004;Permpongkosol et al,2007)。Steiner及其同事(2004)报道了一项包含68例接受化疗后L-RPLND治疗患者的研究,并未发现中转开放手术的情况。另一项包含17例接受化疗后的L-RPLND患者的研究中,作者并未观察到并发症、输血或需转为开放手术的情况(Maldonado-Valadez et al,2007)。目前已有成功保留患者顺行射精功能的经验报道(LeBlanc et al,2001;Albqami and Janetschek,2005;Corvin et al,2005)。

九、结局和现状

目前仍没有关于比较开放性RPLND与L-RPLND的随机对照研究。回顾性评估结果显示,接受L-RPLND治疗的患者具有住院时间较短、术中出血少、术后生活质量评分更高及恢复正常活动更快等优点(Janetschek et al,1996;Abdel-Aziz et al,2006;Poulakis et al,2006)。而RA-RPLND的研究结果目前仅限于早期的一些研究报道,证明了该手术的安全性及可行性。

(一)临床Ⅰ期病变的腹腔镜下腹膜后淋巴结清扫术

已发表的关于患者接受L-RPLND治疗后长期随访的研究报道结果显示,该手术对低分期的NSGCTs不失为一种有效的治疗选择(表16-2)。L-RPLND分期的准确性已被证实,即25%~30%的临床Ⅰ期NSGCT患者存在隐匿性的淋巴结转移性病变,该结果与开放手术相一致。在一

项包含87例临床Ⅰ期病变患者平均随访7年的研究中,**研究者发现PN0和PN+期患者术后复发率分别为9%和0,且所有患者在最后一次随访时均存活且无病变存在**(Cresswell et al,2008)。其中2例腹膜后复发的病例(2.5%)复发的部位在手术切除区域之外,研究中所有PN+期的患者术后均接受辅助化疗。检查其他大样本的关于L-RPLND的研究结果进一步证实了这些发现,并且研究中患者的复发率及其模式与开放RPLND相似。在L-RPLND术后淋巴结阴性的患者中,其目前报道的复发率为0~10%,该结果也与开放RPLND的结果相似(Donohue et al,1993;Hermans et al,2000)。

术中存在L-RPLND在临床转移性病变的Ⅰ期患者中,尽管远期预后较好,但在辅助治疗中普通化疗的实践,一直是置疑该技术的焦点。将近有70%的PN1期患者在接受适当地RPLND治疗后被治愈,从而可以避免不必要的化疗(Richie and Kantoff,1991;Donohue et al,1993;Rabbani et al,2001)。但是,PN1患者可以选择接受2个疗程的辅助化疗同样具有非常好的远期结果,而不是被迫接受3~4个疗程化疗所带来的风险。是否对PN1期患者进行化疗需由泌尿外科专家、肿瘤学专家及患者共同进行决策。

有报道称,在美国四个中心之一接受L-RPLND治疗的120例患者中,有10例病理Ⅱ期的患者接受了随访观察治疗(Nielsen et al,2007)。平均随访34.8个月,随访期间所有患者均为腹膜后复发。**另有关于接受L-RPLND治疗而未接受化疗的PN1期患者的研究结果也支持腹腔镜手术的疗效,但这仍需要进一步研究及随访来加以证实**(Skolarus et al,2008;Steiner et al,2008)。

L-RPLND治疗是否足够也可通过检查发现存在病理Ⅰ期病变的患者来加以评估。若L-RPLND不够充分,某些病理Ⅱ期病变的患者将会被误认为是病理Ⅰ期病变,并且会导致腹膜后复发。这种假设并没有发生,一个关于治疗性L-RPLND研究系列报道接受彻底的L-RPLND治疗的患者中,没有腹膜后复发的情况出现(Bhayani et al,2003;Porter and Lange,2003;Nielsen et al,2007;Skolarus et al,2008;

Steiner et al,2008)。L-RPLND 的治疗效果需要进一步观察检验,因为目前越来越多发现存在病理Ⅱ期病变的患者术后接受随访观察,且获得良好的结果。

(二)临床Ⅱ期疾病的腹腔镜下腹膜后淋巴结清扫术

目前检验 L-RPLND 作为主要形式或化疗后的治疗手段在治疗临床Ⅱ期患者中的地位的相关研究仍较少。且应用 L-RPLND 治疗临床ⅡA 期患者的相关数据是有限的。有几位作者报道了 L-RPLND 在化疗后患者中的应用(见表 16-2)。

Albqami 和 Janetschek(2005)报道了 59 例ⅡB 或ⅡC 期患者接受化疗后 L-RPLND 治疗的经验:术前ⅡB 期的患者 43 例,平均随访时间 53 个月,其中 1 例在术后 24 个月时,在淋巴结清扫区域外的髂外淋巴结发现病变复发。另一组研究者在一项包含的 17 例患者的研究中证实了化疗后 L-RPLND 的可行性:3 例患者中存在有活性的肿瘤,2 例患者出现腹膜后复发。在这些患者中,通常没有实施推荐的完全双侧 RPLND(Stephenson and Sheinfeld,2004)。

表 16-2　临床Ⅰ期 NSGCT 患者 L-RPLND 术后肿瘤学结果的相关研究报道

研究	患者数量	随访时间(平均,月)	淋巴结转移	N0/N+	淋巴结组织学阳性患者接受辅助化疗数量	复发患者数量[*]	无疾病生存率
Hyams et al,2012	91	38	26.1	N0:63 N1:21 N2:7	21(75%)	N0:(2 肺部,1 孤立性生化复发,2 远处复发) N+:0	100%
Steiner et al,2008	21	17	22	N0:16 N+:5	0(0%)	N0:1(肺部) N+:0	100%
Skolarus et al,2008	19	23.7	23.8	N0:13 N1:6	5(83.3%)	N0:0 N+:0	100%
Cresswell et al,2008	79	84	14	N0:60 N+:19	19(100%)	N0:8(3 肺部,2 腹膜后腔,切除范围外,1 穿刺点,1 孤立性生化复发) N+:0	100%
Albqami and Janetschek,2005	103	62	未报道	N0:77 N+:26	26(100%)	N0:5(3 肺部,1 腹膜后腔,切除范围外,1 孤立性生化复发) N+:0	100%
Bhayani et al,2003	29	72	20	N0:17 N+:12	10(83.3%)	N0:2(肺部,孤立性生化复发) N+:1(M)	100%
LeBlanc et al,2001	20	15	9.8(右侧) 17.7(左侧)	N0:14 N+:6	6(100%)	N0:0 N+:0	100%

[*] 复发;L-RPLND. 腹腔镜腹膜后淋巴结清扫术;NSGCT. 非精原细胞瘤

与化疗后开放性 RPLND 治疗目标保持一致，Steiner 及其同事(2008)在 19 例化疗后患者中开展了双侧保留神经的 L-RPLND 治疗。他们发现 4 例患者存在畸胎瘤、14 例存在坏死/纤维化，另有 1 例存在活动性肿瘤。这项研究中,有 2 例接受 L-RPLND 治疗的临床ⅡA 期患者未接受辅助化疗。术后随访 17 个月,未发现复发现象。但目前仍需要随访时间更长、样本量更大的研究来进一步评估化疗后 L-RPLND 的疗效。

十、小结

临床Ⅰ期的 NSGCT 患者在大样本医学中心接受由经验丰富的腹腔镜医师进行的 L-RPLND 治疗被证明是一种可行、安全且有效的治疗选择。L-RPLND 已发展成一种复制开放手术的治疗操作,相关报道显示其具有良好的治疗效果及极少的并发症。关于 L-RPLND 治疗化疗后临床Ⅱ期患者的相关数据有限,且与较长的经验积累相关。早期的研究报告表明,机器人辅助手术正在成为另一种 RPLND 的微创治疗替代方法。

要点:

- L-RPLND 在复制开放手术的同时,可以减少手术相关并发症的发生。
- 术中转开放手术最常见的原因是出血,尽管这是一种少见的并发症(<5%)。
- 对低分期的 NSGCTs 患者,L-RPLND 是一种有效的治疗选择。
- 未进行化疗的 N1 期患者,接受 L-RPLND 能获得一定治疗效果,但仍需要更多的研究及更长期的随访来进一步加以验证。
- RA-RPLND 正在成为另一种替代开放 RPLND 的微创手术方法。

参考文献

完整的参考文献列表通过 www.expertconsult.com 在线获取。

推荐阅读

Allaf ME, Bhayani SB, Link RE, et al. Laparoscopic retroperitoneal lymph node dissection: duplication of open technique. Urology 2005; 65:575-7.

Cresswell J, Scheitlin W, Gozen A, et al. Laparoscopic retroperitoneal lymph node dissection combined with adjuvant chemotherapy for pathological stage Ⅱ disease in nonseminomatous germ cell tumours: a 15-year experience . BJU Int 2008; 102: 844-8.

Nielsen ME, Lima G, Schaeffer EM, et al. Oncologic efficacy of laparoscopic RPLND in treatment of clinical stage Ⅰ nonseminomatous germ cell testicular cancer. Urology 2007; 70: 1168-72.

Steiner H, Zangerl F, Stohr B, et al. Results of bilateral nerve sparing laparoscopicretroperitoneal lymph node dissection for testicular cancer. J Urol 2008; 180: 1348-52, discussion 1352-3.

（黄　伟　王非凡　**编译**　金晓东　陈向锋　**审校**）

第17章　阴茎肿瘤

Curtis A Pettaway, MD, Juanita M. Crook, MD, FRCPC, and Lance C. Pagliaro MD

阴茎肿瘤并不常见,但对患者常会造成破坏性影响,而且泌尿外科医师在诊断和治疗上常常面临着艰难的选择。虽然阴茎恶性肿瘤在北美和欧洲罕见,但是在许多亚、非、拉国家却可能是一个值得十分关注的健康问题。

任何有关阴茎癌的讨论都必须从阴茎的良性及恶性肿瘤谈起。对于这些病变的描述有助于阐明它们与鳞状细胞癌(它是阴茎常见的恶性肿瘤),以及其他累及阴茎的恶性肿瘤的解剖、病因及组织学联系。本章将回顾各种阴茎良性肿瘤、癌前病变及恶性肿瘤病因学的研究进展。

本章介绍阴茎鳞癌的流行病学、病因学、自然病史及目前的治疗措施。**有报道证实,原发肿瘤的病理分级、组织学特性及是否出现淋巴结转移、转移的数量与范围等因素,在阴茎鳞癌患者的判断预后和制订治疗策略中具有重要的作用**(Ravi,1993a;McDougal,1995;Theodurescu et al,1996;Pizzocaro et al,1997;Slaton et al,2001)。此外,还将介绍该病分期的进展,包括新的影像检查手段、动态前哨淋巴结活检(DSNB)的应用及改良的手术方式,来增加分期的准确性和减少并发症,并讨论患者选择保留阴茎手术的对策。

在这章中介绍放疗作为主要治疗方式或者一种姑息治疗的作用。我们还将讨论化疗的进展及结合其他治疗方法的综合治疗。也介绍目前根据组织学和临床表现对腹股沟区的处理方案。

最后,介绍并讨论各种阴茎非鳞状细胞恶性肿瘤。

一、癌前皮肤病变

有关癌前皮肤病变(包括图 17-1,见 Expert Consult 网站图 37-1)和病毒相关皮肤病变的讨论,请参见 Expert Consult 网站。

二、鳞状细胞癌

(一)原位癌

侵及阴茎头、包皮或阴茎体的阴茎原位癌(Tis),泌尿外科和皮肤科医师称其为凯腊(Queyrat)增殖性红斑。如果侵及生殖器和会阴部区域其余部分就称为 Bowen 病。这种命名有助于将原位癌与通常认为和报道的阴茎癌区分开。然而这种病变的病因和自然病程与早期阴茎癌一样,且原位癌会进展至浸润癌。

Queyrat 在 1911 年首次报道了增殖性红斑,这是一种发生在阴茎头或者未接受环切手术的包皮上,后一种情况相对少见,病变呈红色、天鹅绒样,边界清楚(Aragona et al,1985),可有溃疡,伴有分泌物和疼痛。组织学检查显示,**正常黏膜被非典型增生细胞所取代**,出现异形不典型增生细胞,细胞排列紊乱,核多而深染,可见空泡细胞及各级分裂相。上皮钉突变长、变宽、变球根状,有的深入黏膜下真皮层。黏膜下层毛细血管扩张,可见炎性细胞浸润带,主要为浆细胞。这些镜下表现可以将凯腊增殖性红斑与慢性局部阴茎头炎区分开。HPV 已在阴茎原位癌中被发现(Pfister and Haneke,1984)。其中,10%~33%的患者可进展为浸润性癌(Buechner,2002;Bleeker et al,2009)。

1912 年,Bowen 报道了一种完全不同类型的皮肤上皮内肿瘤,与后续高发内脏恶性肿瘤有关。Bowen 病与凯腊增殖性红斑组织学上相似(Graham and Helwig,1973)(图 17-1C,见 Expert Consult 网站图 37-1C)。两者的特征都是无浸润改变的原位癌。内脏的恶变与凯腊增殖性红斑无关,且之后的一项病例对照研究显示 Bowen 病与体内的恶变无关(Anderson et al,1973)。所以,从阴茎原位癌本身并不一定意味着内脏存在恶性病变。Graham 和 Helwig 注意到 10%的原位癌与浸润癌有关。所以,进展为浸润癌是完全可能的。Bowen 病其特点是发生于阴茎体上的明显的鳞状红斑,可能会发生结痂或溃疡性变。外观可与 Bowen 样丘疹、钱币状湿疹、银屑病和浅表基底细胞癌混淆。如果不采取治疗措施,约 5%患者可发展成为浸润性阴茎癌(Buechner,2002)。原位癌转移非常少见但是曾经也有过报道(Eng et al,1995)。

在多次足够深度组织活检证明为恶性肿瘤,并排除浸润的情况下,确立治疗方案。当病变局限在包皮时,包皮环切术或者距离病变边缘 5mm 的切除能够满足局部的控制(Bissada,1992)。在这方面,阴茎头的病变由于要保持正常阴茎的解剖,所以难以用切除的方法来治疗。最近,有几个研究小组报道了阴茎鳞状细胞癌的阴茎头修复技术。在这项技术中,阴茎头的上皮组织和皮下组织从海绵组织中分离出来。然后用皮肤移植将产生的缺陷修补。早期随访发现局部复发率很低(Hadway et al,2006;Shabbir et al,2011b)。替代的方案有氟尿嘧啶软膏局部涂抹(Lewis and Bendl,1971;Graham and Helwig,1973;Goette,

1974)、5%咪喹莫特乳膏涂抹(Danielson et al,2003),或者应用 Nd:YAG 激光切除(Landthaler et al,1986;Frimberger et al,2002a),磷酸钛氧钾晶体激光(KTP/532-nm,又称绿激光)或二氧化碳激光切除(Rosemberg and Fuller,1980;Tietjen and Malek,1998;van Bezooijen et al,2001)。这些方法已被证明可以带来外观和功能方面极好的效果。放疗可以用来治疗对外涂药物无效的肿瘤,尤其是那些不适合手术的患者(Kelley et al,1974;Grabstald and Kelly,1980;Mazeron et al,1984;McLean et al,1993)。

> **要点:原位癌**
> - 原位癌是一种上皮病变内的恶性进展。
> - 如果不采取治疗措施,5%~33%的患者会进展至浸润性癌。
> - 转移不常见。
> - 治疗的目标是保留阴茎的肿瘤根治。

(二)浸润癌

阴茎癌占美国和欧洲男性所有恶性肿瘤的 0.4%~0.6%;在一些亚洲、非洲和南美洲的国家中可能占到男性恶性肿瘤的 10%以上(Gloeckler-Ries et al,1990;Vatanasapt et al,1995)。**然而,报道显示阴茎癌的发生率在许多国家正在下降,包括芬兰、美国、印度和其他一些亚洲国家**(Maiche et al,1991;Frisch et al,1995;Valanasapt et al,1995;Ycole and Jussawalla,1997)。原因并不清楚,但是部分原因可能与注意个人卫生有关。

阴茎癌是一种老年男性的疾病,60 岁时发生率陡然上升,在 80 岁左右达到顶峰(Persky,1977)。在两项研究中,平均年龄分别是 58 岁(Gursel et al,1973)和 55 岁(Derrick et al,1973)。在年轻人中阴茎癌也不少见,在一项大宗调查中,22%的患者<40 岁,且 7%在 30 岁以下(Dean,1935)。该病在儿童中也有报道(Kini,1944;Narasimharao et al,1985)。监测、流行病学调查及最终结果(SEER)的数据库显示,在美国黑人和白人中阴茎癌的发生率无种族差异(白人为 0.8/10 万,黑人为 0.7/10 万)(Vatanasapt et al,1995)。

然而,一项根据 SEER 提供的数据研究显示种族与发病率有关。Rippentrop 等(2004)发现,从 1973－1998 年有 1605 例患者诊断为阴茎癌,其中有 22.4%(360 例)死于该病。他们发现了一些可使生存率下降的独立预测因素,如诊断时的高分期、年龄＞65 岁、非洲裔及伴有淋巴结转移。数据表明,非洲裔比白人的疾病特异死亡风险在统计学上高 2.2 倍。尽管造成这种差异的原因是多因素的,可能包括肿瘤生物学的差异、对健康的关注程度或接受治疗的差异。这些引起争议的发现无疑值得进一步的研究。

(三)病因学

阴茎癌的发生率因包皮环切术、卫生状况、包茎、性伙伴数目、HPV 感染、吸烟及其他一些因素而不同(Barrasso et al,1987;Maiche,1992;Maden et al,1993;Misra et al,2004)。

新生儿期行包皮环切术已被证明是一种可实际消除阴茎癌发生的预防措施,因其消灭了阴茎癌发生的包皮内密闭环境。包皮垢是细菌作用于包皮腔内脱落细胞的产物,其慢性刺激作用被认为是一个致病因素。虽然尚未找到包皮垢直接致癌的确切证据(Reddy and Baruah,1963),但是它与阴茎癌的发生之间的关系受到广泛关注。卫生条件差会使包皮下积聚包皮垢从而导致炎症,恢复后形成的纤维化导致包茎,使得包皮长期包绕。在多数大宗调查中包茎占阴茎癌患者的 25%～75%。Reddy 及其同事(1984)研究了 26 位因包茎而行包皮环切术的患者,并在 1/3 的包皮标本中发现了异形上皮细胞。

阴茎癌在犹太人中非常少见,他们在新生儿期常规行包皮环切术(Licklider,1961)。美国大部分新生儿也同样行包皮环切术,阴茎癌在男性恶性肿瘤中少于 1%。在一些不行包皮环切术的非洲部落和没有包皮环切术传统的亚洲国家,阴茎癌可以占到所有男性恶性肿瘤的 10%～20%(Dodge,1965;Narayana et al,1982)。大量调查数据显示,在新生儿时期行包皮环切者中阴茎癌非常少见,但是在那些直到青春期再行包皮环切者中就常见得多(Frew et al 1967;Gursel et al,1973;Johnson et al,1973)。成年人行包皮环切术几乎没有显示出对阴茎癌具有预防作用(Maden et al,1993)。

这些数据表明,暴露于致病因素的关键时期可能在青春期前,而在成年行包皮环切术是种相对无效的阴茎癌预防措施。

最近一项人口调查数据显示,新生儿时期行包皮环切术可以有效地预防阴茎浸润癌,但是不能提供对原位癌同等程度的保护。Schoen 及其同事(2000)评估 10 年内阴茎浸润癌或原位癌的发生率时,发现 89 例新生儿期接受包皮环切者中只有 2 例(2.3%)发生肿瘤,而在 118 例原位癌中,有 16 例(15.7%)是在出生时就已行包皮环切。包皮环切术对阴茎浸润癌的预防作用可能在于避免了包茎的发生。值得注意的是,有另外一项研究提示阴茎浸润癌而不是原位癌与包茎相关(Hung-fu et al,2001)。

Reynolds 及其同事(2004)报道,男性包皮环切术显示抗 HIV-1 感染的效果。包皮环切术对人Ⅱ型单纯疱疹病毒感染、梅毒或淋病等其他性传播疾病则没有保护作用。

HPV 感染及吸烟也似乎与阴茎癌的发生有关。**流行病学数据显示,阴茎癌患者的妻子或前妻患宫颈癌的危险性要高 3 倍,这为性传播媒介与癌症的关系提供了初步的线索**(Graham et al,1979)。进一步调查显示,患有宫颈上皮内瘤变女性的男伴阴茎上皮内瘤变的发生率明显提高(Barrasso et al,1987)。这些男性患者也被发现有更高的 HPV 感染率。

通过分子生物学技术(如聚合酶链反应和原位杂交技术)可在原发阴茎(恶性和良性)病变中检测出不同的 HPV 类型的特定 DNA 序列,而在正常包皮中却没有被发现。从而提供了 HPV 致病性越来越多的证据(Varma et al,1991;Iwasawa et al,1993)。超过 25 种类型的 HPV 可感染生殖器。HPV6、HPV11 常常与非典型增生病变有关,如生殖器疣,但在非转移性的疣状癌中也有发现。相反,HPV16、HPV18、HPV31、HPV33 与原位癌和浸润癌有关(Wiener and Walther,1995)。**HPV16 是原发癌中最常见的类型且在转移性癌变中也有发现**(Varma et al,1991;Iwasawa et al,1993;Wiener and Walther,1995)。如前所述,HPV 基因编码肿瘤蛋白 E6、E7。其中肿瘤蛋白 E6 与抑癌蛋白 TP53 结合形成复合物,而 E7 与视网膜母细胞瘤蛋白(RB)结合。通过

p14ARF/MDM2/p53 和 p15INK4a/cyclin D/Rb 通路（Bleeker et al，2009）影响细胞周期的调控（Munger et al，1989；zur Hausen，1996；Levi et al，1998；Griffiths and Mellon，1999）。Maden 及其同事（1993）**发现，HPV 的感染率与一生中性伴侣数目直接相关，**同样也与阴茎癌发病危险性有关。Castellsague 及其同事（1997）进一步指出性伴侣数目，感染 HPV 的男性与他们女伴宫颈新生物的发生率之间的相互联系。所以，HPV 感染对宫颈癌和阴茎癌都是一个可预防的病因。

Poblet 及其同事（1999）报道了 2 例合并存在 HIV-1 和 HPV 感染的病例，并认为 HIV-1 可以协同 HPV 使 HPV 感染的阴茎病变发展为阴茎癌。虽然有证据支持这有助于宫颈和肛门新生物形成，但是其对于阴茎癌的确切作用还有待进一步研究（Northfelt，1994）。

尽管 HPV 感染可能是阴茎癌发生的一个重要因素，但并不一定总是存在（31%～63%的阴茎癌患者检测阳性）（Wiener and Walther，1995），**这表明可能此病或其亚型的发生还有其他因素的参与。**通过敏感聚合酶链反应试验，Rubin 及其同事（2001）基于来自美国和巴拉圭阴茎癌样本的试验提出了另外的支持该假设的证据。总体上，42%的阴茎癌 HPV 阳性。然而角化型癌和疣状癌分别只有 34.9%和 33.3%阳性；但是分别为 80%和 100%的基底细胞样和疣样肿瘤亚型检出了 HPV DNA。其他导致阴茎癌发生的非 HPV 相关性因素，包括通过启动高甲基化的沉默 CDK2NA 位点、INK4a/ARF 位点的基因表达、影响 TP53 的其他基因突变、p14ARF 和 MDM2 过度表达等（reviewed in Ferreux et al，2003；Bleeker et al，2009）。

四项研究显示了吸烟与阴茎癌发生之间的重要联系（Hellberg et al，1987；Daling et al，1992；Maden et al，1993；Harish and Ravi，1995）。Hellberg 及其同事（1987）观察 244 例阴茎癌患者的吸烟史并进行了对照研究。他们发现，促使阴茎癌发生率提高一个显著的因素就是个人是否吸烟，且随着吸烟数量的增加而危险性增加。这项对照研究甚至将是否存在包茎的情况也考虑在内。**Harish 和 Ravi（1995）进一步拓展了研究，**其多变量回归分析显示各种烟草产品，包括香烟、咀嚼烟草、鼻烟都与阴茎癌的发生有重要的独立联系。推测烟草产品在 HPV 或与慢性炎症有关的细菌感染中发挥作用，促进了癌变。这些相同的危险因素在其他肛门生殖器癌中也很常见（Daling et al，1992；Maden et al，1993）。

阴茎损伤可能是阴茎癌的另一个危险因素。有报道包皮环切术后阴茎体瘢痕上发生癌变（Bissada et al，1986）。Maden 及其同事（1993）进一步发现了在有阴茎撕裂和皮疹的男性，其发生阴茎癌的风险要高 3 倍。一项病例对照研究同样显示，发生阴茎癌前两年有阴茎受伤的男性阴茎癌发生比是 18:1（Hung-fu et al，2001）。

单独或联合 8-甲氧沙林的生殖器紫外线照射会增加生殖器部位发生鳞癌的危险。一项 12 年的随访研究报道，8-甲氧沙林联合紫外线光化学（PVVA）治疗的人群较普通人群阴茎和阴囊癌的危险性增加 286 倍（Stem et al，1990）。该危险性与剂量有关。那些暴露于紫外线 B 照射治疗的危险性增加 4.6 倍。另一项瑞典的长期 PUVA 相关的恶性肿瘤随访显示，男性中皮肤癌（但不是阴茎癌）危险增加 30 倍。在这项研究中，PUVA 同样与呼吸道和胰腺癌有关（Lindelof et al，1991）。硬化性苔藓（也叫作干性闭塞性阴茎头炎），如前所述，是阴茎癌发生的一个危险因素。**长期随访的研究显示，患有硬化性苔藓的男性阴茎癌的发生率在 2.3%～9.0%**（Depasquale et al，2000；Micali et al，2001）。Velasquez 和 Cubilla（2003）研究了伴发阴茎癌的硬化性苔藓，发现它特异地出现在那些与 HPV 无关的阴茎癌中。

为了明确哪个独立因素增加危险，有必要对地方病的地区进行大规模的研究，结合许多阴茎癌危险因素进行多变量分析。迄今，还没有发现其他令人信服的与阴茎癌有关的因素，如职业、其他性病（淋病、梅毒、疱疹）、服用大麻、或乙醇摄入（Maden et al，1993）。

（四）预防

新生儿的常规包皮环切术作为预防阴茎癌预防措施仍是一个有争议的话题。随着证据的增多，美国儿科学会的立场发生了变化，从原先否认任何医学获益（Schoen et al，1989），到更温和的立场,即"新生儿包皮环切术可能存在医学获益"(Shopiro,1999),再到 2012 年 8 月发表的最新声明指出,"对现有证据的评估表明,新生儿包皮环切手术对健康的获益大于风险,对于选择接受包皮环切手术的家庭来说,接受这种手术是合理的。"他们的数据中具体的获益包括预防尿路感染、阴茎癌和包括艾滋病在内的性传播疾病(American Academy of Pediatrics Task Force on Circumcision,2012)。

任何包皮环切术的反对者都应了解这一点,阴茎癌是唯一可以通过简单预防措施就有可能保留器官的肿瘤(Dagher et al,1973)。虽然包皮环切术可以预防阴茎癌,尤其是在那些卫生条件较差的地区。但在那些卫生状况相对较好的国家,可能就没有那么重要。Frisch 及其同事(1995)报道了丹麦人的阴茎癌发生率正呈现下降的趋势(从 1.15/10 万降至 0.82/10 万)。然而他们的包皮环切率只有 1.6%。他们将这一变化归功于卫生状况的改善。住处洗澡设施的拥有率从 1940 年的 35% 上升至 1990 年的 90%。所以,考虑到包皮环切术的益处(包括预防感染、预防 HIV 的传播、预防阴茎癌和宫颈癌),尤其是在发展中国家加强包皮环切术的宣教似乎是合理的(Schoen et al,1989;Reynolds et al,2004;Kinkade et al,2005)。

除了新生儿的包皮环切术和保持良好的卫生状态是避免阴茎癌发生的重要预防措施,还存在其他的预防手段,包括避免 HPV 感染、紫外线光暴露及减少烟草产品的使用量。改变这些行为有可能降低阴茎癌的发生(Munger et al,1989;Maden et al,1993;Harish and Ravi,1995;Levi et al,1998;Griffiths and Mellon,1999;Bleeker et al,2009)。

如前所述,在预防男性和女性之间的 HPV 传播和预防潜在的阴茎癌方面,HPV 疫苗接种在未来可能会扮演一个新兴的角色。迄今为止,已有 2 种预防性 HPV 疫苗〔HPV 16/18vaccine Cervarix (GlaxoSmithKline)和四价 HPV 16/18/6/11vaccine Gardasil (Merck Sharp and Dohme)〕可用,并已证明可预防 HPV 阴性青年男女感染 HPV。

要点:流行病学、病因学和预防

- 阴茎癌在发达国家很少见且在世界各地的发生率因年龄、包皮环切术及卫生状况的差异而不同。
- 美国最新的流行病学资料显示,非洲裔美国人的存活率相对较低。
- 阴茎癌发生的危险因素包括新生儿未行包皮环切术、包茎、HPV 感染、吸烟、阴茎硬化性苔藓及可能的阴茎外伤和 PUVA 暴露。
- 阴茎癌的组织学分型与 HPV 感染有关。
- 通过新生儿包皮环切术和(或)行为的改变,阴茎癌在大多数情况下是一种可预防的疾病。

(五)自然病程

阴茎癌常常由小的病变开始逐渐侵犯至整个阴茎头、体和海绵体。病变可以是乳头状外生型,也可以是扁平溃疡型。如果不进行治疗,最后可能发生阴茎自体离断。乳头状和溃疡型病变的生长速率相似;但是扁平溃疡型肿瘤易更早地发生淋巴结转移,5 年生存率相对较低(Dean,1935;Mardal et al,1962;Omellas et al,1994)。>5cm(Beggs and Spratt,1964)及侵犯阴茎体超过 75% 的病变,也可使转移发生率增加、生存率降低(Staubitz et al,1955)。然而,其他研究没有证实在病变大小、远处转移和生存率降低三者之间存在一致性的关系(Ekstrom and Edsmyr,1958;Puras et al,1978)。

阴茎 Buck 筋膜作为天然屏障可以暂时阻止肿瘤局部浸润,保护海绵体免受侵犯。阴茎 Buck 筋膜和白膜若被穿透将使海绵体受到浸润,同时血行转移发生率上升。阴茎癌累及尿道及膀胱非常少见(Riveros and Gorostiaga,1962;Thomas and Small,1968)。

阴茎癌最早的转移途径是局部腹股沟和髂淋巴结。阴茎淋巴引流详见本书的其他章节,可以参考相关文献(Dewire and Lepor,1992)。简而言之,包皮的淋巴系统形成了一个连接的网络,将阴茎体皮肤的淋巴系统连接了起来。这些支流引流入浅腹股沟淋巴结(阔筋膜外的淋巴结)。阴茎头的淋巴系统汇入海绵体的淋巴系统,并在阴茎基底形成一个环形的通路连接浅淋巴结。浅淋巴结引流至深腹股沟淋巴结(阔筋膜深处的淋巴结)。从那里再引流入盆腔淋巴结(髂外、髂内和闭孔淋巴结)。阴茎淋巴造影相关研究显示了固定的引流方式,即从浅腹股沟淋巴结至深腹股沟淋巴结再到盆腔淋巴结,没有证据表明存在"跳跃式"的引流(Cabanas,1977,1992)。各个层面的淋巴引流都相互交通,所以阴茎的淋巴引流是通向双侧腹股沟区的。

局部淋巴结转移的扩大最终将导致皮肤坏死、慢性感染和因营养不良、脓毒症或者继发于股血管侵蚀的出血而引起的死亡。而肺、肝、骨、脑等远处转移病变并不常见。且报道在大多数大宗调查中,仅有1%～10%的病例(Staubitz et al,1955;Riveros and Gorostiaga,1962;Beggs and Spratt,1964;Derrick et al,1973;Johnson et al 1973;Kossow et al,1973;Puras et al,1978;reviewed in Pettaway et al,2010)出现了远处的转移。这些转移通常发生在局部病变治疗后的疾病晚期。无局部淋巴结转移的远处转移很罕见。

阴茎癌的病程进展十分凶险,大部分未接受治疗的患者都在2年内死亡(Beggs and Spratt,1964;Skinner et al,1972;Derrick et al,1973)。伴有进展的局部病变和区域淋巴结转移而长期生存的情况极为少见(Furlong and Uhle,1953;Beggs and Spratt,1964)。目前还没有阴茎癌自行消退的报道。据报道,有5%～15%的患者发生了第二个原发性肿瘤(Beggs and Spratt,1964;Buddington et al,1963;Gursel et al,1973);一组报道有17%的患者得了继发性肿瘤(Hubbell et al,1988)。

(六)临床表现

1. 体征

阴茎的病变常会使患者警惕阴茎癌的存在。这些表现可以从微小的硬结或赘生物到小的丘疹、脓疱,或者更为显著的外生性病变。 病变可以表现为表浅的糜烂或者深凹的溃疡,边缘突起或卷状。包茎可能会掩盖病变。最终,包皮糜烂、恶臭味、血性或非血性的分泌物引起患者的注意。

阴茎肿瘤可能发生在阴茎的任何部位,但是最常发生在阴茎头(48%)和包皮(21%)。其他肿瘤累及阴茎头和包皮(9%),冠状沟(6%)或阴茎体(<2%)(Sufrin and Huben,1991)。病变如此分布可能是由于阴茎头、冠状沟和包皮内板持续暴露于刺激因素之下(如包皮垢、HPV感染)。而阴茎体相对较少受到威胁。

极少情况下,腹股沟区的肿块、溃疡、化脓,或者出血是由于隐藏在包茎患者包皮内病变的淋巴转移造成。很少累及海绵体而造成的尿潴留或尿瘘。

2. 症状

疼痛的程度与局部病变进展常不一致。患者常常没有疼痛的主诉。虚弱、体重减轻、乏力和全身不适通常继发于慢性化脓性感染。少数患者可能因阴茎病变或淋巴结病变引起大量出血。由于局部或区域病变在发生远处转移时已经很晚期,所以与转移相关的症状很少关注。

(七)诊断

1. 延误

阴茎癌的患者相对于其他类型肿瘤的患者就诊时间较晚(Lynch and Krush,1969)。大宗调查显示,15%～50%的患者明确诊断前延误一年以上(Dean,1935;Buddington et al,1963;Hardner et al,1972;Gursel et al,1973)。原因包括心理上的尴尬、负罪感、恐惧、无知及本人的忽视。尽管每天都会观察并接触到阴茎。

医师在诊疗初期也会出现延误。部分患者活检前会给予长时间的抗生素或外涂抗真菌药治疗。有研究显示,早期诊断和延误诊断的患者其生存率并无明显差异(Ekstrom and Edsmyr,1958;Johnson et al,1973)。也有研究则显示,较长时间的延迟诊断会降低患者的生存率(Hardner et al,1972),较早的诊断和治疗可改善患者的预后。

2. 体检

在临床表现上,大多数阴茎癌病变都局限在阴茎(Skinner et al,1972;Derrick et al,1973;Johnson et al,1973)。阴茎病变需从大小、部位、固定度及是否侵犯海绵体等几方面进行评估。为了排除阴茎根部和阴囊部的累及,对这些部位给予检查是必要的。双合诊检查了解是否累及会阴部及存在盆部肿块。双侧腹股沟仔细触诊了解有无淋巴结肿大非常重要。

> **要点：自然病程和临床表现**
> - 阴茎癌通常先发生在阴茎头表面或包皮内板区域，然后逐渐增大。
> - 就医及活检确诊的过程常常被延误。
> - 对阴茎原发肿瘤及腹股沟区的检查都是制订治疗计划的关键。
> - 转移是癌栓通过阴茎淋巴系统引流到腹股沟淋巴结而发生。
> - 远处转移发生在疾病的晚期。

---

3. 组织活检

任何治疗开始之前必须行组织活检，在显微镜下检查得到病理确诊。并以此评估病变深度、血管是否受到侵犯及进行病理学分级。这些信息可以为原发病变或可能存在淋巴结转移的患者在选择治疗方案时提供参考（McDougal，1995；Lopes et al，1996；Theodurescu et al，1996）。

组织活检与最后的手术治疗是两项不同的操作。为了获得满意的活检组织，通常需要在阴茎背部做一切口使病变充分显露。另一个方法是在活检组织的冰冻切片病理检查确诊后行阴茎部分切除或全阴茎切除。患者必须在术前签署知情同意书。Velazquez 及其同事（2004）在对 57 例患者的标本研究后提出了表浅组织活检诊断的缺陷。91％患者的病变深度很难描述，30％患者的病理分级有误差（尤其是疣和混合性的组织类型），且在 3.5％高分化癌的患者中没有发现任何癌组织。**因此，获得足够活检组织标本的重要性怎么强调都不为过。**

4. 组织学特征

大多数阴茎癌为鳞状细胞癌，表现为角化、上皮珍珠样形成和不同程度的有丝分裂。 正常的棘细胞层发生了断裂。浸润癌穿透基底膜及其周围结构。Cuhilla 及其同事在 1993 年初将阴茎癌分为表面扩散型鳞癌、生长型癌、疣型癌和多中心型癌。表面扩散型癌是最常见的阴茎癌。确诊时 42％的患者发现有腹股沟淋巴结转移。淋巴结转移可见于 82％的垂直生长型癌患者，疣状型癌没有发现转移，多中心型癌有 33％发生转移。随后

在回顾斯隆-凯特琳纪念癌症中心（Memorial Sloan-Kettering Cancer Center）的 61 例患者后，Cubilla 将这些病例分类如下：常见型 59％、乳头状 15％、基底细胞样 10％、疣（湿疣）10％、疣状 3％、肉瘤样 3％。值得注意的是，基底细胞样和肉瘤样都具有侵袭性生长的行为。7 例此类型患者中有 5 例发生了转移，且 8 例中有 5 例（63％）死亡。而疣状组织类型预后较好（仅 1 例发生转移，没有死亡）。而典型鳞癌组织类型在生物学行为方面则介于两者之间，26 例中 14 例发生转移，36 例中 13 例（36％）死亡。

基底细胞样癌，除了如前所述的侵袭性行为，还在大约 80％的病例中发现了 HPV 表达（Gregoire et al，1995；Cubilla et al，1998，2001；Rubin et al，2001）。

根据其组织学类型，鳞状细胞癌按照 Broder 分级法分级。并根据角化、核异型、有丝分裂的数目和其他一些特征确定分化程度（Broders，1921；Lucia and Miller，1992）。此分级系统最初是应用于皮肤鳞癌，现已被病理学家用于阴茎鳞癌。最初分为 4 级，现在更常见的是合并了其中 2 个分级，共分成 3 级（Maiche et al，1991b）。无论是分 3 级还是 4 级，低级别病变（1 级和 2 级）在已报道的病例诊断中占 70％～80％（Maiche et al，1991）。这些分化良好的病变显示出过度角化上皮向下突出的不典型鳞状细胞带。低级别癌的典型表现是角蛋白、细胞间桥和角化珠，这些特征不在高级别肿瘤出现。发生于阴茎体的肿瘤几乎有一半分化较差（据分级标准，3 级和 4 级）。而局限于包皮的肿瘤只有 10％属于高分级（Maiche et al，1991）。所以，分级和分期常常是相关的。

一些研究也强调了高级别肿瘤和局部淋巴结转移的联系（Fraley et al，1989；Ravi，1993b；McDougal，1995；Theodurescu et al，1996；Heyns et al，1997）。总的来说，现阶段较一致的观点认为高级别（3 级和 4 级）的组织学特征与肿瘤的淋巴转移有关。然而，正如前所述，大多数肿瘤都是低级别的。组织学特征能更好地帮助那些患有浸润性、低至中级别阴茎癌的患者判断预后，同时对患者的治疗也很有价值。

Slaton 及其同事（2001）发现，原发阴茎癌中

低分化肿瘤的比例与淋巴结转移有关。在这项研究中，一个用来估计高级别肿瘤比例（如≤50% vs.＞50%）的半定量系统与淋巴结转移有很密切的联系，且在区分有无淋巴结转移中比 Broder 的 3 级分级系统预测性更强。

然而，Chaux 及其同事（2009）对上述论点提出了疑问。在对 117 例接受原发性肿瘤治疗和淋巴结清扫的患者进行检查时发现超过 50% 的肿瘤在级别上各不相同。在这些肿瘤中，任何 3 级的肿瘤都与淋巴结转移有关。这些不同的发现至少指出了分级和预后方面的三个问题，包括：①缺乏统一的系统；②解释的可重复性肿瘤；③内部成分的多样性。

肿瘤细胞的血管浸润对预后很重要。但是在病理报告中却并不一定能够提及。当血管受到浸润，将会提供很有价值的信息。有四项研究均表明，肿瘤是否存在血管浸润是预测淋巴结转移的重要因素（Fmley et al，1989；Lopes et al，1996；Heyns et al，1997；Slaton et al，2001）。**因此，病理医师应该在标本报告中指出是否存在血管浸润。**

最近，对 134 名患者的多中心数据分析中发现，在 36% 的病例中发现神经浸润是预测淋巴结转移的重要因素（Velazquez et al，2008）。

要点：病理活检与组织学特征

- 恰当的肿瘤组织活检对诊断和治疗计划是必需的。
- 鳞癌的亚型有常见型、乳头状、基底细胞样、疣（湿疣）、疣状和肉瘤样，它们的转移可能性各不相同。
- 对解剖结构浸润（如分期）、病理分级和血管浸润状况的病理描述为评估肿瘤转移的风险提供了重要信息。

---

5. 实验室检查

阴茎癌患者实验室检查的结果通常是正常的。慢性病程、营养不良、原发病灶和腹股沟转移区域的广泛化脓性感染患者可表现为贫血、白细胞增多和低蛋白血症。氮质血症多数继发于尿道或输尿管梗阻。

现阶段尚无法证实阴茎癌骨转移患者的高钙血症与原发肿瘤是否相关（Anderson and Glenn，1965；Rudd et al，1972）。来自斯隆-凯特琳纪念癌症中心的回顾性报告（Sklaroff and Yagoda，1982）显示，81 例患者中 17 例（20.9%）存在高钙血症。高钙血症为该病众多表现之一。现阶段认为其与腹股沟淋巴结转移相关，且常在手术切除转移淋巴结后消失（Block et al，1973）。**可能是肿瘤和转移灶产生的甲状旁腺激素及其相关物质刺激骨质破坏并吸收**（Malakoff and Schmidt，1975）。高钙血症的治疗包括大量补充生理盐水来恢复细胞外液容量，并促进钠、钙排泄。如果怀疑容量过多可以给予利尿药。二碳磷酸盐化合物（如氨羟二磷酸二钠，1-羟基·亚乙二膦酸）已成为治疗的一线药物，因为它具有抗吸收介质的作用，且相对原先的普卡霉素更加安全（Videtic et al，1997；Morton and Lipton，2000）。对于合并神经系统症状的严重的高钙血症，抗吸收的二碳磷酸盐化合物可以联合增加尿钙的药物一起使用，如降钙素，可迅速地降低血钙水平。

6. 影像学研究

（1）阴茎肿瘤的影像学：**在阴茎癌患者中，无论原发病灶还是腹股沟转移的淋巴结都很容易通过触诊来评估。**然而，Horcnblas 及其同事（1991）发现 26% 的病例体格检查与实际的病理分级结果不符，其中 10% 估计过低，而 16% 估计过高。显然，医师需要更为准确的阴茎肿瘤分级的方法。

Horenblas 等使用 7.5MHz 线阵小探头对 16 例患者进行阴茎超声检查，发现均表现为低回声。然而，超声检查常常低估了肿瘤的厚度，且不能区分阴茎头皮下结缔组织受到侵犯还是累及阴茎海绵体（如阴茎头 T1 期和 T2 期）。但分隔海绵体和阴茎头的白膜可以容易找到，所以对阴茎海绵体累及的检测率是 100%。与其他报道结果类似，这项研究明确了超声在评估阴茎原发肿瘤方面的价值（Yamashila and Ogamwa，1989；Dorak et al，1992）。

一些研究评估了磁共振（magnetic resonance imaging，MRI）在正常阴茎和癌肿侵犯时的诊断价值。Vapnek 等（1992）描述了正常阴茎海绵体、尿道海绵体、白膜和阴茎筋膜的 MRI 表现。在 6

例尿道癌的患者中有 5 例(83%)得到了准确的分期。De Kerviler 等(1995)使用钆增强 MRI 扫描将临床和 MRI 表现与肿瘤病理分期进行比较。临床检查在 9 例患者中准确分期 6 例。MRI 分期在 9 例患者中准确分期 7 例。MRI 对临床 T1 期的病变没有价值。与 MRI 和超声相比,CT 的软组织分辨能力较差,且不能很好地显示原发肿瘤的范围(Vapnek et al,1992)。

Lont 等(2003)直接比较了体格检查、超声和 MRI 在评估阴茎肿瘤分期的能力。他们评估了 33 例阴茎鳞状细胞癌的患者,这些人都做过超声、MRI 和原发肿瘤的体格检查。检查所见都与术中标本的病理学检查联系起来,这些病理学检查主要用于确定有无阴茎海绵体的侵犯。它们各自的阳性预测值、敏感度和特异度分别如下:体检:100%、86%、100%;超声检查:67%、57%、91%;MRI:75%、100%、91%。这种比较研究说明体检在明确有否海绵体侵犯方面是可靠的,其余的检查主要在体检不能满足明确诊断时有价值。

人工勃起技术(如在阴茎内注入前列腺素 E_1)可以提高 MRI 在原发肿瘤分期方面的作用。欧洲肿瘤协会的一项研究评估了 9 例患者,比较临床、病理和 MRI 分期(Scardino et al,2004),人工勃起协助下的增强 MRI 显示了其价值。9 例患者中有 8 例与病理分期相似,而体检只有 5 例。这些数据显示,这种新的 MRI 方法在肿瘤分期中存在价值,尤其是在体检不能明确诊断时。所以,对于阴茎头的小病变,大多数情况下影像学不能提供体检之外更多的信息。然而,对于那些怀疑阴茎海绵体有浸润的病变,增强 MRI(也许协同人工勃起)可以提供特别的信息,尤其是体检不能明确诊断时明确是否需要保留阴茎的时候。

(2)腹股沟及骨盆区域

①现阶段淋巴结阴性的患者影像学检查:判断阴茎癌患者有无腹股沟及盆腔转移的无创性诊断技术仍存在较多问题,因为体检在肿瘤分期和分级中可靠性并不稳定。CT 和 MRI 技术都只能在淋巴结增大的基础上来发现转移,而不能明确正常大小淋巴结的内部结构。因为 CT 和 MRI 发现其他肿瘤的淋巴结转移中的准确度相似,CT 常常成为阴茎癌中检查腹股沟和盆腔区域及排除远处转移的影像学手段的选择。

Horenblas 等(1991)比较了体检、CT 成像和淋巴造影术在评估那些已手术分期或长期随访的患者腹股沟区有无淋巴结转移的能力。在 102 例患者中有 39% 淋巴结阳性,体检的敏感度和特异度分别是 82% 和 79%。在那些认为有转移的患者中行 CT 和淋巴造影术。淋巴造影的敏感度只有 31%,但无假阳性患者。与之类似,CT 的敏感度和特异度分别是 36% 和 100%。CT 和淋巴造影术同时检查也显示了同样的低敏感度。两项检查中只有 1/5 的患者被发现淋巴结阳性。**在这些数据的基础上,研究者们总结出 CT 成像和淋巴造影没有提供比体检更多的有用的信息,尤其是在那些没有可扪及淋巴结增大的患者。**一个重要的提醒是,CT 在肥胖或腹股沟区做过手术的患者可能有其检查价值,因为在这些患者的体检可能是不可靠的。此外,对于已知有腹股沟转移的患者,CT 引导下的盆腔淋巴结穿刺活检可以提供是否需要行新辅助化疗的重要信息。

最近,纳米技术已用于泌尿生殖系统肿瘤的成像,来提高发现微小转移灶的能力。葡聚糖包被的氧化铁颗粒(Ferumoxtran-10 颗粒,直径 35nm),按 2.6mg/kg 铁的剂量静脉注入。现在已可以分辨出正常大小(1cm)的淋巴结的微小转移灶。Tabatabaei 和他的同事(2005)评估了 7 例阴茎癌患者的淋巴结增强 MRI(LNMRI),这些患者在评估后进行了腹股沟淋巴结切除术。7 例患者中有 5 例没有明显的可触及的淋巴结。LN-MRI 高度敏感,均呈阳性,提示这 5 个患者都有转移淋巴结。值得注意的是,在 4 例患者中,转移灶的范围<1cm。现阶段,暂没有对这种药剂进行验证性研究,而且这种化合物目前不能日常应用。

鳞状癌被证实携带放射性物质氟脱氧葡萄糖(FDG),并可通过正电子发射断层扫描(PET)和 CT 进行联合检测。Scher 等(2005)评估了接受 FDG 注射的 13 例阴茎癌患者的 PET/CT。13 例患者中 5 例有转移性疾病,其中 4 例(80% 敏感性)经 FDG-PET/CT 检测为转移性疾病。然而,在荷兰的一项后续研究中,临床淋巴结阴性的患者进行 PET/CT 检查,以确定计划进行腹股沟分期的患者的敏感性。在 5 例经证实的淋巴结转移的患者中,PET/CT 仅为 1 例阳性即敏感性为 20%(Leijte et al,2009a)。

在同一组报道的同类人群中,超声引导针吸活检也表现出有限的敏感性,23 例经证实淋巴结转移的患者中仅有 9 例表现为阳性(敏感性为 39%;Kroon et al,2005)。因此,在临床上淋巴结无明显增大的患者中,目前没有任何的影像学方法对检测微小的转移具有足够的敏感性。

②临床淋巴结阳性患者的影像学检查现状:近期的数据显示,腹股沟淋巴结转移的患者中,额外的影像学检查可能对确定那些晚期疾病患者有价值,这些患者接受单纯的手术治疗中可能效果很差,或者实际上可能已出现隐匿的远处转移。

Graafland 和同事(2011)评估了一组经活检证实的腹股沟淋巴结转移患者的 CT 扫描结果,以确定扫描参数是否可以确定淋巴结切除术后预后不良的患者。他们发现,中央坏死或不规则的淋巴结边界对于任何不好的预后特征都是高度敏感的,包括 3 个或更多的阳性结节,癌症的跨界扩展(ENE)或阳性的盆腔淋巴结。

与临床淋巴结阴性的疾病相比,一项研究显示 PET/CT 在经证实的腹股沟转移患者中具有潜在价值。Graafland 和他的同事(2009)研究了 18 例经生物检查证实的腹股沟转移患者的 PET/CT,发现 PET/CT 对于检测盆腔淋巴结转移的敏感性和特异性分别为 91% 和 100%。在这项研究中,PET/CT 也发现了一些未经怀疑的远处转移的患者。因此,未来 PET/CT 可能成为诊断盆腔及远处转移的重要检查手段。一般来说,远处转移发生在病程的晚期,通常发生在腹股沟和盆腔腺病的患者。最常见的转移部位是肺、骨和肝。目前,除了胸部、腹部和盆腔 CT 外,放射性核素骨闪烁显像可用于诊断有广泛转移的患者的疾病程度。

总的来说,远处转移发生在病程的晚期,通常发生在有明确腹股沟和盆腔淋巴转移的患者身上。常见的转移灶是肺、骨骼和肝。除了胸部、腹部和盆腔 CT 扫描,放射性核素骨扫描也可用于怀疑有远处转移患者的临床分期(Vapnek et al,1992)。

要点:放射学检查

- 阴茎肿瘤的软组织成像最好使用 MRI。
- 体检提供了远端小病变最可靠的分期信息。
- 当体检结果模棱两可时,阴茎磁共振成像结合人工勃起可提供独特的分期信息。
- 腹股沟区的体检仍然是评估临床非肥胖患者有无转移的金标准。
- CT 或 MRI 可用于评估肥胖患者腹股沟区及做过腹股沟区手术的患者的检查。
- 在腹股沟转移已证实的患者中,腹部和骨盆的 CT 扫描可能有助于确定那些预后不良的患者是否单独手术治疗。
- PET/CT 对临床发现的腹股沟转移患者可能有用,以确定是否存在盆腔或远处转移。

---

7. 阴茎肿瘤分期

第七版 TNM 阴茎分期系统:美国癌症联合委员会(AJCC)和国际癌症控制联盟(UICC)编著的第七版阴茎肿瘤 TNM 分期系统于 2010 年出版,已成为诊断阴茎癌的共识方法(表 17-1,图 17-2)(Edge et al,2010)。对于原发肿瘤,由于病理级别和血管侵犯是预测腹股沟转移风险的确定预后指标,第七版 TNM 通过它将 pT1 分期分层指标(高级别肿瘤,存在血管侵犯 pT1b)或缺失(pT1b)(Slaton et al,2001;Solsona et al,2004;Ficarra et al,2005)。此外,前列腺浸润(一种罕见的发现)现在被包括在 pT4 中。

非常重要的是,第七版同时具有临床和病理淋巴结分期的描述,以促进临床和病理分期,以便更好地在治疗前预测患者最终的预后情况。Leijte 和他的同事(2008)指出,如果患者可触及淋巴结越多(即单侧与双侧与固定数量),预后会越差。影像学上的阳性淋巴结与临床诊断为阴性的腹股沟淋巴结相比亦是如此。考虑到淋巴结病理因素,第七版将患有单个阳性淋巴结的患者与患有多个或双侧淋巴结的患者进行分层,并进一步认识到与癌症 ENE 相关的不良预后(5%~18%5 年生存率)(Srinivas et al,1987;Ravi,1993a;Lont et al,2007)。

表 17-1　American Joint Committee on Cancer(AJCC) Staging for Penile Cancer

PRIMARY TUMOR(T)

TX	Primary tumor cannot be assessed
T0	No evidence of primary tumor
Tis	Carcinoma in situ
Ta	Noninvasive verrucous carcinoma[*]
T1a	Tumor invades subepithelial connective tissue without lymphovascular invasion and is not poorly differentiated(i. e, grade 3-4)
T1b	Tumor invades subepithelial connective tissue with lymphovascular invasion or is poorly differentiated
T2	Tumor invades corpus spongiosum or cavernosum
T3	Tumor invades urethra
T4	Tumor invades other adjacent structures

LYMPH NODES(N)

NX	Regional nodes cannot be assessed[†]
pNX	Regional nodes cannot be assessed[‡]
N0	No palpable or visibly enlarged inguinal lymph nodes[†]
pN0	No regional lymph node metastasis[‡]
N1	Palpable mobile unilateral inguinal lymph node[†]
pN1	Metastasis in a single inguinal lymph node[‡]
N2	Palpable mobile multiple or bilateral inguinal lymph nodes[†]
pN2	Metastasis in multiple or bilateral inguinal lymph nodes[‡]
N3	Palpable fixed inguinal nodal mass or pelvic lymphadenopathy, unilateral or bilateral[†]
pN3	Extranodal extension of lymph node metastasis or pelvic lymph node(s), unilateral or bilateral[‡]

DISTANT METASTASIS(M)

M0	No distant metastasis(no pathologic M0; use clinical M to complete stage group)
M1	Distant metastasis[§]

STAGE GROUPING

Stage 0	Tis	N0	M0
	Ta	N0	M0
Stage I	T1a	N0	M0
Stage II	T1b	N0	M0
	T2	N0	M0
	T3	N0	M0
Stage III a	T1-3	N1	M0
Stage III b	T1-3	N2	M0
Stage IV	T4	Any N	M0
	Any T	N3	M0
	Any T	Any N	M1

[*] Broad pushing penetration(invasion) is permitted; destructive invasion is against the diagnosis.

[†] Based on palpation and imaging.

[‡] Based on biopsy or surgical excision.

[§] Lymph node metastasis outside the true pelvis in addition to visceral or bone sites.

From Edge SB, Byrd DR, Compton CC, et al. AJCC cancer staging manual. 7th ed. New York: Springer; 2010.

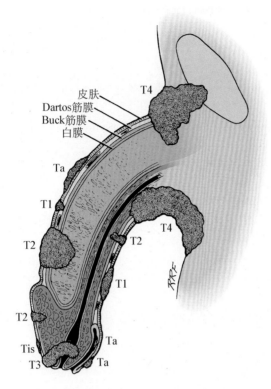

图 17-2 由于对腹股沟淋巴结清扫的治疗决定是基于原发性病变的特征(见腹股沟淋巴结治疗部分),因此需要对原发性肿瘤的侵袭深度进行仔细评估。这张图说明了侵袭深度对于肿瘤分期的重要性

考虑到腹股沟淋巴结的转移状况是决定患者预后的重要因素,第七版 TNM 的分级[即 0 级至Ⅳ级(见表 17-1)]使用淋巴结受累的程度作为其主要考虑因素。因此,统一的 AJCC-UICC 第七版 TNM 系统(2010)的优势在于它不仅基于临床分期(检查,活组织检查)提供对原发肿瘤的准确评估,而且还提供临床和改进的淋巴结状态的病理描述、预测结果。此外,在最近的一项上海研究中,新 TNM 版本的淋巴结状态已经在淋巴结阳性患者中得到了验证(Zhu et al,2011)。在该研究中,当将第七版 TNM 与之前的第六版系统进行比较时,N1 至 N3 类别中无复发生存的分层明显更好。

近期发现另一个与患者预后相关的重要因素,淋巴结密度(LND)。该变量是指腹股沟或盆腔淋巴结清扫术后,阳性淋巴结与全部切取淋巴结的比率。因此,除了描述阳性淋巴结的数量之外,还包括该区域全部淋巴结的潜在恶变概率。Svatek 及其同事(2009)最初在一系列 45 例经证

实有腹股沟转移的患者中进行了研究,发现 LND 是患者特异性生存的最强预测因子,其能力超过了 TNM 分期和淋巴结外预测等因素。Zhu 及其同事(2011)随后也证实了这一发现,并且还表明即使在考虑改进的第七版 TNM 分期系统时,LND 仍保持其独立的预测能力。在评估 LND 临床预测能力时,为了更准确地确定临床有用的 LND 临界值,需要更多的淋巴结阳性患者,以及淋巴结切除术中切除足够的淋巴结数量。

在 TNM 分期系统中,原发肿瘤分期通过活检(或甚至更可靠地通过完全切除)来进行肿瘤分期。一些未被 TNM 分期收录的其他影响预后的因素(如肿瘤分级和海绵体浸润情况等)也纳入了评估的范围之中。在大多数情况下,触及淋巴结的存在和原发肿瘤的病理结果决定了是否需要行另外的影像学检查。对于 CT 扫描阳性的盆腔淋巴结,行腹股沟区肿大淋巴结活检或针吸穿刺活检可以在治疗前协助淋巴结分期。对于那些可触及的淋巴结增大或原发肿瘤组织学特征较差的患者,需要通过手术获得的淋巴结进行病理学检查。根据第七版 TNM 分期分配表的病理淋巴结状态,提供了有价值的预后信息。当前 TNM 分期建议的诊断标准列于框图 17-1。

框图 17-1　阴茎癌的最低诊断标准

原发肿瘤(T)

体检

病变活检(或完全切除)和组织学分级、是否有解剖结　构侵犯、血管侵犯

局部和毗邻区域淋巴结(N)

临床检查

CT,如果腹股沟可触及肿大淋巴结*

CT/PET 可用于腹股沟淋巴结肿大病变†

浅表腹股沟淋巴结清扫或动态前哨淋巴结活检(如晚　期、血管浸润或浸润组织学模式)

针吸细胞学检查(如上所述)

远处转移(M)

临床检查

生化测定(肝功能、钙)

胸部、腹部、骨盆 CT 扫描

骨显像或 CT/PET 扫描(如图所示)

---

*肥胖患者及曾接受腹股沟手术的患者也应进行 CT 检查,其体检结果可能不可靠

†CT/PET 联合扫描可根据摄取状态确定肿瘤(转移)的解剖位置

要点:分期

- 临床与病理因素,及相关的淋巴结受累情况决定了生存期,应当予以记录。
- 目前的第七版 TNM 分期系统共识中,临床诊断和病理诊断均与患者的预后相关。

8. 鉴别诊断

阴茎癌的鉴别诊断必须考虑到许多阴茎病变,包括一些之前讨论过的病变(尖锐湿疣、Buschke-Löwenstein 瘤、干燥阻塞性阴茎炎)及一些感染性病变(如下疳、软下疳、疱疹、淋巴肉芽肿、性病肉芽肿和结核)。这些疾病可以通过适当的皮肤测试、组织检查、血清学检查、培养或专门的染色技术来诊断。

三、原发肿瘤的外科治疗

(一)阴茎保留

手术切除仍然是治疗阴茎原发肿瘤的"金标准",也是最迅速和最终的治疗手段。手术切除的局部复发率为 0～8%(de Kernion et al,1973;McDougal et al,1986;Horenblas et al,1992)。对 T2～T4 期较大的肿瘤常常需要切除部分阴茎,因而会降低性生活的质量(Opjordsmoen and Fossa,1994)。这是相对而言的,因为大约 55%的患者为 60 岁或 60 岁以下,30%的患者为 55 岁或 55 岁以下(Narayana et al,1982)。

一般认为,具有较好组织学特征(分期 Tis、Ta、T1;1 级和 2 级)的阴茎原发肿瘤患者的转移危险性低。这些患者也是最适宜于保留阴茎或保留阴茎头的治疗(Solsona et al,2004)。治疗的目标是保留阴茎头的感觉或者最大限度地保留阴茎长度。这些方法包括局部治疗(如氟尿嘧啶、咪喹莫特,但只能用于 Tis 期),放疗、Mohs 手术、阴茎部分切除术和激光肿瘤切除术(Sanchez-Ortiz and Pettaway,2003;Solsona et al,2004;Minhas et al,2005;Crook et al,2009,Alnajjar et al,2012)。这部分我们将重点介绍为保留阴茎而在选择手术方式方面的一些新观点。以放疗为基础的治疗方法将在"原发病变的放疗"部分讨论。

(二)包皮环切术和阴茎部分切除术

包皮环切术、阴茎头局部切除术、保留阴茎体的阴茎头切除术是现阶段保留阴茎长度与功能的手术方法。过去关于包皮环切和阴茎头病变局部切除的资料显示,这些方法的复发率在 11%～50%(Hanash et al,1970;Skinner et al,1972;McDougal et al,1986)。然而,在这些报道中常常没有提及肿瘤的分级、大小、确切位置及手术切缘情况。

最近的报道显示,通过术中冰冻切片检查,对于单发局限性肿瘤的患者,行保留器官的手术是安全的(Davis et al,1999;Bissada et al,2003;Pietrzak et al,2004;Minhas et al,2005)。此外,所有行阴茎部分切除的患者手术切缘应距肿瘤边缘 2cm 以上(Hoffman et al,1999;Agrawal et al,2000)。在对 64 例阴茎切除标本进行前瞻性组织学分析后,Agrawal(2000)等得出结论:肿瘤的分级与镜下扩散程度高度相关。1 级和 2 级肿瘤的组织学上最大扩散范围为 5mm,而 3 级肿瘤是 10mm。此外,没有发现"跳跃式"转移的病变。在对 12 例切除的阴茎标本进行回顾性病理研究后,Hoffman 等(1999)也发现在 7 例病理分期不超过 T1 期的患者,镜下肿瘤浸润边缘不超过 10mm。这些患者在平均 32.4 个月的随访时间内均无肿瘤复发。Pietrzak 等(2004)记载了一组 39 例阴茎癌患者,行阴茎肿瘤切除后阴茎头和阴茎远端整形或移植物重建。在平均随访时间 16 个月内,仅有 1 例(2.5%)行阴茎头部分切除的患者发生局部复发。有 2 例因移植物出现了早期并发症,并有 2 例因移植物过度向内生长突入尿道口而发生了晚期并发症。Minhas 及其同事(2005)同样对 51 例患者进行了广泛的局部切除或阴茎头切除术,其中 48%的边缘为 0～10mm,98%的患者为不到 20mm。中位随访时间为 26 个月,局部复发率为 4%～6%。这种方法对于远端深部侵袭性肿瘤、高级别肿瘤和健康状况不佳的复发性患者不建议使用。同一组的后续研究表明,179 名经历过多种保留器官手术的患者(包括阴茎头切除术、远端切除术、在内的器官保留手术)(Philippou et al,2012)。平均随访 43 个月,复发率为 8.9%(16 例)。重要的是,要注意局部复发不影响疾病特异性生存率。这些结果似乎表明,在存在阴性冷冻切片的情况下,对于较低级别的小肿瘤,可能不需要 20mm 的边缘。然而,在长期随访结果证实和其他手术可用之前,应考虑使用有限切除技术治疗的患者具有更高的局部复发风险。

用于阴茎头原位癌的另一种近期外科技术是阴茎头表面修复技术,也称为阴茎头剥离。在该技术中,进行表皮和皮下结缔组织的解剖。Shabbir 及其同事(2011a)描述了 25 例原发性阴茎头原位癌患者的手术方法,他们完全或部分去除了阴茎头表面组织。其中 48% 的患者总体上观察到阳性手术切缘,但仅有 20% 的患者完全切除。在平均 29 个月时间里,5 名患者因病情进展,再次行手术治疗。25 名患者中的 1 名表现出临床复发。局部治疗用于孤立原位癌的病灶,且边缘清楚。该手术方式重要考虑因素是否存在侵袭性肿瘤,在局部残留原位癌的情况下使用局部治疗作为辅助手段,并进行仔细的随访。

1. Mohs 显微外科手术

Mohs 显微外科手术在阴茎原位癌和小型表浅的浸润癌的治疗上显示出积极的作用,这种手术方式是由 Mohs 等最初报道的(1985)。该手术是指按照解剖层次连续、完全的切除阴茎病变(组织固定技术),并在显微镜下观察每层的切面。显微镜下连续观察保证了在尽可能保留器官的情况下,更好地对阴性切缘准确度的控制。在一组 29 例阴茎鳞状细胞癌的患者中,25 例随访的患者中有 23 例(92%)的原发肿瘤病灶被彻底根除了。局部复发与肿瘤大小(>30mm)、分期进展和以往治疗失败等因素高度相关(Mohs et al,1992)。此方法需要使用一种新型组织固定技术,而这项技术目前尚无法在冷冻切片的组织中使用。Shindel 及其同事(2007)治疗了 33 例阴茎癌患者,其中 Tis 期患者(26 例),T1 期(4 例),T2 期(7 例)和 T3 期(4 例)。平均随访 58 个月,25 例患者完成随访,其中 8 例(32%)肿瘤复发。在这 8 例中,7 例重新采用 Mohs 显微手术方式治疗成功。1 例患者因疾病进展而死亡。**因此,相比于外科手术切除术中快速冰冻确定切缘状况的方法,目前进行的 Mohs 微手术未显示出明显的优势。**

2. 激光切除

四种最常用的激光源是二氧化碳、氩、钕钇铝石榴(Nd:YAG)和磷酸钛氧钾(KTP)激光(Cariniello et al,1987；Malloy et al,1998；von Eschenback et al,1991)。尽管二氧化碳激光曾被广泛使用,但是其穿透力不强(局限于 0.1mm),不是治疗阴茎原位癌或 T1 期肿瘤的最佳选择。当使用二氧化碳激光时,局部复发率可高达 50%(Bandieramonte et al,1998；van Bezooijen et al,2001)。相反,波长为 1060nm 的 Nd:YAG 激光深度可达 6mm,并可导致蛋白变性。阴茎原位癌激光切除后总的复发率报道为 7.7%,T1 期为 10%～25%(Malloy et al,1988；Windahl et al,1995；Tietjen and Malek,1998),而应用 Nd:YAG 激光的治疗的患者复发率更低。**Frimberger 等(2002a)使用 Nd:YAG 激光治疗了 29 例原位癌及 T1 期肿瘤的患者,术中联合肿瘤基底活检以确保手术切缘阴性。在平均 46.7 个月的随访时间内,只有 2 例复发(6.9%),这与阴茎部分切除术后的复发率相当。**为了降低手术切缘的阳性率,Frimberger 等(2002b)提出使用自发荧光和 5-氨基乙酰丙酸诱导的荧光,用于活检标本冰冻切片的检测。

由此证明,激光切除是可行的,且可以取得与外科手术同等的效果。尤其是对于经过活检组织的冰冻切片后证实的患者。但是,在无长期随访调查的情况下,应该认识到实行激光治疗后局部可能复发并进展的可能性。并且,激光消融术可提高性生活恢复率(75%)及患者总体满意度(78%)(Windahl et al,2004)。有关患者需要严密的随访及患者的自查,以便早期发现复发。虽然部分患者较小的复发灶可以再次激光切除,但最佳的选择还是行广泛局部组织切除或阴茎部分切除。

3. 现行阴茎切除术

阴茎切除术仍然是浸润癌、晚期肿瘤患者标准治疗方法。对于保留阴茎疗效不佳的患者应考虑行阴茎部分切除术或全阴茎切除术。对于肿瘤>4cm、分级为 3 级病变、浸润深度达阴茎头部尿道或阴茎海绵体的患者,应考虑行阴茎切除术(Mohs et al,1992；Gotsadze et al,2000；Kiltie et al,2000)。因为保留阴茎的治疗复发率较高,在推荐保留还是切除阴茎时还应充分考虑到患者随访的依从性。幸运的是,大多数早期发现和治疗的复发患者在生存方面没有受到不利影响(Lont et al,2006)。

根据目前的研究结果,那些组织学表现相对

较好的肿瘤患者(分期 Tis、Ta、T1;分级 1 和 2 的肿瘤)推荐保留阴茎的手术,并协助患者在充分了解病情后做出治疗选择(原发阴茎肿瘤的治疗方式见表 17-2)。

表 17-2　阴茎原发肿瘤的处理

分期	治疗方法
Tis(阴茎头)	激光治疗,阴茎头表面修复,局部治疗
Ta,Tis(包皮、阴茎皮肤)	手术切除,保证切缘阴性 替代方案:激光治疗,局部治疗(只有 Tis)
Ta,T1 1～3 级(阴茎头)	根据病灶的大小和位置及治疗可能存在潜在的不良反应等方面综合考虑,阴茎头切除表面重建术,阴茎头切除术,放疗(未用于 Ta)
Ta,T1 1～3 级(包皮、阴茎皮肤)	根治性切除达到切缘阴性
T2(阴茎头)未累及海绵体	全阴茎头切除术(切除或不切除海绵体),以达到手术切缘阴性。阴茎部分切除术,放疗
T2(侵犯库氏筋膜),T3	阴茎部分切除术或阴茎全切术
T4(邻近组织器官侵犯)	评估手术是否可完全切除,可以考虑手术联合新辅助化疗
非手术治疗后局部疾病复发	完全的手术切除以达到手术切缘阴性。可能需要部分或全部阴茎切除术。浅表复发的患者,如病理提示低度恶性,可考虑重复局部切除治疗
放疗	T1～T2 期肿瘤患者的阴茎头、冠状沟,直径＜4cm

要点:原发肿瘤的手术治疗

- 低分期和低级别(Tis、Ta、T1;1 和 2 级)、病变较小的患者是保留阴茎手术的适合人群。
- 保留阴茎的手术目的是在可能的情况下保留阴茎头组织的感觉和最大限度地保留阴茎长度。
- 手术方式有局部切除、Mohs 手术和激光切除。
- 保留阴茎术后的局部复发率较传统阴茎切除术高,且需要长期随访。
- 阴茎切除仍然是较大或浸润较深病变的标准治疗,以获得对肿瘤的迅速控制。

四、腹股沟淋巴结的处理

腹股沟区有无转移淋巴结及其转移的范围是影响阴茎鳞癌患者预后最重要的因素。该检查结果比肿瘤分级、大体外观和原发肿瘤的形态或显微镜下的结构更能影响疾病的预后。

与其他泌尿生殖系统肿瘤不同,当发生淋巴转移时,阴茎癌患者一般状况下无须全身治疗,仅行淋巴清扫术即可治愈。鳞状细胞癌的生物学表现是在发生远处转移之前,从一个区域到另一个区域有一个较长时间的过程,这就给淋巴清扫术提供了有利的治疗时机。

然而,由于传统的淋巴清扫术的并发症发病率的问题,特别是对于临床腹股沟淋巴结阴性的患者,目前有争议的问题是:①选择淋巴结清扫术还是密切观察;②如何根据腹股沟区域正确分期,来选择手术方式,降低并发症发病率;③提高腹股沟广泛转移患者生存率的多模式策略。

因阴茎癌淋巴结清扫术临床资料不够详尽,没有前瞻性的随机研究去回答此类的问题。然而,利用多中心回顾性和前瞻性临床病理数据,这些问题得到了回答,并推荐了相应的治疗方法。

(一)目前腹股沟淋巴结清扫术的指征

1. 转移性疾病存在和范围的预后意义

表 17-3 显示了 37 年内 24 个研究所搜集的外科手术资料。淋巴结组织学检查阴性或多次临床检查无腹股沟转移的患者,平均 5 年生存率是 73%(46%~100%)。腹股沟转移灶切除的患者,平均 5 年生存率是 60%(0~86%),但是个体差异很大,且与淋巴转移的范围程度相关(表 17-3)。这一观点在表 17-3 和表 17-4 显示的几项研究中进行了表述。淋巴结少量转移(通常为 2 个或更少)的患者的 5 年生存率为 72%~88%,而当存在较大程度的淋巴结受累时,5 年生存率降低 0~50%(见表 17-4)。

表 17-3　阴茎癌患者生存的相关的预后指标

研究	腹股沟淋巴结患者的临床和病理特点				5 年生存率(%)	
	患者数量	可触及淋巴结比例	临床假阳性百分比(可触及淋巴结,组织学检查正常)	临床假阴性百分比(淋巴结未触及,组织学检查异常)	腹股沟淋巴结阴性[*]	腹股沟淋巴结切除后阳性[†]
Ekstrom and Edsmyer,1958	229	33	48	—	80[a]	42
Beggs and Spratt,1964	88	35	36	20	72.5	45
Thomas and Small,1968	190	—	64	20		26
Edwards and Sawyers,1968	77	—	—	0	68	25
Hanash et al,1970	169		58[b]	2[b]	77[c]	
Kuruvilla et al,1971	153	39	63	10	69	33
Hardner et al,1972	100	42	41[b]	16[b]		
Gursel et al,1973	64	53	60[b]	—	58	
Skinner et al,1972	34	29	40	—	75 87[d]	20 50[d]
de Kernion et al,1973	48	54	38[b]	—	84[e]	55[e]
Derrick et al,1973	87	29	52	—	53 76[d]	22 55[d]
Johnson et al,1973	153				64.4	21.8
Kossow et al,1973	100	51	49	25	—	—[f]
Puras et al,1978	576	82	47	38[b]	89	67[g] 29[h]
Cabanas,1977	80	96	65	100	90	70[i] 50[j] 20[k]
Fossa et al,1987	79	—	—	13	90	80[l] 20[m]
Srinivas et al,1987	199	63	14[n]	18	74	82[o] 54[p] 40[q] 12[r]

（续　表）

研究	腹股沟淋巴结患者的临床和病理特点				5 年生存率（%）	
	患者数量	可触及淋巴结比例	临床假阳性百分比（可触及淋巴结，组织学检查正常）	临床假阴性百分比（淋巴结未触及，组织学检查异常）	腹股沟淋巴结阴性[*]	腹股沟淋巴结切除后阳性[+]
McDougal et al,1986	65	—	—	66	100	83[s]
						66[t]
						38[u]
Young et al,1991	34	24	27	42	77	0
Horenblas et al,1993	110	36	26	40	100	38
Ravi,1993a	201	53	8	16	95	81[v]
						50[w]
						86[x]
						60[y]
Ornellas et al,1994	414	50	51[y]	39	87	29
Theodorescu et al,1996	40	70	35	—	46	45
Puras-Baez et al,1995	272	—	—	—	89	38

[*] 进行组织学或反复体格检查

[+] 来自手术切除标本的组织学检查

[a] 大多数患者接受腹股沟区的预防性放疗或术前放疗

[b] 基于淋巴结活检而非淋巴结清扫而获得的组织学分类

[c] 校正后的 5 年生存率（即在没有疾病证据的情况下,5 年前死亡的患者被排除在外）

[d] 5 年前非癌症原因死亡的患者考虑为外科治疗的效果

[e] 3 年的生存

[f] 省略

[g] 腹股沟淋巴结阳性

[h] 腹股沟淋巴结和盆腔淋巴结阳性

[i] 单发腹股沟淋巴结阳性

[j] 多个腹股沟淋巴结阳性

[k] 腹股沟淋巴结和盆腔淋巴结阳性状况下 3 年存活

[l] N1-2

[m] N3

[n] 抗生素治疗后

[o] 单个淋巴结阳性

[p] 1～6 个淋巴结为阳性

[q] 6 个以上淋巴结为阳性

[r] 双侧淋巴结阳性

[s] 辅助淋巴结清扫术

[t] 即刻行淋巴结清扫术

[u] 推迟行淋巴结清扫术

[v] 1～3 个阳性淋巴结

[w] ＞3 个阳性淋巴结

[x] 单侧的

[y] 部分淋巴结清扫术患者术前未进行抗生素治疗

淋巴结的肿瘤侵犯范围对判断预后也是非常重要的。Ravi(1993a)注意到在 4cm 大小的淋巴结已有结外癌扩散，且 17 例行淋巴清扫术的患者中仅有 1 例(6％)生存 5 年。最后，盆腔淋巴结受侵犯对长期生存非常不利。一些联合研究结果显示，当盆腔淋巴结存在转移时，其平均 5 年生存率为 14％（表 17-5）。总之，这些资料表明伴有腹股沟淋巴结转移的患者，行腹股沟淋巴结清扫后长期存活(如 5 年生存 80％)的病理判断标准包括少数淋巴结受累(大多数情况下最多 2 个受累及)、单侧受累及、无淋巴结外癌扩散和无盆腔淋巴结转移。

2. 可触及肿大的淋巴结是行腹股沟淋巴结清扫术的一个重要因素

尽可能早地发现和治疗转移淋巴结对于患者是有利的。表 17-3 的数据显示大约 43％(8％～64％)有淋巴结增大的病例被证明发生了淋巴转移，而淋巴结增大也可能继发于炎症。因此，在应用 4～6 周抗生素治疗后，淋巴结仍持续增大者很可能的确发生了转移。同样，在随访期间新出现增大的淋巴结很可能是肿瘤而非炎症引起。据 Srinivas 等(1987)报道，接受 6 周抗生素治疗后淋巴结仍增大的 76 例患者中有 66 例(86％)出现了淋巴结转移。然而，一些作者对这种观点提出了质疑，即这样的处理方式会延迟患者的治疗，并可能影响患者生存。特别是那些原发肿瘤的分期或分级较高而腹股沟淋巴结阳性的可能性较大的患者(Kroon et al，2005b；Pettaway et al，2007)。对于上述患者，另一种方法是在原发肿瘤治疗中或治疗后立即对可触知的淋巴结进行细针抽吸细胞学检查。如提示为阳性，可以进行明确的治疗，而不是延迟 4～6 周。Saisorn 及其同事(2006)报道，在淋巴结切除术前接受细针穿刺的 16 例可触及淋巴结增大的(平均大小 1.47cm)患者中，敏感性为 93％，特异性为 91％。可触及淋巴结患者的治疗流程也被纳入欧洲泌尿学协会(EAU)阴茎癌指南。因此，虽然治疗原发性肿瘤、一段时间内应用抗生素对于治疗腹股沟区域的感染是有用的，但是对于行腹股沟淋巴结切除术的患者，不推荐应用足疗程抗生素后再行手术治疗。如果细针抽吸结果为阴性，需根据临床状况进行密切观察，重复抽吸或切除活检。在另外两个早期的研究中，细针穿刺细胞学的假阴性率为 20％～30％

(Scappini et al，1986；Horenblas et al，1991)。

表 17-4　与淋巴结转移相关的 5 年生存率

研究	患者数量	阳性淋巴结数量	
		≤2	>2
Fraley et al，1989	31	88％	7％
Johnson and Lo，1984a	22	85％[a]	13％
Srinivas et al，1987	119	82％	20％
			54％[b]
Graafland et al，2010	152	73％	27％
Ravi，1993b	21	81％[c]	50％[d]
Pandey et al，2006	102	76％[e]	8％[e]
			0％[f]

[a] 疑似的
[b] 1～6 个阳性淋巴结
[c] 1～3 个阳性淋巴结
[d] >3 个阳性淋巴结
[e] 4～5 个阳性淋巴结
[f] >5 个阳性淋巴结

表 17-5　出现盆腔淋巴结转移后的 5 年生存率

作者	淋巴结阳性患者数量	5 年生存率（％）
de Kernion et al，1973	2	1(50)
Horenblas et al，1993	2	0(0)
Srinivas et al，1987	11	0(0)
Pow-Sang et al，1990	3	2(66)
Kamat et al，1993	6	2(33)
Ravi，1993a	30	0(0)
Lopes et al，2000	13	5(38)
Lont et al，2007	25	4(16)
Zhu et al，2008	16	1(6)
总计	108	15(14)

（二）对于无淋巴结肿大的患者行淋巴结清扫术指征的进展

1. 立即手术与延迟手术

考虑对转移早期发现和治疗的价值，应对临床腹股沟检查正常的患者在处理原发病变时，常规行腹股沟淋巴清扫术(ILND)吗？这是对阴茎鳞癌患者处理方面最具争议的问题。现阶段，临床

更倾向于对"经过选择"的患者行早期淋巴清扫。但值得注意的是,当出现腹股沟淋巴结转移时,腹股沟淋巴结清扫术的治愈率可以高达 80%。阴茎癌区域淋巴结转移的手术治愈率与泌尿外科医师在睾丸癌中的治疗经验相似,在睾丸癌微小淋巴结转移的许多病例中,经腹膜后淋巴清扫可获得治愈。相反,其他常见的泌尿生殖道恶性肿瘤,如膀胱癌、前列腺和肾癌,它们的区域转移淋巴结手术治愈很少见。既然淋巴结清扫术可以治愈转移性阴茎癌,那为什么还会有争论呢? 是否应该对于淋巴结清扫术并无确切疗效的其他恶性肿瘤的患者,在治疗中也提倡行区域淋巴结清扫术呢?

2. 并发症发生率与获得的益处

在阴茎癌患者中不愿提倡常规行髂腹股沟淋巴清扫术的原因是术后并发症发生率,而盆腔或腹膜后淋巴清扫的术后并发症发生率相对较小。

腹股沟及髂腹股沟淋巴清扫术均常见的早期并发症有静脉炎、肺栓塞、伤口感染、皮瓣坏死和阴囊及下肢长期的淋巴水肿(Skinner et al,1972;Johnson and Lo,1984b;McDougal et al,1986;Fraley et al,1989)。近年来,随着围术期护理的改善、手术技巧的提高、肌皮瓣整形外科技术的临床应用、真皮层 Scarpa 筋膜和大隐静脉的保留及切除范围的改良,术后的并发症已有所减少(Catalona,1988;Colberg et al,1997;Bevan-Thomas et al,2002;Coblentz and Theodorescu,2002;Nelson et al,2004)。得克萨斯大学安德森癌症中心(the University of Texas M. D. Anderson Cancer Center)的经验表明,淋巴水肿和皮肤缘坏死的发生率和严重程度已显著降低(表 17-6,图 17-3)(Bevan-Thomas et al,2002)。

表 17-6　四组手术系列的淋巴切除术后并发症统计

	Johnson and Lo (1984b)	Ravi(1993b)	Ornellas et al (1994)	Bevan-Thomas et al (2002)
手术例数	101	405	200	106
时间	1948—1983	1962—1990	1972—1987	1989—1998
并发症(%)				
皮肤边缘坏死	50	62	45	8[*]
淋巴水肿	50	27	23	23[†]
切口感染	14	17	15[‡]	10
血肿形成	16	7	6	10
死亡	0	1.3	未记载	1.8

[*] 相对于其他三组明显降低,具有统计学意义(所有结果 $P=0.001$)

[†] 与 Johnson 和 Lo 系列相比($P=0.0001$)明显降低

[‡] 在采用吉布森式切口的 85 例淋巴结切除术患者的发病率

From Bevan-Thomas R,Slaton JW,Pettaway CA. Contemporary morbidity from lymphadenectomy for penile squamous cell carcinoma: the MD Anderson Cancer Center experience. J Urol 2002;167:1638-42.

既往经验表明,微小转移病灶的淋巴结切除似乎比大量转移淋巴结的切除引起更少的并发症(Fraley et al,1989;Omellas et al,1994;Coblentz and Theodorescu,2002)。这可能是切除的淋巴组织较少,保留了静脉回流和保证了局部血供的结果。总之,这些因素影响了皮瓣的存活和淋巴的引流。

据报道,腹股沟淋巴清扫的并发症发生率与施行的阴茎切除术和姑息性腹股沟淋巴结清扫术有关。这两种操作都与败血症有所关联(Bevan-Thomas et al,2002)。早期的一项研究显示,手术的并发症发生率是 3.3%(Beggs and Spratt,1964)。然而,Johnso 和 Lo(1984a)等(Ravi,1993a;Ornellas et al,1994;Coblentz and Theodorescu,2002;Nelson et al,2004)在研究中没有报道术中并发症的发生率。选择合适的患者,常规术前使用抗生素及伤口的护理都可使败血症的发生率降到最低。

很明显,即使淋巴清扫术的并发症发生率在不断下降,它仍不是一种必须要选择的治疗。如果对所有临床检查淋巴结阴性的患者常规行淋巴结切除,假阴性(转移确实存在的)的平均危险性大约 29%,且个体差异很大(见表 17-3)。换言之,平均有 70%的患者在没有从腹股沟清扫获益的情况下,承担手术并发症的风险。假阴性的原因可能为肥胖、水肿及以往治疗(放疗、腹股沟手术)所造成的变化。

除了对所有患者立即行淋巴清扫之外,另一选择是对腹股沟检查阴性的患者进行观察。**淋巴清扫用于观察期发生淋巴结增大的患者。接踵而来的问题是延迟治疗性淋巴切除术能有效地补救发生腹股沟淋巴结转移的患者吗?**

一些研究根据淋巴结的组织学状态分析了早期和延迟行淋巴清除术患者的生存情况。McDougal 及其合作伙伴(1986)报道 23 例没有可触及淋巴结大的浸润癌患者:9 例立即行辅助性淋巴清扫(6 例是阳性的),14 例进行密切监测并做了延迟的淋巴清扫。立即行辅助性淋巴清扫组的 5 年生存率是 83%(6 例中存活了 5 例)。观察组的 5 年生存率是 36%(14 例中存活了 5 例)。然而,在观察组仅有 1 例做了淋巴结清扫。也许,死亡的 9 例不能手术切除局部肿瘤或已经远处转移。因此,需强调密切随访的作用。这一研究的第 3 组是淋巴结增大并立即行治疗性淋巴清扫,15 例中有 10 例(66%)存活了 5 年(McDougal et al,1986)。次优结果来自立即行辅助性淋巴清扫术(83%),接下来的是立即的治疗性淋巴清扫术(66%),最差的结果是观察、延迟淋巴清扫组(36%)。发现淋巴结增大后再行淋巴清扫术,似乎失去了治愈的时机。

同样,Fraley 及其同事(1989)报道 8 例淋巴结阳性的患者立即接受了辅助性淋巴清扫术,5 年无癌生存率为 75%(6 例),而随访并延迟至淋巴结增大时行淋巴清扫的 12 例患者中只有 1 例(8%)5 年生存(Fraley et al,1989)。该报道中另外 6 例一开始就无法切除淋巴结的患者全都死

亡。在 6 例立即行淋巴清扫术的患者中只有 2 例的阳性淋巴结>2 个,所有延迟行淋巴清扫治疗的患者阳性淋巴结都≥3 个。

另三项研究显示,与对临床上淋巴结阴性患者的观察或延迟治疗相比,对不同程度怀疑或临床检查淋巴结阳性的患者早期行淋巴结清扫提高了生存率(Johnson and Lo,1984b;Omellas et al,1994;Kroon et al 2005b)。得克萨斯大学安德森癌症中心的一项研究比较了 14 例临床上怀疑和组织学证实淋巴结阳性并早期行淋巴结清扫术的患者与 8 例随访及之后待临床发现确定淋巴结大而延迟行淋巴结清扫术的患者,两者的 5 年无癌生存率不同(Johnson and Lo,1984b)。原发肿瘤都是相似的分期。早期淋巴清扫的 5 年生存率是 57%,而延迟者是 13%。立即行淋巴清扫组的受侵犯淋巴结数(中位数是 2)是延迟行淋巴清扫组的受侵犯淋巴数(中位数是 4)的一半,而且没有一例有 2 个以上阳性淋巴结的患者存活过 5 年。

荷兰癌症协会的 Kroon 等比较了 20 例预防性前哨淋巴结动态活检阳性的患者与 20 例有明确淋巴转移后再行延迟淋巴清扫术的患者的生存情况。严密随访的患者 3 年生存率只有 35%,而行早期清扫为 84%(P=0.0017)。受累及淋巴结的病理评估在 20 例延迟手术组患者中发现了 19 例有淋巴结外癌浸润。相对的,在早期手术组中 20 例中只有 4 例淋巴结存在浸润(P<0.001)。所以,即使有密切的随访,生存率仍受到了淋巴结浸润范围的负面影响。

印度的一项大型独立研究表示了对早期预防性清扫术价值的怀疑。Ravi(1993a)在 113 例阴茎浸润癌患者中做了早期预防性清扫术,并与 258 例类似分期但最初选择观察的患者比较了 5 年生存率。"早期"组中有 20 例(18%)发现有转移,所有患者都存活了 5 年,观察组的复发率只有 8%(21 例患者)。但是,复发患者的 5 年生存率只有 76%(与早期组的 100% 相比)。印度观察组患者相对于其他国家生存率提高可能归因于患者的选择、严格的随访计划及对复发患者更为积极的治疗方法(手术切除联合放疗)(Ravi,1993a)。

所以 6 组研究显示,与延迟治疗性淋巴清扫相比,早期治疗性淋巴清扫提高了患者生存率。

此外,这 6 组研究中有 5 组提示延迟治疗性淋巴结清扫术很少挽救复发的患者。综合起来,这些研究说明立即辅助性或早期淋巴清扫术可以为治愈提供更大的保证,当肿瘤体积较小时,手术干涉可以奏效(见表 17-4)(Johnson and Lo,1984a;Fossa et al,1987;Srinivas et al,1987;Fraley et al,1989;Ravi,1993b;Kroon,2005b)。

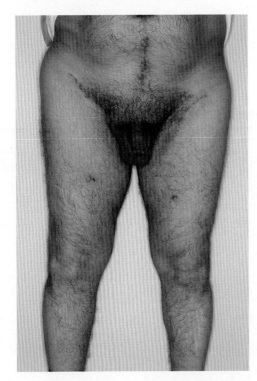

图 17-3　当代淋巴结清扫术后外观。T2N1M0 期鳞状阴茎癌患者行右侧髂腹股沟淋巴结清扫及左侧腹股沟浅层清扫。术后 10 个月左侧可见轻度水肿。患者术后 9 年肿瘤无复发

(三)原发肿瘤组织特征对隐匿淋巴结转移的预测价值

尽管早期的淋巴清扫术改善了腹股沟转移患者的生存,但是仍然面临着挑战。就是如何分辨出淋巴结真正阴性患者,使他们可以避免传统淋巴清扫术手术并发症的危险。一项对阴茎癌患者不同组织学类型的分析将患者分成淋巴转移的高危和低危组(McDougal,1995;Lopes et al,1996;Theodorescu et al,1996;Solsona et al,2001;Ficarra et al,2006)

阴茎原发的原位癌及疣状癌患者的转移风险很小或者几乎没有。只有 2 例原位癌患者的转移

有过报道,且 47 例阴茎疣状癌中没有一例发现转移(Avrach and Christensen,1976;Johnson et al,1985;Seixas et al,1994;Eng et al,1995)。因此,Tis 和 Ta 阴茎癌的患者被纳入腹股沟转移的低风险组(Solsona et al,2001,2004)。

相反,阴茎海绵体受到肿瘤浸润的患者(TNM 分期 pT2)显示了转移的高危险性。在 7 组不同研究的 225 例患者中,腹股沟转移的平均风险性是 59%(表 17-7)。如表 17-7 显示,海绵体有浸润的患者,无论有无淋巴结大,其转移风险都是类似的。

T1 期的阴茎癌患者表现为仅仅累及皮下结缔组织而未侵犯尿道海绵体、阴茎海绵体或者尿道(Edge et al,2010)。类似分期的肿瘤患者淋巴转移发生率在 4%~14%(Solsona et al,1992;Villavicencio et al,1997;Hall et al,1998)。Theodorescu 及其同事(1996)注意到,除这类低危转移的病例外,58%的(24 例中 14 例)T1 期原发肿瘤,且最初临床评估淋巴结阴性的患者最终发展为腹股沟淋巴结转移。这些资料表明,一组阴茎癌患者的其他变化因素(如肿瘤分级和是否有血管侵犯)可能改变了肿瘤分期对转移的影响。

一些作者根据肿瘤等级评估了 T1 期病变的淋巴结转移风险(表 17-8)。在 73 例 T1 级 1 级或 2 级原发性肿瘤患者中,仅 5 例患者(7%)发生转移。然而,来自 Naumann 及其同事(2008)的最新数据表明,在 T1 期 2 级肿瘤中,转移的风险可能高于之前的描述。在专门针对 T1 期 2 级肿瘤患者的 4 个系列报道中,在 129 个最初的淋巴结阴性患者中,18 个(14%)发生了转移(见表 17-8)。然而,其中的 5 名患者也表现出淋巴或血管侵袭(不良预后特征,见后文)。Ficarra 及其同事(2006)应用来自 175 名患者的数据,制订了第一个阴茎癌列线图。基于肿瘤厚度和生长模式,T1 期 2 级肿瘤患者的转移率为 5%~20%。因此,2 级肿瘤代表异质组,其中用于描述 2 级的组织学标准和其他不良预后特征的存与否,决定患者的最终预后(Cubilla,2009)。在这方面,EAU 指南将患有 T1 期 2 级肿瘤的患者划分到中等风险类别,其中淋巴结转移的风险>16%(低风险)和<68%(高风险)(Solsona et al,2004;Pizzocaro et al,2010)。

表 17-7 阴茎癌肉膜层侵犯及淋巴结转移的发生的关系

报道	患者数量	阳性淋巴结数目	临床分级
McDougal et al,1986	23	11(48)	N0
Fraley et al,1989	29	26(90)	N0
Theodorescu et al,1996	18	12(67)	N0
Villavicencio et al,1997	37	14(38)	N0
Lopes et al,1996	44	28(64)	NS
Heyns et al,1997	32	15(47)	NS
Solsona et al,1992	42	27(64)	NS

N. 淋巴结,NS. 未特殊指明

表 17-8 阴茎癌:T1 期、1 级、2 级原发肿瘤淋巴结转移的发生率

作者	分级	患者数量	转移患者比例(%)
Theodorescu et al,1996	T1,G1	8	2(25)
Solsona et al,1992	T1,G1	19	0(0)
McDougal,1995	T1,G1-2	24	1(4)
Heyns et al,1997	T1,G1-2	9	1(11)
Hungerhuber et al,2006	T1,G1-2	13	1(8)
总计		73	5(7)
Solsona et al,1992	T1,G2	4	1(25)
Solsona et al,2001	T1,G2	4	1(25)
Naumann et al,2008*	T1,G2	16	7(44)
Hughes et al,2010	T1,G2	105	9(9)
总计		129	18(14)

* 5 例出现淋巴管及血管侵犯的淋巴结阳性患者

血管浸润现已证明是阴茎鳞癌存在腹股沟淋巴结转移的一个重要预测因素(Fraley et al,1989;Lopes et al,1996;Heyns et al,1997;Slaton et al,2001;Ficarra et al,2005)。Lopes 及其同事研究了 146 例阴茎癌淋巴管浸润的预后情况。在一项单变量分析中,临床淋巴结分期、肿瘤浸润深度,淋巴管、静脉栓塞和尿道浸润都与淋巴结转移发生有关。然而,之后的多变量分析显示,只有静脉和淋巴管浸润仍然是淋巴结阳性的重要相关预测因子。得克萨斯大学安德森癌症中心的资料显示,所有 T1 期的患者都没有发现血管浸润(Slaton et al,2001)。这些患者在术中也都没有发现阳性淋巴结。相对应的是,在 pT2 期原发癌患者中,当发生血管浸润时已有 75%的病例(15/20)发生了淋巴转移,而无脉管转移者只有 25%(3/12)。

Ficarra 及其同事(2005)对来自意大利东北乌罗伊肿瘤组的多中心研究中,描述了 175 例接受阴茎癌手术的患者淋巴结转移的预后因素。经过多变量统计分析后,临床淋巴结阴性患者淋巴结转移的唯一独立危险因素是静脉或淋巴管侵犯、阴茎海绵体或尿道的浸润。研究中调查的危险因素包括肿瘤深度、生长模式、等级、静脉或淋巴管受侵、阴茎或尿道海绵体受累和可触及的淋巴结等。Ficarra 及其同事(2006)开发了一个腹股沟淋巴结受累变量图。最重要的变量是静脉或淋巴管侵犯及可触及增大的淋巴结。该模图的一致性指数非常好,为 0.876。但是,由于所包含的变量的复杂性,其外部验证迄今尚未完成。

神经浸润的存在(Velazquez et al,2008)和早期的微小病灶(Guimares et al,2006)也已在最近的研究中显示,以提供独立的信息来区分患者的淋巴结转移风险。

(四)分子标志物

阴茎癌中某些基因表达的可能对预测淋巴结转移的风险有意义。Muneer 及其同事(2009)在组织或血清中评估的几种基因的状态,这些基因在预测淋巴结状态或生存期等具有预后意义(表 17-9)。Zhu 等(2010)将 p53 表达纳入包括T 期、分级和淋巴血管侵犯存在与否的列线图中。与 EAU 风险分类相比,含有 p53 的列线图将导致每 100 名患者减少 13 次淋巴结清扫,从而降低发病率。这些数据表明,将分子特征纳入模型以增强预后判断的潜在价值。然而,目前用于评估基因表达的方法缺乏标准化,其指导意义缺乏临床大数据支持。需要进行前瞻性的多机构研究、分析病理和分子特征,以进一步验证哪些病理和分子变量能够最好地对患者的转移和生存风险进行分层。

表 17-9 目前与阴茎癌淋巴结和生存预后相关的分子标志物

标志物	功能	淋巴结状况	生存率
HPV	高危类型影响 TP53 和 RB 功能	矛盾的研究	大多数无相关性
TP53	表达改变或突变,增殖增加,凋亡改变,去分化	初步数据与转移增加相关	仅与 T1 期阴茎癌生存率相关
CDKN2A	抑制 RB 功能,促进增殖	无报道	无报道
鳞状细胞癌抗原(TA-4)	血清标志物功能未知	与严重明显的转移相关	无
Ki-67	与循环细胞相关的核蛋白	预测风险增加	无
钙黏蛋白	上皮细胞黏附分子在进展过程中丢失	低表达与淋巴结转移相关	低表达预示生存率下降
MMP-9	基质金属蛋白酶家族	无关	高表达提示肿瘤复发

RB. 视网膜母细胞瘤细胞蛋白

Modified from Muneer A,Kayes O,Ahmed HU et al. Molecular prognostic factors in penile cancer. World J Urol 2009;27:161-7.

(五)积极处理腹股沟淋巴结的指征及进展

前面介绍过的资料表明,原位癌(Tis)、疣状癌(Ta)和 T1 期、分级 1 级或 2 级的原发肿瘤,阳性淋巴结发生率(0～16%),满足以上条件的患者可考虑行"等待观察"方案(Pompeo et al,2009;Pizzocaro et al,2010)。对于 T1 级 2 级肿瘤患者,建议根据继发转移的数据,对治疗方案适当调整。EAU 前指南(Solsona et al,2004)虽然将此类病例划分在中等风险组,但建议对于浅表生长类型,而缺乏血管侵犯(即没有任何表现其他不良特征)T1 级 2 级肿瘤进行观察。最近对该指南进行了修改,建议对该级别患者进行腹股沟淋巴结分级手术(Pizzocaro et al,2010)。鉴于最近一项研究中转移率低至 9%,我们同意国际泌尿科学研讨会/国际尿路疾病咨询会(ICUD)的建议,即

这些患者也可考虑进行观察(Pompeo et al,2009;Hughes et al,2010;见表 17-9)。T1 期 2 级患者的这一组对应于当前的 AJCC-TNM T1a 分组(Edge et al,2010)。所有其他病例都应考虑进行分期手术。

AJCC-T1b 或晚期(见表 17-1)的患者组至少 50% 发生腹股沟转移,因此腹股沟分期手术似乎是合理的。此外,依从性差,不能严格遵守随访的浸润性原发癌患者,应进行腹股沟分期手术,而不是观察等待。表 17-10 提供了对高风险患者进行更严密的随访指南,特别是在最初的两年内。**对于患者和医师来说,必须遵守这样的协议,即如果初始的参数改变,则愿意立即进行干预治疗。**Leijte 及其同事(2008)已经证明,只有 1/3 的患者最初是淋巴结阴性但随后发生腹股沟转移,平

均生存期为 5 年。

表 17-10　阴茎癌腹股沟淋巴结转移阴性的患者,如果没有进行最初的淋巴结切除术,建议随访的时间

年数	时间间隔	
	低危组*	高危组†
1~2	3 个月	2 个月
3	4 个月	3 个月
4	6 个月	6 个月
5+	任何时间	任何时间

* 低危组:原发肿瘤 Tis Ta 和 T1a

† 高危组:原发中路 T1b 或更高级别分期

(六)传统与改良的腹股沟处理指征

1. 改良处理

对于无法触及淋巴结增大而原发肿瘤存在不利预后因素的患者,进行腹股沟的处理。其主要目的是在明确淋巴结有无转移的状况下,尽可能地减少并发症的产生。其包含了多种治疗方法,包括针吸细胞学检查、淋巴结组织活检、前哨淋巴结活检、扩大的前哨淋巴结活检、术中淋巴管成像、表浅淋巴结清除术和改良根治性淋巴结清除术。许多程序的技术方面超出了本章的范围,但可以参考本卷第 19 章,并在 Horenblas(2000)及 Spiess 等(2009)的参考文献中找到。

(1)针吸细胞学检查:针吸细胞学检查的经验比较有限,且大部分信息是来自于一组研究(Scappini et al,1986)。该操作需要行淋巴造影来使淋巴结显影,再在荧光透视或 CT 引导下进行针吸穿刺。检查过程中,必须对多个淋巴结进行采样(如在这组研究中 29 例共取了 170 个淋巴结)。20 例行淋巴结清除术以明确组织学类型的患者,他们的针吸细胞学结果与组织病理结果完全一致。然而,此检查存在约 20% 的假阴性结果,9 例细胞学阴性患者中有 2 例最后死于转移。Horenblas 等(1991)的一组研究也发现在 18 例临床淋巴结阴性的患者中,针吸细胞学检查的敏感度约为 71%。这一发现及淋巴造影的技术难度较高使得针吸检查在无可扪及增大淋巴结患者的分期诊断中并不常用。Kroon 等(2005a)报道了超声引导下的针吸细胞学检查作为动态前哨淋巴结手术活检的预筛查。27 例临床腹股沟检查阴性患者的腹股沟超声检查出 34 个可疑淋巴结并做了针吸检查。然而,对照此后的手术分期,其敏感度只有 39%。所以,目前腹股沟临床检查阴性的患者,行针吸细胞学检查并没有显示出具备分期诊断方法所应有的敏感度。但是,对于可扪及淋巴结的直接针吸检查是很容易操作的。如果结果是阳性的,那么就可以立即给患者进行进一步的治疗(Saisorn et al,2006)。

(2)前哨淋巴结活检、扩大的前哨淋巴结切除和淋巴结活检:由 Cabanas(1977)描述的前哨淋巴结的概念,是在仔细研究阴茎淋巴造影后做出预测的。研究发现,阴茎淋巴管总是引流入一个或一组腹壁浅静脉区域、大隐静脉和股静脉连接处上内侧的淋巴结。在这组研究中,当前哨淋巴结未发现癌侵犯时,其他的髂腹股沟淋巴结也没有转移发生。该淋巴结的转移意味着需要行完全的腹股沟浅、深淋巴结清除术。

以前哨淋巴结组织学来分辨腹股沟淋巴结转移的方法,在准确性上被一些报道提出了质疑(Perinetti et al,1980;Fowler,1984;Wespes et al,1986)。因为在这些研究中一些前哨淋巴结活检阴性的患者 1 年内出现增大的转移淋巴结,所以我们必须了解活检结果存在假阴性。在一项大型研究中,41 例前哨淋巴结活检正常的患者中有 5 例(12%)此后发生了腹股沟淋巴结转移(Fossa et al,1987)。在 Cabanas 的研究中,31 例前哨淋巴结阴性的患者中有 3 例死于阴茎癌,显示了发现 10% 的假阴性(Cabanas,1992)。McDougal 等(1986)报道了腹股沟淋巴结活检 50% 的假阴性率。在 Pettaway 等(1995)的一份报道中,前哨淋巴结附近的其他淋巴结也被切除了。但即使是扩大的清除假阴性率也有 25%。研究者提出假设,可能是由于腹股沟区前哨淋巴结位置的解剖变异引起的结果。**对于微小转移灶,特定解剖区域的活检并不可靠,因此不再作为推荐。**

(3)动态前哨淋巴结活检(DSNB):因其提供了前哨淋巴结的准确定位,因此其并发症发生率在所有手术分期技术中是最低的(Kroon et al,2005c)。DSNB 的目的是在术中通过肉眼(活性蓝色染料)或 Y 射线(手持的 Y 探针)技术来明确腹股沟淋巴结区域前哨淋巴结的位置。

这一技术已在需要区域淋巴结评估的肿瘤中做了研究,如恶性黑色素瘤、乳房与外阴的恶性肿瘤(Morton et al,1992;Levenback et al,1994;Alberini et al,1996;Gershenwald et al,1999)。该技术包括在病变附近皮内注射活性蓝色染料(亚甲蓝或专业蓝)或锝标记的胶体。染剂(或放射性追踪物)输入淋巴管传输到区域淋巴群中一个特定的淋巴结。这个淋巴结被命名为前哨淋巴结。在 Morton 研究的 237 例黑色素瘤患者中,在 194 例中可找到前哨淋巴结。然后这些患者做了全区域淋巴结清除术;这些病例的前哨淋巴结假阴性率只有 1%。

目前已有几项研究评估前哨淋巴结活检作为阴茎癌分期工具的结果。Kroon 及其同事(2004)更新了荷兰癌症研究所的经验,描述了他们在 123 例阴茎癌患者中使用术前淋巴闪烁显像和术中皮内注射蓝色染料的经验。他们在 98% 的患者中发现了前哨淋巴结,敏感率为 82%,假阴性率为 18%(6 例患者)。6 名患者中有 4 名随后死于疾病进展。Spiess 及其同事(2007)也注意到 31 名接受 DSNB 治疗的患者的假阴性率为 25%。荷兰癌症研究所小组随后进行了若干改变,包括①对受累淋巴结进行常规连续切片及细胞角蛋白免疫组织化学染色;②对术前和术中发现低信号或无信号的,常规探查腹股沟区;③腹股沟超声检查、细针穿刺、检测阳性淋巴结中微小的结构变化(不可触及),可导致淋巴流重新分布(Kroon et al,2005a)。

在来自两个大型临床研究中心(伦敦的癌症研究所和圣乔治医院)的阴茎癌患者进行改良 DSNB 方案评估,323 名患者的假阴性率为 7%(6 名患者)(Leijte et al,2009b)。6 例复发患者中有 3 例(50%)死亡或发生远处转移。**因此,当使用标准化方案在大型医疗中心进行 DSNB 时,DSNB 具有可接受的灵敏度,但仍然出现了患者死亡状况。**因此,这种检查方式仅适用于大型医疗中心中经验丰富的外科医师和核医学专家。

(4)浅表和改良根治性腹股沟淋巴结清除术:浅表和改良腹股沟淋巴结根治性清除术都被推荐作为无可扪及增大淋巴结患者的分期方法。表浅淋巴结清除主要是清除阔筋膜外的淋巴结。如果表浅淋巴结清扫出的淋巴结标本冰冻切片分析阳性,那么就要继续做根治性髂腹股沟淋巴结清除(切除阔筋膜深处的淋巴结,还包括股三角和盆腔淋巴结)。表浅淋巴结清扫的合理性从 2 组报道可以看出。他们的研究显示,除非表浅淋巴结有阳性,否则阔筋膜深处也不会有阳性淋巴结(Pompeo et al,1995;Puras-Baez et al,1995)。此外,Spiess 及其同事(2007)研究表明,在接受表浅淋巴结切除的患者中,在 3 年以上的随访时间内没有患者复发。改良根治性腹股沟淋巴结清除术最初由 Catalona(1988)提出。当时皮肤切口更小,有局限的腹股沟清扫区域且保留大隐静脉和较厚的皮瓣。该技术也避免了移位缝匠肌和覆盖显露的股静脉。与表浅淋巴结清除术不同的是,深淋巴结清除还包括了卵圆窝。2 篇涉及 21 例患者的研究证实了该技术的价值,当它被正确使用时,提高了辨认微小转移灶的能力,同时术后并发症发生率最低(Parra,1996;Colberg et al,1997)。

因此,无论是表浅的淋巴结切除还是改良的腹股沟淋巴结全切术,都应充分认识到腹股沟触诊无异常的患者可能存在微观转移。如果腹股沟淋巴结为阴性,则无须进行盆腔淋巴结清扫。与 DSNB(5%~7%)相比,改良腹股沟淋巴结全切术的缺点是总体并发症发生率较高(12%~35%)(Kroon et al,2005c;Spiess et al,2009)。

这些有限的淋巴切除术有以下的优点:比一个或一组淋巴结活检提供更多的信息。清除第一梯队的所有淋巴结使得前哨淋巴结误诊的可能性降低。相对于标准淋巴清扫术,并发症发生率非常低。且该操作是任何有腹股沟手术经验的外科医师都能不借助其他设备来完成的。

(5)使用腹腔镜技术或机器人技术进行微创腹股沟淋巴结清扫术:应用腹腔镜和机器人技术可切除开放手术同等的淋巴结,同时最大限度地减少并发症。现阶段已初步论证了其临床疗效及手术细节(Sotelo et al,2007;Tobias-Machado et al,2007;Matin et al,2013)。迄今为止,腹腔镜和机器人技术的结果与开腹腹股沟淋巴结清扫的结果相当。据报道,在 12~33 个月的随访中报道了 1 例腹股沟复发,并且约 20% 的患者有轻微的并发症(Sotelo et al,2009)。然而,在一项使用腹腔镜方法进行 600 多天随访的研究中,Master 和同事(2012)指出,27%的患者出现轻微并发症,其中主要并发症占 14.6%。这些并发症主要是感染,并且通过静脉内抗生素或切开和引流进行治疗。值得注意的是,在 41 例患者中,只有一例皮肤边缘坏死。Matin 及其同事(2013)使用机器人辅助方法,在第 1 阶段的初步研究中指出,当第二位外科医师使用开放式切口进行验证时,19 名患者中有 18 名(94.7%)患者进行了腹股沟淋巴结清扫术。微创方法虽然有希望作为腹股沟分期工具,但需要进一步验证,患者数量更多,并且需要更长时间的随访,以便与传统方法相比更好地确定疗效和并发症发生率。

2. 传统腹股沟和髂腹股沟淋巴结清扫术

对于有淋巴结转移的患者,淋巴清扫术可能的治疗价值使我们可以接受其并发症的发生率。手术的目的是清除所有可见的癌变,覆盖显露的脉管系统及提供快速的伤口愈合(初期愈合或肌皮瓣覆盖)。但一些关于手术决策的问题目前仍然没有定论。

对于最初表现为单侧淋巴结增大的原发肿瘤患者应该做双侧而不是单侧的淋巴结清扫术吗?答案是肯定的。阴茎淋巴系统之间构成了很好的交通,双侧引流是常见的。在荷兰癌症协会的调查中,54 例行术中淋巴结造影的患者中有 43 例(79%)的阴茎淋巴引流是双侧的(Horenblas et al,2000)。如果术中表浅淋巴结的冰冻病理切片阴性,对侧淋巴结清除可以仅限于阔筋膜表浅的区域。双侧处理的临床依据在于,在对侧的淋巴结触诊是正常的已治疗的患者中,有超过 50%发现了转移(Ekstrom and Edsmyr,1958)。

原发肿瘤治疗后一段时间发现单侧淋巴结增大的患者应该做双侧腹股沟淋巴结清扫吗? 一般认为这类患者不需要行双侧清扫。现阶段,推荐在延迟出现单侧淋巴结增大的患者中行单侧淋巴结清扫,而不是双侧清扫。这个结论基于过去对正常侧的无病观察期的研究。如果假设转移的肿瘤会以相同的速率增大,那么发生在双侧的淋巴结转移应该同时发生增大。单侧长期观察无临床淋巴结增大说明对侧也无病变(Ikstrom and Edsmyr,1958)。不过这个观点可能不能应用于所有延迟复发的患者。Horenblas 等(2000)注意到那些单侧有 2 个或 2 个以上淋巴结转移的患

者,在 30%的病例中发现对侧有隐匿性淋巴结转移。所以在单侧大面积复发的患者中,可以考虑行对侧腹股沟淋巴结分期。由于目前对高危转移组推荐行双侧腹股沟分期手术及利用各种可用的预后标志物来定义低危转移组,这种情况应该很少发生。

考虑到盆腔淋巴结清扫(PLND)可能增加并发症的发生率和相对较低的治疗价值,是否应在所有腹股沟转移患者中进行? 这个问题仍然存在争议,但最近的数据表明,在局限性腹股沟转移的患者中无须行盆腔淋巴结清扫术(Lont et al,2007;Zhu et al,2008;Pizzocaro et al,2010)。腹股沟淋巴结转移的患者扩散到盆腔淋巴结的风险增加。Ravi(1993a)发现,当腹股沟淋巴结阴性时无盆腔淋巴结转移:但是在 75 例 1～3 个阳性腹股沟淋巴结者中有 17 例(22%)及在 23 例 3 个以上阳性腹股沟淋巴结者中有 13 例(57%)发现盆腔淋巴结阳性。Sdnivas 及其同事(1987)也发现了相似的关系。Horenblas 及其同事(1993)报道,在无外包膜浸润的单个淋巴结累及的患者中盆腔转移的发生率很小,并建议在这类患者中不要做盆腔淋巴结清除术。Zhu 及其同事(2008)发现,CT 对盆腔淋巴结转移的敏感性仅为 37.5%。使用静脉造影预测盆腔淋巴结也只有约 30%的敏感性。重要的预测因素是阳性淋巴结数量与大小。现阶段有两项研究发现,当患者仅表现出 1 个或 2 个阳性腹股沟淋巴结时,盆腔淋巴结转移发生率为 0～12%,特别是不存在结外转移或淋巴结＜3.5cm 时(Lont et al,2007;Zhu et al,2008)。这些研究中提到的其他因素包括淋巴结的分级和 TP53 状态。因此,在腹股沟清扫术时发现仅有一个小淋巴结转移的患者(即没有结外转移,不是高级别)可能是盆腔转移的风险非常低,并且可以暂不行盆腔淋巴结清扫术。

在疗效方面,盆腔淋巴结转移的患者 5 年生存率平均为 14%(见表 17-4)。然而来自些较小的研究资料显示,在特定情况下,那些仅行手术治疗的患者可以达到 5 年生存。不过在 Ravi(1993a)的报道中,即使只有一个淋巴结阳性的患者都没有存活到 5 年(8 例中 0 例)。判断盆腔淋巴结清除术作为一种治疗方法是否具有价值的难处在于既往报道患者数量较少、与盆腔淋巴清除

同时进行的扩大腹股沟淋巴结清除术及行髂腹股沟淋巴清除术的患者中无法找到复发的部位(如腹股沟、盆腔、远处)。

尽管没有得到证明,但是可以想象有微小腹股沟侵犯同时表现出局部盆腔淋巴结累及的患者可以从盆腔清除术中获益。Lopes 等的报道支持了这一观点。在 13 例病理组织学证实淋巴结阳性的患者中,有 5 例(38%)无癌生存,且 5 例存活者中有 4 例随访超过了 90 个月。这组报道比较特别,因为 5 例存活者中的 4 例仅表现出一个单个的髂淋巴结转移和一个腹股沟淋巴结转移。而髂淋巴转移的患者没有出现腹股沟累及。该报道明显是个例外,不过可由此证明微小腹股沟及盆腔转移的某些特定患者可以被手术治愈。

因此,对于可能需要接受盆腔淋巴结清扫术治疗的患者(即术前没有盆腔淋巴结转移的影像学证据),在患有 2 个或更多阳性腹股沟淋巴结或存在淋巴结外扩散的患者中,应常规考虑行盆腔淋巴结清扫术。在这种情况下,腹股沟淋巴结清扫术可作为一种有效的分期手术方法,用于识别盆腔转移风险增加的患者,其中部分患者应考虑辅助治疗(Lont et al,2007;Pizzocaro et al,2010)。鉴于上述适应证,盆腔淋巴结清扫术可以在较大体积的腹股沟转移的情况下,与腹股沟淋巴结清扫术同时进行,或者在腹股沟病变处理后作为二次手术进行。另外,如果在淋巴结切除术前证实盆腔淋巴结转移(根据临床发现),应考虑手术后的新辅助化疗策[Leijte et al,2007;Pagliaro et al,2010;National Comprehensive Cancer Network(NCCN),2012]。

要点:腹股沟淋巴结的处理

- 阴茎癌的腹股沟淋巴结是否转移和转移范围决定了生存情况。
- 持续可触及腹股沟增大淋巴结的患者应行腹股沟肿瘤分期手术。
- 在原发肿瘤组织学特征的基础上,可以评估不可触及增大淋巴结患者的淋巴转移风险,并推荐前哨淋巴结活检、改良淋巴清扫和严密的随访。
- 与手术可治愈有关的因素包括:不多于 2 个腹股沟淋巴结转移、单侧累及、无淋巴结外癌浸润和无盆腔转移。对于病情较重的患者应考虑进行辅助治疗或新辅助治疗。
- 在现有研究中,淋巴结清扫术的并发症发生率在下降。
- 表浅 ILND 可以确定是否存在腹股沟微小转移灶,但并发症发生率较高。
- 改良的 DSNB 技术用于确定微小腹股沟转移灶,其并发症发生率较低,已在大型医疗中心得到验证,目前是此类中心推荐的技术。
- 使用腹腔镜和机器人腹股沟淋巴清扫术获得的淋巴结数量与开放手术相当。在常规应用于临床实践之前,还需要有更多的患者数量和更长的随访时间。
- 当多个腹股沟淋巴结出现转移或存在盆腔转移时,建议使用盆腔淋巴结清扫术。

(七)腹股沟区治疗风险处理

现在对腹股沟区的处理方案如图 17-4 所示。该指导意见是假设原发肿瘤已被完全控制,已做过病理分期及腹股沟已进行过检查。如果临床需要,还应该行腹部和盆腔 CT 及胸部 CT 检查。

1. 极低危患者

因为原发肿瘤腹股沟转移在 Tis 或 Ta 期的发生率最低,所以对那些腹股沟检查正常的患者进行观察是合理的(见图 17-4A,左图)。对于有可触及增大淋巴结的患者,抗生素的治疗可以看出增大淋巴结与感染还是转移相关。一个持续增大的淋巴结应该做针吸细胞学检查,如果结果是阴性的,建议行切除性活检。如果活检结果异常,应该做同侧的髂腹股沟淋巴清除同时做对侧表浅或改良根治清除。

2. 中低风险患者(美国癌症协会分期 T1a 期)

现阶段研究者们通常将患有 T1 期 1 级和 2 级肿瘤患者合并研究,并且发现它们腹股沟转移发生率<10%(参见图 17-4A,右图;也见表 17-7)。然而,事实上严格的 T1 级 2 级肿瘤转移发

生率可能更高(25%～44%),并且由此提出了标准更改的建议。最近的 EAU 指南建议在临床分期中淋巴结阴性的 T1 期 2 级肿瘤患者中(也是 T1a 期),进行腹股沟分期手术(Pizzocaro et al,2010)。然而,在这种情况下,观察也是患者的选择之一(Pompeo et al,2009;NCCN penile cancer guideines,2012)。初次检查可触及增大淋巴结的患者应接受细针穿刺细胞学检查。如果穿刺结果是阳性的,可行淋巴结切除术(图 17-4A)。如果是阴性的,可应用 4 周的抗生素进行观察。如果淋巴结无法消退,则切除活检,或计划行淋巴结切除术。对于抗生素治疗后淋巴结消退的患者,尽管总体风险很低,仍需要进行密切随访。

3. 高危患者(美国抗癌协会 T1b 或更高的级别)对于高危患者,腹股沟转移的发生率在

50%～70%。手术方法旨在尽可能多地探查和治疗那些已明确转移的淋巴结,同时降低淋巴阴性患者的手术并发症发生率。根据最近的指南,一致认为肿瘤分化差、淋巴血管侵犯 pT2 或体积更大的肿瘤患者应进行腹股沟分期手术(Pompeo et al,2009;Pizzocaro et al,2010;NCCN penile cancer guideines,2012)。图 17-4B 中描述的手术方法旨在最大限度地检测和治疗那些已有淋巴结转移的患者,同时尽可能降低手术中淋巴结阴性患者的并发症发病率。因此,即使在具有临床正常的腹股沟检查结果的患者中,也同样需要手术分期。在这种情况下,应用抗生素不仅可以控制原发肿瘤切除术后导致的感染,并且可以最大限度地降低腹股沟伤口感染及脓毒症等并发症的风险,而不会影响手术分期。

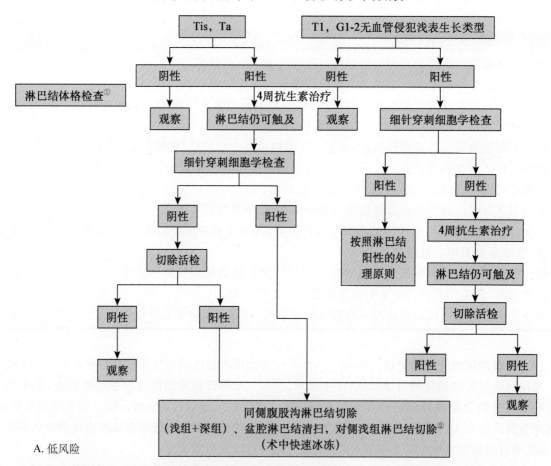

A. 低风险

①包括体格检查和（或）影像学检查；②可接受完整的改良淋巴结清扫和动态前哨淋巴结活检（有经验的大型医疗中心）

图 17-4 阴茎癌患者的处理流程

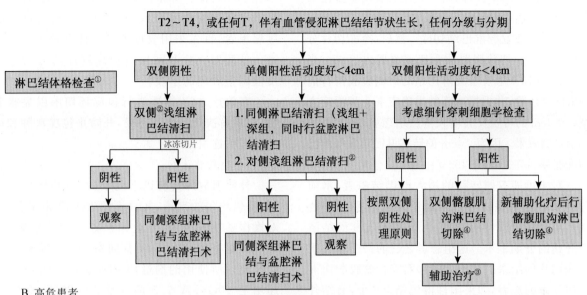

B. 高危患者

①包括体格检查和（或）影像学检查；②完全的改良淋巴结清扫或动态淋巴结活检（大型有经验的医疗中心）；③考虑如果阳性淋巴结>2 个、双侧淋巴结转移、淋巴结外转移或侵犯或者盆腔淋巴结转移；④任何的进展都在可接受范围之内。

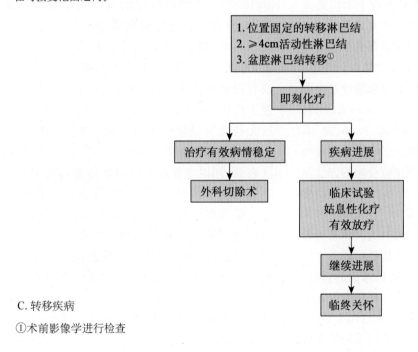

C. 转移疾病

①术前影像学进行检查

图 17-4(续)　**阴茎癌患者的处理流程**

腹股沟检查正常结果的患者可以选择行双侧表浅淋巴结清除术、改良腹股沟淋巴结清除术或前哨淋巴结活检(在经验丰富的大型医疗中心进行)。如果冷冻切片结果显示无转移,则可定期观察。对于前哨淋巴结活检的患者,其结果往往存在不确定性。因此,如果需要的话应尽快计划行进一步的检查与治疗。如果任何一侧为阳性,则需行同侧腹股沟淋巴结清扫术。在没有可触及的淋巴结的患者中,如冰冻切片发现腹股沟转移阳性,在有病理学诊断支持的情况下,盆腔淋巴结清扫术是可以选择的(Lont et al,2007;Zhu et al,2008)。单侧淋巴结增大,并考虑很有可能是转移的增大淋巴结的患者应该行同侧髂腹股沟淋巴结清除,同时行对侧的表浅或改良根治清除术。然后根据冰冻切片结果再决定是否要行腹股沟深组或盆腔淋巴结切除。然后,冷冻切片分析确定是否应切除腹股沟深组或盆腔淋巴结。当然,也可选择未触及增大淋巴结的对侧腹股沟行前哨淋巴结活检,并根据冰冻结果确定下一步治疗方案。<4cm 的可触及的增大淋巴结患者,手术可达到治愈的效果。因为>4cm 的转移淋巴结常与淋巴结外癌浸润有关(Ravi,1993a)。

对于可能双侧转移的增大淋巴结患者,术前的针吸细胞学检查可以帮助决定患者手术的范围。对于针吸阴性的患者,可行由表浅淋巴结清扫开始的分期手术。这组患者之后的治疗取决于冰冻切片的结果。对于因转移而需行髂腹股沟淋巴清扫术的患者,如果阳性淋巴结>2 个,有结外癌浸润或盆腔转移,那么还应该考虑联合化疗。Pagliaro 及其同事(2010)则建议对于考虑双侧转移患者,先进行新辅助化疗,然后进行手术切除。

4. 大量的增大淋巴结和固定的转移淋巴结

这组患者的生存情况与广泛病变是否被完全清除有关(见表 17-4)。这个任务很难由单独的手术、化疗或放疗来实现。手术与化疗的联合治疗已经在晚期的阴茎癌中显示出了优势(Pizzocaro et al,1997;Corral et al,1998;Bermejo et al,2007;Leijte et al,2007;Pagliaro et al,2010)。这种治疗最佳的组合与时间尚不清楚。对这类患者一个比较合理的方法是对治疗敏感或病情稳定的患者行术前的新辅助化疗。这可能可以提高手术的切除率,以及避免因术后体质差而导致的化疗药物应用的延迟。如果患者在接受化疗时病变出现进展,那么其预后较差。姑息性腹股沟淋巴结清扫术是一个可以考虑的选择,但病情很少改善(Leijte et al,2007)。有报道曾在无远处转移的患者中行半侧骨盆切除术(Block et al,1993)。据报道,血管内支架在防止肿瘤引起的血管浸润方面有暂时的作用(Link et al,2004)。随着病情的进一步发展,临终关怀服务提供的支持性护理可以为终末期患者提供有价值的支持。

五、放疗

(一)原发病变的放疗

初级放疗具有治愈的潜力,并且可以保留阴茎形态和功能。如果没有实现局部症状的控制,仍然可应用挽救性手术治疗。因此,对一部分阴茎癌患者,首先采用放疗也是一种合理的治疗选择。外照射放疗和间质近距离放疗均为治疗原发性阴茎肿瘤的手段。

在放疗之前,需要进行包皮环切术以显露病变,以便解决任何表面感染,并防止包皮水肿和放疗后因粘连引起的包茎。

1. 外照射放疗

外照射放疗具有以下几个优点:临床广泛使用、提供均匀的剂量,并且不像近距离放疗那样,对操作者技术技能、专业知识等方面要求较高。在一篇综述中,Crook 及其同事(2009)描述了现阶段放疗所使用的剂量,5 周疗法:自 25Gy 缓慢递增至 60Gy;或 7.5 周疗法:自 37Gy 递增至 74Gy。这与旧系列中引用的 50～55Gy 的低剂量形成显著对比(McLean et al,1993;Neave et al,1993)。外照射放疗的挑战是始终保持阴茎固定,使得可以通过辐射束进入,同时不损伤其他组织与结构。这是通过将患者仰卧在治疗床上,并将阴茎包裹在具有中央圆柱形腔室的蜡块或有机玻璃块中,采用垂直位置来实现的。为了便于应用,该块是双壳的,随着放疗过程的进展,这无疑会变得更加困难。第二个考虑因素涉及兆伏电压辐射束的物理性质,它不仅可以保留皮肤表面,同时也能向组织深处传递辐射剂量。阴茎癌起源于皮肤,需要对皮肤表面进行全面治疗。蜡和有机玻璃都是组织等效的材料,因此在制造固定装置时选择这些材料可以有效地制动阴茎,使其剂量充分接触皮肤表面。另一个推荐的方法是让患者采用卧位,并使阴茎悬浮在一个小型恒温水槽容器中(Vujovi et al,2001),但这种方法不适合肥胖患者。因为这样很难使患者的阴茎漂浮在水面上,定位太接近患者的身体和邻近的正常组织,容易在放疗的过程中导致损伤。

表 17-11 来源于 Crook 及其同事(2009)的研究,评估了外照射放疗和间质近距离放疗在局部、特异性生存率、并发症和阴茎保留方面的效果。这些数据代表了多年来收集的单一机构系列的回顾性分析。在此期间,分期手术技术和治疗技术得到了发展。因此,数据通常代表一系列剂量和

分级方案,其仅对最佳剂量和分级系统展开讨论。使用各种方法治疗的患者,5 年局部控制率为 44%～69.7%,阴茎保留率为 50%～65%。因此,初级外照射放疗控制原发肿瘤的能力似乎不如传统的阴茎切除手术。然而,在大多数情况下,通过部分或全部切除术实现了进一步的局部控制,并且超过 50% 的使用初级外照射放疗的患者避免了阴茎切除。根据原发肿瘤分期和淋巴结状态,特异性存活率为 58%～86%。

表 17-11　男性使用外照射放疗(XRT)和近距离放疗(BT)治疗效果荟萃研究:阴茎癌疾病局部控制率(LC)、癌症带瘤生存率(CSS)、并发症,以及阴茎保留率

研究	患者人数	照射方法	剂量(Gy)	中位剂量与范围(range)	5 年局部控制率	5 年带瘤生存率	并发症	阴茎保留率
外照射								
McLean et al,1993	26	XRT	35/10～60/25	116(84～168)	61.5%	69%	7/26 无特异性	约 66%
Neave et al,1993	20	XRT	50～55	最小 36 个月	69.7%	58%	10%尿道狭窄	60%
Sarin et al,1997	59	XRT	60/30	62(2～264)	55%	66%	3%坏死 15%狭窄	约 50%
Gotsadze et al,2000	155	XRT	40～60	40	65%	86%	1 例坏死 5 例狭窄	65%
Munro et al,2001	13	XRT						
Zouhair et al,2001	23	XRT						43%
Ozsahin et al,2006	33	XRT/BT	52	62(2～454)	44%	—	10%狭窄	52%
Mistry et al, 2007	18	XRT	55/16～50/20	62	63%	75%	2 例坏死 1 例狭窄	约 66%
内照射								
Mazeron et al,1984	50	BT	60～70	(36～96)	约 78%		3 例坏死 19%狭窄	74%
Delannes et al,1992	51	BT	50～65	65(12～144)	约 86%	85%	23%坏死 45%狭窄	75%
Rozan et al,1995	184	BT	63	139	86%	88%	21%坏死 45%狭窄	78%
Soria et al,1997	102	BT	61～70	111	77%	72%		72%(6 年)
Chaudhary et al,1999	23	BT	50	21(4～117)	70% (8 年)	0 例坏死 9%狭窄		70%(8 年)
Kiltie et al,2000	31	BT	63.5	61.5	81%	85%	8 例坏死 44%狭窄	75%
Crook et al,2009	67	BT	60	48(4～194)	87.5%	83.6%	12%坏死 9% 狭窄	88% 5 年 67% 10 年

影响外照射治疗患者的预后因素主要包括剂量低于 60Gy、延长治疗时间超过 45 天、除 T3 期以外的患者每日剂量＜2Gy，大小超过 4cm 和晚期肿瘤（Sarin et al，1997；Gotsadze et al，2000；Crook et al，2009）。这表明，在 6.5 周（45 天）的时间内，每日 2Gy 的最小肿瘤剂量为约 66Gy。大分割放疗（分数大小＞2Gy）可能与毒性更差有关。

2. 近距离放疗

作为外照射放疗的一种替代疗法使用多种放射性同位素的间近距离放疗已被报道，但最常用的放射同位素是^{192}铱。Gerbaulet 和 Lambin（1992）使用经皮组织间^{192}铱种植，报道 109 例患者中 82% 的局部有效控制率，区域淋巴结无瘤的长期生存率达到 75%～80%。Rozan 等（1995）总结了来自多中心的 259 例患者，5 年和 10 年无瘤生存率分别是 78% 和 67%。22% 患者做了手术，从包皮环切或局部切除（75%）到全阴茎切除术（4%）都有。晚期的不良反应在 53 例患者中发生。另一种方法是将^{192}铱金属线植入术在阴茎体旁的塑料模中 12h，每天如此，共做 7～10d，肿瘤的总剂量可达到 60Gy（El-Demiry et al，1984；Akimolo et al，1997）。

Crook 等（2009）报道了一个最近在 30 例临床 T1～T3 期鳞状细胞癌的患者（1989－2000）中的研究，他们通过丙烯酸塑料模三维阵中的 17.0～19.5 号不锈钢针发出的铱 192 治疗。中位数 6 根针的使用，在平均 93h 内发射了 55～65Gy 的剂量。在中位数 34 个月的随访时间内，有 4 个局部失败和 4 个区域失败，且有 1 个患者因放射坏死而需要行部分阴茎切除。2 年统计的局部成功率是 85%，阴茎成功保留率是 83%。很明显，肿瘤只能行临床分期，研究者表明临床 T1 期和 T2 期的临床差异是主观的。治疗失败与肿瘤分级有关而不是肿瘤大小相关。然而，Kiltie 等（2000）发现＞4cm 的肿瘤中治疗失败率是 60%，而＜4cm 是 14%。Mazeron（1984）和 Soria（1997）等的研究都表明，海绵体浸润和肿瘤体积＞4cm 的患者局部治疗失败率更高。在 Crook 的研究中，没有常规做预防性淋巴结清除，且正如预期的那样，50% 分化中等或较差的肿瘤发生了区域或远处转移。所以，预防性淋巴结切除的患者选择应该与手术切除原发肿瘤的患者选择一样。

Crook 的研究于 2009 年入组患者扩充至 67 名患者，这些患者中位随访时间为 4 年（0.2～16.2）。随访至第 10 年时，与疾病相关的存活率为 83.6%，有 3 例晚期患者死亡（分别于 42 个月、64 个月、90 个月时）。10 例患者行切除术，其中 8 例因肿瘤复发，2 例因阴茎坏死。5 年和 10 年阴茎保存率分别为 88% 和 67%。对于近期行放疗的患者指征的把握，与行手术治疗的患者相同。但仅使用活检的方法确定为高级别病变及存在淋巴、血管侵犯。该检查中，局部失败的一个预测因素是间距的增加。调查显示，横向边缘的针间距的范围自 12mm 增加至 18mm，复发明显减少。**总体而言，间质近距离放疗局部症状的控制疗效（见表 17-11）优于外照射放疗，5 年局部控制率为 70%～87%。阴茎 5 年保留率最高为（74%～88%），有些下降 8～10 年（67%～70%）**（Crook et al，2009）。

3. 放疗相关的不良反应

在外照射放疗或近距离放疗后，有时会出现放射区域急性局部脱皮损伤。这种现象更常见于外照射放疗过程中，因为外照射放疗的放射量相对较大。出现症状后的 4～8 周会出现上皮的再生。盐水浸泡和保持局部清洁是非常重要的。当患者无不适后可恢复正常性生活，但推荐应用含有水分的润滑剂。

放疗后，最常见的两种迟发性并发症是尿道狭窄和软组织溃疡。在 1960－1970 年，有报道出现的并发症有尿瘘、尿道狭窄（可伴有阴茎坏死）、疼痛和水肿（Kelley et al，1974），在情况严重时需要行阴茎切除术（Duncan and Jackson，1972）。据报道，接受外照射或间质放疗的患者，总体软组织溃疡发生率为 0～23%，近距离放疗的发生率较高（见表 17-11）。在溃疡经久不愈时，肉眼难以与肿瘤复发所鉴别。此时可以考虑行活组织活检进一步明确。一般而言，溃疡形状呈扁平状，位于皮肤表面，没有凸起及外生的成分。建议密切随访过程中应用抗生素、维生素 E 和类固醇乳膏进行治疗。如果这些治疗无效，可以考虑行高压氧治疗，一般情况下是有效的（Crook et al，2009；Gomez-Iturriaga et al，2011）。大多数通过非手术治疗的患者可治愈疾病,但可能需要数周的时间,而糖尿病患者恢复时间可能更长。肿瘤侵入越深,愈合时间越长。据报道,10%~45%的患者出现尿道狭窄,这些患者多为接受近距离外照射放疗,行针间距治疗的患者放射剂量增加。尿道狭窄多发生于术后 18~24 个月,并且通常可能可出现尿无力、尿分叉等症状。此时行尿道扩张可预防尿道纤维环性狭窄,可在医师指导下独立完成。如果尿道狭窄失去了最佳的处理时机,可能需要更长时间的尿道扩张,少数患者甚至需行尿道成形术。

行放疗避免阴茎切除,临床好处是显而易见的。尽管据报道,行放疗患者通常可保留性功能,但放疗对性生活的不良反应还没有经过相关研究(Crook et al,2009)。由于近距离放疗过程中,阴茎海绵体所接受的照射剂量较少,其勃起障碍的发生率较外照射较低。在进行治疗前,患者和医师必须仔细考虑放疗可能带来的近期及远期的不良反应。对于部分的老年患者,性功能问题不再是主要矛盾。此时行阴茎部分切除术可能是完全可以接受的,应根据具体情况给予患者提供及时、有效的治疗,并努力减少并发症的产生,加快术后患者康复的速度。

行放疗可保留阴茎,临床疗效应与包括激光切除、Mohs 显微外科手术、尿道重建手术等微创保留阴茎的手术方式相比较。而这种比较需要在一个可进行上述所有治疗方法三级转诊中心进行。对于有严重并发症的患者,放疗可能是其唯一的解决办法,而外科手术常常不被考虑。

最后,与任何保留器官的方法一样,延长随访时间是很重要的,在做最初的治疗决定时,必须向患者强调这一点。自查及密切关注病情变化也是很重要的。局部复发早期的患者,早期发现可以通过手术治疗而不影响患者生存率。严密的长期随访对于及时发现复发至关重要,并必须认识到复发可能会发生得比较晚。在一项长期的研究中,11 例复发患者中有 7 例 2 年后被检出(63%),2 例 5 年后被检出(18%)(Mazeron et al,1984)。在挽救手术方面,Crook 等(2009)指出,体外放疗通常会使阴茎受到更大辐射损伤。而近距离放疗可使能量更加集中,而挽救性手术切除多可选择阴茎部分切除而不是阴茎全切术。

总之,放疗对于<4cm 的 T1、T2 期,冠状沟以外无明显侵犯的阴茎癌患者有很好的疗效。通过仔细规划治疗方案,可以最大限度地减少并发症的产生(de Crevoisier et al,2009)。与外照射放疗相比,近距离放疗可以得到良好的肿瘤局部控制疗效,使阴茎的保留率明显升高,并且可在短时间内达到治疗有效剂量(4~5 天而不是 6~7 周)。对于适合放疗患者,外照射放疗与近距离放疗的选择可能取决于放疗专家的技能和经验,而外照射放疗可能应用更加广泛。Crook 及其同事的长期研究(2009)表明,近距离放疗技术应进一步在多中心进行研究及推广,未来将可能成为主流的治疗方式。

很明显,局部晚期肿瘤的治疗存在着较高的失败率(局部、区域和远处)。治疗方法必须考虑到区域淋巴结转移。对于这些患者,近距离放疗不是最优选择。联合放化疗,每周使用像顺铂这样的放疗增效剂对宫颈癌的治疗具有良好的耐受性。此治疗方法经回访具有良好的治疗效果,可能使无法行手术治疗的晚期患者转变为可行手术治疗的患者,可改变患者最终的治疗方案(Rose,2002)。这种方法将在国际罕见癌症倡议的国际合作试验中进行研究(Nicholson et al,2014)。

(二)腹股沟区放疗

淋巴结转移的存在和转移程度是阴茎癌治疗中关键的预后因素,现阶段腹股沟淋巴结外科手术被广泛接受。建议根据情况,对高危的临床淋巴结阴性患者进行手术前评估,以便根据实际病理情况确定下一步治疗。而不是仅仅向腹股沟淋巴结提供"预防性"放疗。如淋巴结可行外科手术切除,则手术治疗为最佳的方案。因为腹股沟中的肉眼可见淋巴结放射所需的剂量较高,机体难以接受(Murrell and Williams,1965;Jensen,1977;Kulkarni and Kamat,1994)。此外,通过初级评估后,行腹股沟区域放疗的患者,多因临床分期难以确定及缺乏淋巴结转移的组织学证据。表 17-3 总结了临床阴性腹股沟中淋巴结阳性的发生率,并表明在大多数情况下无须行腹股沟区域的放疗。

Ravi 及其同事于 1994 年发表了一系列长期的研究,显示了放疗在阴茎癌淋巴结转移和远处转移患者中的作用。120 名淋巴结转移患者和 9

名远处转移患者通过单独放疗（姑息治疗）、术前辅助放疗组、术后放疗组。所有患者均为阴茎癌晚期患者,33 名患者在术前 4 周内接受 40Gy 放疗,随后接受腹股沟淋巴结清扫术治疗。值得注意的是,放疗后手术中,只有 8% 存在淋巴结转移,其中 3% 患者在腹股沟内复发。这表明术前放疗可能与阳性淋巴结数目减少相关,因在先前报道中(Ravi,1993a),单独手术治疗的患者的淋巴结阳性发生率为 33%,并且 19% 的患者出现腹股沟复发。淋巴结复发状况和局部复发的差异在统计学上存在意义($P<0.01$ 和 $P<0.03$)。这些数据具有启发性,但并不是确定性的。对于没有皮肤固定的$>4cm$的淋巴结进行术前放疗可以改善局部控制。后一组的 5 年生存率为 70%(Ravi et al,1994)。这些数据提示,放疗对于其他鳞状恶性肿瘤(如外阴癌、宫颈癌或直肠癌)患者,联合手术或化疗时可取得更大的益处(epidermoid anal cancer, 1996; Montana et al, 2000; Green et al, 2001)。在局部晚期阴茎癌的治疗中应该进一步探索这些方法。

在 Ravi 及其同事发表于 1994 年的系列研究中,姑息性放射治疗改善了 56% 具有固定腹股沟淋巴结患者的症状,5 例合并骨性转移疼痛的患者均有效,以及 1 例脊髓压迫和截瘫患者的症状(2 例)。然而,盆腔或主动脉旁放疗对盆腔淋巴结转移患者无效。因此,对于无法行淋巴结切除的固定淋巴结或溃疡性淋巴结患者,如不能行化疗时,可考虑行放疗。放疗的敏感性差异较大,有时对这些区域的辐射可以很好地耐受,可能导致显著的缓解,也可能增加局部并发症(Furn and Uhle, 1953; Staubitz et al, 1955; Vaeth et al, 1970)。如前所述,联合放化疗是一种具有治疗前景的方法,借鉴宫颈鳞状细胞癌的成功治疗经验,每周一次的使用顺铂可达到良好的治疗效果(Rose,2002)。

对于行手术治疗的淋巴结转移的患者,放疗作为辅助治疗具有重要作用。在一项来自中国台湾的小型回顾性研究中,Chen 及其同事(2004)报道了腹股沟阳性淋巴结清除后有和没有辅助性腹股沟放疗后的区域治疗失败率分别是 11%(9 例中 1 例)和 60%(5 例中 3 例)。根据已发表的关于外阴癌的文献推断(Hyde et al,2007),对于有 2 个以上阳性淋巴结的患者和腹股沟淋巴活检阳性患者,应考虑在 5 周内对同侧腹股沟进行 25 次临时辅助放疗 4500cGy。如果确定骨盆淋巴结无转移,则不需要包括骨盆;但如果尚未完成盆腔淋巴结清扫,那么辐射量应延伸至骨盆。

要点:放疗

- 最初的放疗可能对选择性的 T1 和 T2 期鳞状细胞癌、病变$<4cm$的患者有效,外照射和近距离放疗均可。
- 补救性阴茎切除可能需要在持续增长、复发或放射性坏死患者的外照射或近距离照射后进行。必须进行长期随访。
- 对于选择最初放疗的患者,腹股沟淋巴结的手术处理也应与选择最初手术治疗的患者标准相同。
- 腹股沟区淋巴结的放疗不如手术有效。
- 不建议行预防性腹股沟淋巴结放疗。
- 晚期疾病放疗与手术、化疗的结合需要进一步研究。
- 无法手术的腹股沟淋巴结转移患者,行姑息性放疗可能会有一定益处。

总之,对于腹股沟淋巴结转移高风险患者的预防,不建议对腹股沟区域进行放疗。对于临床上涉及淋巴结转移的患者,在治疗上不如淋巴结清扫术有效,但应该被认为是对有 2 个以上淋巴结阳性或 ENE 的患者的辅助治疗。对于不能手术的淋巴结,行放疗及化疗后可达到原位缓解,并可能使不可手术的疾病达到手术治疗的标志。根据对其他恶性鳞状肿瘤的研究,应进一步评估放疗作为晚期阴茎癌患者化疗和手术多模式方法的一部分。

六、化疗

当晚期阴茎癌表现为体积大、无法局部切除,或者阴茎癌初始发现及复发时,出现内脏转移是具有高度致命性的。因为在这种情况下,多数患者是无法单独使用手术或放疗治愈的(Ornellas et al,1994;Ravi et al,1994;Hegarty et al,2006)。

在这种情况下,单药或多药联合化疗的治疗经验是有限的,因为很少有 2 期临床试验,也没有随机临床试验。在经验治疗过程中,一些治疗方案导致疾病的清除或促进手术切除,具有临床治疗意义。

(一)单药治疗

来自西南肿瘤学组的 Gagliano 和他的同事(1989)治疗了 26 名患者,其中 12 名患者曾前期接受过放疗。以低剂量(50mg/m²)顺铂治疗后,观察 1~3 个月的反应率为 15%,总体生存期中位数为 4.7 个月。在斯隆·凯特琳纪念癌症中心的一项研究中,13 例存在广泛病变的患者在接受放疗或化疗之前,每 21 天接受一次 70~120mg/m² 剂量的顺铂治疗。12 例可评估患者中有 3 例(25%)证实有效(1 例完全有效,2 例部分有效,持续 2~8 个月;Ahmd et al,1984)。

最早肯定疗效的报道来自日本,表明博来霉素在阴茎癌和阴囊癌的治疗中似乎有效。Ichikawa 及其同事(1969,1977)报道了 24 例未曾治疗过的阴茎鳞癌患者博来霉素的有效率达 50%。乌干达也曾有相似的报道,45% 患者治疗后肿瘤出现了部分或完全的退行性变(Kyalwazi et al,1974)。一份来自世界文献的 90 例患者的回顾也显示了相似的效果(Eisenberger,1992)。在 Ahmed 和他的同事 1984 年进行的一项研究中,有 14 名患者用来评估单用药物博来霉素的反应。其中 1 名患者具有完全反应,但患者死于博来霉素肺毒性。还有 2 名患者出现局部反应,客观反应率为 21%。中位反应持续时间只有 3 个月(范围 2~4 个月)。

在斯隆·凯特琳纪念癌症中心,甲氨蝶呤治疗的 13 例患者中有 8 例(61%)产生部分疗效。然而,中位反应持续时间(即使有高反应率)为 3 个月(2~31 个月),1 例患者死于与治疗相关的败血症。甲氨蝶呤在其他报道中被证明是有效的(Mills,1972;Garnick et al,1979)。根据 Ahmed 的研究,顺铂、博来霉素和甲氨蝶呤依次给予,对这三种药物没有明显的交叉耐药。随后,使用顺铂、博来霉素和甲氨蝶呤进行了三种药物的试验。

(二)联合化疗

西南肿瘤组报道了减少所有三种药物总剂量的改良方法的资料;Haas 及其同事(1999)在 31 个不同机构的 45 例局部晚期或转移的阴茎癌患者中实行了顺铂、甲氨蝶呤和博来霉素的联合治疗。在 40 例可评估的患者中 5 例完全有效,8 例部分有效(有效率 32.5%)。中位反应持续时间为 16 周,总生存期为 28 周(Haas et al,1999)。尽管反应率似乎令人鼓舞,但相对于单药顺铂应用,仍在 95% 的置信区间(CI)内(无统计学意义),并且该研究中有 5 例与治疗相关的死亡(1 例来自感染,4 例来自肺部并发症)(Ahmed et al,1984;Gagliano et al,1989;Haas et al,1999)。因此,该研究未能证实相对于单药甲氨蝶呤具有初始高反应率;反应率并不显著高于单药顺铂,相比于单用博来霉素,此方案肺毒性更加明显(Haas et al,1999)。

另外三项包括顺铂而放弃了博来霉素和甲氨蝶呤在现代临床联合化疗试验中,显示了明显的效果。Theodore 及其同事(2008)报道了欧洲癌症研究与治疗组织(EORTC)第 2 期研究的结果,28 名局部晚期或转移性疾病(T3、T4、N1~N3 或 M1)患者接受顺铂和伊立替康联合治疗。患者在术前新辅助治疗 4 个周期(T3、N1 或 N2)或多达 8 个周期(T4、N3、M1 疾病)。毒性在可接受范围之内,没有与治疗相关的死亡。有 8 个具有治疗反应(2 个完整,6 个部分),客观应答率为 30.8%(80%CI 18.8%~45%)。值得注意的是,3 名在新辅助治疗环境下接受手术的患者没有肿瘤残留的证据。然而,作者报道说这项试验是阴性的,因为 CI 显示了不低于 30% 的客观应答率。

在得克萨斯大学 MD 安德森癌症中心进行了新辅助药物紫杉醇、异环磷酰胺和顺铂联合化疗(TIP)的 2 期临床试验(Pagliaro et al,2010)。符合条件的患者有 Tx、N2 或 N3 期淋巴结转移,患者无远处转移(M0)迹象,且无前期化疗。手术行 4 个疗程的联合治疗,然后进行双侧腹股沟淋巴结清扫,单侧或双侧盆腔淋巴结清扫,并在适当的情况下手术控制原发肿瘤。治疗客观反应率为 50%(30 例中 15 例),病理完全应答率为 10%(3 例)。23 名患者完成了 4 个疗程的 TIP 治疗,其中 22 名患者接受了手术治疗。在 34 个月的中位随访中,9 名患者(30% 的试验患者,完成治疗的患者中的 40.9%)存活。19 人死于疾病进展,2 人死于与肿瘤不相关原因。其药物毒性是可以接受的,没有发生与治疗相关的死亡(Pagliaro et al,2010)。因此,使用 TIP 方案的数据表明,应率可能显著高于单药顺铂,且比先前使用的博来霉素或含甲氨蝶呤的方案耐受性更好。表 17-12 提

供了迄今报道的含顺铂化疗方案的安全性和有效性数据。在不使用博来霉素的情况下,避免了与治疗相关的肺毒性和死亡。

表 17-12　不包含博来霉素的多药物联合阴茎癌治疗方案的安全性和有效性分析

研究	化疗方案	反应率	治疗相关死亡	平均总生存期(月)
Di Lorenzo et al,2012[*]	氟尿嘧啶 800～1000mg/(m² · d), 1～4d 连续输注; 顺铂 70～80mg/m²,第 1 天;周期 3 周 1 次	32%	0/25	8
Pagliaro et al,2010	紫杉醇,175mg/m²,第 1 天 异环磷酰胺,1200mg/m²,1～3d 顺铂 25mg/m²,1～3d; 周期 3 周 1 次	50%	0/30	17.1[†]
Theodore et al,2008	伊立替康 60mg/m²,第 1、8、15 天 顺铂 80mg/m²,第 1 天;周期 4 周 1 次	30.8%	0/28	4.7
Nicholson et al,2013	多西他赛,75mg/m²,第 1 天 顺铂,60mg/m² 第 1 天 氟尿嘧啶 750mg/(m² · d),1～5d; 周期每 3 周 1 次	38.5%	0/28	13.9

[*] 回顾性研究

[†] 新辅助治疗(N2－3M0)

第三个前瞻性试验评估了多西他赛、顺铂和氟尿嘧啶(TPF)在局部晚期或转移性阴茎癌患者中的联合作用(Nicholson et al,2013)。客观应答率为 38.5%(26 例可评估患者中 10 例),65.5%的患者经历过至少 1 次 3 级或 4 级事件。未达到60%的预定目标反应率,作者认为,氟尿嘧啶和顺铂可以达到类似的结果,多西他赛的加入导致毒性。在一项回顾性研究中,氟尿嘧啶和顺铂的客观应答率为 32%(25 例患者中的 8 例)(Di Lorenzo et al,2012)。

上述三项前瞻性试验和一项回顾性系列研究的数据表明,进展期的、无法切除的原发肿瘤或转移性疾病患者可以在顺铂化疗后受益,而部分区域淋巴结转移的患者似乎受益于化疗后淋巴切除术。新辅助化疗 TIP 治疗提示(30 例中 3 例)伊立替康和顺铂(7 例中 3 例)治疗后淋巴结病理阴性。对于无法切除的原发肿瘤或较大的区域淋

巴结转移的患者,使用含顺铂的新辅助治疗可能有效,也可能有机会实施治疗性切除,但最佳化疗方案尚未确定。

(三)辅助化疗

历史上,在米兰的国家癌症中心进行疗程为12 周的长春新碱、博来霉素和甲氨蝶呤的联合治疗 17 例患者作为新辅助(5 例)或术后(12 例)治疗使用。接受辅助治疗的是高危组患者,9 例显示了结外肿瘤生长,5 例有盆腔淋巴结累及,还有5 例有双侧腹股沟转移。在 18～102 个月的随访里,只有 1 例复发(Pizzocaro and Piva,1988)。该中心随后的报道进一步证明了辅助化疗的价值。56 例淋巴结阳性的患者中,25 例接受辅助性长春新碱、博来霉素和甲氨蝶呤治疗,其 82%生存了 5年,对照 31 例仅接受手术治疗的患者,只有 37%(Pizzocaro et al,1995,1997)。在新辅助治疗组,5 例超大(6～11cm)转移淋巴结的患者中有 3 例

显示部分有效。这 3 例患者此后完全切除了病变,在 20～72 个月的时间里保持无瘤。鉴于博来霉素和甲氨蝶呤的潜在毒性,这些数据尚未得到证实,可能不会进一步研究。

(四)化疗后的外科巩固治疗

Shammas 及其同事 1992 年报道了 8 例使用顺铂和氟尿嘧啶联合治疗的患者。8 例患者中有 7 例为 Jackson 分期Ⅲ期或Ⅳ期的患者,其中 2 例为胸膜转移或肺转移。7 例(14%)中有 1 例患者接受了 5 个疗程的治疗,出现了肺转移消失,并出现术后巩固治疗的部分反应,存活时间超过 32 个月。3 名病情稳定的患者只接受了 1～2 个周期的治疗,并存活了 2～11 月。值得注意的是,3 名最终病情恶化的患者中有 2 名接受了 3～4 个周期的治疗,并接受了手术巩固治疗,存活时间为化疗后的 12 个月和 28 个月。

因此,存活 28 个月及 32 个月以上的 7 例中的 2 例患者(28%)接受了化疗后的手术治疗,治疗后获得了明显的缓解或治愈。Corral 及其同事(1998)报道了一组使用博来霉素、甲氨蝶呤和顺铂治疗的前瞻性研究,对患者进行了长期随访。在队列中,21 名患者患有阴茎癌,其中 10 名(48%)分期 N3 或 M1。其余为 N1 或 N2 淋巴结转移。治疗后反应有 12 例(57%),其中 2 例伴有远处转移。组中有 6 名患者(28.5%)仅通过化疗或手术或放疗达到临床治愈,中位生存期为 27.8 个月。这明显长于那些没有达到临床治愈的患者(6.7 个月,$P = 0.004$)。因此,这项前瞻性研究表明,多学科方法来实现患者临床治愈后可以延长生存。随后,来自荷兰癌症研究所的 Leijte 等(2007)回顾了他们在最初无法行手术切除的阴茎癌患者中进行新辅助化疗的经验。该系列包括 20 例接受 5 种不同方案治疗的患者,包括①单药博来霉素;②博来霉素、长春新碱、甲氨蝶呤;③顺铂、氟尿嘧啶;④博来霉素、顺铂、甲氨蝶呤;⑤顺铂和伊立替康。对 19 例(1 例 2 周后因博来霉素中毒死亡)的客观应答进行评价,12 例患者具有客观应答(63%,2 例完全,10 例部分)。外科手术包括治疗原发性肿瘤及腹股沟和盆腔淋巴结清扫。有时需要额外的软组织切除,包括骨骼。必要时需要以带血管蒂的组织皮瓣用于腹股沟重建。在 12 名应答者中,只有 9 名行手术治疗,因

2 人死于与博来霉素相关的并发症,1 人被认为不适合做手术。9 名接受手术的患者中有 8 名(2 名为 pT0)未出现复发,中位随访时间为 20.4 个月。这与 3 个没有反应的人去做姑息性目的的手术形成对比。3 例均在 4～8 个月死于局部复发。这项研究的含义是,化疗的反应和积极的外科手术提供了重要的缓解或潜在的治愈的最佳方案。

在另一项研究中,Bermejo 等(2007)描述了 10 名在联合化疗后出现反应或病情稳定的患者,行手术治疗的注意事项和并发症。治疗方案包括①博来霉素、甲氨蝶呤和顺铂;②紫杉醇、异环磷酰胺和顺铂(TIP);③紫杉醇和卡铂。这一组患者表现出巨大的腹股沟或盆腔转移,但需要排除是固定的盆腔肿块或股骨血管完全包裹的患者。除腹股沟韧带切除外,腹直肌或内外斜肌下侧、精索和同侧睾丸、股动脉和静脉段(随后行补片或旁路移植)均达到边缘。创面覆盖可请整形外科会诊,包括腹壁缺损植入单丝聚丙烯网片及缝匠肌、腹直肌、前锯肌、背阔肌皮瓣。在 5 例表现出客观应答的患者中,3 例在 48 个月、50 个月和 73 个月时存活,无复发。2 名患者死亡(其中 1 名患者 30 个月时患病,1 名患者 21 个月时病因不明)。在其余 5 例病情稳定的患者中,3 例在 7 个月内死亡,1 例使用博来霉素治疗的患者在 8 个月内死于"发育迟缓"。然而,另一名接受紫杉醇和卡铂治疗的患者在 84 个月时病情稳定,存活,无疾病。这些数据似乎强化了这样一种观念,即术前对全身化疗的反应可以提高手术切除者的长期生存率。与全身性治疗相关,作者报道提示方案耐受性良好,手术中 3 例 pT0 反应均为提示治疗的患者。这为之前讨论的前瞻性第 2 阶段研究提供了理论基础(Pagliaro et al,2010)。在该研究中,对新辅助治疗有反应的患者与没有反应的患者相比,总体生存率($P = 0.001$)和进展时间($P < 0.001$)明显更好。

综上所述,这些数据提供了对化疗反应后疾病的改善、肿瘤的切除和患者生存的证据。在对治疗没有反应的患者中,手术可能偶尔会延长患者生存,但更常导致患者死亡。因为此类患者术后会迅速发生的局部复发或远处转移(Bermejo et al,2007;Leijte et al,2007;Pagliaro et al,2010)。

要点：化疗

- 应考虑采用含顺铂的方案治疗晚期转移性阴茎癌，因为化疗后的改善有助于切除治愈，但最佳化疗方案尚未确定。
- 在阴茎癌治疗中使用博来霉素毒性较高，不鼓励作为一线治疗。
- 在对全身化疗有客观应答的健康患者中，应考虑手术巩固以达到无病状态或缓解。
- 化疗后肿瘤进展的患者中，不建议进行手术。

七、非鳞状细胞恶性肿瘤

非鳞状阴茎恶性肿瘤极为罕见。相关报道进行了病理描述和局部区域治疗。然而，其结果和治疗效果的比较仅限于病例报道和小型回顾性分析。大多数报告主要包括：①疾病的发病率；②不同的病理特征；③治疗建议。

(一) 基底细胞癌

基底细胞癌在其他的可暴露于阳光的皮肤表面很常见，而在阴茎很少见(图 17-5A)。有充分记录的临床患者少于 30 例(Goldminz et al，1989；Ladocsi et al，1998；Nguyen et al，2006)。病变可见于阴茎的任何部位，但通常是在阴茎体上。它生长缓慢，一个诊断延迟从 2 个月到 50 年(Kim et al，1994)。治疗是局部切除，最终常能治愈(Hall et al，1968；Goldmine et al，1989)。只有一个病例报道了阴茎基底细胞癌出现了转移(Jones et al，2000)。Nguyen 及其同事(2006)报道了 2 例采用 Mohs 手术治疗的基底细胞癌一种良性的变异的基底细胞癌，纤维上皮瘤癌前病变，曾有在阴茎体发生的报道(Heymann et al，1983)。诊断依靠组织活检。切除病灶后均可治愈。

黑色素瘤和基底细胞癌很少在阴茎发生，可能是因为阴茎的皮肤没有暴露于阳光。阴茎支持组织的恶性肿瘤也很少见，且包括任何与肿瘤联结的平滑肌、横纹肌或纤维、脂肪、血管组织。关于这些恶性肿瘤治疗方法的信息来自个案病例报道和小规模组的回顾性研究(Belville and Cohen，1992)。

(二) 黑色素瘤

已有超过 150 例阴茎黑色素瘤的报道(图 17-5B)。在斯隆·凯特琳纪念癌症中心治疗的 1200 例黑色素瘤中只有 2 例是源自阴茎(Das Gupta and Grabstald，1965)。在得克萨斯大学安德森癌症中心，在所有原发阴茎癌中少于 1% 是恶性黑色素瘤(Johnson and Ayala，1973；de Bree et al，1997)。

黑色素瘤表现为阴茎头蓝黑或红棕色色素沉着的丘疹、斑块或溃疡。较少发生于包皮。其诊断依据活检标本的组织学检查，表现为非典型结合细胞活性与侵及真皮层的色素细胞生长。

已发现的其他部位黑色素瘤预后因素，如浸润深度(Clark 分期)和肿瘤厚度(Breslow 分类)，由于关于阴茎病变的经验有限还未很好地运用于这些病变。Sanchez-Ortiz 及其同事(2005)在至今阴茎黑色素瘤最大的一份报道中运用 AJCC 系统对皮肤黑色素瘤进行分类(Fleming et al，1997)。这个系统掺入了 Clark 和 Breslow 分期系统的一些内容。当该系统给出足够好的信息时，那么局部切除就是可行的。在过去的研究中，远处播散转移在 60% 的患者中发现(Abeshouse，1958；Johnson et al，1973；de Bree et al，1997)。然而，Sanchez-Ortiz 发现，如果原发肿瘤是低分期的且局部淋巴结阴性，那么早期的黑色素瘤有很好的预后。血源性转移是通过海绵体的血管组织发生转移；髂腹股沟的淋巴转移通过淋巴渗透发生转移。

手术是治疗的主要方法，放疗或化疗只能起到辅助性或姑息性的作用。对于I期黑色素瘤(没有转移的局部病变)和II期黑色素瘤(限于单侧腹股沟的转移)，充分的原发肿瘤切除，如部分或全阴茎切除联合所有双侧髂腹股沟淋巴结清扫，可以获得最好的治疗效果(Johnson et al，1973；Bracken and Diokno，1974；Manvel and Fraley，1988)。在总结了得克萨斯大学安德森癌症中心的经验和其他的一些记载，Sanchez Ortiz 及其同事(2005)提出了一个原发肿瘤和腹股沟淋巴结的治疗法则。对包皮的肿瘤行包皮环切术就足够了；对阴茎头的肿瘤可行部分阴茎切除；对阴茎头和体的肿瘤可行部分或全阴茎切除。对于所有病变为深度 1mm 以上，伴有溃疡，或 CLARK 分级IV或V期的患者，作者推荐行双侧改良的腹股沟淋巴结清扫术。尽管动态前哨淋巴结活检技术在黑色素瘤的更常见部位得到越来越多的应用,但其在阴茎黑色素瘤中的应用仍未得到证实。这可能是因为这种疾病发生率较低(Sanchez-Ortiz et al,2006)。

阴茎黑色素瘤患者的预后很明显取决于原发肿瘤的分期和有无腹股沟转移。目前的分期和预后因素是由 Sanchez-Oriz 及其同事(2005)总结的。来自荷兰的一份报道(van Geel et al,2007)关注于黏膜部位位于阴茎黑素瘤-阴茎头、舟形窝和远端尿道的概念。这些病变可能比皮肤病变表现出更强的侵袭性,但诊断的延迟可能是一个因素。在一个 66 例病例回顾性荟萃分析,复发的结果是相似的。

(三)肉瘤

阴茎的原发间质肿瘤非常少见。来自国防病理学院(the Armed Forces Institute of Pathology)对 46 例该肿瘤患者的详细评估显示,良性和恶性病变的数量一样(Dehner and Smith,1970)。患者的年龄从新生儿到 80 岁。良性和恶性病变的体征和症状一样,表现为皮下肿块、阴茎痛和增大、阴茎异常勃起和尿道阻塞。曾报道 1 例肉瘤被误诊为 Peyronie 斑块(Moore et al,1975)。

恶性病变更常见于阴茎体近端(图 17-5)。而良性病变常位于远端。最常见的恶性病变是血管源性的(血管上皮瘤),其次是神经源性、肌源性和纤维源性(Ashley and Edwards,1957)。个案的肉瘤病变的报道已有发表,如恶性纤维组织细胞瘤(Parsons and Fox,1988),血管肉瘤(Ashridge and Pary,1989),平滑肌肉瘤(Planz et al,1998),上皮样肉瘤(Leviay et al,1988)和骨肉瘤(Sacker et al,1994)。

肉瘤可分为表浅和深部,前者肉瘤是从包皮支持结构发生的,后者肉瘤是从海绵体支持结构发生的(Prat and Ross,1969)。对表浅肿瘤建议行广泛的局部表面切除和部分阴茎切除并有成功应用的个案报道(Pak et al,1986;Dalkin and Zaentz,1989)。全阴茎切除可用于深部海绵体来源的肿瘤。**然而,局部复发是肉瘤的特征**(Dehner and Smith,1970)。Fetsch 和他的同事(2004)来自武装部队病理学研究所的报道更新了 14 例平滑肌肉瘤的文献综述。其结论是,小的病变(<2cm)最好通过局部切除来处理,而较深的

肿瘤通常需要部分或全部切除。阴茎根部的深部病变预后最差。

肉瘤的淋巴结转移非常罕见。除非可触及淋巴结,否则不建议进行淋巴结清扫(Hutcheson et al,1969)。远处转移也不常见(Dehner and Smith,1970)。区域转移很少见。除非能摸到增大淋巴结,否则不推荐行淋巴清扫(Hutcheson et al,1969)。远处转移也很少见(Dehner and Smith,1970)。这支持了局部积极治疗可达到的预期效果。目前放疗和化疗尚未广泛应用于阴茎肉瘤的治疗,因此很难评价治疗方案。

Kaposi 肉瘤通常是一种全身淋巴网状内皮细胞紊乱的皮肤表现,可以引起生殖器病变,但现在最常见于 HIV 感染(见前所述)。

(四)Paget 病

阴茎 Paget 病极少见。1990 年之前已报道的病例少于 30 例(Matsudo et al,1981;Macedo et al,1997)。然而,中国和韩国近年来多有报道(Yang et al,2005;Wang et al,2008)。肉眼可见为红斑性、湿疹样、界限清楚的区域,临床上无法与 Queyrat、Bowen 病或阴茎原位癌的红斑增生区分开来。临床表现包括局部不适、瘙痒,偶有阴茎、阴囊,甚至肛周区域出现浆液性分泌物(图 17-5D 和 E)。显微镜检查时,可见有大的、圆形或椭圆形、透明染色水肿的细胞,细胞核深染(Paget 细胞)。除癌胚抗原外,细胞角蛋白 7 常呈阳性,显示粗囊液蛋白,但 S-100 蛋白阴性(O'Connor et al,2003)。该肿瘤表现为生长缓慢的上皮内腺癌,细胞来自顶浆分泌腺。随着时间的推移,真皮肿瘤沉积通过真皮淋巴管转移到区域淋巴结,细胞可能变得具有侵袭性(Park et al,2001 Hegarty et al,2011)。值得注意的是,阴囊 Paget 病可能与泌尿生殖道的其他恶性肿瘤有关,如前列腺、膀胱和肾恶性肿瘤(Chanda,1985;Ojeda et al,1987;Koh,1995;Allan et al,1998),应该评估其存在可能。在 MD 安德森癌症中心最近的一系列报道的 20 名患者中,有 9 名(45%)至少有其他一种恶性肿瘤,包括前列腺、膀胱、肾、皮肤、食管和直肠部位。值得注意的是,9 例患者中有 8 例在诊断为 EMPD(编者按,乳腺外湿疹样癌)之前就被诊断为其他肿瘤。

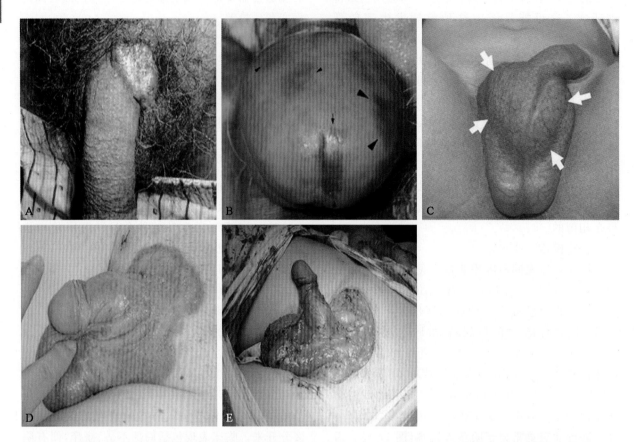

图 17-5 阴茎的非鳞状细胞癌的临床检查结果。A. 基底细胞癌。B. 黑色素瘤。注意表面扩散黑色素瘤（大箭头）原位黑色素瘤（带尾箭头）和两个可能的色素沉着区域（小箭头）。C. 平滑肌肉瘤（箭头）。D. Paget 病。E. 切除后的 Paget 病

来自中国的阴茎 Paget 病、阴囊 Paget 病 130 例（Wang et al,2008）和韩国的 36 例（Yang et al,2005）。在大多数情况下,只有皮肤和真皮必须切除,多达 3cm 情况下,仍可能出现切缘阳性,建议冷冻切片以指导切除范围。局部皮肤或阴囊皮瓣（Wang et al,2008）可用于覆盖手术缺损。手术切缘呈阳性的患者复发风险较高,建议进一步切除。Hegarty 等（2011）的系列研究中,表皮内 EMPD 患者手术切缘阴性,未见复发。

在少数病例中,肿瘤可能侵入更深的结构,需要更广泛的切除和重建,正如病例系列报道（Hatoko et al,2002;Fujisawa et al,2008）。如果存在腹股沟淋巴结转移,建议行根治性淋巴结清扫（Hagan et al,1975）,但预后较差（Yang et al,2005）。Hegarty 和他的同事（2011）描述了 2 例患者的新辅助多西他赛和卡铂化疗后行手术切

除。其中一名患者在 40 个月时存活,另一名患者在 13 个月死亡。

（五）腺鳞癌

这是一种罕见的肿瘤,有腺状和鳞状两者的组织学特征,且与尿道腺无关。肉眼观,该肿瘤表现为一个大的（5～9cm）、坚硬的、浅灰白的颗粒状的外生形肿块,侵及阴茎体远端或阴茎头。显微镜下检查,腺体包含了黏蛋白且癌胚抗原阳性。在一个报道的病例中,肿瘤转移到一个单一的腹股沟淋巴结。这个患者的治疗以局部切除为主并辅以部分腹股沟淋巴结清除;治疗后生存了 9 年。其余病例的处理是局部切除和密切随访（Cubilla et al,1996）。在仅有的 7 例报道病例中（Romero et al,2006）,一位原发肿块和腹股沟淋巴结的患者接受了全阴茎切除术和延迟的 ILND 和 PLND,最后病理阶段为 pT2N3M0,在 5 年随访

时无疾病。

(六)淋巴网状内皮细胞恶性肿瘤

原发的淋巴网状内皮细胞恶性肿瘤很少见于阴茎(Dehner and Smith,1970)。白血病可以浸润海绵体引起阴茎异常勃起(Pochedly et al,1974)。当阴茎的淋巴瘤浸润得到诊断,那么患者需要行全身疾病的彻底检查。如果阴茎病变确实是一个原发肿瘤,可以给予全身化疗。这是对于局部病变、可能隐匿存在于其他部位病变且需要保存阴茎的形态与功能最有效的治疗(Marks et al,1988)。也有报道局部的低剂量照射能够有效(Stewart et al,1985)。

(七)阴茎转移癌

阴茎转移性肿瘤较少见,90 年代文献报道大约 300 例(Belville and Cohen,1992)。它们如此少见使人有点迷惑,人们认为阴茎丰富的血供和淋巴,且又与肿瘤常发的区域,如膀胱、前列腺和直肠非常接近。这三个器官也正是阴茎转移癌主要的肿瘤原发部位(Abeshouse and Abeshouse,1961)。最可能的传播途径是直接浸润、静脉反流和淋巴转移及动脉栓塞。阴茎转移的其他来源来自胃肠道、睾丸和肾(Belville and Cohen,1992)。

阴茎转移癌最常见的症状是阴茎异常勃起,阴茎肿胀、结节和溃疡也有报道(Mccrea and Tobias, 1958; Abeshouse and Alehouse, 1961; Weitzner,1971)。尿道梗阻和血尿也可能发生。转移性的阴茎病变最常见的组织学特征是 1 个或 2 个阴茎海绵体受侵犯,这就可以解释常常发生阴茎异常勃起的原因。孤立的包皮和阴茎头的沉着物更为少见。

鉴别诊断包括特发性阴茎异常勃起、性病、其他感染性溃疡、结核、Peyronie 斑块及原发的良性或恶性肿瘤。

阴茎转移病变表明恶性疾病的进展,且在发现和治疗原发病变后很快出现(Abeshouse and Abeshouse,1961,Hayes Young,1967;Mukhamel et al,1987)。很少见的情况下,原发病变的治疗与阴茎转移病变的出现之间间隔了很长时间(Abeshouse and Abeshouse,1961),或者阴茎病变的发生作为最初的和仅有的转移部位。在 17 例阴茎转移患者中,有 14 例患者死于疾病转移,诊断为阴茎转移后平均存活 5 个月(Chaux et al,2011)。

因为阴茎转移癌与疾病进展有关,所以发生后的生存时间很有限,大部分患者 1 年内死亡(Robey and Schellhammer,1984;Mukhamel et al,1987;Fischer and Patrick,1999)。在孤立性结节或局部的阴茎远端病变的病例,如果通过部分阴茎切除能够完全切除整个恶变区域,那么偶尔有可能会取得有效的治疗(Spaulding and Whitmore,1978)。如果近端海绵体受到浸润,那么手术治疗的效果非常有限。偶尔,在其他方法缓解顽固性疼痛失败后,可以行阴茎切除(Mukhamel et al,1987)。疼痛也可通过切除阴茎背神经来控制(Hil and Khalid,1988)。放疗常常是无效的;化疗还未应用于足够的病例来提供肯定的推荐。

要点:非鳞状细胞恶性肿瘤

- 基底细胞癌是一种高度可治愈的病变,转移性相对较低。
- 肉瘤易于局部复发;局部和远处转移罕见。浅表病变可以通过局部手术治疗。
- 黑色素瘤是一种侵袭性的癌症,但如果能早期诊断并通过适当的手术治疗,可以治愈。
- EMPD 最初通过表皮内扩散传播。可选择广泛的局部切除以达到阴性切缘来治疗。侵袭性 EMPD 可能是致命的。
- 阴茎转移癌最常表现为从临床明显存在的原发肿瘤扩散。预后差,治疗应以原发肿瘤及局部缓解为主。

参考文献

完整的参考文献列表通过 www. expertconsult. com 在线获取。

推荐阅读

Agrawal A,Pai D,Ananthakrishnan N,et al. The histological extent of the local spread of carcinoma of the penis and its therapeutic implications. BJU Int 2000; 85: 299-301.

Alani RM,Munger K. Human papillomaviruses and associated malignancies. J Clin Oncol 1998;16;330-7.

Alnajjar HM,Lam W,Bolgeri M,et al. Treatment of carcinoma in situ of the glans penis with topical chemotherapy agents. Eur Urol 2012;62(5):923-8.

Aragona F,Serretta V,Marconi A,et al. Queyrat's erythroplasia of the prepuce:a case-report. Acta Chir Belg 1985;85:303-4.

Bermejo C,Busby JE,Spiess PE,et al. Neoadjuvant chemotherapy followed by aggressive surgical consolidation for metastatic penile squamous cell carcinoma. J Urol 2007;177(4):1335-8.

Bevan-Thomas R,Slaton JW,Pettaway CA. Contemporary morbidity from lymphadenectomy for penile squamous cell carcinoma:the MD Anderson Cancer Center experience. J Urol 2002;167:1638-42.

Bhojwani A,Biyani CS,Nicol A,et al. Bowenoid papulosis of the penis. Br J Urol 1997;80:508.

Bleeker MC,Heideman DA,Snijders PJ,et al. Penile cancer:epidemiology,pathogenesis,and prevention. World J Urol 2009;27:141-50.

Buechner SA. Common skin disorders of the penis. BJU Int 2002;90:498-506.

Cabanas RM. Anatomy and biopsy of the sentinel lymph nodes. Urol Clin North Am 1992;19:267-76.

Castellsague X,Ghaffari A,Daniel RW,et al. Prevalence of penile human papillomavirus DNA in husbands of women with and without cervical neoplasia:a study in Spain and Colombia. J Infect Dis 1997;176:353-61.

Chaux A,Amin M,Cubilla AL,et al. Metastatic tumors to the penis:a report of 17 cases and review of the literature. Int J Surg Pathol 2011;19(5):597-606.

Chaux A,Torres J,Pfannl R,et al. Histologic grade in penile squamous cell carcinoma:visual estimation versus digital measurement of proportions grades,adverse prognosis with any proportion of grade 3 and correlation of a Gleason-like system with nodal metastasis. Am J Surg Pathol 2009;33(7):1042-8.

Coblentz TR,Theodorescu D. Morbidity of modified prophylactic inguinal lymphadenectomy for squamous cell carcinoma of the penis. J Urol 2002;168(Pt 1):1386-9.

Colberg JW,Andriole GL,Catalona WJ. Long-term follow-up of men undergoing modified inguinal lymphadenectomy for carcinoma of the penis. Br J Urol 1997;79:54-7.

Crook J,Grimard L,Tsihlias J,et al. Interstitial brachytherapy for penile cancer:an alternative to amputation. J Urol 2002;167:506-11.

Crook J,Ma C,Grimard L. Radiation therapy in the management of the primary penile tumor:an update. World J Urol 2009;27:189-96.

Cubilla A,Reuter V,Gregoire L,et al. Basaloid squamous cell carcinoma:a distinctive human papilloma virus-related penile neoplasm:a report of 20 cases. Am J Surg Pathol 1998;22:755-61.

Cubilla AL,Reuter V,Velazquez E,et al. Histologic classifi cation of penile carcinoma and its relation to outcome in 61 patients with primary resection. Int J Surg Pathol 2001;9:111-20.

Danielson AG,Sand C,Weisman K. Treatment of Bowen's disease of the penis with 5% imiquimod cream. Clin Exp Dermatol 2003;28(Suppl. 1):7-9.

Di Lorenzo G,Buonerba C,Federico P,et al. Cisplatin and 5-fluorouracil in inoperable,stage IV squamous cell carcinoma of the penis. BJU Int 2012; 110 (11 Pt B): E661-6.

Dianzani C,Calvieri S,Pierangeli A,et al. Identification of human papilloma viruses in male dysplastic genital lesions. New Microbiol 2004;27:65-9.

Edge SB,Byrd DR,Compton CC,et al. Penis. AJCC Cancer Staging Manual. 7th ed. New York:Springer;2010.

Eng TY,Petersen JP,Stack RS,et al. Lymph node metastasis from carcinoma in situ of the penis:a case report. J Urol 1995;153:432-4.

Ficarra V,Zattoni F,Artibani W,et al. Nomogram predictive of pathological inguinal lymph node involvement in patients with squamous cell carcinoma of the penis. J Urol 2006;175:1700-5.

Ficarra V,Zattoni F,Cunico SC,et al. Lymphatic and vascular embolizations are independent predictive variables of inguinal lymph node involvement in patients with squamous cell carcinoma of the penis. Gruppo Uro-Oncologico del Nord Est (Northeast Uro-Oncological Group) Penile Cancer data base. Cancer 2005; 103: 2507-16.

Frimberger D,Hungerhuber E,Zaak D,et al. Penile carcinoma:is Nd:YAG laser therapy radical enough? J Urol 2002;168:2418-21,discussion 2421.

Frisch M,Friis S,Kjaer SK,et al. Falling incidence of penis cancer in an uncircumcised population (Denmark, 1943-90). BMJ 1995;311:1471.

Giuliano AR,Lazcano E,Lina Villa L,et al. Circumcision and sexual behavior: factors independently associated with human papillomavirus detection among men in the HIM study. Int J Cancer 2009;124:1251-7.

Giuliano AR,Palefsky JM,Goldstone S,et al. Efficacy of quadrivalent HPV vaccine against HPV infection and disease in males. N Engl J Med 2011;364(5):401-11.

Graafland NM,Teertstra HJ,Besnard PE,et al. Identification of high risk pathological node positive penile carcinoma: value of preoperative computerized tomography imaging. J Urol 2011;185(3):881-7.

Graham JH, Helwig EB. Erythroplasia of Queyrat [review]. Cancer 1973;32:1396-414.

Greene FL,Compton CC,Fritz AG,et al. The penis. In:American Joint Committee on Cancer: staging atlas. New York:Springer;2006. p. 287-92.

Gross G,Pfister H. Role of human papillomavirus in penile cancer,penile intraepithelial squamous cell neoplasias and in genital warts. Med Microbiol Immunol(Berl) 2004;193:35-44.

Grussendorf-Conen EI. Anogenital premalignant and malignant tumors (including Buschke-Löwenstein tumors). Clin Dermatol 1997;15:377-88.

Haas GP,Blumenstein BA,Gagliano RG,et al. Cisplatin, methotrexate,and bleomycin for the treatment of carcinoma of the penis:a Southwest Oncology Group Study. J Urol 1999;161:1823-5.

Harish K,Ravi R. The role of tobacco in penile carcinoma. Br J Urol 1995;75:375-7.

Harmer MH. Penis (ICD-0187). TNM classification of malignant tumours. 3rd ed. Geneva:International Union Against Cancer;1978. p. 126-8.

Hegarty PK,Suh J,Fisher M,et al. Penoscrotal extramammary Paget's disease:the University of Texas MD Anderson Cancer Center contemporary experience. J Urol 2011;186:97-102.

Horenblas S,Jansen L,Meinhardt W,et al. Detection of occult metastasis in squamous cell carcinoma of the penis using a dynamic sentinel node procedure. J Urol 2000;163:100-4.

Horenblas S,van Tinteren H,Delemarre JF,et al. Squamous cell carcinoma of the penis:accuracy of tumor, nodes and metastases classification system and role of lymphangiography,computerized tomography scan,and fine needle aspiration cytology. J Urol 1991; 146: 1279-83.

Horenblas S,van Tinteren H,Delemarre JF,et al. Squamous cell carcinoma of the penis. Ⅲ. Treatment of regional lymph nodes. J Urol 1993;149:492-7.

Hung-fu T,Morganstern H,Mack T,et al. Risk factors for penile cancer:results of a population-based case-control study in Los Angeles County. Cancer Causes Control 2001;12:267-77.

Johnson DE,Lo RK. Management of regional lymph nodes in penile carcinoma: five-year results following therapeutic groin dissections. Urology 1984;24:308-11.

Kroon BK,Horenblas S,Deurloo EE,et al. Ultrasonography-guided fineneedle aspiration cytology before sentinel node biopsy in patients with penile carcinoma. BJU Int 2005a;95:517-21.

Kroon BK,Horenblas S,Estourgie SH,et al. How to avoid false-negative dynamic sentinel node procedures in penile carcinoma. J Urol 2004;171(Pt 1):2191-4.

Kroon BK,Horenblas S,Lont AP,et al. Patients with penile carcinoma benefit from immediate resection of clinically occult lymph node metastases. J Urol 2005b;173: 816-9.

Kroon BK,Lont AP,Valdes Olmos RA,et al. Morbidity of dynamic sentinel node biopsy in penile carcinoma [see comment]. J Urol 2005c;173:813-5.

Kulkarni JN,Kamat MR. Prophylactic bilateral groin node dissection versus prophylactic radiotherapy and surveillance in patients with N0 and N1-2a carcinoma of the penis. Eur Urol 1994;26:123-8.

Leijte JA,Hughes B,Graafland NM,et al. Two-center evaluation of dynamic sentinel node biopsy for squamous cell carcinoma of the penis. J Clin Oncol 2009;27(20): 3325-9.

Leijte JA,Kerst JM,Bais E,et al. Neoadjuvant chemotherapy in advanced penile carcinoma. Eur Urol 2007; 52 (2):448-94.

Leijte JA,Kirrander P,Antonini N,et al. Recurrence patterns of squamous cell carcinoma of the penis: recommendations for follow-up based on a two-centre analysis of 700 patients. Eur Urol 2008;54:161-9.

Lont AP,Besnard AP,Gallee MP,et al. A comparison of physical examination and imaging in determining the extent of primary penile carcinoma. BJU Int 2003;91: 493-5.

Lont AP,Gallee MP,Meinhardt W,et al. Penis conserving treatment for T1 and T2 penile carcinoma: clinical implications of a local recurrence. J Urol 2006; 176: 575-80.

Lont AP,Kroon BK,Gallee MP,et al. Pelvic lymph node dissection for penile carcinoma:extent of inguinal lymph node involvement as an indicator for pelvic lymph node involvement and survival. J Urol 2007;177:947.

Lopes A,Hidalgo GS,Kowalski LP,et al. Prognostic factors in carcinoma of the penis:multivariate analysis of 145patients treated with amputation and lymphadenectomy. J Urol 1996;156:1637-42.

Lucia MS,Miller GJ. Histopathology of malignant lesions of the penis. Urol Clin North Am 1992;19:227-46.

Maden C,Sherman KJ,Beckman AM,et al. History of circumcision, medical conditions,and sexual activity and risk of penile cancer. J Natl Cancer Inst 1993;85:19-24.

Master VA,Jafri SM,Moses KA,et al. Minimally invasive inguinal lymphadenectomy via endoscopic groin dissection:comprehensive assessment of immediate and long-term complications. J Urol 2012;188:1176-80.

Matin SF,Cormier JN,Ward JF,et al. Phase 1 prospective evaluation of the oncological adequacy of robotic assisted video-endoscopic inguinal lymphadenectomy in patients with penile carcinoma. BJU Int 2013;111(7):1068-74.

McDougal WS. Carcinoma of the penis:improved survival by early regional lymphadenectomy based on the histological grade and depth of invasion of the primary lesion. J Urol 1995;154:1364-6.

Micali G,Nasca MR,Innocenzi D. Lichen sclerosus of the glans is significantly associated with penile carcinoma. Sex Transm Infect 2001;77:226.

Minhas S,Kayes O,Hegarty P,et al. What surgical resection margins are required to achieve oncological control in men with primary penile cancer? BJU Int 2005;96:1040-3.

Misra S, Chaturvedi A, Misra NC. Penile carcinoma:a challenge for the developing world. Lancet Oncol 2004;5:240-7.

Mohs FE,Snow SN,Larson PO. Mohs micrographic surgery for penile tumors. Urol Clin North Am 1992;19:291-304.

Muneer A,Kayes O,Ahmed HU,et al. Molecular prognostic factors in penile cancer. World J Urol 2009;27:161-7.

Nelson BA,Cookson MS,Smith JA Jr,et al. Complications of inguinal and pelvic lymphadenectomy for squamous cell carcinoma of the penis:a contemporary series. J Urol 2004;172:494-7.

Nielson CM,Flores R,Harris RB,et al. Human papillomavirus prevalence and type distribution in male anogenital sites and semen. Cancer Epidemiol Biomarkers Prev 2007;16(6):1107-14.

Opjordsmoen S,Fossa SD. Quality of life in patients treated for penile cancer:a follow-up study. Br J Urol 1994;74:652-7.

Pagliaro LC, Crook J. Multimodality therapy in penile cancer:when and which treatments? World J Urol 2009;27:221-5.

Pagliaro LC, Williams DL, Daliani D, et al. Neoadjuvant paclitaxel, ifosfamide, and cisplatin chemotherapy for metastatic penile cancer:a phase Ⅱ study. J Clin Oncol 2010;28(24):3851-7.

Park S,Grossfeld GD,McAninch JW,et al. Extramammary Paget's disease of the penis and scrotum:excision, reconstruction and evaluation of occult malignancy. J Urol 2001;166:2112-7.

Pettaway CA,Pagliaro LC,Theodore C,et al. Treatment of visceral,unresectable,or bulky/unresectable regional metastases of penile cancer. Urology 2010; 76 (2):S58-65.

Pettaway CA,Pisters LL,Dinney CP,et al. Sentinel lymph node biopsy for penile squamous carcinoma:the MD Anderson Cancer Center experience. J Urol 1995;154:1999-2003.

Philippou P,Shabbir M,Malone P,et al. Conservative surgery for squamous cell carcinoma of the penis:resection margins and long-term oncological control. J Urol 2012;188(3):803-8.

Pietrzak P, Corbishley C, Watkin N. Organ-sparing surgery for invasive penile cancer:early follow-up data. BJU Int 2004;94:1253-7.

Pietrzak P,Hadway P,Corbishley CM,et al. Is the association between balanitis xerotica obliterans and penile carcinoma under-estimated? BJU Int 2006;98(1):74-6.

Pizzocaro G, Algaba F, Horenblas S, et al. EAU penile cancer guidelines,2009. Eur Urol 2010;57:1002-12.

Pizzocaro G, Piva L, Bandieramonte G, et al. Up-to-date management of carcinoma of the penis. Eur Urol 1997;32:5-15.

Poblet E, Alfaro L, Fernander-Segoviano P, et al. Human papillomavirus-associated penile squamous cell carcinoma in HIV positive patients. Am J Surg Pathol 1999;23:1119-26.

Pugliese JM, Morey AF, Peterson AC. Lichen sclerosus:review of the literature and current recommendations for management. J Urol 2007;178:2268-76.

Ravi R. Correlation between the extent of nodal involvement and survival following groin dissection for carcinoma of the penis. Br J Urol 1993;72;817-9.

Ravi R,Chaturvedi HK,Sastry DV. Role of radiation therapy in the treatment of carcinoma of the penis. Br J Urol 1994;74;646-51.

Reynolds SJ, Shepherd ME, Risbud AR, et al. Male circumcision and risk of HIV-1 and other sexually transmitted infections in India. Lancet 2004; 363 (9414): 1039-40.

Rippentrop JM,Joslyn SA,Konety BR. Squamous cell carcinoma of the penis: evaluation of data from the Surveillance, Epidemiology, and End Results Program. Cancer 2004;101;1357-63.

Rubin MA,Kleter B,Zhou M,et al. Detection and typing of human papillomavirus DNA in penile carcinoma. Am J Pathol 2001;159;1211-8.

Saisorn I,Lawrentschuk N,Leewansangtong S,et al. Fine-needle aspiration cytology predicts inguinal lymph node metastasis without antibiotic pretreatment in penile carcinoma. BJU Int 2006;97;1225-8.

Sanchez-Ortiz R, Huang SF, Tamboli P, et al. Melanoma of the penis,scrotum and male urethra;a 40-year single institution experience. J Urol 2005;173;1958-65.

Scappini P,Piscioli F,Pusiol T,et al. Penile cancer;aspiration biopsy cytology for staging. Cancer 1986; 58: 1526-33.

Scardino E,Villa G,Bonomo G,et al. Magnetic resonance imaging combined with artificial erection for local staging of penile cancer. Urology 2004;63;1158-62.

Scher M,Seitz M,Reiser M,et al. ^{18}F-FDG PET/CT for staging of penile cancer. J Nucl Med 2005;46;1460.

Seixas AL,Ornellas AA,Marota A,et al. Verrucous carcinoma of the penis;retrospective analysis of 32 cases. J Urol 1994;152;1476-9.

Shabbir M,Muneer A,Kalsi J,et al. Glans resurfacing for the treatment of carcinoma in situ of the penis;surgical technique and outcomes. Eur Urol 2011b;59(1);142-7.

Shapiro E. American Academy of Pediatrics policy statements on circumcision and urinary tract infection. Rev Urol 1999;1;154-6.

Shindel AW,Mann MW,Lev RY,et al. Mohs micrographic surgery for penile cancer;management and long-term follow-up. J Urol 2007;178;1980-5.

Slaton JW,Morgenstern N,Levy DA,et al. Tumor stage, vascular invasion and the percentage of poorly differentiated cancer; independent prognosticators for inguinal

lymph node metastasis in penile squamous cancer. J Urol 2001;165;1138-42.

Solsona E, Algaba F, Horenblas S, et al. EAU guidelines on penile cancer. Eur Urol 2004;46;1-8.

Solsona E,Iborra I,Ricos JV,et al. Corpus cavernosum invasion and tumor grade in the prediction of lymph node condition in penile carcinoma. Eur Urol 1992;22;115-8.

Soria JC,Fizazi K,Kramar A,et al. Squamous cell carcinoma of the penis;multivariate analysis of prognostic factors and natural history in a monocentric study with a conservative policy. Ann Oncol 1997;8;1089.

Sotelo R,Sanchez-Salas R,Clavijo R. Endoscopic inguinal lymph node dissection for penile carcinoma;the development of a novel technique. World J Urol 2009; 27: 213-9.

Spiess PE, Izawa JI, Bassett R, et al. Pre-operative lymphoscintigraphy and dynamic sentinel node biopsy in staging penile cancer;results with pathologic correlation. J Urol 2007;177(6);2157-61.

Srinivas V,Morse MJ,Herr HW,et al. Penile cancer;relation of extent of nodal metastasis to survival. J Urol 1987;137;880-2.

Su CK,Shipley WU. Bowenoid papulosis;a benign lesion of the shaft of the penis misdiagnosed as squamous carcinoma. J Urol 1997;157;1361-2.

Svatek RS,Munsell M,Kincaid JM,et al. Association between lymph node density and disease specific survival in patients with penile cancer. J Urol 2009;182;2721.

Tabatabaei S,Harisinghani M,McDougal WS. Regional lymph node staging using lymphotropic nanoparticle enhanced magnetic resonance imaging with ferumoxtran-10 in patients with penile cancer. J Urol 2005;174;925.

Theodore C,Skoneczna I,Bodrogi I,et al. A phase Ⅱ multicentre study of irinotecan(CPT 11) in combination with cisplatin(CDDP) in metastatic or locally advanced penile carcinoma(EORTC Protocol 30992). Ann Oncol 2008;19;1304.

Theodorescu D,Russo P,Zhang ZF,et al. Outcomes of initial surveillance of invasive squamous cell carcinoma of the penis and negative nodes. J Urol 1996;155;1626-31.

Tietjen DN, Malek RS. Laser therapy of squamous cell dysplasia and carcinoma of the penis. Urology 1998;52: 559-65.

Tobias-Machado M,Tavares A,Ornellas AA,et al. Video endoscopic inguinal lymphadenectomy;a new minimally invasive procedure for radical management of inguinal nodes in patients with penile squamous cell carcinoma. J Urol 2007;177:953-7.

Vatanasapt V,Martin N,Sriplung MH,et al. Cancer incidence in Thailand, 1988-1991. Cancer Epidemiol Biomarkers Prev 1995;4:475-83.

Velazquez EF,Ayala G,Liu H,et al. Histologic grade and perineural invasion are more important than tumor thickness as predictor of nodal metastasis in penile squamous cell carcinoma invading 5to 10 mm. Am J Pathol 2008;32:974-9.

Velazquez EF,Barreto JE,Rodriguez I,et al. Limitations in the interpretation of biopsies in patients with penile squamous cell carcinoma. Int J Surg Pathol 2004;12:139-46.

Velazquez EF,Cubilla A. Lichen sclerosus in 68 patients with squamous cell carcinoma of the penis:frequent atypias and correlation with special carcinoma variants suggests a precancerous role. Am J Surg Pathol 2003;27:1448-53.

Wang Z,Lu M,Dong GQ,et al. Penile and scrotal Paget's disease:130 Chinese patients with long-term follow-up. BJU Int 2008;102:485-8.

Wiener JS,Walther PJ. The association of oncogenic human papillomaviruses with urologic malignancy. Surg Oncol Clin N Am 1995;4:257-76.

Windahl T,Skeppner E,Andersson SO,et al. Sexual function and satisfaction in men after LASER treatment for penile carcinoma. J Urol 2004;172:648-51.

Zhu Y,Ye D,Yao XD,et al. New N staging system of penile cancer provides a better reflection of prognosis. J Urol 2011;186(2):518-52.

Zhu Y,Zhang SH,Ye DW,et al. Predicting pelvic lymph node metastasis in penile cancer patients:a comparison of computed tomography,Cloquets's node,and disease burden of the inguinal lymph nodes. Onkologie 2008;31:37-41.

Zouhair A,Coucke PA,Jeanneret W,et al. Radiation therapy alone or combined surgery and radiation therapy in squamous-cell carcinoma of the penis? Eur J Cancer 2001;37:198-203.

（张卫星　贾东辉　**编译**　陈慧兴　赵福军
田　龙　周　梁　田汝辉　李　铮　**审校**）

第18章　尿道肿瘤

David S. Sharp, MD, and Kenneth W. Angermeier, MD

尿道良性肿瘤

男性尿道癌

女性尿道癌

一、尿道良性肿瘤

尿道良性肿瘤非常罕见，在文献中仅能找到一些小型系列研究及少量病例报道。在这些报道中，平滑肌瘤、血管瘤及纤维上皮息肉是最常见的类型。

(一)平滑肌瘤

尿道平滑肌瘤主要发生于女性患者，最常见于30—40岁。截至1995年，英文文献中共有36例病例报道(Leidinger and Das,1995)。平滑肌瘤可以位于尿道或尿道旁，并可能突出尿道口外(Lee et al,1995;Goldman et al,2007)。最常见的临床表现包括可触及阴道前壁肿物、排尿刺激症状、泌尿系感染和血尿。尿路梗阻症状并不常见(Fry et al,1988;Leidinger and Das,1995)。平滑肌瘤同样可能在常规的盆腔检查或非尿道相关的手术中被偶然发现(Cornella et al,1997)。基于妊娠期间及产后肿瘤大小的变化，一部分平滑肌瘤具有激素敏感性(Fry et al,1988;Leidinger and Das,1995)。在很多病例中，可以通过超声和磁共振(MRI)进行辅助诊断。位于尿道旁的平滑肌瘤可以经阴道切除，而尿道内的病变可以经尿道内镜切除(Cornella et al,1997)。肿瘤复发罕见，迄今为止所有相关报道均显示尿道平滑肌瘤预后良好(Goldman et al,2007)。

(二)血管瘤

尿道血管瘤常见于男性，最初的文献描述其多位于前尿道(Manuel et al,1977)。好发年龄在20—30岁，且很多患者就诊时已经有数年症状(Roberts and Devine,1983)。尿道血管瘤可能与皮肤血管瘤或如Klippel-Trenaunay综合征一类的先天异常有关(Klein and Kaplan,1975;Jahn and Nissen,1991)。尿道血管瘤最常见的症状是间歇性血尿，有些病例血尿很严重(Parshad et al,2001)。可以伴随出现血性尿道分泌物或血精。尿道血管瘤可以通过膀胱镜诊断，但膀胱镜可能低估病变的范围(Manuel et al,1977;Hayashi et al,1997)。如同其他阴茎肿瘤，在某些情况下，MRI有助于更好地显示病变范围(Stewart et al,2010)。通常较小的血管瘤可经尿道电灼或激光切除，但如果切除不彻底，可能出现反复尿道出血。当出现上述情况或血管瘤较大时，需要开放手术切除，同时行一期或二期尿道重建(Roberts and Devine,1983;Parshad et al,2001)。

在老年男性中，后尿道血管瘤近来被认为是射精或勃起后血精和(或)血尿的一个原因(Hayashi et al,1997;Saito,2008)。病变通常发生于精阜和尿道外括约肌之间。在大多数情况下，最常见是伴有静脉曲张的小块无蒂病变，多数病例最终病理证实为海绵状血管瘤。有症状的后尿道血管瘤可以通过经尿道内镜切除或电灼获得较好的预后(Saito,2008)。

(三)纤维上皮息肉

纤维上皮息肉(FEPs)是一种起源于中胚层，可发生于上尿路或下尿路的良性肿瘤(Kumar et al,2008)。尿路纤维上皮息肉罕见，男性通常在10岁以前确诊(Aita et al,2005)。成人中最常见的临床表现是尿流变细、尿频及排尿困难,尿潴留也有报道但不常见(Salehi et al,2009)。尿路纤维上皮息肉可以通过膀胱尿道镜、逆行尿道造影和排尿期膀胱尿道造影综合确诊。在男性,纤维上皮息肉通常位于后尿道(Tsuzuki and Epstein,2005),但也可见于球部尿道(Kumar et al,2008);在女性,纤维上皮息肉起于尿道并可突出尿道外(Yamashita et al,2004;Aita et al,2005)。内镜切除通常是有效的治疗方案之一。病理检查是必要的,以排除尿路上皮乳头状瘤或内翻性乳头状瘤等其他更具侵袭性的病变(Tsuzuki and Epstein,2005)。

二、男性尿道癌

(一)概论

男性尿道癌罕见,通常发生于 40 — 50 岁(Dalbagni et al,1999)。一项由美国国家癌症研究所 SEER 数据库的最新分析显示,在 1988 — 2006 年间,美国共有 2065 名男性患者确诊为原发性尿道癌,其中白人占 88%,非裔美国人占 8%(Rabbani,2011)。**致病因素包括频繁患性传播疾病、尿道炎及尿道狭窄导致的慢性炎症。此外,人乳头瘤病毒 16 型也可能导致尿道鳞状细胞癌**(Weiner et al,1992;Cupp et al,1996)。慢性尿道狭窄患者发生恶性病变呈隐匿性,临床可疑指标升高便于协助诊断这些肿瘤。一半以上的患者有尿道狭窄病史,几乎 25% 的患者有性传播疾病史,96% 的患者主诉有症状(Dalbagni et al,1999)。最常见的主诉症状是尿道出血、可触及的尿道肿块和排尿梗阻。

(二)病理

男性尿道肿瘤根据肿瘤位置和尿道细胞组织学特性进行分类(Mostofi et al,1992)(图 18-1)。尿道球膜部最常受累,占肿瘤的 60%,其次是阴茎部尿道(30%)和前列腺部尿道(10%)。虽然传统意义上认为原发性尿道癌的主要病理类型为鳞状细胞癌,但是 Rabbani 进行的 SEER 研究显示移行细胞癌占 77.6%,鳞状细胞癌占 11.9%,腺癌占 5%,其他组织学类型占 5.5%(Rabbani,2011)。尿道癌的组织学亚型随解剖位置不同而改变。前列腺部尿道癌 90% 来源于移行细胞,

10% 来源于鳞状细胞;阴茎部尿道癌 90% 来源于鳞状细胞,10% 来源于移行细胞;球膜部尿道癌 80% 来源于鳞状细胞,10% 来源于移行细胞,10% 来源于腺癌或未分化癌(Grigsby and Herr,2000)。

男性尿道癌可以直接向邻近组织扩散,通常累及尿道海绵体血窦和尿道周围组织,或者可以通过淋巴管转移到区域淋巴结。前尿道的淋巴回流至腹股沟深、浅淋巴结,少数回流至髂外淋巴结。后尿道癌通常回流至盆腔淋巴结。20% 的病例腹股沟可触及淋巴结,与阴茎癌中大部分可触及的炎性淋巴结不同,尿道癌中可触及淋巴结通常代表了转移病灶。血行播散不常见,除非到了肿瘤的晚期。

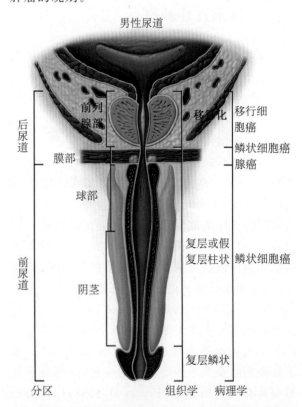

图 18-1　男性尿道局部解剖及相关的组织学和组织病理学

1. 评估和分期

TNM 分期基于原发肿瘤浸润深度、有无局部淋巴结累及和远处转移(表 18-1),包括麻醉下膀胱镜检查,外生殖器、尿道、直肠指检和会阴部的双合诊检查,有助于评估肿瘤局部侵犯的范围。也可经尿道或者针刺活检。尿液细胞学检查不是诊断原发性尿道癌的可靠方法。一项研究显示,

当组织类型为移行细胞癌(80%)和肿瘤累及悬垂部尿道(73%)时，上述检查敏感度最高(Touijer and Dalbagni,2004)。如果双合诊检查或者患者症状提示直肠受累时，推荐行钡剂灌肠和纤维乙状结肠镜检查评估低位结肠，协助制订手术方案。行胸部、腹部和盆腔的 CT 检查能够最好地评估

局部软组织侵犯、淋巴结侵犯、骨转移和远处转移的情况，在某些情况下可行 MRI 检查，MRI 对发现阴茎海绵体的浸润尤其有帮助，是评估局部肿瘤范围最敏感的分期方法(图 18-2)(Vapnek et al,1992;Stewart et al,2010)。

表 18-1　**尿道癌 TNM 分期系统**

原发肿瘤(T)(男性和女性)	
TX	原发肿瘤无法评估
T0	无原发肿瘤依据
Ta	非浸润性乳头状、息肉状，或者疣状癌
Tis	原位癌
T1	肿瘤侵犯上皮下结缔组织
T2	肿瘤侵犯下列任何一项尿道海绵体、前列腺和尿道周围肌肉组织
T3	肿瘤侵犯阴茎海绵体、前列腺包膜外、阴道前壁、膀胱颈
T4	肿瘤侵犯其他邻近器官
前列腺移行细胞癌	
Tis-pd	原位癌，侵犯前列腺导管
T1	肿瘤侵犯皮下结缔组织
T2	肿瘤侵犯下列任何一项前列腺基质、尿道海绵体和尿道周围肌肉
T3	肿瘤侵犯下列任何一项阴茎海绵体、前列腺包膜外和膀胱颈(向前列腺外延伸)
T4	肿瘤侵犯其他邻近器官(侵犯膀胱)
局部淋巴结(N)	
NX	局部淋巴结无法评估
N0	无局部淋巴结转移
N1	转移至单个淋巴结，最大直径不超过2cm
N2	转移至单个淋巴结，最大直径为2~5cm，或者侵犯多个淋巴结，最大直径均不超过5cm
N3	转移至单个淋巴结，最大直径超过5cm
远处转移(M)	
MX	有无远处转移无法评估
M0	无远处转移
M1	有远处转移

2. 治疗

如同阴茎癌，男性尿道癌的主要治疗方法是手术切除。**总体而言，前尿道癌更适合于手术控制，预后也比后尿道癌好，后尿道癌常发生广泛的局部浸润和远处转移**(Zeidman et al,1992)。大量报道显示的总体生存率:低分期肿瘤为83%，

高分期肿瘤为36%，前尿道肿瘤为69%，后尿道肿瘤为26%(Dalbagni et al,1999)。与之相近，一项纳入29例患者的研究显示(其中26例接受了初次手术切除)，5年总体生存率:低分期肿瘤为67%，高分期肿瘤为33%，前尿道肿瘤为72%，后尿道肿瘤为36%，且该研究中大多数患

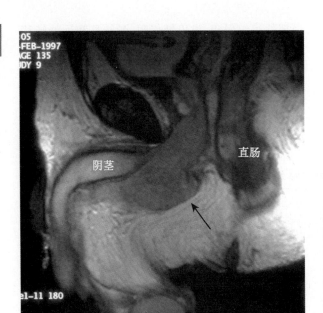

图 18-2　磁共振证实的巨大球膜部尿道癌(箭头)

者都接受了某种形式的辅助放疗或化疗(Thyavi-hally et al,2006)。

3. 阴茎部尿道癌

对于一些浅表性、乳头状、低级别肿瘤患者,内镜切除、局部切除、远端尿道切除术及会阴尿道造口术是可接受的治疗方法,其长期无瘤生存率已有报道(Mandler and Pool,1966;Konnak,1980;Gheiler et al,1998;Hakenberg et al,2001;Karnes et al,2010)。阴茎头部尿道口周围的原位鳞状细胞癌可以侵及远端尿道(图 18-3),行阴茎头部分切除术、远端尿道切除同时行尿道重建(Nash et al,1996),或阴茎尿道造口术(图 18-4)即可成功治疗。2007 年,Smith 及同事(2007)报道了 18 例阴茎部尿道鳞癌患者接受保留阴茎手术的结果,其中 11 例为 T2 和 T3 期患者,**所有患者均行手术切除,保留阴茎并重建尿道,无局部复发**。因此,作者认为这是一种可行的方法,并且总体生存率不受手术方式的影响。

保留 2cm 阴性切缘的阴茎部分切除术适合于肿瘤侵犯尿道海绵体,肿瘤位于阴茎远端 1/2 的患者,已有报道其术后局部控制良好(Kaplan et al,1967;Ray et al,1977;Anderson and McAninch,1984;Hopkins et al,1984;Dinney et al,1994;Gheiler et al,1998)。如果肿瘤侵犯至近端阴茎部尿道,应行阴茎全切术以保证足够的手术

切除范围(图 18-5),治疗后的局部肿瘤复发率为 13%(Kaplan et al,1967)。需要重点强调的是,准确分期对避免低估肿瘤对近端尿道的侵犯至关重要。先前的研究数据显示,对于尿道球部肿瘤,仅行阴茎根治性切除术并不充分(Zeidman et al,1992)。

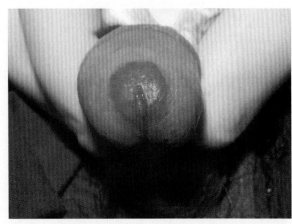

图 18-3　围绕尿道开口处的阴茎头部原位鳞状细胞癌(Queyrat 增生红斑),患者同时有严重的远端尿道侵犯

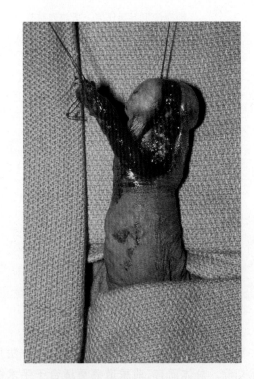

图 18-4　阴茎部分切除术和远端尿道切除术(与图 18-3 相同的患者),在保证切缘阴性后行阴茎尿道造口术

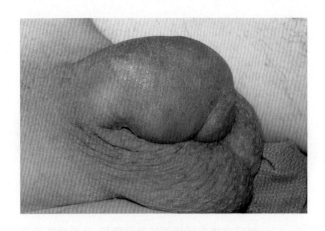

图 18-5　肿大包块为阴茎部尿道移行细胞癌

虽然有一些通过放疗控制肿瘤的病例报道，但总体而言，以放疗为主的治疗仅适用于拒绝手术的前尿道早期病变患者。最常用的技术是通过导尿管将阴茎垂直提起，对应阴茎长轴区域平行照射（Heysek et al，1985）。放疗具有保留阴茎的潜在优势，但可能会导致皮肤溃疡或坏死、尿道狭窄或慢性水肿。由于很少有报道男性患者使用这种方式治疗，所以放疗的长期结果很难评估（Raghavaiah，1978；Forman and Lichter，1992；Koontz and Lee，2010）。

已有报道化疗联合放疗作为一种保留生殖器的方式用于治疗浸润性前尿道癌患者（Cohen et al，2008）。该研究纳入了 9 例阴茎部尿道癌患者，他们接受了预先设计的治疗方案：丝裂霉素 C（MMC）加氟尿嘧啶并同期外照射放疗。5 例患者完全缓解，且没有再接受针对尿道狭窄的其他治疗，1 例患者因为局部复发接受了随后的补救性手术，并且至最后一次随访时仍未发现病变残留的证据。虽然研究纳入的患者例数有限，但代表了一种有效治疗肿瘤同时保留生殖器的治疗方案，有必要进行进一步研究。在下面章节内容中，所有患者队列的预后将会进一步讨论。

与阴茎癌患者不同，无明显腹股沟淋巴结增大的尿道癌患者并不能从预防性腹股沟淋巴结清扫术中获益。但已有局限性淋巴结转移被治愈的病例，所以对于有明显腹股沟淋巴结增大的患者，应考虑行腹股沟淋巴结清扫术。这同样有助于预防皮肤破溃、伤口引流及血管侵袭等局部问题的发生。

4. 球膜部尿道癌

球膜部尿道的早期病变可以通过内镜切除或切除病变尿道后行端-端吻合而成功治疗。然而适合局限性切除的病例很少。**无论采用任何治疗形式，目前报道的生存数据都很低，但是对某些患者来说，根治性清扫仍然是治疗中一个重要部分。**根治手术通常需要行根治性膀胱前列腺切除术、盆腔淋巴结切除术和阴茎完全切除术。将手术切除范围扩大至耻骨支和邻近的尿生殖膈可能会提高切缘阴性率和肿瘤局部控制（Mackenzie and Whitmore，1968；Shuttleworth and Lloyd-Davies，1969；Bracken，1982；Klein et al，1983；Dinney et al，1994）。有单纯尿道切除并尿道会阴造口术来治疗肿瘤浸润范围局限于尿道海绵体的病例报道，但例数较少（Hakenberg et al，2001）。在某些情况下，全尿道切除、保留膀胱并封闭膀胱颈口，然后建立可控的尿流出道，可能是另一种选择（Grivas et al，2012）。在选择上述更保守术式时，应权衡其获益与局部复发或远处转移的风险。

行根治性切除术患者应取低截石位以方便经会阴入路。首先行标准的经腹膀胱切除术，术中保留盆内筋膜及前方的耻骨前列腺韧带。于会阴处行一改良的倒"Y"形或倒"U"形切口，底部为两坐骨结节内侧之间，顶部为会阴正中。在行会阴前列腺切除术时，先分离坐骨直肠窝，在直肠前方钝性分离出一个通道，并从一侧隐窝扩展至另一侧。锐性分离皮下及尿道直肠肌间隙，游离出下侧皮瓣。锐性切开皮下组织至浅表的 Colles 筋膜，并沿该层次分别向两侧分离至耻骨支前方的内收肌组织，游离出上侧皮瓣。于阴茎阴囊交界处环形切开皮肤及肉膜并游离海绵体，将海绵体从耻骨联合上方游离一小段距离，便于后续的耻骨下部切除术。在耻骨联合上方游离海绵体时注意不要过深，避免损伤局部进展期肿瘤的前侧。阴茎向下穿过会阴切口。如果需要可以沿阴囊中线切开，以获得更充分的显露。术中通常可保留阴囊，然而体积较大的肿瘤可能必须切除部分阴囊或会阴部皮肤，在这种情况下，睾丸可能被放置在大腿内侧皮下囊袋中。

行耻骨弓切除前，先将两侧内收肌沿闭孔内侧缘与耻骨下支锐性分离开。Gigli 锯沿耻骨下支通过并向后至会阴横肌起点处。使用双侧外斜切口，便于经会阴取出标本。另外也可选择骨凿来完成。为了切除侵犯耻骨联合前组织的巨大尿道病变，可能需切除整个耻骨联合。可通过分离耻骨支和耻骨联合之间的交界处完成。然而对于大多数的病变，可以行单纯部分耻骨弓切除，保留大部分的耻骨联合。如果可能，尽可能保持骨盆的稳定性，较小引起盆底结构缺损。术中用 Gigli 锯穿过闭孔或用骨凿横向切开耻骨联合，进入闭孔（图 18-6）。整体移出标本（图 18-7）。确切止血后，游离网膜覆盖创口。完全耻骨切除术后形成的盆底缺损较大，可以用腹直肌瓣做骨盆悬吊处理。使用肌皮瓣关闭较大的会阴全层皮肤缺失（Larson and Bracken，1982）。

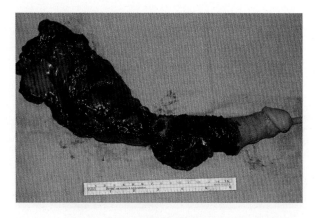

图 18-7　治疗大体积球膜部鳞状细胞癌，行根治性膀胱前列腺切除术、尿道切除术、阴茎切除术和下方耻骨切除术术后的手术标本

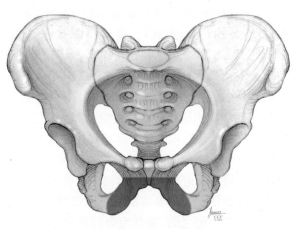

图 18-6　阴影区域表示在行根治性球膜部尿道癌切除术中，下方耻骨切除术的坐骨耻骨支切除范围（Reprinted with permission，Cleveland Clinic Center for Medical Art & Photography © 2003-2010. All Rights Reserved.）

由于后尿道进展期肿瘤单纯手术预后较差，因此多模式综合治疗越来越多。先前研究已经评估了新辅助化疗在肿瘤晚期或转移患者中的作用。包含甲氨蝶呤、长春新碱、阿霉素和顺铂的化疗方案（M-VAC）对移行细胞癌有效，但对其他组织学类型的肿瘤效果欠佳（Scher et al，1988）。Dinney 和同事（1994）报道了 8 例患有尿道癌远处转移的病例，他们接受了铂类为基础的化疗和手术切除治疗，其中 4 例获得了长期生存。基于这些经验，他们推荐采用顺铂、博来霉素和甲氨蝶呤化疗方案治疗鳞状细胞癌，M-VAC 化疗方案

治疗移行细胞癌。

2012 年，来自 Anderson 医学中心研究团队进行了一项纳入 44 例尿道癌患者的回顾性分析，以评估铂类为基础的化疗在整个治疗中的作用（Dayyani et al，2013）。这项研究纳入了 28 例女性患者和 16 例男性患者，除 1 例外，其余患者均为 T3 或 T4 期，43％为 N1，16％为 M1。组织学亚型为混合性，主要为鳞状细胞癌、腺癌及尿路上皮癌。36 例患者接受了 4 种以铂类为基础的化疗方案中的一种。其中 5 例完全缓解（14％），72％的患者完全或部分缓解，结果并没有就性别及组织学亚型进行分层统计分析。随后，其中 21 例接受了手术治疗，他们的平均总存活时间为 25.6 个月。在后期至少 3 年以上的随访中，上述患者中 9 例仍然存活，尤其是其中 4 例（44％）在确诊时淋巴结阳性。基于这些经验，作者认为，与高风险 T2 及 T3a 期肿瘤相似，对 T3b 及 T4 期肿瘤采用新辅助化疗是合理的。

联合化疗和放疗，在少数局部和远处转移的尿道癌患者中取得一些成功（Licht et al，1995；Oberfield et al，1996）。更多情况下，这些方法与手术一起作为局部进展和远处转移患者的综合治疗（Johnson et al，1989；Gheiler et al，1998；Grigsby and Herr，2000）。最近报道了一项纳入 18 例浸润性尿道癌患者的研究，患者初始即接受了包括 MMC 和 5-氟尿嘧啶化疗并同期外部集束放疗的联合治疗，用来治疗生殖器、会阴区、腹股沟区及髂血管区淋巴结（Cohen et al，2008）。研

究中,近端及远端尿道癌患者例数相近,33％为 N1 或 N2 期。15 例患者获得完全缓解,3 例患者接受了挽救性手术并最终因此病死亡。截至最后一次随访时,在 15 例完全缓解的患者中,10 例未发现肿瘤存在;另外 5 例患者中的 4 例局部复发并接受了挽救性手术;4 例接受挽救性手术中有 2 例最后随访时同样未发现肿瘤存在。因此,在接受最初的联合化疗、放疗及后续的挽救性手术后,患者 5 年无瘤生存率为 72％。但值得注意的是,先前确认的包括肿瘤分级、T 分期、淋巴结是否转移的风险因素在本试验中并未预测(Rabbani,2011)。尽管所有完全缓解且无局部复发的患者均接受了尿道狭窄的治疗或手术,但总的来说,18 例中有 11 例避免了根治性手术。尽管这是为数不多的有稳定患者群体和治疗方案的研究之一,我们仍需要对这种方法进一步研究来确认该项单中心的研究结果。

(三)膀胱切除术后的尿道管理

1. 概论

同期的一些数据资料显示,膀胱前列腺切除术后尿道癌的复发率,在皮肤尿流改道术后和原位新膀胱术后分别为 2.1％～11.1％(Freeman et al,1996;Hassan et al,2004;Nieder et al,2004)和 0.5％～4.0％(Freeman et al,1996;Hassan et al,2004;Nieder et al,2004;Varol et al,2004)。早期研究显示,侵犯前列腺部尿道的移行细胞癌,特别是侵犯基质时术后复发的可能性显著增加(Hardeman and Soloway,1990;Freeman et al,1996)。近期一项大样本的研究显示,患者在接受膀胱根治性切除并尿流改道术后,5 年及 10 年尿道肿瘤复发率分别为 5％和 7％。肿瘤侵犯前列腺部尿道(浅表或浸润)及尿流改道的方式是独立的风险因素。10 年的尿道肿瘤复发率从低风险组的 4％到高风险组的 24％不等,其中肿瘤未侵犯前列腺部和行原位膀胱术为低风险组,肿瘤侵犯前列腺部和行皮肤造口术为高风险组。**原位膀胱术后尿道癌的复发率低,使得很多外科医师在行膀胱前列腺切除术时,只要冰冻活检显示远端前列腺尿道切缘为阴性,便会倾向采用这种尿流改道方法**(Freeman et al,1996;Hassan et al,2004;Nieder et al,2004;Stein et al,2005)。术前行经尿道前列腺活检以评估可控性尿流改道的适

用性与最终的尿道切缘并不相关,目前这种术前活检已多不使用,而倾向于手术中冰冻辅助诊断(Kassouf et al,2008)。

膀胱前列腺切除术后大约 40％的尿道癌在 1 年内复发,其中位时间为 18 个月(Clark et al,2004)。但也有一些较晚发生复发的病例报道,提示对这些患者需要更长的观察时间(Schellhammer and Whitmore,1976;Freeman et al,1996)。皮肤尿流改道后传统上推荐采用尿道冲洗细胞学检查检测尿道情况,用于早期诊断尿道癌的复发。如果当症状出现时再评估会延误治疗。但也有学者质疑尿道冲洗细胞学检查比症状描述更能提高生存率这种说法(Lin et al,2003)。尿细胞学检查是行原位膀胱术后标准检测手段的一部分。患者一旦出现尿细胞学检查阳性、尿道冲洗细胞学检查阳性或尿道流血、分泌物、可触及的肿块等情况,则需行膀胱镜检查并活检。对于局部较大的浸润性肿瘤和远处转移肿瘤,需要使用盆腔 CT 或 MRI 来协助评估。原位膀胱术后发生尿道原位癌的患者需尿道灌注卡介苗可能有效,但是对于乳头状或浸润性肿瘤无效(Varol et al,2004)。

2. 皮肤尿流改道术后的全尿道切除术

患者取高截石位或过截石位,髋部膝部稍屈曲,下肢外展固定于鞍状腿架上,为全尿道切除术提供良好的显露。然后行改良的倒"Y"形或会阴中线切口(图 18-8),将皮下组织和球海绵体肌从中线分离,显露尿道海绵体。在尿道球部中央环形游离尿道海绵体,采用牵引可有利于尿道远端的锐性分离,将尿道海绵体从邻近的阴茎海绵体上游离。向远端进行游离时,翻转阴茎,弯曲阴茎海绵体,阴茎头缩入阴茎。术中需将阴茎微脱鞘至会阴外。手术分离至阴茎头根部。为切除尿道口和阴茎头部尿道,将阴茎重新放置于解剖学位置,在尿道口行环状切口,并在两侧向腹侧延伸。这样便将远端尿道从阴茎头游离下来。将游离的下垂尿道脱出至会阴部。阴茎头深部海绵体采用 4-0PDS 吸收线水平褥式缝合。表层采用 4-0 铬肠线关闭。

向下外侧锐性分离近端尿道球部时尽量靠近球部,但避免进入球部,以防止出血。这样便将尿道从海绵体上自远端至球部分离,此时的标本只和尿道膜部相连。球部动脉通常在球部后方切除

时被横断,之后它可以在紧贴尿生殖膈下筋膜下方 4 点、8 点方向被辨认。术中使用电凝或者结扎控制这些动脉,如果在切断前辨认出这些动脉,也可以将其结扎。**在行近端切除时必须小心,防止全膀胱切除术后肠道和尿生殖膈表面粘连。**操作必须在直视下进行,术中可以从中线切开阴茎脚间隙,显露阴茎脚之间的空隙,有利于手术视野的显露。近端尿道膜部的组织为难以辨认的纤维连接,必须全部切除。术中行冰冻活检用于保证近端切缘阴性。在尿道床内放置引流,并将其从会阴处引出。采用可吸收线间断关闭球海绵体肌、皮下组织和皮肤。伤口表面轻微压力包扎。沿阴茎体的表面血肿、水肿及感染等并发症不常见。

3. 原位膀胱重建手术后的全尿道切除术

原位膀胱重建后的全尿道切除术通过腹部会阴联合切口进行。患者取截石位,使用术中可调节的马鞍型腿架。尿道切除术如前所述,切除至尿道膜部。经腹探查,分离组织粘连,游离原位新膀胱至尿道结合处。术中由上而下仔细触诊尿道,完整分离膜部尿道和吻合处尿道。术中切除与吻合处尿道相邻的代膀胱环形区域,以获得足够的手术切除范围。标本从会阴取出。在切除尿道膜部时肌肉组织的出血可能会影响手术,最好通过结扎止血。

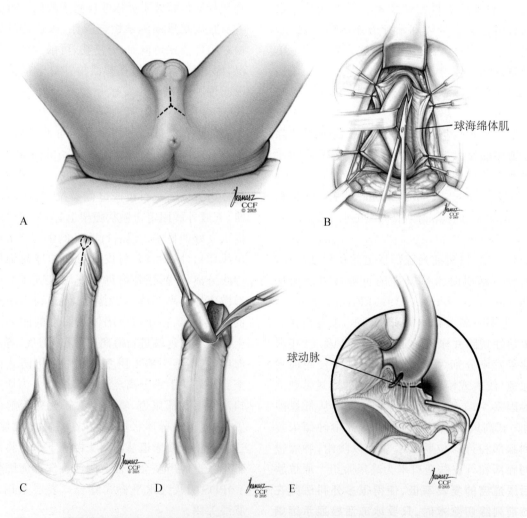

图 18-8　膀胱前列腺切除术后再次行尿道切除术。A. 会阴切口;B. 分离球海绵体肌显露尿道海绵体球部,开始将尿道从海绵体上切除;C. 远端尿道开口的环形切口;D. 远端尿道切除;E. 显示后方球部切除和球动脉位置的矢状图(Reprinted with permission, Cleveland Clinic Center for Medical Art & Photography © 2003-2010. All Rights Reserved.)

在大多数情况下,即使使用了回肠行尿路改道。切除通常可以利用原位新膀胱的肠段进行设计,在必要时还可以重新塑形。术中沿先前缝合处仔细切开肠段,注意保护肠系膜血供。游离余下的代膀胱囊袋。如果残存的尿路改道有输入支(如 Studer pouch),可用来重建管道,而无需对输尿管进行处理(Bissada et al,2004)。对于特定患者,手术也可以转换成可控皮肤尿流改道,这取决于腹内解剖和患者的意愿(Bartoletti et al,1999;Taylor et al,2009)。

> **要点:男性尿道癌**
>
> - 总体而言,前尿道癌更适合手术控制,预后优于后尿道癌,后尿道癌通常局部浸润更广泛并伴有远处转移。
> - 与阴茎癌不同,对于尿道癌,尚未证实能够从预防性腹股沟淋巴结清扫术中获益。
> - 因为后尿道晚期肿瘤单纯手术预后相对较差,应考虑多种方式综合治疗。
> - 在膀胱前列腺切除术时,只要前列腺尿道远端切缘的冰冻切片活检为阴性,由于原位膀胱术后尿道复发率低,大多数学者更倾向于采用这种尿流改道。
> - 在皮肤尿流改道时,通常使用保留血供完整的肠段重塑新膀胱。

三、女性尿道癌

(一)流行病学、病因和临床表现

女性尿道的原发恶性肿瘤罕见。曾有文献报道"虽然女性尿道比男性短,但是女性尿道原发癌发生率比男性高"(Narayan and Konety,1992)。然而最近的研究对这种说法提出质疑。Swarts 及同事(2006)研究了美国的原发性尿道癌,发现根据 SEER 数据库资料,在 1973—2002 年间,共记录了 1615 例病例,其中男性 1075 例,女性 540 例。先前报道的女性与男性比例为 4:1(Narayan and Konety,1992),但是基于 SEER 数据,男性与女性的比例为 2:1。

女性尿道癌约占女性所有癌症的 0.02%(Fagan and Hertig,1955),不超过女性所有泌尿生殖道癌症的 1%(Srinivas and Khan,1987)。文献报道了 1200 多个病例,多数在 40—60 岁时确

诊(Srinivas and Khan,1987)。先前报道,大约 85% 的尿道癌病例为白人女性(Terry et al,1997),然而 Swartz 及其同事(2006)报道显示非裔美国女性较白人女性原发性尿道癌的发病率更高。他们发现女性尿道癌的整体年发病率为 1.5/100 万,其中非裔美国女性年发病率为 4.3/100 万,白人女性年发病率为 1.3/100 万。在荷兰,整体年自然发病率为 0.7/100 万,发病高峰位于 80—84 岁(Derksen et al,2013)。

无论组织亚型如何,发病率似乎随年龄的增长而增高。但在 SEER 研究期间,女性尿道癌的发病率在逐渐下降,使这种疾病更加罕见。SEER 数据中肿瘤起源部位的错误分类可能导致 Swartz 报道一定程度上的不准确,先前来自三级转诊中心人群的其他报道也可能会产生偏倚。

虽然女性尿道癌的病因不清,但是与一些因素相关。尿道癌的致病因素包括尿道的黏膜白斑病、慢性刺激、肉阜、息肉、分娩和人乳头瘤病毒感染或者其他病毒感染(Mevorach et al,1990;Grigsby and Herr,2000)。女性尿道憩室也可导致恶性病变,约 5% 的女性尿道癌产生于憩室(Rajan et al,1993)。在一项研究中,90 名妇女接受了尿道憩室切除手术,5 例(6%)发现具有侵袭性腺癌。此外,在一些患者中发现了肠上皮化生及发育分化(Thomas et al,2008)。基于免疫组化分析,这些腺癌似乎起源于不同的组织来源,包括:①一些病例中存在与前列腺同源呈 PSA 阳性反应的尿道旁腺;②腺状化生,导致柱状或黏液腺瘤;③其他来源引起的透明细胞腺癌(Dodson et al,1994;Murphy et al,1999;Pongtippan et al,2004;Reis et al,2011;Papes and Altarac,2013)。

(二)解剖学和病理学

熟悉尿道解剖对于手术切除和重建很重要。女性尿道分为前部(远端 1/3)和后部(近端 2/3)。远端 1/3 可以被切除并保留尿控。近端 1/3 尿道为典型的移行尿道上皮细胞覆盖,而远端 2/3 由复层鳞状上皮覆盖(图 18-9)。沿其全长是柱状上皮构成的黏膜下腺体。如同男性,女性尿道淋巴回流随位置不同而变化。其中虽然可能存在交叉和交通支,但是后尿道淋巴主要回流至髂外、髂内和闭孔淋巴结,前尿道和阴唇淋巴回流至腹股沟浅淋巴结,然后回流至腹股沟深淋巴结(Carroll and Dixon,1992)。

恶性肿瘤的组织学形态主要依赖于尿道内的原发部位(见图 18-9)。由于纳入患者人数较少且数目变异较大,不同研究报道的尿道癌主要组织学类型不尽相同。通常认为,鳞状细胞癌是最常见的组织学形态,见于 30%～70% 的患者。其次为移行细胞癌和腺癌(各占 10%～25%)。Swartz 对 SEER 数据的回顾性分析发现,略占多数的尿道肿瘤为移行细胞癌,而且在女性中,移行细胞癌、鳞癌、腺癌分别占 30%、28% 和 29%。

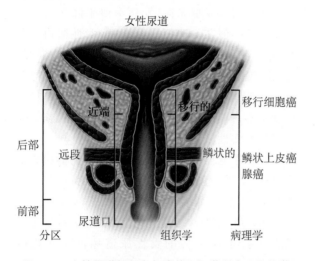

女性尿道

近端　移行的　移行细胞癌

后部

远段　　　　　鳞状的　鳞状上皮癌

前部　　　　　　　　　　　　　腺癌

尿道口

分区　　　组织学　病理学

图 18-9 **女性尿道解剖和相应的组织学和病理组织学**

一项来自"荷兰国家癌症档案"的研究证实了 SEER 的数据,并且显示女性尿道肿瘤最主要的细胞类型为移行细胞癌(Derksen et al,2013)。这项研究包含了 91 例女性原发尿道肿瘤患者,显示移行细胞癌占 45%,鳞癌占 19%,腺癌占 29%。

其他较罕见的细胞形态包括淋巴瘤、神经内分泌瘤、肉瘤、副神经节瘤、黑色素瘤和转移瘤(Johnson and O'Connell,1983;Grabstald et al,1966;Foens et al,1991;Forman and Lichter,1992;Grigsby and Herr,2000;Swartz et al,2006)。在尿道憩室中,腺癌的发生率似乎有所升高,证实了一些女性的尿道憩室可能起源于腺体来源的理论,如源于尿道旁腺(Spencer et al,1990;Rajan et al,1993;Gheiler et al,1998;Thomas et al,2008;Reis et al,2011)。

1. 诊断和分期

对可疑尿道肿瘤女性患者的评估包括彻底的盆腔检查,评估阴道前方可触及的肿块以辨别是尿道憩室、尿道癌、尿道息肉或其他良性肿瘤,如平滑肌瘤。窥阴器检查应该直视尿道外口,并且评估包括阴道前壁、外阴在内的可能侵犯的范围。诊断性检查包括麻醉下膀胱镜检查。MRI 可用来评估盆腔肿块,因为其在软组织对比方面优于 CT 并且能够最好地显示局部解剖的细节。此外,MRI 能够评估局部浸润及淋巴结的转移。可另行胸部 X 线或 CT 评估分期。当出现骨骼症状,或实验室检查提示碱性磷酸酶或血清钙异常升高,应临床怀疑骨转移可能,可行骨扫描检查。尽管其在尿道癌方面实用性并未准确定义,正电子发射断层摄影术(PET/CT)可能对转移癌患者有用。在一个包含少数女性腺癌患者的报道中,发现血清 PSA 升高,并且似乎只有少数女性原发尿道腺癌患者该项肿瘤标志物升高(Dodson et al,1994;Pongtippan et al,2004)。女性尿道癌的 TNM 分期与男性类似(见表 18-1)。临床上总体高达 30% 的患者可以触及腹股沟淋巴结,其中约 90% 被确诊为恶性。50% 患有近端尿道癌或进展性尿道癌的患者可触及淋巴结。盆腔淋巴结转移病例也较常见,约占 20%。然而盆腔外的远处转移罕见,在随访中,另有 15% 的患者发展为远处淋巴结转移(Grigsby and Herr,2000)。

2. 治疗和预后

由于这种肿瘤的罕见性和异质性,任何单一研究机构都没有充足的经验,以至于无法有效确定这种自然疾病史、推荐治疗及随访建议(Grigsby and Herr,2000)。**虽然不同的组织亚型可能会影响预后及疾病远处转移倾向,但是多数研究未能根据组织亚型发现生存率的不同**(Foens et al,1991;Dimarco et al,2004)。因此,不同组织亚型的病变其治疗方法常常类似。最近对 359 名女性患者的 SEER 数据的生存分析发现,鳞状细胞癌较移行细胞癌或腺癌有更长的肿瘤特异性生存率(风险比分别为 2.03 和 1.90)(Champ et al,2012)。

治疗方案主要根据肿瘤位置和临床分期。局部切除可以维持良好功能,适用于相对少见的体积小、浅表性的远端尿道肿瘤。对于近端和进展期的尿道肿瘤,需要行更积极的治疗方法。**与近端尿道癌相比,远端病变可获得更好的生存率。**远端病变的疾病 5 年特异性生存率为 71%,近端病变为 48%,侵犯尿道大部的病变为 24%(Dalbagni et al,1998)。手术结合放疗的 5 年生存率为 30%～40%。不幸的是,对于此疾病的治疗目前几乎没有进展,生存率在近50年没有统计学上的改变(Bracken et al,1976;Prempree et al,1984;Foens et al,1991;Dalbagni et al,1998;Dimarco et al,2004)。

在一项对1983—2008年间722例女性原发性尿道癌患者的SEER数据研究中,359例无转移病变的患者有足够的数据来评估癌症的生存状况(Champ et al,2012)。结果显示,5年和10年的总体生存率分别为43%和32%,肿瘤特异性5年和10年生存率分别为53%和46%。多元分析显示,种族(非裔美国人)、肿瘤晚期、接受手术时淋巴结阳性、非鳞状细胞癌、老龄这些因素与更差的肿瘤特异性生存率有关。手术能够提高生存率,而放疗不能,但这些数据并不能证明放疗没有获益,因为选择偏倚和其他混杂因素明显影响了研究结果。

另有一项来自"荷兰国家癌症档案"的研究数据,该研究包含了91例女性原发性尿道癌患者,其中46%的患者为晚期(Ⅲ期或Ⅳ期),0期至Ⅱ期、Ⅲ期和Ⅳ期的5年生存率分别为67%、53%和17%(Derksen et al,2013)。

治疗女性尿道癌的方法包括单独或联合使用手术、放疗和化疗。基于先前的一些报道结果,近年来治疗手段趋于综合治疗。与男性尿道癌相比,放疗的使用率有所增加。在Champ及其同事对SEER数据的研究中,72%的患者接受了相关的手术治疗,42%的患者接受了放疗。来自"荷兰国家癌症档案"的研究数据显示,43%的患者接受了手术治疗,16%的患者接受了放疗,22%的患者接受了手术加放疗(Derksen et al,2013)。这些结果虽然来自不同研究、不同治疗手段和不同随访组,但是这些系列研究报道了主要的治疗方法,每种治疗的人数均多于2例,表18-2、表18-3分别总结了早期和进展期疾病。

表 18-2　女性尿道癌早期的不同治疗方法与结果

治疗方法	研究	病例数	生存率(例数%)*
放疗	Weghaupt et al,1984	42	30(71)
	Pointon and Poole-Wilson,1968	26	20(77)[1]
	Taggart et al,1972	15	8(53)[2]
	Grabstald et al,1966	11	3(27)
	Delclos et al,1980	11	6(55)
	Chu,1973	11	7(64)
	Antoniades,1969	8	8(100)[3]
	Prempree et al,1984	6	6(100)
	Johnson and O'Connell,1983	5	3(60)[4]
	Klein et al,1987	3	2(66)[5]
	Total	138	93(67)
手术	Grabstald et al,1966	14	10(71)
	Bracken et al,1976	3	1(33)
	Eng et al,2003	4	4(100)
	Total	21	15(71)
手术+放疗	Grabstald et al,1966	3	2(67)
	Total	3	2(67)

* 如无说明则为5~6年生存率

[1] 3年生存率

[2] 2年无病生存率

[3] 1名患者64个月死亡

[4] 4年无病生存

[5] 27~37个月生存

表 18-3　女性尿道癌进展期的不同治疗方法与结果

治疗方法	研究	病例数	生存率(数量%)[*]
放疗	Pointon and Poole-Wilson，1968	52	21(40)[①]
	Delclos et al，1980	25	7(28)
	Weghaupt et al，1984	20	10(50)
	Grabstald et al，1966	19	1(5)
	Antoniades，1969	11	4(36)[②]
	Prempree et al，1984	7	4(57)
	Hahn et al，1991	8	3(38)
	Chu，1973	8	0(0)
	Johnson and O'Connell，1983	7	4(57)[③]
	Total	157	54(34)
手术	Grabstald et al，1966	13	2(15)
	Bracken et al，1976	7	3(43)[④]
	Moinuddin Ali et al，1988	3	0(0)
	Total	23	5(22)
手术＋放疗	Grabstald et al，1966	20	5(25)
	Johnson and O'Connell，1983	7	3(43)
	Hahn et al，1991	3	9(0)
	Moinuddin Ali et al，1988	4	2(50)[⑤]
	Total	34	19(55)
放疗＋化疗±手术	Gheiler et al，1998	6	3(50)[⑥]
	Dalbagni et al，2001	4	2(50)[⑦]
	Total	10	5(50)

[*] 如无说明则为 5～6 年生存率

[①] 3 年生存率

[②] 2 例患者因此病治疗 8 年和 21 年死亡

[③] 1、1、3 和 6 年无病生存

[④] 2 个月及 3、8、12 年无病生存

[⑤] 48 个月生存

[⑥] 6 个月和 4 年无病生存

[⑦] 1.5 和 4 年无病生存

3. 女性远端尿道癌

来源于尿道外口或者远端 1/3 尿道、体积小、外向生长的表浅肿瘤可以通过经阴道远端尿道环切及切除部分阴道前壁来治疗。手术中获取近端尿道标本的冰冻切片以保证足够的切缘（Narayan and Konety，1992）。文献描述了采用激光凝固小体积远端肿瘤的方法（Staehler et al，1985；Dann et al，1989）。在特定的 T2 或 T3 期患者中，如果肿瘤更靠前端并且在保证彻底切除病变的情况下，可以选择保留膀胱的策略。Dimarco 及其同事描述了女性患者的根治性尿道切除术，切除范围应至膀胱颈部，并包括广泛的尿道周围组织和阴道前壁。尿流改道通过囊性流出道（回肠或阑尾膀胱造口术）连接膀胱及腹壁完成。远端尿道肿瘤趋于低分期，单纯局部切除治愈率为 70%～90%。然而 Dimarco 及其同事研究报道

(2004),21%的 T2 期或更低分期的肿瘤患者采用尿道部分切除术后发生局部复发。其他采用单纯尿道部分切除术或联合放疗的低分期病变的复发率为 0～50%(Hahn et al,1991;Gheiler et al,1998)。尿道口狭窄是常见的并发症,可以通过将尿道口切开降低其发生率。虽然术中将阴道前壁和阴唇缩近缝合可以防止尿失禁,但最终可能还是需要采用吊带或其他措施治疗尿失禁。虽然许多学者报道尿道部分切除术并发症少,尿失禁很少发生,但有研究表明 42%的患者术后新发生压力性尿失禁或原有的尿失禁症状加重(Dimarco et al,2004)。

放疗和手术治疗已证明对远端低分期的尿道癌有效。Garden 和同事报道了 84 例患者的 5 年生存率为 41%(1993)。尿道部分侵犯组 5 年生存率为 74%,尿道整体侵犯组 5 年生存率为 55%。生存率与肿瘤的临床分期相关(Garden et al,1993)。放疗可以通过外照射放疗、近距离放疗或两者联合进行。在 Iowa 大学治疗的 42 例患者中,对比所有患者放疗的局部失败率(36%)和单纯手术治疗的局部失败率(60%),采用联合体内和体外放疗方法的局部失败率较低(14%),而采用放疗和手术治疗的 5 年生存率类似(Foens et al,1991)。虽然放疗采用的剂量差别很大,多数采用了 55～70Gy 的剂量。并发症发生率目前已下降,为 20%～40%,包括尿失禁、尿道狭窄、尿道坏死、瘘管形成、膀胱炎、阴唇脓肿和蜂窝织炎(Forman and Lichter,1992)。**对于女性患者,当手术切除对功能保留产生不良影响时,放疗可以作为另一选择。**淋巴结清扫发现,髂腹股沟淋巴结受累发病率高。另外,女性尿道癌在系统转移时通常无局部淋巴结侵犯。虽然研究病例较少,但没有证据显示行腹股沟或盆腔淋巴结切除术能够提高生存率(Grabstald et al,1966;Levine,1980;Dimarco et al,2004)。由于这些情况和无法预知淋巴结微转移,目前不推荐采用预防性和诊断性淋巴结切除术。**由于没有足够客观数据用于确定治疗方法,淋巴结切除仅推荐用于腹股沟或盆腔淋巴结阳性、没有远处转移的患者,或在随访时发现局部腺性病变的患者。**目前已发现有术后 7 年淋巴结复发的病例。髂腹股沟淋巴结切除术的方法与男性阴茎癌行淋巴结切除术时完全相同(Narayan and Konety,1992;Grigsby and Herr,2000)。

对于复发和肿瘤放疗抵抗的患者,新辅助放疗后行局部切除术的生存率优于单一放疗(Grabstald et al,1966;Peterson et al,1973;Allen and Nelson,1978)。即使对前尿道病变采用早期和积极的治疗,局部复发率和死亡率仍很高。因此,需要进一步研究,评估多种疗法对这种患者的作用。

4. 女性近端尿道癌

女性近端尿道癌更趋于高分期,并且可能侵犯膀胱和阴道。单纯手术切除后的 5 年生存率为 10%～17%,局部复发率为 67%(Bracken et al,1976;Klein et al,1983)。由于单一手段治疗晚期女性尿道癌的疾病特异性生存率低和局部复发率高,因此推荐联合治疗模式(Dalbagni et al,1998,2001;Gheiler et al,1998)。晚期女性尿道癌包括肿瘤位于近端、病变包括整个尿道,或局部浸润性病变侵犯外生殖器、阴道或膀胱。前盆腔脏器切除术(膀胱尿道切除术)、盆腔淋巴结切除术、广泛阴道或阴道全切术通常被采用以保证手术切缘阴性。如果病变侵犯外生殖器,可能需要行外阴部分切除术和阴唇切除术。前盆腔脏器切除术的方式如同处理女性膀胱癌患者一样,同时还需要更广泛的处理会阴部位,从而使尿道周围手术范围更广。淋巴结切除术的范围远端包括 Cloquet 淋巴结,其余切除范围和膀胱癌淋巴结切除术相同。前盆腔脏器切除术包括整体切除膀胱和尿道、子宫和附件、阴道前壁和侧壁。有时也需要切除整个阴道。会阴部先环绕尿道口行倒"U"形切口,切口推荐延长至阴道后壁至小阴唇,然后向前包括或超过阴蒂(Narayan and Konety,1992)。尽管对于疑似侵犯的病例,在术中加用放疗的情况下,行骨切除术以确保长期局部控制的必要性受到质疑,但如果病变向前侵犯耻骨,整个耻骨联合及耻骨下支可能仍有切除的必要(Dalbagni et al,2001)。

对于浸润性近端尿道癌,采用单一放疗局部控制效果较差,报道的 5 年生存率为 0～57%(Grabstald et al,1966;Johnson and O'Connell,1983;Prempree et al,1984;Narayan and Konety,1992)。对高分期疾病,联合放疗和手术治疗可使 5 年生存率提高达到 54%(Moinuddin Ali et al,

1988；Terry et al,1997）。

晚期女性尿道癌推荐联合放疗、化疗和手术治疗，以获得理想的局部和远处控制。治疗失败的患者被认为在初次治疗时已有微转移。部分由于 5-氟尿嘧啶＋丝裂霉素 C 在直肠癌治疗中的有效性，该方案最常用于鳞状细胞癌患者（Kalra et al,1985）。对于移行细胞癌患者，推荐使用 M-VAC 方案（甲氨蝶呤、长春新碱、阿霉素和顺铂）或者吉西他滨方案（Grigsby and Herr,2000）。化疗辅助放疗可以影响细胞修复，从而起到放射增敏剂的作用。人们希望通过这种方法能够消除微转移灶，以减少局部复发并增加生存率，从而防止由局部治疗失败发展到系统性治疗失败。Memorial Sloan-Kettering 医疗小组对 6 例晚期近端尿道癌患者采用多模式治疗，并得到初步的结果。作者建议，前盆腔脏器切除术中采用高剂量近距离放疗，后续联合体外放疗，似乎能增强局部控制，但仍需进一步研究，以评估联合治疗是否可以减少远处转移和提高生存率（Dalbagni et al,1998,2001）。

对于晚期女性尿道癌，我们建议对局部晚期肿瘤行初始化疗和（或）放疗。如果影像学及内镜检查确认肿瘤得到控制，可以考虑手术巩固治疗。全身化疗用于转移性患者。

5. 女性膀胱切除术后尿道复发

原位新膀胱术是目前女性因移行细胞癌行根治性膀胱切除术后尿流改道的标准术式。**膀胱癌行膀胱切除术的女性患者中发现 1%～13% 累及尿道**（Coloby et al,1994；Stein et al,1995,1998；Stenzl et al,1995）。侵犯膀胱颈是否是原位膀胱重建的禁忌证，目前仍有争论。一项前瞻性研究表明，尽管该试验所纳入的所有膀胱切除术的最终病理证实的尿道移行细胞癌患者均显示膀胱颈累及，但是超过 60% 膀胱颈累及的膀胱癌患者没有证据表明尿道移行细胞癌存在（Stein et al,1998）。因此，一些学者推荐术中对尿道残端做冰冻切片分析，用于判断行保留尿道的膀胱切除术和原位膀胱重建术的可行性（Stein et al,1998）。

尽管有报道膀胱切除术患者发生尿道受累和女性更多地采用原位膀胱手术，但很少有病例报告在接受这一手术后发生尿道恶性肿瘤的情况。南加州大学单中心报道 1054 例行根治性膀胱切除术，其中位随访时间为 10 年，女性患者 211 例，

其中 44 例行原位膀胱重建，无 1 例尿道复发（Clark et al,2004）。随后，此研究小组报道了他们首例女性患者原位膀胱术后原位尿道复发的病例，该患者接受了全尿道切除、原位新膀胱颈切除，并将原位储尿囊转为可控皮肤造口尿流改道，术后随访 4 年未见复发证据（Stein et al,2008）。在安德森癌症中心的 Taylor 及其同事（2009）的一项报道中，纳入 260 例膀胱根治性切除术＋原位膀胱术的患者，其中 10 例为女性，共有 6 例尿道复发，且均为男性。Ali-el-Dein 及其同事（2004）的一项研究表明，145 例行原位膀胱术的女性患者中，61% 为鳞状细胞癌，21% 为移行细胞癌，中位随访时间为 56 个月，2 例患者（1.4%）发生局部尿道复发，1 例患者无手术指征，另 1 例行尿道切除及转为可控皮肤造口后 8 个月死亡（Ali-el-Dein et al,2004）。另一项报道描述了 1 例女性患者原位膀胱重建术后发生尿道移行细胞癌，此患者为高级别膀胱基底部肿瘤伴有淋巴结转移，最初采用化疗，随后行尿道切除术和转为可控皮肤尿流改道术，术后 5 个月因发生内脏器官转移死亡（Jones et al,2000）。由于目前经验有限，对原位膀胱重建术后尿道癌复发的女性

要点：女性尿道癌

- 女性尿道癌常见的 3 种组织类型为移行细胞癌、鳞状细胞癌和腺癌，分别约各占 30%。
- 与近端尿道癌相比，远端尿道病变生存率较高。
- 远端尿道癌趋于低分期，单纯行经阴道局部切除术的治愈率为 70%～90%。当手术切除对功能产生不良影响时，可选择放疗。
- 女性近端尿道癌更多是高分期，可侵犯膀胱和阴道。
- 女性尿道癌晚期患者的最佳治疗方法尚不确切。提倡多模式治疗，联合化疗、放疗和手术治疗被推荐用于局部和远处病变的控制。
- 选择在合适的女性膀胱癌患者中行膀胱根治性切除术及原位膀胱术，尿道残端很少癌症复发。

患者没有确切的可推荐治疗方案。对于没有转移的患者,行尿道切除术及切除尿道膀胱吻合处,同时转变为可控皮肤尿流改道术是可行与合理的。使用原有改道肠管行皮肤尿流改道是另一种可选择的方式(Bissada et al,2004)。

参考文献

完整的参考文献列表通过 www. expertconsult. com 在线获取。

推荐阅读

Clark PE,Stein JP,Groshen SG,et al. The management of urethral transitional cell carcinoma after radical cystectomy for invasive bladder cancer. J Urol 2004; 172: 1342-7.

Cohen MS,Triaca V,Billmeyer B,et al. Coordinated chemoradiation therapy with genital preservation for the treatment of primary invasive carcinoma of the male urethra. J Urol 2008;179;536-41.

Dalbagni G,Donat SM,Eschwege P,et al. Results of high-dose rate brachytherapy, anterior pelvic exenteration and external beam radiotherapy for carcinoma of the female urethra. J Urol 2001;166;1759-61.

Dayyani F,Pettaway CA,Kamat AM,et al. Retrospective analysis of survival outcomes and the role of cisplatin-based chemotherapy in patients with urethral carcinomas referred to medical oncologists. Urol Oncol 2013; 31;1171-7.

Dimarco DS,Dimarco CS,Zincke H,et al. Surgical treatment for local control of female urethral carcinoma. Urol Oncol 2004;22;404-9.

Grivas PD,Davenport M,Montie JE,et al. Urethral cancer. Hematol Oncol Clin North Am 2012;26;1291-314.

Karnes RJ,Breau RH,Lightner DJ. Surgery for urethral cancer. Urol Clin N Am 2010;37;445-57.

Rabbani F. Prognostic factors in male urethral cancer. Cancer 2011;117;2426-34.

（张卫星　李　腾　**编译**　周　梁　潘　峰　田　龙　**审校**）

Kenneth W. Angermeier, MD, Rene Sotelo, MD,
and David S. Sharp, MD

解剖因素

阴茎癌：区域淋巴结的外科处理

　　尽管阴茎鳞状细胞癌治疗的临床经验不断丰富，但手术仍是首选的治疗方法。早期正确地选择手术治疗的方法及术后严密地随访为患者提供了最佳的治愈机会。决定阴茎癌患者生存的最重要的因素是淋巴结转移的范围（Johnson and Lo，1984；Srinivas et al，1987；Ravi，1993；Horenblas and van Tinteren 1994）。因此，腹股沟淋巴结的处理是整体治疗策略的一个主要组成部分，对淋巴结评估及切除的恰当决策是至关重要的。

一、解剖因素

(一)阴茎淋巴回流

　　阴茎鳞状细胞癌在发生远处转移前，首先转移至局部淋巴结。淋巴转移沿着正常阴茎淋巴回流途径而有序发生。引流包皮和阴茎皮肤的淋巴管道在阴茎背侧汇合，在阴茎根部分开，分别流入左右腹股沟浅淋巴结。深部淋巴回流系统起自阴茎头部的淋巴管，至系带处形成干支围绕冠状沟，在背侧与其他部位的淋巴管汇合；它们横贯阴茎至 Buck 筋膜底部，沿途引流耻骨联合前淋巴管处淋巴至腹股沟浅淋巴结及位于股三角的腹股沟深淋巴结。由于联合区的交通支的存在，阴茎癌转移至对侧淋巴结并不少见，这在制订治疗策略时需要考虑。淋巴回流随后从腹股沟淋巴结回流至同侧盆腔淋巴结。尽管一些有趣的观察结果提示，阴茎淋巴可能同时直接汇入髂外淋巴结（Lopes et al，2000），但通常认为阴茎淋巴回流先经腹股沟淋巴结再进入髂血管旁淋巴结（Riveros

et al，1967）。这一观察结果更可能与淋巴结切除术或病理活检时取样不足有关。**尽管发生阴茎癌腹股沟淋巴结转移总体上预后较差，但是积极的淋巴结清扫术可以提高长期生存率并可能治愈**（McDougal et al，1986；Horenblas and van Tinteren，1994）。此外，与临床发现淋巴结转移后行延迟切除相比，即刻切除临床潜伏性淋巴结转移能够提高生存率（Kroon et al，2005）。如果肿瘤转移至盆腔淋巴结，长期生存率<10%。

(二)尿道淋巴回流

　　尿道淋巴回流与尿道平行，位于黏膜及黏膜下层（Spirin，1963）。这个淋巴网络于舟状窝部最为稠密，并且这些分支于包皮处加入阴茎头淋巴回流。阴茎部尿道的淋巴网横向环绕阴茎海绵体并汇入发自阴茎头部下行的淋巴管。球部尿道淋巴回流更多变，可能沿球部动脉回流至股后淋巴结，或可能于耻骨下前行至膀胱前壁，最终汇于股后或内侧髂外淋巴结（Wood and Angermeier，2010）。

(三)腹股沟区解剖

　　腹股沟淋巴结分为浅、深两组，解剖上被大腿阔筋膜分开。浅淋巴结包含 4~25 个淋巴结，位于股浅筋膜（Camper 筋膜）的深筋膜层。腹股沟浅淋巴结解剖上分为 5 组（Daseler et al，1948）：①围绕大隐静脉股静脉交界处的中央淋巴结；②围绕旋髂浅静脉的上外侧淋巴结；③围绕股外侧静脉和旋髂浅静脉的下外侧淋巴结；④围绕阴部外浅静脉和腹壁外浅静脉的上内侧淋巴结；⑤围绕大隐静脉的下内侧淋巴结（图 19-1）。腹股沟深淋巴结数量少,主要位于股管内股静脉内侧。Cloquet 淋巴结是深组的头侧淋巴结,位于股静脉和陷窝韧带之间(图 19-2)。髂外淋巴结接受来自腹股沟深淋巴结、闭孔淋巴结和下腹部淋巴结,然后淋巴液进入髂总淋巴结和主动脉周围淋巴结。

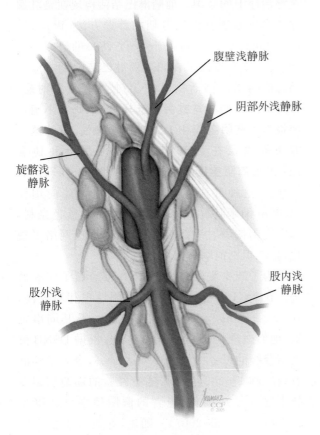

腹股沟区皮肤的血供来自股动脉的分支——阴部外浅动脉、旋髂前动脉和腹壁浅动脉。完整解剖腹股沟需要将这些分支结扎。分离出的皮瓣存活依赖于 Camper 筋膜浅表脂肪层中的血管吻合支,这些血管沿着自然皮纹由外向内走行。由于阴茎至腹股沟的淋巴引流在 Camper 筋膜以下走行,所以当处理上下皮瓣时,这层筋膜应被保留在皮肤上。基于这样的解剖结构,横向的皮肤切口影响血供最小,可以在大多数病例中避免严重的皮肤坏死。股神经位于髂肌筋膜深面,支配耻骨肌、股四头肌和缝匠肌的运动功能。另外,该神经还支配大腿前侧皮肤感觉,术中需要保护。但是它的一些感觉分支在局部淋巴结清扫中可以被切除。

股三角上侧毗邻腹股沟韧带,外侧毗邻缝匠肌,内侧毗邻长收肌。底面由内侧的耻骨肌和外侧的髂腰肌组成。大隐静脉股静脉交界处位于耻骨结节向下两指,向外两指处。

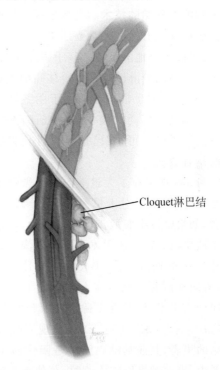

二、阴茎癌:区域淋巴结的外科处理

(一)临床腹股沟淋巴结阴性

大约 20% 的患者临床不明显地存在隐匿性腹股沟淋巴结转移(Hegarty et al,2006);那么对这些患者常规行双侧腹股沟淋巴结清扫术(IFLND),将有 80% 的患者出现过度治疗,从而使得潜在的并发症发病率升高。理想的管理方式是提供识别转移性阴茎癌患者的能力,而这群人是可以通过淋巴结清扫术治愈的,同时避免腹股沟淋巴结阴性患者不必要的手术治疗。这种治疗策略包括:①基于原发肿瘤病理及临床表现提高对预后及风险的评估;②提高影像学技术;③第一站淋巴结活检。

当没有第 6 卷第 17 章中所述的明显淋巴结增大时,就是外科手术评估淋巴结的适应证;本章节将重点介绍用于此目的的技术。这些手术的主要目标是在尽可能减少患者并发症的情况下,准确判定腹股沟淋巴结是否转移。

(二)前哨淋巴结活检

前哨淋巴结活检是一项移除第一批受癌转移扩散影响的淋巴结的技术。支持的理论是通常某些特定癌症在没有逐步并必要地侵犯前哨淋巴结前,不会扩散至其他淋巴结。基于解剖学的研究,从原发肿瘤到前哨淋巴结这一转移癌细胞有序淋巴扩散的概念,似乎很可能适用于阴茎鳞癌。随着这一概念被更广泛的接受,这种前哨淋巴结活检的方法被得到认可,并已被证明对乳腺癌及黑色素瘤是有效的。

Cabanas 在研究了大量淋巴管造影和实体解剖的基础上,提出了对于浸润性阴茎鳞状细胞癌的患者,如果临床上腹股沟区体征阴性,可行前哨淋巴结活检(1977)。该手术先于腹股沟皮肤皱褶处切开 5cm 的切口,切口中央位于耻骨结节向下两指,再向外两指。然后在上方皮瓣下向耻骨结节方向插入手指,触及并摘除前哨淋巴结(图 19-3)。Cabanas 证实在 IFLND 中发现阳性转移性淋巴结的患者,其前哨淋巴结总是阳性的。在 31 名患者中,当前哨淋巴结无瘤时,其他腹股沟淋巴结同样未发现转移。此外,他还报道了在临床不怀疑淋巴结阳性的患者中,这个淋巴结(随后命名为 Cabanas 淋巴结)的阳性率只有 4%。因此,结论是常规前哨淋巴结切除能够早期诊断具有微转移灶的患者,而不是等到出现临床明显可及淋巴结,这在当时是金标准。

虽然 Cabanas 报道了前哨淋巴结活检结果为正常的患者生存率为 90%,但后来的研究者发现结果不太令人满意,存在 18%～25% 的假阳性率(Perinetti et al,1980;Wespes et al,1986;Srinivas et al,1991);在很大程度上,这可能是由于这一概念是基于前哨淋巴结位置是静态固定的。最终,这一方法不再被推荐。在一项改进浅表淋巴结活检的尝试中,Petaway 及其同事(1995)评估了扩大的前哨淋巴结活检术,术中摘除腹股沟韧带和阴部外浅静脉之间所有淋巴结。由于该方法存在 15%～25% 的假阴性率,所以也被舍弃了

(Ravi,1993;Pettaway et al,1995)。

(三)动态前哨淋巴结活检

1. 背景

由于乳腺癌和黑色素瘤治疗过程中成功运用了前哨淋巴结活检技术,人们重新关注了其在阴茎癌治疗上的应用。前哨淋巴结活检现在是乳腺癌和黑色素瘤淋巴结分期的首选方法(Warycha et al,2009)。荷兰癌症研究所(NKI)的研究小组于 1994 年率先提出在阴茎癌淋巴结分期中应用动态前哨淋巴结活检(DSNB)技术。从那时起,作为 IFLND 的补充或另一选择,数个研究小组已经报道了在阴茎癌中 DSNB 的准确性,最终这一方法被收录在 2009 年版欧洲泌尿外科协会(EAU)指南阴茎癌的相关章节中(Pizzocaro et al,2010)。这种方法包括核素淋巴显像前应用锝 Tc-99m 纳米胶粒,术前患者注射特制蓝色染料,术中应用伽马射线探头,使个人的淋巴网络可视化,精准识别前哨淋巴结。

为了减少假阴性率,DSNB 已经做了多次改进。在 NKI 最初的报道中,假阴性率相对较高,约 22%(Tanis et al,2002)。Leijte 及其同事报道,他们发现在 1994－2001 年间,根据 DSNB 淋巴结分级的患者中假阴性率达 19%,令人不够满意;在 2001－2004 年间,随着经验的逐渐积累及技术进一步精细化,患者的假阴性率已经降至 5%(Leijte et al,2007)。随后,在集合了位于阿姆斯特丹的 NKI(297 名患者)和位于伦敦的圣约翰医院(134 名患者)的数据后,他们认为 DSNB 的假阴性率为 7%(Leijte et al,2009)。他们报道了并发症的发生率为 4.7%(行腹股沟探查术的 592 人中的 28 人),主要包括感染、皮下积液或淋巴囊肿及迟发性出血。如果 DSNB 术中阴性而随访中局部淋巴结复发,则将该次 DSNB 归为假阴性过程。在该项研究中,共计来自 323 名患者的 611 次临床阴性活检,6 例出现上述复发,且均在 15 个月以内;该文章的中位随访时间为 17.9 个月(范围 1～69 个月)(Leijte et al,2009)。随后 SGH 公布了 264 名男性患者 500 个股骨沟区域连续随访 6 年的研究数据(2004－2010)。所有患者均为 T1G2 或更高分期的原发性肿瘤患者,并且单侧或双侧腹股沟淋巴结无肿大。最低随访时间为 21 个月(中位随访时间为 57 个月);期间共

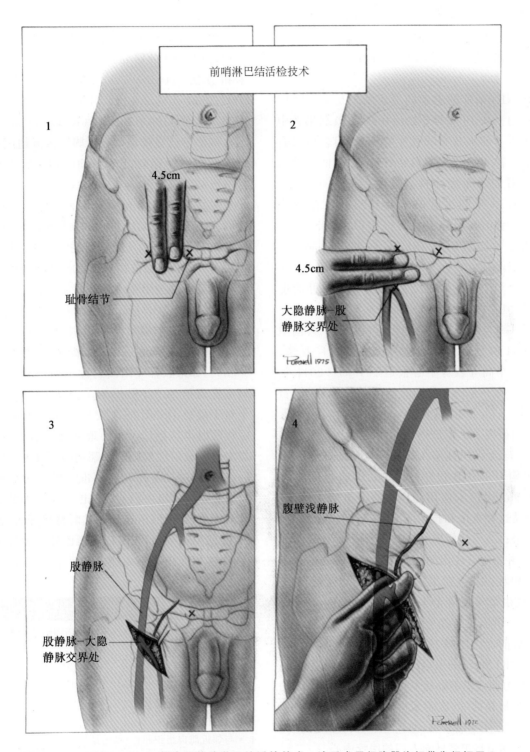

图 19-3　1977 年，Cabanas 提出了前哨淋巴结活检技术。该手术平行腹股沟韧带先行切开 5cm
　　　　的切口，切口中央位于耻骨结节向下两指，再向外两指；然后在上方皮瓣下向耻骨结节
　　　　方向插入手指触及并摘除前哨淋巴结（From Cabanas RM. An approach for the treatment
　　　　of penile carcinoma. Cancer 1977；39；456-66.）

计 59 名(22.3%)患者的 73 个(14.6%)淋巴结区域被确诊阳性；作者报道的假阴性率为 5%。20 名(7.6%)患者发现了术后并发症，一半为淋巴囊肿。

在 NKI 治疗的患者的更多结果是基于时间段显示的。从 1956 年开始治疗的 1000 名患者中观察患者 5 年癌症特异性生存率，后组较前组有所增加。在 cN0 患者中，1994—2012 年间接受治疗的患者的 5 年癌症特异性生存率为 91%，而 1956—1993 年间患者的 5 年特异性生存率为 82%。患者治疗后癌症特异性生存率，DSNB 时期要优于预防性双侧 IFLND 时期(Djajadiningrat et al,2014)。

尽管 DSNB 的目的是找到所有潜在可治愈的患者，但考虑到大幅减少的发病率，5%~10% 的假阴性率被许多人认为是可以接受的。其他中心从 NKI 和 SGH 学习了这项技术并推广开来。瑞典的一个高等教育中心报道了 1999—2011 年间的一个关于 DSNB 的回顾性研究(Kirrander et al,2012)。58 个患者，115 个 cN0 腹股沟区纳入 DSNB 的研究。2 名 DSNB 阴性的患者被发现临床复发，符合假阴性率 1.5%。本研究报道了该研究机构对 DSNB 程序的改进；例如，早期阶段 45% 的患者术前未应用超声检查。虽然如此，该研究确认这种方法和技术需要专门经验以获取理想的结果；1.5% 的假阴性率与其他早期地研究报道相当，并将随着应用的增多和总体经验的提升而下降。相比之下，在乳腺癌的文献中，就建议 DSNB 应由每年完成至少 20 例的外科医师进行，并且前 20 例需要有经验的外科医师帮助；建议在常规开展前，假阴性率应<5%(Kuehn et al,2005)。尽管将 NKI 和 SGH 的数据合并研究，阴茎癌的 DSNB 学习曲线仍不好建立，因为 6 例假阴性复发均不是在最初的 30 次手术中出现的(Leijte et al,2009)。由于阴茎癌罕见，这些结果仍将接受挑战，支持通过网络将患者转至专门的医疗中心。

基于上述，DSNB 的目标应是假阴性率<5%。在阴茎癌中出现假阴性率的原因：①选择或识别错误的淋巴结；②不好的病理切片或取样，以致错过小的癌症病灶；③和肿瘤占据或阻塞淋巴管道使新生淋巴管道或分支形成，导致非常规淋巴回流(Srinivas et al,1991;Kroon et al,2004)。

2. 技术

图 19-4 列出了位于伦敦的 NKI 和位于阿姆斯特丹的 NKI 的研究人员所推崇的 DSNB 的技术和方法(Hadway, et al,2007;Leijte et al,2007;Lam et al,2013)。对于最初技术的改进被用来减少假阴性率的发生(Kroon et al,2004)。现在核素淋巴显像前常规行腹股沟区超声和可疑淋巴结的细针穿刺(FNA)细胞学。超声提示异常淋巴结的患者接着行 FNA，而只有 FNA 阴性的患者才继续行闪烁扫描术和 DSNB。FNA 阳性的患者行 IFLND。框图 19-1 列出了 SGH 的研究人员利用异常超声发现指导患者行 FDA。超声引导的 FDA 被加入到 DSNB 的流程中，以试图避免由肿瘤阻塞或淋巴回流重新分布引起的假阴性结果。联合应用放射性示踪剂和特制蓝染料以提高对前哨淋巴结的识别(图 19-5)。Sadeghi 及其同事进行的 Meta 分析显示，总发现率为 88.3%，如果联合应用放射性示踪剂和特制蓝染料可提高至 90%(Sadeghi et al,2012)。另外一个对于最初 DSNB 的改变是在移除前哨淋巴结后行腹股沟区触诊。小心地触诊腹股沟区，以寻找未吸收放射性或染料示踪剂的可疑淋巴结。最后，对所切除的淋巴结行更准确的病理分析被证明是必要的。单一的通过淋巴结中心的截面可能会漏掉微转移灶；所有淋巴结均整体浸入石蜡，行 2mm 间隔连续切片，除标准染色外还需行免疫组化评估，以此来避免病理假阴性。

框图 19-1 超声识别腹股沟可疑淋巴结的标准

如果以下一项或多项存在，需行针刺细胞学检查

- 体积增大
- 形态异常
  - 圆形，长短轴之比<2
  - 病理性皮质肥大
- 淋巴门结构消失
- 与邻近肌肉组织相比，淋巴结呈低回声改变
- 淋巴结坏死
- 多普勒异常血管

From Lam W, Alnajjar HM, La-Touche S, et al. Dynamic sentinel lymph node biopsy in patients with invasive squamous cell carcinoma of the penis: a prospective study of the long-term outcome of 500 inguinal basins assessed at a single institution. Eur Urol 2013;63: 657-63.

DSNB 可以在初步确定肿瘤切除术时（仅行阴茎病变活检后），或原发肿瘤治疗（保留阴茎头手术、阴茎部分切除术和阴茎全切术）后进行。阿姆斯特丹的研究组报道了通过将锝 Tc-99m 纳米胶粒注射在切口或瘢痕而非肿瘤周围的方法，可

以行病变切除术后的 DSNB。他们发现与阴茎手术中行 DSNB 相比，完成原发肿瘤切除术后行 DSNB 有相似的淋巴结显像率（93%），前哨淋巴结识别率（100%）及隐匿性转移的发现率（12%）（Graafland et al,2010）。

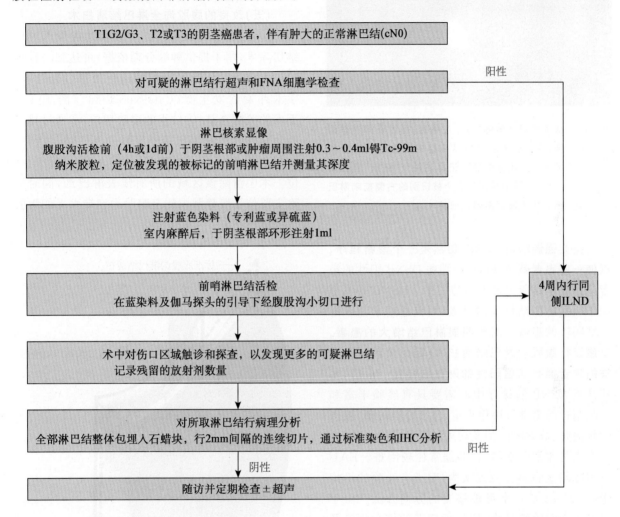

图 19-4　动态前哨淋巴结活检技术与规程流程图。FNA. 细针穿刺；IHC. 免疫组化；ILND. 腹股沟淋巴结清扫术（Modifed from Lam W,Alnajjar HW,La-Touche S,et al. Dynamic sentinel lymph node biopsy in patients with invasive squamous cell carcinoma of the penis: a prospective study of the long-term outcome of 500 inguinal basins assessed at a single institution. Eur Urol 2013;63:657-63;and Leijte JA,Kroon BK,Olmos RA,et al. Reliability and safety of current dynamic sentinel node biopsy for penile carcinoma. Eur Urol 2007;52:170-7.）

3. 随访

严密随访是必要的，以发现通过外科手术可能挽救的复发。 对于超声和 DSNB 阴性的患者，推荐行腹股沟淋巴结的临床评估。第一年每 3 个月来院复查 1 次，第二年每 4 个月复查 1 次，以后每半年复查 1 次。由于先前的检查对身体状态的

影响或形成淋巴囊肿，许多患者对腹股沟淋巴结检查有疑虑；对于这些患者，可以行超声检查。CT、PET-CT 及 MRI 的意义并不明确，并且对微小体积的转移灶敏感度低于临床评估。作为随访的补充，患者应被教会在复查间期内（如每月一次）自我体检。

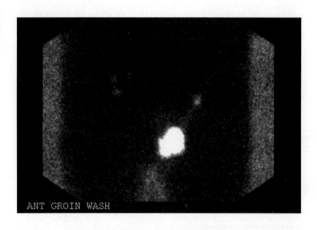

图 19-5　核素淋巴结显像：多点注射后，可以获得动态图像，显示出摄取放射示踪剂的淋巴结的位置和深度。采用永久性标记标注每个"热点"淋巴结的位置，图中显示了 2 个被识别的右侧前哨淋巴结和 1 个左侧前哨淋巴结

需要强调的是，DSNB 仍然是一个诊断程序，以使一些患者避免 IFLND。那些 DSNB 阳性的患者应行完全腹股沟淋巴结清扫术。DSNB 并不适用于明显淋巴结增大的患者，而仅适用于临床淋巴结阴性的患者。对于明显淋巴结增大的患者，仍建议行腹股沟淋巴结清扫术；因为大约一半这样的患者拥有病理阳性的淋巴结转移。最后，那些开展 DSNB 的诊疗中心需要具有经验丰富和奉献精神的多学科协作小组，包括外科医师、核医学科医师、放射科医师及病理科医师；因为假阴性的发生是非常严重的，补救通常比较困难。EAU及国际阴茎癌协会一致认为，对于有经验的诊疗中心 DSNB 是一个可被接受的分期方法。由于可能出现假阴性结果，应根据患者的接受程度及对定期随访和自我体检的依从性，选择合适的患者施行（Hegarty et al，2010）。在经验丰富的诊疗中心得出的结果能否在其他小型或大型中心得到验证仍待观察。

（四）腹股沟浅淋巴结清扫术

另一种采用外科手段对无明显增大淋巴结患者分期方法是腹股沟浅淋巴结切除术。该方法包括分组切除位于阔筋膜表面、卵圆窝中央及大隐静脉股静脉交汇处的淋巴结。外边界与后面所述的改良的腹股沟淋巴结根治性切除术类似，但并不打开阔筋膜。之前的研究显示，除非浅淋巴结阳性，否则阔筋膜深部的淋巴结不会出现阳性

（Pompeo et al，1995；Puras-Baez et al，1995），这支持其在手术分期上的有效性。此外，一个先前关于 DSNB 的研究纳入了一组接受浅表淋巴结整体切除术的患者，显示如果浅表淋巴结阴性，则随访 3 年以上未见复发（Spiess et al，2007）。

（五）改良的腹股沟全淋巴结清扫术

1988 年，Catalona 提出了改良的腹股沟淋巴结切除术，用于提供肿瘤分期依据，可达到与标准的扩大淋巴结切除术相同的治疗效果，同时减少手术并发症发生率（Catalona，1988）（图 19-6）。手术的关键点是：①较小的皮肤切口；②通过排除股动脉外侧和卵圆孔下侧区域的淋巴结，限制了清扫范围；③保留了大隐静脉；④无需对缝匠肌移位。术中清除该区域的所有浅表淋巴结，同时清除主要位于股静脉内侧至腹股沟韧带水平的腹股沟深淋巴结。

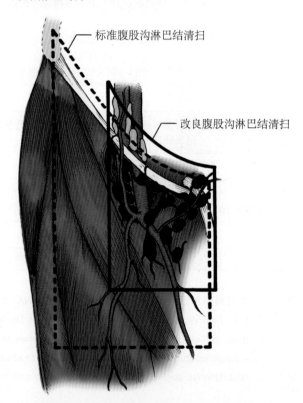

标准腹股沟淋巴结清扫

改良腹股沟淋巴结清扫

图 19-6　标准的和改良的腹股沟淋巴结清扫术清扫范围（From Colberg JW, Andriole GL, Catalona WJ. Long-term follow-up of men undergoing modified inguinal lymphadenectomy for carcinoma of the penis. Br J Urol 1997；79：54-7.）

术中首先将患者放置于蛙腿位,在腹股沟皱褶下方 1.5～2.0cm 处做一 10cm 的皮肤切口。在 Scarpa 筋膜下,向上延伸 8cm,向下延伸 6cm 做一个皮瓣。向上解剖至腹外斜肌腱膜,显露精索。结扎离断从阴茎根部延伸至中上方淋巴结丛的淋巴脂肪组织。向下的腹股沟深浅淋巴结清扫内侧以长收肌为边界,外侧以股动脉为边界。术中保留了大隐静脉,但可切除一些它的分支。淋巴丛向下清扫至皮瓣切口(图 19-7),在此处小心结扎淋巴管,从手术视野中取出标本(图 19-8)。放置闭式负压引流,伤口以标准方法缝合。

大多数报道显示,这种手术检测腹股沟转移病变的假阴性率为 0～5.5%(Parra,1996;Colberg et al,1997;Coblentz and Theodorescu,2002;Bouchot et al,2004;d'Ancona et al,2004)。

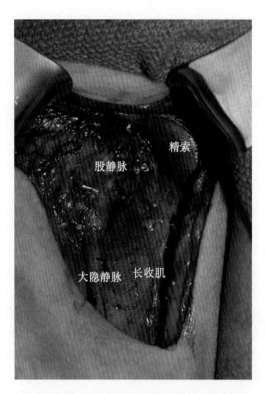

图 19-8 右侧腹股沟区行改良的腹股沟淋巴结切除术的术中照片

and Theodorescu,2002;Jacobellis,2003;Bouchot et al,2004;d'Ancona et al,2004;Spiess et al,2009)。下肢水肿见于 0～36% 的患者,持续性显著水肿不常见。

腹股沟浅淋巴结切除术及改良的腹股沟全淋巴结切除术目前主要用于腹股沟淋巴结高转移风险且临床腹股沟体检阴性的原发性肿瘤患者(T2 期及以上、有血管或淋巴管浸润、晚期)。此手术能够更彻底地评估腹股沟浅淋巴结区域,不需要特殊的设备,且较标准的腹股沟淋巴结根治性切除术并发症少。如果标本冰冻切片发现淋巴结转移,手术应改为标准的根治性 IFLND。

(六)腹腔镜及机器人辅助下的腹股沟淋巴结清扫术

1. 背景

腹腔镜下淋巴结清扫术是最近的技术,有可能彻底切除腹股沟淋巴结且降低并发症。Bishoff 及其同事率先报道了对 2 具尸体及 1 位阴茎癌患者实施了腹腔镜下腹股沟淋巴结清扫术(Bishoff et al,2003)。由于无法充分游离淋巴结肿块,该患者最终转为开放手术。2006 年,Tobias-

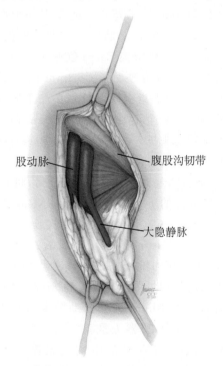

图 19-7 改良的腹股沟淋巴结切除术,淋巴结在股动脉内侧,包括腹股沟浅淋巴结和深淋巴结(Reprinted with permission,Cleveland Clinic Center for Medical Art & Photography© 2003-2010. All rights reserved.)

改良的腹股沟全淋巴结切除术后并发症较轻,包括血肿或淋巴囊肿(0～26%)、淋巴漏(9%～10%)、伤口感染或皮肤坏死(0～15%),在大多数患者中是自限性的(Parra,1996;Coblentz

Machado 及其同事报道了对 10 名腹股沟淋巴结触诊阴性的患者施行了双侧腹股沟淋巴结清扫术。一侧行标准开放手术,另一侧行腹腔镜手术。在清扫出相近淋巴结数量的情况下,腹腔镜侧并发症发生率为 20%,开放侧为 70%(Tobias-Machado et al,2006)。Sotelo 及其同事报道了他们对 8 名患者所行的 14 次腹腔镜下腹股沟淋巴结清扫术的结果:患者均为 T2 期的阴茎鳞癌,平均手术时间为 91min,平均清扫出淋巴结数量为 9 个,没有与伤口有关的并发症发生(Sotelo et al,2007)。一项对 29 名患者施行的 41 次腹腔镜下淋巴结清扫术应用 Clavien 分类系统评价其近远期并发症的详细分析显示:27% 的患者有轻微的并发症,14.6% 的患者发生了严重并发症(Master et al,2012),无围术期死亡患者。近期两个小规模的研究有相似的报道,显示每侧清扫出 7~15 个淋巴结,保守估计约有 20% 的患者出现皮下积液或淋巴囊肿(Pahwa et al,2013;Zhou et al,2013)。

2009 年,报道了第一例机器人辅助腹腔镜下双侧腹股沟淋巴结清扫术(Josephson et al,2009)。术后病理显示 6 个浅淋巴结及 4 个深淋巴结未见转移;数周后对侧进行了手术,同样 5 个浅淋巴结及 4 个深淋巴结病理阴性。无伤口并发症及下肢水肿。Sotelo 及其同事报道了他们在不重新调整机器人位置的情况下所行的双侧腹股沟淋巴结清扫术;右侧清出 19 个淋巴结,左侧 14 个,双侧均见转移淋巴结(Sotelo et al,2013)。Matin 及其同事对机器人辅助腹腔镜下淋巴结清扫术的适用性进行了彻底评估。研究共计 10 名患者,在机器人手术后再次行开放手术打开切口,并请另一名外科肿瘤学家探查手术区域内无法切除的剩余淋巴组织,以确保无腹股沟浅淋巴结(如大腿阔筋膜表面)残留。如果探查时切除了额外组织,则送病理检查,以确定是否有淋巴结且淋巴结是否转移。在其中一个腹股沟区域,发现了 2 个残留淋巴结,位于 Scarpa 筋膜下方腹股沟区域表面近精索处,未见转移。在所有接受机器人辅助淋巴结清扫的患者中,19 个腹股沟区域中的 18 个(94.7%)清扫是充分的(Matin et al,2013)。

综上所述,有证据表明在相似的淋巴结清扫数目下,腹腔镜下腹股沟淋巴结清扫术与先前报道的同期系列开放手术相比,并发症发生率较低。

机器人应用于腹股沟淋巴清扫术是近期的发展,与标准腹腔镜手术相比,仍需进一步的评估。

2. 外科技术

患者置于双桥臂手术床上或取低截石位,以使在不重新调整机器人位置的情况下行双侧腹股沟淋巴结清扫术。清扫右侧时,助手立于患者右腿外侧;清扫左侧时,助手立于患者两腿之间(图 19-9,图 19-10)。腹股沟区域消毒铺巾后,插入导尿管。皮肤表面标出骨性及软组织标记,形成一个倒三角形;沿腹股沟韧带连接髂前上棘及耻骨结节的连线构成三角形的底边,外侧边为斜行的缝匠肌,内侧边为长收肌及其延长线。这些标志能确定正确的鞘卡穿刺位置,并勾画切除的范围(图 19-11,图 19-12)。

股三角下方 3cm 处,即约腹股沟韧带下方 25cm 处,行 2cm 手术切口。能发现一个白色的皮肤下层,对应 Scarpa 筋膜。于倒三角顶点处,以手指向两侧钝性分离 Sarpa 筋膜下方的潜在间隙,建立空间,以方便另 2 个 8mm 的鞘卡置入(图 19-13)。于手指引导下分别在三角形顶点内侧和外侧置入 2 个主要的机器人 8mm 鞘卡。通过摆动腹腔镜头扩大皮下间隙(图 19-14);这一步的目的是在 Scarpa 筋膜下方建立操作空间(图 19-15)。此外,经过最初的手指分离,可以应用 Orgin 12mm 的充气鞘卡(Orgin Medsystems,Menlo Park,CA)建立操作空间;压力设置为 25mmHg,保持 10min(Master et al,2009)。气腹机泵入 CO_2,压力维持 15mmHg。经 12mm 孔置入镜头,直视下助手侧于镜头和 8mm 主要操作孔之间另置入 10mm 助手辅助鞘卡。如图 19-9 和图 19-10 所示,机器人准备完毕。在行第一侧手术时(右边),机器人斜 45° 对向患者;在行另一侧手术时(左侧),机器人平行于患者外侧。

我们偏好机器人左手使用 Maryland 双极钳或 PK 钳,右手单极组织剪,以精细解剖 Camper 筋膜深面的膜性结构和淋巴组织。每一项努力都是为了完全建立腹股沟韧带前方的操作空间。分离结束时,能看到一个横向的白色纤维,即腹股沟韧带,为切除范围的上界(图 19-16);进一步延伸至外侧的缝匠肌和内侧的长收肌,形成切除的边界。术中应保留大隐静脉,小的股动脉及股静脉分支可以被切断分离(见图19-16)。可以通过识

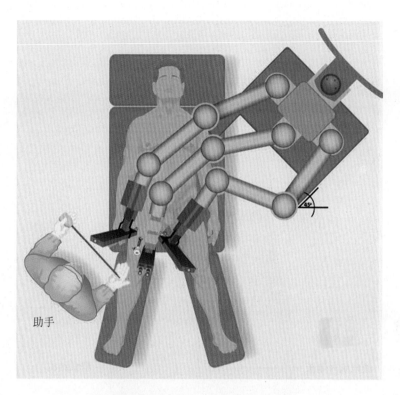

图 19-9　清扫右侧淋巴结时助手的站位及机器人的摆放

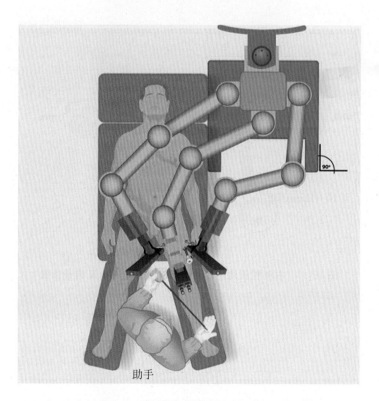

图 19-10　清扫左侧淋巴结时助手的站位及机器人的摆放

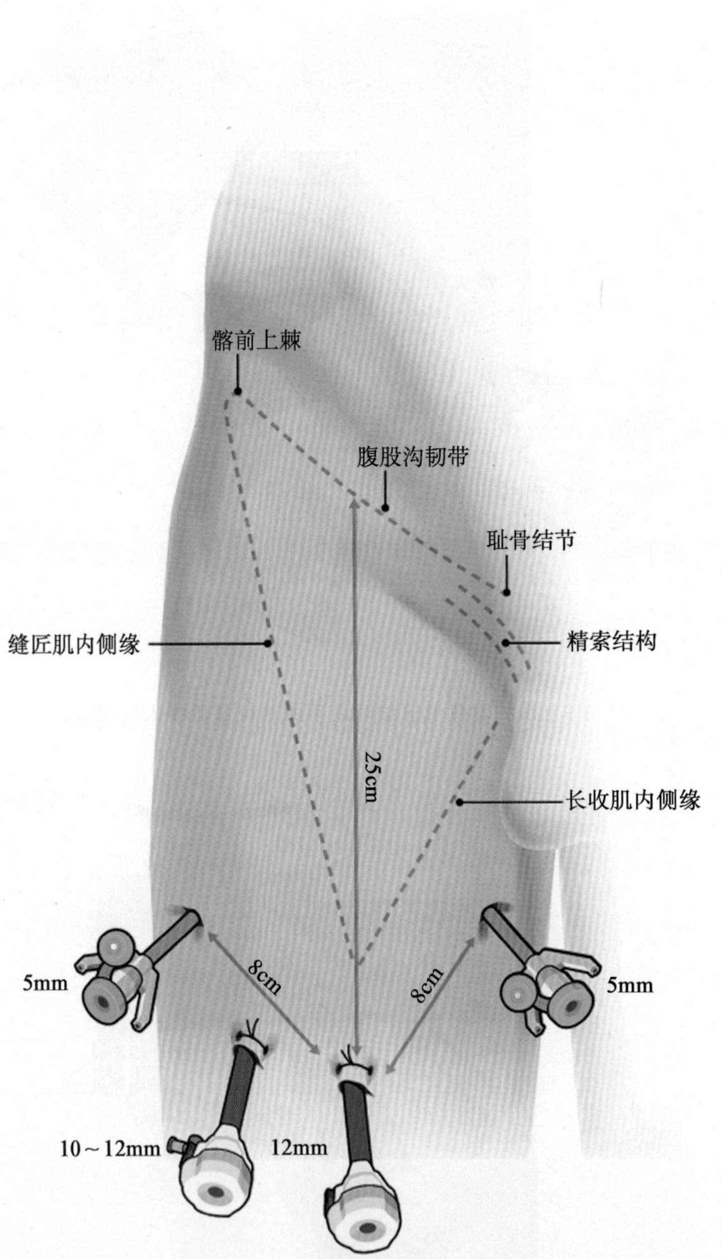

图 19-11　右侧腹股沟淋巴结清扫术的体表标志及鞘卡位置

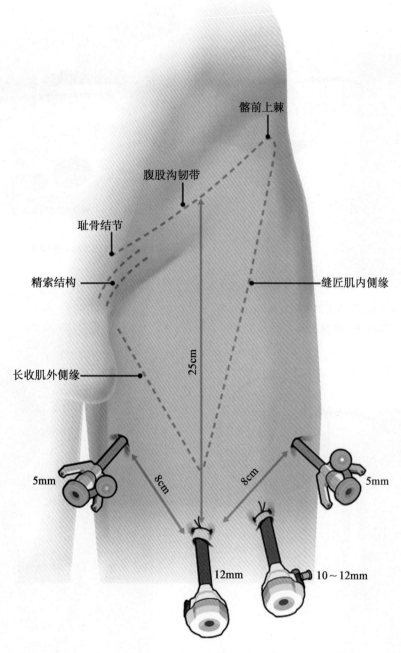

图 19-12　左侧腹股沟淋巴结清扫术的体表标志及鞘卡位置

别各自的肌肉外膜并将其与先前的体表标志对应，来帮助识别缝匠肌和长收肌。内侧可见精索中间段。当看到红色的肌纤维时，意味着解剖过深，超过了阔筋膜。

通过钝性分离淋巴组织，可从两边将淋巴组织推向内部；继续该操作直到能够从两边均到达淋巴组织的下端顶点。在近股三角顶端的内边界

游离时，能够发现从这里穿过的大隐静脉；沿大隐静脉走行，外科医师能找到隐静脉弓直至其在卵圆窝处与股浅静脉汇合。继续游离，应用钝性及锐性分离相结合的方法将淋巴组织从阔筋膜上切除。一般来说，非惯用手提起淋巴组织，主要以惯用手的单极剪游离。当解剖至卵圆窝后，切断所切除淋巴组织的上外侧和上内侧，进而向内侧卷

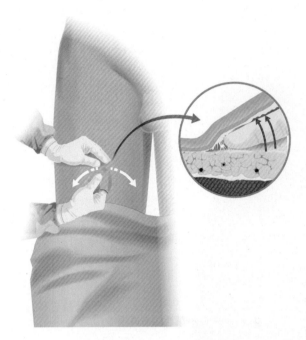

图 19-13　于三角形顶点处,以手指向两侧分离 Scarpa 筋膜下方的潜在间隙以建立空间

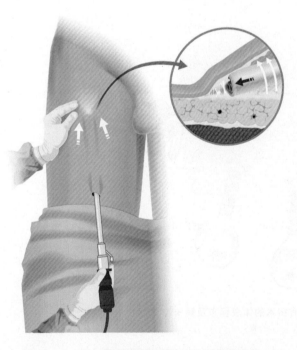

图 19-14　通过摆动腹腔镜头扩大皮下操作空间

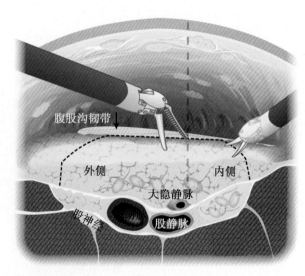

图 19-15　于 Scarpa 筋膜下建立的皮下操作空间

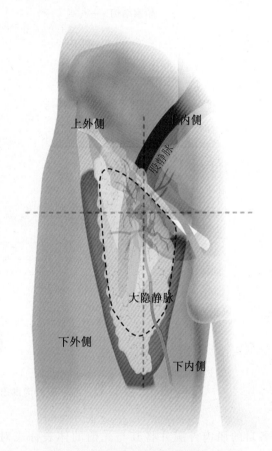

图 19-16　腹股沟淋巴结清扫术的范围

起所切除的淋巴组织,并将其牵向腹股沟韧带对侧。在这里,深、浅两个解剖平面汇合,最终将其从腹股沟韧带上分离(图 19-17)。

当淋巴组织除与大隐静脉分支附着外,其余位置均环形游离时,这些静脉分支可以被切断。

附近的股动脉特征性搏动可以作为标志。如果可能,将淋巴组织从大隐静脉上剥离;如果不行,可用 Weck 夹或腔内血管闭合器于静脉弓处将大隐静脉结扎。然而,为降低术后淋巴水肿的风险,应

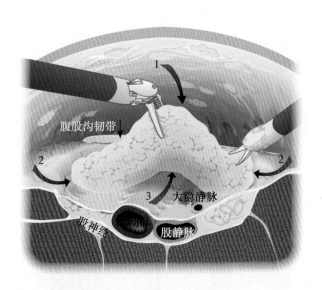

图 19-17　切除淋巴组织的步骤

尽可能尝试保留大隐静脉（Zhang et al，2007）。标本装 Endo 取物袋，延长镜头所用鞘卡的切口后取出。术中冰冻切片结果决定是否行同侧深淋巴结清扫术。在等待结果的同时，我们通常开始建立另一侧的操作空间。

　　重新打开气腹机，准备清扫腹股沟深淋巴结。打开隐静脉弓内侧的阔筋膜，显露大隐静脉与股静脉交汇处。向内下方游离股静脉周围组织，以便于切除腹股沟深淋巴结（Master et al，2009）。应持续游离至股管水平，显露耻骨肌，确保切除全部的淋巴结（图 19-18）。

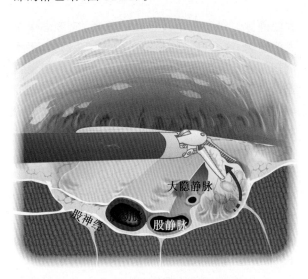

图 19-18　清扫腹股沟淋巴组织

降低气腹压至 5mmHg，确保止血确切。细致控制淋巴管和完美止血非常重要，能够进一步降低淋巴囊肿和血肿发生的风险，而这些都是潜在的感染源。负压闭式引流应放置在手术区域内最需要的位置（尾侧），确保站立时渗出液能被引出。鞘卡切口以标准方式关闭。患者手术当天可下床行走并规律进食，第二天可出院。对于腹股沟淋巴结清扫术后患者，可应用弹力束腰加压双侧腹股沟区；此外，应同时穿弹力袜，并持续到术后 3 个月（图 19-19）。引流管一般保留至 24h 引流量＜50ml 后拔除；引流管拔除后再停用广谱抗生素。所有患者均通过应用低分子肝素预防静脉血栓形成。

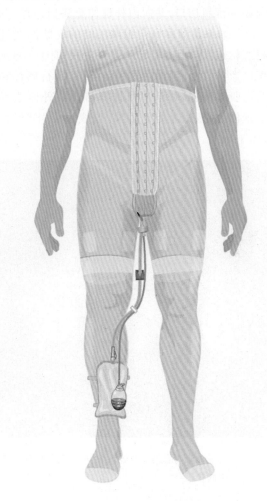

图 19-19　术后穿戴弹力束腰和弹力袜

（七）明显的腹股沟淋巴结增大或腹股沟淋巴结阳性

1. 根治性髂腹股沟淋巴结清扫术

根治性髂腹股沟淋巴结切除术适用于可切除

的转移瘤和病变局限于腹股沟淋巴结的可能治愈的患者。对于有腹股沟转移适合手术的患者,我们也将其作为一种姑息手术。如果不处理,荷瘤腹股沟淋巴结会导致严重的并发症,如感染或缓慢渗出恶臭脓液的脓肿或危及生命的股血管出血(图 19-20)。术前应用抗生素以减轻病变局部的炎症。患者体位是手术侧腿部稍微外展外旋,弯曲的膝盖下以衬垫支撑。

髂腹股沟区清扫的区域包括:上侧为外环至髂前上棘连线,外侧为髂前上棘向下延伸 20cm,内侧为耻骨结节向下延伸 15cm 至大腿内侧。大多数情况下,于腹股沟韧带下方 3cm 处,平行腹股沟韧带行斜切口,并向内外延伸至清扫边界(图 19-21)。如果覆盖肿瘤侵犯淋巴结的皮肤因受到侵犯或粘连需要切除,则于受侵皮肤周围行椭圆形切口,再向内外延伸。这种情况下,为行髂部和腹股沟股部清扫,切口也可选择自椭圆外侧边界向上延伸,内侧边界向下延伸,形成一个"S"形切口(图 19-22)。

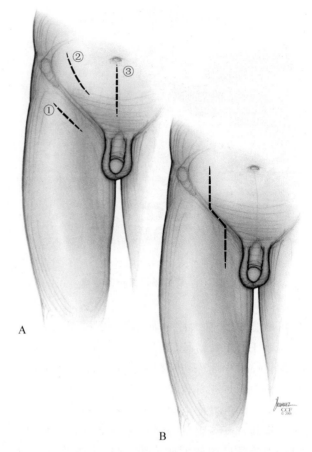

图 19-21 髂腹股沟淋巴结清扫。A. 腹股沟部淋巴结清扫切口①,单侧盆腔淋巴结清扫②,双侧盆腔淋巴结清扫③;B. 髂腹股沟淋巴结清扫术的单一切口

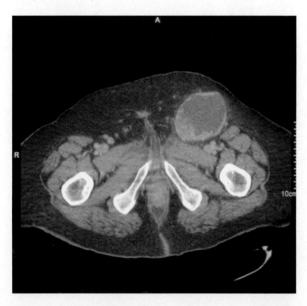

图 19-20 阴茎癌患者盆腔 CT 显示左侧腹股沟转移压迫股血管

在 Scarpa 筋膜以下层面分离,形成上下侧皮瓣。上侧皮瓣向头侧延伸至腹股沟韧带上 4cm,下侧皮瓣延伸至清扫边界。术中切除腹外斜肌腱膜和精索至腹股沟韧带下侧的脂肪和结缔组织,形成所切除淋巴丛的上侧边界(图 19-23)。于股三角的顶点处显露下方腹股沟股角,识别并切除

大隐静脉。对于较小转移灶的患者,应考虑保留大隐静脉,这是可行的和必要的(图 19-24)。手术清扫深度外侧至覆盖缝匠肌的阔筋膜,内侧至覆盖长收肌的薄筋膜。术中于股三角顶点处识别股动静脉,并沿股血管向上清扫。结扎和股动脉表面交汇的浅表皮肤动脉穿支。于大隐静脉股静脉交汇处切断大隐静脉,并继续向上清扫股静脉内外侧的腹股沟深组淋巴结,直到股管处完成盆腔清扫(图 19-25)。术中清扫股血管前方,不需要骨骼化股血管,且不显露股血管外侧;这样可以避免伤及股神经和股深动脉,股神经走行于髂肌筋膜下,术中通常不可见。

在完成股三角清扫后(图 19-26),将缝匠肌从髂前上棘起点处游离,向内侧转移或旋转 180°覆盖股血管。在上方将此肌肉缝合至腹股沟韧带,

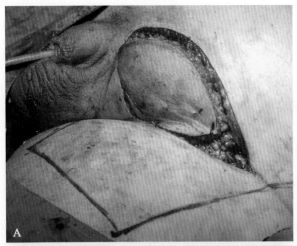

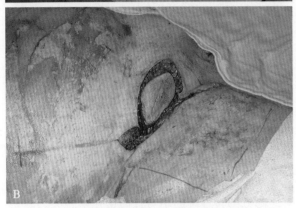

图 19-22　A. 左侧腹股沟部淋巴结清扫术和覆盖淋巴结肿块皮肤切除术的切口和范围；B. 右侧髂腹股沟部淋巴结清扫术和覆盖皮肤切除术的单一手术切口和范围

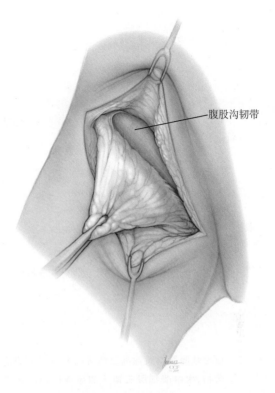

图 19-23　根治性髂腹股沟淋巴结切除术开始，显露由腹外斜肌腱膜标志的上界

同时在接近股血管处将其边缘和大腿的肌肉缝合（图 19-27）。如有必要，缝合耻骨梳韧带和腹股沟韧带边缘关闭股管；缝合时注意不能损伤髂外静脉或腹壁下血管。当清扫范围小或扩大不明显时，腹股沟股区清扫术伤口通常可以 I 期缝合。当需要大范围清扫腹股沟软组织时，扩大的伤口通常使用阴囊翻转皮瓣（Skinner，1974）、腹壁皮瓣（Tabatabaei and McDougal，2003）、腹直肌或阔筋膜张肌肌皮瓣（Airhart，1982）来达到伤口 I 期缝合。

皮下组织放置闭式负压引流，并从下方穿出。关闭伤口时，将皮瓣和显露的肌肉组织表面缝合以减少无效腔。使用可吸收的皮下缝线和皮钉缝合皮肤。患者术后卧床 2～3d，应用充气压力袜。术后 5～7d，当引流量每天在 30～40ml 时，拔除

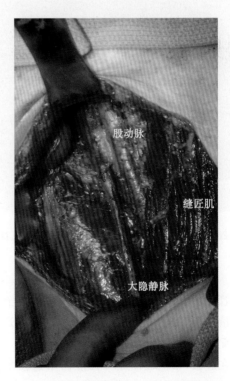

图 19-24　保留大隐静脉的根治性左侧腹股沟股部淋巴结清扫后的术中照片

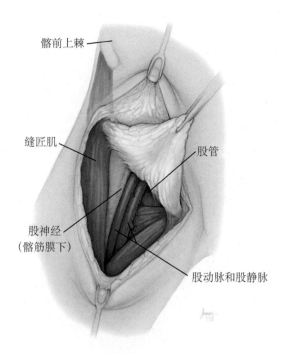

图 19-25 根治性腹股沟股部淋巴结清扫术中对下侧的清扫,术中清扫股三角下侧缘淋巴丛。在进一步向内侧和外侧清扫后,这些淋巴丛将和股管区盆腔清扫物连在一起

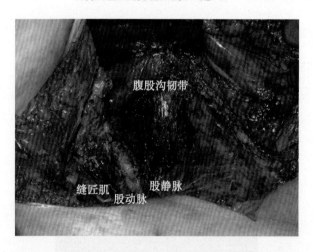

图 19-26 肥胖患者右侧根治性腹股沟股部淋巴结清扫术后的照片

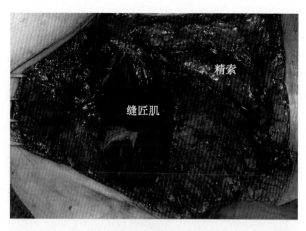

图 19-27 髂前上棘游离的缝匠肌向内旋转 180°,与腹股沟韧带和长收肌筋膜缝合

要点

- 决定阴茎癌患者存活率最重要的因素是淋巴结的转移程度。
- 约 20% 临床无腹股沟淋巴结增大患者有隐匿性转移。
- 与临床确诊后延迟切除相比,早期切除临床隐匿的转移淋巴结与提高生存率相关。
- 对于经验丰富的操作者,DSNB 是一种用于评估临床腹股沟区淋巴结阴性的有效微创技术,应以 5% 或更少的假阴性率为目标。
- 腹股沟浅表淋巴结切除术或改良的腹股沟淋巴结全切除术能够彻底评估浅表淋巴结区域,不需要特殊的设备,且较标准的腹股沟淋巴结根治性切除术并发症少。
- 初步证据表明,在相似的淋巴结清扫数目下,腹腔镜下腹股沟淋巴结清扫术与先前报道的同期系列开放手术相比,并发症发生率较低。
- 根治性髂腹股沟淋巴结切除术适用于可切除的转移癌和病变局限于腹股沟淋巴结的可能治愈患者。
- 在同侧腹股沟淋巴结阴性的情况下,阴茎癌不会转移至盆腔淋巴结。

引流管。术后我们推荐使用弹力袜,同时给予患者足量头孢菌素 1~2 个月,以减少红斑和蜂窝织炎及促进伤口完全愈合。

在过去,根治性髂腹股沟淋巴结清扫术的相关并发症非常明显。近期报道,有 40%~56% 的患者出现了早期轻微并发症(Bevan-Thomas et al,2002;Bouchot et al,2004;Nelson et al,2004;

Spiess et al,2009),主要包括淋巴囊肿、伤口感染或坏死及淋巴水肿。严重并发症包括严重的淋巴水肿、皮瓣坏死和需要干预的淋巴囊肿,其发生率为 5%~21%(Bevan-Thomas et al,2002;Nelson et al,2004);4%～7%的患者发生深静脉血栓(DVT)或肺栓塞(PE)(Johnson and Lo,1984;Ravi,1993;Spiess et al,2009)。减少下肢淋巴水肿的方法包括使用弹力袜和条件允许情况下尽可能保留大隐静脉。术前下肢连续应用加压设施以预防 DVT 和 PE 的发生;患者卧床时推荐预防性皮下注射低分子肝素,适当情况下鼓励患者早期下床活动(Spiess et al,2009)。

参考文献

完整的参考文献列表通过 www. expertconsult. com 在线获取。

推荐阅读

Catalona WJ. Modified inguinal lymphadenectomy for carcinoma of the penis with preservation of saphenous veins;technique and preliminary results. J Urol 1988;140:306-10.

Djajadiningrat RS,Graafland NM,van Werkhoven E,et al. Contemporary management of regional nodes in penile cancer — improvement in survival? J Urol 2014;191:68-73.

Hagarty PK,Dinney CP,Pettaway CA. Controversies in ilioinguinal lymphadenectomy. Urol Clin North Am 2010;37:421-34.

Kroon BK,Horenblas S,Lont AP,et al. Patients with penile carcinoma benefit from immediate resection of clinically occult lymph node metastases. J Urol 2005;173:816-9.

Lam W,Alnajjar HM,La-Touche S,et al. Dynamic sentinel lymph node biopsy in patients with invasive squamous cell carcinoma of the penis:a prospective study of the long-term outcome of 500 inguinal basins assessed at a single institution. Eur Urol 2013;63:657-63.

Master VA,Jafri SM,Moses KA,et al. Minimally invasive inguinal lymphadenectomy via endoscopic groin dissection:comprehensive assessment of immediate and long-term complications. J Urol 2012;188:1176-80.

Matin SF,Cormier JN,Ward JF,et al. Phase 1 prospective evaluation of the oncological adequacy of robotic assisted video-endoscopic inguinal lymphadenectomy in patients with penile carcinoma. BJU Int 2013;111:1068-74.

McDougal WS,Kirchner FK,Edwards RH,et al. Treatment of carcinoma of the penis:the case for primary lymphadenectomy. J Urol 1986;136:38-41.

Pizzocaro G,Algaba F,Horenblas S,et al. EAU penile cancer guidelines 2009. Eur Urol 2010;57:1002-12.

Sadeghi R,Gholami H,Zakavi SR,et al. Accuracy of sentinel lymph node biopsy for inguinal lymph node staging of penile squamous cell carcinoma:systematic review and meta-analysis of the literature. J Urol 2012;187:23-31.

Spiess PE,Hernandez MS,Pettaway CA. Contemporary inguinal lymph node dissection:minimizing complications. World J Urol 2009;27:205-12.

Wood HM,Angermeier KW. Anatomic considerations of the penis,lymphatic drainage,and biopsy of the sentinel node. Urol Clin North Am 2010;37:327-34.

(张卫星 编译 周 梁 王 涛 田 龙 刘继红 审校)

第20章　阴茎及尿道外科学

Kurt A. McCammon, MD, FACS, Jack M. Zuckerman, MD, and Gerald H. Jordan, MD, FACS, FAAP (Hon), FRCS (Hon)

显微外科、组织移植技术和组织处理技术的发展，丰富了泌尿生殖修复重建外科的手术方式和手术种类。现如今，泌尿外科医师能够更加便捷地修复先天性或后天性的泌尿生殖器畸形。显微血管及显微神经外科技术，使得阴茎再造成为现实，从而使患者实现站立排尿并能够享受性爱的欢愉。再造的阴茎具有性刺激敏感性及保护性感觉，因此患者最终能够通过植入假体以获得可接受的性生活。本章探讨男性生殖器修复重建外科学的一般原则；包括男性尿道手术，先天性及创伤性阴茎缺损修复手术，以及复杂后尿道瘘和闭锁的手术治疗。

一、修复重建外科学的原则

修复重建外科学中的很多技术需要对组织进行移植。皮肤即为一种常用的移植组织，在不同患者及同一患者的不同部位，皮肤的特征都存在差异。这些差异性的特征包括肤色、纹理、厚度、延展性、皮肤固有张力及血供，它们会在不同情况下发挥不同的作用。

组织移植（tissue transfer）是指以重建为目的而进行的组织移位。不同于切除手术，以重建为目的的组织移植要求术者对组织供区及受区部位的解剖有详尽的了解并熟知手术原则，以保证移植后的组织成活。

以皮肤为例。皮肤的浅层被称作表皮（厚度0.8~1.0mm）。其深层为真皮（dermis），真皮可分为两层：较表浅的一层为外层真皮（也称乳头层或附件周围真层），较深的一层为网织层。泌尿生殖系统修复重建常用到不包含附属器的皮肤。其他常用于泌尿生殖系统修复重建移植的组织包括膀胱和口腔黏膜。膀胱上皮是膀胱的表层，其深层为固有层（lamina propria），固有层又可分为深浅两层。口腔黏膜是附着于大部分口腔表面的浅层组织，其深层同样是双层结构的固有层。

所有组织都有各自的生理特性，包括延展性、固有张力、压力释放后的黏弹性及延展性等。移植物的生理特性的维持，主要是由螺旋排布的胶原及弹力蛋白交联结构所决定的。胶原-弹力蛋白结构混悬于黏多糖基质中，影响着组织的黏弹性特征。

组织可以以游离移植物（图20-1）的形式进行移植。游离移植物（graft）是指被游离切下并移植至受区的组织，该组织会经过"成活"过程而形成新的血供。成活需要大约96h，可分为两个阶段。

第一个阶段为吸胀期,约需 48h。在此阶段,移植物通过毗连的受区摄取营养物质以维持存活,其温度低于中心体温。第二个阶段为血管接合期,同样持续 48h 左右。在该阶段,移植物微循环得

以重建,同时移植物温度升高至中心体温。成活的过程受移植物特征及受区条件的影响。因此干预受区血供会影响移植物成活。

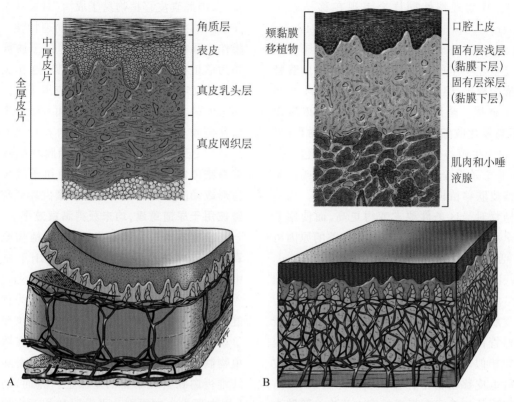

图 20-1　皮肤(A)和口腔黏膜(B)断层示意图(上方为组织学层次,下方为微血管分布)(From Jordan GH,Schlossberg SM. Using tissue transfer for urethral reconstruction. Contemp Urol 1993; 13:23.)

　　表皮或上皮层覆盖在深部组织表面,形成了与"外界"的屏障,其深面与真皮浅层或固有层浅层相连,两者大致的交界面为浅层血管丛。对于皮肤而言,即为真皮内血管丛。在真皮浅层,存在淋巴组织。真皮深层或固有层深层的下表面存在深层血管丛。对皮肤而言,即为皮下血管丛。大部分淋巴组织均位于真皮深层,且真皮深层所含胶原多于浅层。通常认为组织的生理特性由真皮深层或网织层决定。

　　刃厚皮片包括表皮层及真皮浅层血管丛(真皮层内或固有层内)。在大多数游离移植物中,浅层血管丛包括细微且数量巨大的血管,因此刃厚皮片也拥有了这些良好的血管特征。这些移植物中淋巴组织较少,且无法保持供区皮肤原有的物理特性,因此韧性较差且易破损。刃厚皮片不含

真皮网织层(Jordan,1993)。

　　网状植皮是刃厚皮片的一种用法。将获取的游离移植物置于容器中,做规则小切口。这些切口可使移植物按不同比例(即 1.5:1、2:1、3:1)延展。然而,大多数生殖器重建手术中做移植物小切口并不是为了延展,而是为了便于移植物下渗出物流出。一些病例中,小切口能使移植物更好地贴合不规则的受区(如在睾丸表面覆盖中厚皮片重建阴囊)。也有观点认为,网状移植物更易成活,因为小切口有可能使其生长因子水平升高。全厚移植物一般不用来制作网状移植物(Schreiter and Koncz,1983;Jordan,1993)。

　　全厚移植物则包括表皮层和浅层真皮(对于黏膜则是上皮层和固有层的浅层),因此具有这些层次的特征。然而,全厚移植物还包括真皮层或

固有层的深层。皮肤移植物会显露真皮下血管丛。大多数情况下,真皮下血管丛由分布稀疏的较大血管构成,而这种血管特征使得移植物对受区营养供给要求更高。全厚移植物中包含大部分淋巴组织,其物理特性同样会表现在移植物中(Devin et al,1976;Jordan,1993;Wessels and McAninch,1996)。对比各种最常用于泌尿生殖系统修复重建手术的移植物,**刃厚皮片的血管特征优势最为突出**,但容易发生组织收缩,且生长稳定后易于破损。**全厚皮片血管特征劣于刃厚皮片**,但不易发生收缩,且生长稳定后更加耐用(见图 20-1A)。生殖器全厚皮片(阴茎皮肤与包皮移植物)与非生殖器全厚皮片是不同的。这或许是非生殖器皮肤移植物拥有更大的数量所致。而这使得移植物对受区条件要求变得更高,而使用非生殖器全厚皮片进行尿道重建效果较差的原因可能是成活不佳或缺血性成活(Webster et al,1984;Webster,1987;Jordan,1993)。耳郭后移植物(全层皮移植物)是非生殖器皮片中的例外。耳郭后皮肤较薄,贴附于颞肌筋膜,且被认为有较多穿支血管;此部位皮下网状组织特征与真皮内网状组织相似,其全厚皮片中特性更接近刃厚皮片。膀胱上皮移植物中存在浅层及深层血管丛;然而两层网状组织间有更多的穿支相连。**膀胱上皮移植物具有更佳的血管特征**。口腔黏膜中有全层血管丛,因此可以在削薄的同时保留足够的固有层深层组织,从而保留固有层的生理特性(见图 20-1B)。**有观点认为,口腔黏膜移植物具有最佳的血管特征**(Humby,1941;Memmelaar,1947)。将移植物修剪变薄,能够减少其总重量,同时保留其生理特性,且不影响其血管特征。越来越多的人表现出了对口腔黏膜的热情。同时,口腔黏膜移植物具有"湿润上皮"的外表面,这种特点也被认为更适合用于尿道重建手术。舌黏膜、唇黏膜和颊黏膜的厚度及质地均各不相同。由于唇黏膜移植物较薄,因此会被许多术者选择用来重建舟状窝(Jordan,1993)。

　　Fichtner 团队(2004)的一项研究报道了"颊黏膜"移植物镶嵌(onlay)的中期及长期随访结果,证明了该移植物的耐久性。研究纳入 67 例患者,随访时间均超过 5 年,部分患者随访达 10 年。所有失败病例均发生在初次术后 12 个月内。更

新的研究则显示:使用颊黏膜及舌黏膜移植物具有相同的手术效果(Sharma et al,2013)。真皮移植物用于扩大阴茎海绵体白膜已有多年。获取的移植物上下表面分别为真皮内血管丛及真皮下血管丛,因此真皮移植物易于成活(对受区条件要求并不严苛),且保持正常皮肤的物理特性。睾丸鞘膜作为移植物,在本质上几乎等同于腹膜。腹膜作为移植物具有易于成活的趋势,这在关注黏附形成的文献及涉及腹膜移植物应用于尿路重建的泌尿外科文献中都有报道。然而文献并未明确指出移植物不同的物理特性意味着什么(Jordan,1993)。**已有证据证明了睾丸鞘膜移植物修复阴茎海绵体白膜小缺损的效果,但用于较大缺损则有形成动脉瘤样膨出的可能。睾丸鞘膜移植物也曾被用于尿道重建,均未获得满意效果。**

　　根据本章节中的定义,**静脉移植物或许并非真正的移植物**。静脉补片广泛应用于血管手术中。前提是血管内皮直接血流灌注及通过血管滋养支灌注实现血管壁血流重建,使作为移植物的静脉得以存活。这个观点在血管相关文献中尚有争议。血管内膜为较薄的内皮层,易在取材及移植物制备时受损伤,造成内皮塌陷。炎症细胞和纤维蛋白黏附在暴露的基膜上。然而,内皮会在 6 周内再生。中层则是平滑肌和相互交错的胶原蛋白。获取移植物后会发现平滑肌明显受损,其原因可能与热缺血损伤有关。更为成熟的移植物中,大量平滑肌被胶原沉积和纤维化组织所取代。外膜是疏松的胶原网及散在的血管滋养支。成熟静脉移植物则拥有更多滋养血管。然而,外膜往往与周围结缔组织连在一起。在成活过程的初期,血管滋养支内血栓形成并不罕见。当静脉移植物暴露于动脉压和血流剪力之下,就会开始一种通俗地称为"动脉化"的过程,血管弹性发生改变,移植物变得僵硬,顺应性降低。一旦发生"动脉化",则移植物顺应性不会再恢复,至少用于血管替代是如此(Szilagyi et al,1973;Fuchs et al,1978;Tolhurst and Haeseker,1982)。当前,静脉"移植物"广泛用于替代损伤的阴茎海绵体白膜。真皮移植物曾被尝试用于尿道修复,然而疗效欠佳。**直肠黏膜移植物也被考虑用于尿道重建,但目前对于该种移植物的成活知之甚少。通常,肠黏膜血管化依赖于底层肌肉的血管化,继而在黏**

膜下形成穿支。文献中还没有关于直肠黏膜移植物成活过程的相关报道。

组织可以以皮瓣的形式进行移植。**皮瓣**,是指被游离和移植时其血供得以保留的组织;既可以是原有血管的保留,也可以在通过手术在受区重建血供。皮瓣可以根据不同的标准进行分类。根据血管分布可分为任意皮瓣(图 20-2)或轴型皮瓣(图 20-3)。**任意皮瓣**(random flap)是指该皮瓣没有明确的血管供应范围。皮瓣从真皮或固有层网状组织层取下;不同个体及不同部位的任意皮瓣大小均不同。**轴型皮瓣**(axial flap)则表明有明确血管分布在该皮瓣的基底部,此种皮瓣分为三种类型。直接皮血管轴型皮瓣由浅层血管直接供应体壁筋膜外层(图 20-3A)。腹股沟皮瓣就是典型的直接皮血管皮瓣。肌皮瓣(图 20-4A)以肌肉的血管分布为基础,肌肉上覆盖的皮肤由穿支血管供应。若该肌肉以肌瓣的形式被取下,则其表面的皮肤成为任意皮瓣。**皮筋膜皮瓣**的血管系统(图 20-4B)与肌皮瓣相似。然而,深部血供来源于筋膜(深层及浅层),其上所覆盖皮肤亦由穿支供血。皮筋膜皮瓣可与其供血血管一同被移植;若未被同时取材,则其上方所覆盖的皮肤成为任意皮瓣(Ponten,1981;Tolhurst and Haeseker,1982;Cormack and Lamberty,1984)。也有不同观点认为,筋膜相对无血管,不能作为皮筋膜移植物的"血液供应"。事实上,筋膜层的作用更像"篱笆"——血管像藤蔓一样攀爬在上面(Jordan,1993)。

皮瓣还可根据获取方式分类。半岛皮瓣是指基部血管连续性及表皮连续性均保持完整的皮瓣

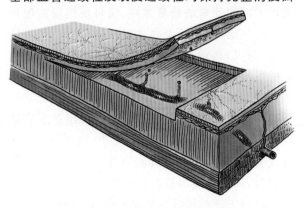

图 20-2　任意皮瓣。穿支血管已被离断,因此其成活依赖于真皮内和皮下血管丛

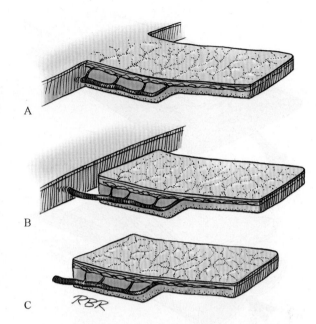

图 20-3　轴型皮瓣。大血管进入皮瓣基部,其成活依赖于这些血管及远端血管形成。A. 半岛皮瓣,皮瓣基部血管和表皮保持连续性。B. 岛状皮瓣,血管保持连续但表皮已离断,轴血管周围无支撑。C. 微血管游离移植皮瓣,游离皮瓣的血管和表皮均于基部离断,需于受区通过纤维手术重建血供(From Jordan GH, McCraw JB. Tissue transfer techniques for genitourinary reconstructive surgery. AUA Update Series 1988;7:lesson 10.)

(见图 20-2、图 20-3A)。**岛状皮瓣**(见图 20-3B)是指血管连续性尚存,但表皮已完全离断的皮瓣。真正的岛状皮瓣仅靠血管与供区部位相连。微血管游离移植皮瓣(游离皮瓣)(见图 20-3C)的血管及表皮与周围完全离断。其血管连续性需在受区重建。

相关术语的使用存在混淆。在泌尿生殖系统修复重建外科,我们倾向于使用岛状皮瓣(island flap)。正如前述,真正的岛状皮瓣仅靠血管与供区部位相连。然而,通常的情形是岛状皮瓣会与肌肉相连(如股薄肌肌皮瓣)或与筋膜相连(如局部生殖器皮瓣)。岛状皮瓣与皮岛及皮肤补片的含义是不同的。这些皮瓣及游离移植物的用法,会在本章后续手术技巧探讨部分予以展示。很多人仍然对组织培养移植物或"人造"移植物有着浓厚兴趣。或许,使用规模化生产的移植物或培养材料膜片的那一天即将到来(Chen et al,1999;

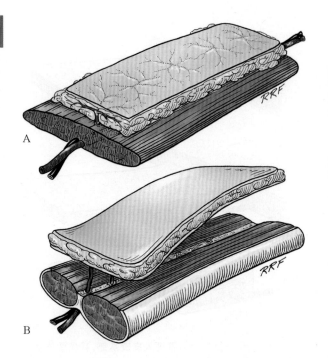

图 20-4　A. 肌皮瓣,动脉肌皮穿支通过肌肉供应皮肤和皮下脂肪。它们可作为游离瓣进行移植,但往往保持血管连续性而仅用于局部。B. 皮肌膜瓣,丰富的筋膜浅层及深层血管丛供应,通过穿支血管与表面的皮肌膜瓣相连接。生殖器重建中,常于阴茎肉膜组织上取瓣或从前臂获取游离瓣(From Jordan GH, McCraw JB. Tissue transfer techniques for genitourinary reconstructive surgery. AUA Update Series 1988;7:lesson 10.)

Atala,2002;Rotariu et al,2002;El-Kassaby et al,2003;Bhargava et al,2004)。

(一)阴茎及男性会阴部解剖

该部分内容及图 20-5 至图 20-13,请查看Expert Consult 网站图 40-5 至图 40-13。

(二)修复重建外科技术概要

在任何外科手术过程中,包括外生殖器的重建过程中,对于实施特定手术的最佳方式,都存在着基本规则和术者偏好。在本部分,将强调两者之间的不同。

修复重建手术操作的目的在于尽最大可能减少组织损伤和促进愈合。 充分的术区显露是必要的。几乎所有的成人及儿童的生殖器重建手术中都会用到手术放大镜。头灯或带灯的吸引器经常被用来照亮视野,尤其是在一些会阴深部手术中。**在阴茎手术中,如舟状窝**

要点:修复重建外科学原则

- 修复重建外科学的许多技术需要组织移植。组织移植是指以重建为目的而进行的组织移动。所有组织都有其固有的延展性、黏弹性和应力变形性。这些特性对于预估移植组织的生理行为有帮助。

- 移植物是被取下并且转移到受区的组织。而移植物在受区重塑血供的过程称之为"成活"。而带有血供或使用外科手段重建血供的移植物称为皮瓣。成功用于尿道重建手术的移植物有全厚皮片、膀胱上皮移植物、口腔黏膜移植物及直肠黏膜移植物。口腔黏膜和直肠黏膜移植物的血供特征使其适于尿道重建。在远端尿道重建中,由于脱水或肿胀,使得膀胱黏膜的应用并不理想。

- 全厚皮片和刃厚皮片用于阴茎重建。刃厚皮片的应用非常成功,所有在阴茎皮肤重建中,很少使用全厚皮片。在复杂病例中,无微血管移植技术渐渐成为主流。在尿道重建中,肉膜表面的岛状皮瓣被成功应用。在白膜修复中使用真皮移植物尚存在较多争议。

- 通过判断移植组织的组织学类型和生物学特征,可以预测移植物移植后的生物学行为。

重建术或阴茎弯曲修复术中,仅可使用双极电烧灼。使用电烧灼时,电荷通过衬垫(单极)或对侧镊尖(双极)接地。在大多数情况下,双极电烧灼时的影响范围更加局限。因为电流在导体(血管、神经等人体组织)中传导,就有损伤这些细微结构的可能。其他情况下,单极电烧灼可用于表层结构,但在切开尿道海绵体周围组织、剥离阴茎及阴囊皮瓣、分离会阴阴茎脚间隙及切开背侧神经血管束时,双极电烧灼是更佳的选择。

适合于进行泌尿生殖器重建的器械通常可以在整形外科及血管外科器械盒中找到,如精细肌腱剪、精细镊、多种皮肤拉钩及精细持针器。能使周围损伤最小化的锋利的手术剪同样是必要的。

这些器械使手术中对组织的损伤减到最小,并能完成更多的精细解剖。在尿道手术中,需要一套用来探查尿道口径的球状头探杆。常规手术室中有 van Buren 探杆可供使用,McCrea 探杆可作为其补充。内径测量时,探杆不可取代 bougie à boule 测量器。在后尿道重建手术中,由耻骨上膀胱造瘘口置入探杆,可帮助定位近端尿道断端;Haygrove 探杆是不错的选择。也有中心使用膀胱镜,通常也能够完成探查,但某些情况下并不如 Haygrove 探杆效果好。

对缝合材料的选择取决于术者的经验和偏好。然而,还是有一些为绝大多数术者所赞同的基本原则。在尿道手术中使用可吸收缝线的原则。绝大多数术者的常规选择是可吸收的编织缝线或单丝可吸收缝线。在实际使用中,含铬缝线劣于其他缝线,因此现在很少被使用。小号缝线在无张力闭合时使用。在某些打结困难的情况下,即使缝合无张力,也适合使用大号缝线。缝合组织时所选缝线的直径应尽可能小,尤其是在无张力缝合时。没有必要使用那些比所缝合组织强度还要高的缝线。缝扎尿道海绵体外膜以止血时可用精细缝线,如 5-0 和 6-0 的含铬缝线或聚乳酸羟基乙酸缝线。皮瓣或皮片修补可选用 4-0 至 6-0 缝线。对于尿道海绵体的初步吻合或后尿道重建,为了方便打结,可使用 3-0 缝线。尽可能使用圆针,除非严重海绵体纤维化或瘢痕形成(以尿道成形术为例)。常用缝针有圆针,如 RB-1、TF 及 SH-1;角针,如 P-3 及 PC-3。常用于根治性前列腺切除术的 UR-6 半环形圆针可用于尿道的会阴深部吻合。

为获得较好疗效,手术体位及术野显露也是至关重要的。若有可能,术中患者应取仰卧位或俯卧位。许多最初取截石位才能完成的手术,现在可在蛙腿位或分腿位下完成。对阴茎手术而言,可使用带有固定拉钩的 Scott 牵开器、Jordan-Bookwalter 会阴牵开器或 Omni-Tract 会阴牵开器。在必须缩短手术时间时,才考虑采用截石位或外展截石位。使用合适的足部垫物,避免对腿部背侧的压迫,可将低截石位并发症降至最低。当患者取仰卧位、分腿位、低截石位时,可使用静脉加压弹力袜。关于体位的争论主要围绕改良截石位。我们倾向于在所有的球部及后尿道重建手术中使用该体位。

我们发现改良截石位是安全的,且相信它在会阴深部结构显露时的优势(Angermeier and Jordan,1994)。有关体位选择的细节,稍后再做阐述。为了尽可能缩短患者处于改良截石位的时间,所有移植物或皮瓣均在平卧位获取。

除了正确的诊断及合适的治疗计划外,手术技术对于整个重建手术的成功也是十分重要的。不同于切除性手术的结果,重建手术的结果取决于组织损伤最小化及切口愈合最大化的方法。关键的决定因素是良好的视野、合适的缝线、精细的操作、合理的体位及充分的显露。

要点:修复重建外科学技术

- 修复重建手术操作的目的在于尽最大可能减少组织损伤和促进愈合。放大设备几乎被应用于所有成人及儿童的生殖器重建手术。头灯或带灯吸引器对深部显露有利。手术器械必须精细,因为重建手术要使用小号缝线和缝针。
- 对缝合材料的选择取决于术者经验。缝合口径应尽可能小,通常在无张力条件下对合组织。无须使用比被缝合组织强度更大的缝线。
- 对手术体位的选择取决于术者偏好。
- 合理的诊疗及手术技术对整个重建手术的成功是至关重要的。

二、特殊病变

(一)尿道血管瘤

尿道血管瘤是一种罕见疾病,但它通常持续存在。当有手术指征时,它对术者来说是一个挑战。患者的典型表现为血尿或尿道血性分泌物,偶尔伴发梗阻症状。病变为单发或多发,尿道外口是好发部位。膀胱镜下容易发现扩张的血管,因此常通过膀胱镜检查得出诊断,然而病变经常累及膀胱镜难以观察的部位。

所有报道中,尿道血管瘤均为良性病变,因此治疗取决于病变的大小和位置。无症状的病变无须治疗,但必须随访,因为血管瘤会自行退变。有症状的病变需要予以治疗,切除时必须彻底以避免复发。

虽然文献报道电烧灼可以用来治疗尿道血管瘤,但它只能用于控制急性发作。对于较小的病灶,激光治疗已被证实有效且产生瘢痕较小。可用的激光包括氩、磷酸钛氧钾(KTP,532nm)和钇铝石榴石晶体(Nd:YAG)。对于较大的病灶,推荐开放手术切除和尿道重建;在某些病例中,这意味着环状重建。此时应避免使用游离管形移植物;应考虑使用皮瓣或混合组织卷管后重建,尽管这样需要分期重建。此外,使用聚乙二醇单十二醚作为硬化剂治疗外生性尿道血管瘤已获得初步成功。

(二)反应性关节炎

反应性关节炎表现为典型的三联征:关节炎、结膜炎、尿道炎。此外,部分患者在关节炎进展前出现一过性腹泻症状。然而多数情况下并不会表现出典型的三联征,患者只表现为非对称分布的膝关节炎、踝关节炎和足关节炎。尿道炎的病史需要通过详细的询问获得。

尿道累及程度通常较轻且为自限性,并不是疾病的主要部分。有 10%～20% 的患者表现为阴茎头病变,即环形阴茎头炎。这是该疾病的诊断性病变,典型表现为表浅的无痛性溃疡伴灰色边缘。偶有病变表现为 1～2mm 红色斑疹。轻度、自限性的尿道炎无须治疗。

在一些罕见病例中,尿道炎导致严重的炎症反应和黏膜坏死,引起顽固的狭窄性疾病。对于这些病例,我们曾尝试进行病灶切除和尿道替代,但均未成功。我们还尝试行会阴尿道造口术并远端全尿道切除术。此种方法可能会减少与反应性关节炎相关的风湿症状。

(三)硬化性苔藓

硬化性苔藓(LS)既往称为干燥闭塞性阴茎头炎。LS 是一种慢性炎症性色素缺乏、淋巴细胞介导的皮肤疾病。在男性常累及包皮和阴茎头,导致尿道口狭窄,甚至累及尿道腔。

报道称,西方人群中 LS 发病率为 1/300;而全世界范围内数据可能会有较大差异(Wallace,1971;Dogliotti et al,1974;Jacyk and Isaac,1979;Datta et al,1993)。女性发病的年龄分布呈双峰状,青春期前及绝经后发现患该病的人数居多

(Tasker and Wojnarowska,2003)。对于男性,LS 发病的年龄高峰为 30—50 岁;然而 LS 病例报道涵盖从婴儿到老年各年龄段(Tasker and Wojnarowska,2003)。LS 常于新生儿期之后的包皮环切术中发现(McKay et al,1975;Rickwood et al,1980;Garat et al,1986;Ledwig and Weigland,1989;Meuli et al,1994)。**LS 是尿道外口狭窄的最常见病因,表现为可累及包皮、阴茎头、尿道外口和舟状窝的白斑。若仅累及包皮,行包皮环切术或可治疗**(Akporiaye et al,1997)。据我们的经验,在已行包皮环切术的患者中,LS 起病于尿道外口或尿道外口周围组织;而在未行包皮环切术的患者中,病变首先累及包皮周围的其他区域。未行包皮环切术的患者会出现包皮水肿、增厚,常可与阴茎头粘连(Bainbridge et al,1971)。通过组织活检可明确诊断。一些报道认为,LS 与伯氏疏螺旋体慢性感染有关(Tuffanelli,1987;Dillon and Ghassan,1995;Shelley et al,1999)。

首篇探讨 LS 的文献发表于 1875 年,作者 Weir 描述了一例患者外阴及口腔部位的“鱼鳞病”(Weir,1875)。直到 1928 年,Stühmer 才提出了干燥闭塞性阴茎头炎的概念。此后,干燥闭塞性阴茎头炎和 LS 被证实为同一种疾病(Freeman and Laymon,1941;Laymon and Freeman,1944)。1976 年,国际外阴疾病研究协会(International Society for the Study of Vulvar Disease)设计了新的分类体系,统一了疾病命名,并提出了硬化性苔藓(lichen sclerosus)的概念(Friedrich,1976)。

LS 的病因尚不明确,关于其发病机制存在多种阐述。Koebner 现象与 LS 向创伤部位蔓延相关(Lee and Phillips,1994)。也有观点认为,其发病机制与自身免疫事件有关。抗细胞外基质蛋白 1(ECM1)的自身抗体可在 67%LS 患者血清中检出,而在非 LS 人群中其检出率仅有 7%,这提示 LS 进展中存在自身免疫过程(Oyama et al,2003)。另有文献报道,LS 与白癜风、斑秃、甲状腺疾病及糖尿病均有相关性,这也提示了 LS 可能存在自身免疫基础。文献报道的 LS 患者存在脂类、DNA 和蛋白质的氧化损伤,可以解释 LS 出现硬化、自身免疫及致癌作用的机制(Sander et al,2004)。

在较早前曾提及 LS 可能与感染性疾病有关

联(Tuffanelli,1987；Ross et al,1990),而更新的病例对照研究却显示 LS 与感染并不相关(Edmonds and Bunker,2010)。也有基于患者家族分布的研究认为存在 LS 相关的致病基因(Marren et al,1995)。有文献报道同时患有 LS 的同卵双胞胎(Thomas and Kennedy,1986；Fallic et al,1997)和异卵双胞胎(Cox et al,1986)。也有文献报道母女均患 LS(Shirer and Ray,1987)。关于人类白细胞抗原(HLA)的研究报道了 LS 患者的相关基因组成(Marren et al,1995)。

局部类固醇激素治疗和抗生素治疗能帮助稳定炎症反应。对于尿道外口直径能较容易维持在 14～16Fr 的患者,非手术治疗可能更为恰当(Staff,1970)。使用润滑导管间歇性插入尿道外口进行扩张,联合使用 0.05%氯倍他索能够较好地控制病情。鉴于被炎症波及的组织可能出现激发的感染,因此长程抗生素治疗可能有助于控制

炎症。我们通常选用四环素,不过它与广谱青霉素(或新一代红霉素)联用的疗法或许更合理(Shelley et al,1999)。这些非手术的治疗方法已被用于那些不宜手术的患者或高龄患者,也用于病情稳定的年轻患者。Secrest 和同事(2008)发现了男性患者性腺功能减退与 LS 之间的联系。他们报道多例 LS 患者的睾酮水平降低,并分析雄激素替代治疗是否有效。

年轻患者伴有严重尿道外口狭窄是明确的手术指征。因为尿道外口狭窄病程较长的 LS 患者常伴有严重的近端尿道狭窄,治疗开始前应行逆行尿道造影检查。LS 患者行单纯尿道外口切开术往往无效。Morey 和同事(2007)报道了 16 例顽固性狭窄患者,接受扩大的尿道外口切开术后,14 例患者获得成功(87%)。Malone(2004)描述了腹侧/背侧尿道外口切开术,术中做倒 V 形切口松解,并将 V 形的顶点与背侧切开处的最近端缝合。

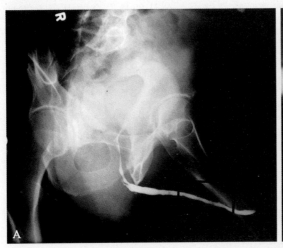
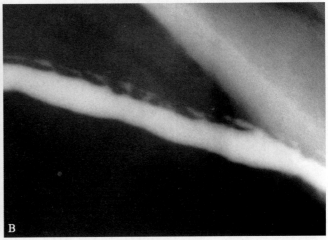

图 20-14　LS 相关尿道狭窄患者的尿道造影图像,造影剂渗入胀大的 Littre 腺(From Jordan GH. Management of membranous urethral strictures via the perineal approach. In：McAninch J,Carroll P,Jordan GH,editors. Traumatic and reconstructive urology. Philadelphia：Saunders；1996.)

LS 引起狭窄性疾病的原因尚不清楚。可能的原因包括:反复器械操作引起的医源性狭窄及尿道外口狭窄导致的排尿时尿道内高压引起尿液侵入 Littre 腺(图 20-14)。早期 LS 病例中累及尿道外口的病变仅造成舟状窝狭窄时,尽早行重建手术可获得较满意的长期疗效,且能避免病情进展成为全尿道狭窄性疾病。多数术者相信,LS是一种生殖器皮肤病变,使用口腔黏膜修复重建

是更好的选择；相关技术的探讨将随后展开(Mundy,1994；Bracka,1999)。病程迁延且伴有长段尿道狭窄的病例可通过尿道重建手术治愈,但其手术操作颇具挑战性。除了狭窄局限于尿道外口及舟状窝的病例,分期进行的口腔黏膜移植物重建手术至少在短期及中期能提供优良持久的疗效。对于病变局限于尿道外口及舟状窝的患者来说,口腔黏膜可能同样具有优势；因为对此类患

者进行分析时发现,使用腹侧横向皮岛技术进行重建后,50%的患者出现复发;然而该分析中并未考虑通过活检证实患者患有 LS(Virasoro et al, 2007)。

我们还发现了表现为隐匿性阴茎的患者。这种情况发生在阴茎体的皮肤因为严重的炎症而缺失时,阴茎陷于阴茎耻骨和阴囊皮肤之间。这些患者往往明显超重,许多还患有糖尿病;他们通常曾接受手术治疗。他们的治疗是复杂的,最终会根据患者意愿及对于功能重建的需求来选择合适的治疗方式。对于一些严重尿道狭窄的患者,我们行完全性尿道重建术;对于其他患者,我们行单纯经会阴尿道造口术。一般来说,经会阴尿道造口术在技术上难度较低,因为大多数 LS 患者的手术原则是保留近端前尿道。我们曾提出:在许多病例中,保留近端前尿道能为患者标明 Littre 腺的分布。较年轻的患者需要通过放置中厚皮片来松解阴茎。然而,因为炎症累及阴茎头(未被切除),故继发的炎症反应也有累及皮片的可能。因此,应进行长期随访以观察炎症的继发影响。

有报道称,病程迁延的 LS 患者会发生鳞状细胞癌(Doré et al,1990;Pride et al,1993)。

(四)淀粉样变性

尿道淀粉样变性虽然是一种罕见病,但仍应在发现尿道肿块时予以考虑。患者可能表现为血尿、排尿困难或尿道梗阻。鉴于鉴别诊断包括尿道肿瘤,故有行膀胱镜检查和经尿道活检的指征。一旦诊断明确,应根据症状选择合适的治疗方式。大多数患者可随访观察,无须进行侵入性治疗。若出现尿道狭窄则需积极治疗。该疾病几乎不会出现进展或复发(Walzer et al,1983;Dounis et al,1985;Crook et al,2002)。

(五)尿道皮肤瘘

尿道皮肤瘘是一条由上皮构成的从尿道通向皮肤的管道。瘘的大小各异。尿道瘘可能是尿道手术的并发症,也可能继发于炎性狭窄导致的尿道周围感染或对尿道新生物(疣或乳头状瘤)的治疗。对尿道瘘的治疗不仅要针对瘘管,同时要针对可导致其进展的潜在病变。因此,治疗方法依据瘘的不同病因而不同。尿道修复重建病例中,尤其是治疗尿道下裂的修复重建后,瘘经常因远端梗阻和高压力排尿而出现或复发。此外,在一些多次尝试关闭瘘口失败的病例中,瘘周组织瘢痕化严重,因此需转移"较好的组织"进行分期重建手术。

尿道手术后,瘘管可能立即出现或延迟出现。早期瘘管是局部愈合不佳的结果,可能继发于血肿、感染或伤口张力缝合。此外,尿道或其上所覆皮肤缝线撕裂,都有可能发生。即使经过积极的局部护理和持续的尿液引流,瘘管鲜有自行闭合的情况。

以下几种技术可用于瘘管修补。为每位患者进行瘘管修补前均须完成尿道内镜检查和尿道造影评估。若瘘管较小,则闭合瘘口不会影响尿道腔管径。切除瘘管周围皮肤并修剪边缘使其与尿道壁齐平。尿道缝合使用小号(6-0 或 7-0)可吸收缝线,并翻转上皮边缘,且在修补后测试以确保密闭不透水。我们更倾向于使用聚乙醇酸(Vicryl)或聚对二氧环己酮缝线。规划并逐层关闭瘘管,避免重叠缝合。公认的最安全的引流方式是耻骨上置管。然而在许多情况下,为减小排尿时的压力,留置硅胶导管 7～14d 即可。闭合小瘘管时可使用手术显微镜,从而能够使用 8-0 缝线,也有利于减小皮肤切口。

若瘘管较大以至于单纯闭合会使尿道腔缩窄,则可使用阴茎局部皮瓣。若瘘管周围组织较薄且视野较差,可以前述分期尿道重建的方式完成瘘管闭合。对于更大的瘘管而言,放置耻骨上膀胱造瘘管须格外谨慎。此时可能需要使用皮瓣(如肉膜皮瓣)以保证足够的组织填充并避免重叠缝合。

与炎性狭窄相关的瘘管从尿道周围起病,并因感染性尿液的高压力排泄而进展。当出现多个瘘管,则形成所谓"喷壶会阴"。其修复需要经耻骨上途径引流,对感染的治疗需要切开并引流存在的全部脓肿。我们广泛切除瘘管及相关炎症组织,在 4～6 个月后修复潜在的狭窄。若供区组织条件允许,则可使用皮瓣进行重建。然而,使用游离移植物进行分期重建,也是较好的选择。术者应谨慎对待无慢性排尿梗阻病史的尿道瘘患者。在一些病例中,瘘管或尿道周围脓肿可提示尿道癌。

(六)尿道憩室

先天性尿道憩室为移行上皮细胞覆盖的小囊

袋,是由于尿道节段性扩张或窄颈结构(如苗勒管残留物)附着于尿道而形成。**男性先天性尿道憩室可能源于尿道发育不完全,仅在腹侧尿道壁有缺损,并因排尿造成的高压力而继发于该处的节段性扩张**(Valdivia et al,1986;Bedos and Cibert,1989;Ozgok et al,1994)。缺损部位下唇可能起到阀门的作用,提高了腔内的压力,加快了憩室增大的速度。**另一个可能的病因是尿道损伤引起海绵体血肿**。血肿导致尿道旁腔隙的出现,继而形成憩室或瘘管。这些缺损也与尿道狭窄有关(Bryden and Gough,1999)。也有观点认为,先天性憩室可能相当于 Cowper 管的巨大囊性扩张(Gil-Vernet,1977;Jiminez Cruz and Rioja Sanz,1993)。我们并不赞同此观点,因为憩室的位置比理论上 Cowper 管的位置稍靠近远端,并且在大量尿道憩室相关手术中,并未发现有 Cowper 管近端分支存在。许多患者可行内镜下憩室去顶术以减轻排尿相关症状;而去顶术后,患者通常会出现排尿后滴沥。开放手术可彻底切除与憩室相关的尿道多余部分。若尿道腔出现缩窄,可行游离移植物或皮瓣背侧镶嵌(onlay)。

尿道前列腺部的先天性憩室可能是一个与男性化体征缺陷有关的巨大苗勒管残留物。然而,它经常发生于近端型尿道下裂,表现扩张的小囊(Devine et al,1980)。**此种憩室无法在顺行尿道造影检查中显示**,但可通过膀胱镜检查及逆行尿道造影检查发现。放置导尿管时,导管的头端更倾向于探入憩室开口,因此需要辅助引导头端伸向真正的尿道腔。在检查评估时需要格外小心,除此之外,憩室通常不会造成不良后果,也无须治疗,除非憩室体积过大。

大的憩室会在排尿时滞留尿液,并在排尿后回缩。若憩室足够大,则尿液滞留会导致反复发作的尿路感染或棘手的“尿失禁”。治疗较小病变的手术方式为经耻骨上途径切除,尽可能地开放膀胱以进入三角区中心。而较大憩室可经骶骨途径处理(Peña and Devries,1982)。虽然整个过程较为复杂,但其显露效果更佳,且比经腹或经会阴途径手术死亡率更低。在显露憩室并将其与尿道分离后,予以切除。在确保不存在影响愈合的远段梗阻后,关闭尿道。

女性尿道憩室在第 5 卷第 24 章予以探讨。

(七)包皮嵌顿、阴茎头炎和包茎

当包皮持续翻转一段时间后,就会发生包皮嵌顿或者包皮远端疼痛、肿胀形成包茎环。肿胀使包皮松解复位变得困难。对于儿童,包皮嵌顿经常发生于包皮检查时,或有时发生在过于热心的家长进行卫生保健后。需要提醒的是:无论年龄大小或情况如何,都应避免对嵌顿的包皮行有创性和突然性的松解。在松解包皮嵌顿时,必须施以柔和持续的力量消肿。尤其对于儿童,最好在家长用手握住阴茎并在安静的房间内完成。在一些情况下,可以使用弹力套。在加压包扎前短期内局部敷以冰袋用来镇痛而非消肿。手术者可以用拇指推开阴茎,用手指牵拉包皮。因为包皮嵌顿易于复发,因此选择包皮背侧切开或包皮环切。偶尔可见包皮嵌顿持续数小时,甚至数天并以急性包皮嵌顿就诊的患者,其中大部分为不愿将此状况告知父母的青少年。对于这些病例,手法松解已不可行,应当行急诊包皮背侧切开或包皮环切;术后会出现明显水肿。

阴茎头炎或包皮阴茎头炎,好发于个人卫生差及包皮无法翻开清洗者。并发的肿胀使得清理变得更加困难,但局部护理及涂抗生素药膏对炎症有效。偶尔需要口服抗生素。阴茎头包皮炎是更加严重的阴茎头炎,在包茎环过紧以致炎性分泌物滞留时发生,并形成大量的包皮腔脓肿。偶尔需要行急诊包皮背侧切开。

包茎,或者包皮无法翻起,会导致阴茎头炎的反复发作。老年患者的阴茎头炎可能是糖尿病的外在表现。对于这些患者,应予以包皮环切术。

(八)尿道外口狭窄

新生儿轻微的尿道口狭窄可能不会引起泌尿外科医师的注意,除非狭窄与其他先天性畸形(如尿道下裂)有关,或导致排尿困难或尿路感染(Allen and Summers,1974)。若男童尿道外口极其狭窄并表现出相关症状,则应考虑行尿道外口切开术。即当完整、有力的尿流通过尿道外口时尿道口会打开,若尿线过细且异常有力,说明可能存在狭窄,即可做出手术决定。闭合的皮肤通常仅为一薄层,有时可观察到其向外突出,儿童排尿时尿道向背侧开口。**男童尿道外口狭窄似乎是包皮环切术造成的,继续发展还可导致氨刺激性尿道口炎。**若出现尿道外口炎,我们通常使用 0.05%

的利多卡因凝胶进行尿道扩张。1 周内,可见疾病进展减缓。此外,应避免能引发尿道狭窄的腹侧皮肤和尿道黏膜的融合。湿尿布长期压迫阴茎头是其诱发因素。

　　一般可在局麻下行腹侧尿道外口切开术;患儿全身麻醉是首选方法。局部麻醉时应注意从尿道口内部底侧进针,以便于观察和调整针尖位置。若从外侧直接进针,针尖穿透皮肤褶皱各层,麻醉药物容易漏出,从而难以形成皮丘。术后两切缘易粘连愈合,故应避免切缘相接触。推荐使用尿道扩张器反复撑开两侧切缘,动作轻柔,每天 3 次,连续 7～10 天。医师可教会患儿家长使用尿道扩张器,由家长在家自行操作。此外,还可选用儿科尿道扩张器(见后文产品参考资料)或使用眼科抗生素膏软管的头端,抗生素软膏还可作为润滑剂使用。

　　成人尿道外口狭窄常见于尿道特异性或非特异性感染、创伤(特别是尿道置管、尿道内器械操作或根治性前列腺切除术)和尿道下裂术后。阴茎发育正常的青春期或成年男性实施腹侧尿道外口切开术时,应在尿道黏膜边缘附近缝扎以止血。这一步骤通常需要三针:一针缝在顶点,两侧各缝一针。我们发现,Cook 生产的扩张器可用于防止尿道口粘连。一些病例中,需在背侧而非腹侧切开尿道外口。这一过程可在切除瘢痕后通过 Y-V 成形术实现。背侧尿道外口切开术,虽然可以有效开放尿道外口,但并不美观。成人尿道外口狭窄往往合并不同程度的舟状窝狭窄或累及更大范围。

(九)包皮环切术

　　新生儿是否应行包皮环切术一直存在争议(Poland,1990;Schoen,1990)。很多人把注意力集中在这个问题上,然而尽管存在争论,在美国许多男童常规行包皮环切术。因宗教仪式而进行的包皮环切也仍在继续,而此时不需移除包皮,仅流出血液即可。**需要十分注意的是,任何阴茎畸形(如尿道下裂、阴茎下弯)的患儿均不宜行包皮环切术,因为以后的阴茎修复重建需要用到自体包皮。包皮过长引起反复泌尿系统感染是包皮环切术的适应证之一。**

　　绝大部分新生儿包皮环切术使用 Gomco 钳或一次性包皮切除器进行。需要注意的是:术前分离包皮阴茎头粘连,夹入钳内的包皮需要保持一定的张力。先确定切除的长度,并在包皮上做好标记,可以防止包皮切除过多或切除过少。在我们中心,新生儿包皮环切术一般选择阴茎阻滞麻醉。

　　包皮环切术的最常见并发症是出血,多数由于压迫止血不彻底造成。少量渗血可用肾上腺素海绵止血。感染也是常见的并发症,加强局部护理有助于控制感染。感染消退后,皮肤裂口处应重新缝合。切除过多包皮或将尿道夹入钳内可导致瘘管形成。若切除包皮过多,可通过积极的系带成形术联合剩余包皮转位进行修复;若整个阴茎的包皮全部被"剥光",则应使用刃厚皮片或修剪已切下的包皮后进行移植。对于复杂的病例应谨慎对待,可将阴茎埋入阴囊并延期修复。**新生儿包皮环切时应避免使用单极电刀,因为电流会造成阴茎损伤。使用 Gomco 钳或类似器械时,务必避免使用单极电凝,防止过多的组织损伤。**

　　因包皮环切医疗事故而丧失阴茎的新生儿不应进行性别再指定。在我中心接受阴茎重建手术的患者中,就有许多包皮环切事故后变性为女性的孩子和年轻人。他们经过了青春期,意识到自身的性别指定是错误的。他们中的大多数都可以通过重建手术重新获得生殖能力。

　　成人包皮环切术可在局麻下完成,术中阻滞阴茎根部的背侧神经并沿阴茎根部做环形浸润麻醉。我们认为,成年人或年龄较大的儿童行袖套式包皮环切术效果更好。手术时翻起包皮,在内板做好标记,切缘应在包皮近端,通过系带基底部,沿标记切开包皮内板至 Buck 筋膜表面。复位包皮,在外板沿冠状沟和包皮系带 V 字形两边缘远端做标记,并切开皮肤;术中边切皮肤边用双极电凝止血;切除包皮后要仔细止血并将两环形切口缝合。有时系带回缩成 V 字形,通过纵向缝合"V"字形的两支(系带成形)可使系带稍延长;系带成形后,阴茎腹侧皮肤已拉直,第二个切口无须再沿"V"字形切开。成人或年龄较大的儿童局部血管丰富,出血量大,术中仅靠压迫止血效果不理想。即使有大号环切钳,对成人及年龄较大的儿童来说也不理想,因此不推荐使用。包皮袖套切除后予以确切止血,最后将内外板皮缘重新接合。

有术者认为,年龄较小的儿童行袖套式手术过程过于乏味且复杂。在这样的病例中,可在标记之后于背侧切开包皮各层直达冠状沟,而后沿标记切除包皮的两层,止血后缝合皮缘。

术后并发症较少见。常见并发症为阴茎头感觉过敏,一般可自行消失。局部血肿是常见并发症。部分患者术后对阴茎外形稍有不满,一般不影响功能。令医师头痛的是一些患者术后抱怨切除了过多包皮。为避免这种情况,术前应仔细确定切除的长度,拉直包皮后做切口标记,术中沿标记仔细操作。对于成年男性急切要求行包皮环切者,术前应当仔细评估患者性心理状态,因为越是要求手术的患者,越容易对术后效果不满意。

很多研究都报道包皮环切术可对 HIV(人类获得性免疫缺陷病毒)流行地区的男性起到保护作用(Auvert et al,2005;Bailey et al,2007;Gray et al,2007)。一系列随机对照试验均证实包皮环切术可使非洲异性恋男性感染 HIV 的风险降低 50%～60%。类似的前瞻性研究尚未在发达国家开展;然而,针对美国异性恋男性的回顾性数据显示了相似的结果:已知高危暴露的男性感染 HIV 的风险降低约 50%。此外,男性包皮环切术已被证实可降低感染 2 型单纯疱疹病毒和人乳头瘤病毒的风险,也可降低发生生殖器溃疡性疾病和性传播细菌感染性疾病的风险(Tobian et al,2014)。

包皮环切术减少性传播疾病传播,尤其是 HIV 感染风险是有生物学依据的。系带及包皮内板表面分布有大量朗格汉斯细胞、CD4$^+$ T 细胞和 CD8$^+$ T 细胞,且无角质层保护。性交时包皮翻起,该面积较大且易被感染的表面暴露于 HIV 感染者的分泌物中,则可能发生感染。未接受包皮环切的男性还更易发生生殖器溃疡,也更容易出现性交中的微小撕裂,这也会增加 HIV 感染的风险。

尽管包皮环切术会给异性恋男性带来明确的获益,但在与男性发生性行为的男性(MSM)群体中却并未观察到这些获益。一项纳入超过 53 000 例 MSM 的大型 META 分析显示,包皮环切术在降低 HIV 感染方面的作用并无统计学意义(Millett et al,2008)。亚组分析显示:对 MSM 者的保护作用更多地发挥在性交而非肛交时,这些结论也被其他研究所证实。

(十)尿道下裂修复失败

处理尿道下裂修复失败之前,要仔细询问查阅患者病史资料,了解引起修复失败的原因。**常见原因有阴茎下弯矫正不足和尿道成形失败,如尿道狭窄、尿道瘘和尿道憩室**(Winslow et al,1986)。**从病史资料往往可以发现,前次手术并未对尿道下裂畸形的各个方面**(即尿道口腹侧移位、阴茎下弯和腹侧组织不完全融合)**进行了充分的修复。**男性年幼时行尿道下裂修复手术可引起成年后的尿道狭窄。初始的尿道下裂修复手术方式有很多种,主要根据患者年龄和术者的习惯来选择。许多尿道下裂修复失败患者会出现持续的阴茎下弯和冠状沟下尿道开口。在成年患者中还会见到明显的长期尿道瘘。此外,此临床症状与尿道下裂表面上无关,会在之前的诊疗中被忽视,尤其是当尿道下裂作为两性畸形的一部分而出现时。过去修复失败的原因主要归结于手术设计、手术操作和术后护理问题(Devine et al,1978)。随着现代技术的发展和应用与治疗经验的积累,尿道下裂修复失败的主要原因转变为围术期感染及其他影响伤口愈合的因素。目前,复杂的尿道下裂修复失败的病例较少见,他们多是 15～20 年前接受修复手术的患者。确切地说,他们出现并发症并不能归结于当时手术设计的不当,而应归结于当时技术水平的局限。

诊断和评估尿道下裂修复失败需行逆行尿道造影、顺行尿道造影及膀胱镜检查。年龄较大的患者应在术前根据病史和图像评估阴茎下弯的情况;年轻患者要考虑是否合并其他更复杂的情况,必要时可在麻醉下进行检查。

对于成年患者,术前应详细讨论各种手术方式的优缺点。对于 20 世纪 70 年代以前接受首次手术的患者,由于当时的手术可能使用了较多的阴茎腹侧皮肤,因此这些患者再次手术时可使用残留的阴茎背侧皮肤做皮瓣进行修复重建手术。

我们认为,对于复杂病例的修复需要术者采取更积极的方式(Secrest et al,1993)。然而,自 Snodgrass(1999)首次描述之后,随着卷管尿道板修复技术从出现到广泛应用,手术失败的特点各有不同,处置方式也有明显的差异。据我们观察,失败的手术量越来越少,移植物修补技术明显不同,处置阴茎下弯的理念也发生了变化。若瘢痕化不严重且能够进行背侧移植,则可尝试再次切开"尿道板"并重新卷管;若组织严重瘢痕化,则较多术者会选择重新实施分期重建(Snodgrass et al,2009)。在矫正阴茎下弯的过程中往往会用到皮瓣,也可能需要切除导致阴茎下弯的瘢痕组织。然而,折叠术及海绵体成形术在一定程度上已成为矫正阴茎下弯的标准术式。使用移植物矫正阴茎下弯的方式,不如往年多见。

(十一)生殖器畸形合并膀胱外翻

幼年时接受膀胱外翻修复手术后遗留的生殖器缺陷,不仅影响功能,而且影响美观,甚至给患者造成心理上的困扰。而尿流改道术后的患者及需要佩戴造口装置的患者会面临上述多种问题,虽然随着改道尿控技术的发展,这种影响慢慢减少。重建手术多能获得成功,除了极其严重的膀胱外翻及泄殖腔外翻,因为此种情况下阴茎或分叉阴茎往往发育不完全。尽管如此,若患者睾丸正常,考虑到阴茎再造(见后文)新技术的成功实施,应考虑将患儿作为男童进行抚养,以尽可能保留其生育能力。在这些极困难的病例中,患儿父母应选择进行性别再指定或是最终的阴茎成形术。一期闭合的技术和疑难患者的治疗均已取得巨大进展(Johnston,1975;Hendren,1979;Jeffs,1979;Snyder,1990;Perovic et al,1992;Gearhart et al,1994;Mitchell and Bagli,1996)。然而许多患者需要再次的外生殖器手术,因为他们的外生殖器在青春期明显增大。

膀胱外翻和尿道上裂患者手术重建的目标是:阴茎能够勃起,保持满意的长度和外形,且能顺利完成性活动;重建的新尿道能够通畅排尿和射精。而临床经验表明,完全性膀胱外翻手术效果差;重建的尿道难以发挥其应有的功能,且最终都发生了纤维化或出现狭窄;残留的膀胱颈成为微生物繁殖的囊腔,导致化脓性附睾炎和膀胱颈脓肿。我们在 2 例患者残存的膀胱颈部位发现了前列腺癌。他们的诊断及最终的手术治疗都非常困难。从治疗肿瘤的观点来看,2 例患者均未得到较好的处置,在实施侵入性检查并明确 PSA 变化之前,肿瘤已经发生。

许多患者年幼时所实施的手术并没有完全纠正外生殖器异常,患者青春期发育后发现自身状况始终没有本质上的改变。一些患者无法完成正常的性生活。我们采用了系统的方法为这些患者纠正解剖上的缺陷,顺利完成了重建手术(Devine et al,1980;Winslow et al,1988)。重建过程包括一系列手术,从最简单的操作开始,逐渐达到功能恢复的要求。

下腹壁瘢痕及缺损可通过阴茎周围"W"形皮瓣覆盖予以治疗。许多患者因为分离腹直肌面积过大可导致腹壁疝。手术固定疝修补网片或 Gore-Tex 补片困难时,可使用腓骨微血管游离移植重建耻骨的连续性,从而为腹壁疝的修补创造条件。

目前,一期闭合技术的效果日益提升,因此成人修复重建主要涉及需要进行腹壁疝的修补的患者,或由于畸形、瘢痕或不当的性别再指定导致阴茎发育不完全的患者。

三、生殖器创伤

该部分内容在 3 卷第 10 章中探讨,更多的内容可参阅本章电子版。该部分内容及图 20-15,请查看 Expert Consult 网站及图 40-15。

四、尿道狭窄

本章的尿道狭窄(urethral stricture)归类于前尿道疾病,由于瘢痕化累及尿道上皮或尿道海绵体勃起组织(海绵体纤维化)而形成(图 20-16)。尿道上皮覆盖于尿道海绵体勃起组织之上,在一些病例中,瘢痕化可穿过尿道海绵体累及周围组织。瘢痕的收缩使尿道腔直径减小。例如,若正常尿道可通过 30Fr 导尿管,其直径为 10mm,管腔截面接近 78mm^2。若瘢痕化导致尿道仅可通过 15Fr 导尿管,则管腔截面只有 55mm^2,减小了 29%。很明显,由前尿道狭窄性疾病引起的瘢痕收缩在早期可无症状,但随着管径持续减小,最终会出现明显的排尿症状。

不同的是,后尿道"狭窄"并不归类于一般所说的尿道狭窄。后尿道狭窄是纤维化导致后尿道逐渐闭塞的过程,通常由创伤或前列腺癌根治术所导致的尿道断裂而引起。虽然在一些病例中离

要点：特殊病变

- 尿道血管瘤较为罕见，手术具有一定难度。在所有的报道中，尿道血管瘤都是良性的，处理方式根据病变的大小和位置决定。
- 反应性关节炎的典型三联征是关节炎、结膜炎和尿道炎。尿道炎往往是轻度和自限性的。
- LS 曾被称为闭塞性干燥性阴茎头炎。主要通过活检来确诊。LS 被认为是阴茎鳞状细胞癌的癌前病变，同时也是引起尿道狭窄的最常见病因。LS 引起的狭窄不但复杂，且近期效果也不理想。具体处理根据患者意愿及对重建后的功能恢复要求而定。
- 淀粉样变是十分罕见的尿道疾病，任何有尿道肿块的患者均应被评估。患者表现为血尿、排尿困难和尿路梗阻。
- 尿道皮肤瘘是从尿道到皮肤覆盖上皮的通道，是尿道手术、继发于炎性狭窄的尿道周围感染或治疗尿道新生物的并发症。治疗尿道瘘不能只是单纯修补瘘管，还要找到潜在病因并予以治疗。
- 先天性尿道憩室是尿道内一个腔面为移行上皮细胞的囊腔，是尿道部分膨胀或缩窄环导致的尿道狭窄所造成的结果。男性前尿道憩室由先天性尿道发育不全或骑跨伤后血肿引起，后尿道憩室来自于苗勒管的残留物。
- 包皮嵌顿时，包皮远端肿胀形成狭窄环。常见于包皮翻起后不能及时复位导致远端包皮水肿。
- 在青少年，尿道口狭窄是包皮环切术后尿道口炎的结果；尿道口炎可用糖皮质激素软膏局部治疗。新生儿是否常规行包皮环切术一直有争议。作者认为熟练的技术能避免新生儿环切后的并发症。
- 尿道下裂修复失败的原因复杂且因人而异。很多患者是当初不成熟的重建手术的受害者。现在再次手术前必须仔细检查，明确是否还有造成尿道狭窄的原因存在。
- 膀胱外翻和尿道上裂手术高级重建技术，使患者术后功能恢复良好，再进行二期重建的可能性较少。膀胱外翻的二期重建手术部位应该在阴茎背侧，阴茎体、尿道和阴茎阴囊连接处。

断距离较长，然而实际上纤维化过程涉及的尿道组织往往较局限。根据 WHO（World Health Organization）会议共识，术语狭窄（stricture）仅用于前尿道。离断损伤是骨盆骨折导致的膜部尿道病变。其他的后尿道缩窄被称为尿道挛缩（contractures）或缩窄（stenosis）（Bhargava et al，2004）。

（一）尿道解剖

虽然尿道的解剖已在前面予以描述，但仍有必要对解剖要点再次进行强调。**球部尿道并不在尿道海绵体的中央，而是偏向背侧，更贴近阴茎背侧结构**（见图 20-6）。其远端的阴茎段尿道则走行于靠近尿道海绵体中央的位置。

外生殖器皮肤具有双重血供（近端和远端），且血供来自两侧，形成浅筋膜系统（见图 20-10）。**尿道海绵体的血供来自阴部内动脉的终末分支——阴茎动脉**（见图 20-12）。**尿道海绵体同样具有双重血供——近端血供及逆行血供，后者来**自阴茎背动脉在阴茎头处的分支。

（二）病因

任何对尿道上皮或阴茎海绵体造成损伤，并在愈合过程中可能导致瘢痕形成的因素，都可能引起尿道狭窄。现如今，**多数尿道狭窄是由创伤引起**（通常是骑跨伤）。这些尿道创伤经常是在患者由于狭窄或瘢痕而出现排尿症状时才被发现。大多数骑跨伤患者都可以较容易实现球部尿道重建（Park and McAninch，2004）。虽然医源性损伤依然存在，但随着小型内镜的不断发展，以及对男童行膀胱镜检查指征的严格控制，医源性损伤较从前有所减少。特发性尿道出血与儿童尿道狭窄的关系尚不明确。有观点提出，若不考虑患儿是否曾行膀胱镜检查，它是否是引起尿道狭窄的原因之一（Rourke et al，2003）。特发性尿道出血没有特定的刺激因素。对尿道出血逐渐减少的患者行组织学检查发现，部分组织被小块鳞状上皮所覆盖；鳞状上皮之间为移行上皮；一些区域上皮裸

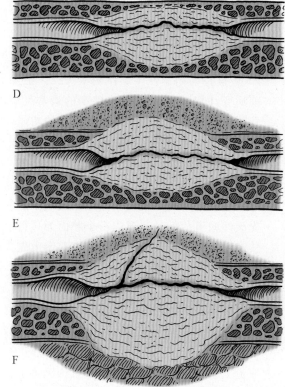

图 20-16　前尿道狭窄及周围海绵体纤维化示意图。A. 黏膜褶皱。B. 膜状狭窄。C. 狭窄累及尿道壁全层，但无海绵体纤维化出现。D. 全层尿道海绵体纤维化。E. 炎症及纤维化累及尿道海绵体周围组织。F. 完全狭窄伴尿道瘘，还有可能发展为脓肿，或者瘘管从皮肤或直肠处开口（From Jordan GH. Management of anterior urethral stricture disease. Probl Urol 1987；1：199-225.）

露，有严重出血和中性粒细胞浸润；组织中可见少量微钙化灶；黏膜下层结缔组织中可见黏液腺及分泌的黏液。该区域淀粉染色阴性，无病毒感染及恶性肿瘤证据，未发现病毒包涵体，也未发现细菌感染证据。然而，我们发现 LS 会使狭窄发生增加，这些狭窄清晰地表现出炎性狭窄的特征，而非创伤性狭窄瘢痕特征。最后，创伤性后尿道损伤导致尿道断端之间过度纤维化，以致尿道闭塞或不完全闭塞。

　　以往最常见的淋病导致的炎性狭窄如今已不多见。随着起效快、疗效好的抗生素的出现，淋球菌性尿道炎已很少发展成为淋球菌性尿道狭窄。支原体和衣原体（如非特异性尿道炎）是否引起前尿道狭窄尚不清楚。目前尚无证据证实非特异性尿道炎与前尿道狭窄之间的关系。

　　如前所述，炎症性梗阻的发展和 LS 之间有确定的关联。LS 常以阴茎头炎症起病，且不可避免地引起尿道外口狭窄，甚至舟状窝狭窄。这种阴茎远端皮肤和尿道炎症的病因不明。有一些证据提示，狭窄进展最终广泛累及前尿道，可能是由于高压力排尿引起尿液渗入 Littre 腺，导致 Littre 腺出现炎症，甚至可能形成微小脓肿及深部海绵体纤维化。细菌感染是否也与尿道的改变及纤维化有关，目前尚未可知。虽然看起来抗生素的使用能够控制排尿不畅的症状，但目前尚无文献报道抗生素的使用对狭窄进展的影响。

　　先天性狭窄的本质难以探究。随着胚胎学的发展，可能狭窄会在结构融合的地方（如后尿道和前尿道）被发现，这可能是先天性狭窄的合理假说。然而，有学者将先天性狭窄定义为找不到明确病因的狭窄。我们建议，若要诊断先天性狭窄，须明确狭窄长度较短，且排除炎性狭窄及尿道外伤史或潜在的尿道外伤史。这些标准将先天性狭窄的定义限制为直立行走前的儿童出现的前尿道狭窄。根据这样的定义,先天性狭窄十分罕见。

(三)诊断和评估

尿道狭窄患者经常出现排尿困难或者尿路感染,如前列腺炎和附睾炎。有些患者也会出现尿潴留。然而经过进一步询问,其中大多数患者在出现完全性尿路梗阻之前已有较长时间的明显排尿困难。

通常,一旦患者无法排尿,即尝试置入导尿管。若置管失败,则通过动态逆行尿道造影来明确梗阻的性质。大多数患者都接受了急性期的尿道扩张术,然而在很多情况下,这对患者来说并非最好的处理方式。若有疑问,我们会尽可能明确狭窄的特点,并行耻骨上膀胱造口术以缓解急性症状,为制订更合理的治疗方案争取时间。禁止在不清楚尿道狭窄处解剖结构的时候使用探条或探杆盲探或扩张。软镜检查虽然通常难以获得细

节图像,但其设备较普及,可用以观察狭窄部位,或尝试内镜引导下放置导丝。

明确狭窄(海绵体纤维化)的位置、长度、深度及密度,对于制订恰当的治疗计划而言十分重要的。尿道造影、内镜和尿道超声检查可用以明确狭窄段的长度和位置;海绵体组织上的瘢痕深度及密度可通过体格检查、尿道造影表现瘢痕位置及内镜检查所见的组织弹性等予以评估;客观描述纤维化的深度及密度较为困难。海绵体纤维化的绝对长度可能不易在超声影像中观察。若进行超声造影检查,则可精确测量狭窄部位的内径(Morey and McAninch,1996b)。尿道超声造影最好由术者或责任医师实施或指导。

McCallum 和 Colapinto(1979a,1979b)描述了动态尿道造影的使用,并且强调造影检查需要动态的而非静止的(图20-17)。我们中心的影像学

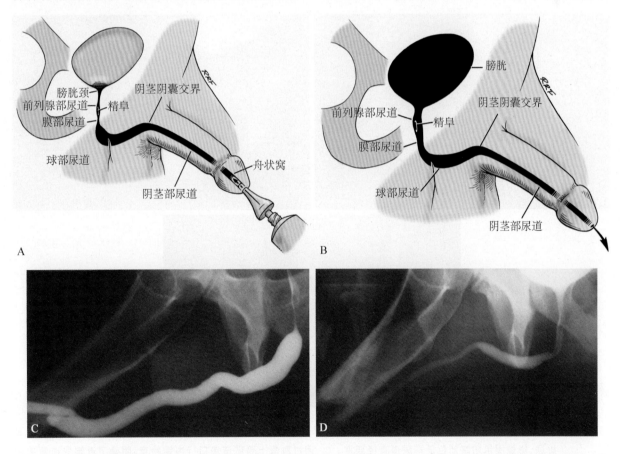

图 20-17　A. 按照 McCallum 标准行动态逆行尿道造影示意图。B. 按照 McCallum 标准行动态顺行尿道造影示意图。C. 正常逆行尿道造影影像。D. 正常顺行尿道造影影像(A and B,Modified from McCallum RW. The adult male urethra. Radiol Clin North Am 1979;17:227-44.)

检查包括逆行注射造影剂时的动态图像及患者排出造影剂时的动态图像。即使操作轻柔,尿道炎症明显的患者在行逆行造影时,还是有可能出现造影剂外渗。因此,应选择可用于静脉注射的造影剂,且从原包装中直接抽取或按照说明书稀释后使用。若使用润滑剂或局麻凝胶,则可能使造影剂变得黏稠,但不会影响成像质量,也不会给患者带来舒适感。Morey 和 McAninch(1996a,1996b)描述了注入润滑剂或生理盐水后进行的尿道实时超声检查。然而,超声检查能直接观察到海绵体纤维化,其实是个误解。Morey 和 McAninch(1996a,1996b)认为,球部尿道超声检查可能能够更精确地测量狭窄长度,这在考虑吻合手术方案时是十分重要的。若患者行尿道造影检查时未保持侧斜位,测得的狭窄长度会偏短。最终,在尿道造影检查过程中,需要不只一次地拍摄才能

较好地观察狭窄部位。磁共振成像(MRI)被用来辅助评估尿道狭窄和骨盆骨折尿道损伤(PFUIs)。据我们的经验,使用 MRI 评估一般的狭窄或骨盆骨折尿道离断损伤往往并无获益。对于尿道肿瘤病例来说,MRI 就非常有意义。其他中心也有同样的观点(Pavlica et al,2003)。对于骨盆骨折尿道离断损伤,断端位置可清晰显示。

造影检查后,可能还须行内镜检查。膀胱软镜使检查更为简便,局部麻醉后,患者不会感到明显不适。内镜可以通过狭窄部位,但多数情况下不必通过狭窄段。此外,在初次检查中,并不总是需行狭窄段扩张,而且扩张往往并无益处。儿科内镜已被证明可以不需扩张便通过狭窄段,进而观察狭窄近端尿道。在无法排尿和带有膀胱造口的患者,可结合尿道造影及内镜检查以明确狭窄部位的解剖(图 20-18)。

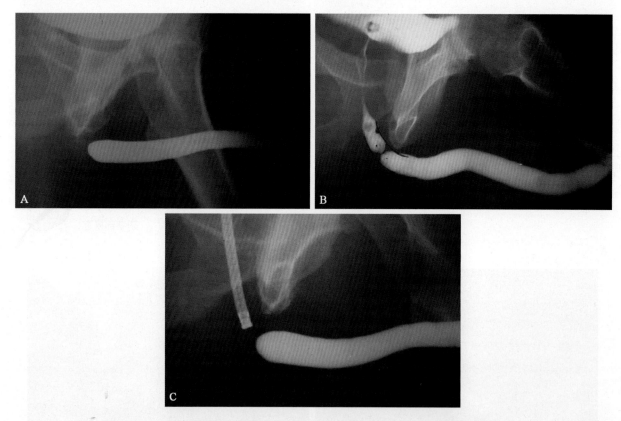

图 20-18　一组 X 线片展示造影与内镜联合的作用。A. 逆行尿道造影显示近端球部尿道完全闭塞。B. 患者能够完成排尿,影像提示闭塞部位近端尿道直径变宽。C. 通过耻骨上膀胱造瘘口行内镜检查,明确了近端尿道解剖和闭塞部位的长度

要点:尿道狭窄

- 尿道狭窄(urethral stricture)是指前尿道疾病及尿道海绵体上皮和勃起组织的瘢痕化进程。瘢痕收缩导致尿道管腔缩小。而后尿道狭窄(posterior urethral stricture)则是指骨盆骨折导致的尿道损伤(PFUIs),前列腺部尿道和膀胱颈部的狭窄通常使用挛缩(contractures)或缩窄(stenoses)来描述。
- 前尿道有尿道海绵体覆盖,其近端并不位于海绵体的正中央。生殖器皮肤有双重双侧血供,形成筋膜皮肤血管系统。尿道海绵体的血管供应来自于阴茎动脉。
- 一般来说,前尿道狭窄均由创伤造成。由淋病造成的炎性狭窄很少见,但 LS 造成的狭窄与炎性狭窄十分相似。
- 尿道狭窄患者通常表现为梗阻性排尿症状或尿路感染,如前列腺炎和附睾炎。仔细询问尿潴留患者病史,其排尿梗阻症状往往已经存在一段时间。
- 为了制订正确的治疗计划,了解海绵体纤维化的长度、位置、深度及密度是非常重要的。这些可以通过联合运用造影、内镜及选择性地使用超声检查来完成。有必要使用内镜充分评估狭窄段的近端和远端距离。此时,可考虑使用小儿膀胱镜。

术中,务必使用内镜及探杆全面评估狭窄区域的近端及远端尿道,以保证所有狭窄区域均会接受重建。排尿的压力使狭窄部位近端尿道保持扩张,但若不对其进行修复,则当带狭窄段尿道经过重建解除梗阻后,其有发生回缩的风险。有鉴于此,应当以怀疑的态度对待任何狭窄段近端的异常区域。若尿道腔并无发生回缩并发症的证据,则认为该区域未被活动性尿道狭窄累及。然而,若尿道呈锥形延续,则说明已被瘢痕累及。

(四)治疗

虽然尿道狭窄的治疗取决于泌尿外科医师的专业水平,但是 50 年来的显著进步,使得许多复杂的狭窄能够实现一期重建。在过去,重建阶梯的概念是尿道狭窄治疗的指南。这个概念基于一个原则:最简单的操作应当最先尝试,甚至反复尝试,然后再考虑尝试稍复杂的操作。现代尿路重建理念认为其方法过于原始。

选定治疗方案之前,患者及医师都要准确地理解治疗的目标。应当与患者探讨治疗选择,强调预期结果并告知可能治愈。一些患者宁愿选择在办公室、家中或医院进行尿道扩张而不愿接受手术治疗。另一些患者以治愈为目标而选择手术治疗。如今多种术式的近期、中期,甚至远期成功率可达到 90%~95%。

1. 尿道扩张

尿道扩张是治疗尿道狭窄的最古老和最简单的方法,对那些没有海绵体纤维化的上皮性狭窄患者来说,这种治疗手段可获得治愈的效果。这种治疗方式的目的是在不产生更多瘢痕的前提下拉伸瘢痕,这一点往往被忽略。如果在扩张时伴有出血,那么狭窄部位更多的是被撕裂而非伸展,这也进一步损伤了该区域。扩张尿道创伤最小的方法是使用轻柔的操作技术。我们认为,目前最安全的尿道扩张方法是使用尿道球囊扩张导管。这些导管可附着在丝状端或通过导丝引导通过狭窄段。对于初次扩张,推荐在内镜引导下通过导丝引导将球囊置入尿道(Steenkamp et al,1997)。

2. 尿道内切开术

尿道内切开术是指经尿道将狭窄段切开的手术方式。尿道切开术包括切开瘢痕组织至正常尿道组织以使瘢痕部位扩张(松解挛缩瘢痕)并使其管腔扩张愈合。其目的是使管腔内径能够增大并在愈合后维持。

上皮对合后,切口即开始一期愈合。尿道内切开术的目的不是为了使上皮对合,而是为了分离瘢痕化的上皮,使其发生二期愈合。在二期愈合的过程中,上皮化从切口边缘开始形成。由于从切口边缘开始,上皮化进展缓慢。为了加速上皮化,需要刺激切口收缩,而非瘢痕挛缩。切口收缩使缺损区域闭合并限制了需上皮化区域的大小,加速了切口表面缺损的愈合。但在尿道内切开术中,切口收缩的目的仅仅是尽量让瘢痕边缘接近以加速上皮化。如果上皮化完成先于切口收缩导致的尿道管腔明显缩窄，那么尿道内切开术是成功的。反之，狭窄将再次形成。Dubey 和同事（2005）表示，管腔内狭窄的程度可预测尿道内切开术能否成功：狭窄段尿道狭窄程度越重，预后越差；74%的狭窄率可作为临界点。

许多外科医师已掌握尿道内切开术，即在 12 点处单点切开。但基于尿道在海绵体内的走行，这一切开位点也受到质疑。在对尿道海绵体横切面的分析中可以看到海绵体前段最薄的部分位于 10－2 点区域。而尿道壁和阴茎海绵体之间的距离同样较短，单纯的 12 点切开可迅速穿透尿道海绵体并延伸至三角韧带，虽然不一定会进入阴茎海绵体，但深部切开可能会进入阴茎脚间隙。虽然远端尿道海绵体的前部较厚，但在更远端前尿道内行深部切开也可能损伤阴茎海绵体，而这些切开可导致阴茎勃起功能障碍，原因主要是局部的阴茎海绵体静脉闭合功能异常。在球部尿道 10－2 点的切开也面临同样的问题。如果狭窄部位存在深部海绵体纤维化，则尿道内切开术无法治愈，因此不必行深部切开。

尿道内切开术最常见的并发症是再狭窄。其他并发症主要包括出血（几乎均由术后勃起导致）、灌洗液外渗至海绵体周围组织。但这些并发症如今都已少见，主要是因为内切开术现已较少用于尿道狭窄的治疗。在行内镜下尿道内切开术时需要用生理盐水作为灌注液。此外，随着深部尿道内切开术的开展，出现了新的并发症，即阴茎海绵体-尿道海绵体瘘和海绵体静脉闭塞功能障碍。

在评估尿道内切开术成功率方面存在的主要问题是，对已经进行尿道内切开术的狭窄段的性质的报道很少。另外，文献中没有明确指出尿道内切开术的目的。多数情况下，若能暂时缓解症状就认为内切开术是成功的。因此，在许多病例中尽管最终再次出现了尿道狭窄，尿道内切开术仍被视作成功。一项由 Santucci 和 McAninch（2001）运用精算方法所计算的报道显示，尿道内切开的愈合率接近 20%（Rosen et al，1994）。Pansadoro 和 Emiliozzi 等（1996）报道，内镜下尿道内切开术的治愈率为 30%～35%。另外，他们在分析中也提到，再次尿道内切开并不能实质

性地增加手术成功率。**数据显示，球部尿道＜1.5cm 且没有致密的深部海绵体纤维化（如骑跨伤）的狭窄段可通过尿道内切开治疗，其长期成功率可达 74%。**Pansadoro 和 Emiliozzi（1996）的研究并没有涉及球部尿道以外的狭窄段的长期成功率。尿道内切开的成功率已被其他研究证实（Heyns et al，1998）（Boccon-Gibod，personal communication，2005）。许多研究表明，此前的多次尿道扩张和尿道切开术会降低重建的成功率。尿道内切开术的成功率与开放尿道重建的成功率并不等同（Mandhani et al，2005）。人们进行了大量的分析，试图评估在决定行开放重建手术之前进行尿道内切开能否给患者带来获益。这些分析，其方法各异，结论也不同（Rourke and Jordan，2005；Wright et al，2006；Wessells，2009）。

多种技术被用来阻止伤口收缩的进程，以防止再狭窄的发生。一种方法是在尿道内切开术后留置 Foley 导管 6 周，以期尿道能围绕导管完成切口愈合。但研究显示，尿道内切开术后长期留置导尿管的失败率与留置导尿管 3～7 天的失败率是相似的，甚至于 6 周还不足以抵抗切口的收缩力。

另一种用来抵抗尿道内切开术后伤口收缩力的方法是家庭自我导尿或称家庭尿道填塞。尿道内切开术后患者一般会留置导尿管 3～5 天，当导尿管拔除后，患者即开始尿道填塞疗法。大多数疗法在恢复早期需要频繁放置导尿管，在接下来的 3～6 个月慢慢减少。有趣的是许多文献已经报道内切开术联合自我导尿可提高治愈率。但据我们的经验，不论患者坚持自我尿道填塞多长时间，一旦停止，狭窄不可避免地会再次发生。现在普遍认为，若患者自行规律尿道扩张的依从性较好，则该方法能够较好地控制病情。由于秋水仙碱可与微管蛋白结合，因而被用于尿道内切开术中（Carney et al，2007）。一项非随机对照研究的初步发现也提示，可能由于秋水仙碱能够阻断微管蛋白，进而抑制切口收缩，从而提升了尿道内切开术的疗效。**丝裂霉素 C 具有抗纤维化和抗胶原活性，注入黏膜下可降低内切开术后狭窄复发**（Mazdak et al，2007）。

尿道支架（永久性或临时性放置）也是一种内切开术或扩张术后用来对抗伤口收缩力的手段。

临时尿道支架抑制上皮化,防止与尿道壁发生融合,一般可放置 6～12 个月。运用临时支架最好的经验来自于以色列(Yachia and Beyar,1991),那里的中心报道了在小范围的使用中获得了良好的效果。Memokath 支架是镍钛合金材质的临时支架,其报道成功率各有不同,目前尚不能在美国使用。

绝大多数使用永久性支架的经验来自英国和欧洲其他各国。Milroy(1993)报道了使用永久性植入性 UroLume 后 4.5 年 84% 的成功率(Rousseau et al,1987;Sigwart et al,1987;Milroy et al,1988,1989;Sarramon et al,1990;Ashken et al,1991;Krah et al,1992;Sneller and Bosch,1992;Verhamme et al,1993;Badlani et al,1995;Milroy and Allen,1996;Jordan,1997;Tillem et al,1997;Brandes and McAninch,1998;Shah et al,2003)。UroLume 使用合金制造,可植入尿道壁和尿道海绵体内,并被组织包裹。已有的数据显示,支架最好植入相对较短且海绵体纤维化程度相对较轻的球部尿道狭窄段内。然而对于这些狭窄段,开放手术也能够予以成功重建,且具有更高的远期成功率。北美研究组(the North American Study Group)11 年的研究数据显示,179 例患者中的 24 例完成了 11 年的随访,这些患者的总体成功率不足 30%(Shah et al,2003)。一项荷兰的 10 年随访数据显示,其远期结果不如预期的乐观,15 例植入支架的患者中只有 2 例在 10 年后仍有满意效果(De Vocht et al,2003)。

永久植入性支架也有并发症。这些支架**只能用于球部尿道**,若放置超出了阴囊段尿道,可出现坐位及性交时疼痛。有些患者(特别是年轻患者)**主诉会阴部疼痛**,常发作于剧烈运动后,即使是在球部尿道深部放置支架也有可能发生。此外,**长段球部尿道狭窄需要重叠放置两个支架**,两个支架可发生移动,使得他们之间出现间隙,从而导致尿道狭窄再次发生。当狭窄再次发生时,需切除狭窄段并放置第三个支架。

使用 UroLume 也**存在特殊的禁忌证。曾行替代尿道重建手术的患者**,尤其是以皮肤作为移植物进行重建的患者不宜放置 UroLume 支架,因为皮肤与支架接触后会产生强烈的增生反应,导致患者出现排尿后滴沥,甚至出现功能性尿道狭窄复发。**深部海绵体纤维化导致尿道狭窄**的患者也不宜使用 UroLume 支架,包括因**尿道离断损伤及骑跨伤**而导致深部纤维化的患者。目前,UroLume 已退出市场,不能再被使用。然而,仍有很多患者已植入 UroLume 支架,也有许多患者需要类似产品的治疗。

3. 激光

该部分内容见 Expert Consult 网站。

到目前为止,关于尿道内激光切开术的结果尚无一致的结论。然而,随着新型激光的出现及经验的积累,未来可能会有更好的治疗效果。

4. 开放性重建手术:瘢痕切除并尿道吻合术

目前认为,最可靠的前尿道重建手术是将狭窄区域的纤维组织切除,使尿道断端显露正常组织,再将断端进行一期吻合(图 20-19)(Russell,1914)。满足下列操作要点时,即可获得最佳的手术效果:纤维化组织被完全切除,尿道吻合口宽敞呈卵圆形,吻合口无张力。

该手术的成功主要依靠尿道海绵体良好的活动性。以良好的活动性为基础,剥离 Buck 筋膜来提高顺应性,扩大阴茎脚之间隙,从会阴体将球海绵体肌分离,可将狭窄段全长切除并再吻合。1～2cm 的狭窄段通常较易实施该手术。在某些情况下,3～5cm 的尿道狭窄也可完全切除并行一期吻合。对于极近端球部尿道的较短狭窄,可通过分离膜部尿道来协助完成无张力吻合(图 20-20)。有一条规律是:越靠近膜部尿道的狭窄,即使狭窄段较长,仍可通过吻合技术进行重建。对于近端狭窄来说应优先选择单层吻合。当狭窄过长以至于影响切除纤维化组织并吻合时,则需要移植物进行替代。Morey 和 Kizer(2006)报道了一组狭窄段为 5cm 且接受了瘢痕切除并尿道吻合术的患者。他指出,年轻患者的组织有更好的顺应性,因此可将手术指征放宽。

DeCastro 等(2002)报道了前尿道狭窄行瘢痕切除并尿道吻合术后出现的有趣的情况。在一个病例中,患者存在两个独立的狭窄段,期间为完全正常的尿道和海绵体。术者分别切除狭窄段并各自吻合。尽管手术获得了成功,但我们认为是术者丰富的手术经验才使手术有了满意的效果,而使用镶嵌(onlay)或扩大镶嵌(onlay)来进行更为安全的尿道重建可能是更好的选择。

Jordan 等(2007)首次报道了球部尿道保留

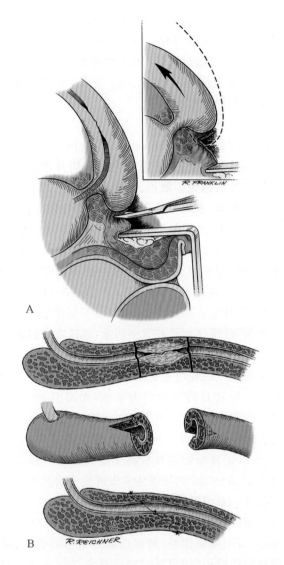

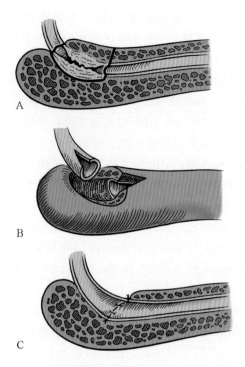

图 20-20　极近端球部尿道狭窄切除吻合术。剖开膜部尿道可使操作更为简便。A. 确定需要进行切除的狭窄部位。B. 狭窄部位已切除，两断端均于背侧做切口。C. 吻合完成

图 20-19　前尿道狭窄切除一期吻合术示意图。A. 从会阴体将球海绵体肌游离，保持球部动脉完整；该操作可帮助尿道向远端游离，联合扩大阴茎脚间隙的操作，可使尿道走行的距离缩短 1.0～1.5cm。B. 前尿道狭窄切除后的楔形吻合技术(From Jordan GH. Principles of plastic surgery. In:Droller MJ, editor. Surgical management of urologic disease:an anatomic approach. Philadelphia: Mosby; 1992. p. 1218-37.)

保留技术：沿海绵体背侧纵向剖开，从尿道内侧切除瘢痕组织，从而避免影响尿道海绵体表面走行的血管。狭窄段切除后，首先对合腹侧尿道；海绵体背侧纵向切口予以横向缝合，血管得以保留。保留球部尿道近端血供，对于末梢循环因外伤、既往手术或尿道下裂而损伤的患者来说是有益的。另有一个理论上的好处是：可能会减少勃起功能障碍的风险，若后期植入人工括约肌还可能会降低腐蚀的风险。还需要更多的研究以证实血管保留技术的良好效果及其理论上的优势(Jordan,et al,2007；Gur and Jordan,2008；Andrich and Mundy,2012)。

　　成功用于一期尿道重建的 4 种游离移植物是：全厚皮片、膀胱上皮、口腔黏膜和直肠黏膜。前已述及，口腔黏膜可取自颊(颊黏膜)、唇(唇黏膜)或舌(舌黏膜)。刃厚皮片已被用于前尿道分期重建(Humby,1941；Memmelaar,1947；Pressman and Greenfield,1953；Devine et al,1976；Hendren and Crooks,1980；Schreiter and Koncz,1983；Webster et al,1984；Hendren and Reda,

血管的瘢痕切除并尿道吻合术。组织分离方式与传统方式(图 20-21)类似：离断三角韧带，扩大阴茎脚之间隙，分离膜部尿道与近端血管网，这些血管均可得到保留(图 20-22)。离断尿道切除狭窄段组织，修剪尿道断端后予以吻合。Andrich 和 Mundy(2012)描述了一种可用于近端狭窄的血管

1986；Ransley et al，1987；Burger et al，1992；Jordan，1993；El-Kassaby et al，1996；Wessells and

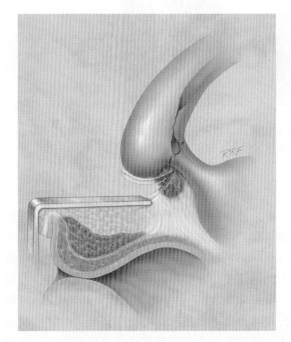

图 20-21　离断近端尿道海绵体、球海绵体肌及膜部尿道示意图。常规操作中，从膜部尿道与近端球部尿道交界处切开，以切除狭窄部位并行一期吻合。本图所示，近端血管予以结扎并离断。可在膜部尿道的最远端位置予以离断

McAninch，1996）。各种游离移植物的特征及微血管分布已在修复重建外科原则部分探讨。

曾经皮瓣重建技术盛行的时代，游离移植物重建几乎全被抛弃。但在 20 世纪 90 年代后期，人们开始重新关注游离移植物（Wessells and McAninch，1996），尤其是口腔黏膜移植物（Hellstrom et al，1996；Weinberg et al，2002；Barbagli et al，2003；Elliott et al，2003；Bhargava and Chapple，2004；Kellner et al，2004；Xu et al，2004；Dubey et al，2005）。包埋在坐骨海绵体肌中的球部尿道是移植物使用最成功的部位，但尿道其他部分使用游离移植物的报道也越来越多。游离移植物可用于尿道腹侧，然而除非考虑使用海绵体肌成形术，腹侧尿道切开仍具有其优势（图 20-23）。海绵体成形术要求邻近狭窄段的尿道海绵体相对正常且无纤维化。有数据支持背侧镶嵌（onlay）的优越性，也有文献指出两者在成功率上并没有差别。过去我们倾向于选择侧方移植物镶嵌（onlay）（见图 20-23B）或背侧移植物镶嵌（onlay）（见图 20-23C）。侧面行尿道切开可使术者在切开尿道海绵体的同时显露尿道，这也是尿道相对薄弱的地方，有利于防止出血并尽量显露手术视野。另外，在球部尿道移植物需缝合至底层肌肉床以期使之更好地固定与贴合。

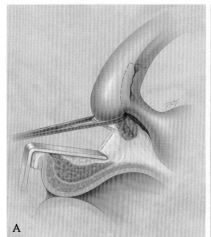
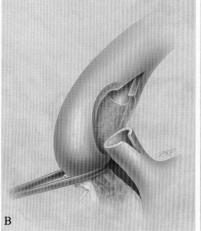
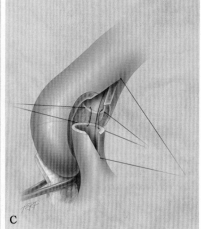

图 20-22　保留血管的狭窄切除一期吻合术。近端尿道海绵体、球海绵体肌和近端血管周围及膜部尿道均被离断。A. 在近端血管和膜部尿道之间离断，这样可以保留供应球部的动脉，并在膜部和球部交界处将尿道离断；在此区域可将近端狭窄予以切除。B. 放置吻合缝线之前，将狭窄部分切除。C. 放置缝线，完成楔形吻合。我们常规交替使用聚二氧六环酮缝线和可吸收单股缝线，但所有的可吸收缝线均可使用

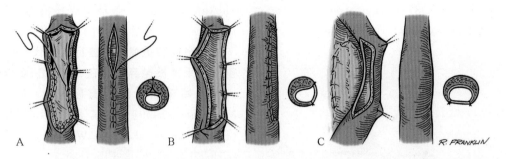

图 20-23　多种移植物镶嵌(onlay)技术。A. 腹侧镶嵌海绵体成形术。B. 固定于坐骨海绵体肌
进行侧方镶嵌。C. 展平并固定后进行背侧镶嵌

Monseur 尿道重建术只运用于几个特定中心(Monseur,1980)。此术式要求在狭窄段背侧切开。狭窄段的边缘保持分离状态,并缝合至三角韧带底层或(和)阴茎海绵体。Barbagli 等(1995)改良了该术式(图 20-24)。在改良后的术式中,狭窄段背侧被切开,切开处放置移植物,展开并固定于三角韧带或(和)阴茎海绵体上。之后,狭窄段切口的边缘与移植物边缘缝合且缝合至邻近组织。此术式效果卓越。腹侧和背侧移植物镶嵌(onlay)技术可用于狭窄段切除和条状吻合术(扩大吻合术)(图 20-25)。对于近端狭窄,扩大吻合术中血管保留技术的使用取决于术者是否有能力在不完全游离尿道海绵体的前提下切除瘢痕化的

上皮及下方海绵体组织。

另外一种方法是使用网状刃厚皮片、口腔黏膜或耳后全厚皮片进行分期手术。在第一期手术过程中,将刃厚皮片、口腔黏膜或 Woff 移植物植入肉膜组织内。如果此期将移植物植入白膜或阴茎海绵体内,会限制移植物的活动度,而使第二期的卷管手术难度增大。但是在移植物和阴茎海绵体之间存在的中线有其优点。之后可进行二期手术将移植物卷管。虽然率先提出使用网状刃厚皮片进行移植的 Schreiter 和 Noll(1989)会在 3～4个月进行二期手术。但是若使用了刃厚皮片,我们会在一期手术后等待 12 个月再进行二期手术。美国和欧洲的病例证实了该术式的效果。在美国,

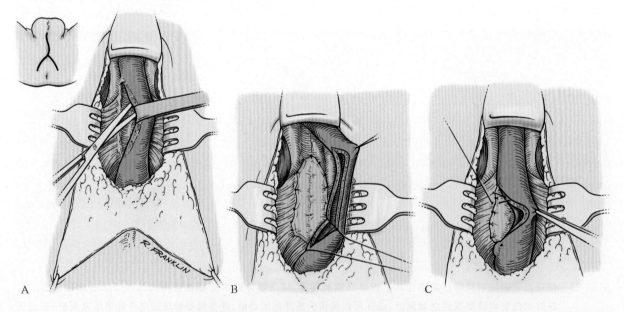

图 20-24　Barbagli 提出的背侧移植物镶嵌技术。A. 将尿道海绵体从三角韧带及阴茎海绵体分离。B. 行背侧尿道成形术,移植物展平并固定于阴茎海绵体上,注意与切口位置对应。C. 将狭窄切开处的边缘同移植物和阴茎海绵体缝合

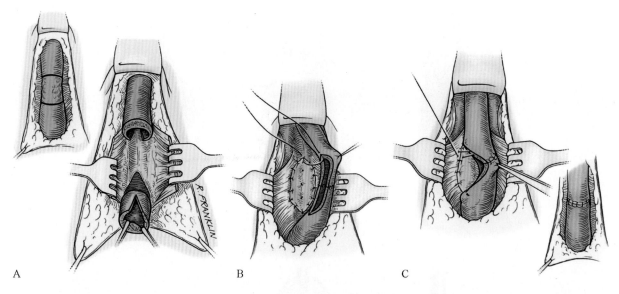

图 20-25　移植物镶嵌扩大吻合术。A. 将尿道海绵体从三角韧带及阴茎海绵体分离，辨别并标记海绵体纤维化区域，将管腔最狭窄处切除，尿道两断端做背侧切口。B. 双层条带状吻合，移植物展平并固定于阴茎海绵体上，注意与切口位置对应并使用褥式缝合。C. 将狭窄切开处的边缘同移植物和阴茎海绵体缝合

多数疑难病例会选择此术式，大部分病例仍会选择一期重建。如前所述，分期移植技术已被充分运用于复杂性尿道下裂患者。颊黏膜分期手术应用于 LS 患者，且中期随访显示手术成功。此外，在复杂性尿道下裂患者中已成功使用了颊黏膜和耳后皮片行分期移植（图 20-26）。

有许多人提出使用来自阴茎或阴囊肉膜的生殖器岛状皮瓣修复尿道狭窄。曾经，这些"皮瓣手术"被认为是独立的手术方式。我们认为这些术式均是同一理念的不同应用，就像 Quartey（1983）的微注射研究所提出的那样。皮瓣可看作源自于筋膜瓣，因此尿道重建的皮瓣设计与其他部位重建的皮瓣设计是类似的。

在尿道重建过程中使用皮瓣需考虑以下三点：皮瓣组织的特性、皮瓣组织的脉管系统及皮瓣组织转移的力学改变。用于尿道重建的皮肤必须是无毛的。另外，从供区角度考虑，最方便的就是使用富余的生殖器无毛发皮肤。

若富余的皮肤堆积在生殖器背侧，按照 1984 年 Duckett 和 Standoli 描述的技术，岛状皮瓣可以横向取材转移到背侧的肉膜组织上（图 20-27）（Duckett，1986；El-Kassaby et al，1986；Duckett，1992；Duckett et al，1993）。如果腹侧有皮肤堆积，可做腹侧纵行岛状皮瓣进行转移。这些岛状皮瓣既可以大范围将腹侧肉膜皮瓣转移至会阴，也可以小范围游离翻转修补悬垂部尿道狭窄（图 20-28）（Orandi，1972）。腹侧岛状皮瓣可以横向（图 20-29）或纵向取材。较长的岛状皮瓣可以在其远端腹侧横向取材。"L"形皮瓣长度可达 7～9cm（图 20-30）。对于前尿道远端（包括尿道外口、舟状窝及悬垂部尿道）狭窄来说，这些岛状皮瓣可通过构建阴茎头侧翼或修复阴茎头腹侧以重建尿道外口。

通常阴茎皮肤有堆积较多，可环形切取岛状皮瓣。这些环形岛状皮瓣游离自整个阴茎肉膜，皮瓣转移机制表明当皮瓣基于腹侧且蒂位于背侧时，效果更佳。某些情况下，环形岛状皮瓣可达 15cm（El-Kassaby et al，1986；McAninch，1993；Miller and McAninch，1993）。所谓的"Q"形环状设计可提供长度更长的岛状皮瓣，这对复杂长段前尿道重建非常必要（Morey et al，2000）。

很多时候，行狭窄切除联合皮瓣镶嵌（onlay）（图 20-31）或游离移植物镶嵌（onlay）扩大吻合术（见图 20-25）可获得较好的疗效。我们发现要处理程度较重（几乎或完全闭塞）的尿道狭窄段往往较为困难。这些狭窄段常能够被完整切除；吻合一侧尿道壁，剩余的缺损处可用移植物或皮瓣覆盖。有些患者的阴囊皮肤上有较大的无毛发区域，

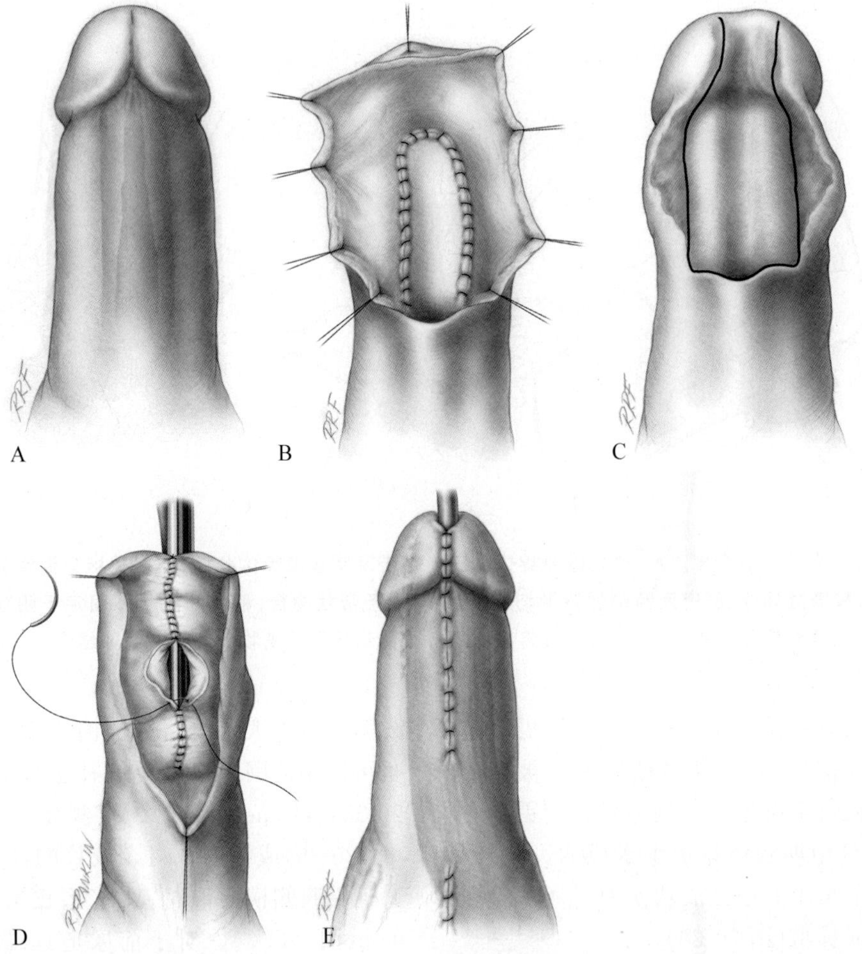

图 20-26 前尿道远端狭窄分期修复重建。A. 狭窄段尿道示意图(阴影区域为累及悬垂部尿道远端的舟状窝狭窄)。B. 切除舟状窝狭窄,并向近端尿道切开直至正常组织;使用颊黏膜移植物修补缺损,切开段腹侧不予关闭。C. 6 个月后移植物成熟,图中标示区域将闭合为 Tiersch 管。D. 紧密缝合 Tiersch 管,远端尿道腔径保持约 28Fr。E. 阴茎头重建,皮肤缝合(阴影区域示来自于侧方的肉膜瓣);肉膜瓣来自左半睾丸包膜,移位覆盖整个尿道重建区域

可从阴囊肉膜表面游离。曾有文献报道,使用该区域皮瓣效果不佳,但据我们和其他中心的经验和典型病例来看,患者预后良好。筋膜瓣须以侧方为基底才可靠。由于肉膜含有丰富的肌肉成分,因此岛状皮瓣须仔细裁剪。若开始时就能正确裁剪皮瓣,它们就不会像曾经所认为的那样容易发展为憩室。虽然阴囊岛状皮瓣不是我们的首选,但若遇到疑难病例,这可作为一个不错的选择。

这些将岛状皮瓣定向于阴茎肉膜筋膜的方法对于舟状窝的重建也是有用的(Cohney,1963; Blandy and Tresidder,1967;Brannen,1976;De Sy,1984;Jordan,1987;Armenakas et al,1998)。

过去,尿道狭窄或舟状窝狭窄往往通过反复尿道扩张或连续尿道外口切开术进行治疗。由于尿道外口切开术长期看来成功率极低,这项技术发展到后来要求将任意的阴茎皮瓣填塞到尿道切开的缺口处。这些方法在功能上是有效的,但外观不佳。随着从肉膜分离获得的岛状皮瓣得以应用,手术可获得极好的功能及外观效果。此外,使用这些皮瓣的时候,我们也要考虑阴茎上毛发的分布和皮瓣转位的力学问题(如,转位和伸展)(图 20-32,图 20-33)。此外,全厚皮片已用于舟状窝重建,但皮肤移植物用于重建 LS 导致的狭窄可能是不合适的。前已述及,对于岛状皮瓣用于 LS

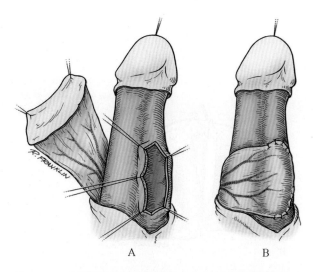

图 20-27 阴茎背侧皮肤横向岛状皮瓣用于尿道狭窄修复重建。从肉膜上方获取皮瓣,侧方切开尿道。缝合固定皮瓣(From Jordan GH. Management of anterior urethral stricture disease. In: Webster GD,editor. Problems in urology. Philadelphia:Lippincott;1987. p. 217.)

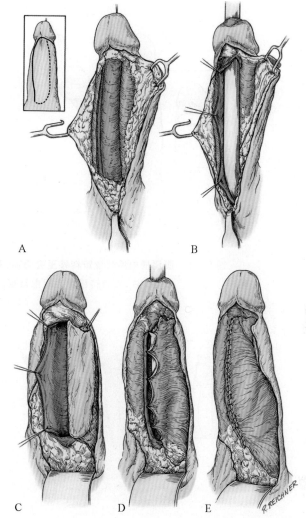

图 20-28 阴茎纵行岛状皮瓣。左上小插图展示获取皮瓣的切口位置,沿实线切开肉膜全层和 Buck 筋膜浅层至尿道海绵体侧方。A. 充分分离肉膜,需超过海绵体中线位置。B. 对应皮瓣位置,侧方切开狭窄段全长。C. 沿虚线(小插图)切开获得皮肤补片,将皮瓣内侧边缘与狭窄切开处边缘缝合。D. 翻转皮瓣,覆盖缺损。E. 使用可吸收单股缝线连续缝合 (From Jordan GH. Management of anterior urethral stricture disease. In: Webster GD, editor. Problems in urology. Philadelphia:Lippincott;1987. p. 214.)

患者仍存在质疑。

文献中已说明了镶嵌(onlay)(游离移植物或皮瓣)的成功率高于尿道重建的成功率(Hendren and Crooks,1980)。因此,应尽量不要使用游离移植或皮瓣卷管进行重建。当卷管替代无法避免时,要通过松解或切除的方法控制重建部分的长度。可以明确的是,皮瓣卷管优于游离移植物卷管。前尿道较长段需要重建时,可以在远端使用皮瓣,而在近端使用游离移植物镶嵌(onlay)扩大成形(Wessells et al,1997)。当需要卷管重建时,通过对少量患者的短期随访发现,相较于皮瓣卷管重建,将移植物舒展并固定联合皮瓣镶嵌以重建"尿道板"似乎有更佳的疗效,即使是用于镶嵌-卷管-镶嵌的方法也是如此(Morey,2001)。

近期,Kulkarni 等(2012)报道了一期全尿道重建的方法。会阴切开和阴茎折叠后,在近端球部尿道至尿道外口使用背侧游离移植物。平均狭窄长度为 14cm,平均随访时间为 59 个月。总体成功率为 83.7%;初次修复成功率为 86.5%,尿道成形术失败后再次修复的患者成功率为 61.5%。复发部位多数在近端。

当无法获取无毛发皮肤制作刃厚皮片时,可用去除毛发的阴囊中隔皮瓣作替代。类似于使用刃厚皮片,整个过程需要分期进行,前期应去除毛发。可用细针、单极烧灼针、脱毛针或脱毛机进行。2 次脱毛的间期应为 6~8 周,尿道重建须在最后一次脱毛处理后的 10~12 周进行。狭窄修复过程实际上包括了阴茎筋膜与阴囊肉膜上的正

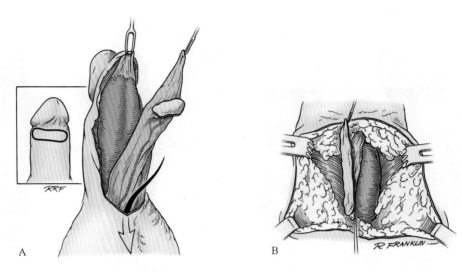

图 20-29　腹侧横向岛状皮瓣转移至会阴部，完成皮瓣镶嵌。A. 自肉膜表面分离皮肤制备
皮瓣。B. 皮瓣转移至会阴部修复近端球部尿道狭窄

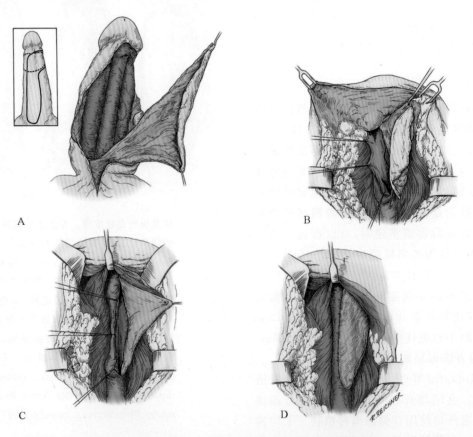

图 20-30　用于较长球部狭窄的腹侧岛状皮瓣。该皮瓣取自阴茎腹侧中线部位，可在阴茎远端延伸一周。A. 切
取皮瓣，皮瓣的蒂包括 Buck 筋膜和肉膜，剥除阴茎海绵体及尿道海绵体包膜；皮瓣蒂（双侧肉膜）通过
其表面的阴部外血管和阴部内血管滋养，蒂的存在使得皮瓣可以转移至尿道的任意位置。B. 沿尿道
海绵体分离得到阴囊下通道，将皮瓣穿过此通道，在狭窄段做侧方切口。C. 固定缝合皮瓣深侧的边
缘。D. 完成吻合，可见皮瓣蒂在阴囊中伸展（From Jordan GH，McCraw JB. Tissue transfer techniques
for genitourinary surgery，part III. AUA Update Series 1988；7：lesson 11.）

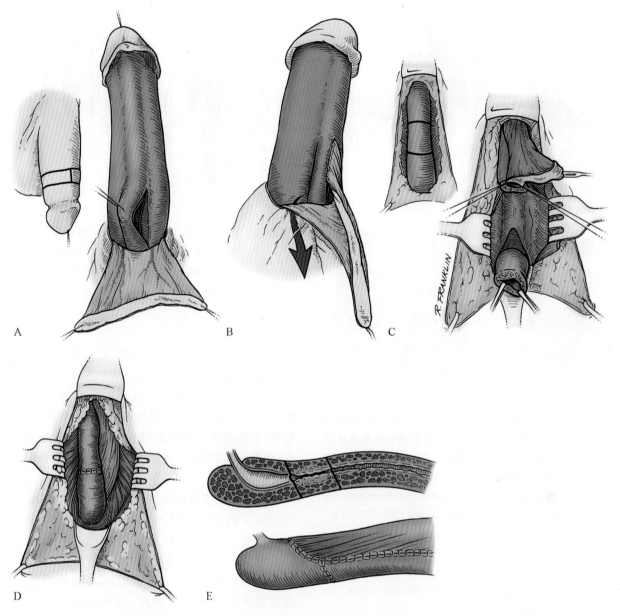

图 20-31　长段前尿道狭窄(狭窄环相对较短)修复重建(使用环形岛状皮瓣行扩大吻合术)。A. 患者平卧位,于阴茎远端取环形岛状皮瓣。B. 开始皮瓣镶嵌,皮瓣置于分离出的会阴间隙,关闭阴茎切口;患者变为截石位。C. 于会阴间隙找到皮瓣,切除狭窄环,做尿道背侧切口。D. 完成镶嵌,底部条带状吻合已完成。E. 术式简图 (From Stack RS, Schlossberg SM, Jordan GH. Reconstruction of anterior urethral strictures by the technique of excision and primary anastomosis. Atlas Urol Clin North Am 1997;5:11-21.)

中岛状皮瓣的获取。一般而言,对于无毛发阴囊岛状皮瓣,不必过分强调皮瓣的修剪。

　　Mundy(1994)分析了大量尿道重建病例,他的研究数据表明,若随访时间为 1 年,组织移植成功率为 95%;但随着随访时间的延长,这一数字会下降。如果是狭窄部切除并一期吻合,会有更

高的 1 年成功率,且成功率不会随着术后时间的延长而下降。我们已经报道了接受前尿道狭窄切除吻合术的 220 例前尿道狭窄患者,平均随访时间为 44 个月,复发 3 例,其中 2 例是在术后 6 个月内复发的,第 3 例在术后 4 年复发。患者术后 ED 发生率为 2%,严重的骑跨伤为其危险因素。

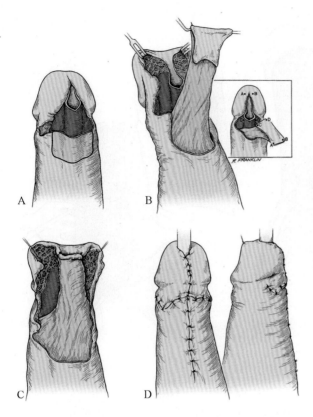

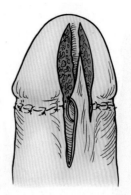

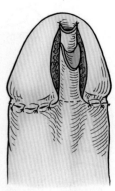

图 20-33 来自 De Sy 的重建技术,使用腹侧纵行岛状皮瓣与尿道切口缝合 (From Jordan GH. Management of anterior urethral stricture disease. Probl Urol 1987;1:199-225.)

图 20-32 舟状窝重建技术。A. 显露尿道海绵体腹侧,腹侧切开狭窄段尿道,于阴茎远端标示岛状皮瓣轮廓。B. 获取岛状皮瓣。C. 将皮瓣移动并翻转至尿道切开处(图 B 小插图)。D. 术毕缝合阴茎切口 (A-C, From Jordan GH. Reconstruction of the fossa navicularis. J Urol 1987;138:1210; D, from Jordan GH. Reconstruction of the meatus fossa navicularis using flap techniques. In:Schreiter F, editor. Plasticreconstructive surgery in urology. Stuttgart: Georg Thieme; 1999. p. 338-44.)

Wessells 和 McAninch(1998)进行 meta 分析后发现,游离移植物镶嵌(onlay)手术与皮瓣手术效果相近,但移植物镶嵌(onlay)在技术上更易操作。也有报道说明皮瓣法重建效果更佳(如放疗后狭窄、多次手术后狭窄、阴茎段狭窄)。但是,随着对移植物重建的应用及认识的加深,现今对前尿道狭窄的规范处理有了更新的要求。此外,移植物镶嵌(onlay)对于前尿道任何部位的狭窄都可应用。专家认为,皮瓣最适用于远端狭窄,而移植物最适于近端狭窄;对于其他部位的狭窄,两者效果相当(Greenwell et al,1999)。

术后 ED 的发生也有必要讨论:前尿道吻合重建术后 ED 的发生率前已引述,Coursey 等(2001)分析了 200 例尿道成形术后的患者,总体而言,术后 ED 的发生率与包皮环切并无差异。但是,切除的狭窄段尿道越长,术后 ED 的概率越高;随着时间的推移,许多患者的勃起功能会逐渐改善。

关于 LS 相关尿道狭窄的修复重建需要专门讨论。随着皮瓣技术的出现,很多医疗中心将这项技术用于此种狭窄的治疗。但是对于一些较大医疗中心患者的治疗结果进行分析显示,该技术应用于 LS 相关尿道狭窄具有很高的复发率。正因为如此,这些中心已改用分期的游离移植物修复重建(见图 20-26)。使用皮瓣的分期手术也有很高的复发率。理论上,因为 LS 是一种累及皮肤的疾病,将皮肤作为移植物或使用皮瓣均不能避免炎症过程中的皮肤受累(Lee and Phillips,1994;Akporiaye et al,1997)。因此,不少研究中心的术者认为与 LS 相关的狭窄重建应使用口腔黏膜移植物进行分期重建。短期随访提示这一过程有更高的成功率,尚无长期随访结果的报道。回顾我中心就诊的 LS 相关舟状窝狭窄的患者,使用腹侧横向皮瓣治疗的复发率为 50%(Virasoro et al,2007)。

要点:尿道狭窄的治疗

- 在尿道狭窄的治疗中,患者和医师都必须在选择治疗方案前清楚了解治疗目标。
- 尿道扩张是治疗尿道狭窄最古老也是最简单的方法。扩张的目的是采取无创的方式牵张瘢痕组织,但扩张不是一种有效的治疗手段。
- 尿道内切开术是指任何经尿道腔内切开狭窄部位的操作。手术成功的因素包括:尿道内切开术只应用于尿道球部的狭窄;狭窄长度应<1.5cm,并且狭窄不应与海绵体纤维化有关。很多研究显示,反复扩张和尿道内切开术会降低尿道重建的成功率。
- 激光也被广泛用于尿道狭窄的治疗中。到目前为止,采用激光切开尿道狭窄部位的疗效仍不明确。
- 尿道狭窄切除吻合术一直被视为治疗前尿道狭窄的金标准。多年后人们发现该术式具有相对局限性,仅适用于不超过1.5~2cm的狭窄。但是随着人们对解剖结构认识的深入,尿道狭窄切除吻合已能够成功解决更长段的狭窄。
- 有些尿道狭窄需要组织移植。目前,游离移植物及皮瓣均已成功应用于临床。Wessells和McAninch(1998)在一篇荟萃分析中指出,游离移植物和皮瓣在尿道重建中的效果是相同的。显然,皮瓣移植的过程要复杂得多。扩大吻合术的概念可以用来描述移植材料和皮瓣的镶嵌。在很多情况下,这种镶嵌的效果要比单纯镶嵌效果更好。皮瓣应用于尿道重建后,形成了统一的概念,但是手术方式却多种多样。

五、骨盆骨折尿道损伤

骨盆骨折尿道损伤(PFUI)是由骨盆的钝性损伤造成的,伴发于10%的骨盆骨折。虽然骑跨伤很有可能使尿道完全断裂,但是这种损伤常常仅发生于球部尿道。然而,损伤后的海绵体纤维化可能与尿道完全闭塞有关。分离性损伤事实上是专对尿道膜部而言的。骨盆骨折致尿道膜部离断性损伤相当于将苹果(前列腺)从树枝(膜部尿道)上摘下来。这个比喻意味着损伤绝大多数发生于前列腺的尖部。然而经验显示并非如此,损伤的高发部位是球部尿道与膜部尿道交界处(Andrich and Mundy,2001;Mouraviev and Santucci,2005)。分离部位可包括全部或任何介于球部尿道和前列腺尖部之间的膜部尿道。对于青春期后的男性,损伤极少涉及前列腺部尿道;而青春期前的男性,尿道前列腺部更加脆弱,损伤可波及该部位。

大多数损伤并非使整圈尿道完全分离,而是有部分上皮保持完好。对于这部分患者,留置会师导尿管可使尿道在愈合过程中不留瘢痕,或仅留下较容易处理的狭窄。由于有膀胱软镜可供使用,放置会师导尿管更为简便。若尿道完全断裂,会师术后留置导尿管也有助于连接尿道断端,以便后期进行修复重建。由于膀胱软镜技术已经成熟,现在有中心直接使用内镜来评估急性尿道损伤。热衷于该方法的医师相信,这样不仅可以全面评估损伤,而且能使整个操作过程(包括放置导尿管的过程)快速完成(Kielb et al,2001)。会师导尿管,用来作为引导,而非放置在膀胱和前列腺之间用于牵引的机械装置。会师导尿管还可以看作是盆腔血肿的引流装置,也许导尿管会使血肿溶解消散的整个过程更加快速、完全(Cohen et al,1991;Herschorn et al,1992;Rehman et al,1998;Mouraviev et al,2005)。排尿试验后的密切随访是必要的,因为很多患者在移除导尿管后出现狭窄,最终需要手术修复(Leddy et al,2012)。

(一)评估

与任何一种尿道狭窄的修复一样,在治疗前明确骨盆骨折尿道损伤的精确解剖是非常重要的(McCallum and Colapinto,1979a,1979b),包括其深度、密度、长度和定位。骨盆骨折尿道分离缺损中,纤维化的深度和密度是可以预测的。虽然尿道分离的位置被认为是尿道重建后控尿的重要影响因素,这个因素只在重建前与患者的术前讨论时考虑,而不用在治疗过程中考虑。尿道分离缺损的长度也是一个非常重要的考虑因素,应当尽可能地准确估量。

增强造影是评估 PFUI 的首选研究工具。膀胱造影清楚地显示膀胱,并可提供关于近端尿道喙状移位的信息。后端尿道造影资料虽然不是决定性的,但也提供了有关膀胱颈完整性的信息。

当患者能够成功排尿时,膀胱造影照片清楚地显示出后段尿道,同时进行的逆行的尿道造影照片则可清晰地显示出尿道分离缺损的长度。然而这种情况往往是个例而非规律。逆行尿道造影才是判断前尿道是否正常的最有效方式。如果前段尿道是正常的,按照我们既往的经验,进行尿道修复手术就能确保成功。即使损伤累及前尿道,一期吻合依然可行。即使曾有后尿道重建手术失败史,一期吻合修复手术同样可行,但这些病例失败率会略有升高(Chapple and Pang,1999;Flynn et al,2003;Koraitim,2003;Shenfeld et al,2004)。因此,除非明确证实了该手术无法进行,否则一期尿道结合修复手术就应当作为所有患者的首选。

当近端尿道在膀胱尿道造影中显示不出时,经耻骨上内镜与逆行尿道造影相结合,就能清楚地显示分离缺损。检查膀胱颈后,柔软的内镜可进入后段尿道,达到尿道梗阻的部位。膀胱颈在造影及内镜检查中的所见并不能准确地预测尿道重建后膀胱颈最终的功能(Iselin and Webster,1999)。同时进行的逆行尿道造影能显示前段尿道,未显影处即为尿道的损伤部位。

有人建议用磁共振成像对 PFUIs 患者进行评估。对此我们经验有限;但通过一些研究来看,这种方法应当是有效的。在这些病例中,存在骨折断端插入尿道分离缺损处的问题,而 MRI 能非常清楚地予以显示。我们评估了一个前列腺部尿道闭塞的病例。在 MRI 中,能清楚地显示出前列腺不仅与膜部尿道分离,还与膀胱颈分离。这个信息对该病例后续重建计划的制订是十分必要的。很显然,确定分离缺损的长度对于明确重建的方法和必要步骤是非常有帮助的。然而这方面的文献描述却不是非常清楚(Andrich et al,2003;Koraitim,2004)。据我们的经验,外科医师在实际病例中,必须准备好各种重建的术式以备选择(McCallum and Colapinto,1979a,1979b)。

(二)修复重建

对于尿道分离缺损重建的时机,是由伴随损伤的类型和范围决定的。若有可能,于创伤后4～6 个月进行手术是比较合适的。然而,对于下肢损伤的矫形手术常使尿道重建手术延迟(Mundy,1991;Follis et al,1992;Brandes and Borrelli,2001)。

在绝大多数病例中,骨盆骨折尿道损伤的长度较短,其导致的管腔闭塞需要通过尿道海绵体游离技术及一期吻合技术来解决。经典的吻合操作是近端前尿道与前列腺部尿道顶端的楔形吻合。既往经验已经证实,近端尿道与后尿道任一部分(顶部、前列腺部、底部)的吻合均可通过宽敞的楔形吻合的方式成功实现,这种吻合能够达到最佳的上皮对合效果。约有 10％PFUIs 患者存在更多复杂的合并伤,并有瘘管(最常见的是尿道直肠瘘)存在。这些损伤对重建技术的要求很高。

一些研究支持这样的观点:PFUIs 病例,即使最复杂的病例,都能够经会阴途径进行处理(Webster et al,1983;Koraitim,1985;Webster and Sihelnik,1985;Webster et al,1990;Morey et al,1996;Koraitim,1997;Flynn et al,2003)。Waterhouse 等(1973)最先报道了经耻骨途径或经腹-会阴联合途径,但就我们的经验而言,这在尿道分离损伤的重建中并不是必要的。除此之外,耻骨切除与远期的后遗症相关,包括阴茎缩短、勃起不稳及骨盆不稳定,它们共同导致了活动时的慢性疼痛综合征。然而,也有术者强烈支持经耻骨途径实施手术(Koraitim,1997;Das et al,2004)。

当计划同时实施膀胱颈部手术时,选用上下联合途径就显得更有优势。Iselin 和 Webster(1999)已经报道了在尿道重建连续性之前,膀胱颈的功能是很难精确评估的。我们的发现也支持这一观点。过去曾认为,造影中显示膀胱颈的开闭能预测术后膀胱颈的功能。然而膀胱颈具有足够的控尿能力时,造影剂也会使前列腺部尿道显影。同样的,通过耻骨上造瘘口进行膀胱颈部内镜检查的所见也曾作为判断指标。然而即使当膀胱颈部发现明显的瘢痕时,若患者经过尿道重建恢复了尿道的连续性,随访时发现患者能保持足够的控尿能力。也有观点认为,患者的尿失禁可继发于由于瘢痕导致膀胱颈部闭锁,这些瘢痕是由血肿吸收造成的过度纤维化所致。我们的经验是,这样的情况并不常发生,目前任何方法均不能预测控尿功能。当前我们所做的主要是重建尿道的连续性,若对控尿功能较为重视,则应在术前告知患者手术可能对控尿存在影响。如果患者发现术后尿控功能减退,可通过后续治疗予以处理(Bhargava et al,2004)。

实施尿道重建手术时,在患者取截石位之前,先使用内镜通过尿道口及耻骨上造瘘口进行观察。使用内镜的目的是确保不存在膀胱结石。使用膀胱硬镜,通过耻骨上造瘘口和膀胱颈后,放置于尿道闭锁处。轻柔操作内镜,若在患者会阴部可触及硬镜尖端,则在会阴切开后依然可触及,并可以在尿道重建过程中调节通过膀胱颈部的硬镜以辅助重建手术。若内镜无法通过会阴触及,则在手术过程中也难以触及。此时可做临时性的膀

胱造口术,以便术者能够清晰地分辨膀胱颈部并放置膀胱硬镜通过膀胱颈到达闭塞部位。该操作能够减少使用探杆造成的耻骨上假道的形成,以免将前尿道与假道错误吻合。

我们采用改良截石位(图 20-34)以完成经会阴入路,因为这个体位安全且能够充分显露膜部尿道及前列腺部尿道(Angermeier and Jordan,1994)。我们会选择经过改进可摆放改良截石位的传统 Skytron 手术台,以及为摆放截石位而设计的 Stille-Scandia 手术台。将下肢放于 Allen 或 Guardian 型"U"形支架上,同时避免过多的压力施加于下肢侧方及腓肠肌上。通过抬高手术床的尾端来抬高患者髋部。使用靴形足托以避免牵拉导致的腓总神经损伤(图 20-34)。

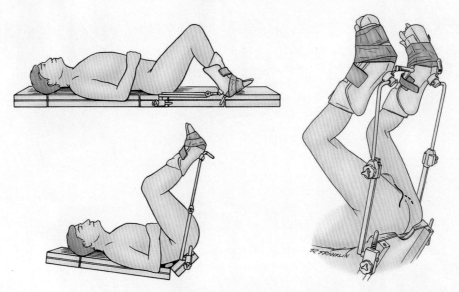

图 20-34　患者呈改良截石位。使用特殊手术床抬升臀部,以使髋部旋转至适当位置。使用靴形足托将腿部悬空,髋关节和膝关节轻微弯曲(From Angermeier KW, Jordan GH. Complications of the exaggerated lithotomy position: a review of 177 cases. J Urol 1994;151;866-8.)

患者体位摆好之后,在会阴横行肌群前(前会阴三角)进行逐层切开和分离。与之相反的是用于经会阴前列腺切除术的会阴横行肌群后(后会阴三角)途径。做倒"Y"形切开(图 20-35)直至双侧球海绵体肌群融合处的中线(见图 20-35A),在阴囊下方显露尿道海绵体,然后安放自动锁紧的环形牵开器。

将两侧坐骨海绵体肌群分离后,从尿道海绵体和球海绵体肌离断肌群(见图 20-35B、C、D)。将尿道海绵体与三角韧带和阴茎海绵体分离(见图 20-35E),然后将球海绵体肌与会阴体分离直至耻骨下间隙。分离球海绵体肌后部时可将其旋转至前侧,最终于纤维化区域离断(见图 20-35F)。

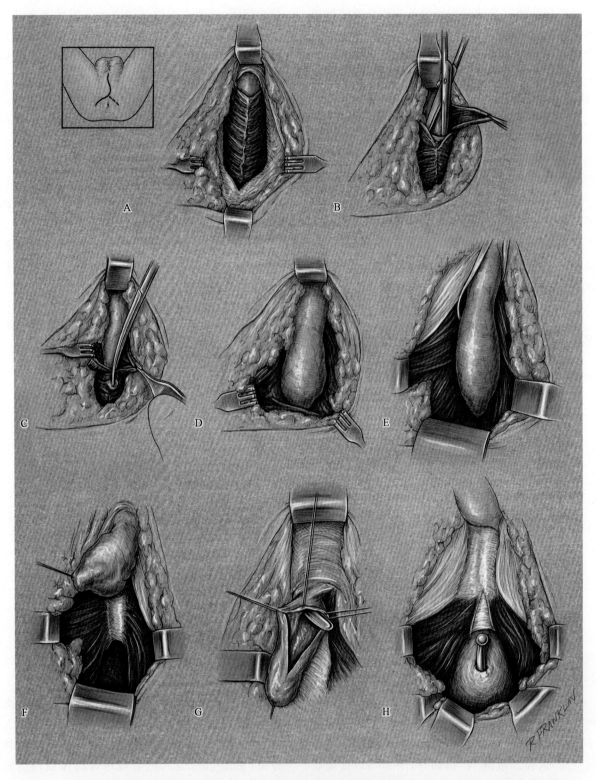

图 20-35　经会阴途径膜部尿道狭窄修复,倒"Y"形切口从阴囊中线延伸到坐骨粗隆。A. 打开 Colles 筋膜,显露坐骨海绵体肌和尿道海绵体。B. 使用剪刀钝性分离肌肉和球部尿道。C. 剪开两侧坐骨海绵体肌接缝。D. 牵拉坐骨海绵体肌,显露球部。E. 使用自动锁紧的牵开器显露泌尿生殖膈,可游离尿道海绵体球部以显露尿道纤维化区域。F. 切除纤维化尿道,游离球部。G. 打开前尿道以获得足够宽敞的管腔。H. 经膀胱造瘘口放入探杆,切除纤维化组织后,探杆可通过尿道缺损处进入会阴部

一些病例中会有明显出血,需要注意控制。通过止血钳夹闭和单极电凝的方法可较容易地控制这些动脉出血。对这些供应球海绵体肌的动脉不要采取缝扎的方法,因为进入阴茎海绵体的神经于附近走行。

然后分离三角韧带,分离阴茎脚间隙直至耻骨(图 20-36)。若有背部静脉穿行,可将其结扎后离断。由于创伤可导致组织移位,因此确保阴茎脚间隙中没有动脉经过。常见海绵体动脉或背部动脉单独或同时穿入该区域。若难以判断所见血管的性质,可通过多普勒超声检查予以明确。显露耻骨后,可轻柔地使用骨膜剥离器处理耻骨后表面,以释放更多的空间,使组织从耻骨下方通过。

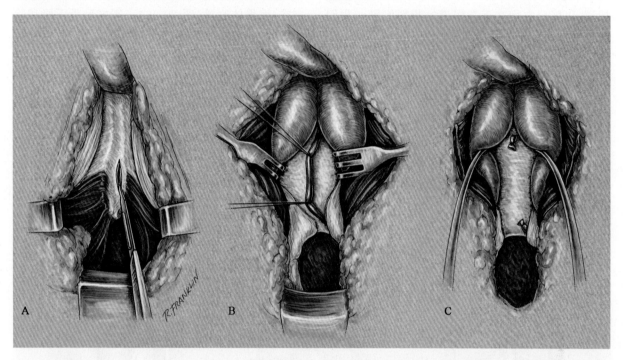

图 20-36　切开三角韧带,分离阴茎脚间隙。A. 当前列腺部尿道移位时,尿道走行的弧形就需要被缩短,切开三角韧带可以缩短弧形的长度。B. 切开并移动耻骨联合部位的软骨和骨膜并放置拉钩,以避免损伤勃起组织;向一侧移动拉钩,显露阴茎背静脉;仔细分离后,该静脉可结扎离断。C. 分离完成后,即能够更好地显露术区,以便切除前列腺尖部周围及近端尿道断端的纤维化组织 (From Jordan GH. Reconstruction of the meatus-fossa navicularis using flap techniques. In:Schreiter F,editor. Plastic-reconstructive surgery in urology. Stuttgart:Georg Thieme;1999. p. 338-44.)

我们通过耻骨上造瘘口置入 Haygrove 探杆,通过膀胱颈进入后尿道最远端(见图 20-35G、H)。触及探杆头端,并在此处切除纤维化部分直至显露正常组织,并将切除部分做组织学检测。最终,Haygrove 探杆头端仅剩薄层正常上皮覆盖,切开上皮,用皮肤拉钩或缝线牵拉断端。重新放置内镜,确保尿道切开处在后尿道最远端。若感觉难以实现无张力吻合,可在阴囊下从阴茎海绵体表面继续游离尿道海绵体。尿道海绵体的充分游离应作为最后的尝试,因为这样可能加重骨盆骨折患者逆行血供的损伤。仔细分离尿道海绵体表面覆盖的 Buck 筋膜,可以增大其顺应性,从而尽量避免更大范围的游离。

对分离损伤进行修复时,应当尽量避免阴茎痛性勃起的发生。要做到避免痛性阴茎勃起,缝合不应超过阴茎阴囊交界。然而对于一部分患者,应当在术前告知一期吻合时充分的游离有可能导致痛性勃起的发生。一期吻合术的成功率高达 90%。若要进行组织移植,则远期成功率只有 80% 左右。此类患者多数较为年轻,因此成功、耐久的重建才是最重要的。即使发生痛性勃起,大多数比较轻微,不致明显影响性功能;考虑到成功重建尿道带来的获益,我们和其他术者都认为这种做法是值得的。扩大阴茎脚间隙(游离尿道海绵体、耻骨下缘切除及必要时的尿道海绵体改道),缩短尿道海绵体的走行,以实现在不发生痛性勃起的前提下达到重建的目的。

近端尿道断端是楔形的,因此至少能够通过 32Fr 的探杆,放置 10～12 号吻合缝线并做方位标记,以区分它们在近端尿道的断端位置。我们联合使用 3-0 可吸收单股缝线及 3-0 聚二氧六环酰胺缝线,这些缝线不需要特殊的缝针。但是在某些操作困难的病例中,可使用 Heaney 持针器和 Racitch 持针器。修剪近端尿道断端并放置缝线后,开始修剪远端尿道断端,直到尿道切开处可通过 30～32Fr 探杆,并将缝线缝至对应的位置。吻合之前,可以在直视下放置硅胶软管用以支撑尿道,然后将切口充分冲洗以防止吻合口血块形成。这样就完成了吻合。

接下来,将尿道海绵体与阴茎海绵体重新缝合,并将球海绵体肌与会阴体缝合。然后将一个小的负压引流管置入坐骨海绵体肌和 Colles 筋膜闭合处的深部。另一个引流管放置于吻合口的浅部皮肤之下。

在尿道近端明显移位呈鸟嘴样征象的病例中,术者必须准备实施耻骨下缘切除(图 20-37)和(或)海绵体改道(图 20-38)。实施耻骨下缘切除术同时扩大阴茎脚间隙,可使前列腺部尿道顶端得以显露。若尿道前列腺部仍然处于鸟嘴样移位,通过膀胱造瘘口置入膀胱颈的硬镜或探杆往往难以触及。此种情况下,在进行耻骨下尿道切开前,应用手指探查膀胱颈并恰当放置探杆。另外,如果鸟嘴样分离很明显,即使通过耻骨下缘切除也常常难以达到无张力吻合。此时可以在一侧阴茎海绵体下继续进行耻骨下缘切除,以便阴茎海绵体改道(见图 20-38)。

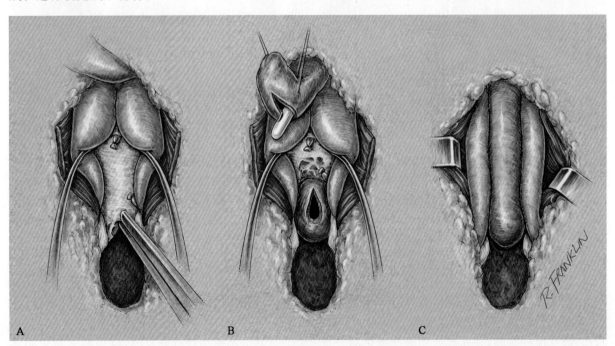

图 20-37　耻骨下缘切除术。如果前列腺上移到了耻骨联合后方(A),可用 Kerrison 咬骨钳移除耻骨联合下缘。根据需要进行移除(B),以实现尿道断端无张力吻合(C)

(三)术后处理

我们将尿道中的硅胶导尿管夹闭仅作为支架使用,而尿液通过耻骨上膀胱造瘘管流出。术后,患者卧床休息 24～48 小时,可下床活动并出院,同时留置耻骨上造瘘管及尿道内导尿管。只有术前尿培养阳性的患者才需服用奥昔布宁和抗生素。引流管在适当的时候拔除。

顺行尿道造影于术后 21～28 天进行,患者于检查前 24 小时停用奥昔布宁。从技术上讲,尿道

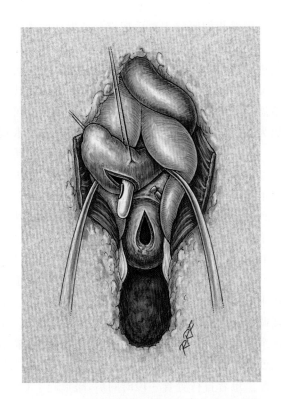

图 20-38　耻骨切除后，尿道从阴茎脚后方绕行。当前列腺移位严重时，则可能需要扩大耻骨下缘切除。有时尽管充分分离了阴茎脚间隙，但尿道断端仍难以对合。此时可使尿道绕过一侧阴茎脚，使原本的弧形走向变为直行，则可相对延长尿道长度

两断端未发生明显偏离者可在术后 21 天后进行该项检查。出现鸟嘴样分离的患者则应推迟 3～5 天进行。检查过程为导尿管拔出，在膀胱内灌注造影剂后，嘱患者排尿。对于尿道吻合术后的患者，我们不采用经导管逆行尿道造影进行评估。造影影像用以确认没有造影剂外渗且吻合口通畅。同时取尿液样本进行培养，并将膀胱造瘘管夹闭。患者经尿道排尿 5～7 天后拔出耻骨上造瘘管。术后约 6 个月及术后 1 年，患者可行膀胱软镜复查，此时吻合口状态已稳定，且应保持通畅。若症状没有复发，可继续随访观察。

　　我们几乎用软镜替代了逆行造影检查，且没有发现尿流率检查的意义。在许多（前尿道重建）病例中，逆行造影会带来更多的困惑而非帮助。

　　随着上述技术或类似技术的应用，PFUIs 的重建治愈率高达 90%。在大型医疗中心，没有发

生因技术原因而出现的失败（如吻合口再狭窄）。**总体而言，失败代表着邻近尿道海绵体局部缺血和随之发生的游离后尿道海绵体狭窄。**发生的原因是，随着尿道海绵体的游离，其实质上成为一个仅由背动脉通过阴茎头逆行供血的组织瓣（图 20-39）。

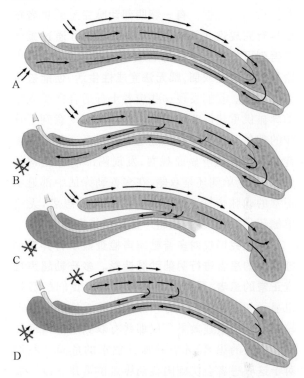

图 20-39　阴茎深部脉管系统图示。A. 正常情况下，血流沿着阴茎总动脉直接流到阴茎头端，同时从阴茎海绵体发出分支进入海绵体勃起组织，这为尿道海绵体提供了逆向血供；如果球部动脉是完好的，则尿道海绵体同时存在顺向动脉血供。B. 阻断供应球部的动脉并且游离尿道海绵体后，尿道海绵体仅剩下来自阴茎总动脉的逆向血供。C. 尿道下裂患者远端尿道海绵体可能受损，同时近端尿道海绵体被游离，球部动脉被切断；此时，虽然阴茎总动脉血供系统是完整的，它很可能也难以提供足够的逆向血供；此时可导致缺血性狭窄。D. 在阴茎总动脉损伤、近端尿道海绵体游离且球部动脉离断的病例中，近端尿道海绵体的血供可能会不足，从而导致缺血性坏死或缺血性狭窄

　　我们已经研究总结了这种创伤患者的现象并得出结论，相信我们可以预测患者发生这种缺血性萎缩的风险。首先，我们用阴部血管造影术来

研究所有有双侧阴部内动脉损伤风险的患者。这些患者,有的有阴茎背神经损伤的证据,有的在其他医疗中心行重建手术失败,有的是由侧向撞击导致的骨盆骨折,还有的是多样"风暴型"骨盆骨折(Brandes and Borrelli,2001)。我们发现,许多患者有单侧或双侧阴部动脉损伤,但绝大多数有血管重构的证据。**有一侧阴部动脉完整的患者往往具有完成性生活的能力,并且确定可通过重建而得到可靠的治愈。患者若仅有重构的血管,无论是单侧还是双侧,都无法完成性生活,但能被可靠地重建。我们发现这些患者十分适合接受阴茎动脉血供重建以改善勃起功能。我们注意到了这样的现象及其和勃起功能之间的联系。我们用多普勒双功能超声显像观察,发现阴部动脉正常的患者,无论单侧还是双侧,在多普勒评估中都显示正常的动脉指标。而只有血管重构的患者,无论单侧还是双侧,多普勒超声都显示指标异常。**

这让我们仅对多普勒超声检查显示有异常动脉指标的患者进行阴部动脉造影。多普勒超声检查正常的患者,预示重建效果良好。我们的数据也显示如果患者至少有一侧的血管重构则能获得较好的尿道重建效果。仅那些有双侧阴部内动脉完全梗阻的患者,才有缺血性狭窄的危险。我们对于这些患者会实施阴茎动脉血供重建去改善血供,并在此基础上着手尿道重建(Jordan,2005;Davies et al,2009;Zuckerman et al,2012)。虽然某些患者的勃起功能障碍看起来像是重建手术的结果,但在许多骨盆骨折尿道分离损伤的病例中,勃起功能障碍是外伤造成的。我们认为,对阴部动脉的损伤发生的报道及认识存在明显不足。因此,我们和其他人一样,认为在许多这样的病例中,勃起功能障碍的原因是血管性的(Brandes and Borrelli,2001)。然而,也有部分 PFUI 患者伴有神经性 ED,他们骨盆骨折后动脉血流是正常的(Shenfeld et al,2003;Metze et al,2007)。

(四)总结

通过前面列出的方法,我们已经发现,事实上所有的 PFUIs 均可通过吻合技术以会阴入路进行重建。虽然上下联合入路在伴随膀胱颈损伤时会被使用,但由于不能准确鉴别此类患者,我们只能二期进行膀胱颈部手术。因此,也摒弃了对 PFUIs 使用耻骨入路的方法。

虽然我们倾向于对后尿道分离损伤的患者进行一期尿道重建,而其他术者可能会选择使用内镜进行治疗(Barry,1989)。我们发现内镜治疗 PFUIs 并不是一个简单的操作,而且必须由技术精湛且经验丰富的术者实施。许多这类术式可类比为"凿壁借光"手术。虽然有术者报道手术成功,但大多数"凿壁借光"手术并具备足够的精度以保证尿道的完全会师。我们已经见到许多因为此术式而产生的悲剧,且其中绝大部分病例并不适合这种术式。另外也未见该种术式远期成功率优于传统吻合术的报道(Levine and Wessells,2001)。

1989 年,Marshall 描述了他的立体精确定位技术,即对尿道末端进行内镜下会师的方法。他强调了在用内镜前得到精确会师所花的时间。在这个过程中,他用导丝穿过会师的尿道断端,最小限度地扩张后,以经尿道瘢痕切除的方式来扩大管腔。患者自行置管一段时间后,瘢痕趋于稳定。虽然技术上具有可行性,然而大多数患者并不适用。因医疗条件、年龄或伴发骨科损伤而不能采取改良截石位或经耻骨路径重建的患者可以使用这种技术来处理。

要点:尿道分离损伤

- 尿道分离性损伤是一种钝性骨盆创伤的结果,伴随 10% 的骨盆骨折。许多损伤看起来并不是整个尿道全层断裂而是残留上皮的剥离性损伤。
- 尿道会师实际上是有争议的,但多数术者都认为进行尿道会师有利于后续重建的进行。
- 同其他狭窄一样,精确的吻合非常重要。造影联合内镜检查及选择性地使用 MRI 是有益的。在造影检查或内镜检查中的征象并不能预测膀胱颈功能。因此,目前并不同期进行膀胱颈重建和后尿道重建。

对儿童来说,手术的目的与成人一致。在我们的经验中,绝大多数儿童能够通过和成人一样的会阴入路进行重建。虽然显露更加困难,但经会阴吻合仍然可以完成(Hafez et al,2005)。然而,矢状位经括约肌入路已经作为一种更好的儿

童手术入路被提出（Mathews et al,1998；Peña and Hong,2004）。我们同意后方入路是一种精妙的显露方式。然而我们观察到,用这种方法时,术者倾向于在我们看来更应该进行一期吻合的时候使用替代重建的术式。随着我们使用血管保护技术进行前尿道重建(一期吻合术和扩大吻合术)的经验逐渐积累,我们将这项技术的应用扩展到特定的骨盆骨折尿道损伤患者,且在少量患者中证明了其可行性及良好的疗效。然而,其优势尚待验证。

六、膀胱尿道分离缺损

根治性前列腺切除术的广泛应用,导致了膀胱尿道吻合口完全性闭塞的病例逐渐增多。在一些患者中出现了膀胱尿道吻合口的分离缺损,它们或是完全闭锁或是严重狭窄。随着机器人辅助腹腔镜技术应用的增多,我们发现明显吻合口狭窄的数量逐渐减少,其他作者也有同样的观点(Breyer et al,2010)。这种改善的原因可能是吻合口漏尿率的下降、更好的黏膜对合及通过机器人而实现的连续吻合。

同其他缺损一样,准确测定缺损处的长度是十分重要的。这可通过顺行膀胱尿道造影联合逆行尿道造影实现,或通过逆行尿道造影联合通过耻骨上造瘘管的顺行膀胱镜实现。

可用于处置这些复杂病例的方法有多种。许多此类病例同时伴有其他医学问题,据我们观察,他们中许多人的膀胱较小且膀胱壁较厚,这会给初次手术带来困难。曾出现过的体型方面的问题也需要被考虑,我们认为,这也会给最初的吻合手术带来困难。每位患者都可以考虑留置耻骨上膀胱造瘘管。对于严重超重的患者,积极地进行重建手术往往不能带来良好的预后。内镜技术将在稍后予以讨论；然而,对于分离距离较短的病例,我们在 3 点和 9 点方位予以充分的切开,且在约 3 周后再次行内切开术,取得了良好的疗效。使用钬激光是否比冷刀的效果更好尚存在争议；但普遍认为并没有必要使用热刀。若病例必须"完美对合"以重建连续性,那么内镜下的治疗几乎均不在我们的考虑范围内,少数特例稍后讨论。Vanni 等(2011)报道了他们进行放射状内切开并在损伤部位注射丝裂霉素 C 的经验。他们治疗难治性狭窄患者的初步成功率达到了 72%。

在一些病例中,相较于积极的功能重建,控尿导管膀胱扩大术可能是更好的选择；对于肥胖患者,构建一个功能性的管状通道是困难的。尿流改道也是需要进行的,并且对于不宜进行功能重建的患者,这是首选的处置方式。

若有可行性,则应当对患者实施功能重建。我们的技术如下：患者取低截石位,采用经腹-会阴联合入路。做低位正中切口显露膀胱并从侧壁分离,在安全操作的前提下从耻骨下尽可能多地游离膀胱前部。打开腹膜,最大限度地扩大膀胱后间隙。

另一位术者做会阴切口,切开方式与经会阴根治性前列腺切除术相同。于会阴横向肌群后方(后直肠三角)沿直肠前壁进行分离,直到根治性前列腺切除术所造成的纤维化部位。该术者置于此处探查的手指可在纤维化及分离损伤部位周围被感知。同时,腹部术者将手指探入膀胱后间隙的最深部,作为另一个可触及的标记,以保证继续分离组织时不会损伤后方的直肠前壁及前方的膀胱和三角区。从会阴和腹部同时分离组织,将直肠壁完整地从分离损伤相关的纤维化部位剥离。我们在直肠与分离损伤部位之间放置引流,并环扎纤维化区域。

通过椭圆形切除耻骨支边缘,可使在耻骨下方进行组织分离更加容易。不需要进行全耻骨切除。部分耻骨切除可使用 Aesculap 外科钻孔设备进行；这就能够使得缝合在技术上更为简便,且更好地显露手术区域以便分离和切除纤维化组织。

此时,膀胱已经打开,膀胱颈部区域也已探查清楚。放置探杆于闭塞部位前,它能引导术者完整切除已明确的纤维化区域。显露并打开尿道断端,此时新膀胱颈也已开放。我们按照 Eggleston 和 Walsh(1985)的描述将膀胱上皮成袋,在尿道断端置入缝线并放置支撑用的导尿管。

膀胱尿道吻合之前,游离网膜并置于吻合口后壁和直肠前壁之间。完成吻合并将网膜包绕在吻合口周围。于膀胱侧方间隙放置负压引流,关闭膀胱切口时于耻骨上留置引流管。我们也采取会阴入路行此术式,成功率相当。

术后护理与根治性前列腺切除术相同。当患者的引流情况及活动能力允许,且饮食恢复正常后即可出院。我们于术后 4～6 周进行随访,拔除支架导尿管,并通过耻骨上造瘘管充盈膀胱。

由于其中 1 例患者手术并不成功,因此我们在进行排尿试验的时间上通常比较保守。一些病例中,排尿试验也可在 2～3 周时进行。

我们的病例数量持续增长,同时也在修复重建方面保持了很高的成功率。有些患者认为他们的控尿功能足以满足日常生活的需要,其他患者则通过植入人工括约肌实现了满意的尿控。

有作者提出了不同的方式以处置这些疑难病例。对于那些多次尝试膀胱尿道吻合口扩张及内切开失败的患者,Elliott 和 Boone(2001)提出予以切开并放置 UroLume 支架,一段时间后植入人工括约肌。他们最初报道了 9 例接受此治疗的男性患者,在平均为 17.5 个月的随访期中,7 例患者表示对手术效果满意。其他作者(Mark et al,1993;Kaplan,2004;Anger et al,2005)对该术式做了少许改良,同样报道吻合口宽敞且控尿满意。但 UroLume 已退出市场,因此该术式无法继续实施。

七、复杂性后尿道瘘

根治性前列腺手术的增加也造成了膀胱直肠瘘和膀胱尿道直肠瘘发病率的上升。在大多数情况下,这些瘘管较小,且可以通过经会阴、经直肠-经括约肌或后部途径进行处置。然而,有些病例是很复杂的,其瘘管常伴有较大的肉芽组织腔隙形成。而放疗(近距离放疗、外照射放疗或两者兼有)引起的问题将又更为复杂。对于放射性瘘管,一些中心转而使用回肠代膀胱或肠袋的方式进行改道,而不再功能性重建。这些病例同样通过前已述及的用来处理膀胱尿道分离损伤的手术方式进行处理。然而,大网膜在这些病例中有着更重要的用途。另外,随着前列腺癌"微创"模式(如近距离放疗、近距离放疗联合外照射放疗、大剂量外照射放疗和冷冻治疗)越来越多地被应用,后尿道瘘、肉芽组织性腔隙和严重直肠损伤等问题的复杂程度不断增加。我们试图尽可能地处理这些问题,同时尽可能对功能进行保护。

在许多情况下,补救性前列腺切除术常需要同时切除直肠、乙状结肠。在一些病例中,我们已经成功地将膀胱与膜部尿道重新吻合。同时也兼顾了尿控能力的保护。当膀胱尿道的吻合难以完成时,可以使用脐尿管腹膜瓣联合腹直肌瓣来支撑闭锁的膀胱颈部,以防止其与耻骨背侧粘连。将膀胱容量扩大,然后建立具有控尿功能的管道。在一些病例中,结肠的连续性不能重建,此时可在降结肠尽可能远端的部位行结肠造口术。当能够重建结肠的连续性时,则行结肠 J 形贮袋吻合术。大网膜可以用来覆盖直肠闭合端,或者用来将直肠闭合端与膀胱尿道吻合口分隔开。前面提到过的经腹会阴联合途径可以非常安全有效地显露这些复杂的解剖位置。该手术入路造成的损伤是可以接受的。

每位术者必须仔细处理被照射的肠段。我们曾经遇到一位患者,他成功地进行了控尿导管膀胱扩大术和肠管缺损关闭手术,但其结肠造口却出现恶化,患者出现了严重的结肠炎症,并再次形成瘘管,最终死于脓毒血症。另一个患者出现了膀胱颈部关闭处的开裂,遗留一个较大的膀胱腹腔瘘。这些病例需要个体化处理。当他们病情逐渐好转,其预后就会非常满意;如果一旦恶化,对于患者、患者家庭和术者就都是灾难性的。

Zinman 报道了处理尿道直肠瘘 10 年的经验(Vanni et al,2009)。纳入该回顾性综述的患者中有 33 例未接受放疗,另外 33 例接受过放疗。所有病例的平均随访期为 20 个月。所有瘘管均通过经会阴前方入路使用股薄肌瓣完成修补,部分病例还使用了颊黏膜移植物。随访期内,所有未曾接受放疗的患者其瘘管修补成功率为 100%;接受过放疗的患者单次修补手术成功率为 85%,12% 的患者接受了再次手术,总体成功率为 97%。未放疗组患者长期随访未发现尿道狭窄;在放疗组有 5 例狭窄。在未放疗组,91% 的患者没有进行肠道转位手术。曾放疗组,39% 的患者接受了长期肠道转位。Zinman 认为,使用肌瓣作为衬垫是手术成功的保证;若需要扩大尿道管腔,则使用颊黏膜移植物能够带来巨大获益(Vanni et al,2009)。为了在重建和(或)改道之间做出选择,必须对尿道和肠道功能进行评估(Lane et al,2006)。

要点：膀胱尿道分离缺损和复杂性后尿道瘘

- 膀胱尿道分离损伤是根治性前列腺切除术的并发症。
- 目前有许多关于这些复杂情况的处理方法。长期依赖耻骨上膀胱造口被认为是可选方法之一。同样，在一些病例中，可控性导管膀胱扩张术优于积极的功能性重建。如果适于进行功能重建手术，我们通常采用上下联合入路，即腹部入路联合会阴后三角入路。
- 大网膜填塞已经应用于分离缺损和复杂性瘘的修补。这种方法能够使直肠从分离缺损的瘢痕的区域或瘘管所在的位置安全地游离。
- 若患者曾接受放疗，则会增加重建的复杂性。此时应使用组织衬垫进行填塞，在许多病例中，难以实现功能重建。有学者认为，尿流改道是放疗后患者的最佳选择。
- 充分整体考虑泌尿系统和肠道功能才能制订合适的手术计划。

八、阴茎弯曲

阴茎所有组织的正常弹性和顺应性对于勃起功能，即阴茎的胀大和变硬是至关重要的。当阴茎充血后其组织必须向各个方向膨胀；最终，白膜和阴茎海绵体的纤维隔在其顺应性范围内伸展，然后胀大并变得坚硬。正常阴茎组织弹性是对称的，且勃起后阴茎是直的。而对于阴茎弯曲的患者，勃起时某个方向存在相对不对称。在一些病例中，这种情况起源于某一方位白膜顺应性降低或者某一方位勃起组织的缩短。

名词"chordee"的意思是"弯曲"，但似乎将它解释为"引起弯曲的组织"的用法更为广泛。我们可以从"chordee 被切除"这句话中看出这个名词的误用；正确的句子应该是：弯曲（chordee）可以通过切除引起弯曲的无弹性组织来矫正。

阴茎弯曲可以是先天性的，也可以是获得性的。"先天性阴茎弯曲"存在一些混淆的用法，有人经常会把"先天性阴茎弯曲"和"不伴尿道下裂的阴茎弯曲"作为可以相互替换的概念使用。但我们更倾向于将那些尿道外口位于阴茎头尖端，并且由于阴茎腹侧筋膜或尿道海绵体，或两种同时存在异常导致腹侧弯曲的患者定义为不伴尿道下裂的阴茎弯曲。尿道下裂出现在一些伴有小阴茎的男性，这在很长时间内已经被公认。尽管小阴茎不是尿道下裂的诊断依据，但是尿道下裂患者勃起时阴茎往往较小。不同的是，其他先天性阴茎弯曲（下弯、侧弯或上弯）不可避免地伴有勃起时较大的阴茎。因为外伤导致的阴茎弯曲实际上总是发生于性交时，所以在青春期之前获得性阴茎弯曲的发病率为零。我们看到一些患者有剧烈手淫时创伤的病史，但是这些病例是例外。与先天性阴茎弯曲一样，获得性阴茎弯曲也可以是下弯、侧弯、上弯或混合性弯曲。

（一）先天性阴茎弯曲的分型

该部分内容见 Expert Consult 网站。

（二）青年男性不伴尿道下裂的阴茎下弯

该部分内容见 Expert Consult 网站。

（三）先天性阴茎弯曲

先天性阴茎弯曲患者的阴茎可以下弯、侧弯（多数是向左侧弯曲），而更多的是上弯。勃起时阴茎的照片可以看出患者平滑的弯曲通常累及阴茎的整个下垂部分。

患者在其他方面的表现与 18—30 岁的青年男性相同。许多患者在青春期之前已经注意到阴茎弯曲，但是他们并不认为这是异常的现象。然而，到了青春期他们开始发觉异常，或者性唤醒时发现阴茎弯曲影响了他们性交的效果；他们也可能发现随着年龄的增长，阴茎的弯曲程度愈加严重，而且这种现象必将妨碍他们正常的性交。有些时候，患者 30 岁之后才开始处理阴茎的异常，而且年轻人很少会将其生殖器的异常情况与父母交流。

我们在那些曾接受环切术的患者切口瘢痕处做一切口，这样在大多数情况下可以较好地显露出阴茎体部。尽管阴茎体部环切瘢痕的外观是相对比较重要的，然而，我们还是鼓励在环切口瘢痕处切开。于 Buck 筋膜表面进行阴茎脱套。

注射生理盐水诱发人工勃起。高压高容量泵对于实现人工勃起是必要的。我们不推荐常规使用止血带,因为收缩时可以掩盖阴茎近端弯曲。这对于下弯来说是非常重要的,因为下弯经常延伸至阴茎近端。有时一些维持会阴压力的成分在开始时是需要的,但这是对于勃起功能和静脉关闭功能正常的患者而言。人工勃起可以证实弯曲的特征和最大弯曲点的位置。阴茎下弯的患者常有肉膜和 Buck 筋膜增厚的假象。对于那些患者,要将纤维组织游离后完全切除。将尿道海绵体和阴茎海绵体分离,并将其自阴茎头至阴茎阴囊交界处游离。

切除这些组织之后再次进行人工勃起,此时少数患者的阴茎可以完全变直。而大多数患者阴茎体部背侧和腹侧面的弹性有所差别。尽管弯曲程度可能减少,但是其仍持续存在,除非附加的操作增加了阴茎的硬度。

对于患有持久阴茎弯曲的成年患者,我们有两种矫正手术的建议:①延长阴茎腹侧面-阴茎腹侧白膜横向切开,并放置自体组织移植物(如小肠黏膜下组织);②缩短阴茎背侧面-抬高背侧神经血管束,在背侧白膜表面切除一个或多个椭圆形,然后将切口闭合 [Nesbit 方式(Nesbit,1965)]。因为对于先天性阴茎弯曲的患者来说,其阴茎勃起后的大小并不是问题,所以我们一般选择第二种方法,尽可能地避免腹侧移植的方法。这种手术术后恢复期较短,而且不用考虑移植物种类的选用。另外,使用移植物存在发生移植物诱导的静脉闭塞功能障碍的可能性,尽管这种情况很少出现。在 2000 年由世界卫生组织批准的国际会议上,大家意见一致,阴茎硬结症和先天性阴茎弯曲疾病委员会同意,对于绝大多数甚至所有的具有先天性阴茎弯曲典型表现的患者,最好选用折叠缝扎术或阴茎成形术来治疗,而非组织移植技术(Jardin et al,2000;Lue,2004)。这个意见在第二次世界卫生组织会议上被重申。因此,先天性阴茎弯曲的患者更适合实施缩短阴茎较长一侧的手术。然而,如果患者属于不伴尿道下裂的阴茎弯曲,此时缩短阴茎手术会加重阴茎短小的问题,那么我们就选择切开白膜,并使用移植物来矫正阴茎弯曲(Devine and Horton,1975)。

如果已经决定切除背侧椭圆形白膜,那么可以从尿道海绵体外侧开始直至背侧中线的位置将

Buck 筋膜与背侧神经血管束从阴茎背侧分离。有时也可考虑切除阴茎背深静脉,打开 Buck 筋膜内层来显露白膜。为了游离神经血管结构,需要将其从背侧中线外侧周围至尿道海绵体,以及从冠状沟边缘到阴茎会阴交界处进行解剖分离,这样也限制了为显露阴茎背侧面而对背侧组织造成的牵拉。

通过人工勃起来确定椭圆形切口的切开部位。比起试图用一个大的椭圆形切口来矫正弯曲,我们更倾向于切除多个小的椭圆形。第一个椭圆形情况一般选择在阴茎弯曲最明显的部位,然后用聚丙烯缝线来缝合椭圆形口。重复人工勃起来验证切除效果。如果阴茎在其体部轴线方向变得较直,则继续标记下一个切口,去除有褶皱的缝线,然后用尖头刀片椭圆形切除白膜。当切除到 Smith 区且当仅切除一片白膜时,再次切除时应十分小心,避免损伤下方的勃起组织,或仅仅在白膜缺损边缘下面关闭切口。关闭椭圆形切口需要使用 4-0 缝线间断缝合联合防水连续缝合。

缝合以后,再次重复人工勃起,将其他切口的效果与第一个椭圆形切口的效果做对比。最后一次人工勃起必须保证阴茎是完全伸直的。对于下弯或者下弯伴有复合性完全的病例,矫正手术后存在极微小的上弯是可以接受的。当缝线被吸收后,大多数患者的阴茎存在的微小上弯可能会消失。

关闭 Buck 筋膜。可以在 Buck 筋膜表面肉膜的深面放置两根小的引流管。然后更换皮肤引流管,用可吸收单股缝线间断缝合以固定。所有患者均留置小号 Foley 导尿管,并在手术后第 1 天拔除。两根引流管在 12～24h 拔除。根据水肿程度和引流量的多少,患者可以在手术当晚或次晨出院。

先天性阴茎弯曲通常伴有一些复合性的弯曲,患者经常发现其阴茎侧弯的同时还伴有下弯,甚至更少见地伴有上弯。然而,一些患者仅表现为侧弯,由于阴茎右侧大于左侧,弯曲常朝向左侧。

一些弯曲的患者可以通过在弯曲最大点做一小切口来矫正侧弯。切口位于阴茎体的外侧不是最美观的做法。而我们更倾向于在显露阴茎深层

结构后做脱套式切开；这样最大凹陷点就更容易定位。用聚丙烯缝线标记，再行人工勃起以确定椭圆形切口的大小，之后用前述方法进行椭圆形白膜切除和关闭。

　　然而，就像上文中所提到的，大多数侧弯的患者伴有复合性弯曲。这些患者阴茎弯曲的矫正方法与下弯患者相似，用环切的方法同时将皮肤翻转。而与下弯相比，侧弯不需要考虑到整个背侧神经血管束；因此，切除背深静脉来显露阴茎背侧结构往往并不需要且并无益处。术后护理与上述下弯的护理方式一致。对于较少见的先天性阴茎上弯患者来说，其弯曲的矫正最好是将其尿道海绵体外侧面游离，以实现在阴茎腹侧面的中线外侧切除一些小的椭圆形白膜，切除方法同前，术后护理也同前。

　　尽管 Yachia（1993）描述的阴茎成形术被描述为纠正阴茎硬结症相关阴茎弯曲的方法，而该术式对于矫正先天性阴茎弯曲同样有效。这个手术步骤主要包括白膜纵行切开然后横向关闭。这样，阴茎"较长的一侧"就可以被反折而不需要切开了；然而，折叠缝扎术是牢靠耐用的，因为切开然后关闭白膜最终形成瘢痕组织，而不是仅仅依靠缝线的强度，这一观点是由 Nesbit（1965）最先提出的。用这种技术，关闭切口只需不可吸收的单股丝线。

（四）获得性阴茎弯曲

　　获得性阴茎弯曲是阴茎外伤后不可避免的结果。许多患者同时伴有阴茎硬结症，后者同样被认为与性交时阴茎外伤有关（Bella et al，2007）。偶有一些患者是在实施了过于激进的尿道内切开术后出现的，手术中切穿了尿道和海绵体，累及了海绵体白膜，导致瘢痕形成，而瘢痕组织足以导致阴茎弯曲。

（五）非阴茎硬结症引起的获得性阴茎弯曲

　　若一个年轻男子表现为获得性阴茎弯曲，我们必须同时考虑阴茎硬结症的可能。然而，许多患者并非患有阴茎硬结症。详细询问这些患者可以发现他们的阴茎都有极微小的侧弯，同时他们都有在性交期间侧向扭伤的病史。一些患者听到"折断声"，之后阴茎勃起立刻消退并且出现瘀斑。这些患者也经常被诊断为阴茎硬结症，但是诊断为继发于阴茎断裂的阴茎弯曲更为精确。因为是

阴茎断裂突然发生之后，许多患者即刻就诊，所以可急诊下完成重建。

　　然而，偶尔有患者或首诊医师忽略了创伤的特征（经常是患者所谓"极小"的创伤），之后患者表现出显著的外侧瘢痕，不仅导致阴茎外侧面的凹陷，一些患者还会同时伴有弯曲。先前存在阴茎侧弯的患者会发现其阴茎在创伤后变直，但是他们被瘢痕所形成的凹陷所困扰。在其他一些患者中，一个很小的线性瘢痕可导致严重的阴茎侧弯。

　　也有患者在侧向扭伤之后并未出现肿胀和瘀血。患者自诉于伤后不久出现痛性勃起，且在阴茎侧方发现小结节。最终因侧方线性瘢痕导致局部凹陷和阴茎侧弯。我们将此类损伤归类为亚临床阴茎断裂。

　　亚临床型阴茎断裂被认为是侧向扭伤过程中白膜外纵层破裂的结果。而白膜内环层没有破裂，并保持了尿道海绵体-血屏障的连续性。另一种可能的情况是白膜的两层结构全部破裂，但是其表层的 Buck 筋膜保持了完整性。也有一些患者在性交时听到爆裂声，随后一段时间勃起时有疼痛，之后出现阴茎弯曲，常常是上弯。这些患者可能完全撕裂了阴茎中隔，他们的表现更像是阴茎硬结症患者。

　　亚临床型或临床阴茎断裂的患者多有正常的勃起功能；也不伴有完全性静脉闭合功能障碍。然而，海绵体静脉闭合功能障碍与阴茎外伤的联系是可见的，一些患者在阴茎破裂型损伤之后出现严重的勃起功能障碍。这种外伤并不导致阴茎缩短。在大多数情况下，勃起功能障碍和阴茎缩短症状的缺失可以帮助将这些患者与阴茎硬结症患者相鉴别。如果一份详细的病史让人怀疑其勃起功能丧失，那么在手术之前必须评估其勃起功能。我们用多普勒超声、海绵体动态灌注成像及海绵体造影来评估患者的勃起功能。

　　尽管阴茎缩短既不是创伤本身的特征，也不是损伤所致瘢痕的特征，但是我们并不认为这些患者适合接受对侧折叠术。因为这样将会导致阴茎双侧瘢痕形成，以至出现阴茎两侧凹陷。尽管这样患者的阴茎可以变直，但是大多数患者对于其阴茎上接近环形的凹陷所造成的美观影响及功能影响感到沮丧。相反，我们切除瘢痕组织，放置

移植物来替代瘢痕切除后阴茎体的缺损部分。因为这些瘢痕是在阴茎的侧面,这个位置的 Buck 筋膜及背侧神经血管结构和尿道海绵体仅需要极小的游离。

手术矫正的效果是非常有效的。所有在患者研究中接受治疗的患者都通过单次手术成功地矫正了阴茎弯曲。

要点:阴茎弯曲

- 阴茎弯曲分为先天性和获得性,先天性阴茎弯曲又包括不伴尿道下裂的阴茎下弯及单纯阴茎弯曲。

- 一般而言,不伴尿道下裂的阴茎下弯实际上是尿道下裂的不完全型;尽管尿道外口的位置正常,但这些患者有尿道下裂的相关表现(如阴茎腹侧结构畸形)。这些患者阴茎勃起时并不会过大,反而单纯阴茎弯曲的患者勃起时阴茎胀大明显。

- 先天性阴茎弯曲的患者,可能与勃起时阴茎体的不对称性胀大有关。一般而言,这些患者可通过折叠缝扎或切除成形技术获得良好的治疗效果。术中不推荐使用移植物,因为部分患者出现了移植物引起的静脉回流受阻,虽然这种情况并不常见。

九、完全性阴茎再造

(一)概述

阴茎再造的主要技术最初用于治疗战争中的创伤患者。1936 年,Bogaraz 第一次报道了这项技术。1944 年,Frumkin 也在苏联报道了这类手术。当注意到了苏联已经开始此项工作后,Gillies 和 Harrison 在 1948 年也报道了一系列已经完成该手术的患者,他们都是第二次世界大战期间伦敦郊外一家医院的患者。其中有些患者的阴茎是完全缺如的。

最初,所有的阴茎再造步骤都包括延期成形及腹壁皮瓣卷管移植。由于这些用于卷管的任意皮瓣较小,因此血供也较少。为了在转移组织中生成新的血供,所以手术将分期进行。在"管包

管"的设计中,内管要求有阴茎骨架结构,外管用以覆盖于其外表面。患者通过近端尿道造口排尿。这种阴茎再造的方法一直沿用到 1972 年。那一年,Orticoohea 用股薄肌肌皮瓣施行了阴茎再造。1978 年,Puckett 和 Montie 报道了使用腹股沟皮瓣卷管的阴茎再造病例。其中较早的病例,他们将皮瓣延迟移植到阴茎残端;较晚的病例中,他们使用了微血管自由移植技术。

1984 年,Chang(张涤生)和 Hwang 推广了带有桡动脉的前臂瓣阴茎再造术。Biemer 在 1988 年报道了上述方法的改良术式。1990 年,Farrow 和他的合作者们报道了前臂桡侧瓣的"球拍样"设计。**目前,前臂瓣在阴茎再造中应用最广。**

前臂瓣通常取自前臂非重要区。术前要用 Allen 试验对患者进行仔细检查,以排除桡动脉供血不足的情况。该试验的方法是:嘱患者握紧拳,让血液自手部流出后按压桡动脉和尺动脉。患者手松开时是苍白的,其中一根动脉放松则手指会变成粉红色。基于 Allen 试验和患者的病史,若有桡动脉、尺动脉或掌弓动脉异常的表现,此时必须行血管造影检查。

前臂瓣是由筋膜和表皮组成并由桡动脉滋养的肌皮瓣。但尺动脉也供应了前臂筋膜和大部分前臂皮肤。桡动脉是上肢动脉的延续,在腕部的位置表浅下方的肌肉与其紧贴。尺动脉也是上肢动脉的延续,也供应相似区域的皮肤和皮下脂肪组织。表皮的血供来自底部的筋膜,这些都是浅表筋膜,包绕着前臂肌肉组织。

前臂瓣可被游离和移植到浅表筋膜上;外侧与中央的两支皮神经紧贴在此筋膜下。皮瓣中也包括头静脉、贵要静脉和正中静脉组成的静脉回流区。它是有些患者的主要的静脉回流系统,在皮瓣移植时,必须要对伴行静脉和浅表静脉进行评估,分清不同个体的优势静脉。

前臂瓣的设计有多种,但获取前臂瓣的技术未曾改变;然而,可对岛状皮瓣的设计及尿道卷管皮瓣的位置做以适当调整。每一种设计方法在不同的病例中都有不同的优势。

1984 年,Chang(张涤生)和 Hwang 采用前臂瓣再造阴茎,阴茎主干是由桡侧皮瓣覆盖而成,桡侧与尺侧皮瓣间做一个去表皮的条带,然后翻卷尺侧成为尿道,这样尿道就被卷在另一皮瓣管中,

形成管包管的结构。但是在白种人中,此方法做成尿道的皮瓣有缺血以致狭窄形成的可能。

在"球拍样"方法中,形成尿道的球拍柄在远端位于桡动脉或尺动脉上方,这两种位置的游离皮瓣再造阴茎我们均有应用。较宽的球拍体用来形成阴茎体。尿道部皮瓣被翻卷,置入阴茎体皮瓣中央。这种方法的优点在于:整个尿道中央有足够的动脉血液供应,血供优于中国专家的方案。因为尺侧皮肤与桡动脉相距甚远,有潜在的缺血坏死的可能。"球拍样"方案更适合于创伤患者,尤其是那些创伤后有可勃起阴茎残端和尿道残留的患者。

Biemer 法(1988)也是将前臂瓣的尿道设计于中央,位于动脉上方。该方法中,皮瓣内带有桡动脉和由它滋养的桡骨。带桡骨的目的是为了增加新阴茎的硬度。包埋软骨和骨组织的成功率并非 100%。此外,我们还可以使用临时或永久性的假体来增加硬度。如果不游离桡骨,那 Biemer 设计的皮瓣中可带有桡动脉或尺动脉中的任意一条。我们往往选用尺动脉,作为 Biemer 设计的改良。

Biemer 方法也包括了阴茎头的再造技术,这项技术最初是在 1978 年由 Puckett 和 Montie 报道。在 Biemer 最初的设计中,中央区带形成了尿道,区带两旁去除表皮部分和外侧皮肤区域被翻卷包绕阴茎干。1982 年,Puckett 在尿道远端预留皮瓣,可向近端折返固定于阴茎体远端,形成阴茎头的形状。Biemer 法与 Puckett 法结合,阴茎头再造就获得了最佳的外观效果(图 20-40)。

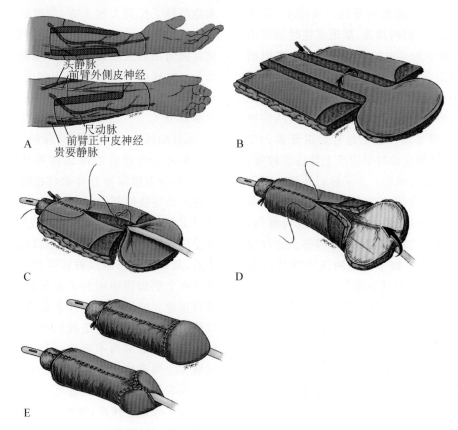

图 20-40　A. Biemer 改良术式中前臂尺侧皮瓣示意图,皮瓣取自患者左侧(通常为非优势侧)前臂。B. 成功获得的皮瓣示意图;通过离断表皮进一步制成岛状皮瓣,两侧为阴茎主干皮瓣,中间为尿道皮瓣,中间部分远端用于重建阴茎头。C. 皮瓣重建尿道示意图。D. 皮瓣重建阴茎体和阴茎头示意图,背侧视角;阴茎体皮瓣腹侧已缝合(图 C),背侧闭合后,顶端皮瓣向背侧翻转构建阴茎头。E. 构建完成的阴茎外观

使用前臂瓣进行阴茎再造存在不足,最突出的是前臂瓣游离后供区会形成瘢痕和畸形。我们从腹股沟区或臀部移植一块全厚皮片来重建供区结构,这样能使外观得到明显改观,效果优于中厚皮瓣(即使是较厚的中厚皮瓣)。此外,还可通过游离前臂皮肤以减少修复使用的皮片面积,进而减小前臂的异常区域。第二点不足是:**手臂上供区对冷刺激的耐受变差**,这可能是因为我们早期治疗的患者中移植了一根静脉代替桡动脉的缘故。但后来大部分的患者不再采取这样的做法,此种现象就不再出现。第三点不足:我们发现在男性或变性男性中,**如果前臂是多毛发的,那么卷成尿道后的问题就会较多**。对此,我们会努力研究潜在的问题,也会在手术前安排脱毛处理。

Sadove 和 McRoberts(2002)提倡用带腓骨的皮瓣行阴茎再造。游离的腓侧骨皮瓣上,要带有骨膜静脉,按照他们的描述,尿道重建时用管道移植技术,成功率为 100%。Kim(2009)使用前臂桡侧骨皮瓣治疗 40 例患者,疗效满意;然而不少患者植入的骨组织未能够增强性交中的硬度。对于那些仅需要血管滋养的组织来覆盖阴茎的患者,我们使用上臂皮瓣。这也是有筋膜覆盖的皮瓣,主要有桡动脉侧支动脉供应。上臂皮肤较薄,皮下仅有少量的脂肪组织。为了标记外侧肌间隔的位置和上端桡动脉侧支的走行,我们画出一条线以连接三角肌入口和外上髁,然后再进行解剖,显露浅表筋膜直至找到肌间隔后外侧部。这种皮瓣可能存在的不足是整个静脉回流依赖伴行静脉。尽管皮瓣中确实有浅表静脉通过,但它们中没有一支能回流充分。不过,即使它还不够安全,我们却还未发现这样的皮瓣由于静脉血流不足而失败的病例。

上臂皮瓣也用于全阴茎再造。为此,游离皮瓣时横过肘部,就可以使之延长,在桡动脉的回旋支显露远端皮瓣。就像前臂瓣一样,上臂皮瓣供区也会变化。但瘢痕在上臂,易被袖口遮掩。上述皮瓣的皮神经都需要在显微镜下进行吻合。在变性患者的整体阴茎再造术中,皮瓣神经可与阴茎背神经吻合,也可以与阴蒂神经吻合。大多数患者的阴部神经需要间接移植。这些神经被认为可与通过刺激皮瓣产生性欲。我们也将皮瓣神经与髂腹股沟神经相连,其支配腹股沟内侧区的感觉和阴囊两侧的感觉,这样也有了性唤醒的基础。普遍认为与背神经相比,髂腹股沟神经能提供保护性的感觉(虽然性敏感度更低)(Monstrey et al,2009)。

大多数患者中,上腹部的腹壁下深部血管提供皮瓣受区的血供,这些血管是髂血管的中级分支,紧贴着腹直肌的远侧。动脉通常在肌肉的深面,也有在一开始就穿入肌层。此动脉的经典分叉是在脐部,经常有两根或者两根以上的静脉伴行。显露这些静脉有很多方法;Lund 及其同事们就在 1995 年用腹腔镜技术游离此静脉用以阴茎再造。当我们用到上腹壁深部血管的时候,为了进一步静脉分流,有必要同时用到隐静脉。

但是有些患者上腹壁下深部血管不易找到,我们就用隐静脉连接浅表的股动脉。这样需要将大隐静脉下拉到大腿上方,与股动脉相连后形成一个临时的动静脉瘘。这个动静脉瘘,一端是可供血液流出的大隐静脉,另一端是血液流入的股动脉。这样的动静脉瘘远不如直接的动脉-动脉吻合,因此在少数患者中,我们分离出股深血管,离断其分支。然后做尺动脉与股动脉端端吻合(动脉对动脉)。分离股深动脉的长期后果尚不明确。但是立即进行股深动脉重建似乎也未见优势,因为分离股深血管要求将股深动脉移至能与其他血管连接的部位,这需要离断较多的分支,这些分支并不能同时得到重建。我们提及此种可形成受区血管的方法,并非是予以推荐。因为长远来看,其可能带来难以被接受的后果。另一个选择是在个别病例中用到了股浅动脉,可使用静脉进行重建。如果经典的容量血管不能使用,则可以使用静脉植入。但是我们建议慎用此类方法,因为其远期效果尚不明确。我们认为,分离股前动脉并立即重建是相对较好的选择。

在我们后期治疗的患者中,常规将股薄肌移植覆盖在尿道连接部,增加该区域的血供,明显减少了连接部的瘘和狭窄的发生率。我们也显露了两侧阴茎脚,将其转移到阴茎皮瓣的下方。这些皮瓣使阴茎变粗,并成为阴囊的一部分。当它和股薄肌相连时,会覆盖于皮瓣与阴囊神经基底部的连接区。肉膜瓣与鞘膜如果可以移动,或在变性患者中使用 Martius 皮瓣,则可以不必使用股薄肌。

阴茎再造中,排尿主要通过耻骨上膀胱造口完成。尿道用 14 号硅胶导尿管支撑,在术后第 3～4 周可尝试排尿。

Garaffa 等(2010)报道了 112 例使用前臂桡侧游离皮瓣进行全阴茎再造的患者。这些患者接受了分期手术,而非一期重建。直到数月后皮瓣状态趋于稳定后,再进行尿道吻合术。平均随访 26 个月,99% 尿道重建后的患者能够通过再造的阴茎排尿。虽然进行了分期手术,但仍有 10% 的患者出现了狭窄,24% 的患者发生瘘。大多数患者(71.5%)的再造阴茎出现感觉。

使用游离皮瓣进行阴茎再造最严重的问题是血管并发症及移植物坏死。移植物完全坏死的比例仅有 0.6%～5%,而部分坏死或局限性皮肤坏死的发生率略高(Leriche et al,2008;Monstrey et al,2009;Garaffa et al,2010)。极小的坏死偶尔可通过伤口护理实现愈合,大多数情况下则需要清创或使用中厚皮片予以覆盖。

阴茎再造患者性交时的阴茎硬度,通常可以通过植入永久性或临时性假体实现,假体要在再造术后 1 年植入。因为术后 1 年才能够出现保护性的感觉。 当这些皮瓣刚被移植后,其感觉必然较差。再造后 3～4 个月,神经开始再生,感觉也就逐渐恢复。此外,在植入假体前,须保证尿道畅通。

我们为很多患者植入了假体。在重建的阴茎中植入装置,并且锚定坐骨粗隆和耻骨。大多数患者植入的是两个圆柱体。早期治疗的患者碰到的问题是血肿、血清反应和感染。但是,自从我们更改了抗生素的用法和使用常规负压吸引后,成功预防了炎症的发生,使我们在假体植入方面获得了巨大的成功。我们最近使用的是带有抗生素涂层的 AMS700CXR 阴茎假体,也曾使用带有亲水涂层和较窄基底部的 Titan 假体。

目前例数最多的报道是比利时 1996－2007 年间为 129 例患者进行的再造阴茎的假体植入手术(Hoebeke et al,2010)。不同种类的假体近端均通过聚酯纤维鞘或不可吸收缝线固定于耻骨支。平均随访期为 30 个月,41.1% 的患者需要再次手术,其原因为感染(11.9%)、腐蚀/错位(22.7%)及假体露出(9.2%)。并发症发生率高于普通阴茎植入,这可能与再造阴茎血供未能较好恢复有关。

我们也做了睾丸假体植入,在使用可充式阴茎假体的患者中,我们在一个阴囊中植入了液压泵,对侧阴囊植入了睾丸假体,这些患者均在临床研究中备案。

(二)创伤后重建

很多情况下,处理创伤患者的阴茎再造要比全阴茎再造棘手得多。 我们治疗过大量阴茎受到破坏性创伤的患者,他们多为复杂的假体手术后,或者因阴茎硬结症手术矫正阴茎弯曲的患者。手术的目的是尽可能地保存阴茎的结构和功能,纠正因创伤带来的性功能障碍。

在实际操作中,一定要让尿液排出,必须彻底清除坏死组织,任何植入的异物都必须去除。必须处理重大的畸形伤口以控制伤口变化,使新鲜肉芽组织增生。在所有的创伤患者中,应尽力挽救更多的阴茎结构。

阴茎再造一般在创伤后 3～6 周进行;虽然有患者会等到 4～6 个月之后。如果邻近组织有明显缺失,那么在阴茎再造前必须将这些邻近的区域重建。

创伤患者中,有必要将血供好的组织移植到邻近区域,用多个皮瓣完成这些区域的重建。 就腹股沟重建而言,也可以使用肌肉筋膜瓣。腹直肌瓣能够又长又宽,可以移植到下腹部,对腹股沟和下腹部重建价值很大。还有,大腿后皮瓣在某些病例中用作腹股沟和会阴部的重建,它们被移植到下腹部的最低处。腹直肌皮瓣也是一块有用的皮瓣,它可以通过垂直或水平切口显露。此外,皮瓣也可以被移植到同侧或对侧。再有,对那些下腹部接受过放疗的患者,取皮瓣时必须慎重。

多种为全阴茎再造设计的皮瓣已经成功应用于特殊患者的阴茎重建。 一位患者在射击时不慎将阴茎损伤,其阴茎右侧海绵体创伤较重。阴茎的大部分皮肤或被破坏或要用于尿道重建,该患者的皮瓣是按照中国式方案设计的。由于尿道重建是用阴茎皮肤,前臂尺侧皮肤便不再需要。因此,尺侧部削去表皮、展平,做成新的右侧"海绵体"。该患者如今性功能正常,在性交时移植部位的肌肉和皮肤状态良好。

另一位患者仅需要远端尿道和阴茎头重建。我们以 Biemer 方案取皮瓣重建阴茎头。皮瓣的邻近部位亦被剥去表皮,将阴茎头部神经固定于阴茎体顶端。这样,功能和外观就得到修复。多种分离皮瓣的方法使多样的组织能用作阴茎再造的材料,也保证了其功能和外观效果。

十、女变男变性手术

女变男变性手术是个难题,如果该手术未被由心理科医师和术者组成的团队进行仔细的检查和评估,患者是不能接受手术的。在决定做变性手术时,有必要在患者和心理医师之间建立一个积极稳定且对治疗有益的关系。在我们(Ramsey,1996)的 Harry Benjamin 标准上,要求此手术需要由泌尿外科医师、整形科医师和妇产科医师组成的团队完成。

要点:完全性阴茎再造与女变男变性手术

- 阴茎再造技术最初用于治疗战伤患者。初期所有的术式均采用分期组织移植的方式进行。1978 年,Puckett 和 Montie 报道了一系列阴茎再造手术,术中使用毛细血管供应的腹股沟皮瓣移植到阴茎部位。虽然不具备感觉功能,但标志着首例游离皮瓣阴茎再造手术的完成。1984 年,张涤生等使用前臂皮瓣移植重建阴茎,该方法已得到普及,应用于许多患者的治疗。
- 我们倾向于使用前臂尺侧 Puckett 改良皮瓣及 Biemer 改良阴茎头成形方法。这样可使再造的阴茎恢复感觉,使患者站立排尿,最终能够实现假体植入。此种方式构建的阴茎,不仅具有保护性的感觉,还具有性唤醒的敏感性。
- 变性手术中的技术与阴茎再造一致。一般而言,手术方式因人而异。

对于大多数患者而言,女变男手术的第一步是双侧输卵管、卵巢及子宫和阴道切除,阴道闭合及尿道延长手术。即使患者是处女,我们也惯用经阴道的子宫、双侧输卵管及卵巢切除。术中将阴道前壁作为一块游离皮瓣以延长女性尿道,并闭合阴道。女性尿道延长成为天然的尿道板,以

作为阴茎皮瓣的基础。在考虑到尿道吻合管瘘和狭窄方面,处女膜和股薄肌一起移植的作用很大。尿液由耻骨上引流,约在第 21 天时行排尿试验,患者一般住院 2～3 天,3～4 个月后行阴茎再造。

就变性人的阴茎再造而言,我们显露皮瓣两翼,按照前面所述的方式构建阴茎结构,包埋于有皮神经的皮下。患者一般住院 10～14 天,术后28 天可以尝试排尿。1 年后,当阴茎感觉形成和尿流通畅后,可以考虑假体植入手术。

参考文献

完整的参考文献列表通过 www.expertconsult.com 在线获取。

推荐阅读

Aboseif SR, Breza J, Lue TF, et al. Penile venous drainage in erectile dysfunction: anatomical, radiological and functional considerations. Br J Urol 1989;64:183-90.

Akporiaye LE, Jordan GH, Devine CJ Jr. Balanitis xerotica obliterans(BXO). AUA Update Series 1997;16:166-7.

Chapple C, Barbagli G, Jordan G, et al. Consensus statement on urethral trauma. BJU Int 2004;93:1195-202.

Chapple CR, Pang D. Contemporary management of urethral trauma and the post-traumatic stricture. Curr Opin Urol 1999;9:253-60.

Coursey JW, Morey AF, McAninch JW, et al. Erectile function after anterior urethroplasty. J Urol 2001;166:2273-6.

Devine CJ Jr, Blackley SK, Horton CE, et al. The surgical treatment of chordee without hypospadias in men. J Urol 1991;146:325-9.

Fichtner J, Filipas D, Fisch M, et al. Long-term outcome of ventral buccal mucosa onlay graft urethroplasty for urethral stricture repair. Urology 2004;64:648-50.

Heyns CF, Steenkamp JW, de Kock ML, et al. Treatment of male urethral strictures: is repeated dilation or internal urethrotomy useful? J Urol 1998;160:356-8.

Iselin CE, Webster GD. The significance of the open bladder neck associated with pelvic fracture urethral distraction defects. J Urol 1999;162:34-51.

Jordan GH. The application of tissue transfer techniques in urologic surgery. In: Webster G, Kirby R, King L, et al, editors. Reconstructive urology. Oxford(UK): Blackwell Scientific;1993. p. 143-69.

Levine J, Wessells H. Comparison of open and endoscopic treatment of posttraumatic posterior urethral strictures. World J Surg 2001;25:1597-601.

McCallum RW, Colapinto V. The role of urethrography in urethral disease. Part Ⅰ. Accurate radiological localization of the membranous urethra and distal sphincters in normal male subjects. J Urol 1979a;122:607-11.

McCallum RW, Colapinto V. The role of urethrography in urethral disease. Part Ⅱ. Indications for transsphincter urethroplasty in patients with primary bulbous strictures. J Urol 1979b;122:612-8.

McRoberts JW, Chapman WH, Answell JS. Primary anastomosis of the traumatically amputated penis:case report and summary of literature. J Urol 1968; 100: 751-4.

Morey AF, Metro MJ, Carney KJ, et al. Consensus on genitourinary trauma:external genitalia. BJU Int 2004;94: 507-15.

Pansadoro V, Emiliozzi P. Internal urethrotomy in the management of anterior urethral strictures: long-term followup. J Urol 1996;156:73-5.

Quartey JK. One stage penile/preputial cutaneous island flap urethroplasty for urethral stricture:a preliminary report. J Urol 1983;129:284-7.

Rourke KF, McCammon KA, Sumfest JM, et al. Open reconstruction of pediatric and adolescent urethral strictures:long-term follow-up. J Urol 2003;169:1818-21, discussion 1821.

Webster GD, Mathes GL, Selli C. Prostatomembranous urethral injuries:a review of the literature and a rational approach to their management. J Urol 1983; 130: 898-902.

（宋鲁杰 **编译** 安 庚 赵福军 毛向明 **审校**）

第21章　阴囊与精囊手术

Frank A. Celigoj, MD, and Raymond A. Costabile, MD

阴囊及其内容物由于解剖位置表浅，是人体独特的结构，因此易于进行体格检查、影像学检查和外科入路。临床上，外生殖器是为数不多的能够对患者的健康和生育能力产生重大社会心理影响的器官系统之一。由于其他专科医师往往对阴囊解剖、检查、疾病本质及其治疗方案选择的认知有限，因而泌尿外科医师务必彻底掌握阴囊及其内容物知识。与其他专科医师不同，泌尿外科医师应熟练掌握影响外生殖器的疾病的解剖、病理和外科治疗，因为这些对生育潜力及男性内分泌功能有重要影响，甚至影响患者的自我认知。

一、阴囊的外科解剖

当具有手术干预指征时，了解阴囊内脏器的血液供应至关重要（框图 21-1）。因**睾丸存在多重丰富的血供，当一支或两支动脉损伤或结扎时睾丸仍可保持功能**。熟知阴囊解剖结构更利于掌握相关外科手术，包括阴囊壁手术、输精管切除术、精液囊肿切除术、附睾手术、睾丸鞘膜切除术及睾丸炎和睾丸痛的手术治疗。

基于阴囊的解剖结构，阴囊感染的扩散存在可预测的途径，包括阴囊的 Fournier 坏疽和坏死性筋膜炎以及术后积液。**防止坏死性筋膜炎扩散**的解剖屏障包括阴茎和阴囊肉膜、会阴部 Colles 筋膜及前腹壁 Scarpa 筋膜。睾丸和附睾往往不会受阴囊坏死性筋膜炎的影响（图 21-1 和图 21-2）（Gupta et al, 2007）。

框图 21-1　睾丸、附睾和输精管的血液供应

睾丸

来自主动脉的睾丸（精索内）动脉

来自髂内/膀胱上动脉的输精管动脉

来自腹壁下动脉的提睾肌（精索外）动脉

附睾

来自睾丸动脉的附睾上动脉

来自输精管动脉的附睾下动脉

输精管

精囊区：来自髂内/膀胱上动脉的输精管动脉

睾丸区：输精管动脉和附睾下动脉

二、术前准备

（一）阴囊手术的麻醉方式

阴囊手术的有效麻醉方式有镇静或无镇静下的局部麻醉、椎管内麻醉及全身麻醉。局部注射不含肾上腺素的 0.5% 的利多卡因的精索内阻滞

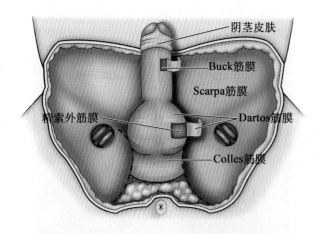

图 21-1　**防止感染扩散的解剖屏障**（Modified from Kavoussi PK，Costabile RA. Disorders of scrotal contents：orchitis，epididymitis，testicular torsion，torsion of the appendages，and Fournier's gangrene. In：Chapple CR，Steers WD，editors. Practical urology：essential principles and practice. London：Springer-Verlag；2011.）

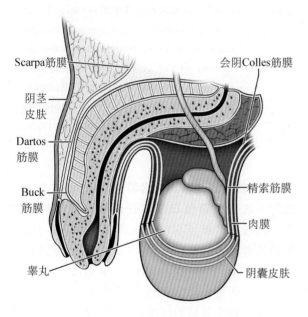

图 21-2　**防止感染扩散的解剖屏障的矢状观**（Modified from Kavoussi PK，Costabile RA. Disorders of scrotal contents：orchitis，epididymitis，testicular torsion，torsion of the appendages，and Fournier's gangrene. In：Chapple CR，Steers WD，editors. Practical urology：essential principles and practice. London：Springer-Verlag；2011.）

麻醉，是一种简单、经济有效的麻醉方式，可用于门诊阴囊手术。区域性精索阻滞麻醉通常用于无预先给药且患者镇痛满意的情况下（Wakefield and Elewa，1994；Magoha，1998）。精索阻滞麻醉可用于巨大鞘膜积液患者，首先在鞘膜积液经皮引流时进行麻醉阻滞，然后行鞘膜切除术（Reale et al，1998）。在门诊阴囊手术中，使用咪达唑仑镇静配合术后镇静的局部阻滞麻醉，可以取得很高的患者满意度（Birch and Miller，1994）。

（二）阴囊手术的术前准备和抗生素的应用

阴囊手术的总体感染率相对较低，范围为0～10%。对于鞘膜切除术和精液囊肿切除术而言，使用碘基或氯己定消毒剂，其术后切口感染或并发症的发生率并没有差异。阴囊手术病例属于Ⅱ类（清洁-污染）手术，因此术前使用抗生素是合理的（Kiddoo et al，2004）。美国泌尿外科学会（AUA）关于泌尿外科手术抗菌预防最佳实践政策声明推荐，对于存在感染高风险因素的患者，建议术前给予单次剂量抗生素。感染风险因素包括：高龄、泌尿道解剖异常、营养状况差、吸烟史、长期使用激素、免疫缺陷、留置导尿管、内源性或外源性植入物、机体存在其他感染灶及住院时间延长等。推荐的预防性抗生素为第一代头孢菌素或者克林霉素作为替代抗生素（Wolf et al，2008）。**相比手术前一晚备皮而言，术前当日晨备皮患者的伤口感染率明显更低**（Alexander et al，1983）。

三、阴囊壁手术

（一）囊肿切除

阴囊多发囊肿可以通过手术切除，不仅外形美观，而且复发率低（Noël et al，2006）。**阴囊皮脂腺囊肿的经典治疗是手术切除，具有良好的疗效、最少的并发症和满意的美容效果。**微创治疗技术如 Nd-YAG 激光凝固也有成功应用的报道，但并不考虑为标准治疗（Franco de Castro et al，2002）。

（二）阴囊部分或全部切除术

阴囊部分切除术不属于常规手术。阴囊部分切除术通常用于治疗感染，如 Fournier 坏疽。**阴囊部分切除术提倡应用于经阴囊探查、睾丸切除、**

活检或者对阴囊肿块抽吸后病检为睾丸非精原生殖细胞瘤的情形。即使在切除的睾丸标本中发现肿瘤,但通过及时和积极的管理后,并无因继发睾丸肿瘤污染而出现的局部复发现象(Johnson and Babaian,1980;Boileau and Steers,1984;Leibovitch et al,1995)。一项小样本分析表明,在积极局部手术切除后不接受辅助化疗,并不会增加局部或远处复发率(Giguere et al,1988)。

相比阴囊部分切除术,阴囊全部切除术使用较少。当阴囊 Fournier 坏疽广泛存在时,常有必要选择阴囊全部切除术。阴囊全部切除术也被描述为肿瘤根治性术式,协同应用于膀胱前列腺切除术、阴茎切除术或侵袭性前列腺鳞状上皮癌的全盆腔脏器清除术(Sarma et al,1991)。

(三)Fournier 坏疽阴囊壁清创术

Fournier 坏疽的治疗包括紧急彻底外科清创及静脉应用广谱抗生素。如果有细菌培养结果,就要依据药敏结果针对性地使用抗生素。相关治疗必须积极、迅速地展开,因为 Fournier 坏疽病程进展可以危及生命。必须积极切除所有失活和坏死的组织(图 21-3)。**首次治疗 Fournier 坏疽的经验性广谱抗生素方案包括第 3 代头孢菌素、氨基糖苷类(如肌酐清除率允许)和甲硝唑**(Hejase et al,1996;Löfmark et al,2010)。需要积极地液体复苏治疗,必要时使用血液和血液制品。清创后,充足的早期肠内营养对于伤口愈合非常关键。在初次探查 2 天后,需要重复清创,以清除残存的坏死组织。有时也需要多次手术切除。如果感染源来自直肠肛门或者伤口被污染,则可能需要行结肠造口术进行粪流改道(Ghnnam,2008)。类似地,如果来自泌尿道的感染源正加剧坏死性筋膜炎的进程,则需行膀胱造口术进行尿流改道。

在患者首次治疗和复苏且所有坏死组织已经被清除后,**大部分伤口可以再次闭合。大伤口往往需要皮肤移植来覆盖。可使用大腿筋膜皮瓣旋转来覆盖伤口且美容效果良好**(Bhatnagar et al,2008)。**在没有感染及坏死组织残留的情况下应尽早缝合伤口,而活组织床可用于复位或者移植**(Ghnnam,2008)。当阴囊皮肤丢失<50%时,首次缝合伤口不会有太大困难。**在大量阴囊壁皮肤缺失的少见情况下,需要将睾丸置于股袋中,等待适当时机进行重建**(Gudaviciene and Milonas,

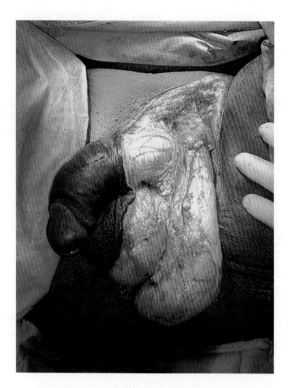

图 21-3　Fournier 坏疽的积极清创术(From Kavoussi PK, Costabile RA. Disorders of scrotal contents: orchitis, epididymitis, testicular torsion, torsion of the appendages, and Fournier's gangrene. In:Chapple CR,Steers WD, editors. Practical urology: essential principles and practice. London: Springer-Verlag;2011.)

2008)。**使用真空辅助闭合装置(Wound V. A. C.)有助于这些复杂伤口在广泛清除和清创后的愈合。该技术已被证明与传统伤口护理一样有效。此类患者需要的换药更少、疼痛更少、过渡饮食更少,且活动度更大**(Ozturk et al,2009)。在 Fournier 坏疽清除后标准皮瓣不可行时,可以使用小肠黏膜下移植和纤维蛋白黏合剂用于阴囊缺损的闭合(Kavoussi and Bird,2007)。

一项严重性指数被创建并验证用来鉴定 Fournier 坏疽患者的预后因素。与死亡率相关的参数包括:异常心率、呼吸频率、血清肌酐、血清碳酸氢根、血清乳酸和血清钙浓度。对于严重指数≥9 的患者,其死亡率在 46%;而对于严重指数<9 的患者而言,其生存率为 96%。坏死性筋膜炎侵及腹壁或下肢时会增加死亡率(Corcoran et al,

2008)。

(四)其他阴囊良性病变的阴囊成形术

其他阴囊非恶性病变包括:化脓性汗腺炎、放疗后淋巴水肿和原发性淋巴管炎可能需要手术切除。根据伤口大小和程度,可以选择不同方法进行缝合或覆盖。对于小伤口,可以切除并直接缝合。而对于大伤口,则需要植皮术或组织皮瓣修复(图 21-4)(Eswara and McDougal,2013)。对于化脓性汗腺炎,疾病的复发与疾病严重程度相关,与重建手术的方法无关(Rompel and Petres,2000)。对于全身性疾病患者(如化脓性汗腺炎和放疗后淋巴水肿),医师和患者都要考虑其潜在的复发性;但是,此种情况下的复发比首次淋巴水肿的耐受性要好(Eswara and McDougal,2013)。

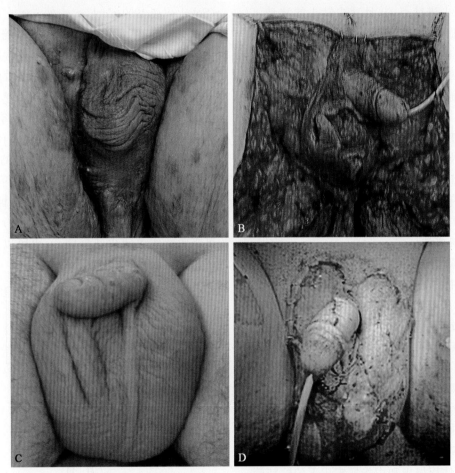

图 21-4　会阴化脓性汗腺炎的广泛切除。A. 术前;B. 术后。使用中厚皮片移植治疗阴茎和阴囊淋巴水肿。C. 术前;D. 术后

四、输精管结扎术

输精管结扎术是一种安全有效的避孕方法(Schwingl and Guess,2000)。英国的 Ashley Cooper 爵士在进行犬输精管结扎术试验之后,首先报道了该手术(Cooper,1827)。**在美国,每年大约有 526 501 名男性接受输精管结扎术,输精管结扎术也因此成为泌尿外科最常见的手术。**有11%的夫妇会选择接受输精管结扎术作为避孕措施,而在 25—49 岁的人群中,每年有 0.01% 的男性接受该手术(Barone et al,2006)。

(一)输精管结扎术的麻醉

输精管结扎术可以在镇静、椎管内麻醉及全麻下操作。然而大多数外科医师仍选择在局麻下进行输精管结扎术,因为在局麻下患者也可以很好地耐受手术痛苦,并且成本低,麻醉风险和并发症都小。局麻的选择取决于外科医师的偏好。局

麻用药方案包括为1%或2%的利多卡因(加或不加肾上腺素)或者利多卡因与丁哌卡因对半混合。使用非优势手的拇指和中指在阴囊皮肤浅表下分离并抓牢输精管。使用25号或32号针头在皮下注射局麻药物以在输精管对应皮肤上方形成皮丘。皮下浅层麻醉完成后,将针头小心推入管鞘,并注射少量麻醉药。进行上述操作时,需要倍加小心,尽量减少进针点,并且减少针头的移动,以最小化皮下血肿的风险。与单用注射局麻药相比,在1%利多卡因局部麻醉前,使用EMLA(利多卡因和普鲁卡因乳剂)进行阴囊皮肤表面麻醉,并不能降低输精管结扎术引起的疼痛(Thomas et al,2008)。

有报道使用无针喷射麻醉技术来取代有针麻醉注射。该技术使用MadaJet医用注射器(Mada Medical Products,Carlstadt,NJ),将无肾上腺素的利多卡因麻醉喷雾通过细针头高压喷射至输精管附近皮下组织。

(二)传统方法

不论采取何种术式,输精管结扎术都应该在温暖的房间并且在使阴囊放松的温暖准备方案下进行,术前备皮可以使感染的风险最小化。术前是否预防性使用抗生素,对输精管结扎术后感染率的影响并无差异。因此,并不推荐术前预防性应用抗生素(Khan,1978)。在众多术式中,采取单切口还是双侧阴囊切口取决于术者偏好。许多外科医师提倡双侧阴囊切口,可以最小化降低两次分离同一侧的风险,并且可以在输精管中段完成结扎。在局麻充分诱导以后,选择各自输精管上方的切口,使用拇指和中指抓牢皮下的输精管,锐性分离管鞘直至输精管,从切口处拖出输精管,将输精管动脉、神经、静脉和邻近组织与输精管分离,然后游离出输精管。有的外科医师切除一段输精管,然而多数进行输精管复通术的泌尿外科医师则不这样做,易于以后的输精管复通术。AUA指南(American Urological Association,2012)指出,对切除的输精管节段用于组织学确定不必要也不推荐。绝大部分医师使用缝合结扎、血管夹、管腔内电凝等方法闭合输精管睾丸端和腹腔端。后文将继续深入讨论上述方法。同法处理对侧输精管。

(三)"无手术刀"技术

无手术刀输精管结扎术最早由中国在1974年报道(Li,1976)。在无菌技术下,输精管结扎术不需要常规使用抗生素(Seenu and Hafiz,2005)。**无手术刀技术可以显著降低血肿、感染、术中疼痛的发生率。**与传统术式相比,行无手术刀输精管结扎术可以使患者术后性生活恢复更快且手术时间更短(Sokal et al,1999;Cook et al,2007a)。

如前所述,局麻成功后使用末端环形输精管固定钳(图21-5)将输精管和输精管周围组织牢靠固定在皮肤上(图21-6)。使用改进的尖头弯血管钳(图21-7)穿入皮肤和输精管鞘,然后撑开血管钳,扩大穿刺孔,使用血管钳的一头将输精管从皮肤开口拉出。然后使用环钳再次夹住输精管,同时使用血管钳游离解剖输精管后方的输精管旁组织。由此,输精管被分离,然后采用可选方法对其进行阻断,在彻底止血后,将输精管回纳至阴囊。同法处理对侧输精管(Huber,1988)。可以使用可吸收缝线关闭皮肤穿刺孔,也可以敞开该皮肤切口,待其自然愈合关闭。

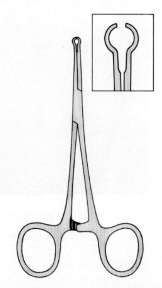

图21-5　尖端环形输精管固定钳,悬臂式设计预防损伤
(From Li S,Goldstein M,Zhu J,et al. The no-scalpel vasectomy. J Urol 1991;145:341-4.)

(四)微创输精管结扎术

无手术刀输精管结扎术有数种改良术式。然而,如果手术步骤有变化或使用特殊器械,该技术应称为微创输精管结扎术,而不是无手术刀输精

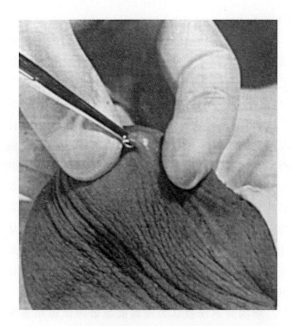

图 21-6　环钳固定输精管,拉紧输精管最突出部位的阴囊皮肤(From Li S,Goldstein M,Zhu J,et al. The no-scalpel vasectomy. J Urol 1991;145:341-4.)

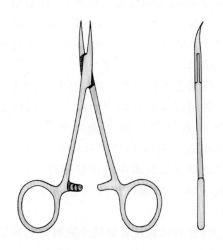

图 21-7　蚊式锐性弯止血钳(From Li S,Goldstein M,Zhu J,et al. The no-scalpel vasectomy. J Urol 1991;145:341-4.)

管结扎术。其中一种改良采取局麻,通过阴囊皮肤使用末端环形输精管固定钳固定输精管,然后在前正中线使用尖头弯血管钳与水平面呈 45°穿入阴囊皮肤、输精管和精管(图 21-8)。为了充分分离输精管,将血管钳相对于穿入输精管方向旋转 180°。其余步骤同前所述,并处理双侧(Schlegel and Goldstein,1992)。

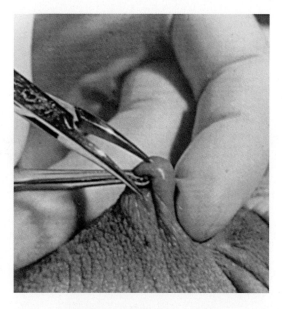

图 21-8　分离皮肤、输精管鞘和输精管壁(From Li S,Goldstein M,Zhu J,et al. The no-scalpel vasectomy. J Urol 1991;145:341-4.)

进行微创输精管结扎术的另一种技术是在充分局麻后分离输精管,用拇指和中指紧紧抓住输精管,并用尖头弯血管钳刺穿输精管上方皮肤。使用血管钳纵向撑开扩大皮肤切口,使切口大小能够容纳末端环形输精管固定钳通过并夹住输精管。将输精管夹住并由穿刺处拎出,使用尖端弯血管钳逐层打开各层筋膜,显露输精管(图 21-9 和图 21-10)。其余步骤同前所述(Li et al,1991)。一项前瞻性随机评估结果表明,该项改良技术在使用末端环形输精管固定钳钳夹输精管前穿刺可以显著缩短手术时间,并且切口长度、术后疼痛及重返工作岗位的时间等方面并无统计学差异(Chen et al,2005)。

(五)输精管阻断和男性绝育方法

有多种阻断输精管技术可以使用,包括切除和结扎、电刀热凝固、血管夹机械阻断、筋膜介入及经皮进行化学阻断等。进行缝线结扎时,存在输精管坏死和结扎线末端脱落的风险,理论上会增加复通的可能。管腔内电凝的低电压热阻断输精管的睾丸端和腹腔端,可将复通率降低至 0.5% 以下(Schmidt,1987;Barone et al,2004)。有报道使用血管夹阻断输精管睾丸端和腹腔端后,输精管结扎术的失败率不到 1%(Moss,1974;

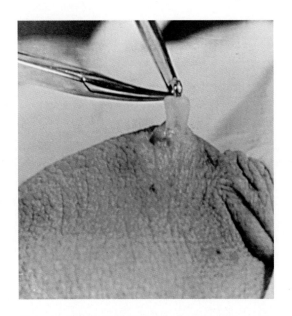

图 21-9　仅将输精管拉出（From Li S, Goldstein M, Zhu J, et al. The no-scalpel vasectomy. J Urol 1991；145：341-4.）

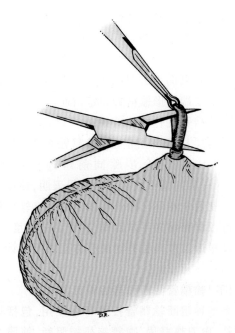

图 21-10　输精管节段切除（From Li S, Goldstein M, Zhu J, et al. The no-scalpel vasectomy. J Urol 1991；145：341-4.）

Bennett，1976）。**使用在输精管断端之间的肉膜介入法是另一种输精管阻断技术，据报道该法可以将复通的风险降至几乎为零**（Esho and Cass，

1978；Sokal et al，2004）。

在中国，已经实施了超过 50 万例经皮输精管结扎术。该技术使用化学阻断，将输精管紧紧固定在阴囊皮肤上，用 22 号针头穿刺进入输精管腔内，使用 24 号粗针头将管腔扩大。确认输精管套管后，将刚果红注入右输精管腹腔端，将亚甲蓝注入左侧输精管。然后向输精管管腔内注射化学阻断药，2 份苯酚加上 1 份氰基丙烯酸正丁酯共 20μl 混合液。化学阻断后，患者应自主排尿，如尿液呈红色，则左侧未通，如果尿液呈蓝色，则右侧未通，如果尿液呈棕色，则两侧均成功封堵（Ban，1980；Li，1980）。尽管美国食品药品管理局并未批准使用上述化学物质，但中国的毒理测试和实践表明这些化学物质是安全的。

筋膜介入法被认为是最能显著降低输精管阻断术后复通率的方法。 关于其他方法，则并无随机对照研究。一些临床试验使用盐水冲洗输精管腹腔端，但术后无精子症的时间并无差异（Cook et al，2007b）。

开放-断端输精管阻断技术，即将输精管睾丸端保持开放，是用于减低术后附睾压力的其他技术。该手术通过管腔内凝固或其他方法将输精管腹腔端阻断，而将睾丸端旷置。97％接受开放-断端输精管结扎术的患者术后发生精子肉芽肿。精子肉芽肿可以减轻对附睾的压力损伤，但是却将输精管阻断技术失败的概率增加 7％～50％（Shapiro and Silber，1979；Goldstein，1983）。**如果开放输精管结扎术中联用筋膜介入术，可以显著减低手术失败率（大约减低 7％）**（Li et al，1994）。

（六）使显微输精管复通术更容易的输精管结扎术

进行输精管结扎术的一些技术细节可以影响将来进行显微镜下输精管复通术的难易程度（Mammen et al，2008）。其中一个手术细节为，如果输精管结扎术切除输精管节段长（＞1cm），则需要更高的阴囊切口，甚至可能延长至较低的腹股沟区，而且潜在的增加显微镜输精管复通术的吻合张力。**当切除的输精管节段较长时，输精管复通术就可能更难**，并且增加手术时间、切口长度和术后疼痛（Practice Committee of the American Society for Reproductive Medicine,2006)。

另一个手术细节是输精管结扎处的位置。显微外科专家一致认为,当输精管管腔最大并且输精管与对应的附睾管管腔,或卷曲的输精管管腔最大且同心时,吻合问题最小(Mammen et al,2008)。前瞻性研究发现,行输精管复通术时睾丸端输精管的长度与行显微输精管复通术时精液中存在完好精子直接相关。当睾丸端输精管长度<2.7cm时,85%的精液中不含完好精子;而当睾丸端输精管长度>2.7cm时,94%的精液中存在完好精子。睾丸端输精管残留长度每增加1cm,呈现完好精子的可能性增大4倍(Witt et al,1994)。**在输精管结扎术时,输精管离断应该距附睾尾部输精管直行段结扎约3cm远。**

其他的手术因素则考虑所采用的阻断技术。所有阻断方法对输精管结扎术后达到无精子症方面都有类似的高效性。截至目前,尚没有关于阻断技术作为预测复通成功的具体研究。**将输精管简单横断后使用低电压管腔内电凝固阻断,然后进行筋膜介入术可以取得成功的手术效果,并且炎症反应最少。将输精管附近的炎症最小化可以为将来的显微输精管复通创造最佳条件**(Mammen et al,2008)。

(七)术后护理和随访精液分析

术后护理常规多样,但通常包括:术后48h内间歇性使用冰袋冷敷阴囊伤口、术后1周限制负重及用力活动,以及在无用药禁忌的情况下使用非甾体类抗炎药镇痛。**没有哪一种输精管阻断技术可以做到100%有效。尽管超过80%患者在术后3个月及20次射精之后可以达到无精子效果,但术后达到无精子的时间不同。**AUA(American Urological Association,2012)输精管结扎术指南推荐在结扎术后8~16周进行第一次精液分析检查。1.4%的患者在输精管结扎术后持续存在无活性精子。**这些数据表明,输精管结扎技术后3个月和20次射精之后的精液分析结果显示可以达到无精子效果。**如果术后第一次精液分析未显示无精子情况,则以后每6~12周需定期进行精液分析检查,直至达到无精子。如果在第一次精液分析中发现有活力精子或每毫升精液中超过10万个无活力精子,那么需要提供更多的样本进行分析。对于持续存在少量无活性精子的患者,

建议其谨慎地停止避孕措施(Griffin et al,2005)。有证据表明,这类男性可以最终达到无精子效果。**如果首次输精管结扎术后6个月仍在射精中发现有活性精子,则需要再次行输精管结扎术**(American Urological Association,2012)。

已经有一项称 SpermCheck Vasectomy(ContraVac,Charlottesville,VA)的免疫诊断检测被开发出来,它可允许患者术后在家中自行检测严重少精子症或无精子症。该技术用于提升患者对术后评估精液参数的依从性。SpermCheck Vasectomy检测对预测精子计数临界值为每毫升25万个时的精确度为96%(Klotz et al,2008)。

(八)局部和术后并发症

输精管结扎术后并发症发生率为1%~2%。局部并发症包括血肿、感染、Fournier坏疽、慢性阴囊疼痛和创伤性瘘/阴囊窦道(Awsare et al,2005)。**术后并发症的最重要的预测因素为术者的操作例数和经验**(Kendrick et al,1987)。

血肿是输精管结扎术最常见的并发症。输精管结扎术后血肿形成的发生率为0.09%~29%,平均发生率为2%(Kendrick et al,1987)。无手术刀技术可以将血肿发生率降低至0.5%(Pant et al,2007)。

据报道,使用传统技术的输精管结扎术后感染为12%~38%,但使用无手术刀技术可以使感染率下降至0.4%(Appell and Evans,1980;Pant et al,2007)。尽管发生率极低,但仍有输精管结扎术后并发 Fournier 坏疽的报道(de Diego Rodríguez et al,2000;Romero Pérez et al,2004)。

30%的男性在术后发生持续数周的短期阴囊疼痛。**关于输精管结扎术后疼痛综合征或长期阴囊疼痛的医学文献多为小样本研究、无有效疼痛测量、无应答率高,并且结果测量多变。其中最可靠的研究认为,术后阴囊慢性疼痛严重到需要医疗干预的比例为0.9%**(Leslie et al,2007),而之前报道比例高达15%(McConaghy et al,1996)。术后疼痛综合征与术后急性并发症(如血肿或感染)并无相关性。关于输精管结扎术后疼痛综合征产生的理论很多,一种理论认为是输精管睾丸端梗阻引起的附睾管扩张导致的间质纤维化。另一种理论则认为是精子外溢及附睾管破裂后在输精管离断处形成精子肉芽肿,最终由于精子的高

度抗原性,从而引发的周围神经纤维化和炎症(McMahon et al,1992)。但这一理论与先前的观点相矛盾,即精子肉芽肿通过减压来保护对抗输精管结扎术后的疼痛综合征,尽管大多数精子肉芽肿患者并无症状(Tandon and Sabanegh,2008)。在输精管结扎术后,附睾及输精管睾丸端的压力明显增加,但人类显微穿刺研究显示,这些压力并未传导至生精小管(Johnson and Howards,1975)。目前并不清楚为什么部分患者产生长期疼痛,而其他患者仅为一过性症状。患者发生输精管结扎术后疼痛综合征的风险与年龄、社会经济条件、种族、环境和输精管结扎技术等因素无关(Tandon and Sabanegh,2008)。

非手术疗法应作为一线治疗,包括阴囊抬高和支撑、热敷或冷敷(舒适需要)及使用非甾体类抗炎药。如果没有感染证据,不推荐经验性使用抗生素(Selikowitz and Schned,1985)。**对于输精管结扎术后疼痛,非手术疗法至少应 3 个月以上。如果非手术疗法无效,可以考虑使用精索阻滞及疼痛管理疗法。**

在前述方法无效时,可以在个体化的基础上考虑使用手术治疗。**当疼痛明确局限于精子肉芽肿时,手术切除精子肉芽肿及管腔内凝固阻断输精管可以减轻疼痛并预防其复发**(Schmidt,1979)。对于术后附睾扩张、附睾压痛和非手术疗法无效的患者,可以行附睾切除术。附睾切除术后不良结果的预测因素包括:不典型症状、伴发勃起功能障碍及阴囊超声显示正常形态附睾(West et al,2000)。**对于合适选择行附睾切除术的患者,50％的输精管结扎术后疼痛综合征可以治愈**(Chen and Ball,1991)。患者必须考虑附睾切除术后输精管复通将不再可行。**输精管复通术可以使 69％的输精管结扎术后疼痛综合征患者的疼痛缓解**(Nangia et al,2000)。**尽管样本量较小,有研究认为对于非手术疗法无效的输精管结扎术后疼痛综合征患者,采取显微镜下精索去神经术,可以使 76％的患者疼痛得到完全缓解**(Ahmed et al,1997)。对于输精管结扎术后的难治性疼痛,在非手术疗法及其他有创方法均失败下,最终可以考虑行睾丸切除术。**据报道,对于输精管结扎术后疼痛综合征而言,**

73％接受经腹股沟睾丸切除术的患者疼痛缓解,而接受经阴囊睾丸切除术的患者疼痛缓解率为 55％(Davis et al,1990)。有报道称,无手术刀输精管结扎术后阴囊窦道/血管皮肤瘘的发生率为 0.3％(Pant et al,2007)。

(九)输精管结扎术与长期系统性疾病的关系

既往研究发现,接受输精管结扎术的患者患前列腺癌的风险升高(Giovannucci et al,1993)。而检测偏倚被认为是导致前列腺癌与输精管结扎术相关联的原因(Millard,1999)。**最近的调查发现,输精管结扎术与前列腺癌之间并不相关**(Schuman et al,1993;Holt et al,2008)。在前列腺癌发病率较低的发展中国家,输精管结扎术与前列腺癌也无相关性(Schwingl et al,2009)。**接受输精管结扎术的患者与未接受输精管结扎术的患者在前列腺癌筛查建议上应当一致**(Healy,1993)。

输精管结扎术并不增加心血管疾病或冠状动脉粥样硬化的长期风险(Coady et al,2002;Goldacre et al,2005)。既往研究认为,输精管结扎术可能是以失语症为症状的痴呆综合征患者呈现原发性进行性失语症的风险因素(Weintraub et al,2006)。尚无纵向研究确认该关联,并且在许多比较接受及未接受输精管结扎术的患者的大样本、流行病学研究中,并未发现失语症增加的风险。没有证据表明输精管结扎术会对患者的心理健康状态有负面影响(Thonneau and D'Isle,1990)。

(十)抗精子抗体

当进行输精管结扎术时血-生精小管屏障(血-睾屏障)发生中断。**在进行输精管结扎术的男性中,60％～80％的血清中具有可检测水平的抗精子抗体**(Fuchs and Alexander,1983)。**在输精管结扎术后,50％～60％的患者可检测到精子凝集抗体,而 20％～30％的患者可检测到精子固定抗体**(Kovacs and Frances,1983)。尽管一些研究认为抗精子抗体持续存在,然而其他研究则提示抗精子抗体在输精管结扎术后 2 年或更长时间后减少,但是无论免疫复合物沉积还是循环免疫复合物在输精管结扎术后均不增加(Witkin et al,1982)。

五、精液囊肿切除术及附睾手术

(一)手术指征

精液囊肿或附睾囊肿是附睾管的囊性扩张,属于自然良性病变。精液囊肿很常见,30% 男性可偶然在高分辨率超声检查中发现,通常情况下无症状,并且不导致附睾梗阻,极少需要干预。患者往往在精液囊肿进展到大小同睾丸相近并且导致局部有点状压痛时,才寻求外科治疗(Walsh et al,2007)。

针对慢性附睾炎的手术治疗的相关临床研究不足,因而没有一级依据以支持起特定手术治疗方式。在一项研究中,10 例慢性附睾炎患者(定义为附睾疼痛持续＞3 个月)由于难治性症状而接受附睾切除术,然而只有一例患者的疼痛得到显著改善(Davis et al,1990)。其他作者报道了更高的成功率,如 7 名患者中有 6 例(86%)在附睾切除术后疼痛症状得到明显改善(Chen and Ball,1991)。慢性或复发性附睾炎及持续性附睾点状压痛,可作为附睾切除术的合理指征(Padmore et al,1996)。

慢性附睾炎的手术治疗仅应用于非手术治疗无效并且在充分告知使用患者应理解术后症状可能无改善甚至恶化的情况后。一项回顾性分析显示,在体格检查能够触及附睾异常的情况下行附睾切除术治疗慢性附睾炎效果最好。在本研究

中,未触及异常但存在超声改变患者的手术效果较差,而既无触诊异常也无超声改变的患者术后并无改善(Calleary et al,2009)。

通过联合体格检查、超声检查及偶尔采用的附睾针吸穿刺诊断的化脓性附睾炎,是附睾切除术的绝对指征(Arbuliev et al,2008)。附睾切除术也作为附睾脓肿及对抗生素治疗无效的慢性附睾感染的治疗选择。对于未来有生育需求的患者,不应采用诊断性附睾穿刺和针吸,因为该操作会导致附睾梗阻。全附睾切除术可以缓解输精管切除术后附睾的局部持续性疼痛。

附睾恶性病变极为少见,73% 的非透光性、实性附睾肿块为良性腺瘤样肿瘤(Beccia et al,1976)。对于腺瘤样肿瘤应考虑手术摘除,尤其对于任何怀疑存在恶性病变的情况(Alvarez Maestro et al,2009)。

(二)附睾部分和全部切除术

任何接受附睾手术的患者都应该反复告知手术可能损害生育力,或如果需要进行双侧附睾手术时会导致不育,因为远端附睾由单根小管组成。附睾部分或全部切除术可以由阴囊途径通过正中切口或单侧阴囊横切口将睾丸拖出。确认输精管,然后游离、结扎并且分离,输精管睾丸端位于输精管附睾连接处,打开睾丸鞘膜,找到睾丸和附睾之间的解剖平面并从睾丸处分离出附睾,注意避免损伤精索和睾丸动脉,最后使用可吸收线结扎睾丸上方的输出小管,完成附睾切除。使用可吸收线连续缝合附睾切除位置的睾丸鞘膜边缘有助于止血。使用可吸收线逐层缝合肉膜层和皮肤。对于附睾部分切除术,摘除病变部位附睾时,使用可吸收缝线在睾丸和附睾之间结扎,同时使剩余附睾与睾丸连接,保持血供完整(图 21-11 和图 21-12)。

(三)精液囊肿切除术和附睾囊肿切除术

精液囊肿切除术可以在阴囊正中切口或阴囊单侧横切口下入路拖出睾丸而完成。打开睾丸鞘膜,辨认精液囊肿,并将其从附睾开始完全游离。结扎并分离精液囊肿附睾连接部,完成精液囊肿切除,关闭睾丸鞘膜,逐层关闭肉膜和皮肤。

(四)附睾肿瘤切除术

如前所述,绝大部分非透光性肿块为良性腺

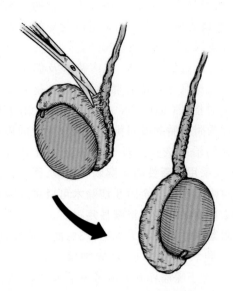

图 21-11　在附睾鞘膜后方切开迂曲的输精管

瘤样肿瘤。可对实性附睾肿块进行细针穿刺抽吸,其准确性等同于手术病理(Gupta et al,2006)。

当怀疑恶性肿瘤时,应采用腹股沟切口入路,术中钳闭精索并拖出睾丸。使用冰屑获得睾丸低温灌注联合 Chevassu 动作(钳夹脉管),发现在钳夹和实质活检后,5 例良性睾丸中有 3 例得到挽救(Goldstein and Waterhouse,1983)。在排除恶性病变之后,可使用类似精液囊肿切除术切除附睾肿块。

(五)并发症

附睾切除术、精液囊肿切除术及附睾肿块切除术的并发症都较少见,包括出血、感染、睾丸动脉损伤后继发睾丸萎缩和精液囊肿复发(Kiddoo et al,2004;Zahalsky et al,2004)。**并发症还包括由于附睾管梗阻导致的生育能力损害和双侧病变的潜在不育,有必要告知并且推荐对进行双侧手术和有生育要求的患者行精子冷冻保存。大约 17％的精液囊肿切除术患者会导致附睾损伤(Zahalsky et al,2004)。总体并发症发生率报道为 20％,最常见的并发症为持续性阴囊疼痛和感染。留置阴囊引流并不能降低并发症发生率(Kiddoo et al,2004)。**

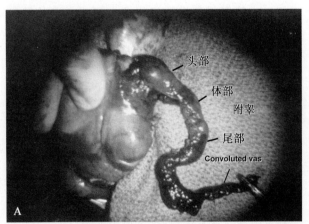

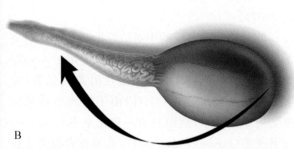

图 21-12　整个输精管附睾复合体解剖至头端

六、睾丸鞘膜切除术

成年人鞘膜积液是由于睾丸鞘膜脏层分泌过多的液体而包绕睾丸的壁层鞘膜未能将其充分吸收而产生。

(一)腹股沟手术入路

已经确诊为鞘膜积液的男性,如果怀疑伴随恶性肿瘤,则必须行高分辨率阴囊超声检查。如果怀疑存在恶性肿瘤,则应该采取腹股沟手术入路,从而可以在术中控制精索,便于准备进行根治性睾丸切除术。如果采取腹股沟入路方式,而术中未发现恶性肿瘤,则睾丸可以保留,鞘膜积液可以通过后文介绍的技术治疗修补。

(二)阴囊手术入路

如果通过体格检查及高分辨率超声检查,未发现恶性肿瘤的证据,则鞘膜积液可以通过阴囊正中切口或单侧横切口入路手术。无论哪种技术,都需分离并完整地显露鞘膜积液腔,使切除最容易。在完整显露鞘膜囊后,远离睾丸、附睾和精索端在鞘膜囊内打开,并吸尽积液。进一步打开鞘膜囊、显露囊腔,并进行选择性修补。**鞘膜切除术的单次手术成功率在 90%～100%**(Rodriguez et al,1981)。

切除技术最不可能导致鞘膜积液复发。对于巨大、长期、壁厚、包裹性鞘膜积液,推荐鞘膜切除术。打开鞘膜积液囊腔,注意避免损伤精索,然后单纯切除鞘膜囊,留下缝合鞘膜边缘的空间,避免损伤精索或附睾。使用 3-0 铬线锁边缝合鞘膜囊边缘(图 21-13)。

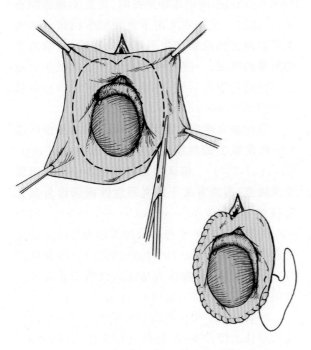

图 21-13　单纯切除壁厚的鞘膜囊并缝合边缘

Jaboulay 瓶颈技术(1902)适用于巨大、松软、壁薄的鞘膜积液。通过前述方法切除鞘膜囊腔,但在睾丸附睾和鞘膜囊切缘之间保留更多的鞘膜,然后在精索后方共同缝合鞘膜边缘,同时保证不压迫精索(图 21-14)。

采用任何一种切除和缝合技术后有出现血肿

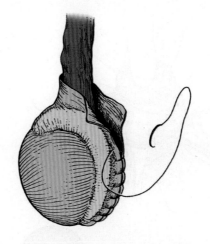

图 21-14　Jaboulay 瓶颈技术(鞘膜翻转术)切除壁薄、松软的鞘膜囊

的风险,可以在阴囊内留置烟卷引流管并固定于阴囊壁。逐层关闭肉膜和皮肤。阴囊壁用敷料加压包扎。

折叠技术适用于较小、壁薄的鞘膜积液,但不能在巨大、长期、壁厚和包裹性鞘膜积液中使用,因为该技术会在阴囊中遗留一束较大的折叠组织。Lord 鞘膜折叠术(1964)为通过前述方法打开鞘膜积液囊腔,拖出睾丸,灼烧或者缝合鞘膜囊腔切缘,然后折叠鞘膜囊,使用铬线间断缝合,通过前述方法关闭切口。对于折叠术,可以不必留置引流(图 21-15)。

可使用一种 2cm 阴囊切口的微创技术。引流鞘膜积液,然后切除部分鞘膜。将鞘膜外翻,并缝合于皮下组织,最后留置引流(Saber,2011)。

(三)硬化疗法

硬化疗法是另一种治疗选项,单次治疗成功率为 33%～75%(Levine and Dewolf,1988)。该治疗更适用于不能耐受麻醉或者拒绝接受手术治疗的患者。该技术的常规步骤包括细针抽吸积液,然后注射局部麻醉药,最后注入硬化剂。最常用的硬化剂为四环素,然而使用 2.5% 的苯巴比妥、95% 的乙醇和乙醇胺油酸酯也同样有效(Nash,1984;Hellström et al,1986;Miskowiak and Christensen,1988)。有一项研究显示,对仅抽吸积液与抽吸积液联合注射四环素硬化剂相比,两者并没有统计学显著改善,并且硬化剂组的

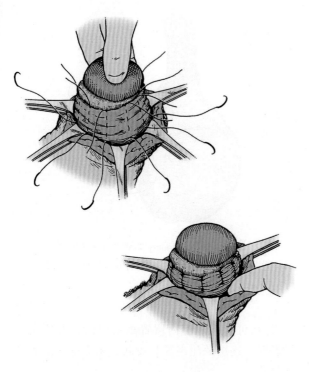

图 21-15　Lord 折叠术

并发症发生率更高(Breda et al,1992)。如果将硬化治疗与鞘膜切除术相比,则鞘膜切除术的治疗成功率更高,但切除的并发症发生率更高。尽管如此,行鞘膜切除术患者的满意率更高(Beiko et al,2003)。

(四)并发症

血肿是鞘膜切除术后最常见的并发症(表 21-1)。**鞘膜切除术的总体并发症率约为 19%,包括血肿、感染、持续肿胀、复发、精索血管损伤和慢性疼痛。**尽管推荐在可选择的患者中使用引流,但并未证实可降低并发症发生率(Kiddoo et al,2004)。在修复巨大鞘膜积液时,必须非常注意避免损伤附睾和精索血管,因为两者可能贴附在鞘膜壁上。损伤附睾或输精管可增加患者未来生育能力风险(Zahalsky et al,2004)。

表 21-1　鞘膜积液切除技术和风险

术式	复发	血肿
切除术	减少	增加
折叠术	增加	减少

硬化疗法的并发症包括 29%～55%的患者发生阴囊疼痛(Rencken et al,1990;Ovrebø and Vaage,1991)、复发、血肿和感染;也有硬化剂治疗后出现发热性化学性附睾睾丸炎的报道(López Laur and Parisi,1989;Beiko et al,2003)。硬化剂疗法会对生育能力产生不良影响,因此应避免对需要维持生育能力的人群使用硬化剂疗法(Sigurdsson et al,1994)。

七、睾丸炎和慢性阴囊疼痛的外科治疗

睾丸炎(Orchitis)为睾丸的炎症(Delavierre,2003)。睾丸炎的典型症状包括阴囊疼痛、肿胀、压痛和睾丸被覆的皮肤固定。Prehn 征(抬举试验)是指发生睾丸炎和附睾炎时,如果将睾丸抬高至耻骨联合水平,患者的疼痛减轻(Noske et al,1998)。Prehn 征是非特异性的,并且不具诊断意义,不能用于鉴别睾丸附睾炎和精索扭转。**睾丸炎可以对生精功能产生不可逆的影响,影响精子的数量和质量。**对有慢性睾丸炎病史的低生育能力男性进行睾丸活检,可见淋巴细胞浸润和生精小管损伤(Schuppe et al,2008)。

慢性睾丸疼痛的定义为病因不明的至少持续 3 个月及以上的持续或间歇性阴囊疼痛(Costabile et al,1991)。临床睾丸疼痛患者必须行阴囊超声检查,因为有关于睾丸恶性肿瘤误诊为睾丸疼痛的报道(Vaidyanathan et al,2008)。至少 10%的睾丸恶性肿瘤患者最初误诊为急性炎症或精索扭转(Cook and Dewbury,2000)。高频超声(7.5～10.0MHz)被认为是评估包括睾丸炎在内的阴囊病变的最佳方法(Lee et al,2008)。

尽管并无一级证据指导慢性睾丸疼痛或附睾炎的最佳治疗方案,但局部支持疗法,包括热疗、神经阻滞、镇痛、三环类抗抑郁药、抗惊厥药(如加巴喷丁)及抗炎药等已被普遍应用并可得到一定程度的缓解(Davis and Noble,1992)。慢性附睾炎的其他可选治疗包括植物疗法、抗焦虑药、麻醉药、针灸和类固醇注射疗法(Nickel et al,2002)。尽管有证据表明 75%伴随临床附睾炎的患者并无可识别的泌尿道细菌感染,但临床上仍旧常规应用抗生素。在 1965—2005 年,在没有阳性尿培养的结果

下,经验性使用抗生素的比例从 75％稳步提升至 95％。**在没有可识别细菌病原体的情况下,应用抗生素并不能减少症状的持续时间或使其完全恢复正常活动**(Mittemeyer et al,1966)。

(一)睾丸切除术

较少临床试验研究慢性睾丸疼痛的外科治疗,因而没有 1 级依据支持使用特定的外科手术方式。在现有文献报道中,尽管慢性阴囊疼痛的本质相同,仍有 250 名慢性阴囊疼痛患者接受了不同的手术方式治疗。并无 1 级依据支持睾丸切除术对于慢性睾丸疼痛有效。如果考虑推荐睾丸切除术,患者应为既往非手术疗法失败,并且必须告知患者该手术的风险、获益和选择。因为许多患者在睾丸切除术后仍有持续疼痛或者疼痛复发,术者必须注意该手术的医学法律问题。如果实施睾丸切除术,则应该通过腹股沟切口入路,因为对于睾丸疼痛而言,腹股沟切口入路的效果好于阴囊切口入路(Davis and Noble,1992)。

(二)显微镜下精索去神经术

有些外科医师尝试通过显微镜下精索去神经术缓解慢性阴囊疼痛。**对 79 例平均持续 62 个月的慢性睾丸疼痛患者的 95 个睾丸进行显微镜下精索去神经术治疗,71％的患者达到完全疼痛缓解,17％达到部分疼痛缓解,12％与术前状态相比没有改变,没有患者术后疼痛加重。平均随访时间为 20.3 个月**(Strom and Levine,2008)。**对于通过精索神经阻滞可以得到暂时缓解的睾丸疼痛患者,行显微镜下精索去神经术可以获益**(Levine et al,1996;Benson et al,2013)。对于已接受其他手术(如附睾切除术、精索静脉结扎术)治疗慢性睾丸疼痛的患者,行精索去神经术可获得成功(Larsen et al,2013)。

为了游离精索,显微镜下去神经术与显微镜下腹股沟下精索静脉结扎治疗精索静脉曲张的入路相同。将沿精索分布的所有生殖股神经分支进行显微横断,同时保留睾丸动脉、输精管、输精管血管及部分淋巴管(图 21-16)。该手术也可通过腹腔镜操作(Cadeddu et al,1999)。如果不需保留生育能力,则推荐同时离断输精管从而消除交感神经分布,因为交感神经障碍可导致睾丸疼痛(Levine et al,1996)。

巨大的、临床可触及的精索静脉曲张可以导

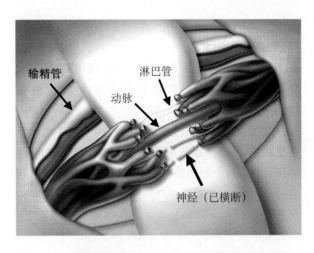

图 21-16 显微外科去神经术。目的是横断全部生殖股神经分支,并保留输精管、输精管血管、睾丸动脉和淋巴管

致睾丸疼痛。患者平卧位时疼痛可以得到缓解,因为曲张的精索静脉得到减压。**对于小部分临床可触及的精索静脉曲张伴随睾丸疼痛患者进行显微镜精索静脉结扎时,略多于 50％的疼痛得以解决,而 90％得到改善**(Chawla et al,2005)。早先一项回顾性研究报道了更高的成功率(Peterson et al,1998)。较小的无临床症状的精索静脉曲张不太可能引发睾丸疼痛,因此仅需非手术治疗。

要点:阴囊内容物的外科治疗
• 患者接受附睾手术之前应被告知手术可能损害生育力,或如果需要行双侧附睾手术会导致不育。
• 硬化剂疗法治疗鞘膜积液可能对生育力存在不利影响,应避免对需要保留生育力的患者使用。
• 在没有感染依据的情况下,附睾炎或睾丸炎不应使用抗生素。
• 慢性附睾疼痛患者需要接受阴囊超声检查。
• 当睾丸疼痛合并临床可触及的精索静脉曲张时,精索静脉结扎术可解决 50％的疼痛。

睾丸回缩是阴囊疼痛的另一个病因。诊断睾丸回缩必须详细采集病史,因为在体格检查可能不显现睾丸回缩。仅当睾丸回缩至腹股沟外环时,病史才与睾丸疼痛一致。这通常见于提睾肌

反射亢进的年轻男性中。这些患者可能存在间歇性睾丸扭转,因此可以采取睾丸固定术(Forte et al,2003)。**在睾丸固定术中,应采取肉膜袋技术以防止睾丸回缩**,同样建议用于睾丸扭转患者(Redman and Barthold,1995)。

对睾丸回缩继发性睾丸疼痛的另一种手术治疗是显微镜下、提睾肌松解术。该手术方法类似于显微镜下腹股沟下精索静脉结扎术。将精索充分游离之后,环状分离提睾肌,同时注意保护精索的血管结构和输精管。该手术方式可以有效地松解精索,使得提睾肌收缩时睾丸不再会被牵拉回缩。

八、精囊外科

1561 年,意大利享誉盛名的解剖学家和医师 Gabriele Fallopius 首先描述精囊为成对男性器官。他被认为是性学领域的权威,他提倡使用避孕套以降低梅毒的传播。在 19 世纪末,因为炎性疾病的发现,人们对精囊的研究兴趣浓厚(Brewster,1985)。

精囊分泌液占每次射精量的 50%～80%。其分泌液 pH 呈中性略偏碱性,中位容积约为2.5ml。精囊分泌液包含果糖及其他精子活动必需的糖类。精囊分泌液也含有凝血因子和前列腺素 A、B、E 和 F(Tauber et al,1975)。

尽管精囊继发疾病很常见,精囊原发疾病十分罕见。伴随着影像技术的进步,尤其是磁共振技术,精囊原发疾病的诊断也得到改进(Kim et al,2009;Chiang et al,2013)。由于精囊的解剖位置较深,对于泌尿外科医师而言,精囊疾病的外科治疗和手术入路相对困难。

(一)解剖

精囊是男性成对的雄性器官,女性体内没有相对应的结构。从发育解剖学角度理解精囊对于完整理解成年人精囊解剖大有裨益。在妊娠12.0～12.5周,精囊起源于双侧远端中肾管的后外侧球状扩张。至第 13 周,该扩张开始增大,并且在发育中的前列腺内形成射精管(Brewster,1985)。精囊和输精管壶腹部于前列腺后上方联合并形成射精管(Nguyen et al,1996)。从第 7 个月开始,精囊开始多处向外膨出,逐渐扩大形成中央主管腔(图 21-17)(Brewster,1985)。

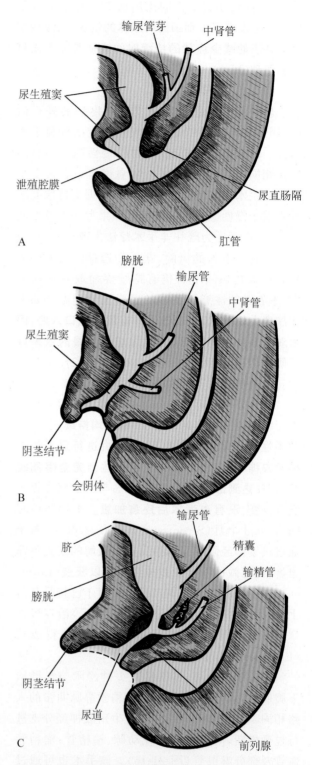

图 21-17　输精管的宫内(胚胎)发育。A. 第 5 周。B. 第 8 周。C. 第 13 周(Redrawn from Langman J. Medical embryology. 4th ed. Baltimore:Williams & Wilkins;1981.p. 242-3.)

成年人精囊长 5～6cm,直径 3～5cm,容量约为 13cm³,精囊大小随年龄增长而逐渐缩小(Redman, 1987)。在输精管进入前列腺的末段精囊的主管腔排空进入射精管。射精管和精囊是连续的,但是不具有精囊的厚肌层囊壁(图 21-18)(Nguyen et al, 1996)。精囊的动脉血供来源于膀胱输精管动脉,属脐动脉分支(Braithwaite,1952)。精囊静脉回流同其动脉一样,回流进入膀胱输精管静脉和膀胱下静脉丛。精囊的神经支配源于腹下神经(肾上腺素能和胆碱能)及盆神经。精囊的淋巴回流则进入髂内淋巴结(Mawhinney and Tarry,1991)。

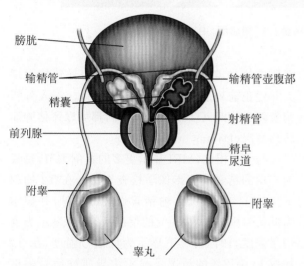

图 21-18　精囊解剖下尿路生殖道关系的背面观(双活瓣区域深灰色显示)

标注：膀胱、输精管、精囊、前列腺、附睾、睾丸、输精管壶腹部、射精管、精阜、尿道、附睾

(二)先天性精囊解剖结构异常

单侧精囊缺如的发病率为 0.6%～1%。单侧精囊发育不全可能与同侧肾异常和单侧输精管缺如有关。该异常被认为继发于妊娠第 7 周的胚胎学损害,发生在输尿管芽从中肾管分离之前。如果该损害发生在妊娠 7 周后,则肾缺如不太可能与输精管缺如相关(Hall and Oates,1993)。双侧精囊缺如常合并先天性双侧输精管缺如,通常同囊性纤维化跨膜受体突变相关;70%～80%受累男性携带同囊性纤维化相关的基因突变(Anguiano et al,1994;Chillon et al,1995)。只有当生育存在问题时才需要治疗。

(三)精囊的感染性疾病

不发达国家精囊感染率比美国更高。致病因子为结核分枝杆菌和埃及血吸虫。细菌性精囊炎可以通过经直肠或经会阴穿刺抽吸诊断。往往不需要外科手术治疗,培养后依据药敏使用特异性抗生素是治疗首选(Gutierrez et al,1994)。在罕见的情况下,为防止复发菌血症或消除持续性症状,精囊切除术是必要的(Indudhara et al,1991)。精囊脓肿很罕见,但是往往同糖尿病、长期留置导尿及腔道手术器械相关(Gutierrez et al,1994)。精囊脓肿的治疗将在后文同精囊囊肿一并介绍。感染、梗阻,或两者同时存在可以引发精囊结石形成。精囊结石患者可以表现为血精、会阴痛、射精痛和不育等。精囊结石可以通过开放或腹腔镜下精囊切除术治疗,或者通过使用小口径输尿管镜从内镜下取出(Ozgök et al,2005; Cuda et al,2006;Han et al,2008)。

(四)精囊病变的评估

在经直肠指诊时,正常精囊不会被触及。如果精囊囊肿存在,则在经直肠指诊下紧贴前列腺上方的区域可以触及病变。在精囊发生肿瘤时,同样的区域可能触及质硬或者实性的肿块。精液分析见低精液容积(<1.0ml)和缺乏液化及果糖提示射精管梗阻或精囊缺如(Goldstein and Schlossberg,1988)。

高分辨率经直肠超声(TRUS)由于其可靠且并不昂贵,已经成为诊断精囊病变的主要影像学检查。在经直肠超声下,精囊恰好位于前列腺上方,在膀胱和直肠之间,在前后视角和矢状视角下均可见。在上述视角下,可见正常精囊呈扁平、狭长的成对结构(图 21-19)。沿着精囊,在经直肠超声下可显示并评估输精管壶腹部、前列腺内射精管和精阜等结构。诸如精囊梗阻、发育不全、萎缩和囊肿形成等病变,均可在经直肠超声下确认(Carter et al,1989)。

精囊梗阻会导致精囊扩张,在经直肠超声下精囊扩张有如下特点:前后径>15mm、长度>35mm、吸气时可见较大含有精子的无回声区域(Jarow,1996;Colpi et al,1997)。在行经直肠超声检查筛查前列腺癌时,可见 5% 的男性伴有精囊无症状性囊性扩张(Wessels et al,1992)。

经直肠超声下的精囊高回声实性肿块(与前列腺等回声)提示肿瘤。如单侧精囊出现实性肿块,往往为原发肿瘤;相对应地,双侧精囊肿块往往为继发于前列腺、直肠或膀胱恶性肿瘤。经直肠超声引导下的穿刺活检或针吸对于帮助诊断很有必要。

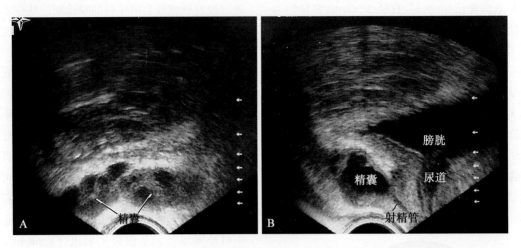

图 21-19 经直肠超声检查正常精囊。A. 横切面。B. 矢状面

计算机断层扫描成像（CT）也可以用来评估精囊疾病。在 CT 扫描上，正常精囊表现为膀胱后方的成对器官，中等强化后类似肌肉组织（Goldstein and Schlossberg，1988）。在 CT 上，精囊囊肿表现为清晰的膀胱后方液体密度区域伴随衰减（0～10HU），朝向前列腺（图 21-20）。CT 可以精确显示精囊病变，并且也是明确同侧肾伴随病变的良好的影像学方法（Arora et al，2007）。

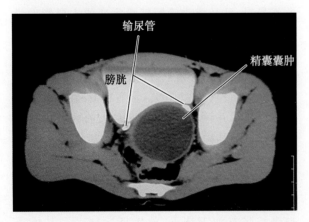

图 21-20 计算机断层扫描检查精囊囊肿

对于精囊原发恶性肿瘤，在治疗干预之前，有必要使用 CT 明确病变的情况。精囊内的肿瘤在相比正常精囊组织 CT 有更高的衰减，但肿瘤可能显示出继发于肿瘤坏死的囊性改变（King et al，1989）。尽管继发于膀胱、直肠和前列腺的肿瘤具有更连续的表现，但是单纯依靠 CT 不能鉴别肿瘤的良、恶性（Sussman et al，1986）。精囊平

滑肌肉瘤的 CT 表现为不规则肿块，导致精囊增大并侵犯前列腺（Upreti et al，2003）。深入分析精囊新生物时，CT 和 MRI 一样，都可以评估肿瘤转移情况（Dahms et al，1999）。

与 CT 相比，MRI 显示更多的解剖细节，是极为有用的精囊病变影像学检查方法。在 T2 加权下，在 71％的情况下输精管壶腹部可见，并显示为低信号强度。在 79％的情况下，精囊显示为高信号强度，19％情况下显示为低信号强度，在 T2 加权上，有 2％的情况下显示为异质性信号强度（Roy et al，1993）。在 T2 加权上，总体来讲，精囊的信号类似于或略高于 70 岁以下患者的脂肪信号，略低于 70 岁以上患者的脂肪信号。在 T1 加权上，在对比剂存在的情况下，可见精囊的卷积（图 21-21）（Secaf et al，1991）。

在 MRI 影像上，精囊发育不全是 T1 加权轴向图像的最佳例证（图 21-22）。必须当心，不要错误地将膀胱前列腺静脉丛当作小腺体。动静脉畸形表现为毗邻精囊外侧边缘的巨大扩张血管。在雄激素阻断治疗后，精囊在 T2 加权上表现为低信号并且体积缩减（Secaf et al，1991）。盆腔放疗后，1/3 的患者精囊缩小。患者盆腔放疗后，有 63％的精囊表现为正常 MRI 显像，有 21％的精囊显示正常的信号强度但小管数量减少，8％存在信号强度的漫射损耗并显示为脂肪减低，另有 8％在 T2 加权像显示为低脂肪信号（Chan and Kressel，1991）。在 T1 加权上，精囊囊肿可以显示不同的信号强度，但通常情况下在 T2 加权上

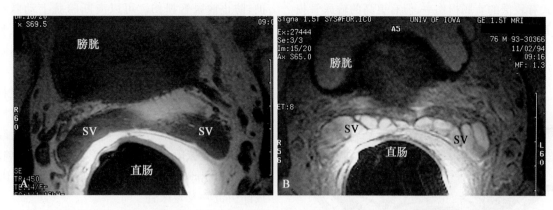

图 21-21　正常精囊的横断面磁共振成像。A. T1 加权图像。B. T2 加权图像。SV. 精囊

显示为液体信号强度并在静脉注射钆造影剂条件下不发生强化。T1 加权下高信号提示囊肿内的蛋白质浓度增加或出血（Arora et al，2007）。在T1 和 T2 加权上，出血性精囊囊肿都显示高信号强度（Sue et al，1989）。良性原发性精囊肿块显示为从精囊产生的尖锐边缘肿块。影响精囊的最常见的恶性肿瘤形式为前列腺癌直接侵犯精囊。这种肿瘤侵犯可以是精囊变大但并不全是如此，在 T2 加权图像上精囊显示低信号强度（Secaf et al，1991）。针对触诊可扪及的精囊病变，应当进行经直肠超声检查，怀疑恶性时应行活检。前列腺和精囊的 MRI 检查可以显著地提供更多细节信息，用以鉴别精囊原发病变和前列腺、膀胱或直肠恶性肿瘤的局部累及。

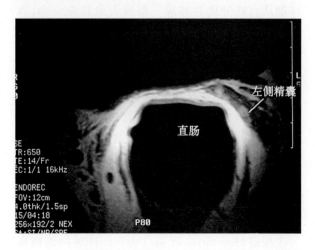

图 21-22　右侧精囊缺如的横断面 T1 加权直肠内磁共振影像

（五）精囊的外科治疗

精囊的手术方式主要依赖于外科医师的专长

和手术舒适度，尽管病变特点对选择手术方式也有一定的影响。针对为数不多的需要切除精囊的情况，应用机器人辅助的腹腔镜方法也不断增加。

精囊手术的术前准备包括术前一晚的肠道准备，以防术中很少出现的损伤肠道情况；推荐应用GoLYTELY。术前预防性应用全身性抗生素，术后应用 2 次抗生素。术中采用间歇性加压袜预防深静脉血栓形成。

（六）精囊的外科前入路

精囊手术前入路已经很好地建立，该入路是对于良性肿块、囊肿及合并异位输尿管开口至精囊囊肿的病例是一种良好的开放入路，通过该入路可以同时手术治疗肾、输尿管和精囊。横入路也被充分地介绍（Walker and Bowles，1968；Politano et al，1975）。取脐下正中切口，沿中线分离腹直肌。到达耻骨后间隙。显露膀胱前壁，放置自动拉钩。于膀胱前壁做 7～10cm 长纵形切口，距膀胱颈至少注意保留 3～4cm。膀胱穿填塞湿海绵，膀胱叶状拉钩轻柔牵引显露术野。识别双侧输尿管开口，使用 8Fr 导管插入输尿管上行，帮助识别输尿管腔。取 5cm 纵形切口电刀切割模式打开三角区。当切口深达膀胱后壁肌层时，可见膀胱颈下方的输精管壶腹部。在前列腺基底部的输精管壶腹部的外侧，可以识别精囊。需将精囊彻底游离。然后离断切除精囊。必须当心不能解剖过深突破Denonvilliers 筋膜后方，从而避免损伤直肠。分两层关闭膀胱后壁，使用 2-0 可吸收缝线关闭肌层，使用 4-0 可吸收缝线关闭黏膜层。膀胱关闭后，在膀胱周围间隙留置负压引流管，引流管不要压在缝线上，并从单独的穿刺切口引出（图 21-23）。该入路方式有较低的直肠损伤率,但有更高的输尿管损伤率并且更容易失血。

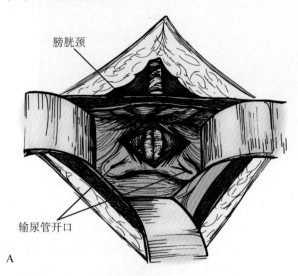

膀胱颈

输尿管开口

A

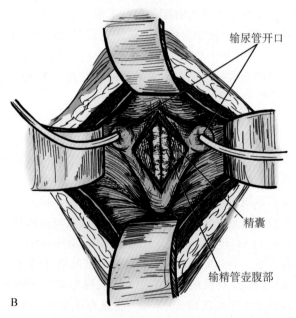

输尿管开口

精囊

输精管壶腹部

B

图 21-23　经膀胱入路精囊切除术。A. 输尿管开口间纵形切口。B. 输尿管开口下方膀胱颈上方 2cm 横行切口(Redrawn from Hinman F Jr. Atlas of urologic surgery. Philadelphia:Saunders;1989.)

膀胱周围入路适用于伴有巨大精囊囊肿的小儿患者,在精囊切除术的同时,也易于进行肾输尿管切除术。对于该入路方式而言,中线切口或下腹部横切口都可以提供充足的手术术野。使用手指从囊肿一侧盆腔侧壁将膀胱分离。识别精囊囊肿,彻底游离精囊,可以使用 1-0 羊肠线缝合牵引,帮助游离。在跨越输精管处识别输尿管并保护,防止输尿管损伤。可以离断膀胱上动脉和膀胱前动脉,以充分显露精囊基底。将囊肿从膀胱处分离,精囊血管可以钳夹离断。通过前列腺精囊联合达到精囊基底时,使用 2-0 可吸收缝线结扎。解剖精囊近端部分,手术必须小心,避免损伤神经血管束,神经血管束直接分布在精囊的外侧。在之前结扎的远端放置血管夹,从而完整切除精囊。在精囊床附近留置负压引流管,并从单独的穿刺切口引出。当引流量较少时,可以在 24h 后拔除引流管及导尿管。

第三种可以在开放或腹腔镜下采用的精囊手术入路为膀胱后入路。该入路适用于治疗双侧精囊囊肿或良性肿瘤的双侧精囊切除术(de Assis,1952)。留置导尿管,正中切口入路,或采用常规盆腔通道,进入腹腔。在直肠上方膀胱后壁的腹膜返折处取横切口切开腹膜,注意不要损伤直肠。在直肠前壁上锐性分离膀胱后壁,直至可见输精管壶腹部和精囊尖部。游离精囊,在前列腺精囊联合处结扎离断。在膀胱后壁留置负压引流管,并从单独的穿刺切口引出。逐层关闭切口(图 21-24)。

(七)精囊的外科后入路

尽管绝大部分泌尿科医师都不熟悉经尾骨入路,该入路仍适用于有耻骨上或会阴手术史的患者。取俯卧折刀位(Kreager and Jordan,1965)。自骶骨中点取 L 形切口,距尾骨端 10cm,向下沿臀裂拐弯,止于距离肛门 3cm 处。尾骨的外侧缘仔细从直肠分离并移除。将臀大肌移至一旁,直至到达直肠乙状结肠,并从骶骨下方仔细分离。从肛提肌正中分离直肠外侧壁直至前列腺及精囊病变。在前列腺基底部上方沿中线分离直至输精管壶腹部,精囊就在壶腹部的外侧。如前所述离断并切除精囊。在精囊床留置烟卷引流,并从独立于切口的穿刺点引出。术后 2～3 天,没有引流量时,可以拔除引流管(图 21-25)。

(八)腹腔镜和机器人辅助的精囊手术入路

腹腔镜精囊手术绝大部分情况下同前列腺手术一同实施。腹腔镜精囊手术入路在 1993 年第一次报道(Kavoussi et al,1993)。针对一例精囊淀粉样变病例,采用了不伴前列腺切除的腹腔镜下精囊切除术(Vandwalle et al,2007)。机器人辅助的腹腔镜手术也已经用于切除精囊囊肿(Moore et al,2007;Selli et al,2008)。患者取平

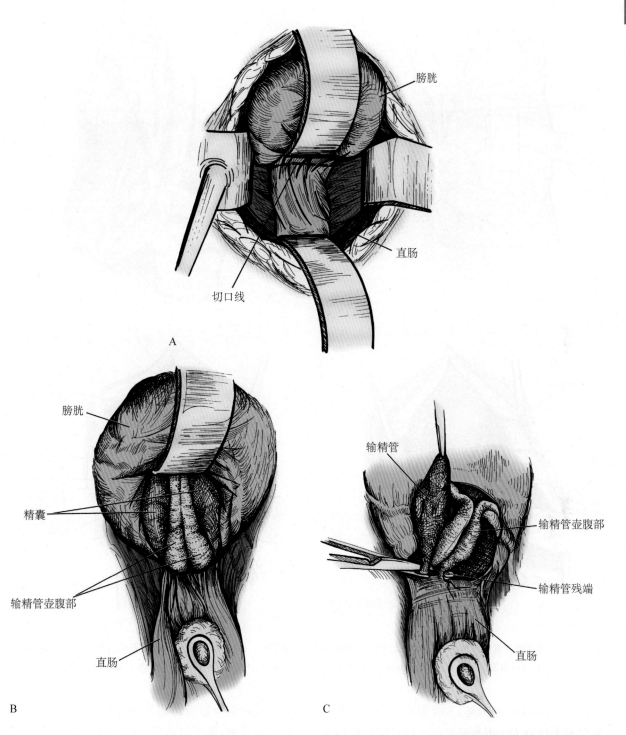

膀胱

直肠

切口线

A

膀胱

精囊

输精管壶腹部

直肠

B

输精管

输精管壶腹部

输精管残端

直肠

C

图 21-24　膀胱后入路精囊切除术。A. 直肠上方腹膜返折与膀胱基底间的切口线。B. 显示输精管壶腹部在精囊中线紧
贴精囊外侧。C. 精囊管结扎离断（Redrawn from Hinman F Jr. Atlas of urologic surgery. Philadelphia：
Saunders；1989.）

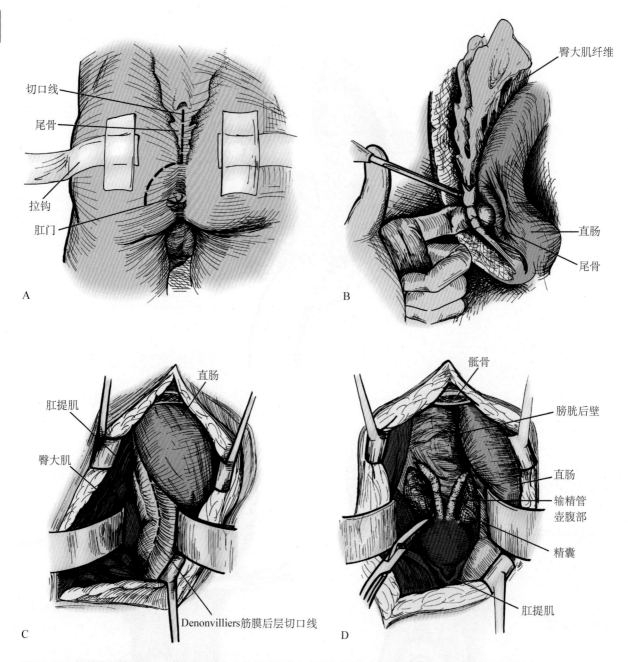

图 21-25　经尾骨精囊切除术。A. 在骶椎上方沿尾骨环绕肛门的切口线。B. 解剖尾骨。C. 显露直肠后切开 Denonvilliers 筋膜。D. 显露前列腺和精囊(Redrawn from Hinman F Jr. Atlas of urologic surgery. Philadelphia：Saunders；1989.)

卧位,各受压点仔细衬垫,双臂固定保护。分腿手术台对于机器人手术是必要的。用宽护带横跨胸部和髋部将患者固定于手术台上,并将手术台调整至头低截石位。手术开始前,留置导尿管和胃管,以使膀胱和胃减压,为下一步的套管置入做准备。建立通道之前,使用气腹针在脐周穿刺建立气腹,气腹压力不超过 15mmHg。气腹充分建立后,放置腹腔镜通道,首先放置摄像头套管,取得

腹腔镜视野。通道可以排列呈马蹄状,也可以呈钻石样排列,既可以适用于单纯腹腔镜手术,也适用于机器人辅助的前列腺切除术(图 21-26)(Menon et al,2003；Lee et al,2004)。在直肠前方 Douglas 窝打开腹膜。可见精囊并仔细分离避免损伤神经血管束及其他周围脏器。不应使用电极电凝以最小化对周围结构的损伤,并且尽可能多地使用锐性分离。精囊动脉蒂可以使用血管夹或

双极电凝处理。在连接输精管壶腹部处离断精囊,两侧均可以用血管夹在基底部钳夹。将标本置于标本袋中,通过腹腔镜通道取出。直视下关闭各通道。

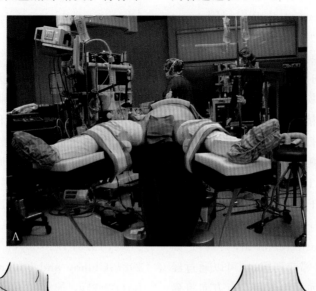

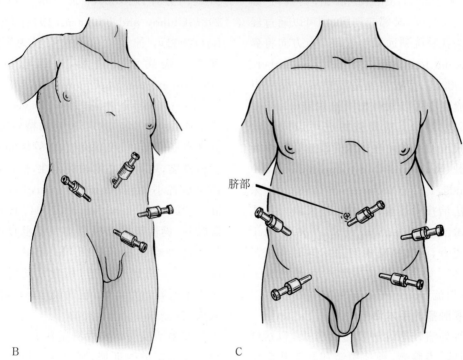

图 21-26　A. 腹腔镜精囊切除术的体位。B. 腹腔镜通道的钻石样排列。C. 肥胖患者,使用 U 形排列腹腔镜通道(From Winifield HN. Laparoscopic pelvic lymph node dissection for urological pelvic malignancies. Atlas Urol Clin North Am 1993;1:33-47.)

腹膜外途径的腹腔镜精囊手术入路首先在 1997 年提出,并同根治性前列腺切除术一同操作(Raboy et al,1997)。在之后的几年里,该入路越来越受欢迎(Bollens et al,2001;Stolzenburg et al,2003)。取 1.5cm 脐周切口,进入腹膜前间隙,直视下注气。具体的技术细节将在第 4 卷第 15 章介绍。

(九)精囊囊肿的手术治疗

精囊囊肿被认为继发于射精管梗阻,可以是先天性,也可以是获得性的(Heaney et al,1987;King et al,1991;Conn et al,1992)。在 2/3 的患者中,精囊囊肿与同侧肾发育不良或发育异常相关;囊肿继发于远端中肾管发育异常和输尿管芽发育出错(Beeby,1974)。精囊囊肿也同多囊肾相关。一项报道指出,60％的多囊肾患者存在精囊囊肿,因此该报道建议所有精囊囊肿患者均应接受肾影像学检查(Alpern et al,1991;Hihara et al,1993;Danaci et al,1998)。只有当存在临床症状或导致射精管梗阻影响生育时,精囊囊肿才需要治疗(Surya et al,1988)。

精囊囊肿可以通过多种技术进行引流。对于存在临床症状或堵塞射精管的较小囊肿,可以通过经直肠超声引导下进行抽吸,或者经会阴抽吸给予治疗。如果治疗后囊液再次蓄积并导致临床症状或堵塞射精管,则可以再次行抽吸治疗,并注入四环素等硬化剂。对于较小的精囊脓肿也可以用类似的引流术处理(Frye and Loughlin,1988;Shabsigh et al,1989;Gutierrez et al,1994)。如果精囊囊肿位于近端,毗邻前列腺,则可以通过经尿道切除方法在膀胱颈远端 5 点和 7 点方向将囊肿去顶(Frye and Loughlin,1988;de Lichtenberg and Hvidt,1989)。有报道通过膀胱镜下使用电切襻切开精囊囊肿可以取得相同的效果(Gonzalez and Dalton,1998)。精囊脓肿也可以同法处理。有团队报道使用半硬性输尿管镜治疗精囊囊肿和精囊脓肿(Razvi and Denstedt,1995;Shimada and Yoshida,1996;Okubo et al,1998)。如果上述引流方法治疗精囊囊肿无效,则采取开放或腹腔镜切除术治疗(Moudouni et al,2006)。对于异位输尿管患者,应实施精囊切除术同时实施肾输尿管切除术。如果上述技术治疗精囊脓肿失败,则行开放引流(Kore et al,1994)。

(十)精囊肿瘤的手术治疗

精囊良性肿瘤较恶性肿瘤更为常见,包括纤维瘤、平滑肌瘤、囊腺瘤、神经鞘瘤和乳头状腺瘤(Mostofi and Price,1973;Lundhus et al,1984;Narayana,1985;Mazur et al,1987;Bullock,1988;Gentile et al,1994;Latchamsetty et al,2002;Lee et al,2006)。精囊原发乳头状腺瘤和囊腺瘤常见于中年男性,几乎很少见双侧起病,影像学呈单纯囊样改变;精囊切除术后病理结果可以确诊(Mazur et al,1987)。也有报道精囊存在局部淀粉样变(Jun et al,2003)。对于＞76 岁男性,有 20％存在精囊上皮下淀粉样沉积。有报道认为,其在尸检中的发病率为 4％～17％(Pitkanen et al,1983;Ramchandani et al,1993)。只

有在存在临床症状及精囊淀粉样改变诊断明确后可采取治疗。也有关于精囊包虫囊肿的报道(Kuyumcuoglu et al,1991;Papathanasiou et al,2006)。

精囊恶性肿瘤极为罕见,并且难以诊断,因为患者在疾病进展前大都无症状。精囊原发恶性肿瘤极为罕见,血清前列腺特异抗原和组织活检有助于鉴别原发恶性肿瘤和转移性淋巴瘤侵犯及前列腺癌、膀胱癌和直肠癌的侵犯累及。精囊的低增殖活性可以解释精囊原发恶性肿瘤的低发病率(Meyer et al,1982)。年龄＞50 岁的患者可以发生原发精囊腺癌。患者血清前列腺特异抗原水平正常,而血清癌胚抗原水平升高(Mostofi and Price,1973;Benson et al,1984;Tanaka et al,1987;Chinoy and Kulkarni,1993;Thiel and Effert,2002)。原发性精囊肉瘤极为罕见,一旦发现往往疾病已经进展,组织活检可以确诊(Benson et al,1984;Chiou et al,1985;Schned et al,1986;Tanaka et al,1987;Davis et al,1988;Kawahara et al,1988)。所有的精囊肉瘤类型,包括平滑肌肉瘤、横纹肌肉瘤、血管肉瘤和苗勒腺肉瘤样肿瘤,均具有高度的侵袭性,根治性摘除术的结果也各不相同(Lamont et al,1991;Laurila et al,1992;Amirkhan et al,1994;Berger et al,2002)。囊性肉瘤和精原细胞瘤也有作为精囊原发恶性肿瘤的报道(Adachi et al,1991;Fain et al,1993)。有研究报道,精囊原发鳞状细胞癌通过手术摘除治疗,术后辅助放疗,短期随访显示疗效成功(Tabata et al,2002)。

如果活检明确实性精囊肿块为良性病变并且没有局部扩散的证据,则只有在极少数存在临床症状的情况下才需要治疗。如果活检明确精囊实性肿块为恶性病变或高度怀疑为恶性病变,则需手术治疗。由许多医院对精囊恶性肿瘤进行治疗的经验有限,因此最佳治疗方案仍存在争论。对于精囊巨大原发恶性肿瘤已经采取根治性盆腔手术:膀胱前列腺全切并盆腔淋巴结清扫或盆腔脏器切除术。虽然文献报道仅有的生存者在根治术后接受了盆腔放疗和(或)雄激素阻断治疗,仍没有依据表明辅助治疗是有效的。

(十一)精囊手术的并发症

如果术者选择其最为舒适且熟练操作的手术

入路,则可以将精囊手术的并发症最小化。术者必须知道,精囊切除术特有的并发症。直肠或膀胱损伤可以在精囊手术中出现。如果术前进行过肠道准备,并且不存在大面积粪便污染的情况下,可以将直肠分两层关闭,使用 3-0 可吸收线连续缝合黏膜层,使用 4-0 线间断缝合黏膜下层。最后应实施扩肛。对于直肠较大损伤或大量粪便污染的情况,需要考虑行结肠造口。膀胱损伤可以通过两层关闭,术后留置导尿管 7~10 天。

腹腔镜入路的并发症则包含腹腔镜的一般并发症,如套管损伤肠管或大血管、腹膜外气肿、腹壁出血和空气栓塞等。只要不存在大面积粪便污染的情况,膀胱和直肠损伤可以在腹腔镜下修补。远端输尿管距离精囊尖端较近,也可以在腹腔镜下修补,尽管有时需要在开放或腹腔镜下行输尿管再植术,术式取决于术者的经验水平。如果采用上述手术,则推荐留置输尿管支架管和盆腔引流管。神经血管束紧贴精囊尖部外侧走行;无论哪种入路,损伤神经血管束会导致勃起功能障碍。内镜下治疗精囊疾病的潜在并发症包括继发于尿液反流和感染的尿滴沥等(Goluboff et al,1995)。

要点:精囊外科

- 精囊液占射精量的 50%~80%。
- 单侧精囊发育不全可伴随同侧肾脏发育异常及单侧输精管缺如。
- 直肠指诊下正常精囊不可触及。
- 如果可触及精囊病变,应进行经直肠超声和 MRI 检查。如果怀疑恶性病变应进行活检。
- 精囊的手术入路选择主要取决于术者的经验和操作舒适度,病变的特征会影响入路选择的决策。
- 精囊良性及恶性肿瘤均罕见。

九、触诊阴性睾丸病变的处理

有关偶发睾丸病变治疗的文献数据非常有限。睾丸病变定义为偶发的无症状的且不可触及的睾丸病变,并且睾丸肿瘤标志物须阴性(Carmignani et al,2003)。随着超声设备的使用增加,检测到上述病变的概率也在增加。但是,超声监测偶发无症状的睾丸病变的总体概率仍很低。一项面向 3000 名男性使用超声检测阴囊疼痛、腰痛、颈部肿块和腹膜后肿块的大型研究中,有 15 例(0.5%)患者检出偶发睾丸病变(Comiter et al,1995)。另一项大型研究中,1300 例阴囊超声检查中发现 27 例(2%)偶发睾丸病变(Carmignani et al,2003)。

早先研究表明,男性不育症的睾丸恶性肿瘤发病率升高(Jacobsen et al,2000)。其他睾丸恶性肿瘤的危险因素包括可触及的睾丸病变、隐睾史、睾丸萎缩和对侧生殖细胞肿瘤。在偶发触诊阴性睾丸病变中,组织学良性病变比恶性病变更常见(Sheynkin et al,2004)。

有些主张对触诊阴性睾丸肿块尽早行手术干预,因为 20% 的病变为恶性(Müller et al,2006)。从腹股沟切口拖出睾丸,使用术中超声定位病损(Horstman et al,1994)。Hopps 和 Goldstein 通过使用超声引导定位和显微外科探查来辅助识别肿瘤来扩展此项技术(Hopps and Goldstein,2002)。

其他作者更多地支持非手术疗法。Eifler 和同事们(2008)报道根据组织学诊断,1cm 以下的偶发睾丸病变中仅 6% 为恶性。这些作者认为,标志物阴性且<5mm 的睾丸内高回声病变多可能为良性,可以通过连续的影像学检查随访。Connolly 和助手们(2006)对偶发睾丸病变<1cm 的一高选择组患者进行了连续超声检查随访。在 8 例入组病例中,只有 1 例(13%)在连续影像学检查随访中进展,并最终诊断为精原细胞瘤。这些作者认为,尽管多数小病变患者需要手术探查,但对于认真挑选依从性高的患者,连续影像学检查是安全的。上述研究的病理发现总结在表 21-2 中。

虽然此类病变罕见,但泌尿外科医师处理起来仍显棘手。临床医师必须决定是否采取更创伤的诊疗方法,如经腹股沟睾丸切除术、经腹股沟探查、冰冻切片检查,还是采取通过连续超声监测的更保守的、非手术方法。睾丸内病变触诊阴性的治疗流程见图 21-27。如存在下述情况之一,则必须考虑恶性病变可能:肿块>1cm、严重的少精子症或无精子症、睾丸萎缩、隐睾病史、既往睾丸恶性肿瘤病史或肿瘤标志物升高等。如果患者发生睾丸恶性肿瘤为低危,则采用连续的超声检查随访是合理的。患者必须了解病变大小或形态变化时需要进行手术探查。

表 21-2 睾丸内病变触诊阴性的病理结果总结

单位和参考文献	良性(例)	恶性(例)	无组织病例诊断(例)	总数量
Mt. Sinai 医院(Buckspan et al,1989)	4	0	0	4
Walson Army 医院(Corrie et al,1991)	3	0	2	5
Naval 医学中心(Horstman et al,1994)	7	2	0	9
Brigham 和 Women's 医院(Comiter et al,1995)	2	13	0	15
Weill-Cornell(Hopps and Goldstein,2002)	2	2	0	4
Milan 大学(Carmignani et al,2003)	10	0	0	10
SUNY Stonybrook(Sheynkin et al,2004)	6	2	1	9
Rabin 医学中心(Tal et al,2004)	3	6	2	11
Southern Illinois(Powell and Tarter,2006)	2	2	0	4
Weill-Cornell(Eifler et al,2008)	19	1	0	20
总数(%)	58(64)	28(31)	5(5)	91

From Mammen T,Costabile RA. Management of incidentally discovered non-palpable testicular lesions. AUA Update Series 2009;28;14-9.

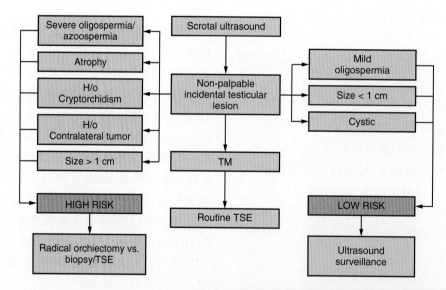

图 21-27 Treatment algorithm for nonpalpable testicular lesions. H/o,history of;TM, testicular microlithiasis;TSE,testis-sparing excision. (Modified from Mammen T,Costabile RA. Management of incidentally discovered non-palpable testicular lesions.AUA Update Series 2009;28:14-9.)

参考文献

完整的参考文献列表通过 www. expertconsult. com 在线获取。

推荐阅读

Brewster SF. The development and differentiation of human seminal vesicles. J Anat 1985;143:45-55.

Carter SS, Shinohara K, Lipshultz LI. Transrectal ultrasonography in disorders of the seminal vesicles and ejaculatory ducts. Urol Clin North Am 1989;16:773-90.

Corcoran AT, Smaldone MC, Gibbons EP, et al. Validation of the Fournier's gangrene severity index in a large contemporary series. J Urol 2008;180(3):944-8.

Davis BE, Noble MJ, Weigel JW, et al. Analysis and management of chronic testicular pain. J Urol 1990;143:936-9.

Goldstein M, Schlossberg S. Men with congenital absence of the vas deferens often have seminal vesicles. J Urol 1988;140(1): 85-6.

Holt SK, Salinas CA, Stanford JL. Vasectomy and the risk of prostate cancer. J Urol 2008;180(6): 2565-7, discussion 2567-8.

Kavoussi LR, Schuessler WW, Vancaillie TG, et al. Laparoscopic approach to the seminal vesicles. J Urol 1993;150:417-9.

Kiddoo DA, Wollin TA, Mador DR. A population based assessment of complications following outpatient hydrocelectomy and spermatocelectomy. J Urol 2004;171(2 Pt. 1): 746-8.

Mittemeyer BT, Lennox KW, Borski AA. Epididymitis: a review of 610 cases. J Urol 1966;95:390-2.

Selikowitz S, Schned A. A late post-vasectomy syndrome. J Urol 1985;134:494.

Sokal D, Irsula B, Hays M, et al. Vasectomy by ligation and excision, with or without fascial interposition: a randomized controlled trial. BMC Med 2004;2:6.

Sokal D, McMullen S, Gates D, et al. A comparative study of the no scalpel and standard incision approaches to vasectomy in 5countries. The Male Sterilization Investigator Team. J Urol 1999;162:1621-5.

（郭三维　**编译**　安　庚　赵福军　毛向明　**审校**）

第22章　性传播疾病

Michel Arthur Pontari，MD

一、性传播疾病流行病学

2013年,美国疾病控制与预防中心(CDC)发布了有关性传播疾病(STDs)病例的年度报告。数据来自于2012年,具体见表22-1和表22-2。总的来说,在美国,每年约有2000万例新发的性传播疾病,半数患者的年龄在15～24岁。在2012年,这一组年龄段中,58%为淋病,69%为衣原体感染。有不成比例风险的另一组人群为男性同性恋(MSM),其75%为原发性和继发性梅毒感染。使性传播疾病的获得性增加的因素包括:性伴侣数量的增加,不使用避孕套的无保护性生活,有健康风险的性伴侣,酒精或药物对性生活的影响。

表 22-1　2012 年每 10 万人口性传播疾病报告病例

	2012 年报道病例数	每 10 万人比率	变化情况
衣原体	1 422 976	456.7	自 2011 年保持平稳
淋病	334 826	107.5	自 2011 年增长 4.1%
梅毒	15 667	5.0	自 2011 年增长 11.1%
原发性和继发性软下疳	15		1987—2001 年下降,自此保持稳定

表 22-2　2012 年最初就诊于门诊的性传播疾病报告病例

性传播疾病	最初就诊于门诊的病例数目
生殖器疱疹	228 000
生殖器疣	353 000
阴道毛滴虫病	219 000
其他阴道炎	3 452 000

(一)美国疾病控制与预防中心筛查建议

1. 年龄在 25 岁或者以下的性活跃女性伴有风险因素,如有新的或多个性伴侣的女性,应每年进行衣原体感染筛查。

2. 具有风险因素,如有新的或多个性伴侣的女性,或者处于疾病高发地区的女性,应每年进行淋病筛查。

3. 所有的孕妇进行梅毒、HIV 和衣原体的筛查,高危妊娠妇女在妊娠早期应进行淋病筛查并根据需要重复进行检测。

4. 性活跃的同性恋、双性恋和其他男性同性恋至少每年进行一次梅毒、衣原体、淋病和 HIV 的筛查,有多个性伴侣的男性每 3～6 个月进行性传播疾病的筛查,使用非法药物特别是甲基苯丙胺的男性同性恋或者其性伙伴使用者,应进行更加频繁的筛查。

(二)必须上报当地卫生部门的疾病

梅毒、淋病、衣原体、软下疳、HIV 感染和获得性免疫缺陷综合征(AIDS)是每个州都应报告的疾病,根据州的检查要求上报其他的性传播疾病。

二、尿道炎

尿道炎,或者尿道出血,可能由性传播疾病导致,其症状包括尿道分泌物、瘙痒和排尿困难。多种微生物可以导致尿道炎,其中两大类分别是由淋病奈瑟菌引起淋球菌尿道炎(GU)和由所有其他微生物引起的非淋球菌尿道炎(NGU)。

(一)诊断

通常,尿道炎的诊断是基于脓性分泌物的革兰染色显示每高倍视野(HPF)＞5 个白细胞(WBCs),若为细胞内革兰染色阴性双球菌的淋菌性尿道炎时,白细胞有或无。尿液检查可以产生假阴性结果,衣原体感染时,每高倍视野＞5 个白细胞的敏感性低至 29%(Janier et al,1995)。另一标准是首次排空尿液的阳性白细胞酯酶测试结果,或者首次排空尿液的显微镜检查提示 WBCs≥10 个/HPF(CDC,2010c)。对尿液进行的核酸扩增试验(NAATs)可以用于寻找淋病奈瑟菌和沙眼衣原体(Geisler et al,2005)。**用尿道拭子样本可以进行培养和杂交检测,但 NAATs 由于其较高的灵敏度更受青睐(Geisler,2011),并且尿道拭子不再推荐用于评估尿道炎。**鉴于同时合并感染的高关联性,所有的患者都应该检测淋病和衣原体。

(二)淋球菌感染

淋病奈瑟球菌为革兰阴性双球菌,是美国性传播疾病第二大常见的病菌(CDC,2013),潜伏期为 3～14 天。男性能很快产生症状促使他们治疗来阻止传染给其他人。这些症状包括尿道炎、附睾炎、直肠炎和前列腺炎。女性经常无症状,其并发症包括盆腔炎(PID)、输卵管瘢痕、不孕、异位妊娠及慢性骨盆疼痛(Short et al,2009)。播散性淋病在今天很少见,但是可以产生关节炎、皮炎、脑膜炎和心内膜炎。淋病感染也会增加感染和传播 HIV 的风险(Cohen et al,1997)。

治疗:淋球菌和衣原体都需要双重治疗,因为合并感染的概率很高。淋病的治疗受到淋球菌耐药性的影响。自 2007 年起,在美国,喹诺酮类药物不再是被推荐用于治疗淋病和相关疾病,如 PID(CDC,2007)。自 2012 年 8 月,由于高耐药性,头孢克肟不再用于治疗淋病的一线用药(CDC,2012;Kirkcaldy et al,2013)。目前,治疗子宫、尿道和直肠的非复杂性淋球菌感染方案是头孢曲松 250mg,单一剂量肌内注射,加单一剂量的阿奇霉素 1g,口服;或者多西环素 100mg,口服,每天 2 次,连续 7 天。因为 NAATs 不能提供药物敏感性的结果,为了防止治疗失败,尿液培养联合抗菌敏感性培养一起检测。所有的淋病患者应该同时检测其他性传播疾病包括衣原体、梅毒和 HIV。治疗与 HIV 患者没有差异。有青霉素过敏史的患者,第 3 代头孢菌素发生交叉反应性的概率较低,比第 1 代头孢菌素低 5%～10%。

(三)非淋菌性尿道炎

非淋菌性尿道炎病菌中的 15%～40% 为沙眼衣原体,其他少见的病菌有生殖器支原体(15%～25%)、阴道毛滴虫、腺病毒、1 型单纯疱疹病毒(HSV-1)、未确定病原体(20%～50%)(Deguchi and Maeda,2002;Bradshaw et al,2006;Tabrizi et al,2007)。HSV-1 尿道炎可能与口交有关。(Bradshaw et al,2006)。

1. 衣原体

在美国,衣原体是性传播疾病最常见的病菌。CDC 在 2012 年报道的 1 422 976 份沙眼衣原体感染的病例包含了 CDC 以往报道的最大数量的病例(CDC,2013)。衣原体的潜伏期为 3～14d。衣原体感染好发于 25 岁及以上人群(Geisler,2011)。在男性中,衣原体感染的其他结局包括附睾炎和赖特综合征(Geisler et al,2008)。未治疗的男性尿道衣原体感染主要关注的问题之一是传染其女性伴侣(Geisler,2011)。高达 75% 的衣原体感染的女性患者无症状。获得性衣原体感染可以导致输卵管瘢痕形成、PID、异位妊娠、盆腔疼痛和不育。未治疗的衣原体感染导致 PID 的风险估计在 9.5%～27%(Gottlieb et al,2013)。

2. 生殖支原体和解脲脲原体

支原体是最小的原核生物,能够自主复制。支原体连同解脲脲原体属于柔膜菌纲。支原体没有细胞壁,不能进行革兰染色。它们在末端有一个黏附结构,可以帮助它们依附于上皮细胞(Cazanave et al,2012)。在 1980 年,生殖支原体首次被描述为尿道炎的致病菌,从那时起大量证据表明其是急性 NGU 的病因之一(Manhart et al,2011)。大多数感染的患者都有症状,但是大约 25% 的患者可能为无症状的尿路感染(Taylor-Robinson and Jensen,2011)。生殖支原体可以进入到细胞内,造成慢性感染,并且可以逃避免疫反应及抗生素的杀伤作用(McGowin et al,2009)。生殖支原体感染在慢性尿道炎中患病率占到 12%～41%(Manhart et al,2011)。在男性中,生殖支原体感染的危险因素有年龄较小、在过去的一个月内有性生活,其性伴侣最近有诊断或治疗 STD 的病史(Mena et al,2002)。病原体培养是非常困难的,诊断依靠核酸扩增或聚合酶链式反应,但是尚无可用的商品化检测方法(Cazanave et al,2012;Sena et al,2012)。

柔膜菌纲的其他种类有解脲脲原体和微小脲原体(Cazanave et al,2012)。解脲支原体作为 NGU 的一个致病菌是有争议的(Taylor-Robinson et al,1979)。在一项 329 例样本的病例对照研究中,病例组为有症状的尿道炎,无症状的尿道炎为对照组,解脲脲原体和微小脲原体在对照组中比在病例组中更常见,因此认为,在人群中脲原体与 NGU 关系不大(Bradshaw et al,2006)。最近的一系列报道中,解脲脲原体存在于 24% 的 NGU 患者中(Wetmore et al,2011a)。Wetmore 和其同事已经就许多研究之间的差异性做出了解释(2011b)。在一项病例对照研究中,病例组患者有 NGU 的临床症状和体征,对照组来自于治疗室或急诊室的 STD,解脲脲原体与 NGU 的联系较小,微小脲原体与 NGU 没有联系。然而,在少于 10 个性伴侣的男性中,解脲脲原体与 NGU 的

联系是有意义的。提出的一个假说是,通过多个性伴侣,重复或长期暴露于解脲脲原体中,造成适应性免疫,可能会造成没有尿道炎体征的无症状性感染。

3. 毛滴虫属

阴道毛滴虫属是鞭毛寄生虫特异性感染泌尿道(Muzny and Schwebke,2013)。阴道毛滴虫是一种常见的阴道病原体,而且也可以引起男性尿道炎。在性病门诊就诊的男性患者,被报道阴道毛滴虫的感染率为 3%～17%(Schwebke and Hook,2003;Bachmann et al,2011)。细菌涂片检查用来诊断阴道毛滴虫敏感性只有 60%,细菌培养也是诊断的金标准,这两种方法都被 NAATs 所取代(Schwebke et al,2011)。

非淋菌性尿道炎的治疗:一开始就对患者进行淋球菌和衣原体的治疗。采用单剂量阿奇霉素 1g 口服,或者多西环素 100mg,口服,每天 2 次,共 7 天。

(四)复发和持续性尿道炎

不依从最初治疗方案或者再次接触没有接受治疗的性伴侣的患者,可以再次使用最初治疗的药物。多西环素治疗后有持续症状,可能是由生殖支原体的多西环素耐药性或阴道毛滴虫而引起。可以送检尿液样本(Schwebke and Hook,2003)。可以选择的替代治疗方案包括单一剂量的甲硝唑 2g,口服或者单一剂量替硝唑 2g,口服;联合单一剂量阿奇霉素 1g,口服(如果在开始发病时没有使用)。另外可以选择的二线治疗方法是莫西沙星 400mg,口服 7 天,这对生殖支原体有效。生殖支原体对阿奇霉素耐药性的发生率为 16%～24%(Bradshaw et al,2008;Twin et al,2012)。在有持续性症状的男性中,泌尿系统评估通常不能确定尿道炎的具体病因。一种考虑是确保骨盆的其他部位没有疼痛,否则可能表明患有慢性盆腔疼痛综合征,而非局部的尿道炎(Nikel et al,2003)。

三、附睾炎

急性附睾炎是以附睾疼痛和肿胀为主要临床表现的急性炎症,一般病程不超过 6 周(Tracy et al,2008),睾丸通常受累(附睾-睾丸炎)。在 35 岁

以下性活跃的男性中,急性附睾炎常由沙眼衣原体或淋球菌引起。在男性同性恋中,急性附睾炎的致病菌常为肠道微生物,如通过肛交引起大肠埃希菌和假单胞菌感染,这种急性附睾炎常伴有尿道炎。35 岁以上的急性附睾炎,通过性传播引起的感染比较少见,通常是与尿道梗阻或良性前列腺增生所引起的细菌尿有关,大肠埃希菌是最常见的病原体(Berger et al,1979)。艾滋病患者可能同时伴有非典型病原体感染,如巨细胞病毒(CMV)、沙门菌、脲原体、棒状杆菌、支原体和真菌(Parr et al,1993;Hohmann,2001)。慢性附睾炎是指阴囊、睾丸和附睾疼痛持续 6 周以上,最常见的致病菌是结核杆菌,主要是由于肺结核通过血液传播引起的,通过尿路传播比较少见(Heaton et al,1989)。

急性附睾炎的诊断需要排除睾丸扭转,尤其在年轻患者中。阴囊超声检查对此可能有帮助,但并不总是能诊断(Pontari,2013)。急性附睾炎的早期病情评估应该包括尿道分泌物的革兰染色,第一杯尿中的白细胞酯酶,以及第一杯尿中的白细胞是否超过 10WBCs/HPF。另外,尿液还可进行核酸扩增试验检测(CDC,2010c)。在实验室测试结果回报之前,可以经验性的使用抗生素治疗。35 岁以下男性一线治疗方案是头孢曲松250mg 肌内注射;加多西环素 100mg,口服每天 2 次,共 10 天。对于可疑肠道微生物感染的患者,可用头孢曲松加左氧氟沙星 500mg,口服每天 1 次,共 10 天(CDC,2010c)。

四、生殖器溃疡

在美国,大多数性行为活跃的年轻人常患有生殖器溃疡(表 22-3),或生殖器疱疹和梅毒,其中生殖器疱疹更为常见,软下疳和齿状突病溃疡则比较少见。生殖器溃疡也可能与非传染性疾病有关,如酵母菌感染、创伤、恶性肿瘤、口腔溃疡、固定性药疹和银屑病等(CDC,2010c)。对于生殖器溃疡的诊断除了病史和体格检查外,尽可能早期进行梅毒血清学和暗视野检查,通过培养或 PCR 检测单纯疱疹病毒,通过血清学检测确定单纯疱疹病毒的亚型。有软下疳时,应该进行杜克雷嗜血杆菌的检测。先前未检测过艾滋病病毒的患者应该进行艾滋病病毒的检测。即使经过全面的评估,仍有 25% 的患者实验室检测为阴性。如果生殖器溃疡比较特殊或者治疗效果差,应该进行溃疡的穿刺活检。

表 22-3 生殖器溃疡

疾病	局部病变	淋巴结病	全身症状
早期梅毒	**无痛的**,硬结的,基底清,通常为单个的	无压痛的、有弹性的、非化脓性的双侧淋巴结病	无
生殖器疱疹	表浅的**痛性**水疱,通常为多个	有压痛的,双侧腹股沟淋巴结肿大	感染早期
软下疳	压痛性的丘疹,继发性**疼痛**、潜行性的化脓性溃疡,单个或多个	局部疼痛性、化脓性淋巴结病	无
淋巴肉芽肿	小的、**无痛性**小囊疱,或者由丘疹发展为溃疡	疼痛性的、无光泽的、带有瘘管的肿大结节	生殖器病变愈合后出现

(一)梅毒

梅毒是由梅毒螺旋体感染引起的。梅毒螺旋体培养难度比较大,主要通过性接触传播,还可以通过接触原发性或继发性梅毒患者破损皮肤和黏膜传播(Ho and Lukehart,2011)。患病风险随着性伴侣人数的增加而增加(French,2007)。梅毒螺旋体在感染部位每隔 30~33 小时分裂一次进行复制(FieldSteel et al,1981)。据估计,与早期梅毒患者进行性接触有 50%~60% 的人会感染梅毒(Schober et al,1983)。

1. 一期梅毒

病变局限在感染的初始部位。潜伏期通常为 2~3 周,但损伤出现的时间范围可以是感染后 9~90d(French,2007)。通常为单个无痛性病灶,也可以是多个病灶,约 1/4 的患者伴有疼痛(Read and Donovan,2012)。局部无痛性的淋巴结病很常见。未治疗的病灶可以在 3~8 周自行愈合(Ho and Lukeart,2011)。男性典型的病变部位在阴茎头、冠状沟及会阴区(图 22-1)。女性典型的病灶多在阴唇或者肛周(图 22-2)。

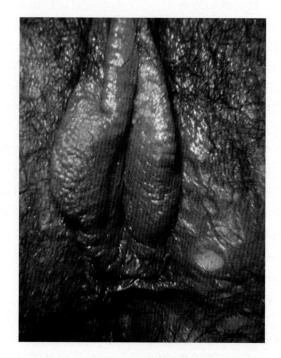

图 22-2　外阴下唇梅毒

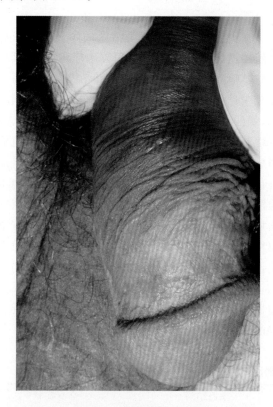

图 22-1　梅毒伴阴茎下疳

2. 二期梅毒

梅毒螺旋体进入血液形成菌血症引起全身性感染。二期梅毒通常发生在初次感染后 3~5 个月,其特征是全身出现广泛性斑疹性皮疹,75% 的患者皮疹出现在头皮、手掌和脚底(图 22-3)(Read and Donovan,2012)。皮疹可继发溃疡和扁平湿疣,其他症状包括发热、全身不适、体重减轻、斑秃和眼部炎症(Mindel et al,1989)。大约 10% 的患者可以发生广泛性的血管炎,表现为肝炎、虹膜炎、肾炎和神经病变,神经病变包括头痛和脑神经受累,尤其是 Ⅷ(听觉)神经受累。二期梅毒复发通常发生在感染后的第一年,第二年之后很少发生,然后成为潜伏感染或者无症状感染。

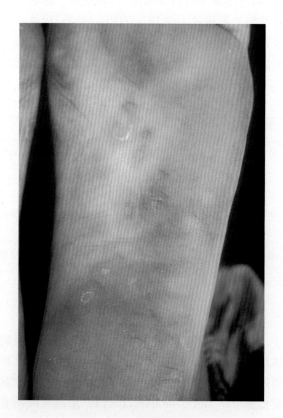

图 22-3　足底继发梅毒

3. 潜伏期梅毒

潜伏期梅毒是指血清学检测为阳性,而没有临床症状的梅毒。可分为早期和晚期潜伏感染。早期潜伏感染是指患者梅毒血清学检测呈阳性,但是没有原发性或者继发性疾病的表现,并且在过去一年梅毒血清学检测为阴性,或有梅毒接触史(CDC,2010c)。对于没有证据表明近期血清学是否为阴性或者不确定先前已经进行过治疗的无症状梅毒感染被归为时间不明的梅毒,认为是晚期潜伏期梅毒(Read and Donovan,2012)。

4. 晚期梅毒

35%的潜伏期梅毒会发展为晚期梅毒,主要表现为神经梅毒、心血管梅毒和梅毒树胶肿。晚期梅毒主要在发展中国家,在发达国家罕见。二期梅毒可出现神经梅毒,三期梅毒可发生脑膜血管梅毒。晚期梅毒潜伏期通常为 5～12 年。10～20 年后,脊柱和大脑也可波及。梅毒所引起的脊髓综合征又称为脊髓痨,脑综合征又称为麻痹性痴呆(Danielsen et al,2004;French,2007)。心血管梅毒多发生在感染后 15～30 年,可以发生在任何大血管(French,2007)。

5. 梅毒试验

(1)暗视野检查:梅毒螺旋体体外不易培养,直接试验包括在暗视野显微镜下找到苍白螺旋体,灵敏度高达 97%(Wheeler et al,2004)。但是这种方法需要经过培训的专业人员进行操作。

(2)血清学

①非密螺旋体试验:抗体的测定对于梅毒的筛查和诊断具有重要意义。包括两类试验:针对磷脂的非密螺旋体试验和针对苍白螺旋体多肽的密螺旋体试验。非密螺旋体抗体与同密螺旋体结合的脂质结合形成抗原(LaFund and LukkHART,2006)。非密螺旋体试验通常有梅毒血清试验(RPR 试验)、性病研究室试验(VDRL 试验)、甲苯胺红不加热血清试验(TRUST 试验)方法。这些试验结果经常会在梅毒感染后 21d 内呈阳性,一些患者在感染梅毒后 6 周仍会呈现阳性结果。这些试验通常在二期梅毒中呈阳性(Read and Donovan,2012)。非密螺旋体试验阳性的患者需要进行密螺旋体试验来进一步验证,因为非密螺旋体试验在病毒感染、妊娠、恶性肿瘤、自身免疫性疾病和高龄的情况下会出现假阳性

(Larsen et al,1995)。如果检测的抗体过量,反而会使反应信号弱化,出现假阴性反应,即前带效应(CDC,2010c)。**非密螺旋体试验多用于监测梅毒的活动性,当出现两种稀液呈 4 倍(如 1:16～1:4)当量的滴度变化则认为是有临床意义的。同样的检测应该在同一患者中进行,因为这些检测不具有直接的可比性(CDC,2010C)。**非密螺旋体试验通常在梅毒得到治疗后呈阴性,但是也有些患者的抗体长期存在甚至终身存在,称为血清酶原反应(CDC,2010c)。

②密螺旋体试验:梅毒密螺旋抗体可以通过免疫荧光法在荧光梅毒螺旋体抗体吸收试验(FTA-ABS)中检测到,或通过凝集法在梅毒螺旋体微血凝试验(MHA-TP)、梅毒螺旋体血凝试验(TPHA)或梅毒螺旋体颗粒凝集试验(TP-PA)中检测到。假阳性比较少见,但在胶原病、系统性红斑狼疮和其他感染性疾病中也可以出现假阳性(Hart,1986)。**除了 15%～25%的一期梅毒患者在治疗后密螺旋体试验呈阴性外,大多数患者终身呈阳性(Young et al,2009)。因此,密螺旋体试验不能用于评价梅毒的活动性及治疗效果。**

(3)其他检测:聚合酶链反应也可用于检测梅毒螺旋体,敏感性为 94.7%,特异性为 98.6%(Palmer et al,2003)。快速梅毒检测,包括酶联免疫吸附试验(ELISAs)也获得了美国食品和药物管理局(FDA)的批准,对于梅毒的初次诊断相比非密螺旋体试验更加便宜且迅速,可以在 5～20min 得到结果,但不能反映梅毒的活动性及治疗效果(Ho and Lukehart,2011)。一种较新的检测方案是先使用快速测试,如果检测结果是阳性,再用非密螺旋体试验检测;如果非密螺旋体试验结果为阴性,再进行密螺旋体试验。

6. 与人类免疫缺陷病毒共同感染

在感染梅毒的患者中,高达 25%是 HIV 感染者,据报道,HIV 患者中梅毒的发病率是普通人群的 77 倍(Chesson et al,2005)。HIV 感染者梅毒的临床病程与免疫功能正常者相似。然而,HIV 阳性的患者在最初阶段可能有较大的溃疡,并且有可能在 CD4 计数为 350 或更低和(或)非密螺旋体血清学试验为 1:32 或更高的情况下迅速发展为神经梅毒(French,2007)。有时,异常的血清学反应可能会出现假阴性结果。如果临床过

程强烈提示梅毒而血清学检查结果为阴性时,则考虑其他检查,如病变或皮疹活检(CDC,2010c)。**所有梅毒患者都应该接受艾滋病毒检测。**

7. 梅毒的治疗

青霉素 G 是各个阶段梅毒的标准治疗方法。梅毒的分期和临床表现决定了治疗的准备、剂量和疗程。CDC 的治疗指南见表 22-4(CDC,2010c)。苄星青霉素和普鲁卡因青霉素(青霉素 C-R)的联合治疗及口服青霉素目前认为并不适用。艾滋病毒感染者应当接受与非艾滋病毒感染者相同的治疗方案,**在治疗过程中可能会产生发**热、不适、恶心和呕吐等症状,称为吉海(Jarisch-Herxheimer)反应。这些不是对青霉素过敏反应,而是发生在梅毒治疗过程中的常见反应,尤其常见于青霉素治疗早期梅毒时,它也可能与寒战和继发性皮疹恶化有关。其治疗方法是卧床休息和使用非甾体抗炎药。治疗失败的症状包括持续或反复出现的梅毒症状,非密螺旋体试验结果持续增加 4 倍,或在治疗后 6 个月内未能减少 4 倍。患者应重新检测艾滋病病毒;检测脑脊液(CSF)以评估神经梅毒;若非神经梅毒,则每周注射苄星青霉素 G,240 万单位肌内注射,疗程为 3 周。

表 22-4　梅毒治疗(疾病控制和预防中心 2010 年性传播疾病治疗指南)

梅毒分期	青霉素治疗	青霉素过敏患者的治疗
原发、继发性和早期潜伏梅毒,无神经受累	苄星青霉素 G 240 万 U,肌内注射,单次	多西环素 100mg,口服,2/d,共 2 周 四环素 500mg,口服,4/d,共 2 周
晚期潜伏或潜伏梅毒,持续时间不明,无神经受累	苄星青霉素 G 240 万 U,肌内注射,每周 1 次,共 3 次	多西环素 100mg,口服,2/d,共 28d 四环素 500mg,口服,4/d,共 28d
三期(晚期)梅毒,无神经受累	苄星青霉素 G 240 万 U,肌内注射,每周 1 次,共 3 次	咨询传染病专家
神经梅毒供选择方案	水溶性结晶青霉素 G 300 万～400 万 U,静脉注射,每 4 小时 1 次,连续静脉滴注 1800 万～2400 万 U/d,共 10～14d 普鲁卡因青霉素 240 万 U,肌内注射,1/d,加丙磺舒 500mg,口服,1/d,共 10～14d	

(二)疱疹

单纯疱疹病毒 1 型(HSV-1)和单纯疱疹病毒 2 型(HSV-2)是双链 DNA 病毒。它们的蛋白质编码区有 83% 同源序列,基因组结构相似(Gupta et al,2007)。它们可以从血清学上加以区分。虽然 HSV-1 主要引起口腔感染,但现在至少占生殖器单纯疱疹病毒感染首次发作的一半(Roberts et al,2003)。这被认为是后天获得性口腔 HSV-1 感染的并发症,这将使生殖器感染具有免疫力,而且在口交的年轻成人中生殖器 HSV-1 感染增加(Halpern-Felsher et al,2005)。HSV-2 会引起生殖器疱疹,并通过性接触传播。女性比男性更容易感染 HSV-2,而且更容易出现症状性感染(Langenberg et al,1999)。因此,大多数 HSV-2 通过隐性感染者传播(Mertz,2008)。在一项针对 5452 名在美国初级保健机构就诊的成人的研究中,HSV-2 的血清阳性率为 25.5%,但这些患者中只有 12% 的人有过感染史(Leone et al,2004)。HSV-2 感染似乎可预防 HSV-1 感染,但 HSV-1 仅提供少量预防 HSV-2 感染的保护(Looker and Garnett,2005)。

1. 病理生理学

单纯疱疹病毒在进入部位的上皮细胞中开始复制,损害细胞,并进入外周感觉神经末梢。然后,它以一种逆行的方式传送到感觉根神经节的细胞体。感染初期,疱疹也蔓延到局部和区域淋巴结。一旦进入神经细胞体内,HSV 就进入潜伏状态(Jerome et al,1998)。病毒的复发和再激活是通过病毒从周围神经转运回黏膜或皮肤表面而发生的。触发 HSV 重新激活的事件包括局部创伤,如手术或紫外线照射、免疫抑制或发热(Gupta et al,2007)。复发可导致黏膜或皮肤破损的病变复发,或在没有可识别病变的情况下发生,这称为无症状或亚临床排毒(Wald et al,1995;Wald et al,2000)。

2. 自然史与诊断

原发性疱疹的典型表现是外生殖器不遵循神经分布的红斑丘疹和水疱簇(图 22-4 和图 22-5)。这通常发生在性交后 4～7 天(Looker and Garnett,2005)。许多疱疹性病变不具有典型的外观,可能看起来像裂痕或疖,在女性中可能表现为外阴红斑(Koutsky et al,1992)。患者有疼痛、灼热或瘙痒,80% 的女性自诉排尿困难。其他相关症状包括发热、头痛、不适和肌痛(Corey et al,1983)。可有腹股沟和股淋巴结的压痛。单纯的临床检查不能将原发性生殖器 HSV-1 感染与 HSV-2 感染区分开来,需要进行实验室检测。在接下来的 2～3 周 75% 的患者有新的皮损,这些病变可进展为水疱和脓疱,并可在结痂愈合前融合成溃疡(Corey et al,1983)。可能的并发症包括无菌性脑膜炎和可能导致尿潴留的自主神经功能障碍(Corey et al,1983)。

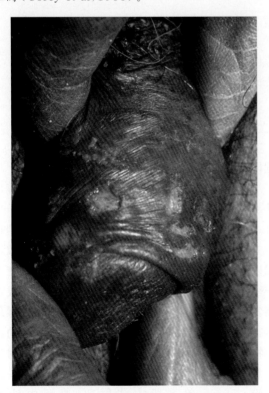

图 22-4　阴茎单纯疱疹病毒感染

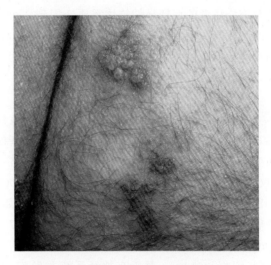

图 22-5　单纯疱疹病毒型典型水疱疹

3. 反复发作

在不存在既存 HSV-1 免疫力的情况下,HSV-1 或 HSV-2 的原发性生殖器疱疹感染更为严重(Corey et al,1983)。由于免疫反应的建立,随后的反复发作较初次感染轻。**生殖器 HSV-1 复发频率(每月 0.02 次复发)远低于生殖器 HSV-2 感染(每月 0.23 次复发),约低 10 倍**(Lafferty et al,1987a)。尽管在最初 6～12 个月脱落最多,但可持续数年(Schacker et al,1998;Benedetti et al,1999)。未经抗病毒治疗的情况下,皮损 5～10d 愈合。HSV 复发率在第 1 年后下降,但即使在 4 年随访以后仍能观察到 HSV-2 复发率出现了一些峰值(Benedetti et al,1999)。

4. 单纯疱疹病毒的诊断与检测

鉴于生殖器 HSV-1 和 HSV-2 之间的临床差异,应对单纯疱疹病毒亚型进行定性诊断以明确诊断并获得重要的预后信息。在有皮损的患者中,可以从生殖器皮损基底部获得液体送病毒培养、HSV 抗原检测或 HSV DNA 的 PCR(Rose et al,2008;Nguyen et al,2010)。原发感染的 HSV 检出率为 80%,而复发的 HSV 检出率仅为 25%～50%,如果皮损已开始愈合,检出率更低(Lafferty et al,1987b)。对于没有活动性病灶的患者,必须使用血清学方法——即检测抗体。检测 HSV-1 或 HSV-2 糖蛋白 G 的特异性免疫球蛋白 G(IgG)可区分两种 HSV(Ashley,2001)。对于复发生殖器症状、非典型病变或愈合性溃疡且病毒培养阴性的患者,建议血清学检查以确认生殖器疱疹的临床诊断。

针对疱疹病毒的型特异性抗体需要 2 周到 3 个月的时间才能产生。因此,对于新出现疱疹患者,最初血清学检查结果为阴性,12 周后检查结果为阳性,可确认为新感染(CDC,2010c)。

5.治疗

目前用于治疗疱疹的药物并不能根除该病毒,而是旨在减少感染的症状和体征,并防止新的病变产生(表 22-5)。可用的药物包括阿昔洛韦(仅静脉滴注)、万乃洛韦和泛昔洛韦(CDC,2010c)。对初期发作的治疗应从临床证据开始,然后再进行实验室检查和诊断。治疗通常是 7～10d,如果病变没有得到充分愈合应适当延长治疗时间(CDC,2010c)。对于有神经系统并发症、不能口服药物或患有广泛疾病的患者(例如免疫功能低下的患者),可能需要静脉注射阿昔洛韦(每 8 小时 5～10mg/kg)(Gupta et al,2007)。

复发的治疗可降低其严重程度和持续时间。复发的最初迹象或症状出现后 24h 内进行口服治疗可增加解决无病变复发的可能性(Leon et al,2002;Wald et al,2002;Aoki et al,2006)。对于频繁复发的患者,每日抑制治疗可使复发减少 70%～80%(Wald et al,2006)。艾滋病病毒感染者可有长期或严重的单纯疱疹病毒感染,而在艾滋病病毒感染者中,单纯疱疹病毒的脱落率也在增加。增加药物剂量和持续时间可抑制和治疗艾滋病病毒感染者的偶发性单纯疱疹病毒感染(CDC,2010c)。

表 22-5　建议口服治疗生殖器疱疹病毒感染

代表药	首次临床发作	发作期疗法	抑制疗法
阿昔洛韦	400mg,3/d,共 7～10d 或 200mg,5/d,共 7～10d	400mg,3/d,5d 或 800mg,3/d,共 2d 或 800mg,2/d,共 5d	400mg,2/d
泛昔洛韦	250mg,2/d,共 7～10d	125mg,2/d,共 5d 或 1000mg,2/d,共 1d 或 250mg,2/d,共 2d,随后 500mg 一次	250mg,2/d
伐昔洛韦	1g,2/d,共 7～10d	500mg,2/d,共 3d 或 1g,1/d,共 5d	500mg,1/d 或 1g,1/d

(三)软下疳

软下疳是由革兰阴性杆菌杜克雷嗜血杆菌引起的(Lewis,2003),感染可导致肛门生殖器溃疡和淋巴结炎,可进展为腹股沟腺炎。软下疳的潜伏期为 3～10d,最初表现为可能进展为溃疡的丘疹(图 22-6)(Lewis and Ison,2006),行包皮环切术者患软下疳风险相对较低(Weiss et al,2006)。美国的软下疳患病率有所下降(CDC,2013),但软下疳在非洲、亚洲、拉丁美洲和加勒比地区等地仍然流行。因此,以上地区有旅行史的人群中如发生生殖器溃疡应怀疑软下疳的可能(Lewis and Ison,2006)。和生殖器疱疹及梅毒类似,软下疳是 HIV 传播的危险因素(Magro et al,1996)。

软下疳的明确诊断需要在特殊培养基培养出杜克雷嗜血杆菌,但这种方法尚未常规开展(Lockett et al,1991)。且没有经 FDA 批准的检测方法。美国疾病控制与预防中心(CDC)建议出现以下情况可作出软下疳的可疑诊断:①患者有一个或多个痛性溃疡;②溃疡物暗视野检查或溃疡发病后至少 7d 的梅毒血清学监测未发现螺旋体存在证据;③溃疡和淋巴结病变是软下疳的典型特征;④溃疡渗出物的 HSV 测试结果为阴性(CDC,2010c)。治疗方法为:阿奇霉素 1g 或头孢曲松 250mg 单剂肌内注射;口服环丙沙星 500mg,2/d,连续 3d;红霉素 500mg 口服,3/d,连

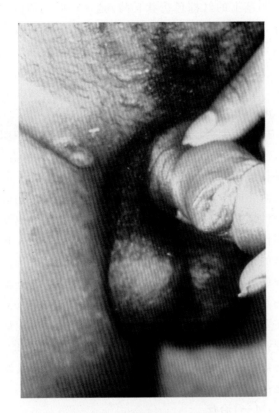

图 22-6　软下疳伴局部溃疡

续 7d。在诊断软下疳时应对患者行 HIV 检测。如最初的检测结果为阴性,应在 3 个月时重复进行梅毒和 HIV 检测。艾滋病患者对治疗的反应可能更差,其溃疡的愈合较慢,且可能需要更长的疗程(CDC,2010c)。

(四)腹股沟肉芽肿

腹股沟肉芽肿是由细胞内革兰阴性细菌肉芽肿杆菌(以前称为肉芽肿荚膜杆菌)感染引起的生殖器溃疡。腹股沟肉芽肿在美国少见,最常见于巴布亚新几内亚、南非、印度和巴西的部分地区及澳大利亚的土著社区(Lagergard et al,2011)。腹股沟肉芽肿平均潜伏期为 50d(O'Farrell,2002)。该病表现为生殖器和会阴的无痛性、缓慢进行性溃疡。尽管称为腹股沟肉芽肿,其腹股沟侵犯并不常见(10%)(Velho et al,2008)。病变因高血管密度且容易出血呈"牛肉红色"。最常见的继发性传播部位为口腔,可由于骨质破坏导致牙齿脱落,但也可发生在骨盆、腹内器官和其他骨骼(特别是胫骨)(Velho et al,2008)。

这种细菌是一种要求严格的,很难培养的人类病原体。诊断需要在深染色的压片或者活检(组织)中观察杜诺凡小体,该小体在 1905 年被杜凡诺发现并描述(Richens,2006)。杜诺凡小体是巨噬细胞胞质内细菌的胞内包涵物,当用 Wright(瑞氏)、Giemsa(吉姆萨)或 Leishman(雷氏曼)染色时出现深紫色(Lagergard et al,2011)。目前还没有 FDA 批准的肉芽肿杆菌的分子检测。治疗为多西环素 100mg,每天口服 2 次,至少 3 周,直至所有病灶均痊愈(CDC,2010c)。

(五)性病性淋巴肉芽肿

性病性淋巴肉芽肿(LGV)是由沙眼衣原体 L1、L2、L3 型引起(Mabey and peeling,2002),在发达国家少见。通常发生于非洲、亚洲、南美洲和加勒比海的部分地区(Mabey and peeling,2002)。自 2003 年西欧首次报道感染以来,LGV 的发病率,特别是男同性恋中的发病率一直在上升,LGV 正在包括美国在内的世界范围内发生(White,2009)。其潜伏期为 3～30d。感染部位可出现自限性生殖器溃疡或丘疹,出现临床表现时常常已经消失。第二阶段在异性恋常表现为腹股沟和(或)大腿的淋巴结肿大(图 22-7)。腹股沟淋巴结更常见于男性,因为宫颈和阴道的淋巴引流到腹膜后而不是腹股沟淋巴结(Mabey and Peeling,2002)。腹股沟韧带上方和下方的腹股沟淋巴结可表现为肿大,10%～20%的患者有"凹槽征"(Schachter and Osoba,1983)。肛交可导致直肠炎伴痔疮、直肠或肛门疼痛、直肠出血、便秘和发热(Arnold et al,2003)。第三阶段可继续发展,如不治疗,LGV 直肠结肠炎可以发展成慢性结肠直肠瘘和狭窄。慢性感染也可导致淋巴管阻塞引起生殖器象皮肿。在 HIV 阳性的个体中 LGV 发生率并不高,也并未表现出更多毒性(Jebbari et al,2007)。

诊断可通过病变拭子或从生殖器或淋巴结吸出组织进行培养或直接免疫荧光、核酸检测。FDA 批准 NAATs 用于检测尿道标本,但未批准用于直肠标本。补体固定滴度超过 1∶64 的衣原体血清学可支持 LGV 的诊断(CDC,2010c)。当无法进行特定的诊断检验时,患者应当接受诊断性的 LGV 治疗。多西环素 100mg,每天 2 次,治疗 21 天。

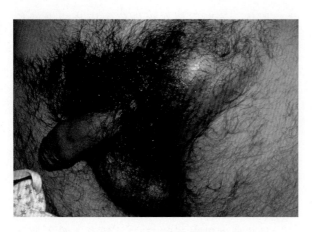

图 22-7   性病性淋巴肉芽肿

五、人乳头瘤病毒

人乳头瘤病毒（HPV）是一种双链 DNA 病毒，属于乳头瘤病毒科。存在超过 100 种 HPV，其中 40 多种 HPV 可感染生殖器区域并通过性接触传播（Dunne et al，2011）。6 型和 11 型是非致癌性的，90% 肛门生殖器疣由 6 型及 11 型 HPV 引起（Gissmann et al，1983；Garland et al，2009）。其他亚型包括 16 型和 18 型可导致宫颈癌和其他肛门生殖器癌症，包括外阴、阴道、肛门和阴茎癌（De Vuyst et al，2009；Li et al，2011）。虽然某些 HPV 类型与某些形态学特征相关，但其关联性并不是绝对的。通常伴有角化的阴茎鳞状细胞癌仅有 11% 的患者与 HPV 相关，在基底细胞样变化或疣状变化（47%）或纯基底细胞样变化（75%）中 HPV DNA 阳性率高得多（Giuliano et al，2008）。

超过 50% 的性活跃者在其一生中至少会感染一次 HPV（Myers et al，2000）。大约 70% 的 HPV 感染在 1 年内自行消退，90% 的患者在 2 年内自行消退，其余人群则持续感染（Veldhuijzen et al，2010）。传播可以发生于无症状和亚临床患者。在普通人群中的无症状女性中，HPV 感染的发病率为 2%～44%，男性则为 2.3%～34.8%（Burchell et al，2006），HPV 感染始于复层鳞状上皮细胞的基底细胞层，然后刺激上皮细胞增殖。HPV 疣也可发生在尿道中，并可引起血尿和排尿困难。Bowenoid 丘疹病包

括阴茎上的红棕色疣状丘疹，是一种低级别原位癌，恶变率为 2%～3%。Buschke-Lowenstein 肿瘤，或巨大尖锐湿疣是阴茎或会阴上的大型疣状外生性病变，这些肿瘤被认为是低级别的疣状癌，通常只有局部浸润（Armstrong et al，2009；Cubie et al，2013）。

临床上可以看到诸如疣等病变（图 22-8 和图 22-9），但是 HPV 病毒也可以存在为亚临床状态。潜伏病毒只有通过皮肤或黏膜中 HPV DNA 的检测才能检测到（Cubie，2013）。因为有大量的假阳性结果故不建议使用醋酸来检测不可见的皮肤损伤，检测病毒核酸（即 DNA 或 RNA）或衣壳蛋白的 HPV 检测可用于 30 岁以上的妇女进行宫颈癌筛查。这些检查不适用于男性，年龄＜20 岁的女性，或者作为性病的一般检查（CDC，2010c）。在下列情况下，可能需要进行活检以排除恶性病变：诊断不明确；患者免疫力低下；疣是有色的、硬化的或固定的；病变对标准治疗无反应或恶化；有持续性溃疡或出血。

（一）治疗

治疗的目的是清除疣，但治疗不会根除感染。治疗是根据疣的大小，数量，位置和病人的偏好。治疗方案分为患者自主用药治疗和医护人员治疗。（CDC，2010c）

1. HPV 患者自主用药治疗（怀孕期间禁止使用）

（1）0.5% 普达非洛凝胶，最多每天 0.5ml，每天 2 次，连用 3 天，停用 4 天，总共 4 个周期。总疣面积不应超过 10cm²。

（2）5% 咪喹莫特乳膏每天睡前一次，每周 3 次，总共 16 周；用完 6～10h 彻底清洗用药处。

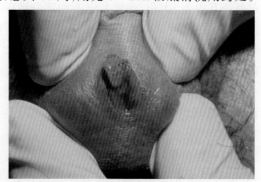

图 22-8   人乳头瘤病毒引起的肉瘤

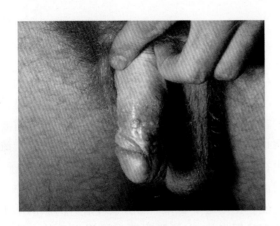

图 22-9 阴茎疣

（3）15％的儿茶素软膏（在绿茶叶中发现的主要多酚）（Dunne et al，2011），每天 3 次，总共 16 周。涂抹后不应将其洗掉。用软膏后避免发生性接触。不推荐在 HIV 感染患者、免疫功能不全患者，或者疱疹患者中使用。

2. 医护人员治疗方式

（1）鬼臼树脂（10％～25％）混合安息香酊应用于疣并且使用时皮肤保持干燥。可以每周重复使用。为了避免身体吸收和毒性的并发症，应确保治疗面积<10cm² 或使用剂量<0.5ml 的鬼臼毒素。治疗区域无任何开放性的损害或伤口。

（2）冷冻疗法，如导致细胞溶解的液氮。每 1～2 周可重复使用一次。应当对医护进行使用这种方法的培训。大疣可能需要局部麻醉，因为治疗可能会感到疼痛。

（3）三氯乙酸（TCA）或二氯乙酸（BCA）80％～90％；这些酸通过化学凝固疣组织蛋白破坏疣。使用后患者必须站立并保持使用部位干燥；如果使用后有强烈的疼痛，可以用肥皂水或碳酸氢钠中和酸。可以每周重复一次。

（4）外科治疗包括用剪刀直接切除、切向剔除、刮除或使用 CO₂ 激光进行激光治疗（Aynaud et al，2008）。需要大面积切除的大病灶，特别是阴茎或腹股沟的皱褶需要考虑与整形外科医师合作治疗。

尿道疣通常由 HPV 亚型引起，具有较低的恶性风险（Beutner et al，1999）。治疗尿道疣的方法包括液氮冷冻和鬼臼素 10％～25％复合安息香酊治疗。治疗前相邻的皮肤必须干燥。患有尿道外疣的男性应接受尿道镜检查，以排除尿道内疣（Fralick et al，1994）。膀胱疣也可能存在。5-氟尿嘧啶已在尿道内应用，但其使用受限于所产生的严重炎症。钬激光可用于治疗尿道和膀胱的病变。建议活检以排除任何恶性或癌前病变。

（二）人乳头瘤病毒疫苗

2006 年 6 月，一种四价 HPV 疫苗（Gardasil）获得许可用于美国 9～26 岁的女孩和妇女（Markowitz et al，2007）。2009 年 10 月，该疫苗还获准用于 9～26 岁的男孩和男子（CDC，2010b）。这种疫苗可以预防 HPV 6、11、16、18 型。2009 年 10 月，一种能够预防 16 和 18 型人乳头瘤病毒的二价 HPV 疫苗（Cervarix）获准用于 10～25 岁的女孩和妇女（CDC，2010a）。总的来说，双价疫苗可预防导致 70％宫颈癌的 HPV 类型，四价疫苗可预防导致 70％宫颈癌和 90％生殖器疣的 HPV 类型。建议从 11～12 岁的女孩接种这两种疫苗，9 岁的女孩也可以接种这两种疫苗。尚未接种或未完成疫苗接种的 13～26 岁女孩和妇女也应接种疫苗。如果在性活动开始之前就接种是最有效的。疫苗是在 6 个月的时间内三次剂量以肌内注射方式给予。妇女仍应定期接受宫颈癌筛查，因为 30％的宫颈癌是由其他 HPV 亚型引起。在美国，26 岁以上的妇女禁止使用这些疫苗（Dunne et al，2011）

四价疫苗在男性中用于预防生殖器疣，在男性和女性中均用于预防肛门癌（Dunne et al，2011）。男男性行为者特别容易发生肛门上皮内瘤变和肛门癌（Burchell et al，2006）。与妇女和女孩一样，最好在性活动开始之前就开始应用。这些疫苗旨在预防感染，但无法有效清除感染（Markowitz，2007）。疫苗的使用率仍然相对较低，在 2010 年的一项调查中，有 49％的 13～19 岁女孩和妇女接受了至少一剂疫苗，32％接受了三剂疫苗，尽管疫苗使用率低，但在开始接种后，疫苗涉及的 HPV 亚型在女孩和妇女中的流行率从 2003－2006 年的 11.5％下降到 2007－2010 年的 5.1％（Markowitz et al，2013）。

六、疥疮

疥疮是一种由疥螨引起的皮肤感染，已知有 2500 多年的历史（Chosidow，2000）。雌螨在皮肤上产卵,在人与人之间通过皮肤接触传播,可发生在性接触中(图 22-10)。疥疮通常还会在拥挤条件下(Hay et al,2013)通过接触受感染的被褥或衣物在人与人之间传播。通常在感染后 2~6 周不会出现症状,感染者可以在无症状的情况下传播螨虫(Chosidow,2000)。皮疹和瘙痒是最常见的症状,是由对螨蛋白过敏反应而引起,在夜间更重。雌性疥螨可在皮肤下形成隧道,在皮肤上产生微小的隆起、弯曲或波状的纹路。抓挠溃疡处可导致金黄色葡萄球菌或 β-溶血性链球菌感染。这些继发感染与链球菌感染后肾小球肾炎相关(Svartman et al,1972)。螨较集中的感染区可形成痂,称为结痂疥疮或挪威疥疮。这种情况可能发生在有搔抓困难或被阻止搔抓的人身上,如脊髓损伤或精神残疾的人,也可能发生于老年人和免疫功能低下者,包括 HIV 感染者。这些个体具有很强的传染性(Chosidow,2000)。通过皮肤刮片显微镜镜检见螨、螨虫卵或粪便物质(粪屑)即可诊断疥疮。治疗可采用氯氰菊酯乳膏(5%),从颈部以下涂至全身各部位,8~14h 后洗去;或伊维菌素 200μg/kg,口服,疗程 2 周。另一种选择是林丹(1%)洗剂或乳膏,但仅在患者不能耐受其他治疗或其他治疗失败时使用,因为林丹毒性可引起中枢神经系统(CNS)受影响、癫痫发作和再生障碍性贫血(Chosidow,2006)。床上用品、衣服应该在高温循环下通过洗涤和烘干来净化,或通过置入净化袋至少来净化 72h。疥螨一般在离开人体皮肤后存活不会超过 2~3d。

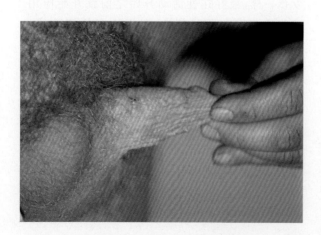

图 22-10　累及阴茎的疥疮

七、阴虱病

阴虱或蟹虱(虱子)已知已有 10 000 年的历史(Orion et al,2004)。虱子是人类的专一吸血的寄生虫。阴虱比头虱或体虱短得多。传播需要密切接触。雌虱的生命周期持续 1~3 个月。雌虫在皮肤-毛发交界处产卵,20d 后发育成虱子。阴虱感染常见于性活跃人群,在男同性恋者中易复发。使用避孕套并不能防止传播。阴虱的爪子表面呈锯齿状,以便于附着在平坦无毛的皮肤表面(Orion et al,2006)。对儿童,阴虱的存在并不意味着有性接触,因为它们可以通过与受感染的父母接触获得(Chosidow,2000)。

典型的表现为瘙痒,这是由对虱子的迟发性过敏反应引起的。首次暴露可在 2~6 周出现症状(Orion et al,2004)。随后暴露的症状发展得更快,需 1~2 天。卵壳在释放其幼虫(若虫)后留在原地,感染根除后,空壳仍可在毛发上停留数月。因此,诊断只能通过鉴定活虱子或活卵(Chosidow,2000)。治疗方法是用 1% 二氯苯醚菊酯乳膏冲洗患处,10min 后洗去;或用丁氧基哌啶除虫菊酯冲洗患处,10min 后洗去(CDC,2010c)。床上用品和衣物应通过干洗、高温清洗和干燥或脱离身体接触 72h 进行净化。阴虱病患者应进行其他性传播疾病的评估。

八、传染性软疣

传染性软疣是由痘病毒引起的一种浅表性皮肤病,该病毒含有双链 DNA,并完全在感染细胞的胞质中复制,与宿主细胞核无关(Myskowski,1997)。可以通过性传播,其特征性病变是散发的直径 3~5mm 蜡样丘疹,中心凹陷。其中心可以表达并产生白色物质,病灶周围常见局灶性丘疹性皮炎(Chen et al,1996)。感染通常具有自限性,6~12 个月可以自行消失,但需要 4 年才能消退。然而免疫缺陷患者感染,通常更为严重和广泛,如艾滋病病毒感染者。HIV 患者可能会出现广泛且大的病变,包括直径>15mm 的"巨大"病灶(Cronin et al,1996)。在艾滋病患者中,病变数量的增加是免疫重建综合征的一种表现,这种症状出现在严重免疫缺陷患者抗反转录病毒治疗（ART）后不久（Pereira et al，2007）。一般根据特征性皮肤病损表现而诊断。诊断不明确时可以利用组织活检，尤其是在免疫缺陷患者中有不典型表现者必须排除恶性肿瘤（Trope and Lenzi，2005）。皮肤组织活检将显示典型的软疣小体或胞质内 Henderson-Patterson 体，其表皮中有嗜酸性粒细胞。

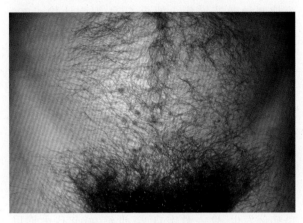

图 22-11　下腹部传染性软疣

等待是一种治疗的选择，因为感染通常具有自限性。快速治疗方案包括冷冻治疗（冻结病变），刮除病灶并清除其内容物，以及激光治疗。口服西咪替丁治疗已经开始应用（Dohil and Prendivile，1996）。局部治疗措施包括男性中使用 0.5% 足叶草毒素软膏（因为具有胎毒性，孕妇禁用）、碘和水杨酸、氢氧化钾（KOH）、斑蝥素（一种起泡剂）和咪喹莫特（Gottlieb and Myskowski，1994）。HIV 患者的首要治疗是抗反转录病毒治疗（ART），传染性软疣病变数量和 CD4 细胞计数成反比（Myskowski，1997）。ART 治疗顽固性传染性软疣已经被报道（Cattelan et al，1999）。全身或局部应用西多福韦可能有助于治疗与免疫抑制相关的大型感染性软疣病变（Davies et al，1999）。

九、阴道炎

阴道感染的特征是分泌物、瘙痒或者气味，阴道分泌物中相关性最大的三种疾病是细菌性阴道病（BV）、滴虫病和念珠菌病。BV 和滴虫病是性传播疾病。可以通过 Amsel 标准进行诊断：pH 值、KOH 测定，以及对分泌物的新鲜样品的显微镜检查（表 22-6）。

表 22-6　女性阴道炎的鉴别诊断

	阴道分泌物	pH	白细胞	显微镜	症状
正常	白、稠、光滑	≤4.5	无	乳酸杆菌	无
念珠菌病	白、稠、凝乳状	≤4.5	无	菌丝	外阴瘙痒，排尿困难
滴虫病	泡沫或者脓性	≥4.5	存在	移动滴虫存在氨臭味	外阴红斑水肿，宫颈点状草莓样病变
细菌性阴道病	薄、白、均质	≥4.5	存在	缺乏乳酸杆菌，有氨臭味 线索细胞	腥味及阴道分泌物增加

（一）细菌性阴道病（BV）

细菌性阴道病产生是由于在阴道内正常需氧乳杆菌被高浓度厌氧菌取代而产生，包括普雷维托菌、动弯杆菌属、阴道加德纳菌、脲原体、支原体和其他严格厌氧菌。虽然 BV 是具有阴道症状最常见的诊断，但大多数患有 BV 的女性是无症状的。患有 BV 的女性有患性病的风险，如艾滋病病毒、淋病菌、沙眼衣原体和 HSV-2。诊断可以通过革兰染色，评价 BV 中乳酸杆菌和其他细菌的相对含量。显微镜检查中 BV 的特征性征象是线索细胞，它是被细菌覆盖的阴道上皮细胞。推荐的治疗方案包括：甲硝唑 500mg，口服，每天 2 次，疗程 7 天；或者甲硝唑 0.75% 阴道内应用（5g），每天 1 次，疗程 5 天；或者 2% 克林霉素软膏睡前阴道内应用 7 天（5g）（CDC，2010c）。注意克林霉素是油基性的，连用 5d 后可能会减弱避孕套和隔膜的作用。

（二）阴道滴虫病

阴道滴虫病是由阴道毛滴虫感染引起的，分泌物呈泡沫状、恶臭或者黄绿色并有外阴的刺激症状，也并不是所有的女性都有症状。诊断通常通过阴道分泌物的显微镜检查显示毛滴虫。显微镜检查的灵敏度也只有 60%～70%。FDA 通过的快速检查毛滴虫的方法有两种：OSOM 滴虫快速检测（Sekesui Diagnostics，Lexington，MA），原理是利用免疫色谱毛细管流量量规技术；和 Affirm VPⅢ（Becton，Dickinson and Company，Spark，MD）是一种核酸探针测试。培养也是一种有效的方法。治疗方法为甲硝唑单剂量 2g 口服或者替硝唑单剂量 2g 口服（CDC，2010c）。**建议患者服用甲硝唑后 24 小时内或者服用替硝唑 72 小时内禁止饮酒。** 有证据表明，HIV 病毒和阴道毛滴虫 T 之间有相互作用，如阴道毛滴虫 T 感染 HIV 女性患者后会加强 HIV 的传播（Wang et al，2001）。患有艾滋病的妇女建议甲硝唑多剂给药 500mg，口服，每天 2 次，连用 7 天；而不是一剂 2g（Kissinger et al，2008；Kissinger et al，2010）。

（三）念珠菌病

外阴阴道念珠菌病通常是由白色念珠菌引起，但偶尔也由其他种类的念珠菌或酵母菌引起。根据临床诊断标准（CDC，2010c），将阴道念珠菌病分为复杂型和非复杂型。非复杂型病例包括零星或罕见的感染，产生轻微到中度的症状，可能是由 C 白色念珠菌引起，并发生在免疫能力较强的妇女中。复杂型的病例包括复发性念珠菌病（1 年内有 4 次及以上的症状性外阴阴道假丝酵母菌病）、严重感染、非 C 型白色念珠菌感染、糖尿病控制不佳的妇女、衰弱或免疫功能低下者。10%～20% 的外阴阴道念珠菌病为复杂型。复发性外阴阴道念珠菌病的患者应取阴道分泌物，由于传统的抗真菌治疗对抗非典型菌种（如光滑念珠菌）无效。诊断方法是用含盐水或者 KOH 的湿制剂，阴道分泌物的革兰染色显示酵母菌、菌丝，或者假菌丝，或者培养显示假丝酵母菌或其他酵母菌。湿涂片是所有患者最先要做的，对于那些湿涂片阴性而有症状的患者要做培养。

非复杂性念珠菌病的治疗包括大量非处方药物，包括布托康唑或克霉唑乳膏、咪康唑乳膏或阴道栓剂，或替康唑软膏。处方治疗包括布托康唑乳膏、特康唑乳膏或者栓剂、制霉菌素阴道栓剂或者口服氟康唑 150mg（CDC，2010c）。有持续症状或者治疗 2 个月后复发的妇女应该进行评估。治疗后复发的患者治疗的持续时间较长，推荐 7～14d 的局部治疗；或者每隔 2d 服用 1 次氟康唑，总共 3 次。非 C 型白色念珠菌病没有标准化疗法。

十、人类免疫缺陷病毒/获得性免疫缺陷综合征与泌尿外科

HIV 是一种会感染 T 细胞和树突细胞的反转录病毒（Klasse，2012）。艾滋病病毒通过血液、精液、阴道分泌物或者母乳传播。由此产生的免疫抑制导致艾滋病。如果 CD4 细胞计数＜200 个/mm^3，或者存在严重的机会性感染、肿瘤或者其他危及生命的情况，则可做出艾滋病诊断。共有 26 种情况可定义为艾滋病，包括宫颈癌、淋巴瘤及念珠菌和巨细胞病毒感染（National Institutes of Health，2013）。

美国疾病控制与预防中心（CDC）估计了美国全国艾滋病发病率。2010 年底，大约有 110 万美国人携带艾滋病病毒，估计有 16% 不知道自己被感染（Lansky et al，2010）。每年大约有 5 万新感染病例发生，这一数字自 20 世纪 90 年代中期以来一直保持稳定（Hall et al，2008）。HIV 在某些人群中更为常见。在新发感染中，2/3 发生在男男性接触者中，一半以上发生在年轻的黑人男性身上。在 2010 年所有新感染病例中，异性恋者占 1/4，其中 2/3 是女性。注射吸毒者占新病例的 8%～10%（Lansky et al，2010）。受影响最严重的年龄组为 25～34 岁（31%），其次是 13～24 岁（26%），35～44 岁（24%）（CDC，2014）。

详细情况详见 Expert Consult 网站。

（一）人类免疫缺陷病毒的诊断

CDC 建议在卫生保健场所对所有 13～64 岁的患者进行艾滋病病毒筛查（Branson et al，2006）。患者会被协商和告知将要实施的检测，也有权利拒绝和延期进行检测，并不常规要求签署知情同意书，诊断 HIV 包括使用血清学试验来发现针对 HIV1 和 2 型的抗体，以及病毒学试验来发现 HIV 抗原或 RNA。最初的试验是抗体的筛选试验，这是一种常规的或快速的酶免疫分析法（EIA）。初筛的结果可在 30min 获取。阳性或有反应的初筛试验必须通过补充的抗体试验、蛋白印记试验、间接免疫荧光实验或病毒学试验：即 HIV1 型 RNA 定量检测所证实（CDC，2004）。经证实的阳性试验结果支持诊断。95% 的患者在感染 3 个月后可检测到 HIV 病毒。而在最初的 3

个月,即所谓的窗口期,筛查试验结果有可能是阴性,但是该检测者仍然有可能被感染。HIV1 型 RNA 的病毒学试验可在抗体阴性期检查出急性感染 HIV,在怀疑急性反转录病毒综合征(见急性感染的讨论)的情况下,这项实验应与抗体初筛试验一起使用。一个阳性 RNA 检测结果应通过随后的抗体检测来证实。在美国,多数感染者感染的是 HIV1 型,对于临床表现不典型或有危险因素的人,应怀疑感染了 HIV2 型,这些危险因素包括曾生活在疫区或有来自疫区(西非、葡萄牙)的性伴侣、有已知 HIV2 型阳性的性伴侣,或有疫区输血史及非无菌注射史(CDC,2004,2010c)。

详细情况详见 Expert Consult 网站。

(二)HIV 感染的泌尿外科学表现

与其他性传播疾病的交互作用。 推荐进行 HIV 的检测的人群为诊断为 STD(性传播疾病)的人群或者 STD 高危罹患人群。在许多人群中,艾滋病毒感染的模式与其他性病相似(Quinn et al,1988;Clottey and Dallabetta,1993);性病的存在增加了传播和感染艾滋病病毒的风险。STD 疾病导致的溃疡与 HIV 有特别紧密的关系,生殖

器溃疡病对增加艾滋病病毒感染风险的校正比值比(OR)为 2.2～11.3(Quinn et al,1990;Hook et al,1992;Fleming and Wasserheit,1999)。

多个因素可能对这种联系起到一定作用(Fleming and Wasserheit,1999)。性交过程中生殖器溃疡频繁出血,潜在地增加了传染性,生殖器溃疡的分泌物可以检测到 HIV 病毒(Kreiss et al,1989)。在 HIV 血清反应阴性的个体,和在杜克雷嗜血杆菌感染中一样,溃疡可通过破坏黏膜完整性和将 HIV 敏感的免疫细胞募集到溃疡部位而增加对感染的易感性(Magro et al,1996)。单纯疱疹病毒(HSV)感染易致使角蛋白细胞受到 HIV 的攻击,从而扩大感染的靶细胞。若同时感染 HSV 和 HIV 这两种病毒,则 HSV 会促进 HIV 的复制。非溃疡性性病,如衣原体病和淋病,通过在感染者体内招募 HIV 炎性细胞来增加 HIV 的脱落(moss et al,1995)。HIV 的脱落与淋病、女性的宫颈炎、阴道炎相关(Mostad et al,1997);更大程度上与生殖支原体的合并感染有关(Manhart et al,2008)。HIV 感染者也可以有更大的病变,如 HPV 伴巨大尖锐湿疣(图 22-16)。

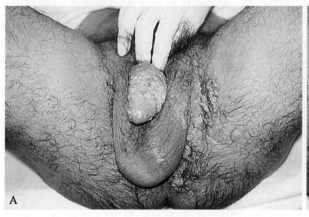 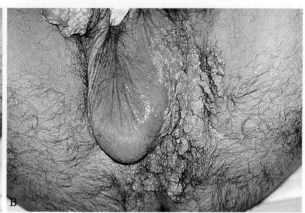

图 22-16　获得性免疫缺陷综合征合并广泛的生殖器尖锐湿疣

(三)肾感染

在对 HIV 感染患者尸检的过程中有 6%～23%的患者肾感染结核分枝杆菌,而且很大一部分的患者在死亡之前没有任何症状(Shindel et al,2011a)。感染 HIV 的患者在感染结核分枝杆菌后很容易发展为临床结核病,包括肾和其他肺外的疾病(Weiss et al,1998),结核的治疗应该包括利福平,这将会导致细胞色素 P450 降低和更

低的蛋白酶抑制剂聚集物和 NNRTIs,HIV 患者在治疗结核感染时应该更为细致的监测,药物剂量水平的使用也应该被监测和调整(Sterling et al,2010)。其他与 AIDS 共感染的肾疾病包括巨细胞病毒(Vander Reijden et al,1989)、曲霉菌、弓形虫的感染,必要时应该引流脓肿,经皮或者敞开,或者行肾切除。

(四)前列腺炎

男性 HIV 感染者发生前列腺感染的现象更为常见,一项关于 209 位男性 HIV 患者住院的调查研究显示,细菌性前列腺占 8%,正常男性发生率为 3%,无症状 HIV 感染者患病率增加到 14%(Leport et al,1989),很多男性有发热和泌尿系症状,前列腺压痛并不是很常见,但在检查中有 41%的患者该体征阳性。前列腺炎经常是有大肠埃希菌引起的,但男性 HIV 感染者其他病原菌也可以致病,包括金黄色葡萄球菌、肺炎克雷伯菌、伤寒沙门菌、铜绿假单胞菌、黏质沙雷菌、结核分枝杆菌、胞内分枝杆菌和 CMV(Weinberger et al,1988;Benson and Smith,1992)。真菌感染同样可导致前列腺炎,特别是那些免疫功能低下,T 细胞计数 <200个/μl 的患者,病原体包括白色曲霉菌,新型隐球菌和荚膜组织胞质菌(Santillo and Lowe,2006)。

男性 HIV 患者,病原菌培养不仅应包括正常的细菌,同时也应包括非典型的病原体,如需氧菌、厌氧菌、结核(Heyns and Fisher,2005)。这些患者常规的治疗是 4~6 周的抗生素,考虑到应该给予低剂量的抗生素来抑制复发(Santillo and Lowe,2006)。部分已经接受抗反转录病毒治疗(ART)的患者免疫功能仍然持续低下,需要终身应用抑制性抗生素来降低发生前列腺脓肿的风险(Lee et al,2001)。前列腺脓肿可由未经治疗的感染或者感染复发进展而来,也多发生在严重免疫功能低下的患者。男性 HIV 感染者前列腺脓肿的患病率随着 ART 的应用逐渐降低,男性 HIV 患者同时合并细菌或非典型泌尿道感染通过大剂量抗生素应用也减少机会感染的发生(Murphy et al,2001)。经直肠超声或 CT 扫描可以确诊,大剂量的抗生素和及时的外科引流对阻止败血症的进展尤为重要。

(五)尿路感染

在对一组 HIV 阳性男性尿培养的前瞻性研究中发现,CD4 计数 <200 的人群中有 30%的人易发生菌尿,远远超过之前研究的 CD4 计数200~500(11%)和 500 以上的结果(Hoepelman et al,1992)。与年龄和有无肛交行为没有必然的联系。在菌尿的发作中,有 42%是无症状的,AIDS 的疾病进展中菌尿的发生率也在增加(De Pinho et al,1994)。这些患者泌尿道感染细菌的种类也会有所差异。一项为期 9 年的研究结果显示,肠球菌(26%)是导致 HIV 患者发生泌尿系感染最常见的病原体,然而非 HIV 感染组主要为大肠埃希菌(64.8%)。感染组发生变形杆菌感染超过对照组的 5 倍(Schonwald et al,1999)。在严重的免疫缺陷患者中,罕见的病原体会导致泌尿系感染,包括 CMV(Benson et al,1998)。黏膜层CMV 的感染也较为常见,在诊断 CMV 感染导致的间质性膀胱炎中活组织检查也很有必要(Whitaker et al,2008)。其他泌尿系感染可由真菌引起,如隐球菌、酵母菌,或是曲霉菌。其他病毒,包括 B19 和腺病毒。寄生虫类有弓形虫和分枝杆菌(Christensen et al,2001)。

总之,女性 HIV 患者菌尿的发生率并不常见,但是与病毒的载量有关(Park et al,2002)。在 HIV 感染的患者,合并使用其他抗生素预防 HIV 感染患者的其他感染可能会使 UTI 的治疗复杂化。在一系列 HIV 阳性的患者中,复方磺胺甲噁唑用于预防控制肺部感染但是并没有减少泌尿系感染的风险(Evans et al,1995)。然而,使用其他抗生素可能会导致耐药性的发生。在 350 例 HIV 感染者有症状的泌尿系感染的细菌菌株中,36 株中有 29 株已经产生多重耐药。总而言之,有 83%的菌株已经对复方磺胺甲噁唑产生耐药(Vignesh et al,2008),这些研究可以指导患者并发泌尿系感染时的经验性药物治疗。

(六)睾丸、附睾和精囊

精液是 HIV 传播的主要途径,尽管抗病毒治疗的负荷很高,但病毒仍可持续存在(Roulet et al,2006)。睾丸间质细胞有受体和共受体 CXCR4、CCR5、CD4 和 DC-SIGN,且对 HIV 的感染有允许作用。这些细胞更像是巨噬细胞(Roulet et al,2006),而精囊更像是 HIV 的储存库,再次感染主要定位于巨噬细胞(Deleage et al,2011)。

男性 HIV 感染者最常见的阴囊病理学改变是睾丸萎缩。这些可以导致内分泌失调、发热、营养不良、睾丸感染和治疗的不良反应(Leibovitch and Goldwasser,1994)。体重指数同样与其有相关性,在尸检报告中,低体重 HIV 患者罹患睾丸萎缩概率高于正常体重患者 3.5 倍。男性 HIV 患者组织学变化有小管周围的间质炎、间质性纤维化及基底膜的增厚(De Paepe et al,1989),同时可观察到精子发生减少和成熟阻滞(Leibovitch and Goldwasser，1994)。HIV 病毒本身对微生物和支持细胞有细胞毒性，通常 30% 的生殖细胞被感染(Shevchuk et al，1998)。

　　睾丸细胞也可能直接被机会致病菌感染，在一系列的尸检睾丸试验中，超过 39% 的患者发生机会性感染(Leibovitch and Goldwasser，1994)。最多见的病原为 CMV、刚地弓形虫和分枝杆菌。治疗方式是开始的抗病菌治疗后再进行一段时间的维持治疗，特别是病原学结果证明是伤寒沙门菌属感染(Lo and Schambelan，2001)。AIDS 患者也更容易发展为附睾结核。睾丸萎缩、感染或其他损伤，最终都可导致睾丸衰竭。结合睾丸外的其他因素，随着 HIV 疾病的进展，睾酮水平亦会降低(Lo and Schambelan，2001；Moreno-Perez et al，2010a)。

(七)肾功能

　　许多因素影响着 HIV/AIDS 患者的肾功能(Miro et al，2012)。HIVAN(人类免疫缺陷病毒相关性肾病)由于在这些患者中快速地临床恶化，进而进展到肾衰竭及对非裔美国人的易感性的增加(Pardo et al，1984；Rao et al，1984)。典型的临床表现是快速进展的氮质血症与严重的蛋白尿，通常肾病的范围很少或没有周围水肿。最初的病理性病灶描述为整体或局灶节段性肾小球硬化症(FSGS)。描述中增加的其他特征包括肾小球毛细血管襻的塌陷，称为"塌陷性肾小球病"(Weiss et al，1986)。最近对一系列 HIVAN 病例的综述也描述了一种新的变异，称为"胎儿变异"，因为它在组织上类似于胎儿肾小球(Wearne et al，2012)。现在似乎有一系列组织学表现与 HIVAN 相关，使得一致的定义在不断变化。

　　HIVAN 的发病机制是由 HIV 病毒感染肾上皮细胞，包括足细胞、肾小球壁层上皮细胞和肾小管细胞(Levenrthal and Ross，2008)。感染可通过游离病毒或将病毒从受感染的 T 细胞转移到肾小管上皮细胞(Chen et al，2011)。HIV-Ⅰ 的 tpr 和 nef 基因是诱导 HIVAN 的最主要因子(Lev enthal and Ross，2008)。最近对 HIVAN 的遗传易感性进行了研究，非裔美国人携带的两种 APOL-1 基因对于 HIVAN 的发展具有很高的风险。这些基因表达一种叫作载脂蛋白 1 的分泌脂质结合蛋白。G1 和 G2 的变异在非洲人染色体中很常见，但在欧洲人染色体中却没有，这些变体是裂解锥虫，包括导致非洲昏睡病的锥虫病(Genovese et al，2010)。因此，这些位点被认为是在这个种群中被选择出来的。这两种基因的存在使 HIVAN 的风险增加了 29 倍，导致未经治疗的个体发生 HIVAN 的风险为 50%(Kopp et al，2011)，而基线风险为 12%(Shahinian et al，2000)。在具有这两种风险基因的个体中发现的 FSGS 也发生在更早的年龄，并且进展得更快(Kopp et al，2011)。肌球蛋白重链基因 9 也可能是一个因素，它是与 22 号染色体上的 APOL-1 基因相邻的一个位点。被认为与罕见的肾疾病有关，导致肾小球硬化和足细胞减少(Hays and Wyatt，2012)。MYH9 的足细胞特异性缺失导致小鼠的肾损伤(Johnstone et al，2011)。APOL-1 和 MYH9 可能是 HIVAN 的相关致病因素，但不是唯一的致病因素(Kopp et al，2008)。

　　通过减少病毒载量的治疗可以降低 HIVAN 的发生率(Lucas et al，2004)。Wearne 及其南非的同事(Wearne et al，2012)的研究包括了南非政府尚未批准或提供抗反转录病毒疗法的时期的发现。因此，可获取 HIVAN 未经治疗的自然史数据。没有 ART 的 HIVAN 患者的 50% 生存率是 4.47 个月。ART 的使用，无论何时开始，死亡率降低了 57%。肾小球滤过率(eGFR)评估越高的患者预后越好[校正危险比(AHR)0.72]。

(八)排尿功能障碍

　　早期一系列关于 HIV 阳性患者排尿功能障碍的报道中，神经源性膀胱患者大多伴有艾滋病和神经并发症(Gyrtrup et al，1995；Menende et al，1995)。逼尿肌无反射在艾滋病的患者中很常见(Khan et al，1992)，但更多的非艾滋病病毒感染者出现逼尿肌功能亢进(过度活动)(Kane et al，1996)。随着 ART 的使用，患者的寿命越来越长，并发症也不严重。因此，在这个群体中，随着年龄的增长，排尿功能的障碍也会增加。在一个对男男性行为(MSN)的网络调查，HIV 状况是困扰下尿路症状(LUTS)的独立危险因素，而艾滋病病史是疾病严重的危险因素。中度但不严重 LUTS 的其他危险因素是泌尿系统感染(UTI)、前列腺炎和淋病。虽然这种关联的原因尚不清楚，但这项研究提出了一个问题，即病毒或 ART

的直接毒性作用是否会导致 LUTS。

(九)血尿

1995 年的一项研究回顾了美国空军 1326 名艾滋病患者的记录,进行了尿液分析,发现血尿发生率高达 25%。在接受评估的 67 例血尿患者中,有 3 名(4%)患者受到了管理的影响。当时的建议是,对于年轻的无症状 HIV 阳性的镜下血尿患者,可以忽略泌尿学评估(Cespedes et al,1995)。在本研究中,一级血尿定义为每高倍视野下 1~4 个红细胞(RBCs);鉴于目前对镜下血尿的定义为 3 个或更多的红细胞,其中一些被诊断为镜下血尿的患者可能不会按照目前的标准来诊断。在最近一系列感染艾滋病的患者中,有 44% 的人患有血尿(Gaughan et al,2008)。考虑到抗反转录病毒治疗后感染艾滋病病毒的患者预期寿命更长,应与其他个体一样评估艾滋病病毒感染状况下的血尿。

(十)勃起功能障碍

据报道,在艾滋病病毒感染者中,轻度、中度和重度勃起功能障碍(ED)的患病率在所有年龄段都高于未受感染的男性。在多因素分析中,艾滋病病毒是 ED 最强预测因子,比值比为 42.26($P<0.001$)(Crum et al,2005;Ende et al,2006;Crum-Cianflone et al,2007;Zona et al,2012)。其他研究表明,艾滋病的发展也会导致更严重的 ED(Shindel et al,2011b)。ED 在 50 岁以下的艾滋病病毒感染男性者中是很常见的,报道有 50% 的感染男性年龄<30 岁,31~40 岁为 48%,41~50 岁为 53%(Zona et al,2012)。艾滋病病毒还会导致其他并发症的风险增加,发病时间提前 10~15 年,包括冠心病、糖尿病和骨折(Guaraldi et al,2011)。因此,ED 被认为是艾滋病病毒感染者早期衰老现象的表现之一。其他因素也影响了 ED 在这一人群中的发展,包括抑郁症(Crum Cianflone et al,2007)、与身体成分变化相关的心理困扰(脂肪营养不良)(Guaraldi et al,2012)、性腺功能减退(Crum et al,2005;Zona et al,2012)和糖尿病(Shindel et al,2011b)。由肱动脉血流介导扩张引起的内皮功能障碍与 HIV 患者的 ED 并无关联(Guaraldi et al,2012)。

抗反转录病毒疗法在艾滋病毒携带者 ED 发展中所起的作用尚不确定,几项研究表明,抗反转录病毒治疗与 ED 相关,包括抗反转录病毒疗法的持续时间(Moreno-Perez et al,2010b),尤其是蛋白酶抑制剂(Martinez et al,1999;Lamba et al,2004;Asboe et al,2007)。其他研究还未证实这些关联(Ende et al,2006;Zona et al,2012)。治疗男性艾滋病患者 ED 的一个考虑因素是 5 型磷酸二酯酶(PDE5)抑制剂和抗反转录病毒药物之间可能存在相互作用。PDE5 抑制剂清除依赖于 CYP3A,所有蛋白酶抑制剂和 NNRTLs(非核苷类反转录酶抑制剂)在某种程度上都是 CYP3A 的抑制剂(Rosen et al,2006)。这可能会导致 PDE5 抑制剂的血清剂量显著增加,因此在服用这些 ART 药物的患者中,应以尽可能低的剂量开始使用 PDE5 抑制剂(Merry et al,1999)。

(十一)结石与人类免疫缺陷病毒

一些药物治疗艾滋病的并发症之一是结石形成。蛋白酶抑制剂可能会导致结石形成。茚地那韦可以在尿液中形成晶体(Kopp et al,1997)。据报道,茚地那韦结石的发生率高达 22%(Brodie et al,1998),肝炎患者(Malavaud et al,2000)或血友病患者(Brodie et al,1998)的风险更大。茚地那韦结石在腹部平片和 CT 扫描上通常为可透射线,但也可以与钙混合,呈现出不透明的辐射状(Sundaram and Saltzman,1999)(Sundaram and Saltzman,1999)。包括洛匹那韦、阿扎那韦、安普那韦、奈非那韦在内的较新的抑制剂也与结石的发生有关,但其发生频率低于茚地那韦结石的报道(Shindel et al,2011a)。在一系列中(Couzigou et al,2007),阿扎那韦的结石率为 0.97%。阿扎那韦结石的一个潜在危险因素是替诺福韦的停用。同时给予替诺福韦可降低阿扎那韦的循环水平,因此停药可以提高血浆水平;这被认为是一些患者产生结石的原因(Fabbiani et al,2011)。

建议服用蛋白酶抑制剂后补水,以降低结石形成的风险(Daudon et al,1997)。在蛋白酶结石患者中,可以采取一般治疗作为一线治疗的患者,应尝试停用药物和补充水分。据报道,这些措施成功率已达到 70%(Kohan et al,1999)。HIV 患者可能有其他导致结石形成的情况,包括脱水、高比重、低 pH 值、高草酸尿、高钙尿、低尿量等(Gagnon et al,2000;Nadler et al,2003)。据报道,另一种类型的结石在 HIV 患者中更为常见,那就是尿酸铵结石,这可能会导致慢性腹泻和慢性疾病的营养不良(Nadler et al,2003)。

(十二)人类免疫缺陷病毒与肿瘤

在 HIV 感染的早期历史中,主要的肿瘤问题包括艾滋病相关肿瘤,卡波西肉瘤(KS),非霍奇金淋巴瘤,以及在妇女中侵袭性宫颈癌。随着更有效的治疗方法的出现,抗反转录病毒疗法(ART)已经显著提高了患者预期寿命,使艾滋病变成了一种慢性疾病。现在重点已经转移到非艾滋病相关的癌症(Bonnet et al,2009)。总体而言,与普通人群相比,HIV 患者不仅有更大的风险发展成非艾滋病病毒相关的癌症,而且也有更大的风险发展成非病毒相关的癌症,在最近的一项研究中估计风险为普通人群 2 倍(Albini et al,2013)。有几个因素可以解释这种风险增加的原因,包括吸烟等高风险行为,这种行为在 HIV 感染者中的流行率要高出 2~3 倍(Rahmania et al,2011);免疫缺陷(Grulich et al,2007);炎症(Borges et al,2013);以及年龄本身,因为现在人们携带艾滋病病毒可以活得更久(Albin et al,2013)。对于泌尿科医师来说,阴茎病变要多考虑卡西波肉瘤(KS),因为卡波西肉瘤(KS)与艾滋病相关肿瘤的相关性最大。关于非艾滋病相关的泌尿外科恶性肿瘤的发病率越来越高,临床上也变得更常见。

1. 卡波西肉瘤

1872 年,莫里茨·卡波西首次描述了卡波西肉瘤,他描述了 3 例老年男性致死性色素沉着血管肉瘤(Ruocco et al,2013)。现卡波西肉瘤有四种形式:卡波西描述的经典型;一种非洲特有形式,多发生于 25~40 岁的年轻黑人男性;20 世纪 70 年代首次出现于医源免疫抑制治疗患者;1981 年首次报道了年轻同性恋男性的卡波西肉瘤(KS),称为“传染型”(Hymes et al,1981;Ruocco et al,2013)。卡波西肉瘤(KS)是世界范围内 HIV 感染者中第二常见的肿瘤(Martellotta et al,2009)。然而,自从使用反转录病毒疗法(ART)以来,卡波西肉瘤(KS)的发病率急剧下降。在最近的一项前瞻性研究中,在 1997—2000 年没有发现新的病例(Speeckaert et al,2011)。卡波西肉瘤(KS)患者的 CD4 细胞数通常 < $150cells/mm^3$,病毒载量超过 10 000copies/ml (Gallafent et al,2005)。据报道,在至少 2 年的时间里,有一群患者在接受抗反转录病毒疗法(ART)治疗后,CD4 细胞计数超过 300cells/mm^3,病毒载量 < 300copies/ml。在 90% 以上的卡波西肉瘤(KS)患者中发现了病原体。

在所有四型卡波西肉瘤(KS)患者体内发现的病原体 90% 都是人类疱疹病毒 8(KSHV/HHV-8),一种双链 DNA 病毒(Chang et al,1994;Buonaguro et al,1996)。现在人类疱疹病毒 8(HHV-8)被认为是卡波西肉瘤(KS)发展的必要条件,但并非所有感染 HHV-8 的人都能患卡波西肉瘤(KS),遗传、免疫学和环境因素被认为是卡波西肉瘤(KS)发展的共同因素(Ruocco et al,2013)。卡波西肉瘤相关疱疹病毒(KSHV)感染导致内皮细胞和梭形细胞的增殖[卡波西肉瘤(KS)的主要细胞类型]和血管生成(Martellotta et al,2009;Ma et al,2013)。卡波西肉瘤(KS)的典型表现是播散性色素沉着皮肤病变,从几毫米到几厘米不等,从粉红色到紫色或棕色,高达 50% 的患者常伴有水肿、淋巴结和内脏受累。其他常见的受累部位是口腔、胃肠道和肺(Mitsuyasu,1993)。预后取决于肿瘤发展的程度、CD4 计数的免疫系统的状况及全身性疾病的存在。高风险患者的 3 年生存率为 80%～88%,而低风险患者则为 53%(Nasti et al,2003)。治疗取决于其类型和局部或全身状况(Curatolo et al,2012;Ruocco et al,2013)。对于全身治疗来说,抗反转录病毒疗法(ART)是流行型卡波西肉瘤的主要疗法,可以使患者缓解率达到 35%～50% (Nguyen et al,2008;Ruocco et al,2013)。病灶通常在治疗开始后几周至几个月开始缩小(Spano et al,2008)。在抗反转录病毒治疗(ART)开始后,KS 最初可能会在免疫重建炎症综合征(IRIS)中剧烈发作,这种症状见于最初 CD4 计数低、病毒载量高的艾滋病病毒阳性患者(Leidner and Aboulafia,2005)。免疫重建炎症综合征(IRIS)的发病最早为抗反转录病毒治疗(ART)开始后 3 周,平均发病时间为抗反转录病毒治疗(ART)开始后 5 周,而且该综合征有可能是致命的(Leidner and Aboulafia,2005)。疾病进展期的一线化疗是脂质体蒽环类药物(聚乙二醇化脂质体阿霉素,柔红霉素,枸橼酸柔红霉素脂质体 DNX)。聚乙二醇化脂质体优先在高度血管化的卡波西肉瘤(KS)病变中累积,比常规化疗方案更有效且不良反应更小(Krown et al,2004)。二线治疗是紫杉醇或多西紫杉醇(多西他赛)(Lim et al,2005;Cianfrocca et al,2010)。

2. 非艾滋病相关泌尿系统恶性肿瘤

(1)睾丸肿瘤:据报道,早期研究中 HIV 感染的男性患睾丸肿瘤的风险比未感染的男性高出20~50 倍,而且在精原细胞瘤中也是如此。后来的研究主要针对 HIV 感染的男性,但在抗反转录病毒治疗(ART)发展之后,HIV 感染的男性患睾丸肿瘤的相对风险仍然显著,但要比抗反转录病毒治疗(ART)前低得多。Powles 及其同事们发现非精原细胞瘤型睾丸生殖细胞瘤(NSGCTs)和精原细胞瘤的相对风险,分别为 4.36(95% CI 2.71~ 6.55)和 5.45(95% CI 3.35~8.10)(Powles et al,2003)。在 1980—2003 年对美国260 000 多名男性进行的调查中,发现精原细胞瘤的风险为 1.9(95%CI 1.6~2.2),而非精原细胞瘤型睾丸生殖细胞瘤(NSGCTs)的风险没有增加(Goedert et al,2007)。最近,意大利一项队列研究报告指出 HIV 感染的男性患精原细胞瘤和非精原细胞瘤的风险都增加了 3.11(95%CI 1.48~6.52),两者之间没有区别(Albini et al,2013)。HIV 感染的男性睾丸生殖细胞瘤的治疗与未感染 HIV 的个体相同(Powles et al,2003)。HIV感染的男性也有患睾丸非霍奇金淋巴瘤的危险,这种睾丸非霍奇金淋巴瘤患者在就诊时可能已经感染了 HIV,但对治疗的反应往往与未感染 HIV的个体相同(Heyns et al,2009)。

(2)前列腺癌。据报道,感染 HIV 的男性患前列腺癌的相对风险与未感染 HIV 的男性相比没有区别或者更小,为 0.70(Grulich et al,2007;Bedimo et al,2009;Albini et al,2013)。据推测,抗反转录病毒治疗(ART)可能对前列腺癌有保护作用,这种保护作用不依赖于 $CD4^+$ 计数的增加(Chao et al,2012)。HIV 阳性男性的放射治疗与并发症或 CD4 计数的影响无关(Ng et al,2008)。在 CD4 计数较低和病毒载量较高的患者中,行根治性前列腺癌切除术后感染并发症的发生率增加,但围术期无其他不良并发症或对治疗反应有差异(Huang et al,2006)。在一系列机器人辅助的腹腔镜前列腺癌根治术治疗前列腺癌的

患者中,与未感染 HIV 的男性相比的实验中,感染 HIV 的患者输血率和肠梗阻发生率更高;两组患者无其他并发症发生,所有 HIV 感染者在感染8 个月内前列腺特异抗原(PSA)均未被检测到(Silberstein et al,2010)。根据男性 HIV 感染的状况,PSA 水平似乎并无差异(Vianna et al,2006;Pantanowitz et al,2008)。据报道,与未感染 HIV 的男性相比,HIV 阳性患者前列腺活检阳性的可能性更大(OR 3.9,95% CI 1.3~11.5)(Hsiao et al,2009),但活组织检查的 Gleason 评分并无差异(Pantanowitz et al,2008)。总体而言,HIV 患者前列腺癌的评估和治疗似乎与未感染的男性没有显著差异(Levinson et al,2005)。考虑到开始抗反转录病毒治疗(ART)后的中间值超过 13 年(Walensky et al,2006),所以艾滋病患者应视为未感染的男性接受筛查和治疗。

(3)肾癌:据报道,艾滋病病毒感染患者患肾细胞癌的风险有所增加。在一项针对美国多个区域的 300 000 多例 15~69 岁感染艾滋病病毒/艾滋病的成年人进行的研究中,与预期的基于人群的发病率相比,肾癌在 HIV 人群中的发病率比其高 1.5 倍,与另一项针对 444 000 多例患者的大型研究类似(Frisch et al,2001;Grulich et al,2007)。随着艾滋病的进展,患肾癌的风险并没有增加,反对将免疫抑制作为一个致病因素(Frisch et al,2001)。来自美国克利夫兰的单点研究报道证明,在 HIV 感染患者中发展成肾细胞癌风险更高——风险增加了 8.5 倍,而且发病年龄比预期的年龄短15 岁(Baynham et al,1997),乌干达(非洲)报道的相对风险高达 16 倍(Mbulaitye et al,2006)。9 例肾细胞癌患者中位年龄 48 岁,与免疫抑制无关,临床表现或对治疗的反应与未受感染的个体相似(Gaughan et al,2008)。在艾滋病病毒感染者中,肾脏肿块的鉴别诊断也应包括淋巴瘤。

(4)阴茎癌:据报道,HIV 感染患者患阴茎癌的相对风险大约是未感染 HIV 男性的 4 倍(Frisch et al,2001;Grulich et al,2007)。患有 HIV 的男性在肛门、阴茎和口腔中具有高危型 HPV 类型 16 和18 的高流行率,没有证据表明这些区域有任何病变(Sirera et al,2006)。这种情况发生在男男性接触者(MSM)和异性恋男性(Videla et al,2013)。患艾滋病的时间越长,患阴茎癌的风险越高。

（Chaturvedi et al,2009）。尽管鳞状细胞癌在 HIV 阳性个体中可能更具有侵袭性（Nguyen et al,2002），但早期的病变如阴茎上皮癌仍可对局部治疗产生反应（Ramoni et al,2009）。

（5）膀胱癌：在大型系列报道中，HIV 阳性患者与未感染 HIV 的患者相比,膀胱癌的发病率并不比未感染者高（Frisch et al,2001；Grulich et al,2007；Mbulaiteye et al,2006）。据报道,有一项降低风险的建议（Layman and Engels,2008），患有膀胱癌的 HIV 患者的临床病程和治疗反应与未感染者相比无明显差异（Gaughan et al,2009）。治疗 HIV 阳性膀胱癌患者的一个区别是,在决定使用卡介苗（BCG）膀胱灌注治疗时要小心谨慎。卡介苗（BCG）的有效性依赖于功能正常的免疫系统,因此该制剂通常不用于免疫功能缺陷的患者,理论上存在感染扩散的风险。有卡介苗膀胱灌注治疗 HIV 感染者患双侧间质性肺炎的 1 例病例报告（Kristjansson et al,1993）然而,在 Gaughn 及其同事的研究中,他们的一例 HIV 患者接受了卡介苗（BCG）膀胱灌注治疗,并未出现并发症（Gaughan et al,2009）。

要点

- 尿道炎患者需要同时治疗淋病和衣原体感染。除了尿道分泌物的显微镜检查外,尿液还应进行淋病和衣原体的核酸扩增试验。
- 在美国,大多数生殖器溃疡都是疱疹或梅毒,其中大多数是疱疹。软下疳在美国的某些地区发生,但多诺瓦菌病（腹股沟肉芽肿）通常不会发生。男男性接触者中 LGV 性病淋巴肉芽肿的发病率正在增加。
- 目前已有预防 HPV 相关疾病的疫苗,如男性生殖器疣和肛门癌及女性宫颈癌,并推荐为 26 岁以下的男性和女性,最好在性活动开始前开始。
- 任何患有性病或有感染性病风险的人都建议进行艾滋病病毒检测。
- 所有 HIV 感染者,不论 CD4 计数如何,均使用抗反转录病毒（ART）治疗艾滋病。
- HIV 正在成为一种慢性疾病,许多相关的问题都是由衰老和慢性疾病引起的,而不是免疫抑制。

参考文献

完整的参考书目可以在网上找到 www. expertconsult. com.

推荐阅读

Beutner KR, Wiley DJ, Douglas JM, et al. Genital warts and their treatment. Clin Infect Dis 1999;28;S37-56.

Deeks SG, Lewin SR, Havlir DV. The end of AIDS: HIV infection as a chronic disease. Lancet 2013;382: 1525-33.

Dunne EF, Friedman A, Datta SD, et al. Updates on human papillomavirus and genital warts and counseling messages from the 2010 sexually transmitted diseases treatment guidelines. Clin Infect Dis 2011;53;S143-52.

Ho EL, Lukehart SA. Syphilis: using modern approaches to understand an old disease. J Clin Invest 2011;121: 4584-92.

Lewis DA, Ison CA. Chancroid. Sex Transm Infect 2006; 82;19-20.

Patel R, Rompalo A. Managing patients with genital herpes and their sexual partners. Infect Dis Clin North Am 2005;19;427-38.

Steinbrook R. Preexposure prophylaxis for HIV infection. JAMA 2012;308;865-Taylor-Robinson D, Jensen JS. Mycoplasma genitalium:from chrysalis to multicolored butterfl y. Clin Microbiol Rev 2011;24;498-514.

Thompson MA, Aberg JA, Hoy JF, et al. Antiretroviral treatment of adult HIV infection: 2012 recommendations of the International Antiviral Society—USA Panel. JAMA 2012;308;387-402.

Wetmore CM, Manhart LE, Lowens MS, et al. Demographic, behavioral, and clinical characteristics of men with nongonococcal urethritis differ by etiology: a case-comparison study. Sex Transm Dis 2011a;38;180-6.

（王志平　**编译**　张　颂　毛向明　张贤生　李宏军　党　宏　**审校**）

第23章 外生殖器皮肤病

Richard Edward Link, MD, PhD, and Theodore Rosen, MD

外生殖器皮肤病的诊断和治疗是泌尿外科实践的重要组成部分,其涉及泌尿外科、传染病诊断、风湿病学、过敏免疫学和皮肤病学的多学科交叉问题,而在正式的泌尿外科住院医师培训期间却经常被忽视。

一、基础皮肤病简介

皮肤病学是一门专注于皮肤疾病的正常生物学和发病机制的临床学科。皮肤疾病的诊断主要基于病史和体格检查,而实验室检查通常发挥着次要和验证性作用。对很多病例,仅凭视诊就足以缩小诊断范围。另一方面,皮肤具有有限的形态表达谱。因此,当具备相关指征,或需要鉴别两种或多种相似病症时,应进行皮肤活检或多种实验室检查。

皮肤分为三层,即表皮、真皮和皮下组织。表皮由复层扁平上皮组成,根据位置其厚度在0.05~1.5mm。黑素细胞(产生色素)居于表皮的下层。真皮层由胶原蛋白、弹性蛋白和网状纤维组成,可分为两层,即乳头状真皮层和网状真皮层。位于真皮内的是间充质结构,如血管和神经。位于皮肤底层的皮下组织主要由脂肪组成。

涉及外生殖器的皮肤疾病可能达数百种。由于病程的不同,各种疾病在外观和症状上可能有很大差异。出于这个原因,采用系统的方法对准确诊断至关重要。外生殖器皮肤病的病史采集应重点关注发病的持续时间、发病频率、部位、症状、家族史、过敏史、职业和既往治疗史(Habif, 2004)。常见症状包括瘙痒、灼痛、刺痛和钝痛。患者若缺乏诸如疼痛等症,则对鉴别诊断十分重要,应加以注意。

外生殖器皮肤病的查体应关注原发性和继发性皮损的分布。不能仅关注受影响的生殖器皮肤区域,而要进行全面的皮肤检查。大多数外生殖器皮肤病以特征性原发病灶开始,这是诊断的关键。对这种病变的准确描述包括记录其颜色(红色、棕色、黑色、黄色、白色、蓝色或绿色)和形态(斑疹、丘疹、斑块、结节、脓疱、水疱、大疱或风团;表23-1)(Habif, 2004)。鉴于生殖器皮肤的黏膜性质,丘疹和斑疹病变可能在此区域呈现糜烂(Margolis, 2002)。继发性皮肤病变是随着皮肤状况的演变而发展或由搔抓、摩擦或二重感染引起。继发性病变应从形态学上分为鳞屑、痂、糜烂、溃疡、萎缩、增厚或瘢痕(表23-2)。

表 23-1　原发性皮损

原发性皮损类型	特征
扁平皮损	
斑疹	棕色、蓝色、红色或色素沉着的局限性颜色改变,与周围皮肤平齐
隆起性、实质性皮损	
丘疹	直径多为 0.5cm 的呈多种颜色的隆起性实质皮损;丘疹可融合成斑块
结节	直径＞0.5cm 的局限性、隆起性实质皮损
斑块	直径＞0.5cm 的局限性、隆起性、表浅性实质病损
腔隙性皮损	
水疱	直径≤0.5cm 的局限性、隆起性、内含液体的腔隙性皮损
大疱	直径＞0.5cm 的局限性、隆起性、内含液体的腔隙性皮损
脓疱	局限性、隆起性、内含脓液的腔隙性皮损
风团	皮肤真皮渗出后产生的红斑(可能是暂时性的)

From Habif TP. Clinical dermatology：a color guide to diagnosis and therapy. Edinburgh：Mosby,2004.

表 23-2　继发性皮损

继发性皮损类型	特征
鳞屑	由异常角化和脱落产生的过度死亡的表皮细胞形成
痂	血清和细胞碎片干涸后凝结而成
糜烂	表皮的局灶性缺损,不会侵及表皮和真皮交界处,愈后不留瘢痕
溃疡	表皮和真皮的局灶性缺损,愈后留有瘢痕
裂隙	为线状的皮肤裂口,可深达真皮
萎缩	表皮或真皮变薄导致的皮肤凹陷
瘢痕	真皮损伤后,由新生结缔组织增生修复而成

From Habif TP. Clinical dermatology：a color guide to diagnosis and therapy. Edinburgh：Mosby,2004.

确定大体形态后,实验室检查可用于确诊外生殖器皮肤病。鉴别皮肤真菌,如皮肤癣菌和念珠菌属,可以将氢氧化钾(KOH)或高碘酸-希夫染色用于刮取或接触的皮肤样本。KOH 溶解角蛋白后,留下的真菌在显微镜下可呈现明显的菌丝壁。同样,Tzanck 制剂可能有助于鉴定病毒所致皮肤病,如单纯疱疹、水痘带状疱疹和传染性软疣。

对于疑难病例或疑似恶性肿瘤的外生殖器皮肤病患者,可以采用皮肤活检进行诊断。为此,存在多种活检技术,包括刮除、穿刺、剔除、切开和完整的切除活组织检查。对于阴囊或阴茎的小病变,这些活检术通常在可以施行局部麻醉的检查室进行。对于较大的病变或累及尿道口的病变,建议在手术室进行活检。通常可以通过创伤非常小的(2～3mm)穿刺活检来确定诊断。活检术后可以用一根或两根 6-0 或 7-0 缝线封闭缺口,从而避免实质性瘢痕。

其他重要的辅助诊断方法包括血清学试验(如梅毒血清学试验)、培养(如铜绿假单胞菌培养)和活检标本的免疫组织化学染色(如针对硬化性苔藓不同变异体的特定类型细胞角蛋白的检测)。

二、皮肤病的治疗

用于皮肤病治疗的药物包括多种局部和全身用药。对于全身治疗,可用的药物类别包括抗生素、抗真菌药、抗病毒药、抗炎药和止痒药。不常用的药物,包括化疗药物和生物制药(如甲氨蝶吟、环磷酰胺、阿达木单抗、依那西普、英夫利昔单抗和乌司奴单抗）、免疫抑制剂（如硫唑嘌呤、环孢素、他克莫司）和羟基脲，这些不常见药物只在特定疾病中考虑应用。

对生殖器皮肤疾病缺乏知识可能会降低泌尿科医师为这些疾病开具抗生素的门槛。不幸的是，这些药物的应用风险远远高于局部制剂，包括促耐药，与其他药物相互作用及扰乱正常肠道和阴道菌群。值得注意的是，细菌菌群或它们对抗生素敏感性模式的改变可能会持续很长时间，因此要强调抗生素的使用指征（Jenngg et al 2010）。类似的警告同样适用于全身抗真菌药物，如氟康唑、酮康唑和特比萘芬。浅表皮肤癣菌，如导致股癣的皮肤癣菌，通常对应用局部抗真菌制剂反应良好。全身抗真菌药物仅适用于非常广泛的皮肤癣菌病，伴有皮肤受累的地方性真菌病，累及毛囊（Majocchi 肉芽肿）的深部感染或严重免疫受损个体中的真菌感染（Lesher and McConnell 2003）。在某些情况下，即使在具有免疫能力的个体中，全身性抗真菌药物治疗也是对局部治疗耐药的感染所必需的（Lesher，1999）。另一方面，要避免常规使用某些全身性抗真菌药物（如酮康唑）用于浅表皮肤感染，因为可能发生不可预测的危及生命的肝毒性和肾上腺功能不全（美国 FDA，2013）。全身性抗炎药物，特别是糖皮质激素，值得特别关注。口服糖皮质激素在空肠吸收，血浆浓度峰值出现在用药后 30～90min（Lester，1989）。尽管 1～5h 的血浆半衰期短，但不同糖皮质激素的作用持续时间在 8～48h（Nesbitt，2003）。这些药物具有广泛的抗炎作用，可释放来自骨髓的嗜中性粒细胞，但抑制其移动到组织中的炎症部位。它们还损害 T 细胞活化和树突状细胞的抗原呈递（Nesbitt，2003）。对于过敏性接触性皮炎（Feldman，1992）等皮肤疾病的短期（≤3 周）治疗，应使用清晨单次剂量的糖皮质激素以尽量减少下丘脑-垂体-肾上腺轴的抑制效应（Myles，1971）。尽管甲泼尼龙可以替代，以降低盐皮质激素效应（Wolverton，2001），但由于泼尼松成本低，中等作用时间和具有多种剂型的特性，通常是首选的糖皮质激素。采用系统性糖皮质激素进行长期治疗可能导致各种不良反应，包括骨质疏松症、白内障形成、高血压、肥胖症、高血糖、

股骨头无菌性坏死、免疫抑制和精神改变（Nesbitt，2003）。出于这个原因，只要临床可行，局部使用类固醇（见后文）将优于系统性糖皮质激素。

局部制剂是治疗生殖器各种皮肤疾病的主要疗法。与皮肤科医师相比，泌尿科医师对这些药物的使用往往缺乏了解。局部用药可分为五大类：润肤剂、抗炎药、抗生素、抗真菌药和化疗药物。

局部制剂包括活性成分和确保活性成分被皮肤吸收的载体。润肤剂可将水和脂质储纳到表皮，适用于干性皮肤疾病；润肤剂宜应用于潮湿的皮肤（如沐浴后），以达到最佳效果。含有尿素的制剂（如 Carmol，vanadine）或乳酸（Lac-Hydrin，AmLactin）是有效的保湿剂（Habif，2004）。研究发现，神经酰胺（脂肪酸和鞘氨醇碱的组合）是皮肤最外层的主要天然细胞间脂质，对维持正常的皮肤水合作用和屏障功能是至关重要的（Weber et al，2012）。基于此，含有神经酰胺（CeraVe）的新制剂对于以干燥症为特征的皮肤病可能效果显著。局部皮质类固醇是强效的抗炎药，可见于多种制剂且各具优点。关于局部皮质类固醇详细的用法和剂量不在本章的讨论范围，读者可以查阅相关的皮肤科教材（Habif，2004）。但要认识到，局部皮质类固醇也可以产生明显的不良反应，既可来自系统吸收也可是局部应用的结果。局部不良反应包括表皮萎缩、大腿内侧上部出现皮纹、肤色变化（毛细血管扩张、色素减退）、过敏反应以及皮肤感染和虫害感染病程中的阴性改变（Burry，1973）。多数情况下，局部组织萎缩是可逆的，通常可在数月后恢复（Sneddon，1976）。但其有时也会使治疗变得很棘手，尤其当在包皮下应用皮质类固醇时，萎缩的组织会像封闭"敷料"一般增加药物渗透。（图 23-1）（Goldman and Kitzmiller，1973）。

此外，多种物理疗法也被用于解决生殖系统感染造成的皮肤疾患，主要包括紫外光疗法、光动力疗法、激光疗法和冷冻手术。其中，同时具有宽谱和窄谱紫外线 B（UVB）的紫外光疗法常用于治疗特应性皮炎、牛皮癣、脂溢性皮炎和白癜风（Honigsmann and Schwarz，2003）。针对常规照辐难以覆盖的局部区域，使用具有多个小孔径发射器的单波长 UVB（308nm）疗效显著，并且相比

宽谱全身照辐,这种窄谱设备不会诱发非黑色素瘤性皮肤癌。有研究显示,长波紫外线 UVA 照辐疗法配合口服中药补骨脂可通过补骨脂素产生的光毒性效应(PUVA 疗法)治疗牛皮癣(Honigsmann,2001;Stern,2007)、白癜风(Honigsmann and Schwarz,2003)、特应性皮炎(Morison,1992)及扁平苔藓(Honigsmann and Schwarz,2003)。但该疗法在长期治疗过程中有诱发鳞状细胞癌的风险(Stern and PUVA Follow-UP study,2012),故目前大多已被窄波 UVB 照辐箱或小孔径激光束疗法取代。此外,光动力疗法是新型皮肤病物理疗法中最具前景的一种,对多种皮肤病症疗效确切,如炎症、恶性病变及慢性感染,其主要通过光敏化作用产生细胞毒性氧自由基而杀伤病变细胞,从而达到治疗目的(Tope and Shaffer,2003;Braathen et al,2007)。研究显示病灶较大的或难治性的尖锐湿疣及孕期生殖器疣均可采用光动力疗法,其不论单独使用,还是与冷冻手术、二氧化碳激光切除术或刮除术等联用均疗效显著(Scheinfeld,2013b)。但光动力疗法的缺点在于目前仍缺乏一个适于非常规用途(如生殖器湿疣)的标准方案。另两种物理疗法,即 CO_2 激光和冷冻手术虽然总体上在生殖器皮肤病损的治疗中所发挥的作用相对较小,但其二者分别在控制生殖器尖锐湿疣及生殖器或耻骨上传染性软疣方面的效果是不可否认的。

三、过敏性皮炎

过敏性或称"湿疹性"皮炎包括一系列引起瘙痒皮损的过敏介导过程(框图 23-1)。

框图 23-1　过敏性皮炎鉴别诊断
湿疹
过敏性皮炎
脂溢性皮炎
擦烂性红斑
接触性皮炎
刺激性皮炎
包皮阴茎头炎
Zoon 阴茎头炎
与念珠相关的疾病
脓疱疮
单纯疱疹
带状疱疹
药物反应

From Margolis DJ. Cutaneous disease of the male external genitalia. In：Walsh PC，editor. Campbell's urology，Philadelphia；Saunders；2002.

(一)特应性皮炎(湿疹)

特应性皮炎(AD)是一种慢性复发性皮炎,皮损好发于屈侧而伴有强烈的皮肤瘙痒和表皮损伤(Williams,2005)。其特异性病变为红斑性丘疹和伴有抓痕脱屑(图 23-2)(Kang et al,2003),但总体上来讲,其与丘疹性鳞状病变没有明显的界限(Margolis,2002)。尽管各年龄段对 AD 的感染概率相同,但 90% 的 AD 患者均在五岁前确诊(Rajka,1989)。特应性皮炎的诱发与对多种刺激性物质(如香料、防腐剂和各种蛋白质)敏感有关。同时 AD 患者倾向于发展为哮喘和过敏性鼻炎。

AD 的遗传易感性已被广泛探索。一项包含有 372 例 AD 患者的研究显示:73% AD 患者有阳性过敏体质家族史。同样,双胞胎共患

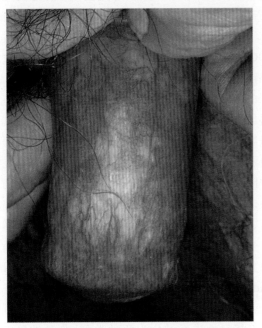

图 23-1　包皮下应用皮质类固醇 8 周后阴茎体皮肤萎缩(From Habif TP. Clinical dermatology. Edinburgh：Mosby；2004. p. 36.)

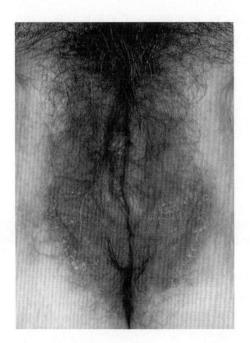

图 23-2 **外阴湿疹**(From du Vivier A. Atlas of clinical dermatology. London: Churchill Livingstone; 2002. p. 687.)

病概率研究也证实同卵双胞胎 AD 共发生风险为 0.86,而异卵双胞胎仅为 0.21。这些研究结果无疑推动了对 AD 及过敏体质相关基因的研究(Wollenberg and Bieber,2000)。尽管目前仍缺乏可作为标志物的特异基因,但已有 11 个基因位点被证实与 AD 密切相关(Kang et al,2003;Ellinghaus et al,2013)。研究显示由于某个重要的单基因缺失而导致功能性角蛋白微丝蛋白合成障碍,进而造成表皮屏障不完整及慢性免疫激活,可能在此类皮肤病的病理生理进程中发挥关键作用(Heimall and Spergel,2012)。

严重的皮肤瘙痒是 AD 的标志性症状,控制病人的抓挠欲望是治疗成功的关键(Przybilla et al,1994)。瘙痒感通常在傍晚时更显著,并可能因出汗、穿非透气性内衣或羊毛材质衣物而加剧(Kang et al,2003)。刮擦损伤可能导致包括葡萄球菌爆发性感染等在内的 AD 并发症(Ogawa et al,1994),且越来越多的证据表明,细菌毒素可以作为超级抗原驱动炎症级联反应进而延长 AD 病程(Skov and Baadsgaard,2000;Skov et al,2000)。

目前,不论在生化水平、组织水平还是临床特征水平,均没有确切的检查手段可以明确诊断 AD。因此,与过敏性反应相关的个人或家族史则成为诊断的重要线索(Kang et al,2003)。生殖器特应性皮炎常发生于外生殖器。

多种"触发因素"与 AD 的进展相关,如一些化学药品、清洁剂和家庭尘螨,尽可能避免与这些因素的接触可能对个体化治疗有益,特别是尘螨暴露。尽管部分研究表明去除尘螨能够部分改善 AD 病情(Kubota et al,1992;Tan et al,1996),但也仍有一些研究并不支持这个观点(Colloff et al,1989;Gutgesell et al,2001)。

AD 的治疗包括用非碱性肥皂或肥皂替代品(如 Cetaphil、Aquanil 品牌洗剂)进行温和清洁并频繁使用润肤剂。但因从皮肤蒸发液体可能会引发 AD(Kang et al,2003),故不鼓励频繁清洗。当发生细菌感染时浸泡是有益的,但应在感染控制后及时停止(Margolis,2002)。同时,可通过局部使用糖皮质激素来控制瘙痒症,但为避免发生皮肤萎缩及色素脱失等局部并发症只能以短期、冲击式的剂量模式使用。另外,大环内酯类免疫调节剂如他克莫司、吡美莫司的局部使用,在 AD 治疗中疗效确切(Meagher et al,2002;Nghiem et al,2002;Luger and Paul,2007;Leung et al,2009),并且在长期治疗过程中可减少糖皮质激素的用量(Zuberbier et al,2007)。而睡前服用一些抗组胺药物,如苯海拉明或各种非镇静剂(西替利嗪、氯雷他定及其类似物),可有效止痒,从而打破 AD 病程中因搔抓引起的恶性循环(Kang et al,2003)。此外,在一项随机、双盲试验中发现,口服抗葡萄球菌药物并未显著改善 AD(Ewing et al,1998)。硫唑嘌呤、皮质类固醇、环孢素、甲氨蝶呤或霉酚酸酯的全身用药也并不局限于病情较重或广泛播散的病例(Cooper,1993;Salek et al,1993;Denby and Beck,2012)。

(二)接触性皮炎

接触性皮炎可分为两种类型:刺激性接触性皮炎(ICD)和过敏性接触性皮炎(ACD)。虽然两者发病机制差异显著,但临床表现却十分相似,即均表现为皮损部位严格限于被过敏原或刺激性物质接触的区域,其最根本的治疗方法就是明确过敏原并减少接触。

约 80％ 的接触性皮炎患者都是由于皮肤接触到刺激性化学物质引起的,如肥皂、溶剂、金属盐和酸、碱化合物等,这些物质通过直接细胞毒性作用致病(Marks et al,2002)。职业性 ICD 是一个严重的公共卫生问题,每年在美国造成 10 亿美元的经济负担(Cohen,2000)。ICD 的临床表现取决于刺激性物质本身的性质及接触时间、浓度、温度、pH 值和接触位置。急性 ICD(如由突发性职业事故引起)通常在暴露后数分钟至数小时内达到高峰,然后开始转归。在与暴露部位相对应且界限清晰的区域中,可出现灼痛、刺痛和酸痛等症状,并可能伴有红斑、水肿、大疱或真皮坏死(Cohen and Bassiri-Tehrani,2003)。此外,也有多种由反复的阈下刺激损伤引起的亚急性 ICD,其更倾向于慢性病程发展,即以瘙痒症状较常见且皮肤病损的分界不清。ICD 治疗的主要方法是注意穿戴防护服,养成安全的职业习惯以及使用皮肤屏障制剂(如软膏,润肤霜或保护性泡沫)来避免皮肤与致病刺激物的接触。一些市售的屏障产品包括 Atopiclair、Biafine、EpiCeram、MimyX、Neosalus Foam 和 PruMyx(Berndt et al,2000;Draelos,2012)。

相反,ACD 则表现为当接触到某种个体先前已经暴露并致敏的皮肤过敏原时发生的局部 Ⅳ 型超敏反应。典型症状是病损界限清晰并伴有剧烈瘙痒,病损区可能在急性期迅速出现水疱或渗出,或者较长期地出现鳞屑状斑块(Mowad and Marks,2003)。在 2003 年和 2009 年,北美接触性皮炎研究组(NACDG)根据斑贴试验结果报告了一系列与 ACD 有关的常见过敏原(Zug et al,2009)。随后其他研究组也发布了类似的清单,除少数几种不重合外,大都含有一组相同的过敏原。斑贴试验简易便捷,通常由皮肤科医师测试,其原理是将网格模板中已知浓度的各种可能过敏原与皮肤表面接触(图 23-3),通过局部观察可以帮助确认 ACD 的诊断并明确过敏原。NACDG 报告显示最常见的过敏原是硫酸镍(Zug et al,2009),它是人造珠宝和皮带扣的常见组成成分(图 23-4)。类似于耳垂穿孔,随着生殖器穿孔的流行,由镍过敏导致的生殖器 ACD 屡见

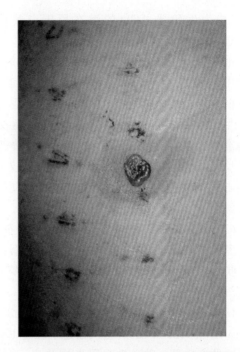

图 23-3 对镍产生阳性反应的皮肤过敏试验病例(From Bolognia JL,Jorizzo JL,Rapini RP. Dermatology. Edinburgh:Mosby;2003. p. 233.)

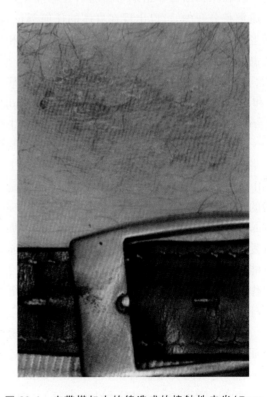

图 23-4 皮带搭扣中的镍造成的接触性皮炎(From Habif TP. Clinical dermatology. Edinburgh: Mosby;2004. p. 94.)

不鲜,成为生殖器 ACD 的潜在原因。其他重要的过敏原包括纺织染料、外用抗生素、香水和其他芳香类物质,如释放甲醛的防腐剂、安全套中的胶乳或局部使用的糖皮质激素等。当疑似发生 ACD 时,应注意询问患者是否使用过生殖器保湿剂、抗真菌、止痒剂或性交时的润滑剂。ACD 治疗策略为口服抗组胺药并避免反复接触过敏原。严重的 ACD 建议行 3 周冲击式渐变剂量的泼尼松治疗,而不应使用类固醇全身短期治疗。

(三)多形红斑和 Stevens-Johnson 综合征

多形红斑(EM)是一种可能累及生殖器的常见皮肤病。EM 可以细分为轻型和重型多形性红斑。

1860 年,奥地利皮肤科医师 Ferdinand von Hebra (von Hebra,1860)首次描述了轻型 EM。

这种疾病是一种急性自限性皮肤病,其特征是突然发病,对称、固定的红色丘疹,这种红斑可能会演变为靶样病灶(Weston,1996)。多形红斑是一种临床诊断而非组织学诊断。丘疹和靶形损害通常是分开的,可以出现在身体的任何部位,包括生殖器(图 23-5A)。此外,口腔黏膜、手掌和脚底也**可能会累及**。

大多数复发的轻型 EM 都是由人类疱疹病毒 1 和 2 引起(Schofield et al,1993;Nikkels andPierard,2002),疱疹性病变通常在靶样病灶发生前 10～14d(Lemak et al,1986)。尽管连续抑制阿昔洛韦可预防疱疹病毒感染患者发生 EM(Tatnall et al,1995),但靶形损害成后服用药物是无用的(Huff,1988)。虽然复发很常见(Huff and Weston,1989),但轻型 EM 的自然病程是数周后自发消退(Schofield et al,1993)。口服抗组胺药可能会缓解症状。对于免疫抑制患者,轻型 EM 发作的时间可能会更长,复发的频率可能更高(Schofield et al,1993)。

重型 EM 在过去被称为史蒂文斯-约翰逊综合征(SJS),尽管仍然存在一些关于重型 EM 和 SJS 是否是不同类型仍有争议(Bachot and Roujeau,2003;Williams and Conklin,2005)。SJS 是一种比轻型 EM 更加严重的疾病,其包括类似于广泛皮肤烧伤的特征(Parrillo,2007)。在更为严重的**病变**中,SJS 可能会像危及生命的中毒性表

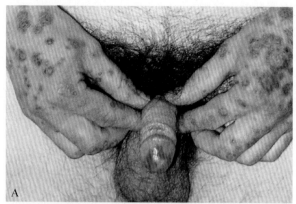

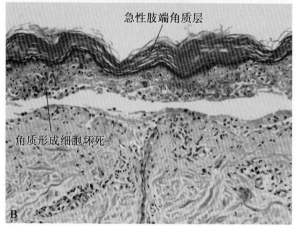

急性肢端角质层

角质形成细胞坏死

图 23-5 多形红斑(EM)。A. 手和阴茎的靶形损害。B. 具有正常角质层、表皮中的坏死性角质细胞和淋巴浸润 EM 的典型显微照片(A,From Korting GW. Practical dermatology of the genital region. Philadelphia:Saunders;1981. p. 16;B,from Elston DM, Ferringer T. Dermatopathology. Edinburgh:Saunders;2009. p. 147.)

皮坏死松解症。进入重症监护病房或烧伤病房可以显著降低这种情况的发病率和死亡率(Wolf et al,2005)。

大多数 SJS 患者表现出前驱性上呼吸道疾病(发热、咳嗽、鼻炎、喉咙痛和头痛),1～14d 后突然进展为红斑并形成水疱和表皮坏死区域。生殖器受累包括阴唇、阴茎和肛周区域红斑和糜烂(图 23-6)。

在 SJS 的发展中累积到大量的刺激因素,其中最常见的是药物暴露。最常见的药物有非甾体类抗炎药、磺胺类(特别是复方磺胺甲噁唑)、四环素和多西环素、青霉素和头孢菌素,以及广泛的抗惊厥药(Chan et al,1990)。与 EM 未成年人不同

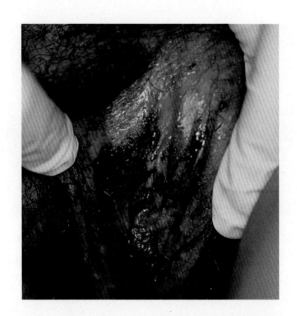

图 23-6　Stevens-Johnson 综合征的阴唇部糜烂 (From Bolognia JL, Jorizzo JL, Rapini RP. Dermatology. Edinburgh: Mosby; 2003. p.319.)

From Margolis DJ. Cutaneous disease of the male external genitalia. In: Walsh PC, editor. Campbell's urology. Philadelphia: Saunders; 2002.

的是,很少有人与传染性病原体有关联(Weston, 2003)。SJS 一般有 4～6 周的前驱期,死亡率可能接近 30%。严重的皮肤瘢痕可能导致一系列并发症,包括关节挛缩、阴唇粘连、阴道狭窄、尿道狭窄和肛门狭窄(Brice et al, 1990; Weston, 2003)。治疗包括立即去除药物因素和类似严重烧伤处理的支持性护理。目前没有强有力的证据证明对 SJS 有任何具体的药物治疗(Weston, 2003),全身糖皮质激素在治疗 SJS 中的作用仍然存在争议(Rasmussen, 1976; Tripathi et al, 2000; Weston, 2003)。据报道,作为有效干预措施的新模式包括环孢素[3～5mg/(kg·d)]、肿瘤坏死因子-α 抑制剂、血浆置换,特别是静脉注射免疫球蛋白(Mockenhaupt, 2011; Worswick 和 Cotlie, 2011)。对 SJS 患者的护理最好通过多专业团队来完成。

四、丘疹鳞屑性疾病

丘疹鳞状病变是一组表现各异的疾病,它们有共同的原发性病变:鳞状丘疹和斑块(框图 23-2)。

(一)银屑病

银屑病是一种常见疾病,人群患病率高达 2%(Christophers, 2001; Nestle et al, 2009)。具有遗传易感性的患者,诱发因素如创伤、感染、心理压力或新药均可引起银屑病。1/3 的患者有银屑病家族史(Melski and Stern, 1981; Hensler and Christophers, 1985; Margolis, 2002)。其特征性病变是有明显的银白色鳞状红斑斑块(van de Kerkhof, 2003),可以局限于肘部或膝部,或者可以分布在整个皮肤表面。虽然银屑病可以出现在任何年龄段,但已经确定其两个发病高峰:20～30 岁和 50～60 岁。患者主诉由于瘙痒和出血,以及这些可见斑块带来的外观改变和心理社会影响,使他们的生活质量受到严重损害。

生殖器的银屑病受累相对常见,尽管它通常只是全身银屑病的一部分。当生殖器上存在银屑病损害时,患者可能担心恶性肿瘤或性传播疾病(STD)。生殖器银屑病导致自尊受损和与性相关的自我形象的减弱,从而干扰正常的亲密关系,特别是在女性中(Magin et al, 2010; Meeuwis et al, 2011)。肘部、膝部、臀部、指甲、头皮和脐部的特征性病变的存在可能有助于指导诊断(图 23-7A)(Margolis, 2002)。当病变存在于腹股沟褶皱和臀沟时,鳞屑可能不存在(所谓的"皮褶银屑病")(Goldman, 2000)。当评估腹股沟褶皱中的非鳞屑红斑时,应考虑并排除真菌感染(即癣或假丝酵母),并通过 KOH 制剂或真菌培养来排除。在包皮环切的男性中,银屑病斑块通常存在于阴茎头和冠状沟部,而在未行包皮环切的男性中,皮损通常隐藏在包皮下(Buechner,2002)。然而,在某些情况下,银屑病会累及整个阴茎和阴囊(图 23-8)。

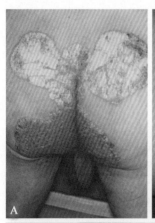
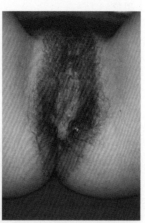
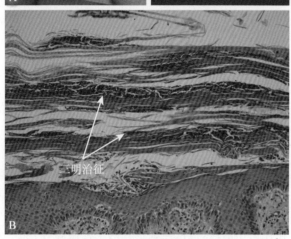

图 23-7　银屑病。A. 在红斑基部的银色鳞片。B. 斑块状银屑病角质层中呈交替状的嗜中性粒细胞和角化不全(三明治征)(A,From Callen JP,Greer DE,Hood AF,et al. Color atlas of dermatology. Philadelphia:Saunders;1993. p. 320;B,From Elston DM,Ferringer T. Dermatopathology. Edinburgh:Saunders;2009. p. 152.)

　　银屑病是一种具有反复发作和缓解特点的慢性疾病。各种局部和全身性治疗已经研发并应用于这个难题。尽管有多种治疗方法,但多达 40% 的银屑病患者对目前的治疗效果不佳表示沮丧(Krueger et al,2001)。对于生殖器银屑病,治疗的主要手段是使用低效力局部皮质类固醇药膏进

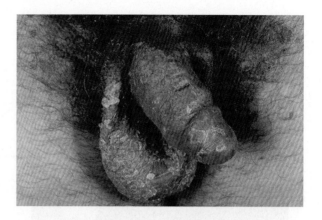

图 23-8　银屑病累及整个阴茎和阴囊(From Bolognia JL, Jorizzo JL, Rapini RP. Dermatology. Edinburgh: Mosby;2003. p. 130.)

行短期治疗(Kalb et al,2009)。例如,包括在 1% 氢化可的松乳膏或 0.1% 氢化可的松丁酸酯中制备 3% 碳酸氢钠洗涤剂(焦油衍生物)(Fisher and Margesson,1998)。这些制剂不应该在薄层的生殖器皮肤或皮肤褶皱区域连续使用 2 周以上(Margolis,2002)。另外,治疗银屑病的局部药物还包括维生素 D 3 类似物(骨化三醇,卡泊三醇)、局部钙调磷酸酶抑制剂(吡美莫司乳膏和他克莫司软膏)和低效维 A 酸类,但是这些药物有时过于刺激或效果不佳。摄入补骨脂素后进行紫外线照射的光化学疗法(PUVA)已广泛用于治疗银屑病(Stern,2007)。然而,对生殖器以外部位的银屑病的高剂量 PUVA 治疗会增加生殖器 SCC(皮肤鳞状细胞癌)的患病风险,这种风险为剂量依赖性(Stern,1990;Stern et al,2002)。强烈建议在 PUVA 治疗期间保护生殖器;因此这种疗法禁用于治疗局限于生殖器皮肤的银屑病。对于广泛银屑病患者,使用甲氨蝶呤、环孢素、类维生素 A 或一种经批准的 TNF-α 抑制剂(阿达木单抗、依那西普)或 IL12/23 抑制剂(ustekinumab)进行全身治疗可能是适宜的。308nm 准分子激光(Gerber et al,2003)现在已经被批准用于银屑病治疗,在治疗银屑病方面显得有前景的实验疗法包括维生素 D 受体配体(Bos and Spuls,2008)及针对 T 淋巴细胞表面分子(Gottlieb et al,2000b)、TNF(Chaudhari et al,2001;Bos and Spuls,2008)或细胞内黏附分子(Gottlieb et al,2000a)的抗体或反义寡核苷酸。

（二）反应性关节炎（以前称为 Reiter 综合征）

反应性关节炎（以前称为 Reiter 综合征）由尿道炎、关节炎、眼部病损、口腔溃疡和皮肤病损组成，此病患者中只有约 1/3 可出现上述所有症状。皮肤发病时，特别是当病变存在于生殖器上时，可能被误认为牛皮癣病损（图 23-9）。反应性关节炎在男性中比在女性中更常见继发并且很少在儿童中发病。反应性关节炎通常发病于尿道炎（衣原体、淋球菌）或胃肠道感染（耶尔森菌、沙门菌、志

贺菌、弯曲杆菌、奈瑟球菌或脲原体）以后，在人类免疫缺陷病毒（HIV）阳性患者中更常见（Rahman et al，1992；Margolis，2002；Wu and Schwartz，2008）。反应性关节炎的发生与人类白细胞抗原-B27（HLA-B27）单体型有很强的遗传相关性。细菌抗原与 HLA-B27 之间的交叉免疫反应是否会导致反应性关节炎的自身免疫仍然存在争议（Ringrose，1999；Yu and Kuipers，2003）。

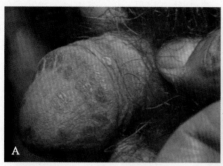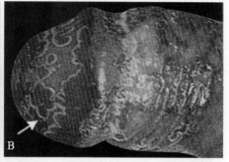

图 23-9　累及阴茎头的银屑病（A）和反应性关节炎（B）（旋涡状阴茎头炎）的对比。注意在反应性关节炎病例中这种高度特征性的波状图案的融合病灶（箭头）(From Habif TP. Clinical dermatology. Edinburgh：Mosby；2004．p. 217.)

反应性关节炎中，结膜炎是最常见的眼部表现，尽管也可能出现虹膜炎、葡萄膜炎、青光眼和角膜炎；多发性关节炎和骶髂关节炎是最常见的骨科疾病，并且在少数病例中会导致慢性残疾，(van de Kerkhof，2003)。出现在阴茎上的鳞状红斑牛皮癣皮肤损伤被称为旋涡状阴茎头炎（图 23-10），并且脚底上的类似损伤被称为脂溢性皮肤角化病。这些病变可能难以与银屑病鉴别，活检标本的组织学分析不能可靠地区分这两种疾病（Margolis，2002）。累及生殖器的反应性关节炎病程通常是自限性的，持续数周至数月。病损可能对低效局部皮质类固醇有反应，并且很少需要全身治疗。然而，足底病变更持久，对局部使用类视黄醇如他扎罗汀的反应良好（Lewis et al，2000）。

（三）扁平苔藓

扁平苔藓（LP）是苔藓样皮肤病的原型，是皮肤和黏膜的特发性炎症性疾病。"苔藓样组织反应"的特征是表皮基底细胞损伤，其与乳头状真皮中单核细胞的大量渗入有关（Shiohara and Kano，2003）。皮肤 LP 在成年人群的发病率大约为 1%（Boyd and Neldner，1991），而口腔 LP 的发病率高达 4%（Scully

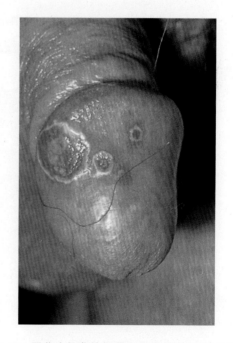

图 23-10　阴茎头侵袭性银屑病样病损（反应性关节炎、旋涡状阴茎头炎）也可能缺乏波浪纹，使得它们难以与生殖器银屑病鉴别（From Callen JP，Greer DE，Hood AF，et al. Color atlas of dermatology. Philadelphia：Saunders；1993．p. 160.)

et al,1998)。LP 的发病机制似乎与针对基底角质细胞的自身免疫反应相关,这些细胞表面表达变异的自身抗原(Morhenn,1986)。

　　LP 的基本病变是一个小的多边形紫红色扁平丘疹。这些病变或呈广泛的散在分布,或会聚集成较大的可能溃烂的斑块,特别是在黏膜表面。LP 通常累及四肢、躯干、腰骶部、口腔黏膜和阴茎头的表面(Margolis,2002)。男性生殖器 LP 的临床表现可以非常多变,包括孤立或成组的丘疹,而成组的丘疹可以呈网状排列,也可以呈环状排列,伴有或不伴有溃疡(图 23-11);在某些病例中,病变似乎形成与皮肤创伤有关的线性图案(所谓的

Koebner 现象,也可见于银屑病)。女性生殖器 LP,常见红斑斑块的痛性溃疡;在外阴的长期 LP 中,浅层斑块周围为一些水疱性角化过度(表现为白斑)。与男性相比,女性的黏膜或舌头上更容易发现伴随的口腔 LP(Santegoets et al,2010)。LP 的鉴别诊断包括侵袭性和原位 SCC(皮肤鳞状细胞癌)、浆细胞性阴茎头炎、银屑病、继发性梅毒、疱疹和乳房外 Paget 病和红斑狼疮。活检可能是确定诊断的必要条件,特别是当病变较小、多发和溃烂时(Shiohara and Kano,2003)。在摄入药物和接触过敏原的情况下,也会发生苔藓样反应,这时应该仔细寻找潜在的致病因子。

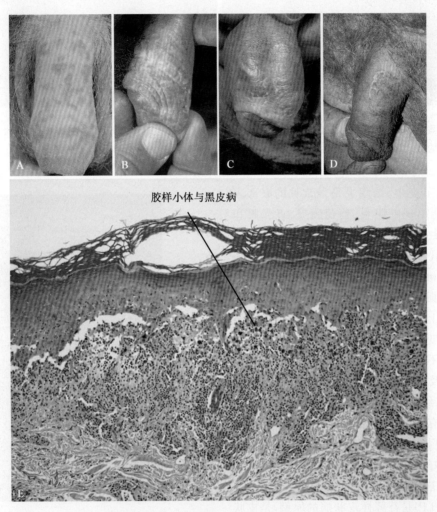

图 23-11　扁平苔藓(LP)。LP 在男性生殖器上的不同表现。A 和 B. 在阴茎体上都有单独的和分组的紫色丘疹,其中一些以线性模式排列。C. LP 中有时出现白色网状排列图案。D. 具有光滑表面的环形 (环状)排列。E. 组织学上,LP 的特征在于基底层的破坏,锯齿状脊形图案,胶样小体和真皮黑素细胞的存在及角化不全或嗜酸性粒细胞的缺失 (A,From Korting GW. Practical dermatology of the genital region. Philadelphia:Saunders;1981. p. 29;B,C,and D,from du Vivier A. Atlas of clinical dermatology. London:Churchill Livingstone;2002. p. 100;E,from Elston DM,Ferringer T. Dermatopathology. Edinburgh:Saunders;2009. p. 137.)

LP 的自然病程为良性的，多达 2/3 的病例中观察到皮肤病损在发病 1 年后自行消退（Shiohara and Kano，2003），但口腔病损可能会持续较长时间，并且在慢性生殖器 LP 内发生 SCC（皮肤鳞状细胞癌）的孤立病例已有报道（Mignogna et al，2000）。尽管 LP 常伴有瘙痒症（更常见于男性）或疼痛/灼痛（更常见于女性），但生殖器的无症状病变不需要治疗。治疗症状性生殖器 LP 的主要方式是局部使用强效皮质类固醇（如 0.05% 的氯倍他索或 0.05% 的卤倍他索）。局部钙调磷酸酶抑制剂（吡美莫司乳膏，他克莫司软膏）在生殖器 LP 治疗中也是有效的（Luger and Paul，2007）。对于严重的病例，全身性运用皮质类固醇（15～20mg/d；2～6 周为 1 个疗程）（Boyd and Neldner，1991）显示可以将 LP 病变清除疗程从 29 周缩短到 18 周（Cribier，1998）。严重 LP 的其他全身治疗包括环孢素、他克莫司、灰黄霉素、甲硝唑和阿曲汀（Ho et al，1990；Boyd and Neldner，1991；Cribier et al，1998；Buyuk and Kavala，2000；Madan and Griffiths，2007），但缺乏证明这些疗法有效性的随机试验。事实上，正如一项详尽的荟萃分析所指出的那样，对于侵蚀性黏膜 LP 的任何单一治疗，没有绝对可靠的证据证明其有效性，其中包括被广泛接受的一线治疗方案——局部运用强效类固醇（Cheng et al，2012）。

（四）光泽苔藓

光泽苔藓（LN）是一种罕见的炎症性丘疹，特点为大片散在分布的细小肉色丘疹。尽管对于 LN 是否为 LP 的一个变体尚存争议（Aram，1988），但它们在组织学上是截然不同的。LN 具有高密度界限分明的淋巴细胞浸润，且淋巴细胞与表皮紧密相邻（Shiohara and Kano，2003）。LN 通常累及的部位包括上肢的屈面、生殖器、躯干和手背部，指甲也常常受累。与 LP 相似，LN 也是自限性疾病，大多数患者（69%）病程不到 1 年（Lapins et al，1978）。这些生殖器病损不具有传染性，并会逐渐缓解消失。对于生殖器病损相关的瘙痒症，局部使用中低效皮质类固醇和口服抗组胺药有效（Shiohara and Kano，2003）。

（五）硬化性苔藓

硬化萎缩性苔藓（LS）是一种病因不明的慢性炎症性疾病，好发于外生殖器。LS 在女性中的流行率是男性的 6～10 倍，通常在绝经期或青春前期出现（Wojnarowska and Cooper，2003）。LS 往往影响年龄较大的男性（＞60 岁）（Ledwiga and Weigand，1989），并且可能与排尿或勃起时的疼痛相关（Margolis，2002）。这种疾病具有强烈的家族倾向，提示可能与遗传因素相关（Sherman et al，2010）。在患有生殖器部位 LS 的患者中，15%～20% 都患有先天性疾病（Powell and Wojnarowska，1999）。LS 本质上是一种瘢痕性疾病，其特征包括组织苍白，纤维化造成的结构缺失和角化过度（图 23-12）。一些 LS 病例可表现出显著的紫癜和脓肿；前者可以表现得非常严重以至于遮盖了其典型的"白色"病变。

男性的阴茎头和包皮是该疾病的常见受累区，而女性肛周则通常不受累。来自 LS 的局部瘢痕可导致包茎，且包皮环切术通常可治愈，但包皮环切伤痕有复发的风险。该种疾病的晚期被称为闭塞性干燥性阴茎头炎，可能累及阴茎尿道并导致尿道狭窄方面的问题。在女性患者中，该疾病最终可导致外阴粘连、阴唇融合、阴蒂包茎和阴道梗阻。LS 同样可引发女性严重生殖器瘙痒、灼痛、疼痛和性交困难。

尽管疾病名称有相似之处，但 LS 与 LP 或 LN 除了瘙痒症和好发于生殖器区域外少有共同之处。一个关键的区别是 LS 与阴茎和外阴的 SCC 相关，特别是那些与人类乳头状瘤病毒（HPV）无关的变异体，LS 可能代表癌前病变（Velazquez and Cubilla，2003；Bleeker et al，2009；van de Nieuwenhof et al，2011）。LS 的特异的组织学特征包括形成基底细胞空泡、表皮萎缩、明显的皮肤水肿、胶原均质化、真皮乳头状血管腔内局灶性病变及囊泡和汗腺结构的腺管堵塞（Margolis，2002）。活检对确诊和排除恶变都是有价值的（Powell and Wojnarowska，1999）。有人提出，选择性细胞标志物（如 p53、存活蛋白、端粒酶、Ki-67 和细胞周期蛋白 D1）的表达可以帮助区分惰性 LS 和具有真正的恶性潜能的 LS（Carlson et al，2013）。将来，可以对这些（和其他）蛋白标志物进行常规活检标本的研究以确定预后。

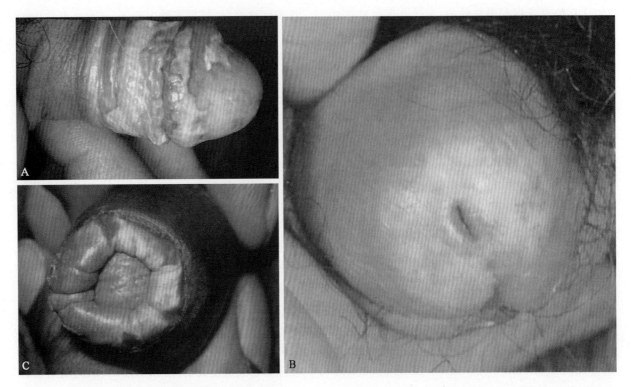

图23-12　阴茎硬化萎缩性苔藓（闭塞性干燥性阴茎头炎）。注意累及阴茎体、包皮和阴茎头的红斑和白斑（A，From Callen JP，Greer DE，Hood AF，et al. Color atlas of dermatology. Philadelphia：Saunders；1993. p. 327；B，from du Vivier A. Atlas of clinical dermatology. London：Churchill Livingstone；2002. p. 716；C，from Bolognia JL，Jorizzo JL，Rapini RP. Dermatology. Edinburgh：Mosby；2003. p. 1101.）

从临床管理的角度来看，由于 LS 与 SCC 有关，所以患者的长期随访很重要。对于长期疗程（3 个月），强效局部用类固醇（如 0.05％丙酸氯倍他索或 0.05％盐酸吡哆醇）已被广泛应用于治疗女性 LS，并且具有改善症状并逆转疾病进程（Dalziel et al，1991）的可能性。这种方案与避免长期将类固醇应用于生殖器皮肤的常规策略相反。尽管儿童年龄组已经证实了这一点（Kiss et al，2001），但类似方法的有效性尚未在成年男性中得到明确的证实。一项欧洲多中心Ⅱ期临床试验也支持局部使用他克莫司治疗慢性 LS 具有安全性和有效性（Hengge et al，2006）。在标准治疗干预治疗下效果不佳的罕见病例中，局部应用维 A 酸及光动力治疗是可能的治疗选择。由于首次治疗后的复发率很高（40％～50％），一些专家建议常规使用中等剂量的局部用类固醇（如糠酸莫米松 0.1％）或局部钙调磷酸酶抑制剂进行前期（预防性）的维持治疗（Virgili et al，2013）。

（六）固定性药疹

口服药物治疗会导致固定性药疹出现，其一般发生在第一次使用药物后的 1～2 周，发生部位通常包括唇部、面部、手部、足部和生殖器，特别是阴茎头部位（图 23-13）。伴随之后再次的药物作用，固定性药疹反应通常在 24h 内出现在完全相同的部位（因此特用术语"固定"）。引起该反应的常见药物包括磺胺类药物、非甾体类抗炎药、巴比妥类、四环素类、卡马西平、酚酞、口服避孕药和水杨酸盐（Kauppinen and Stubb，1985；Stubb et al，1989；Thankappan and Zachariah，1991）。固定性药疹在泌尿系统药物中有过独立报道的药物包括氟康唑、达那氟和氟康唑（用于外阴阴道念珠菌病）。

当药疹出现在阴茎或口唇上时，这些病变通常表现为孤立生长的、紫罗兰色的炎性斑块，可能会引起糜烂和疼痛（Margolis，2002）。生殖器部位药疹的鉴别诊断包括单纯疱疹感染与昆虫叮咬。除去这些引起的药疹的有害药物一般会使得

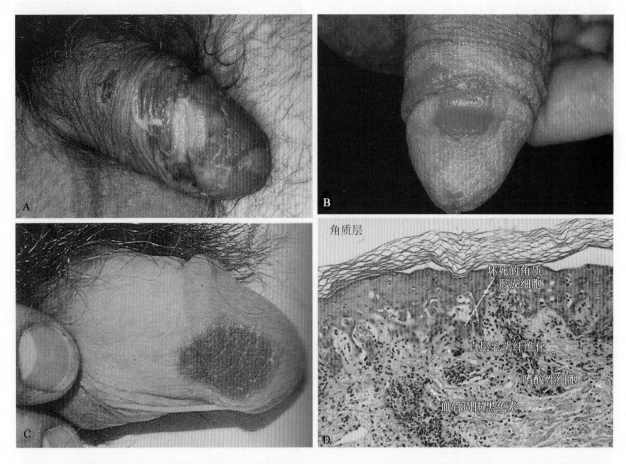

图 23-13 固定性药疹。A～C. 侵犯到阴茎。D. 组织学特征包括正常角质层和真皮表面的慢性改变,包括嗜酸性粒细胞浸润(A,From Callen JP,Greer DE,Hood AF,et al. Color atlas of dermatology. Philadelphia:Saunders;1993. p. 160;B, from Bolognia JL, Jorizzo JL, Rapini RP. Dermatology.Edinburgh:Mosby;2003. p. 345;C, from Habif TP. Clinical dermatology. Edinburgh:Mosby;2004. p. 492;D, from Elston DM, Ferringer T. Dermatopathology. Edinburgh:Saunders;2009.p. 149.)

病变消退,消退后可能会出现炎症后棕色色素的沉着表现。病变过程中不会出现长期不消退的功能性缺陷。

(七)脂溢性皮炎

脂溢性皮炎(SD)是一种常见的皮肤疾病,其特征是存在明显分界的粉红色至红褐色斑块,并覆盖有粘连的片状鳞屑。SD 与湿疹皮炎有许多共同特点,因此可以很容易地归入该种疾病。常见的头皮屑是局限于头皮的轻型 SD。好发于皮脂腺丰富的区域,并且通常仅发生在皮脂腺活跃时期如出生后的头几个月或青春期后。

通常仅在生命最初的几个月或者在皮脂腺活跃时的青春期后出现。常见的累及区域包括头皮、眉毛、鼻唇沟、耳和胸部,但也可能累及肛门、阴茎头和会阴部(Margolis,2002)。包皮环切术可能对阴茎脂溢性皮炎的进展有抑制作用。在一项对 357 名患者的研究中,未受割礼的状态下发生阴茎脂溢性皮炎的风险是割礼后状态下的 2.5 倍(Mallon et al,2000)。

成人 SD 呈一个慢性复发过程(Webster,1991),这种情况在患有帕金森病的患者中特别常见,并且高达 83% 的获得性免疫缺陷综合征(AIDS)患者可能表现出 SD(Froschl et al,1990;Gupta and Bluhm,2004)。特别是在有免疫抑制的个体中,SD 可能累及患者很大一部分体表面积。广泛和(或)严重的 SD 应引起人们对可能潜在的 HIV 感染的关注(Fritsch and Reider,2003)。SD 可能引起患者的瘙痒,与银屑病的鉴别有时可能有点困难。然而，与银屑病不同的是，SD 很少累及指甲，而且往往伴有较薄的鳞片。

对于 SD 的病因学的争议是围绕着正常皮肤菌群的组分，即酵母马拉色菌（Pityrosporum ovale）可能引起的自身免疫反应展开。虽然马拉色菌可以从 SD 的病变中分离出来，但是生物体的数量只是正常对照皮肤中观察到的两倍（Nenoff et al，2001）。同样，受 SD 严重影响的 HIV 患者比没有出现 SD 的 HIV 患者携带更多的微生物（Pechere et al，1999）。与 SD 有关的另一个因素是皮肤表面甘油三酯和胆固醇水平升高（Fritsch and Reider，2003）。

包含局部抗真菌剂（即酮康唑）的霜剂或泡沫剂是治疗 SD 的主要手段，并且具有 75%～90% 的应答率（Faergemann，2000；Fritsch and Reider，2003；Elewski et al，2007）。对于含毛发的区域，含锌、水杨酸、硫化亚砜、焦油、环吡酮胺或 1%～2% 酮康唑的"去头屑"洗发水治疗有效的（Margolis，2002；Squire and Goode，2002）。鉴于该疾病持续发展的慢性和复发性的特点，往往需要重复和长期治疗。局部应用低剂量皮质类固醇可能在严重病例的初始治疗过程中发挥作用，但由于局部类固醇的不良反应影响，这类药物不推荐成为该疾病的主要治疗方式。

五、大疱性皮肤病

大疱性皮肤病是罕见的疾病，通常以表皮或基底膜的自身免疫损伤为特征（框图 23-3）。尽管在腹股沟和耻骨上皮肤上可能发现完整的水疱，但生殖器水疱和大疱的破裂可能表现为局部的糜烂（Margolis，2002）。

（一）寻常型天疱疮

天疱疮是一种自身免疫性疱疹性疾病，其特征在于由角质形成细胞黏附功能丧失引起的表皮内水疱（Martel and Joly，2001）。这些水疱位于靠近基底细胞层的深层表皮中。所提出的免疫病理学包括开发针对角化细胞表面标志物和桥粒的自身抗体（Amagai et al，1996；Zhou et al，1997；Joly et al，2000）。

框图 23-3　Vesicobullous 疾病的鉴别诊断
大疱性类天疱疮
寻常型天疱疮
落叶形天疱疮
Zoon 阴茎头炎
白塞综合征
接触性皮炎
疱疹样皮炎
迟发性皮肤卟啉病
带状疱疹
单纯疱疹
淋巴管瘤周围组织
脓疱疮
固定药疹
人为性皮炎
良性创伤
良性家族性类天疱疮（Hailey-Hailey 病）

From Margolis DJ. Cutaneous disease of the male external genitalia. In: Walsh PC, editor. Campbell's urology. Philadelphia: Saunders; 2002.

几乎所有天疱疮患者都会表现出痛苦的口腔黏膜糜烂，一半以上的患者会出现生殖器的皮肤水疱。因此，特征性口腔病变是诊断的重要线索（图 23-14）。皮肤水疱薄壁，容易破裂并出现疼痛症状。在天疱疮中见到的表皮内聚力的丧失导致了特征性的 Asboe-Hansen 征象：疱液沿着水疱的压力方向向邻近的正常皮肤扩散。（Amagai，2003）。严重者若不进行适当治疗，天疱疮可导致大面积皮肤表皮屏障功能丧失，导致致命性败血症的发生。天疱疮的治疗传统上依赖于全身皮质类固醇，尽管最小化类固醇剂量是限制不良反应的重要目标。其他的免疫抑制剂如硫唑嘌呤、环磷酰胺和霉酚酸酯对患者来说可能是有益的，因为它们具有皮质类固醇保护作用（Amagai，2003）。近年来，使用利妥昔单抗作为单一疗法（1000mg 在第 1 天和第 15 天静脉内使用；如果需要，在 1 个月内重复使用）获得了相当大的肯定，因为其有高效率（单周期＞70%）和低复发率（8～12 个月时为 22%）（Leshem et al，2013）。输注静脉注射免疫球蛋白也可能证明其有效，并且在降低感染并发症发生率方面具有固有的优势（Ruocco et al，2013）。天疱疮的处理非常困难，应始终与皮肤科医生或有此疾病治疗经验的风湿病专家一起进行诊治。

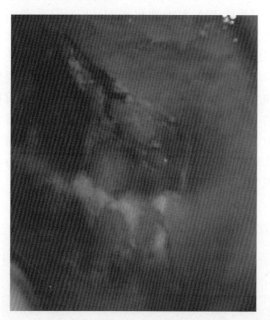

图 23-14　特征性疼痛的口腔黏膜病变寻常型天疱疮（From Bolognia JL，Jorizzo JL，Rapini RP. Dermatology. Edinburgh：Mosby；2003. p. 455.）

（二）大疱性类天疱疮

大疱性类天疱疮（BP）是一种表皮下大疱性疾病，在男性和 60 岁以上的老年人中更为常见（Rzany and Weller，2001）。与正常对照相比，BP 患者中特定的 HLA Ⅱ类等位基因富集（Delgado et al，1996），支持了自身免疫的发病机制。在 BP 中，存在针对参与细胞-细胞黏附的特定蛋白（BP180，BP230）的自身抗体。这些蛋白质是半桥粒的组分，其是介导表皮-基质黏附的结构。自身抗体与这些结构结合可导致补体激活和一系列导致组织损伤、表皮分离和水疱形成的连锁反应（Kitajima et al，1994；Lin et al，1997）。

BP 的临床表现可能变化很大。一般以严重瘙痒和非特异性皮肤炎为特征的非大疱期初始表现。随着疾病进入大疱期，囊疱和水疱出现在正常皮肤上，或者最典型的特征是，出现在含有混合性红斑斑块的区域。水疱呈张力样，倾向于在外表面形成，并可能累及大腿内侧和生殖器（图 23-15A）。**诊断需结合临床表现、组织学和最重要的免疫组织化学特征，如 IgG 抗体沿基底膜沉积**（图 23-15B）（De Jong et al，1996）。美国的 BP 治疗传统上类似于天疱疮的治疗，全身皮质类固醇和各种免疫抑制剂起主要作用（Kirtschig and Khumalo，2004）。然而，根据几项随机比较研究的结果，欧洲人赞成使用高效外用类固醇来治疗广泛性类天疱疮（Joly et al，2002，2009）。当然，治疗局限性类天疱疮应该主要依靠局部而不是全身的皮质类固醇。对于难治病例，口服甲氨蝶呤、静脉注射免疫球蛋白、血浆置换或静脉注射利妥昔单抗可能有益（Hatano et al，2003；Lee et al，2003；Ruetter and Luger，2004；Wetter et al，2005；Shetty and Ahmed，2013）。

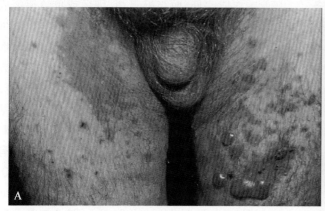
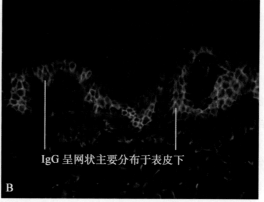

IgG 呈网状主要分布于表皮下

图 23-15　大疱性类天疱疮（BP）。A. 大腿内侧受累。注意腹股沟区域的斑块和张力性水疱。B. BP 的直接免疫荧光自身抗体（IgG）在真皮表皮连接处沉积（A，From Bolognia JL，Jorizzo JL，Rapini RP. Dermatology. Edinburgh：Mosby；2003. p. 465；B，From Elston DM，Ferringer T. Dermatopathology. Edinburgh：Saunders；2009. p. 169）

（三）疱疹样皮炎和线性 IgA 大疱性皮肤病

这两种疾病都是与基底膜 IgA 抗体沉积有关的水疱性自身免疫性皮肤病。

疱疹样皮炎是乳糜泻的皮肤表现,通常与麸质敏感性有关(Karpati,2004)。这在北欧人中最为常见。疱疹样皮炎与某些 HLA Ⅱ类 DQ2 等位基因(DQA1 * 0501,DQB1 * 02)(Reunala,1998)密切相关。瘙痒性斑块、丘疹和囊泡呈对称分布。这些囊泡可能在红斑基底上形成"疱疹样"群块。患者也可能主诉疼痛和烧灼样症状。诊断可以通过活检和直接免疫荧光进行确诊,这种荧光显示出基底膜上的 IgA 呈颗粒状沉积。治疗包括使用氨苯砜和严格的谷蛋白限制饮食(Frodin et al,1981;Andersson Mobacken,1992)。

线性 IgA 大疱性皮炎(LABD)与乳糜泻无关。顾名思义,LABD 中的免疫组织化学发现了基底膜上抗体呈线性沉积(图 23-16)。特征性的临床表现包括以圆周和线性方式组合排列的囊疱和大疱。用磺胺吡啶或氨苯砜进行治疗通常对控制 LABD 有效,已经有报道称其长期自发缓解率为 30%～60%(Wojnarowska et al,1988)。与天疱疮和 BP 相反,疱疹样皮炎和 LABD 都不会影响生殖器或生殖器周围皮肤。

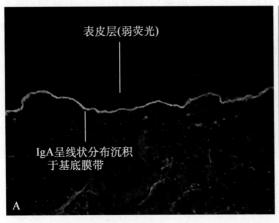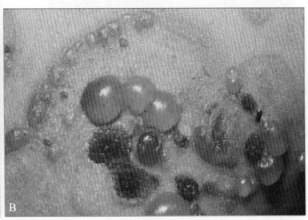

图 23-16　线性 IgA 大疱性皮肤病。A. 直接免疫荧光显示 IgA 沿着真皮表皮连接处的线性沉积。B. 囊泡的典型圆周和线性图案(A,From Elston DM,Ferringer T. Dermatopathology. Edinburgh:Saunders;2009. p. 170;B,From Bolognia JL,Jorizzo JL,Rapini RP. Dermatology. Edinburgh:Mosby;2003. p. 485.)

（四）家族性良性天疱疮

家族性良性天疱疮是与 ATP2C1 基因中的各种突变有关的常染色体显性水疱性皮肤病。ATP2C1 基因编码蛋白质产物 hSPCA1,它是一种 Ca^{2+}/Mn^{2+} 转运蛋白。该蛋白负责高尔基体中钙的稳态,高尔基体是参与表皮细胞-细胞黏附的连接蛋白翻译后处理所必需的。家族性良性天疱疮通常在 11～20 岁和 21～30 岁发生(Burge,1992)。它好发于颈部、腋窝、腹股沟和肛周区域在内的褶皱区域(图 23-17)。在女性中,病变发生在外阴并不常见,但在乳房下皱襞处中很常见(Wieselthier and Pincus,1993)。症状包括瘙痒、疼痛和恶臭。由于热能和出汗会加剧这种情况,家族性良性天疱疮在夏季会逐渐恶化(Burge,1992)。皮肤损害包括由于角质形成细胞黏附异常而形成的易破小疱和融合水疱。病变可发生于腋窝或腹股沟处,而与酵母菌、细菌或单纯疱疹病毒重叠感染可能会使问题复杂化。组织学检查可能有助于区分家族性良性天疱疮与脓疱疮、天疱疮、荨麻疹和毛囊角化症(Margolis,2002)。治疗方法包括穿轻便、透气的衣服,以避免摩擦和出汗。局部使用类固醇激素对治疗病变有效,前面已提到关于在瘙痒皮肤上使用这些药物的注意事项。对于治疗耐药的疾病,广泛的切除和皮肤移植都是有效的,如局部剥脱技术(如磨皮)、光动力治疗、CO_2 或铒-YAG 激光汽化(Hamm et al,1994;Christian and Moy,1999;Hohl et al,2003)。对这种疾病的一种创新方法是用 A 型肉毒杆菌毒素注射感染区域;这种疗法大大减少了出汗,从而降低了疾病的严重程度(Bessa et al,2010)。

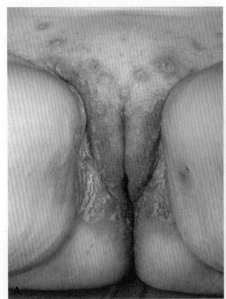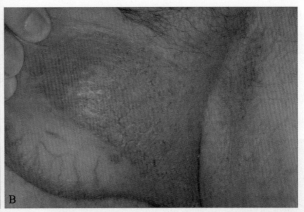

图 23-17　家族性良性天疱疮的生殖器介绍。A. 外阴和腹股沟被融合成片水疱、浸渍所覆盖。B. 腹股沟管和阴囊所见红斑、浸渍（A, From du Vivier A. Atlas of clinical dermatology. London: Churchill Livingstone; 2002. p. 688; B, From Bolognia JL, Jorizzo JL, Rapini RP. Dermatology. Edinburgh: Mosby; 2003. p. 830.）

六、非感染性溃疡

生殖器溃疡可能是由感染性和非感染性因素引起的病变（框图 23-4）。

框图 23-4　溃疡的鉴别诊断
梅毒
软下疳
单纯疱疹
克罗恩病
阿弗他溃疡
白塞病
腹股沟肉芽肿
生殖器咬伤
性病淋巴肉芽肿
人为性皮炎
韦格纳肉芽肿病
白细胞碎屑性血管炎
坏疽性脓皮病

From Margolis DJ. Cutaneous disease of the male external genitalia. In: Walsh PC, editor. Campbell's urology. Philadelphia: Saunders; 2002.

（一）阿弗他溃疡和白塞病

阿弗他溃疡是小而痛苦的糜烂,通常累及口腔(所谓的口腔溃疡),但它们偶尔会出现在生殖器上。**当口腔和生殖器阿弗他溃疡并存时,临床医师应认真考虑白塞病(BD)的诊断。**BD 是一种全身性反复发作和缓解交替出现的皮肤黏膜溃疡性疾病,可能涉及遗传易感性和自身免疫性发病机制(Sakane, 1997; Mendes et al, 2009)。虽然它与许多基因位点都有相关性,但关联性最强的可能是 HLA B51。与嗜中性粒细胞产生过量过氧化物和自由基有关的氧化应激也参与了疾病的发生和发展(Freitas et al, 1998; Najim et al, 2007)。然而,许多其他的发病机制已经被实验发现(如 IL-10 基因突变)并得到证实(Remmers et al, 2010)。后面列举的任何治疗性干预措施的疗效差异表明 BD 中的炎症通路可能不是一致的。BD 在土耳其(80/10 万)、以色列(15/10 万)和日本(10～12/10 万)患病率很高,但在美国很少见(0.12 ～ 5.0/10 万)(Arbesfeld and Kurban, 1988; Calamia et al, 2009)。(Koc et al, 1992; Tuzun et al, 1997; Cetinel et al, 1998; Krause et al, 1999; Aykutlu et al, 2002; Margolis, 2002)。

BD 在男性和女性中的发生频率大致相似，但男性病情往往较重。

　　口腔和生殖器的皮肤黏膜损伤（图 23-18）和眼部受累（葡萄膜炎）在 BD 中形成三重临床特征。生殖器损伤比口腔损伤更大并且通常更痛苦。90％的病例发生视神经受累，并可能导致失明（Moschella，2003）。Behçet 国际研究小组将诊断定义为复发性口腔溃疡加上以下任何两项：复发性生殖器溃疡、眼部病变、皮肤损害和皮肤对针刺的敏感性（pathergy test）（Criteriafor diagnosis of Behçet's disease，International Study Group

for Behce's Disease，1990）。在诊断 BD 之前，必须考虑其他导致生殖器溃疡的原因，包括单纯性阿弗他溃疡、原发性梅毒、单纯性疱疹和软下疳（Margolis，2002）。使用这些公认的标准时，应该注意口腔溃疡是最敏感的病变，生殖器溃疡是特征性病变。因此，根据这种模式，后者在诊断 BD 方面最有临床价值。尽管如此，BD 的诊断主要依赖于临床表现，因为没有特异性的实验室、放射学、遗传学或组织学证据确诊（Hatemi et al，2013）。

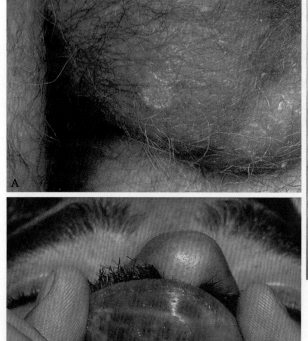
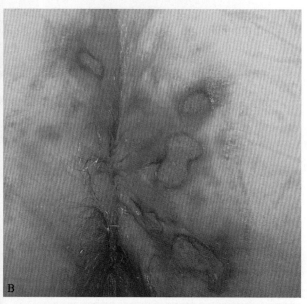

图 23-18　白塞病在阴囊（A）、肛周（B）、口腔（C）可见溃疡（A，From du Vivier A. Atlas of clinical dermatology. London: Churchill Livingstone；2002. p. 713；B and C，from Bolognia JL，Jorizzo JL，Rapini RP. Dermatology. Edinburgh: Mosby；2003. p. 419.）

　　BD 的疾病进程是千变万化的，目前有关特异性治疗的随机对照试验非常有限（Kaklamani and Kaklamanis，2001）。多种局部和全身药物已用于治疗 BD，并取得了不同程度的效果，包括皮质类固醇、氨苯砜、秋水仙碱、免疫抑制剂、5-氨基

水杨酸(5-ASA)衍生物、环孢素 A 和 TNF-α 抑制剂(特别是英夫利昔单抗和阿达木单抗)（Moschella，2003；Kose et al，2009）。已经清楚的是，早期积极地使用免疫抑制剂和生物制剂治疗 BD 累及的重要器官提高了总体疗效。怀疑诊断时，

建议风湿科咨询。

（二）坏疽性脓皮病

坏疽性脓皮病（pyoderma gangrenosum，PG）是一种罕见的溃疡性皮肤病，与全身性疾病有关，包括炎症性鲍尔病、关节炎、胶原血管病、慢性活动性肝炎、HIV 感染和骨髓增生性疾病（Maskela，2003）。患者通常为 20～50 岁女性。鉴于其与其他自身免疫疾病的关联，可能具有自身免疫发病机制。然而，20%～50% 的病例是特发性的。美国 PG 的年发病率为 1/10 万。

PG 的典型表现是皮肤疼痛和黏膜溃疡，常伴有大量组织缺失和脓性基底（图 23-19）。虽然不常见，但 PG 可累及阴茎、阴囊、外阴和造口周围皮肤（Cairns et al，1994）。与 BD 类似，全身性疾病史可能有助于诊断，但没有特定实验室检查或组织病理学能特异性诊断 PG。除溃疡性性病外，阴茎 PG 的鉴别诊断包括钙化防御、BD、坏死性筋膜炎、皮肤转移性克罗恩病、深部真菌感染、增殖型天疱疮、福尼尔坏疽、肿瘤性疾病、糜烂性 LP、外伤和人为损伤（Badgwell and Rosen，2006）。治疗包括联合局部和全身性皮质类固醇治疗，联合或不联合免疫抑制剂（即环孢素）（Chow and Ho，1996）。米诺环素、柳氮磺胺吡啶和沙利度胺已在少数病例中与糖皮质激素联合使用。生殖器 PG 也可以用钙调神经磷酸酶抑制剂局部治疗（Lally et al，2005）。

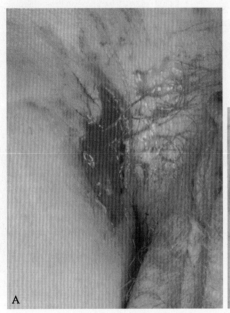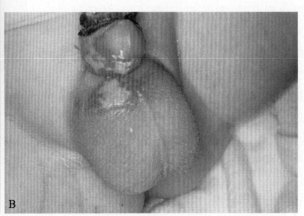

图 23-19　坏疽性脓皮病累及患有类风湿关节炎女性大腿内侧（A）和男性阴茎阴囊（B）（A，From du Vivier A. Atlas of clinical dermatology. London：Churchill Livingstone；2002. p. 387；B，from Callen JP，Greer DE，Hood AF，et al. Color atlas of dermatology. Philadelphia：Saunders；1993. p. 330.）

（三）创伤性原因

生殖器的皮肤损伤，包括溃疡，可能是由局部创伤引起的，应包括在鉴别诊断中。**其原因可能是意外伤害（"未知的创伤"）或自我伤害（"人为性皮炎"）。意外伤害可能是性行为（包括生殖器咬伤伤口）、生殖器装饰（即打孔）或异常卫生习惯（即清洗）的结果（Margolis，2002）。人为性皮炎是一种心理皮肤疾病，其个体的自我伤害通常是由于无意识动机或潜在精神疾病引起皮肤损伤**（图 23-20）。**自我伤害有时是故意产生的，希望得到一些额外的收益（如产品责任诉讼）。人为性皮炎和边缘型人格障碍之间存在关联**（Koblenzer，2000）。如果存在继发性问题，其他需要考虑的疾病包括 Munchausen 综合征、身体畸形障碍及装病。尽管罕见，但对于罕见糜烂和溃疡的生殖器病变，鉴别诊断应始终考虑到人为性皮炎（Verma et al，2012）。

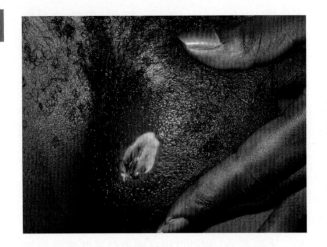

图 23-20 反复抓挠阴囊皮肤引起的阴囊溃疡

七、感染和寄生虫感染

(一)性传播疾病

生殖道皮肤表现的性病包括性腺淋巴肉芽肿、腹股沟肉芽肿、单纯疱疹、软下疳、传染性软疣、HPV 和梅毒(图 23-21)。这些将在第 6 卷第 22 章中详细讨论。

(二)阴茎头炎和阴茎头包皮炎

阴茎头炎是阴茎头的一种炎症性疾病。当未接受包皮环切的男性患有该病时,称为阴茎头包皮炎。在儿童中,细菌感染是主要原因。在成年男性中,病因可能是擦伤、ICD、局部创伤、念珠菌或细菌感染(图 23-22)。治疗包括停止刺激性药物应用、改善卫生状况、局部应用抗生素或抗真菌药物、偶尔短期局部使用低效皮质类固醇(Margolis,2002)。当治疗失败时,诊断应考虑肿瘤疾病、人畜共患病、银屑病和其他病原体感染,如 HPV(Wikstrom et al,1994)。阴茎头包皮炎往往发生在包茎患者,包皮环切术在某些复发病例中可能是有效的。阴茎头包皮炎也可能是在卫生条件差和中性粒细胞减少的情况下细菌二重感染的结果(Manian and Alford,1987)。

(三)蜂窝织炎和丹毒

蜂窝织炎是由革兰阳性菌(化脓性链球菌和金黄色葡萄球菌)引起的深部真皮和皮下组织的感染(Lewis,1998)。在免疫功能正常的个体中,生物体通常通过皮肤屏障的破口进入感染部位。

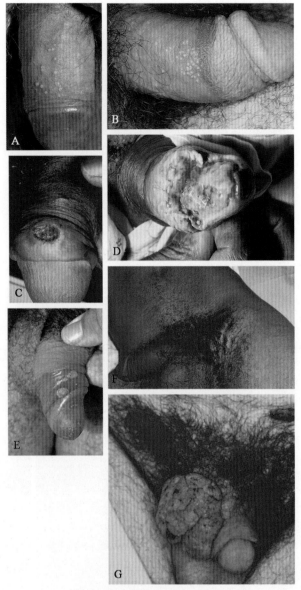

图 23-21 性传播疾病相关生殖器病变。A. 单纯疱疹病毒。B. 传染性软疣。C. 梅毒硬下疳。D. 性病淋巴肉芽肿。E. 软下疳。F. 腹股沟淋巴肉芽肿。G. 尖锐湿疣(From Callen JP, Greer DE, Hood AF, et al. Color atlas of dermatology. Philadelphia:Saunders;1993.)

在免疫功能低下的患者中,血液传播途径更为常见。疾病的全身症状包括发热、寒战和全身不适。局部症状包括红斑(rubor)、发热(calor)、疼痛(dolor)和边界不清的肿块(tumor)(图 23-23)。治疗包括使用覆盖化脓性链球菌和金黄色葡萄球菌的抗生素。临床医师可能会不得已根据已知的当地抗菌谱选用抗生素,因为获得可靠细菌培养

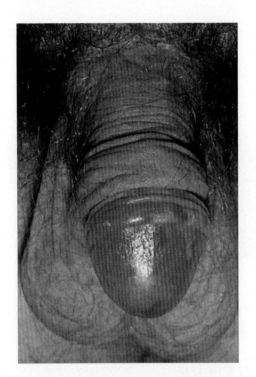

图 23-22　念珠菌性阴茎头包皮炎（From Korting GW. Practical dermatology of the genital region. Philadelphia：Saunders；1981. p. 159.）

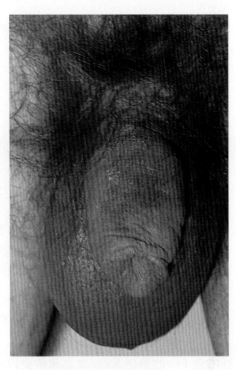

图 23-23　阴茎和阴囊的蜂窝织炎（From Korting GW. Practical dermatology of the genital region. Philadelphia：Saunders；1981. p. 37.）

结果较为困难。在与糖尿病相关的病例中，可能存在混合菌群，应扩大抗生素的覆盖范围。在治疗开始时标记蜂窝织炎区域是治疗过程中监测蜂窝组织进展和消退的重要步骤。

丹毒是一种浅表的细菌性皮肤感染，局限于真皮并累及淋巴。这种疾病通常发生在年幼或年老的患者，通常累及面部。与蜂窝织炎相比，丹毒通常在与正常皮肤交界处呈明显的隆起边界。致病微生物通常是化脓性链球菌。

（四）福尼尔坏疽（会阴坏死性筋膜炎）

福尼尔坏疽（FG）是一种潜在的危及生命的会阴和生殖器进行性感染（Morpurgo and Galandiuk，2002）。生殖器官 FG 多由混合菌引起，包括革兰阳性菌、革兰阴性菌和厌氧菌。大肠埃希菌、拟杆菌属、化脓性链球菌和金黄色葡萄球菌是常见的致病菌。FG 发病的危险因素包括酗酒、糖尿病、恶性肿瘤及营养不良、高龄、近期接受过泌尿生殖系或结直肠的器械操作或外伤及原有的周围血管疾病。但是，A 型链球菌所致的坏死性筋膜炎可以发生在免疫正常的个体。

FG 的特点是迅速从蜂窝织炎的体征和症状（红斑、肿胀和疼痛）进展至水疱形成，至临床可见的缺血并最终形成伴有恶臭的坏死灶（图 23-24）。感染可能会沿着筋膜平面扩散，因此在外部皮肤上发现的病变可能只占感染和坏死组织的一小部分。对 FG 的诊断属于外科急症，因为从生殖器至会阴再至腹壁的进展可能非常迅速（通常数小时内）。败血症的风险随着组织感染的扩散不断增加，是最终致死的常见原因。因此但凡遇到生殖器的软组织感染的时候都应该首先考虑排除 FG 的可能。若疼痛与可见感染范围不成比例应该怀疑 FG。皮肤也可能表现出有浅灰色脱落物或恶臭气味这些与普通生殖器蜂窝织炎的不一致的表现。用 X 线片、CT 和（或）床旁超声进行生殖器影像学检查（Amendola et al，1994；Avery and Scheinfeld，2013）均可能显示出组织内的气泡，但对临床表现很明显的病例，不应该因为影像学检查而耽误手术。

治疗方案包括联合使用广谱抗生素和直至出血的健康组织边缘的广泛清创。清创术后的这些患者通常需要在 24～48h 后进行二次探查手术，以排除进一步的疾病进展（Gurdal et al，2003）。

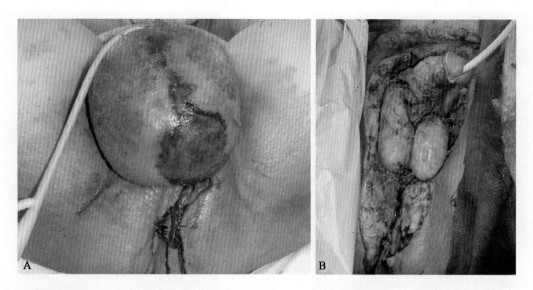

图 23-24　阴囊 Fournier 坏疽。A. 阴囊和会阴表面的 Fournier 坏死区。B. 软组织清创的范围要求抵达可存活组织的边缘。注意鞘内的睾丸不会受影响

在进行阴囊 FG 的清创术时,睾丸和鞘膜内的其他结构一般都可以保留,但是由于细菌沿着筋膜平面扩散所以手术可能使腹壁组织广泛缺如。尽管有少数几个研究团队报道了有利的结果(Dahm et al,2000；Eke,2000；Jallali et al,2005),但是针对 FG 进行高压氧辅助治疗的适应证尚有争议。使用真空辅助闭合装置可能对治疗 FG 有潜在的益处(Czymek et al,2009)。然而,尽管进行了积极的治疗,FG 的死亡率仍可能高达 16%～40%(Dahm et al,2000；Eke,2000；Blume et al,2003；Yeniyol et al,2004；Sorensen et al,2009)。已有许多的评分量表用于提前预测哪些患者死亡风险高,哪些患者需要接受最积极的干预。这些量表包括 FG 严重程度指数、Uludag FG 严重程度指数及更常用的 Charlson 年龄矫正的并发症指数(ACCI)和最近推出的 Apgar 手术评分(sAPGAR)。一项研究证实,所有的这些评分方案都是评估 FG 患者的有效方法,采用评分系统可以帮助临床医生做出治疗决策(Vyas et al,2013)。

　　在发生 FG 后存活的患者中,很可能发生长达数月至数年的残疾和功能障碍。性功能障碍很常见(约 65%)(Czymek et al,2013)。因此,这些患者应该接受长期的多学科专科医师的随访帮助。

(五)毛囊炎

　　毛囊炎是一种常见疾病,其特征是在红斑基底上出现毛囊周围脓疱。(Kelly,2003)。最常发生在毛发浓密的区域,如头皮、胡须、腋窝、腹股沟及臀部,可因持续的阻塞(如卡车司机)、剃须、摩擦或者衣物刺激导致局部损伤而加重(Margolis,2002)。患者可能有瘙痒和局部疼痛的主诉或者完全没有症状。许多微生物与毛囊炎有关,如金黄色葡萄球菌、假单胞菌、真菌和单纯疱疹病毒,但培养结果通常为阴性。毛囊炎也和使用受污染的浴缸和游泳池有关,常见的病原体是铜绿假单胞菌(图 23-25)(Gregory and Schaffner,1987；Rolston and Bodey,1992)。毛囊炎的治疗方案包括保持良好的卫生、去除有问题的刺激物、适当的局部或系统的抗病毒、抗感染或抗真菌治疗。监测结果显示,96% 的热浴缸和泳池的铜绿假单胞菌都是多重耐药(Lutzand Lee,2011)。这对于免疫抑制的个体来说有重要的意义,因为在这种情况下多重耐药的铜绿假单胞菌的感染会有更大的潜在影响。若一般治疗失败,应进行病变组织的培养和药敏试验。

(六)疖病

　　疖病和脓肿都是充满了脓液的封闭囊性结节。**脓肿可以发生在身体任何地方,但是疖是由于毛囊的损害而引起的。疖往往发生在容易受到**

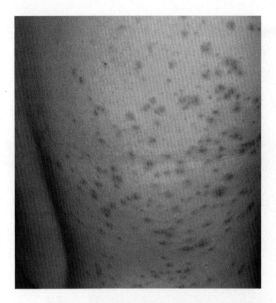

图 23-25 使用热浴缸引起的假单胞菌毛囊炎(From Bolognia JL,Jorizzo JL,Rapini RP. Dermatology. Edinburgh:Mosby;2003. p.554.)

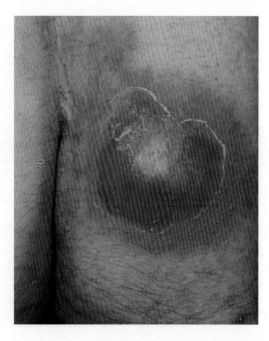

图 23-26 臀部一个很大的疖(From Habif TP. Clinical dermatology:Edinburgh:Mosby;2004. p.284.)

轻微创伤部位,包括腹股沟和臀部(图 23-26)。金黄色葡萄球菌是最常见的致病微生物,但也可能是厌氧菌感染所致。疖病的危险因素包括糖尿病、肥胖症、不良的卫生习惯和免疫抑制(Brook and Finegold,1981)。热敷可能对脓肿有益,当病灶较大时需要切开引流。当伴有蜂窝织炎时,应全身应用具有抗葡萄球菌活性的抗生素。目前,在耐甲氧西林葡萄球菌的环境中,如果它们在社区内流行,则建议用药时对这些耐药菌进行覆盖。

(七)化脓性汗腺炎(反常性痤疮)

化脓性汗腺炎 (HS) 是一种顶泌汗腺性皮肤慢性疾病,好发于腋窝和肛门生殖器区域(Kelly,2003;Alikhan et al,2009)。这种疾病一般在青春期后开始,并且已被描述为一种常染色体显性家族遗传病(Von Der Werth et al,2000)。最初,HS 被认为是顶泌汗腺疾病,现在认为是一种毛囊上皮疾病(Jansen et al,2001)。尽管 HS 可能发生二重感染,但细菌感染似乎并不是主要的因素。在 HS 的发病过程中,毛囊发生堵塞和肿胀。毛囊内容物(包括细菌和角蛋白)破裂进入周围真皮,引起明显的炎症反应,形成脓肿和窦道(Slade et al,2003)。

HS 的临床特征包括腋窝、腹股沟、肛周和乳房下区出现疼痛炎性结节和无菌性脓肿(图 23-27)(Kelly,2003)。随着时间的推移引流窦道和增生性瘢痕逐渐形成。HS 可能发生的严重并发症包括低蛋白血症,继发性淀粉样变性,尿道、(Gronau and Pannek,2002)、膀胱、腹膜和直肠瘘(Nadgir et al,2001)的形成及在重度瘢痕区域发生 SCC(鳞状细胞癌)(Altunay et al,2002;Rosenzweig et al,2005)。

HS 的治疗包括改善卫生、减轻体重、尽量减少患处的摩擦和潮湿(即穿宽松的内衣,涂抹吸收性粉末)(Kelly,2003)。没有任何单一的治疗措施普遍有效。克林霉素局部用药或口服克林霉素或米诺环素联合利福平对某些患者可能有益(Gener et al,2009)。在一项双盲随机试验中,HS 的四环素全身治疗与克林霉素局部治疗相比并没有更好的疗效(Jemec and Wendelboe,1998)。有些其他口服制剂也有效,包括氨苯砜(50~200mg/d)、锌(40~80mg/d 元素锌)、类维生素 A[阿维 A 25~50mg/d 或异维 A 酸 1mg/(kg·d)]、环孢素[4mg/(kg·d)]和激素阻滞剂(女性使用螺内酯和口服避孕药,男性使用非那雄胺和度他雄胺)(Scheinfeld,2013a)。皮质类固醇全身治疗可以改善 HS,但治疗停止后通常会复发(Slade et al,2003)。锂可能加剧 HS 或限制其

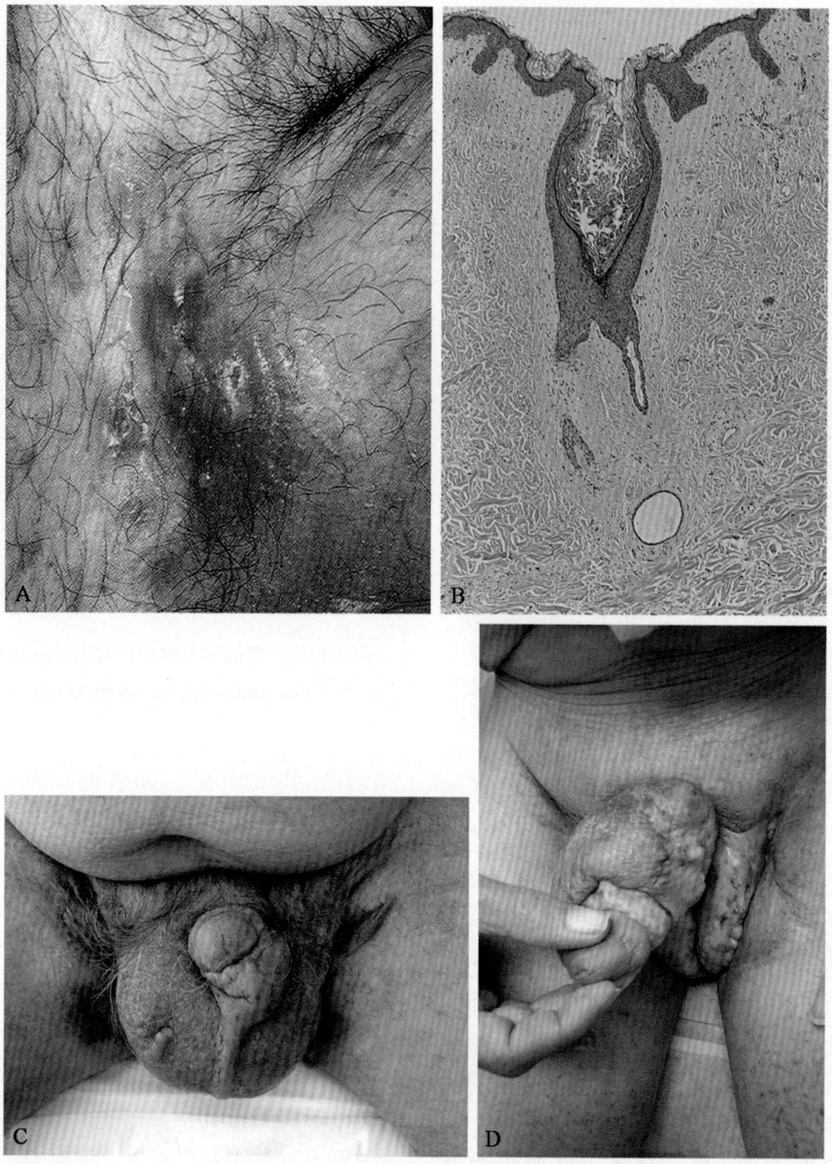

图 23-27　化脓性汗腺炎。A. 特征性疼痛性丘疹和引流的窦道。B. 病理学显示滤泡堵塞,并与扩张顶浆分泌管连接。C 和 D. 严重生殖器汗腺炎的例子,这将使手术治疗变得困难(A,From du Vivier A. Atlas of clinical dermatology. London:Churchill Livingstone;2002. p. 712;B,from Bolognia JL,Jorizzo JL,Rapini RP. Dermatology. Edinburgh:Saunders;2008. Fig. 39. 13.)

对传统药物的治疗反应(Gupta et al,1995)。尽管不推荐 HS 病灶的反复切开引流,但广泛和深部切除联合植皮术是有效的(Rompel and Petres,2000;Bocchini et al,2003)。多种新方法正在研究中,包括使用 CO_2 和 Nd:YAG 激光治疗 HS(Lapins et al,1994;Madan et al,2008;Tierney et al,2009)。对于特定 HS 患者在无法外科手术情况下,TNF-α 阻断药超适应证给药(特别是皮下注射阿达木单抗:40mg/周)已被证明有不同程度的疗效(Shuja et al,2010)。

(八)棒状杆菌感染(腋毛癣菌病和红癣)

腋毛癣菌病是由棒状杆菌引起的腋毛和阴毛的表层细菌性感染。发干可见黄色,红色或黑色结节(图 23-28),常有特征性气味(Blume et al,2003),与多汗症有关(Margolis,2002)。鉴别诊断包括阴虱感染、真菌感染(毛孢子菌病)(Avram et al,1987),用镜检一般可将腋毛癣菌病与这些疾病区分。剃须可以立即改善,抗菌肥皂可以防止进一步感染(Blume et al,2003)。对于阴部的腋毛癣菌病,克林霉素凝胶、杆菌肽和口服红霉素被证明有效(Bargman,1984;Blume et al,2003)。

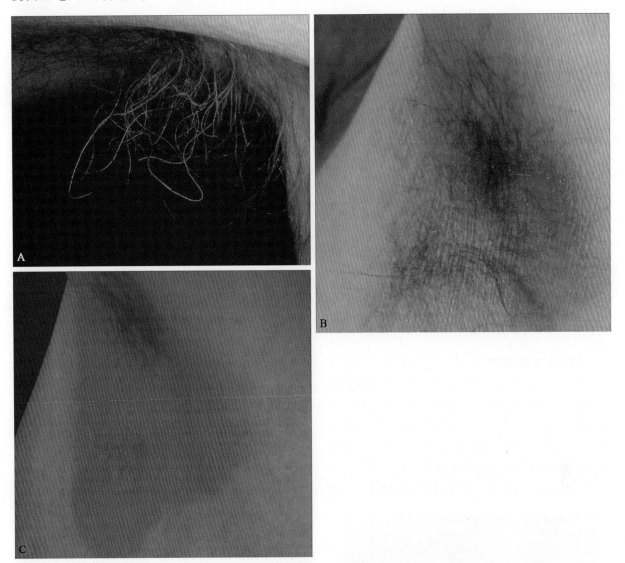

图 23-28　皮肤棒状杆菌感染。A. 腋毛癣。B 和 C. 在白光和 Wood 灯下的红癣呈珊瑚红荧光色(From Bolognia JL, Jorizzo JL,Rapini RP. Dermatology. Edinburgh:Mosby;2003.)

红癣是一种微小棒状杆菌感染,可导致皮肤潮湿部位(特别是腹股沟和腋窝)出现边界清晰的浅红色至深棕色鳞屑性斑片。这些病变可能瘙痒或无症状,并可能与皮肤真菌感染(股癣)混淆(Sindhuphak et al,1985)。在 Wood 灯下,皮损呈特征性的亮珊瑚红色荧光(图 23-28)(Halprin,1967)。有效的治疗方法包括抗菌肥皂、外用氯化铝、外用克林霉素 1% 溶液或凝胶、1% 咪康唑乳膏和口服红霉素(500~1000mg/d)(Cochran et al,1981;Holdiness,2002)。

(九)坏疽性深脓疱

坏疽性深脓疱是一种罕见的假单胞菌败血症的皮肤表现,最常见于虚弱、使用免疫抑制或中性粒细胞减少患者的肛门生殖器区域。坏疽性深脓疱的皮损为触痛的成群红斑,可进展形成大疱或破裂产生坏疽性溃疡,其上覆盖一层较厚的黑色焦痂(图 23-29)(Blume et al,2003)。在组织学检查中,可见坏死性血管炎和革兰阴性菌。鉴别诊断包括 PG、坏死性血管炎、冷球蛋白血症和含有其他微生物的脓毒性栓子,包括念珠菌、曲霉菌、枸橼酸杆菌、大肠埃希菌、嗜水气单胞菌和镰刀菌(Altwegg and Geiss,1989;Martino et al,1994;Gucluer et al,1999;Reich et al,2004)。与潜在的

脓毒症相一致的是,坏疽性深脓疱具有不良的预后,需要立即静脉注射抗假单胞菌抗生素治疗。同时,伤口清创可能也是必要的(Collini et al,1986)。

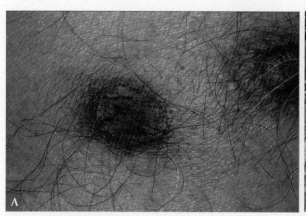 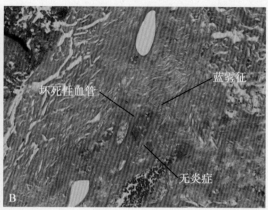

坏死性血管   蓝雾征

无炎症

图 23-29　坏疽性深脓疱。A. 累及胸壁。注意坏死中心和病灶周围的红斑。B. 组织病理学,坏疽性深脓疱区域的坏死血管被"蓝色的烟雾"所包围的特征(A,From Bolognia JL,Jorizzo JL,Rapini RP. Dermatology. Edinburgh:Mosby;2003. p. 1132;B,from Elston DM,Ferringer T. Dermatopathology. Edinburgh:Saunders;2009. p. 263.)

(十)生殖器咬伤

在故意或意外咬伤生殖器后,人体口腔内的正常菌群——侵蚀艾肯菌可能被植入生殖器皮肤。这可导致在咬伤处(图 23-30)迅速发生极度疼痛和坏死溃疡(Rosen and Conrad,1999;Rosen,2005)。溃疡形成的速度、异常的不适程度和创伤性口生殖器接触史有助于将此类感染与较常见的性病和其他生殖

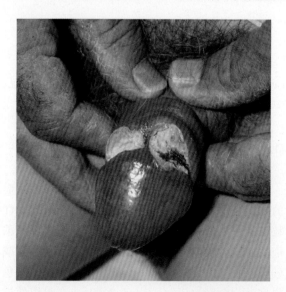

图 23-30　被人咬伤后发生溃疡的阴茎

器溃疡区分开来。治疗方法为大剂量口服阿莫西林-克拉维酸(1500mg/d),直至愈合。

(十一)念珠菌性间擦疹

皮肤皱褶真菌性感染常由念珠菌引起,包括指间及擦烂的皮肤。感染的皮肤会出现瘙痒及发红,并伴有卫星病灶(图 23-31)。鉴别诊断包括真菌性感染(股癣)、大疱类天疱疮、银屑病、脂溢性皮炎,以及接触性皮炎(Margolis,2002)。间擦疹在 KOH 治疗后可出现菌落形成(可见圆形的酵母细胞和伸长的假菌丝),细菌培养不是必需的。间擦疹每日局部用药咪唑类抗真菌药物至少 2 周,偶尔需要口服抗真菌药(如氟康唑 150mg/d)(Cullin,1977)。尽量减少水分和皮肤浸渍,如使用干燥粉和宽松的衣服,也可以防止复发 。假丝酵母菌性间擦疹可能是糖尿病患者的表现形式,应进行合适的实验室检测以排除。

(十二)皮肤癣菌感染

皮肤癣菌常包括毛癣菌属、小孢子菌属、表皮癣菌属,常常入侵角质化的组织,如皮肤、头发和指甲。这些真菌会产生角蛋白酶,可以分解角蛋白以便侵入(Viani et al,2001)。一些真菌细胞壁的甘露聚糖成分会产生免疫抵抗效应(Dahl,1994)。

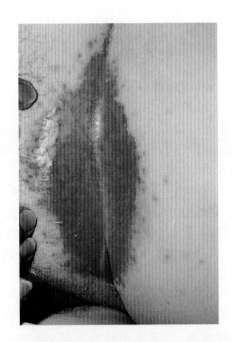

图 23-31 具有红斑、组织浸渍区域及卫星病灶的念珠菌感染（From Callen JP, Greer DE, Hood AF, et al. Color atlas of dermatology. Philadelphia: Saunders; 1993. p. 318.）

　　股癣指腹股沟和生殖器区的真菌性感染。这种情况在男性中比女性更普遍，易发病因素包括湿热环境和伴足部皮肤真菌感染。肥胖也可能是一个重要的危险因素（Scheinfeld, 2004）。大腿内侧腹股沟区是最常见发病区域，而男性阴囊和阴茎通常很少发病。然而阴茎孤立性真菌感染已有报道（Pielop and Rosen, 2001）。相反地，孤立性阴囊皮肤发病应与皮肤念珠菌感染进行鉴别诊断（Sobera and Elewski, 2003）。股癣病灶部位常常具有明显的红斑边界并伴有剧烈瘙痒（图 23-32）。很多疾病具有股癣类似的临床表现，包括脂溢性皮炎、银屑病、接触性皮炎和红癣。诊断可依靠皮肤刮屑和 KOH 试验。因为组织在显微镜下很容易识别，故较少需要真菌培养。

　　良好的卫生习惯可以预防疾病的反复出现，包括穿着宽松的衣服，清洗受污染的衣服，减轻体重，以及局部使用干燥粉来保持局部区域的干燥（Sobera and Elewski, 2003）。首选治疗方式为局部应用抗真菌药物，如以干燥的粉末形式用药会

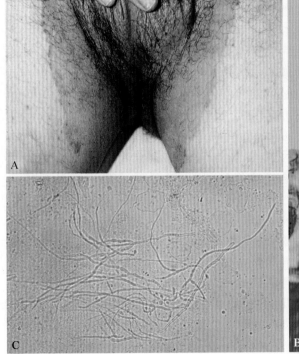

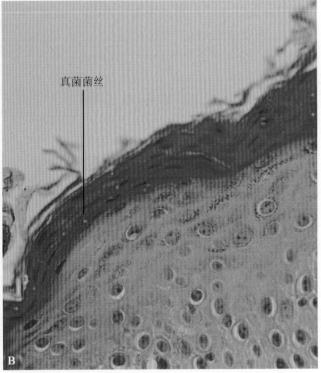

真菌菌丝

图 23-32 皮肤癣菌感染。A. 股癣，表现为感染后的区域病灶边缘色素沉着和活动性感染。B. 组织学上，真菌菌丝位于致密的角质层内。C. 氢氧化钾制备的刮片中显示的真菌形态（A, From Callen JP, Greer DE, Hood AF, et al. Color atlas of dermatology. Philadelphia: Saunders; 1993. p. 318; B and C, from Elston DM, Ferringer T. Dermatopathology. Edinburgh: Saunders; 2009. p. 275.）

使病灶区域干燥而增加疗效。治疗应该只关注疾病是否处于活动期,而不是感染后的色素沉着,以免出现反复发作的慢性真菌感染(Margolis,2002)。股癣很少需要全身应用抗真菌药,如必须用药,可选用特比萘芬(250mg/d),持续 1 周(Farag et al,1994)。

(十三)寄生虫感染

虱病和疥疮(疥螨属)是阴部及生殖区域最常见的寄生虫感染疾病。蟹虱感染导致阴虱,常常引起生殖器瘙痒,可能伴有其他性传播疾病(Opaneye et al,1993;Varela et al,2003)。在一项针对青少年男性的临床研究中,发现阴虱病患者发生淋病或者衣原体感染的风险是对照组的 2 倍(Pierzchalski et al,2002)。虱子滋生并不局限于生殖器,可能累及其他的毛发部位,如睫毛、胡须和腋窝(Meinking,1999)。确诊依靠鉴定黏附毛发的阴虱(图 23-33),常伴有毛囊周围红斑。性接触是公认的传播途径,但在有些病例中污染的衣服、床具、毛巾也可传播(Meinking,1999)。标准的治疗是在所有感染区域应用 5% 扑灭司林乳膏过夜,1 周后重复应用(Meinking,2003)。需要注意的是,二次应用 5% 扑灭司林乳膏是重要的,因为单次应用治疗的成功率仅有 57%(Kalter et al,1987)。对少数局部用药难治性病例或累及睫毛的感染,加用伊维菌素可能有效(Burkhart and Burkhart,2000)。有趣的是,由于在年轻的成年人中普遍剃除了阴毛

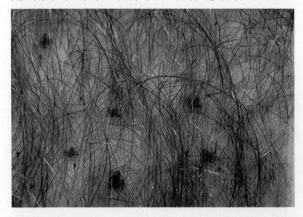

图 23-33　阴虱病,可见几个阴虱(From du Vivier A. Atlas of clinical dermatology. London:Churchill Livingstone;2002. p. 338.)

("Brazilian waxing"),近些年工业化国家的阴虱感染的发生率急剧下降。

另一个累及生殖器区域的重要寄生虫感染是疥疮,由雌性疥螨感染引起。疥疮是一个世界性问题,居住拥挤、初发病例治疗延迟和公众意识差等因素常可增加疥疮的传播(Meinking et al,2003)。传播途径常常是亲密接触和家庭成员(Burkhart et al,2000)。在一个免疫功能正常的宿主身上的疥螨的数量常很少(< 100)(Arlian et al,1988),而在免疫功能低下的病例中可发现大量的疥螨(又称结痂性疥疮)。感染后在症状出现前的潜伏期从数天到数月不等,通常为 6 周。

严重瘙痒是疥疮的特点,常在夜间和洗澡后加重(Meinking et al,2003)。男女生殖器区域常被感染,出现小的红色丘疹,继发细菌感染后可发生表皮脱落(图 23-34)。可出现细小、灰色或白色的隧道,这是疥疮感染的特殊病理征。累及生殖器皮肤的结痂性疥疮与其他解剖部位的疥疮一样:结痂性厚斑块。对缺乏隧道的病例,应考虑其他的诊断,包括特应性皮炎、脓皮病、银屑病和其他昆虫叮咬。治疗方法同阴虱病一样,首先全身应用 5% 扑灭司林乳膏过夜,1 周后重复应用。另一种杀疥螨的方法是用林旦乳油,由于对儿童的中枢神经的毒性作用和日益升高的耐药性,林旦乳油并不很受欢迎(Purvis and Tyring,1991;Elgart,1996;Boix et al,1997)。口服伊维菌素(200μg/kg 剂量,2 个剂量间隔 2 周)是一个可选择的治疗策略,已经被成功用于治疗疥螨(Chouela et al,2002;Heukelbach et al,2004;Karthikeyan,2005)。一项随机的临床试验表明,当后者仅作为单一剂量提供时,氯菊酯的效果略好于伊维菌素(Goldust et al,2012)。值得强调的是,瘙痒症在成功治疗后仍可以持续几周,亲密接触者均应治疗,以防再次感染。即使有了有效的治疗,在阴茎头上也可能残留着发痒的结节,注射少量稀释的三氨基苯乙酮(2~3mg/ml)可能有助于解决这些后疥疮结节。

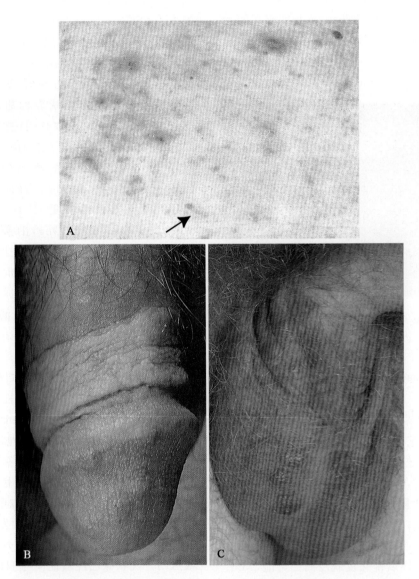

图 23-34　疥疮。A. 丘疹及特征性隧道(箭头所示),B 和 C. 典型具有蚀痕丘疹的外生殖器疥疮累及阴茎头、阴茎和阴囊(A,From du Vivier A. Atlas of clinical dermatology. London:Churchill Livingstone;2002. p. 332;B and C,from Habif TP. Clinical dermatology. Edinburgh:Mosby;2004. p. 501.)

八、皮肤肿瘤

(一)鳞状细胞原位癌

鳞状细胞原位癌(SCCis)是全层表皮内癌(Miller and Moresi,2003)。鲍温最初在 1912 年描述了这种情况,因此称为"鲍温病"(Bowen,1912)。在外生殖器部位,SCCis 和紫外线照射之间有很强的相关性(Reizner et al,1994)。发病率在 70 岁左右的女性中略高(Hemminki and Dong,2000;Arlette,2003),SCCis 通常有一个惰性发展的临床过程,很少发展成侵袭性疾病。当它发生在男性生殖器的黏膜表面时,尤其是出现在未割包皮男性的阴茎头,该病变被称为凯腊增殖性红斑(图 23-35)。这个病变的另一个名称是阴茎上皮内瘤变。在女性中,SCCis 发生在外阴被称为外阴上皮内瘤变(vulvar intraepithelial neoplasia)。

在这些部位,以 HPV8 型、16 型感染最为常见(70%),以及其他血清型占 30%(Wieland et

al,2000)。其他风险因素包括电离辐射、免疫抑制、热损伤、砷暴露、慢性皮肤病（如长期存在的扁平苔藓）和阴茎海绵体的硬化性苔藓（Euvrard et al,1995；Nasca et al,1999；Powell et al,2001；Centeno et al,2002；Arlette,2003）

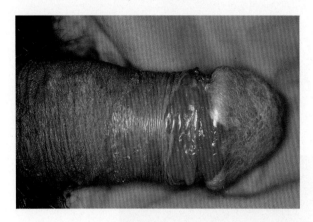

图 23-35　Queyrat 增殖性红斑。阴茎头鳞状细胞癌（From Callen JP, Greer DE, Hood AF, et al. Color atlas of dermatology. Philadelphia：Saunders；1993. p. 330.)

SCCis 病变界限清楚，粉红色至红色鳞状孤立斑块，可能与基底细胞癌、湿疹、皮脂溢出或银屑病产生混淆。外阴或外阴附近的 SCCis 可能有更深的色素沉着，并且类似于黑色素瘤和外生殖器疣。当局限于阴茎体时，SCCis 可能会有更多增厚的疣状外观。虽然通常无症状，也可能有瘙痒或疼痛。诊断通过组织学评估来确定，通过对多个区域进行采样以排除皮肤浸润的可能（Margolis,2002）。

SCCis 的主要治疗包括手术切除或组织消融。对于受累的区域，如阴囊，推荐切除范围为包括病变周围 5mm 的正常组织（Bissada,1992；Margolis,2002）。对于需保留更多组织的部位，莫氏显微外科手术、激光治疗和冷冻消融可供选择（Sonnex et al,1982b；van Bezooijen et al,2001；Leibovitch et al,2005）。用氟尿嘧啶或 5％咪喹莫特局部治疗也被证明对某些特定生殖器 SCCis 病例有效（Gerber,1994；Orengo et al,2002；Arlette,2003；Micali et al,2003）。

（二）鲍温样丘疹病

鲍温样丘疹病是在性活跃的成年人的阴茎或外阴发现的一种罕见病，发病高峰期为 30 岁左右（Schwartz and Janniger,1991）。组织学上，除了异常的角质形成细胞在整个表皮不连续地分布外，均类似鲍温病（Margolis,2002）。典型的病变是多发小红斑丘疹，可能凝聚形成类似于尖锐湿疣的疣状表面斑块（图 23-36），此种病变与 HPV 16 型有明确的关联。患有鲍温样丘疹病的男性，其女性伴侣患宫颈癌的风险增加，应该进行密切的宫颈检查随访（Rosemberg et al,1991）。然而，在男性中，鲍温样丘疹病是良性病变，具有自愈性（Eisen et al,1983；Giam and Ong,1986；Feng et al,2013）。因此，对年轻且依从性良好的患者仅仅进行观察可能是合理的。如果要进行治疗，通常合适局部治疗（0.5％氟尿嘧啶、0.5％他扎罗汀霜，或咪喹莫特 5％）或消融治疗（电极、液氮冷冻疗法、激光消融）（Margolis,2002）。

（三）鳞状细胞癌

生殖器侵袭性鳞状细胞癌（图 23-37）详见本卷第 17 章。

（四）疣状癌（Buschke-Lowenstein 瘤）

疣状癌是鳞状细胞癌的一种，呈局部侵袭性、外生性、低级别、具有微小转移的潜能（Habif,2004）。Buschke-Lowenstein 瘤是一种位于肛门生殖器黏膜表面的疣状癌，约占全部阴茎肿瘤的 24％（Schwartz,1995）。它通常发生在未割包皮的男性阴茎头或包皮上，也被发现在外阴、子宫颈或肛门。疣状癌已经被证实与 HPV 6 型和 11 型感染相关，但与传统的致癌类型 16 和 18 型无关（Yasunaga et al,1993；Chan et al,1994；Margolis,2002；Ahmed et al,2006）

疣状癌具有疣状外观，并且在生殖器上通常表现巨大和真菌样生长（图 23-38）。除了生殖器部位外，这些病变也可发生在口腔和鼻腔及足底。它们增长缓慢，局部具有破坏性，通常可深入到底层组织。首选的治疗是局部切除。莫氏显微外科手术有助于追踪肿瘤并使组织损失最小化。由于间变性转化伴随着转移增加的潜能，放疗为相对禁忌（Stehman et al,1980；Andersen and Sorensen,1988；Fukunaga 1994；Vandeweyer et al,2001）。

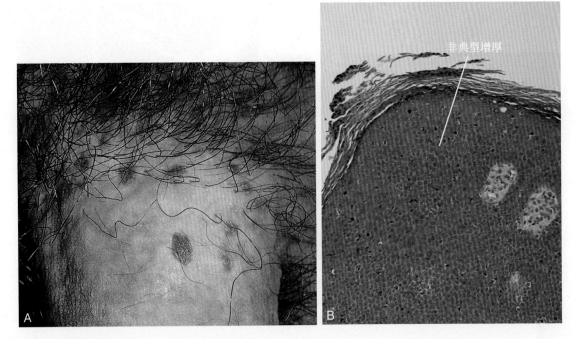

图 23-36 鲍温样丘疹病。A. 阴茎体受累,阴茎体上的多个棕色疣状丘疹。B. 特征性全层不典型增厚,易被误诊为鲍温病(A,From Habif TP. Clinical dermatology. Edinburgh:Mosby;2004. p. 343;B,From Elston DM,Ferringer T. Dermatopathology. Edinburgh:Saunders;2009. p. 293.)

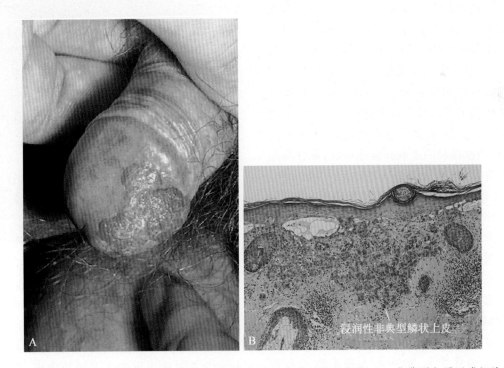

图 23-37 鳞状细胞癌(SCC)。A. 阴茎头部位的外生性糜烂性病变伴明显的角化。B. 非典型角质形成细胞侵入真皮层(A,From Callen JP,Greer DE,Hood AF,et al. Color atlas of dermatology. Philadelphia:Saunders;1993. p. 129;B,From Elston DM,Ferringer T. Dermatopathology. Edinburgh:Saunders;2009. p. 57.)

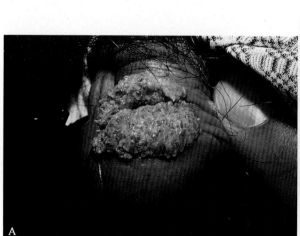
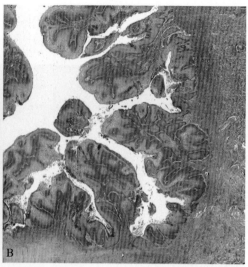

图 23-38　阴茎疣状癌(Buschke-Lowenstein 肿瘤)。A. 注意外生性和疣状外观。B. 疣状癌的组织学特征(A, From Callen JP,Greer DE,Hood AF et al. Color atlas of dermatology. Philadelphia:Saunders;1993. p. 330;B,From Elston DM,Feringer T. Dermatopathology. Edinburgh:Saunders;2009. p. 58.)

(五)基底细胞癌

基底细胞癌(Basal cell carcinoma,BCC)是最常见的皮肤肿瘤,较常见于长期暴露部位如头部和颈部。基底细胞癌较少发生于生殖器官,常累及男性阴囊和女性外阴（Nahass et al,1992;Benedet et al,1997;Esquivias Gomez et al,1999;Kinoshita et al,2005）。文献报道全球总共不超过 100 例的基底细胞癌分布于阴茎、阴囊及女性外阴。该病已定义的几个亚型包括:结节型、表面型、微结节型及浸润型。结节型占所有分型的60%,表现为珍珠状的皮肤丘疹或斑块,常合并瘤下毛细血管扩张（图 23-39）（Miller and Moresi,2003）。皮损可以形成溃疡,转移性较低,可行局部切除治疗。

(六)卡波西肉瘤

卡波西肉瘤(Kaposi sarcoma,KS)是内皮细胞起源的疾病。该病是肿瘤还是增生过程仍存在争议。目前资料既有支持又有反对该病克隆扩增观点（Rabkin et al,1997;Gill et al,1998）。在艾滋病出现前,卡波西肉瘤被认为是一种慢性病,主要影响年长的犹太人、地中海人或东欧人后裔（Safai,1987）。然而 HIV-1 的感染已使该病的发病率增加了 7000 倍（Miles,1994;Margolis,2002）。通常卡波西肉瘤好发于严重的免疫功能损害的 HIV 感染患者（$CD4^+$ T 细胞数＜500 个/

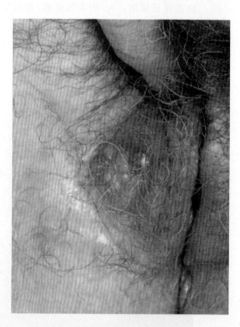

图 23-39　女性外阴的基底细胞癌(From du Vivier A. Atlas of clinical dermatology. London: Churchill Livingstone;2002. p. 688.)

mm^3)（Tappero et al,1993）。将近有 40％的男性同性恋艾滋病患者发生卡波西肉瘤,而其他危险人群的可能性不超过 5％（Rogers et al,1987;North et al,2003）。人类疱疹病毒 8 型的感染与该病的发生相关（Boshoff and Weiss,1997;Weiss et al,1998）。

在免疫力正常的患者中,卡波西肉瘤表现为双下肢末端缓慢生长的蓝红色色素斑。虽然皮损可生在口腔和胃肠道,但是生殖器很少累及。然而艾滋病患者的卡波西肉瘤,生殖器的孤立病灶可为首发表现(Lowe et al,1989)。临床上艾滋病患者的卡波西肉瘤表现为多种多样的,从单一病损到播散性皮肤内脏病变均可见(图 23-40)。皮

损可以融合覆盖较大皮肤面积,导致淋巴及静脉堵塞可造成局限性水肿(Margolis,2002)。皮损累及阴茎头时可致尿道口及舟状窝部位梗阻(Swierzewski et al,1993)。即使感染了 HIV-1,也只有 3％的艾滋病患者发生阴茎卡波西肉瘤(Rosen et al,1999)。

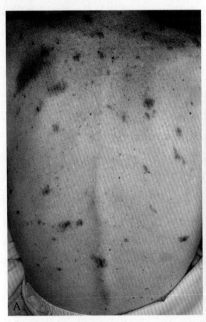
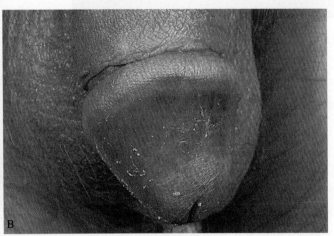

图 23-40　卡波西肉瘤。图示典型的黄斑病变,背部(A)和阴茎头(B)(A,From Callen JP,Greer DE,Hood AF,et al. Color atlas of dermatology. Philadelphia:Saunders;1993. p. 220;B, from du Vivier A. Atlas of clinical dermatology. London:Churchill Livingstone;2002. p. 716.)

治疗必须视临床个体而定,完全治愈是不现实的。对于孤立的皮损,外科切除、激光治疗、冷冻疗法和化疗药物(长春新碱)皮损注射等局部疗法可能有效(Chun et al,1999;Schwartz,2004;Heyns and Fisher,2005;Rosen,2006)。对于面积较大的局限性疾病,放射疗法(15~30Gy)有 90％以上的客观应答率(Kirova et al,1998;Cattelan et al,2002)。对于广泛播散的卡波西肉瘤,长春新碱、阿霉素、博来霉素的全身治疗更合适(Aversa et al,1999)。对于与器官移植相关的卡波西肉瘤,减少术后的免疫抑制程度,可以将钙通道阻滞剂转变为mTOR抑制剂,从而在没有任何额外干预的情况下控制卡波西肉瘤(Riva et al,2012)。

(七)假上皮瘤样角化性云母状阴茎头炎

假上皮瘤样角化性云母状阴茎头炎(PE-KMB)较少见,以老年人阴茎头发展成为过度角化的厚斑块为特点(图 23-41)。云母状指皮损表现为白色、鳞屑样(Child et al,2000)。该病最初被认为是完全良性过程,但是几个病例报道证实该皮损可能合并疣状癌(Child et al,2000)。关于该病是否属癌前病变还存在争议(Read and Abell,1981;Beljaards et al,1987;Jenkins and Jakubovic,1988)。组织学检查在排除鳞状细胞癌方面是必要的(Margolis,2002)。PEKMB组织学表现为表皮增生并皮嵴延伸深及真皮(Jenkins and Jakubovic,1988)。皮损可选用局部外科切除或烧灼法治疗,术后需紧密随访(Read and Abell,1981;Bargman,1985)。亦有报道应用氟

尿嘧啶取得成功的病例（Bargman,1985；Krunic et al,1996）

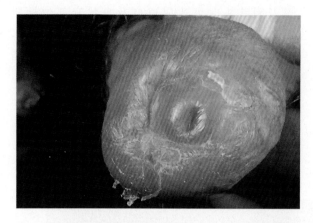

图 23-41 假上皮瘤样角化性云母状阴茎头炎,阴茎头上覆盖着云母（像石棉一样）鳞屑和角质外壳（ From du Vivier A. Atlas of clinical dermatology. London: Churchill Livingstone; 2002. p.717. ）

（八）黑素瘤

恶性黑素瘤是源于黑素细胞的肿瘤。过去几年里该病的发病率由 3% 上升至 7%（Nestle and Kerl,2003）。该病发生的危险因素包括家族史、某种遗传标记、细嫩肤质和暴露于紫外线。男性生殖器初发黑素瘤少见,文献示只有约 10 例报道（Sanchez-Ortiz et al,2005）。男性尿道黑素瘤更少见（Oliva et al,2000）。在女性中情况相反,因为黑素瘤占所有外阴恶性肿瘤的 7%～10%,也是仅次于鳞状细胞癌的第二大常见损害（Suwandinata et al,2007）。尽管会阴部的黑色素瘤在高加索女性中更常见,与非裔美国妇女相比,预后更差（Mert et al,2013）。

生殖器黑素瘤通常表现为边界不规则的色素斑或丘疹,但也可表现为非色素性皮损及溃疡（Margolis,2002）。早期诊断显得非常重要,因为表面皮损大面积的局部切除治疗或阴茎部分切除能较好地控制病情（Stillwell et al,1988；Sanchez-Ortiz et al,2005）。相反,组织活检证实有转移性疾病的患者,即使已接受了外科治疗和多种细胞毒药物的化学治疗,预后仍普遍较差。在过去几年来,通过生物学和免疫学对黑素瘤分子机制的认识,一些药物获得了监管部门的批准用于转移性和不可切除的黑色素瘤。小分子 BRAF（如威罗菲尼,达拉非尼,曲美替尼）和 MAP-ERK 激酶（MEK）抑制剂,以及免疫抑制剂（如易普利姆玛 and the anti-PD1/PDL1 antibodies lambrolizumab and 纳威利单抗）,成为进展期黑素瘤的治疗方法。

（九）乳房外 Paget 病

乳房外 Paget 病（EPD）是一种少见的发生于顶泌腺部位的上皮腺癌（Zollo and Zeitouni,2000）。大多数患者是年纪较大的白种女人,累及男性阴茎及阴囊者较罕见（Park et al,2001；van Randenborgh et al,2002；Yang et al,2005）。外阴是女性最常见的受累部位,其次是男性肛周部位（Wojnarowska and Cooper,2003）。在 10%～30% 的病例中该病与另外一种潜在的恶性病有较重要相关性（yne and Wells,1994；Ng et al,2001；Margolis,2002）,该病在男性与尿道、膀胱、直肠和顶泌腺恶性病变的相关性已有阐述（Hayes et al,1997；Salamanca et al,2004；Hegarty et al,2011）。故一旦患上乳房外 Paget 病,全身评估潜在的癌变非常重要。

EPD 病变通常是红斑斑块,与正常皮肤的边界清楚（图 23-42）,可以无症状,或瘙痒或伴随灼痛。组织学方面发现染色的腺细胞角蛋白、上皮膜抗原和癌胚抗原的上皮内存在空泡的 paget 细胞就可确诊（Wojnarowska and Cooper,2003）。治疗除了外科切除术,还可以放射疗法和局部使用咪喹莫特或 5 氟尿嘧啶（Sillman et al,1985；Bewley et al,1994；Brown et al,2000；Brown et al,2002；Guerrieri and Back,2002；Moreno-Arias et al,2003；Qian et al,2003；Lee et al,2009）。

（十）皮肤 T 细胞淋巴瘤

皮肤 T 细胞淋巴瘤（CTCL）表现为一组源于皮肤 T 细胞的相关肿瘤,包括蕈样肉芽肿、Sezary 综合征、淋巴样丘疹病、paget 样网状细胞增多（Willemze,2003）。CTCL 的危险性与 HIV 感染的相关性越来越大（Biggar et al,2001）。虽然这类疾病可能累及两性的生殖器,但生殖器外病变也不少见。CTCL 占原发性皮肤淋巴瘤的大部分,而源于 B 细胞的淋巴瘤只占 20%～25%（Willemze et al,1997,2005）。最后诊断取决于病理组织活检。

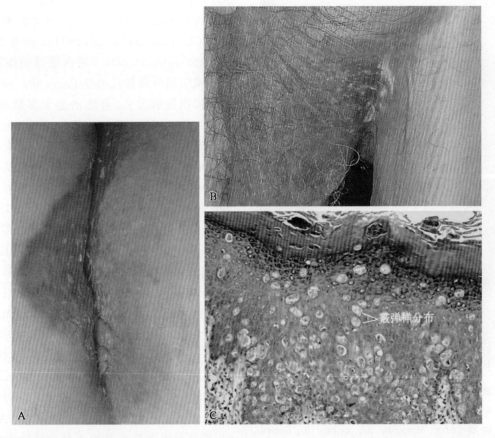

图 23-42 乳房外 Paget 病累及女性外阴(A)和阴囊底部(B)。注意皮损与附近正常皮肤间边界清楚。C. 肿瘤细胞分布在整个表皮层("buckshot scatter")(A,From Habif TP. Clinical dermatology. Edinburgh:Mosby; 2004. p. 764; B, from Bolognia JL, Jorizzo JL, Rapini RP. Dermatology. Edinburgh: Mosby; 2003. p. 1108;C,from Elston DM,Ferringer T. Dermatopathology. Edinburgh:Saunders;2009. p. 66.)

CTCL 通常起初表现为瘙痒,需与多种良性皮肤病相鉴别,如银屑病、湿疹、表皮真菌病、药物反应。最初的病变在两性中都好发在耻骨上或臀部皮肤。患者最后可累及血液系统(Sezary 综合征)并出现皮肤斑块、糜烂、溃疡或扁平的皮肤肿瘤(图 23-43)(Margolis,2002)。CTCL 是一种可进展数年的慢性疾病。局部治疗包括皮质激素、氮芥、卡莫西汀外用,完全缓解率约为 60%(Vonderheid et al,1989;Zackheim et al,1998)。其他的治疗包括放疗(包括全身电子束治疗)、光疗(PUVA)、全身化疗、干扰素或维 A 酸(Hoppe et al,1990;Olsen andBunn,1995;Diederen et al,2003;Querfeld et al,2005)。

九、男性生殖器特发良性皮肤病

(一)Fordyce 血管角化瘤

Fordyce 血管角化瘤指真皮血管扩张,见于成年男性的阴茎及阴囊(Bechara et al,2002)。病变表现为 1~2mm 大小的红色或紫色丘疹(图23-44A),可能还表现为阴囊潮红(Miller and James,2002),通常是良性病变而没有全身症状,偶尔是棘手的阴囊出血的原因(Taniguchi et al,1994;Hoekx and Wyndaele,1998)。在罕见的糖原贮存缺陷的 Fary 病中也能见到同样的病变(图23-44B)。虽然该病通常没必要进行治疗,但有几位作者已报道几例利用铒、YAG、KTP 及氩激光凝固治疗取得成功的病例(Occella et al,1995;

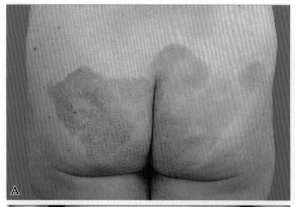

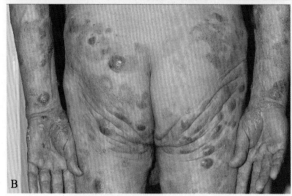

图 23-43　累及臀部的蕈状肉芽肿（表皮 T 细胞淋巴瘤）。
　　　　A. 局部斑块期。B. 较严重病例伴斑块、斑点、
　　　　肿瘤（From Bolognia JL, Jorizzo JL, Rapini
　　　　RP. Dermatology. Edinburgh: Mosby; 2003.）

Bechara et al, 2004; Ozdemir et al, 2009)。

（二）阴茎珍珠样丘疹病

阴茎珍珠样丘疹病指阴茎头部白色、半球状、排列紧密的小丘疹（图 23-44C），皮疹常绕冠状沟分布。14%～48%青春期后的男性出现过这种病变，特别是包皮未环切者（Rehbein, 1977; Khoo and Cheong, 1995; Sonnex and Dockerty, 1999）。虽然该病偶尔被误诊为湿疣，但现有资料不支持人类乳头瘤病毒在该病的形成中起作用，与女伴宫颈上皮瘤的相关性仍未阐明（Hogewoning et al, 2003）。应使患者确信该病为良性，通常不需要治疗。出于美观可行治疗，局部二氧化碳激光及冷冻疗法有效（Ocampo-Candiani and Cueva-Rodriguez, 1996; Lane et al, 2002）。组织学方面，该病病变是类似面部结节样硬化的血管纤维瘤。

（三）Zoon 阴茎头炎

Zoon 阴茎头炎，又名浆细胞性阴茎头炎，发生于 20－30 岁以上包皮未切除的男性（Pastar et al, 2004）。阴茎头部局限性的湿润而光滑红斑斑块为该病的特点（图 23-44D），亦可出现浅表的糜烂面（Yoganathan et al, 1994），病变大小可至 2cm（Margolis, 2002）。通常通过组织活检可以排除鳞状细胞癌和乳房外 Paget 病。包皮切除似乎可抑制该病发生，且能治愈大多数病例（Sonnex et al, 1982a; Ferrandiz and Ribera, 1984）。对拒绝行包皮环切术的，局部使用皮质激素可以减轻症状，局部使用免疫抑制剂（他克莫司或吡美莫司）及激光疗法可起到同样的缓解作用（Baldwin and Geronemus, 1989; Tang et al, 2001; Albertini et al, 2002; Retamar et al, 2003; Wojnarowska and Cooper, 2003; Rallis et al, 2007）。

（四）硬化性淋巴管炎

非性病性硬化性淋巴管炎是一种很少见的阴茎病变，累及冠状沟及周围皮肤，形成无感觉的硬条索状物（Gharpuray and Tolat, 1991; Rosen and Hwong, 2003）。颜色常为肤色，但偶尔潮红。有报道，其发生机制与淋巴管血栓有关，与激烈的性活动关系密切。皮肤病变通常在几周内可消失（Sieunarine, 1987; Margolis, 2002）。虽然有争议，但这类患者常需要检查是否伴随淋球菌或非淋球性尿道炎。

（五）中线囊肿

中线囊肿见于青年，位于阴茎腹侧，常接近阴茎头（Stone, 2003）。虽然这些囊肿被认为由尿道上皮变异而来，但与尿道不相通（Asarch et al, 1979）。可行外科切除治疗。

（六）先天性异位皮脂腺

阴茎部位的先天性异位皮脂腺是看似针尖大小的丘疹病变，有时误诊为疣（图 23-44E）（Margolis and Wein, 2002）。无症状的良性病变无须治疗，并应使患者确信该病为良性。

十、其他常见皮肤病

（一）皮赘

皮赘（纤维表皮息肉）是质软的、呈皮肤颜色的带蒂病变，可存在于身体的任何部位，但多见于颈部、腋窝及腹股沟处。虽然通常无症状，但局部挫伤或少见的梗死可继发疼痛。病变比较常见，

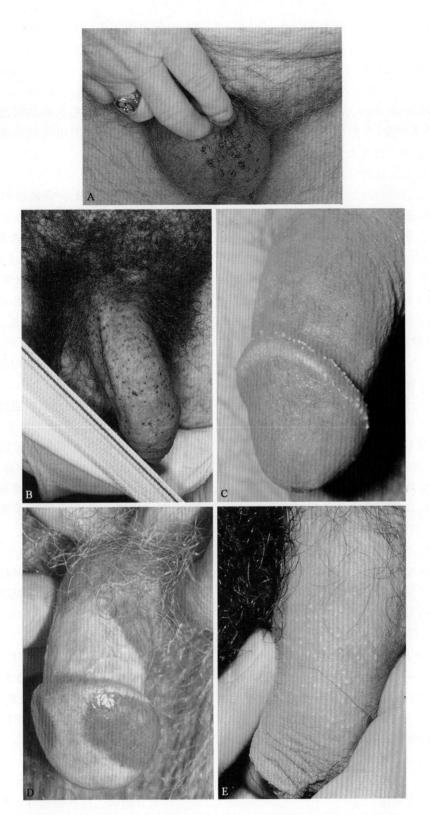

图 23-44　男性生殖器特发的良性表皮肤病。A. 血管角 Fordyce 血管角化瘤,示紫色阴囊血管畸形。B. Fabry 病,一种糖原存储障碍,伴阴茎体紫色血管畸形。C. 位于阴茎头冠状沟部的珍珠疹。D. 阴茎头炎。E. 阴茎体异位皮脂腺(A,B and E,From Callen JP,Greer DE,Hood AF,et al. Color atlas of dermatology. Philadelphia: Saunders; 1993; C and D, from Korting GW. Practical dermatology of the genital region. Philadelphia: Saunders; 1981.)

50% 以上个体至少有一种皮赘（Banik and Lubach，1987）。这类病变与错构瘤（多发性纤维毛囊瘤）鉴别很重要，后者常合并 Birt-Hogg-Dube 综合征，其在组织学上与普通皮赘有明显区别（De la Torre et al，1999）。当皮赘造成不适或影响美观，可手术切除，基底部可用光电凝止血。当<40 岁的年轻患者出现大量皮赘，可能合并存在下消化道的良恶性息肉，应考虑行消化道内镜检查（Piette et al，1988）。

（二）表皮样囊肿

表皮或表皮包裹性囊肿是最常见的皮肤囊肿，这些病变可以出现在包括生殖器在内的身体的任何部位。在阴囊处最为常见。由于这些囊肿的内容物不是皮脂腺，所以不能叫作"皮脂腺囊肿"。（Stone，2003）。一般情况下，表皮样囊肿不引起疼痛，当囊肿破裂时会引起剧烈的疼痛，导致严重的炎症反应。到目前为止，手术切除整个囊壁是防止囊肿复发最好的治疗方式。如果病变周边发生蜂窝织炎，则需要将表皮样囊肿切开引流，同时使用抗生素治疗。另外，长期营养不良亦会导致阴囊表皮样囊肿发生钙化。（Dare and Axelsen，1988；Michl et al，1994）。

（三）脂溢性角化病

脂溢性角化病是一种米色至深褐色的斑块，最常见于脸部、颈部和躯干，除手掌、足底和黏膜的其他身体部位均可能发生。斑块和丘疹在 30 岁以上人群中多发，且发病率随着年龄增长呈上升趋势。由于斑块色素沉着程度的不同，颜色较深的斑块可能会与黑素瘤或疣相混淆（Pierson et al，2003）。这些病变具有"粘上去"的蜡状外观（图 23-45D）。患者可能会注意到它们会自发脱落，又会再生（Margolis，2002）。通常由于影响美观等原因，可用剃刀刮除或用液氮冷冻。病变突然增大或多发都是 Leser-Trelat 的标志，也是隐匿性恶性肿瘤的皮肤标志（Chiba et al，1996；Heaphy et al，2000；Vielhauer et al，2000；Ginarte et al，2001）。

（四）单纯性雀斑病

单纯性雀斑病是一种与阳光照射无关的棕色色斑（图 23-45A）。这些病变可以在包括黏膜和甲床在内的身体的任何地方发生。在生殖器区域（良性生殖器色斑病），这些病变常见于阴唇、阴道口、会阴和阴茎头（阴茎黑素瘤）。单纯雀斑痣的病变通常比黑素细胞痣小。该病通常是良性的，但非典型增生或着色病变需要做病理活检进行评估。如果发生不连续且多发的病变，与黑素瘤相比，发生良性生殖器色斑病的可能性更大。多发性色素沉着伴肠息肉相关病变则应怀疑 Peutz-Jeghers 综合征。

（五）痣

皮肤的痣是由微小变异的色素细胞（"痣细胞"）成簇聚集形成。细胞簇的位置决定痣的类型。交界性痣一般位于表皮和真皮之间，平坦，直径<5mm，呈棕褐色或黑色，边缘清晰（Margolis，2002）。皮内痣在真皮内成簇聚集，直径<5mm，着色较浅，边缘清晰。混合痣在表皮和真皮均有分布，像一个黑色隆起的丘疹（图 23-45B）。多发性色素沉着病变，颜色或边界不清楚，痣的形态随时间快速变化是手术切除活检的指征。

（六）皮肤纤维瘤

皮肤纤维瘤是小的色素沉着结节。常见于下肢，偶尔亦现于生殖器（图 23-45C）。捏住病变部位会导致肿瘤向下移动（即所谓的"酒窝征"）（Kamino and Pui，2003）。这些良性病变在组织学上具有成纤维细胞和肌成纤维细胞呈纺锤样排列成簇的特征。通常不需要手术切除（Kamino and Pui，2003）。

（七）神经纤维瘤

神经纤维瘤是由神经间质和残余神经轴突组成的一种常见肿瘤。它可在包括阴唇和阴囊等身体的任何部位发生（Yoshimura et al，1990；Singh et al，1992；Mishra et al，2002；Kantarci et al，2005）。病变通常与皮肤颜色一样，质软或橡皮状结节性，有蒂（图 23-45F）。将手指压在病变部位可导致内陷或所谓的"扣孔"现象（Habif，2004）。那些孤立或多发的病变，则应怀疑是神经纤维瘤病或 von Recklinghausen 病。

（八）毛细血管瘤

毛细血管瘤是在出生或新生儿期迅速发展的增生性血管疾病。这些病变亦可能发生在肛门生殖器区域，可引起出血，也可导致尿道、阴道或肛门梗阻（Sharma et al，1981；Roberts and Devine，1983）。大多数人会在儿童期或青春早期变小（Margolis，2002）。普萘洛尔全身给药是一种治

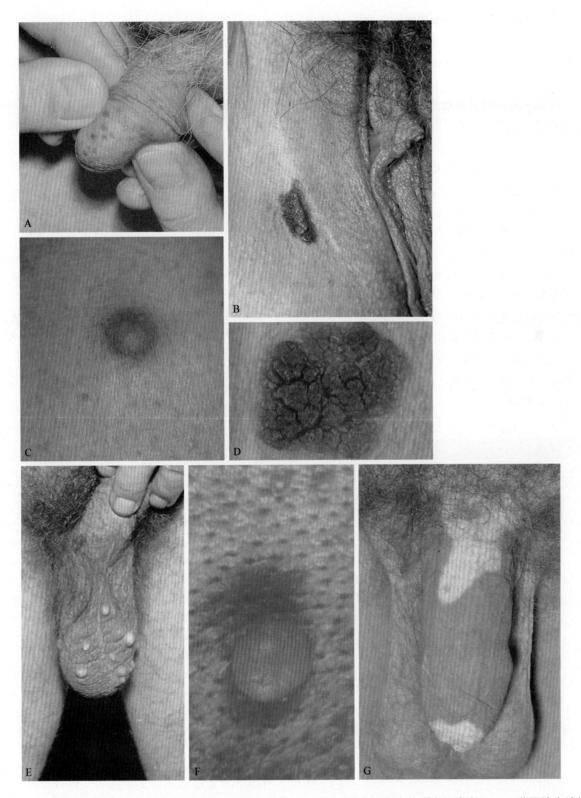

图 23-45　其他皮肤疾病。A. 阴茎头雀斑病（阴茎黑变病）。B. 一种腹股沟区复合性黑素细胞痣。C. 一种下肢皮肤纤维瘤。D. 脂溢性角化病典型表现为"粘上去"蜡样外观。E. 阴囊表皮样囊肿。F. 带蒂神经纤维瘤。G. 沿阴茎分布的白癜风（A，B，E，and G，From Korting GW. Practical dermatology of the genital region. Philadelphia：Saunders；1981；C，from Bolognia JL，Jorizzo JL，Rapini RP. Dermatology. Edinburgh：Mosby；2003；D，from Habif TP. Clinical dermatology. Edinburgh：Mosby；2004.）

疗体积大且顽固的阻塞性血管瘤的新方法,由于这种治疗方法具有一定的风险,所以应该由有经验的临床医师制订和观察(Izadpanah et al,2013)。

(九)白癜风

白癜风是一种获得性皮肤色素脱失的自身免疫性疾病,全球 0.5%～2%的人受其影响(Ortonne,2003),任何年龄均可发生,确切的发病机制不详。病变皮肤表现为较大的斑片状黑色素脱失。虽然皮肤看起来呈白色,但完全不正常,且与正常皮肤边界清晰(图 23-45G)。这种病变在肤色较深的人群及身体上颜色较深的部位尤其明显。约<0.3%的男性人群中发现生殖器白癜风(Moss and Stevenson,1981)。病变有随着时间周期性扩大的倾向,亦有可能在原发部位进展(克伯纳现象)。生殖器白癜风须与炎症后色素减退区别开来(Margolis,2002)。治疗包括局部化妆品色素沉着,紫外线照射,PUVA疗法和皮肤移植。使用准分子激光诱导生产黑色素非常适合于生殖器白癜风。诊断白癜风需筛查自身免疫性甲状腺疾病。

要点

- 外生殖器皮肤病的诊断主要依靠全面的病史和体格检查。外生殖器的体检为诊断提供关键依据。泌尿科医师应进行彻底的皮肤检查,而不应仅把注意力局限在受累的生殖器皮肤。
- 外用皮质激素的不良反应明显,无论是全身吸收还是局部作用。如果在包皮内使用这类药物,可能会加重不良反应。通常,治疗生殖器皮肤病仅使用低强度局部用皮质激素进行短疗程治疗。
- 外生殖器皮肤病可分为变态反应类、丘疹鳞屑类、水疱大疱类、溃疡类、感染类、肿瘤类和其他类。
- 活检标本组织病理学分析在鉴别临床特征相似的疾病和排除恶性病变方面起重要作用。
- 局部治疗方式包括应用激光、光动力、紫外线放射和冷冻疗法,已成功应用于多种生殖器皮肤病的治疗,在有些病例可替代手术切除。

参考文献

完整的参考文献列表通过 www.expertconsult.com 在线获取。

推荐阅读

Bhattacharya M, Kaur I, Kumar B. Lichen planus: a clinical and epidemiological study. J Dermatol 2000;27:576-82.

Bolognia JL, Jorizzo JL, Schaffer JV. Dermatology. 3rd ed. Edinburgh: Saunders; 2012.

Criteria for diagnosis of Behçet's disease. International Study Group for Behçet's Disease. Lancet 1990;335:1078-80.

Czymek R, Kujath P, Bruch HP, et al. Treatment, outcome and quality of life after Fournier's gangrene: a multicentre study. Colorectal Dis 2013;15:1529-36.

Denby KS, Beck LA. Update on systemic therapies for atopic dermatitis. Curr Opin Allergy Clin Immunol 2012;12:421-6.

Eke N. Fournier's gangrene: a review of 1726 cases. Br J Surg 2000;87:718-28.

Ellinghaus D, Baurecht H, Esparza-Gordillo J, et al. High-density genotyping study identifies four new susceptibility loci for atopic dermatitis. Nat Genet 2013;45:808-12.

Hatemi G, Yazici Y, Yazici H. Behçet's syndrome. Rheum Dis Clin North Am 2013;39:245-61.

Krueger G, Koo J, Lebwohl M, et al. The impact of psoriasis on quality of life: results of a 1998 National Psoriasis Foundation patient-membership survey. Arch Dermatol 2001;137:280-4.

Leibovitch I, Huilgol SC, Selva D, et al. Cutaneous squamous carcinoma in situ (Bowen's disease): treatment with Mohs micrographic surgery. J Am Acad Dermatol 2005;52:997-1002.

Mallon E, Hawkins D, Dinneen M, et al. Circumcision and genital dermatoses. Arch Dermatol 2000;136:350-4.

Morpurgo E, Galandiuk S. Fournier's gangrene. Surg Clin North Am 2002;82:1213-24.

Rompel R, Petres J. Long-term results of wide surgical excision in 106 patients with hidradenitis suppurativa. Dermatol Surg 2000;26:638-43.

Ruocco E, Wolf R, Ruocco V, et al. Pemphigus: associations and management guidelines: facts and controversies. Clin Dermatol 2013;31:382-90.

Sanchez-Ortiz R, Huang SF, Tamboli P, et al. Melanoma of the penis, scrotum and male urethra: a 40-year single institution experience. J Urol 2005;173;1958-65.

Scheinfeld N. Hidradenitis suppurativa;a practical review of possiblemedical treatments based on over 350 hidradenitis patients. Dermatol Online J 2013;19;1.

Stern RS,PUVA Follow-Up Study. The risk of squamous cell and basal cell cancer associated with psoralen and ultraviolet A therapy;a 30-year prospective study. J Am Acad Dermatol 2012;66;553-62.

Wolf R,Orion E,Marcos B, et al. Life-threatening acute adverse cutaneous drug reactions. Clin Dermatol 2005;

23;171-81.

Wollenberg A,Bieber T. Atopic dermatitis;from the genes to skin lesions. Allergy 2000;55;205-13.

Worswick S,Cotliar J. Stevens-Johnson syndrome and toxic epidermal necrolysis;a review of treatment options. Dermatol Ther 2011;24;207-18.

（董治龙　**编译**　陈宏翔　毛向明　张贤生
李宏军　党　宏　**审校**）

后　记

合抱之木,生于毫末;九层之台,起于累土;千里之行,始于足下。

历时两载,与诸位教授共同努力,完成这本《坎贝尔-沃尔什泌尿外科学》(第11版)男科学与性医学分卷编译,即将出版之际,思绪万千,感慨良多。

欣然之情,正如《道德经》所讲,鸿篇巨制来自于字字珠玑。我们编译团队在翻译过程中的第一个感想是,这部书写得真好。这是我们目前阅读过的男科学与性医学著作中,内容最丰富、知识结构最完整的教科书。原作者演绎每一种疾病的来龙去脉,剖析所有病因与病理,讨论最有价值的治疗方案,而且从解剖到生理,如下丘脑-垂体-睾丸轴的最新调控靶点——吻素,让我们从新的维度去认识男性生理学。

其次,这本有关男科学与性医学的原版著作非常实用。每一位原作者,把自己的心得体会写得如此详尽。例如,在显微男科手术章节,原作者在阐述输精管-附睾吻合术时,对手术策略做了深入剖析,而且对每一个操作细节逐一讲解,将自己手术的心得体会娓娓道来,仿佛在聆听一位智者与我们讨论,恰似高山流水觅知音。

第三,这本书在严谨性与逻辑性俱佳的前提下,又不失风雅浪漫。例如,在讨论勃起功能时,原作者引用达·芬奇的思想来启示我们,如何认识"阴茎的心灵",这实际是在提醒我们,在治疗男科疾病时,要把每位患者当成社会-心理-家庭多元的人,要去探索勃起的自主神经系统与高级神经系统如何和谐调控,这些都是我们所难以忘怀之处。

第四,这本书的翻译,是我们译者集体智慧的结晶。数十次校对,逐字推敲,直至定稿,都是翻译团队共同努力的结果。尤其共同编译者潘峰教授的付出,更是劳苦功高。总需要有人默默耕耘,总需要有人对照原文、查漏补缺,而潘峰教授正是那位最认真的人。在本书中文版的校对工作中,我们得到来自基础医学、皮肤科与泌尿外科诸多同道的帮助,还有许多博士与硕士同学的共同参与,感谢大家的无私奉献!

当最终将翻译稿交给出版社之际,既有完稿之欣然,也有担心翻译不精,导致读者曲解英文作者原意的忐忑不安。英文原版用词非常精美,我们在译成中文时,往往由于东西方文化与哲学差异,有时难以找到合适的词汇去表达。编译团队根据自己的理解,难免有臆造或扭曲作者原意的错讹,期待广大读者朋友的指正!

好书不怕修正,共同阅读体会好书背后的心灵。我们编译团队倾注心血,详细探讨原作者思想,认真传递原作者经验分享。想到这一层,我们整个编译团队也就释然了。期待我们编译团队有机会再读《坎贝尔-沃尔什泌尿外科学》第12版,与读者共同体会男科学与性医学之美妙,探索男性健康之路。

李　铮

2020年5月24日于沪